Useful Units in Radiology

JN416681

SI Prefixes

Factor	Prefix	Symbol
10^{18}	Exa	E
10^{15}	Peta	P
10^{12}	Tera	T
10^{9}	Giga	G
10^{6}	Mega	M
10^{3}	Kilo	k
10^{2}	Hecto	h
10^{1}	Deca	da
10^{-1}	Deci	d
10^{-2}	Centi	c
10^{-3}	Milli	m
10^{-6}	Micro	µ
10^{-9}	Nano	n
10^{-12}	Pico	p
10^{-15}	Femto	f
10^{-18}	Atto	a

SI Base Units

Quantity	Name	Symbol
Length	Meter	m
Mass	Kilogram	kg
Time	Second	s
Electric current	Ampere	A

SI Derived Units Expressed in Terms of Base Units

	SI UNIT	
Quantity	Name	Symbol
Area	Square meter	m^2
Volume	Cubic meter	m^3
Speed, velocity	Meter per second	m/s
Acceleration	Meter per second squared	m/s^2
Density, mass density	Kilogram per cubic meter	kg/m^3
Current density	Ampere per square meter	A/m^2
Concentration (of amount of substance)	Mole per cubic meter	$Mole/m^3$
Specific volume	Cubic meter per kilogram	m3/kg

Special Quantities of Radiologic Science and Their Associated Special Units

	CUSTOMARY UNIT			SI UNIT	
Quantity	Name		Symbol	Name	Symbol
Exposure	roentgen		R	air kerma	Gy_a
Absorbed dose	rad		rad	gray	Gy_1
Effective dose	rem		rem	seivert	Sv
Radioactivity	curie		Ci	becquerel	Bq
Multiply	R	by	0.01	to obtain	Gy_a
Multiply	rad Gy	by	0.01	to obtain	Gy_t
Multiply	rem	by	0.01	to obtain	Sv
Multiply	Ci	by	3.73×10^{10}	to obtain	Bq
Multiply	R	by	2.583×10^{-4}	to obtain	C/kg

Medical Radiologic Science for Technologists

의료방사선과학

강병삼 김연래 김연민 김정수 김형태 박영준 박지균
신정섭 안성민 여진동 윤한식 이행기 정진범 공저

JMK

저자 소개

- **강병삼** 신구대학교
- **김연래** 춘해보건대학교
- **김연민** 원광보건대학교
- **김정수** 동남보건대학교
- **김형태** 상계백병원
- **박영준** 제주한라대학교
- **박지군** 한국국제대학교
- **신정섭** 선린대학교
- **안성민** 가천대학교
- **여진동** 서라벌대학교
- **윤한식** 원광보건대학교
- **이행기** 수성대학교
- **정진범** 분당서울대학교병원

– 가나다순

PHARMACOLOGY 11e

A Patient-Centered Nursing Process Approach

임상 약리학 제 11 판 수정판

- 간호과정적 접근 -

발 행 일 2025년 7월 20일 제11판 수정판 인쇄
2025년 7월 31일 제11판 수정판 발행
원 저 자 Linda E. McCuistion • Kathleen Vuljoin-DiMaggio •
Mary B. Winton • Jennifer J. Yeager
역 자 김세령 이성용 이용화 정이나 권상민 김선아 김성해 김성환 김하나
남지란 도영주 라미옥 박지은 박혜진 서보경 손진희 신환호 윤영주
윤재현 이상민 이수진 이승민 이영주 이인숙 이정은 이춘지 이현주
이화진 임세영 정세인 정여원 조영미 조유정 조정희 최문지 황영란
발 행 인 김재민
발 행 처 정문각 J M K
서울특별시 마포구 백범로 104, 봉화빌딩 4층
출판등록 2011년 1월 19일 제2011-000035호
전 화 02)713-0421-3
팩 스 02)704-6265
전자우편 jmk@jmkp.co.kr
홈페이지 www.jmkp.co.kr

정 가 **43,000원**

ISBN 979-11-6260-438-0 93510

머리말

의료방사선과학의 발전은 1895년 뢴트겐박사의 X선 발견 이후 급속도로 발전하였다. 의료방사선은 영상진단뿐만 아니라 분자영상학, 방사선암치료, 방사선인터벤션 영역 등 환자의 진단 및 치료에서 중요한 위치를 담당하고 있다. 이러한 발전에는 IT기술을 융합한 방사선과학이 있었기에 가능했던 것이다. 현대 기술은 아날로그 환경에서 디지털 환경으로, 더 나아가 인공지능 환경의 시대로 변화되고 있다. 앞으로도 방사선과학 전공자들은 시대적 변화에 따라 새로운 지식을 계속 습득해야 한다.

"의료방사선과학"은 처음 방사선학을 접하는 학생 및 임상에서 방사선검사를 수행하는 방사선사를 대상으로 기획되었으며, 총 구성은 6개 Part로 구성되어 있다. Part 1은 방사선학 입문에 필요한 기초과학을, Part 2에서는 방사선의 발생원리 및 작용에 대하여 설명하였다. Part 3장~Part 5에서는 방사선을 이용하는 진단 및 치료 원리를 설명하였으며, 또한 방사선을 이용하지 않는 영상의학 분야도 포함하였다. Part 6장은 임상에서 환자진료 시 안전한 방사선관리에 대한 내용으로써 방사선안전관리 실무적용에 무리가 없을 것으로 생각된다.

이 책은 각 장마다 학습목표와 개요를 알려주고 본문에서 중요한 내용 및 공식은 별도의 상자로 표시하여 학습자에게 요점정리를 용이하게 할 수 있도록 구성하였다. 또한 각 장의 마지막에는 전체 내용을 대한 요약을 작성하였다. 이 책은 의료방사선과학 입문서로써 가장 잘 구성되어 있으며, 특정 부분에서는 전공과목 교과서로 활용할 수 있을 만큼 충분한 내용을 포함하고 있다. 내용면에서도 대학에서 배우는 전 분야를 다루고 있어 방사선 전공자들에게 최고의 기본서라고 생각된다.

이 책을 준비하며 후학을 위해 본인이 가진 원고를 기꺼이 정리하여 보내주신 교수님들과 임상선생님들께 깊은 감사를 드립니다. 또한 끝까지 출판을 위해 어려운 상황에서도 노력해 주신 JMK 편집부와 장희성 부장님, 김재민 사장님께도 감사의 말씀을 전합니다.

[切磋琢磨]
이 책을 읽으며 한 걸음씩 나아가는 학생 및 방사선사들의 학문적 열의에 경의를 표하며, 먼저 방사선과학을 접한 선생들로써 우리들의 노력이 여러분들의 미래에 조그만 도움이 되길 간절히 바랍니다.

2019년 2월

저자 일동

차 례

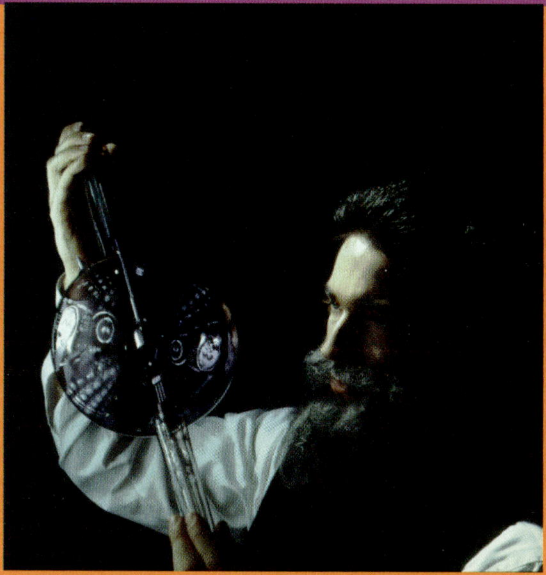

PART 1

방사선물리학
Radiologic Physics

CHAPTER

1

방사선과학의 기초 지식

Essential Concepts of Radiologic Science

학습목표

1. 물질과 에너지의 특성을 설명할 수 있다.
2. 에너지의 다양한 종류를 설명할 수 있다.
3. 전자기 방사선, 특히 전리방사선을 정의할 수 있다.
4. 다양한 방사선원으로부터 방출되는 전리방사선의 강도에 대해 말할 수 있다.
5. 방사선 방호의 개념을 설명할 수 있다.
6. 측정에 대한 과학적 단위체계에 대해 논할 수 있다.
7. 방사선과 방사능의 단위를 정의하고 설명할 수 있다.

이 장에서는 X선 영상에 관한 방사선과학과 기술의 기초 지식을 다룬다. 이러한 기초 지식에는 물질, 에너지, 전자기 스펙트럼 및 전리방사선에 대한 내용을 포함한다. 진단적 도구인 전리방사선의 발생과 이용은 방사선영상학의 기초가 된다. X선 영상을 특별히 다루는 방사선 기술자들을 방사선사(radiographer)라고 한다. 방사선사들은 X선 검사를 수행할 때 환자와 의료종사자의 안전을 위해 방사선 방호원칙을 준수해야 할 의무가 있다.

X선관의 음극(cathode)에서 방출되는 전자는 양극(anode)의 표적과 충돌하여 X선을 발생시킨다. 일부의 X선은 인체 조직과 상호작용하고, 또 다른 일부의 X선은 영상 수용체(image receptor)와 상호작용하여 영상을 형성한다.

방사선 영상물리학은 이러한 X선 발생과 물질과의 상호작용을 주로 다룬다.

우리 주변의 자연

물리학적 관점에서 모든 사물은 물질 또는 에너지로 분류할 수 있다. 물체들을 구성하고 있는 것은 물질이다. 물질은 공간을 차지하고 있으며 질량을 가진다. 이러한 모든 물질은 다양하고 복잡하게 배열되어 있는 *원자(atom)*들로 구성되어 있다. 이러한 원자 배열에 관한 내용은 제2장에서 자세히 다루도록 한다.

물질의 기본적인 특징은 물체에 포함되어 있는 물질의 양을 나타내는 '**질량(mass)**'이다. 일반적으로 물체의 질량을 기술할 때 '*무게(weight)*'라는 용어를 사용하여 '질량'과 '무게'가 같은 의미로 생각할 수도 있다. 그러나 엄격히 말하면 이 둘은 다르다. 질량은 에너지 등가에 의해 설명되는 반면, 무게는 중력의 영향 아래 인체에 가해진 힘을 의미한다.

> 질량은 에너지 등가성으로 설명할 수 있는 물질의 양이다.

질량은 킬로그램(kg)으로 측정된다. 예를 들어, 지구에서 91 kg의 남자는 55 kg의 여자보다 무게가 더 나간다. 이것은 지구의 질량과 남자 혹은 여자의 질량 사이에 중력(gravity)이라고 하는 상호 인력 때문에 발생한다. 달에서 남자와 여자는 지구에서의 무게보다 약 1/6로 감소하게 된다. 그 이유는 달의 질량이 지구의 질량보다 훨씬 적기 때문이다. 그러나 남자와 여자의 질량은 각각 변하지 않는 91 kg와 55 kg이다.

물질과 에너지

물질은 공간을 점유하고 있는 모든 것을 지칭한다. 물체들은 질량을 가진 물질로 이루어진다. 질량의 과학 단위인 'kilogram(킬로그램)'은 중력효과와는 관계가 없다. 접두사인 '**kilo(킬로)**'는 '1,000'을 의미하고, 'kilogram(kg)'은 '1,000 grams(g)'과 같다.

비록 물질의 양을 나타내는 질량은 물질의 상태와 관계없이 변하지 않지만 크기, 모양, 그리고 형태가 다른 것으로 변할 수 있다. 액체인 물로 모양이 바뀔 수 있는 1 kg의 얼음 조각을 생각해 보자. 만약 액체가 마른다면, 물은 외관상 완전히 사라진다. 즉 얼음이 고체 상태에서 액체 상태로 변하고, 그 액체 형태의 물은 공기 중에 떠다니는 기체 상태의 물이 될 수 있다. 얼음, 물, 그리고 수증기를 구성하고 있는 모든 분자들을 다 모아서 그 질량을 측정하면 각각의 형태는 서로 같은 질량을 가진다는 것을 알 수 있다. 에너지도 물질과 유사하게 여러 가지 형태로 존재할 수 있다.

SI 국제단위계에서 에너지의 단위를 'joules(J, 줄)'로 규정하고 있으며, 방사선과학에서는 주로 전자볼트(eV)가 사용된다.

> 에너지는 일을 할 수 있는 능력이다.

위치에너지(potential energy)는 위치에 의해 일할 수 있는 능력이다. 그림 1-1의 로프와 도르래에 의해 높이 매달려 있는 단두대 칼날은 위치에너지를 가지는 물체의 한 예이다. 로프가 끊어지면 칼날이 내려와 무시무시한 일이 일어나게 된다. 위치에너지를 가지는 또 다른 예는 경사진 꼭대기의 롤러코스터와 문이 열린 방충망의 늘어난 용수철이다.

운동에너지(kinetic energy)는 물체의 움직임에 의한 에너지이다. 움직이는 모든 물체는 운동에너지를 가진다. 움직이는 자동차, 돌고 있는 풍차, 그리고 떨어지는 단두대의 칼날처럼 움직임이 있는 모든 물체는 운동에너지를 가지며, 이러한 운동으로 일을 할 수 있게 된다.

화학에너지(chemical energy)는 화학적 반응에 의해 방출되는 에너지이다. 이러한 형태의 중요한 에너지의 예는 우리가 먹는 음식물에 수반되는 화학반응을 통해 우리

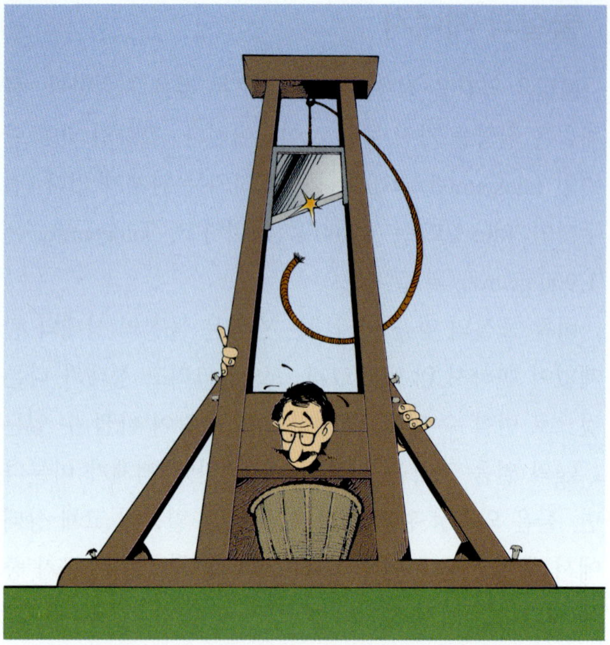

그림 1-1 단두대의 칼날은 위치에너지와 운동에너지의 역학적 관계를 보여주는 좋은 예이다. 칼날이 최고 높이까지 끌어올려진 다음 그 높이에서 고정되면 위치에너지를 가진다. 칼날이 떨어질 때 위치에너지는 운동에너지로 변환된다.

몸에 제공된다. 분자 수준에서의 이러한 영역의 과학을 **생화학(biochemistry)**이라 한다. 다이너마이트가 폭발할 때 방출되는 에너지는 화학에너지의 극적인 예이다.

전기에너지(electrical energy)는 전위차(전압)에 의해 전자가 움직일 때 수행한 일을 의미한다. 전기에너지의 가장 익숙한 형태는 110V(또는 220V) 전위차에 의해 전자들이 구리선을 통해 움직이는 일반적인 가정용 전기이다. 가장 익숙한 형태는 일반적인 가정용 전기이다. 전동기나 히터 그리고 송풍기와 같은 모든 전기장치들은 전기에너지를 이용하여 작동한다.

열에너지(thermal energy)는 분자 수준에서의 운동에너지이다. 즉 열에너지는 분자들의 운동에너지이고, 온도와 관련이 있다. 물질 내의 분자가 더 빨리 진동할수록 물질이 가지는 열에너지는 더욱 커지고 온도 또한 더 높게 올라간다.

핵에너지(nuclear energy)는 원자 내 핵이 가지고 있는 에너지이다. 원자력 발전소는 이러한 종류의 에너지 방출을 조절하고 사용한다. 조절되지 않는 핵에너지 방출의 예는 원자폭탄이다.

전자기에너지(electromagnetic energy)는 아마도 덜 익숙한 에너지의 형태이다. 그러나 X선 영상에서 사용하는 에너지의 형태이기 때문에 우리의 목적상 가장 중요하다. X선을 포함하여 전자기에너지는 라디오파, 마이크로파, 자외선, 적외선 그리고 가시광선도 포함된다.

물질이 모양, 크기 형태가 다른 것으로 변하듯이 에너지도 하나의 형태에서 다른 형태로 변할 수 있다. 예를 들어, 방사선학에서 X선 영상장치에서 전기에너지는 전자기에너지(X선)을 만드는 데 이용되고 이 에너지는 영상 필름에서 화학적 에너지로 변환되거나 디지털 영상 수신기에서는 전기신호로 변환된다.

모든 것들이 물질 혹은 에너지로 분류될 수 있다는 표현을 생각해보자. 우리가 살고 있는 일상생활 주변을 살펴보면 이 표현을 확신할 수 있다. 모든 것들은 물질과 에너지 혹은 둘로 분류할 수 있다. 즉 물질과 에너지는 나란히 존재한다. 움직이는 자동차는 질량과 운동에너지를 가지고 끓는 물은 질량과 열에너지를 가지며, 기울어진 피사탑은 질량과 위치에너지를 가진다.

물질과 에너지의 특이한 속성은 알버트 아인슈타인의 유명한 상대성 이론에서 최초 언급된 물질과 에너지는 상호 변환된다는 것이다. 이러한 **질량-에너지 등가식(mass-energy equivalence equation)**은 상대성 이론의 기초이다.

질량-에너지 등가법칙

$$E = mc^2$$

(E : 에너지, m : 질량, c : 진공상태에서의 광속)

이러한 질량-에너지 등가성은 원자폭탄, 원자력발전소, 그리고 핵의학 영상장치들의 기초가 된다. 공간을 지나가며 방출되고 전달되는 에너지를 방사선이라 한다. 피아노 줄이 진동할 때 소리가 퍼져나간다. 소리는 방사선의 한 형태이다. 돌을 조용한 연못에 던지면 잔물결이나 파도가 한 점에서 방사된다. 전자기에너지의 형태인 가시광선도 태양에 의해 방사되며 전자기 방사선이라 한다. 이러한 전자기에너지를 **전자기 방사선** 혹은 간단히 **방사선(radiation)**이라고 한다.

방사선은 에너지의 전달이다.

물질이 방사선을 가로 막아 일부 혹은 전부를 흡수한 경우 **노출되었다** 혹은 **조사되었다**라고 한다. 하룻동안 해안가에서 보내면 자외선에 노출된다. 자외선은 일광화상의 원인이 되는 방사선의 형태이다. 방사선 촬영 중에 환자가 X선에 노출되었을 때 조사되었다고 말한다. 전리방사선(ionizing radiation)은 X선을 포함하는 특별한 방사선의 형태이다. 이러한 전리방사선은 그림 1-2와 같이 물질과의 상호작용으로 궤도전자를 원자핵으로부터 이탈시킬 수 있는데, 이러한 상호작용을 **이온화(ionization)** 또는 **전리**라고 한다. 전리는 X선이 원자의 궤도전자에 가까이 지나가면서 원자로부터 전자를 제거하는데 충분한 에너지를 전자에게 전달해 줄 때 발생한다. 전리방사선은 또 다른 원자와 상호작용하여 전리를 일으킨다. 분리된 궤도전자와 원자를 **이온쌍(ion pair)**이라 한다. 전자는 음이온이 되고, 원자는 양이온이 된다.

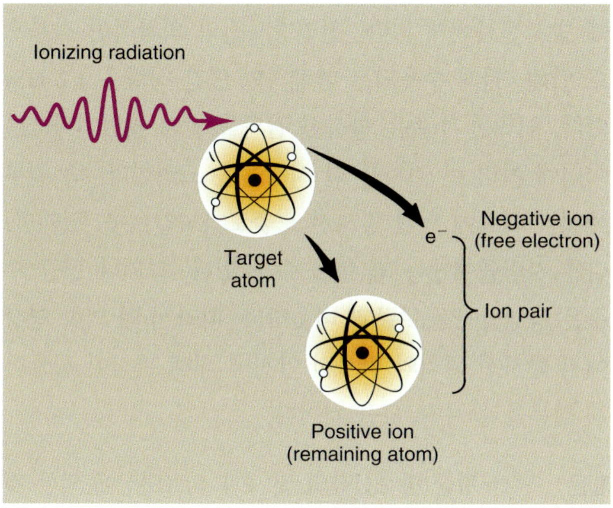

그림 1-2 전리는 원자로부터 전자를 떼어내는 것이다. 전리의 결과로 방출된 전자와 양이온화된 원자를 합쳐 *이온쌍(ion pair)*이라고 한다.

> 전리는 원자에서 전자를 떼어내는 것을 의미한다.

이와 같이 물질을 전리할 수 있는 어떤 종류의 에너지를 전리방사선이라 한다. X선, γ선, 그리고 자외선은 전리시킬 수 있는 충분한 에너지를 가진 전자기방사선의 유일한 종류들이다. 어떤 고속입자(높은 에너지를 가지는 입자)도 또한 전리를 시킬 수 있다. 입자형태의 전리방사선의 예는 알파(α) 입자와 베타(β) 베타 입자(제2장 참조)가 있다. 알파와 베타 입자들을 때론 알파선, 베타선이라고 하지만 이러한 표현은 올바르지 않다.

전리방사선의 본질

많은 형태의 방사선은 해가 없지만 전리방사선은 인체에 피해를 줄 수 있다. 인체는 그림 1-3과 같은 다양한 전리방사선원에 노출되어 있다. 이러한 선원들은 크게 **자연방사선원**과 **인공방사선원**으로 분류할 수 있다.

자연방사선은 크게 다음 4가지, 즉 **우주선**, **지각 방사선**, **내부적으로 존재하는 방사성 핵종**, 그리고 **라돈**으로 분류할 수 있다. 우주선은 미립자이며, 태양과 별들에서

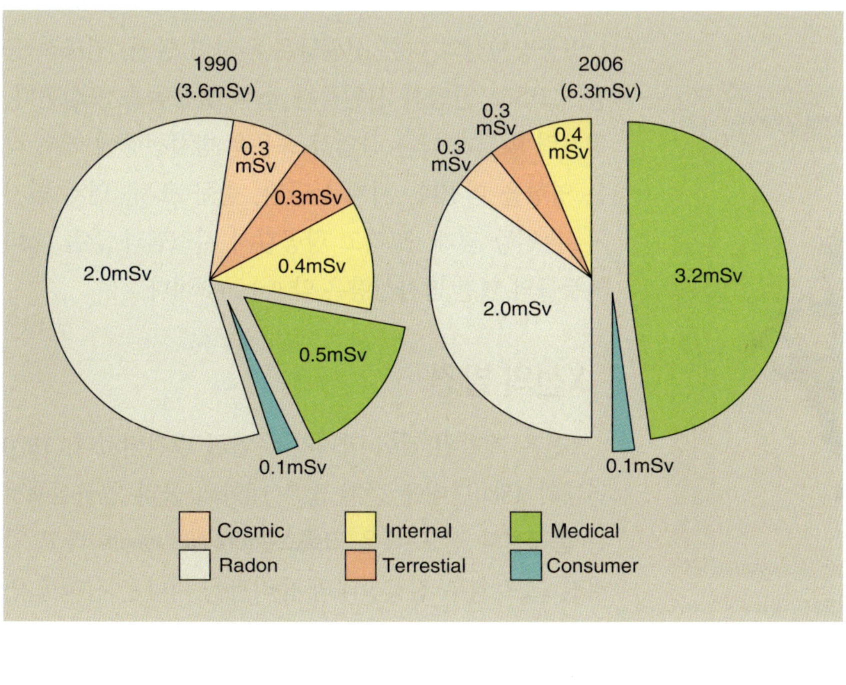

그림 1-3 미국의 평균 피폭선량에 기여하는 다양한 방사선원(1990년)

방출된 방사선이다. 지구에서 우주선의 농도는 위도와 경도에 따라 증가하고 있다. 지각 방사선은 우라늄, 토륨의 침전물과 다른 방사성 핵종에서 생긴다. 그 농도는 지역의 지질학적 특징에 크게 의존한다. 주로 칼륨(^{40}K)과 같은 내부적으로 축적된 방사성 핵종은 자연적 대사라고 볼 수 있다. 이 원소는 항상 우리 주변에 있고 각각 동등한 선량의 영향을 미친다.

자연방사선 중 가장 큰 방사선원은 라돈(Rn)이다. 이 라돈은 우라늄의 자연적 붕괴에 의해 생성되는 기체 상태의 핵종인데 지구에 미량으로 존재한다. 콘크리트, 벽돌, 그리고 석고인조 벽판과 같이 토양에 기원한 모든 물질은 라돈을 포함하고 있다. 라돈은 투과력이 거의 없는 알파 입자를 방출하기 때문에 오직 폐에만 영향을 미친다.

종합적으로 자연방사선원들은 미국 중부지방에 0.02~0.1 μGy/hr 정도로 영향을 주고 있다(그림 1-4). 이 선량은 Gulf 해안을 따라서 연간 0.2 m Gy/yr 정도이며, 플로리다에서는 1m Gy/yr 정도이고, 로키 산맥에서는 더 높다.

그러나 인류가 현재 이러한 자연방사선의 수준에서도 수십만 년 동안 존재해 왔으며, 인류 진화는 이러한 자연방사선에 의해 영향을 받아 왔다. 일부 유전학자들은 진화는 주로 전리방사선에 의해 영향을 받는다고 주장한다. 이것이 사실이라면 지난 세기 동안 방사선의 증가하는 의학적 적용과 인류의 연평균 방사선의 노출이 상당히 증가했기 때문에 진정 불필요한 방사선 노출의 조정에 관심을 가져야 한다.

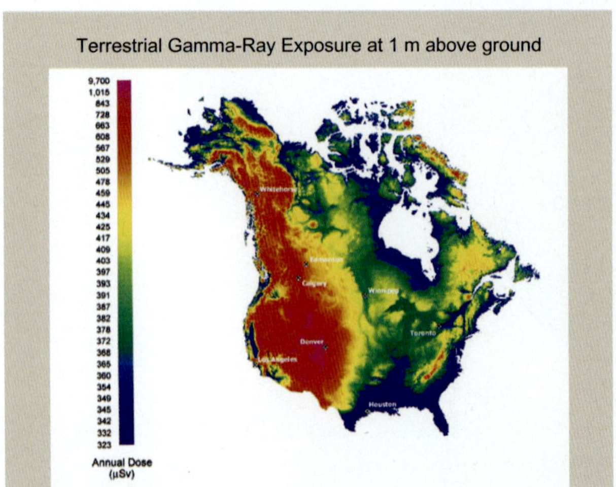

그림 1-4 미국 전역에 지상 1 m 높이에서의 방사선 노출(U.S. Geological Survey)

진단방사선은 가장 큰 인공 전리방사선원이다(3.2 mSv/yr). 이러한 추정치는 2006년 방사선 방호와 측정에 관한 국제위원회(NCRP)에 의해 만들어졌다. 하지만 1990년에 NCRP에 의한 초기 추정치는 거의 0.4 m Sv/yr이다. 16년 기간 동안의 증가는 전산단층촬영(CT)과 고선량의 투시촬영의 이용 증가로 인한 결과이다.

의학에서 X선의 적용으로부터 얻는 이익은 명백하다. 그러나 그러한 적용은 신중해야 하고, 환자나 개인의 불필요한 노출을 줄일 수 있도록 주의해야 한다.

이러한 책임은 주로 방사선 기술자인 방사선사가 방사선 검사 동안 X선 영상장치의 작동을 조정하기 때문에 방사선사에게 있다. 전리방사선의 의학적인 적용으로 인해 현재 수용되는 대략적인 연간 선량은 3.2 mSv이다. 이러한 수준은 방사선 검사를 받지 않았거나 1년 이내에 여러 번 검사를 한 사람들을 고려한다. 즉 일부에게는 의료에 의한 방사선 노출도가 0일 수도 있지만, 다른 사람들에게는 꽤 높을 수도 있다. 그러나 평균 수준은 자연방사선 수준과 비슷하다. 따라서 왜 의학 영상에서 방사선 관리와 방사선 안전에 대해 관심이 필요한지 질문을 할 수도 있을 것이다.

질문: 연간 평균 방사선량의 몇 %가 의료영상에 의한 것인가?

해답: $\frac{3.2\ \text{mSv}}{6.3\ \text{mSv}} = 0.508 = 51\%$

인공방사선의 다른 선원들은 원자력 발전, 연구적 응용, 그리고 산업적 선원들과 소비 물품들을 포함한다. 원자력 발전과 다른 산업적 응용은 방사선량에 매우 작은 영향을 미친다. 시계 눈금판, 출구 표시, 연기 탐지기, 손전등 덮개, 그리고 항공감시 시스템과 같은 소비 제품들의 연간 방사선량은 약 0.1 mSv이다.

X선의 발견

X선은 개발된 것이 아니라 우연히 발견되었다. 1870년대와 1880년대에 걸쳐 많은 대학의 물리 연구실에서는 **음극선**의 전도 혹은 **크룩스관(Crookes tube)**이라고 알려진 크고 일부 진공상태의 유리관을 지나는 전자를 연

구하고 있었다. 윌리엄 크룩스(William Crookes) 경은 독학한 천재성을 지녔지만 상당히 겸손한 영국 사람이었다. 그의 이름을 가진 관은 현재의 형광등과 X 선관의 전신이다.

크룩스관은 여러 종류가 있다. 대부분의 관이 X선을 만들 수 있다. 뢴트겐(Roentgen)은 X선을 발견했을 때, 그림 1-5와 같은 크룩스관의 형태의 관으로 실험을 하였다.

1895년 11월 8일, 뢴트겐은 독일 뷔르츠부르크(Würzburg) 대학의 물리학 연구실에서 일하고 있었다. 그는 실험실을 어둡게 하고 크룩스관을 검은 인화지로 완전히 봉입하였기 때문에, 음극선 효과를 더 잘 관찰할 수 있었다. 형광성 물질인 **바륨 시안화백금**으로 코팅된 판이 크룩스관으로부터 몇 피트 떨어진 작업대 위쪽에 우연히 놓이게 되었다.

크룩스관을 봉한 검은 종이 때문에 어떠한 가시광선도 크룩스관으로부터 빠져나갈 수 없었다. 그러나 뢴트겐은 바륨 시안화백금이 빛을 낸다는 것을 알게 되었다. 이러한 빛의 강도는 그 판이 크룩스관에 가까이 갈수록 증가했다. 결과적으로 빛이 자극의 원천임을 의심할 여지가 없었다. 이러한 빛을 **형광(fluorescence)**이라 불렀다.

뢴트겐이 'X선'이라고 명명한 이 빛의 연구에 대한 직접적인 접근법은 나무, 알루미늄, 그의 손 등 다양한 물질을 크룩스관과 형광판 사이에 놓았던 것이다. 'X'라는 것은 '알려지지 않은, 미지'를 의미하였다. 그는 열정적으로 몇 주 동안 이 연구를 계속했다.

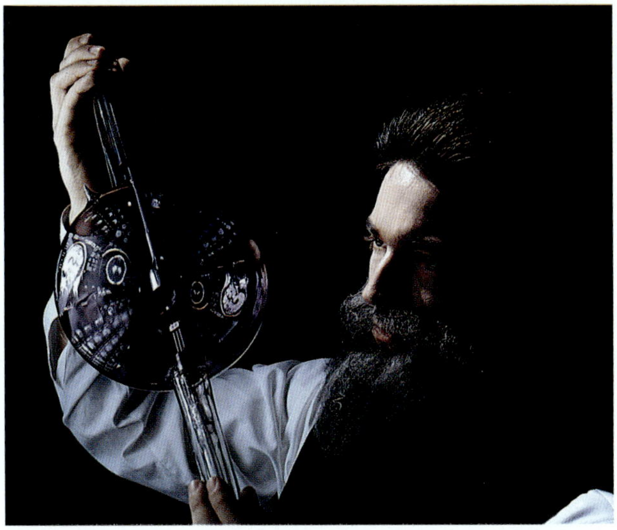

그림 1-5 뢴트겐이 X선을 발견했을 때 크룩스관 형태. 음극에서 방출되는 음극선(전자)이 고전압에 의해 양극으로 당겨와 양극에서 X선과 형광빛이 발생한다(Memorial Hermann Hospital, Gary Leach).

뢴트겐의 초기 연구는 매우 철저했고, 1895년 말에 실험적 결과를 과학단체에 보고할 수 있었다. 이 업적으로 그는 1901년에 물리학에서 최초로 노벨상을 받았다. 또한, 1896년 초에 처음으로 의학적 X선 영상을 만들어 냈고, 이를 세상에 발표했다. 그 영상은 그의 부인의 손이었다(그림 1-6). 그림 1-7은 1896년 2월 초에 다트머스(Dartmouth) 대학의 물리 연구실에서 촬영한 미국 최초의 X선 조사로 보고된 사진이다.

X선 발견은 다음과 같은 이유로 인류 역사상 중대한 사건의 하나로 평가하고 있다. 첫째로 그 발견은 우연한 것이었다. 둘째로, 뢴트겐과 동시대의 12여 명이 뢴트겐보다 미리 X선을 관찰하고 있었지만 이러한 다른 물리학자들은 어느 누구도 그 중요성을 알지 못했고 연구하지 않았다. 셋째로, 뢴트겐은 한 달도 안 되는 기간 내에 과학적 열정을 가지고 그의 발견을 하였으며, 오늘날 우리가 알고 있는 X선에 대한 거의 모든 특성을 설명하였다.

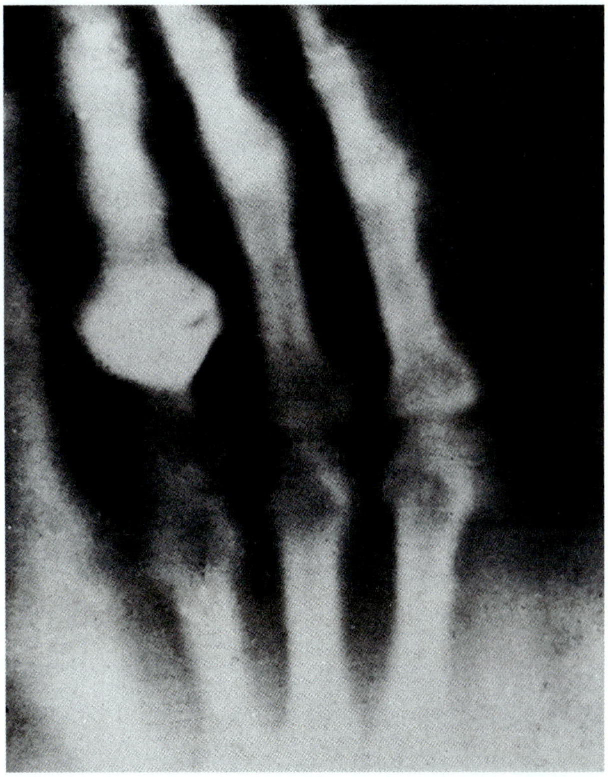

그림 1-6 이 방사선 사진은 뢴트겐 부인의 손을 촬영한 것이다. X선의 의학적 적용 가능성을 최초로 보여주는 이 사진은 X선을 발견한 후 며칠 뒤 촬영되었다(독일 뢴트겐 박물관).

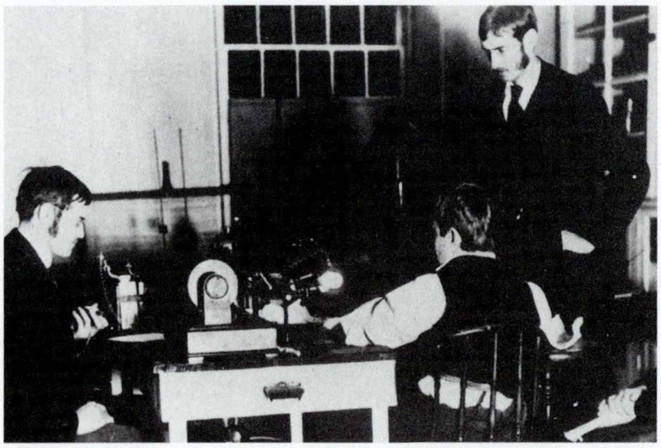

그림 1-7 이 사진은 미국에서의 첫 X선 의료 검사를 기록한 것이다. 뉴햄프셔(New Hampshire) 주 하노버(McCarthy of Hanover)에 살던 어린 환자 에디(Eddie)는 코네티컷(Connecticut) 강에서 스케이트 타다가 손목관절이 부러졌는데, "X-light"로 사진을 촬영하기 위해 손목을 내밀고 있다. 그의 주위에 사진의 왼쪽에는 다트머스(Dartmouth) 대학의 E.B.Frost 교수이고, 오른쪽에는 Mary Hitchcock 병원의 의사인 그의 형 Dr.G.D.Frost가 보인다. 촬영장치는 F.G. Austin 교수가 그의 물리학 실험실에서 1896년 2월 3일에 제작한 것이다 (Mary Hitchcock Hospital 제공).

현대 방사선학의 발전

X선 검사에는 3가지 일반적인 형태가 있다. 즉 **촬영법**, **투시법** 그리고 **CT**이다. 방사선 촬영법은 필름 혹은 고체기반 영상 수용체 그리고 보통 여러 방향으로 X선관이 이동할 수 있는 선로를 천장에 장착한 움직일 수 있게 하는 X선관을 사용한다. 이러한 검사는 방사선사에게 정적인 영상을 제공한다.

투시법은 보통 검사 테이블 아래에 위치한 X선관으로 이루어지는 검사이다. 방사선사는 TV 모니터나 평판형 영상 디스플레이로 움직이는 영상을 볼 수 있다.

전산단층촬영(computed tomography; CT)은 회전하는 X선원과 검출기 배열을 사용한다. 정적인 영상이 해부학적인 관상면, 시상면, 가로면 혹은 경사면에서 재구성될 수 있도록 하기 위해 대량의 데이터가 획득된다. 이러한 세 가지 종류의 기본적인 조사의 많은 변형들이 있지만 일반적으로 X선 장비는 비슷하다.

> 좋은 영상을 위한 X선 빔을 제공하기 위해서는 고전압과 충분한 전류의 X선관이 필요하다.

X선관의 전압은 킬로볼트 피크(**kVp**)로 측정된다. 1kV는 1,000 V의 전위와 같다. X선관의 전류는 밀리암페어(mA)로 측정되는데, 암페어(A)는 전류의 측정 단위이다. 접두어 밀리(m)는 1/1,000 혹은 0.001을 의미한다.

질문: 보통 X 선원과 영상 수용체 사이의 거리(SID)는 1 m이다. 이 길이를 mm로 환산하시오.

해답 : 1 mm = 1/1,000 m = 10^{-3}. 따라서 1,000 mm = 1 m

오늘날 전압과 전류는 다소 복잡한 전기회로를 통해 X선관에 제공되지만, 뢴트겐 시대에는 단순한 정전발전기가 이용되었다. 이 장치는 단지 수 mA의 전류와 50 kVp 정도의 전압만 공급된다. 오늘날은 1,000 mA와 150 kVp가 흔하게 이용된다.

초기 방사선 촬영 절차는 종종 30분이나 더 이상의 노출시간으로 요구했다. 긴 노출시간은 영상의 흐림을 야기시킨다. 이러한 노출시간을 줄이는 하나의 발전은 유리 사진 건판과 조합된 **형광 강화 스크린**을 사용하는 것이었다.

미첼 푸핀(Michael Pupin)이 1986년에 방사선 강조 스크린의 사용을 설명했다고 알려져 있으나 수 년 후에야 충분한 인정을 받았고 사용되었다. 뢴트겐 시대 동안 방사선 사진은 한 면에 사진 유제층으로 코팅된 유리판을 노출시킴으로서 만들어졌다.

찰스 레오나르드(Charles L. Leonard)는 양면이 유제로 코팅된 판을 X선에 노출시킴으로써, 조사시간은 반이 되고 영상도 상당히 향상된다는 것을 발견하였다. 양쪽 유제 사용의 주장은 1904년에 제기되었지만, **양면 유제 필름**은 1918년까지 상업적으로 사용되지는 않았다.

방사선 촬영에 사용되는 고품질 유리의 대부분은 벨기에나 유럽의 다른 나라에서 생산되었다.

이 유리의 공급은 제1차 세계대전 동안 중단되었다. 그래서 방사선사들은 유리판 대신 필름을 이용하기 시작했다. 증가하는 방사선 서비스에 대한 군대의 수요가 유리판 대신 다른 대체물의 필요성을 만들었다. 그 대체물이 **셀룰로오스 질산염(cellulose nitrate)**이다. 그 대체물은 기존의 유리판보다 훨씬 더 좋은 것으로 드러났다.

투시법은 1898년 미국의 발명가 토마스 에디슨(Thomas A. Edison)에 의해 개발되었다(그림 1-8). 에디슨의 첫 투시물질은 당시 연구용 물질을 넓게 사용되던 바륨 시안화백금이었다. 그는 오늘날에도 사용되는 **CdS**와 **$CdWO_4$**의 두 물질을 포함한 1,800개 이상의 다른 물질의 형광 특성을 연구하였다.

에디슨이 X선에 관한 연구를 계속하였더라면 더 많은 부가적인 발명품들을 개발했을 것이라고 말할 수는

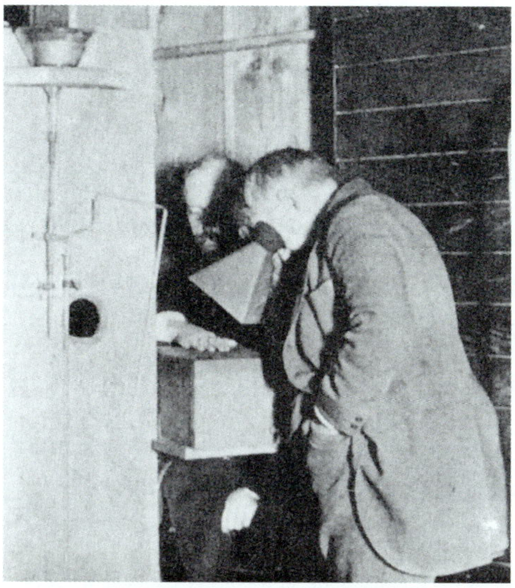

그림 1-8 토마스 에디슨(Thomas Edison)이 자신이 고안한 투시촬영기를 통해서 그의 불행한 제자 클라렌스 델리(Clarence Dally)의 손을 보고 있는 장면이다. 델리의 손이 올려져 있는 상자 안에는 X선관이 설치되어 있다.

없다. 그러나 그의 오랜 친구이자 조력자인 클라렌스 델리(Clarence Dally)가 심각한 X선 화상에 의해 결국 양손을 절단해야 했을 때 방사선 연구를 포기하였다. 델리는 1904년에 사망하였고, 미국에서 첫 X선 희생자로 기록되었다.

X선에 의한 환자의 노출을 줄이고 X선 화상의 가능성을 최소화하기 위해 설계된 두 개의 장치가 20세기로 접어들기 전에 보스톤 치과의사인 윌리엄 롤린스(William Rollins)에 의해 소개되었다. 롤린스는 치아를 촬영하기 위해 X선을 사용하였고, 중간에 구멍이 있는 **납판**, 즉 일종의 가로막으로 X선을 제한하고, 가죽이나 알루미늄 필터를 삽입하면 방사선 사진의 진단 가치를 향상시킨다는 사실을 알았다.

이러한 **조준(collimation)**과 **여과(filtration)**의 첫 번째 응용 이후 이러한 기술의 일반적인 적용까지는 오랜 시간이 걸렸다. 이런 장치는 나중에 X선과 관련된 위험성을 줄여 준다고 인식되었다. 거의 같은 시대에 만들어진 두 개의 신개발품이 몇몇 물리학자의 손에서만 있던 X선의 사용을 가치 있고 큰 규모의 의학 신제품으로 변화시켰다.

1907년 스눅(H.C.Snook)은 유도 코일을 이용하는 고전압 전력 공급장치를 소개하였다.

스눅 변압기는 다른 장치에 비해 월등히 우수했지만, 용량은 크룩스관의 용량을 훨씬 초과하였다. 쿨리지관(Coolidge tube)이 소개되었을 때 비로소 스눅 변압기가 널리 사용되었다.

뢴트겐이 1895년에 사용한 크룩스관 형태는 수 년간 이용되었다. 비록 X선 종사자들에 의해 다른 변형품들이 만들어졌지만 약 20년이 지나도록 본질적으로는 변하지 않았다.

충분한 임상 실험을 거친 후, 윌리엄 쿨리지(William D. Coolidge)는 1913년에 의학계에 열음극 X선관을 발표하였다. 즉시 그 관은 크룩스관보다 훨씬 더 우수하다고 인정되었다. 또한 X 선 강도와 에너지를 정확히 독립적으로 선택이 가능하게 하는 진공관이다. 이는 종래의 가스 충전형 관으로서는 불가능한 일이었다. 오늘날 X선관은 쿨리지관의 개선제품이다.

> 방사선학은 스눅 변압기와 쿨리지 X선관에 의해 의학 전문 영역으로 부각되었다.

현대 방사선학의 시대는 스눅 변압기와 쿨리지관이 있었던 때부터 시작된다. 그때부터 수용 가능한 수준의 kVp와 mA가 가능하게 되었다. 그 시대의 일부 개발은 진단 영상에 그렇게 중요한 영향을 끼치지는 못했다.

1913년에 독일인 버어키(Gustav Bucky)가 고정식 격자 'Glitterblende'를 발명하였는데, 2개월 후 두 번째 특허품인 이동식 격자를 발명하였다. 1915년에 미국인 포터(H. potter)는 1차 세계대전 때문에 버어키의 특허를 모르고 있었던 포터가 뒤늦게 버어키의 특허를 알고 난 후 버어키의 공로를 인정하여 이동식 격자는 Potter-Bucky 격자라는 이름으로 1921년에 소개되었다.

1946년에 광 증폭기관이 벨 전화기 연구소에서 처음으로 소개되었다. 이 장치는 영상증배관으로 1950년까지 투시촬영에 적용되었다. 오늘날 이러한 영상증배관 기반의 투시촬영(image-intensified fluoroscopy)은 고체 기반 영상 수용체로 대체되고 있다.

최근 매 10년마다 의료 영상에 있어서 놀랄만한 발전이 있었다. 진단초음파가 1960년대에 처음 선보였고, 감마카메라도 이때 소개되었다. 양전자방출단층촬영(PET)과 X선 전산단층촬영(CT)은 1970년대에 들어서 개발되었다. 자기공명영상(MRI)은 1980년대에 인정된 영상장치가 되었고, 최근에는 디지털 방사선 촬영과 디지털 투시촬영이 증감지-필름 방사선 촬영 및 영상증매관 기반 투시촬영술(형광투시법)을 빠르게 대체하고 있다. 상자 1-1에 중요한 발전들에 대해 연대순으로 요약하였다.

방사선 장애에 관한 보고

미국에서 첫 번째 X선의 사망자가 1904년에 발생하였다. 불행하게도 방사선 장해는 오히려 초기에 자주 발생했다. 이런 장해들은 보통 피부장해, 탈모, 그리고 빈혈 등의 형태로 나타났다. 특히 내과의와 환자들이 상해를 입었는데, 사용 전 저에너지 방사선으로 만족스러운 영상을 획득하기 위해서는 오랜 노출시간이 필요했기 때문이었다.

그 이후 1910년까지 이러한 급성 장해는 X선의 생물학적 효과가 과학적으로 조사되고 보고됨에 따라 규제되기 시작했다. 쿨리지 X선관과 스눅 변압기가 도입됨으로써, 표피 장해에 대한 보고의 빈도가 감소되었다.

몇 년 후, 재생불량성 빈혈과 백혈병 같은 혈액장해들이 다른 사람들에 비해 방사선전문의에게 매우 높게 발생하고 있었다는 사실이 밝혀졌다. 이러한 사실 때문에 납 장갑과 납 치마와 같은 방사선 기구나 피복이 방사선전문의 사용을 위해 개발되었다. X선 작업자들에게도 개인 방사선 모니터링 장비를 제공하여 지속적으로 관찰하게 되었다. 방사선학에 있어서 방사선 안전에 대한 이러한 주의는 효과가 있었다.

> 효과적인 방사선 방호 수행으로 현재 방사선학에 관련된 직업은 안전하다고 여겨진다.

기본적인 방사선 방호

오늘날 진단방사선학에 있어서 방사선 관리의 중요성은 환자 보호에 대한 개념으로 전환되었다. 최근 연구는 일반적 진단과정에 사용되는 저선량의 X선일지라도 잠재적 유해효과가 적으나마 발생할 수도 있다고 제시하고 있다. 또한 임신 초기의 태아는 방사선에 매우 민감하다는 사실도 입증되었다.

이러한 연구를 소개함으로써 방사선사들과 환자에 대한 충분한 방호의 중요성을 강조하고 있다. 방사선사는 기본적인 방사선 방호 절차에 따라 최소한의 방사선 노출로 X선 영상장치를 안전하게 작동시키는 방법을 배워야 한다.

방사선 교육의 초기에 X선 영상 시스템을 다루게 되는데 그 후 일하는 환경에 너무 익숙해지면 방사선 관리에 소홀해질 수 있다. 이것은 불필요한 방사선 노출을 초래할 수도 있기 때문에 이런 태도를 갖지 않도록 해야 한다. 방사선 방호는 X선 검사 동안 중요하게 고려되어야 한다. 상자 1-2는 방사선 방호의 10가지 규칙에 대한 내용을 나타내고 있다.

> 항상 ALARA(as low as reasonably achivable)를 실천하라 : 방사선 노출은 합리적으로 달성 가능한 한 최소로 유지하라.

방사선사와 환자의 방사선 노출을 최소화하는 것은 이런 목적을 달성하기 위해 설계된 방사선 영상장치를 알고 이해한다면 쉽다. 주요한 방사선 방호장치 일부에 대한 간단한 설명은 다음과 같다.

여과

보통 알루미늄이나 구리의 금속 필터는 X선관 장치 내에 삽입되어 저에너지의 X선이 환자에게 도달하기 전에 흡수되게 한다. 이러한 저에너지 X선은 진단적 가치가 매우 적다.

콜리메이션

영상화하고자 하는 인체의 일부에 유용한 X선빔을 제한함으로써 인접 조직에 X선이 불필요하게 노출되는 것을 방치해 준다. 콜리메이터는 다양한 모양을 제공한다. 조정가능한 광원을 포함한 콜리메이터는 가장 자주 사용되는 콜리메이션 장치이다. 콜리메이터는 또한 산란 방사선을 줄여 영상의 대조도를 향상시킨다.

증감지

오늘날 대부분의 X선 필름은 필름 양쪽에 방사선 영상 증감지(radiographic intensifying screens)가 있는 카세트에서 노출된다. 방사선 영상 증감지로 촬영한 검사는 방사선 영상 증감지 없이 촬영한 검사에 비해 X선에 대한 환자의 노출을 95% 이상까지 줄일 수 있다.

상자 1-1 현대 방사선의 발전에 기여한 중요한 사건들

연도	사건
1895	뢴트겐의 X선 발견.
1896	처음으로 진단과 치료에 X선의 의학 적용이 이루어짐.
1900	최초 미국 방사선 단체(조직)인 The American Roentgen Society가 설립됨.
1901	뢴트겐이 최초 노벨물리학상 수상.
1905	아인슈타인이 상대성 이론과 유명한 방정식 $E=mc^2$ 을 설명함.
1907	Snook interrupterless 변압기가 소개됨.
1913	보어(Bohr)가 핵과 궤도전자로 그의 원자모형을 이론화함.
1913	Coolidge 열 필라멘트 X선관이 개발됨.
1917	셀룰로오스 질산은 필름 재료가 널리 사용됨.
1920	몇몇 연구자들이 조영제로서 용해성 요오드 화합물 사용을 제시함.
1920	미국방사선전문기사협회 (ASRT: The American Society of Radiologic Technologists)가 설립됨.
1921	Potter-Bucky 격자가 소개됨.
1922	콤프톤(Compton)이 X선 산란을 설명함.
1923	셀루로오스 아세테이트인 'safety'라는 X선 필름이 소개됨 (Eastman Kadak).
1925	첫 국제 방사선 회의가 런던에서 소집됨.
1928	렌트겐이 X선 강도 단위로 정의함.
1929	Forssmann이 심장 카테터법을 그 자신에게 시행함.
1929	회전 양극 X 관이 소개됨.
1930	단층 촬영장치가 몇몇 개인 연구자들에 의해 선보여짐.
1932	푸른색 염료를 X선 필름에 추가함(DuPont).
1932	X 선과 라듐 방호에 관한 미국 위원회(지금은 NCRP)에서 처음으로 선량 한계를 공포함.
1942	Morgan이 전자식 사진 조절장치를 전시함.
1942	처음으로 자동 필름 처리장치가 소개됨(Pako).
1948	Coltman이 처음으로 형광 영상 증배관을 개발함.
1951	다방향 단층 X선 촬영장치(polytomography)가 소개됨.
1953	'Rad'가 공식적인 흡수 선량 단위로 채택됨.
1956	X선 전자사진법(xeroradiography)이 시연됨.
1956	처음으로 자동 롤러 전송 필름 처리장치가 소개됨(Eastman Kadak).
1960	고분자 재료필름(polyester base film)이 소개됨(DuPont).
1963	Kuhl와 Edwards가 단일광자단층촬영(SPECT)를 선보임.
1965	90초 고속 처리장치(ninety-second rapid processor)가 소개됨 (Eastman Kadak).
1966	진단 초음파가 일반적으로 상용화됨.
1972	단면 유제필름과 one-screen 유방촬영이 상용화되기 시작함 (DuPont).
1973	Hounsfield가 첫 단층촬영장치(CT) 영상 시스템(EMI, Ltd) 개발 완료.
1973	Damadian과 Lauterbur가 처음으로 MRI를 만듦.
1974	희토류 방사선 영상증감지(rare earth radiographic intensifying screen)가 소개됨.
1977	Mistretta가 디지털 감산투시장치(digital subtraction fluoroscopy)를 시연함.
1979	Allan Cormack와 Godfrey Hounsfield가 CT로 노벨 생리학상과 의학상을 받음.
1980	최초 상용 초전도 MRI 장치가 소개됨.
1981	Barnes에 의해 slot scan 흉부 X선 영상이 소개됨.
1981	국제단위계(SI)가 국제 방사선단위측정위원회(ICRU)에 의해 채택됨.
1982	의료영상 저장전송시스템(PACS)이 상용화되기 시작함.
1983	평판 입자 필름 유제가 처음으로 개발됨(Eastman Kadak).
1984	CR용 레이저 자극 형광체가 개발됨(Fuji).
1988	뇌자기도검사(MEG)에서 초전도양자간섭장치(SQUID)가 처음으로 사용됨.
1990	최신의 건조유방촬영술(xeromammography) 시스템이 생산됨.
1990	나선형 CT가 소개됨(Toshiba).
1991	Twin-slice CT가 개발됨(Elscint).
1992	유방촬영품질관리(MQSA)가 통과됨.
1996	박막트랜지스터(TFTs)를 사용하는 디지털 방사선촬영술이 개발됨.
1997	전하결합소자(CCD) 디지털 방사선촬영술이 Swissray에 의해 소개됨.
1997	Rowland에 의해 비정질 셀레늄 평판 영상 수용체가 디지털 방사선 촬영장치에 시연됨.
1998	Multislice CT가 소개됨(General Electric).
1998	디지털 방사선촬영술에서 비정질 실리콘-CsI 영상 수용체가 시연됨.
2000	최초 직접 디지털 유방촬영 영상 시스템이 상용화됨(GE; General Electric).
2002	16-slice 나선형 CT가 소개됨.
2002	양전자 단층촬영장치(PET)이 일상 임상 서비스로 적용됨.
2003	Paul Lauterbur와 Peter Mansfield 경이 MRI로 노벨 물리학상과 의학상을 받음.
2004	64-slice 나선형 CT가 소개됨.
2005	Dual-Source CT가 소개됨(Siemens).
2007	320-slice 나선형 CT가 소개됨(Toshiba).
2009	NCRP 권고 No. 160 *"미국 국민의 전리방사선 피폭: 2006"* 발간.

상자 1-2 10가지 방사선 방호 규칙

1. 시간, 거리, 그리고 차폐에 관한 방사선 관리의 중요한 원칙을 이해하고 적용해야 한다
2. 잘못된 방사선 안전관리에 익숙해지지 않아야 한다.
3. 1차 선 가까이에 절대로 서 있지 않아야 한다.
4. 방어벽 뒤에 있지 않을 때에는 항상 방어복을 착용 해야 한다.
5. 항상 개인 선량계를 착용하고 방어 앞치마 바깥부분 깃에 달아 둔다.
6. 방사선 조사 시 절대로 환자를 잡고 있지 않는다. 잡아야 할 경우는 기계적인 제어장치를 사용해라. 그 외에는 환자 가족들이 환자를 잡게 하라.
7. 환자를 잡고 있는 사람은 항상 방어 앞치마를 입어야 하고 가능하다면 방어 장갑도 착용하여야 한다.
8. 사용하여도 검사에 방해가 되지 않는다면, 가임 연령의 모든 사람들에게 생식선 차폐를 하여야 한다.
9. 임신한 환자의 골반이나 하복부 검사 시행은 가능하다면 피해야 하고, 특히 임신기간 중의 첫 3개월 동안은 더 피해야 한다.
10. 항상 검사에 적당하면서도 최소한의 작은 크기로 노출면을 조정해야 한다.

방어복(protective apparel)

납을 함유한 물질은 투시촬영이나 방사선 촬영을 수행하는 동안 방사선사와 방사선전문의가 착용하는 앞치마나 장갑을 만드는 데 사용된다.

생식선 차폐

앞치마나 장갑에 사용되는 동일한 납 함유 물질은 생식선 차폐기구(gonadal shielding)를 만드는 데에도 사용된다. 생식선 차폐기구는 사용되는 X선빔 내나 가까이 있을 경우 임신 가능한 모든 연령대 사람들에게 사용되어져야 하며, 차폐기구는 검사의 진단적 가치에 영향을 미치지 않는 범주 내에서 사용하여야 한다.

방호벽

일반촬영 또는 CT 제어 콘솔은 항상 방호벽(protective barriers) 뒤에 위치한다. 일반 장벽은 납판과 납유리가 설치된다. 일반적인 경우 방사선 검사 동안 사람들은 방호벽 뒤에 있다. 그림 1-9는 일반촬영과 투시촬영 검사실의 예를 보여준 것으로 다양한 방사선 안전장치들을 설명하고 있다.

다른 방사선 방호에 관한 사항들은 다음과 같다. 임산부의 복부/골반 X선 검사는 절대로 필요한 것이 아니라면 임신기간의 첫 3개월 동안은 실시하지 않도록 한다. 또한 검사 시 기술적 결함 때문에 검사가 반복되면 안 된다는 것을 명심해야 한다. 꼭 필요한 검사인 경우 두 번까지만 환자에게 검사를 반복하라. X선 검사 시 환자

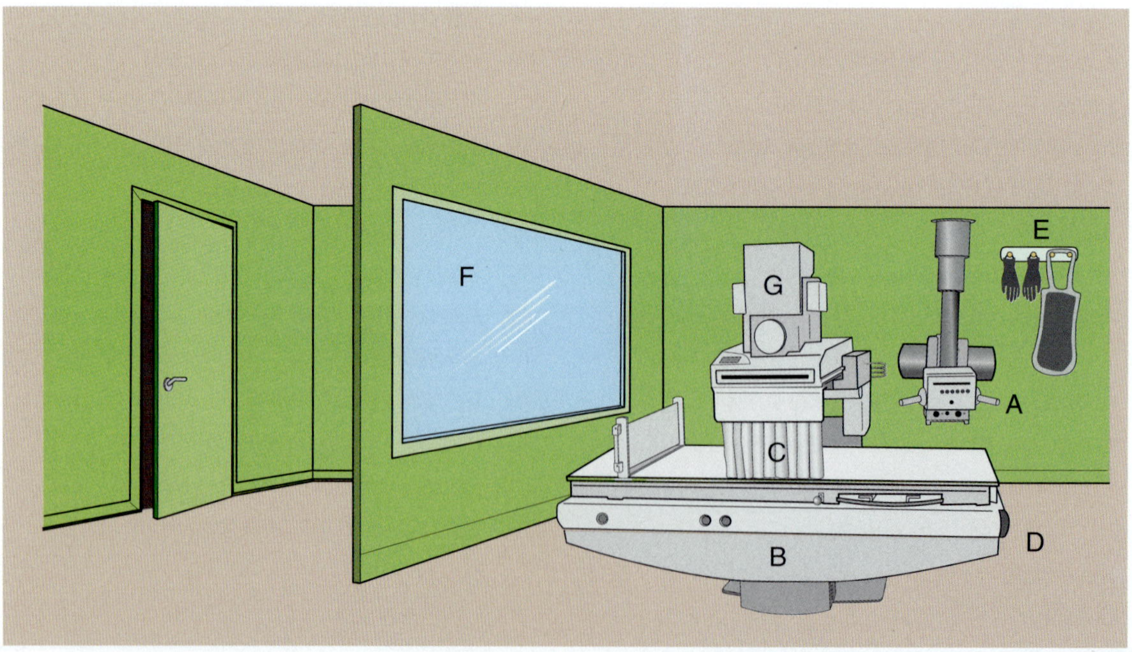

그림 1-9 일반적 목적의 방사선 촬영/투시촬영(R/F) 겸용 영상 시스템은 오버헤드형 방사선 관(A)과 X선관이 아래에 설치된 투시 검사 테이블(B)로 구성되어 있다. 일반적인 방사선 보호장치인 납 커텐(C), 버키 슬롯 커버(D), 납 앞치마와 납 장갑(E), 그리고 차폐 유리창(F) 등이 보인다. 영상 증배장치의 위치(G) 및 영상장비와 관련된 영상장비도 보인다.

를 보호할 때 환자의 의학적 관리를 고려해야 한다. 예방차원(검진)의 유방촬영검사를 제외하고 질병이 없는 환자의 검사는 필요하지 않다.

검사 동안 도움이 필요한 환자는 방사선 조사자가 돕기보다는 기계적인 고정장치를 사용하는 것이 올바르다. 필요하면 적절한 방호를 한 환자 가족 중 일원이 잡고 있어야 한다.

측정의 표준 단위

물리학은 여러 형태의 물질과 에너지와의 상호작용을 다루는 학문이다. 모든 과학자들이 그렇듯이 물리학자들은 이러한 상호작용들을 설명함에 있어 정확성과 확실성을 위해 노력한다. 또한 사건에 관한 주관적인 표현을 배제함으로써 불확실성을 제거하기 위해 노력한다. 모든 측정이 정확하다고 가정했을 때, 물리적인 방법을 이용한 모든 관측자들은 정확히 동일한 결과를 얻을 수 있을 것이다.

물리학자들은 정확성과 단순화를 추구하므로 단지 3개의 측정 가능한 양들이 기본적으로 고려된다. 이러한 기본 양(base quantities)에는 **질량**, **길이**, 그리고 **시간**으로 다른 모든 양들의 기본적인 구성이 된다. 그림 1-10은 이 3가지 기본 양들이 방사선과학에서 사용되는 다양한 양들을 표현하는 데 이용되는 예를 보여주고 있다.

2차 양(secondary quantities)은 3가지 기본 양들의 하나 또는 하나 이상의 조합으로 유도되기 때문에 유도량(derived quantities)이라고도 한다. 예를 들어, 부피는 길이의 3승(l^3), 밀도는 질량을 부피로 나눈 것(m/l^3)이며, 속도는 거리를 시간으로 나눈 것(l/t)이다.

부가량(additional quantities)은 과학과 기술 분야의 특수한 영역의 측정을 위하여 고안된 것으로 특수량(*spectial quantities*)이라고 부르는데, 방사선학에서 조사선량, 흡수선량, 등가선량, 방사능 등이 해당된다.

물리학자들이 우주와 같이 큰 대상과 원자와 같이 작은 대상을 연구를 하므로 의미 있는 측정은 재현성이 있어야 한다. 그러므로 기본 양들이 수립된 이후에 잘 정의되고 불변인 표준과 연관되어야 한다. 표준은 기본적으로 국제적인 단체에 의해 정의되고 과학의 발달로 더 큰 정확성을 요구할 때 재 정의되어야 한다.

길이

수년 동안, 파리의 국제도량형국에 있는 플래티늄과

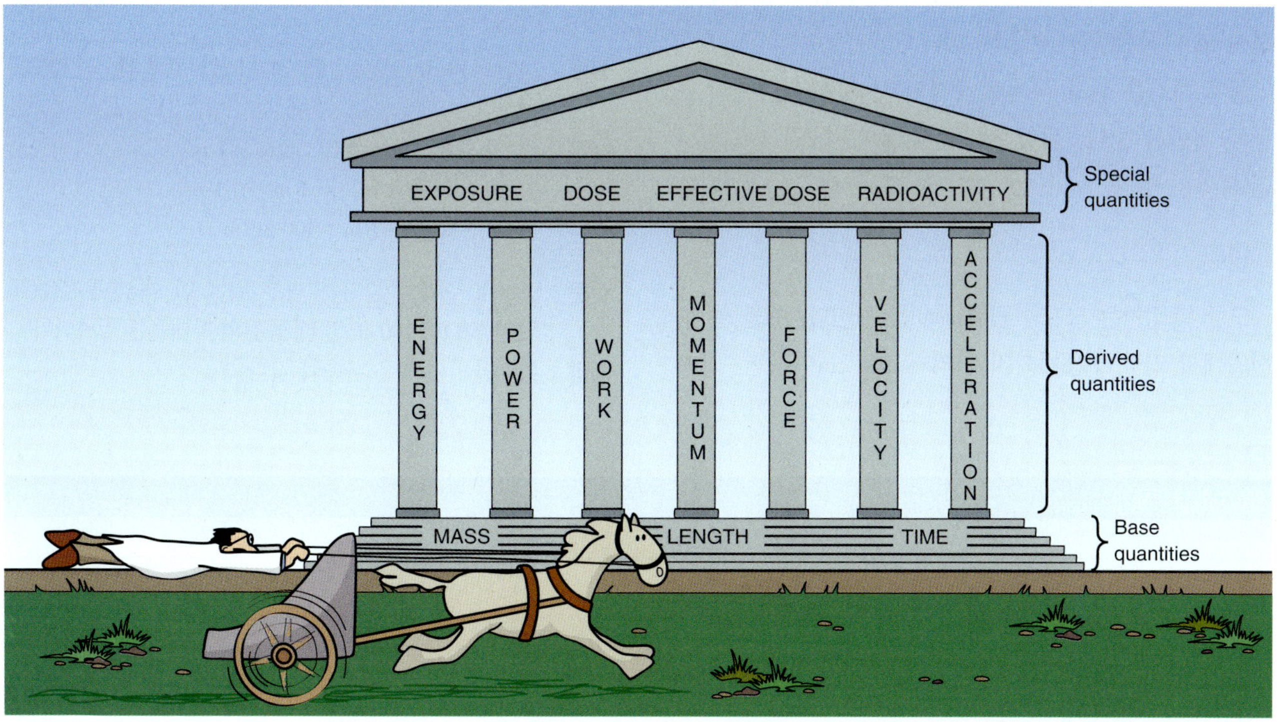

그림 1-10 기본 양들로부터 유도 양이 만들어지며, 방사선과학에 사용되는 특수한 양들도 기본 양에서 유도된다.

이리듐 막대에 새겨진 두 선 사이의 거리가 길이(length)의 표준 단위로 여겨졌으며, 이 선 사이의 거리를 1 m로 정의하였다. 또한 영어를 사용하는 국가에서는 미터를 길이의 표준 단위로 하였다.

1960년에, 더 정확한 표준 길이의 확립을 위하여 크립톤의 동위원소(Krypton-86)로부터 방출되는 주황색 빛의 파장으로 미터(m)를 재정의하였다. 현재 1 m는 빛이 1/299,792,468초 동안 이동하는 거리로 정의한다.

질량

1 kg은 처음에 4 ℃ 물 1,000 cm^3의 질량(mass)으로 정의하였다. 표준 미터를 사용하던 파리에서는 플래티늄-이리듐 실린더가 질량단위의 표준으로 **킬로그램(kg)**으로 나타냈다. 이것은 물 1,000 cm^3의 질량과 동등한 질량을 가진다. kg은 질량의 단위이며 영국 단위인 **뉴턴**과 **파운드**는 무게의 단위이다.

> 초(s)는 세슘 원자들의 진동에 기반을 둔다.

시간

시간(time)의 표준 단위는 **초(s)**이다. 원래 초는 지구의 축을 중심으로 지구가 회전하는 양(즉, 평균 태양일)으로 정의되었다. 1964년에는 더 나은 표준 단위 확립의 필요성이 또 다른 정의를 이끌어 냈다.

현재 시간은 원자 시계로 측정되고, 세슘 원자들의 진동에 기반을 둔다. 원자 시계는 5,000년 동안 1초 정도의 오차가 있다.

단위

모든 측정치는 **크기**와 **단위(units)**를 가진다. 예를 들어, 선원에서 영상 수용체까지 거리가 100 cm이라면, 크기는 100이지만 단위가 정해지지 않는다면 무의미한 숫자가 된다. 여기서 측정 단위는 cm가 되는 것이다.

표 1-1은 기본 양들을 나타내는 4가지 **단위체계**를 보여준다. 국제단위계(SI)는 MKS(m, kg, s) 단위계의 확장이고 현재의 단위상태를 대표한다. SI는 MKS 단위계와 세 가지 기본 단위와 부가적인 네 가지를 포함한다. SI의 유도단위와 특수단위는 방사선과학의 특수량과 유도량을 나타낸다(표 1-2).

> 문제를 풀고 결과를 도출할 때 반드시 동일한 단위계를 사용해야 한다.

밀도 8.1 g/ft^3과 압력 700 lb/cm^2는 동일하지 않은 단위이므로 허용되지 않는다. 밀도는 kg/m^3으로 표기하여야 하고 압력은 N/m^2의 단위로 표기하여야 한다.

질문 : 30 cm × 86 cm × 4.2 m 크기의 박스의 부피를 구하여라.

해답 : 부피 공식은

부피 = 길이 × 넓이 × 높이

V = lwh

각각의 값이 다른 단위로 주어져 있기 때문에 오직 한 가지 단위계를 사용해야 하므로

$$V = (0.30\ m)(0.86\ m)(4.2\ m) = 1.1\ m^3$$

단위들의 곱은 $m \times m \times m = m^3$이 된다는 점을 유의한다.

질문 : 각변이 10 cm 이고, 질량이 0.4 kg인 고체 박스의 밀도를 구하라.

해답 : D = 질량/양(change 10 cm to 0.1 m)

$= 0.4\ kg/(0.1\ m \times 0.1\ m \times 0.1\ m)$

$= 0.4\ kg/0.001\ m^3 = 400\ kg/m^3$

질문 : 9 inch 두께의 환자가 피부 위에 한 개의 동전을 두었다. SID가 100 cm일 때 동전의 확대율은 얼마인가?

해답 : 확대율의 공식은 다음과 같다.

표 1-1 단위체계

	SI[1)]	MKS	CGS	영국 단위
길이	미터(m)	미터(m)	센티미터(cm)	피트(ft)
질량	킬로그램(kg)	킬로그램(kg)	그램(g)	파운드(lb)[2)]
시간	초(s)	초(s)	초(s)	초(s)

1) SI 단위는 4가지 부가적인 기본 단위들을 포함한다.
2) 파운드는 질량과 관련된 힘의 단위이다.

표 1-2 방사선과학의 특수량과 단위

방사선과학에서 사용하는 양	특수 단위	SI 단위
조사선량(exposure)	R(렌트겐)	C/Kg
흡수선량(dose)	J/kg	그레이(Gy)
유효선량(effective dose)	J/kg	시버트(Sv)
방사능(radioactivity)	Ci(큐리)	베크렐(Bq)

$$M = \frac{SID}{SOD} = \frac{\textit{source to image}\ \text{receptor distance}}{\textit{source to object}\ \text{distance}}$$

$$M = \frac{SID}{SOD} = \frac{100\ cm}{100\ cm - 9\ in}$$

단위를 일치시키기 위하여 9 inch는 cm로 바꾸어 주어야 한다.

$$M = \frac{SID}{SOD} = \frac{100\ cm}{100\ cm - (9\ in \times 2.54\ cm/in)}$$

$$= \frac{100\ cm}{100\ cm - (23\ cm)} = \frac{100\ cm}{77\ cm}$$

$$= 1.3$$

동전의 영상은 동전 사이즈보다 1.3배 확대될 것이다.

역학

역학은 정지해있는 물체(정역학)나 운동하는 물체(동역학)를 다루는 물리학의 한 분야이다.

속도

물체의 운동은 **속도(velocity)**와 가속도의 용어로 설명할 수 있다. 속도는 때로는 **속력(speed)**이라 불리며 물체가 얼마나 빠르게 움직이는가에 대한 척도이며, 더 정확하게 말하면 시간에 따른 위치의 변화율이다.

차의 속도는 시간당 킬로미터(km/h)로 측정한다. SI 단위에서 속도는 초당 미터(m/s)로 나타낸다. 속도 공식은 다음과 같다.

> **속도**
>
> $$V = \frac{d}{t}$$
>
> 여기서, d는 시간 t 초 동안 이동한 거리를 나타낸다.

질문: 4초 동안 60m을 날아가는 공의 속도는 얼마인가?

해답: $v = \frac{d}{t}$

$v = 60\ m/4s,$

$v = 15\ m/s$

질문: 빛은 한 시간 동안 669,000,000 마일을 이동할 수 있다. SI 단위로 빛의 속도는 얼마인가?

해답: $V = \frac{d}{t}$

$$= \frac{6.69 \times 10^8\ mi}{hr} \times \frac{1,609\ m/mi}{3,600\ s/hr}$$

$$= 2.99 \times 10^8\ m/s$$

종종 물체의 속도는 물체의 위치가 변함에 따라 변한다. 예를 들어, 그림 1-11과 같이 드래그 레이스용 자동차가 정지 상태에서 출발하여 80 m/s의 속도로 결승선에 도착했다. **초기 속도** v_0은 0이고, **최종 속도** v_f는 80 m/s이다. 이때 **평균 속도**는 다음과 같은 식으로 계산할 수 있다.

> 빛의 속도는 일정하고 기호 c 로 나타낸다
> $c = 3 \times 10^8 m/s$

> **평균 속도**
>
> $$\bar{v} = \frac{v_0 + v_f}{2}$$
>
> 여기서, v 위의 기호 - (bar)는 평균 속도를 의미한다.

질문 : 드래그 자동차의 평균 속도는 얼마인가?

해답 : $\bar{v} = \frac{0\frac{m}{s} + \frac{80\ m}{s}}{2}$

$= 40\ m/s$

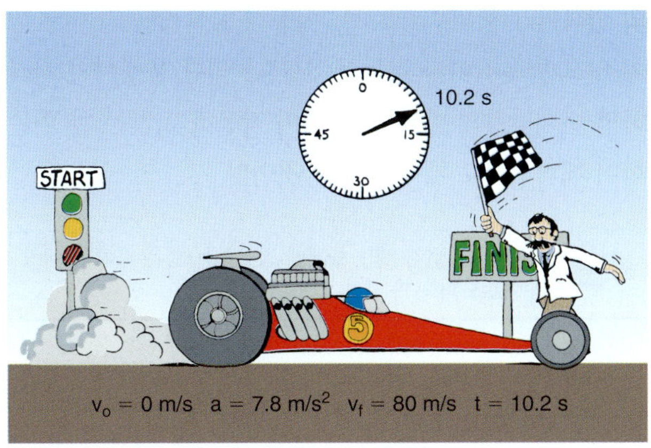

그림 1-11 드래그 자동차 경기를 통해 초기 속도, 최종 속도, 가속도, 그리고 시간 사이의 관계를 알 수 있다.

가속도

시간에 따른 속도의 변화율이 **가속도(acceleration)**이다. 이는 속도가 얼마나 빠르게 또는 느리게 변화하는가를 나타낸다. 가속도는 속도를 시간으로 나누기 때문에 그 단위는 m/s^2이다.

속도가 일정하다면 가속도는 0이 된다. 반면 $2\ m/s^2$의 일정한 가속도는 물체의 속도가 초당 2 m/s씩 증가함을 나타낸다. 가속도 공식은 다음과 같이 나타낸다.

가속도 공식은 다음과 같다.

> 가속도
>
> $$a = \frac{v_f - v_0}{t}$$

질문 : 드래그 자동차의 가속도는 얼마인가?

해답 : $a = \dfrac{80\ m/s - 0\ m/s}{10.2\ s}$

$= 7.8\ m/s^2$

뉴턴의 운동법칙(Newton's laws of motion)

1686년에 영국 과학자 뉴턴(Isaac Newton)은 오늘날 운동의 기본법칙으로 알려져 있는 3가지 법칙을 발표했다.

> 뉴턴의 제1법칙 : 관성–외력이 작용하지 않는 한, 사람의 신체는 정지 상태에서는 정지해 있으려 하고, 운동 상태에서는 일정한 속도를 가지고 움직임을 지속하려 한다.

뉴턴의 제1법칙은 물체에 외력이 작용하지 않으면 가속도가 존재하지 않는 것을 말한다. 운동하는 물체는 운동 상태의 변화에 대해 저항하는 특성을 갖는데 이것을 **관성(inertia)**이라 부른다. 즉 뉴턴의 제1법칙은 종종 **관성의 법칙**이라 한다(그림 1-12). 이동식 X선 영상장치는 밀지 않으면 움직이지 않는다. 그러나 일단 움직이기 시작하면 반대방향의 마찰 같은 힘이 작용하지 않는 한 미는 힘이 제거되어도 계속 움직일 것이다.

> 뉴턴의 제2법칙 : 힘–물체에 작용하는 힘은 물체의 질량과 가속도의 곱과 같다.

뉴턴의 제2법칙은 **힘**(Force)의 개념으로 정의된다. 힘은 물체를 당기거나 미는 것으로 생각할 수 있다. 만약 신체의 질량 m이 가속도 a를 가진다면 **신체에 작용하는 힘은 질량과 가속도의 곱**으로 나타낼 수 있다. 뉴턴의 제2법칙은 그림 1-13에 설명되어 있다. 수학적으로 이 법칙은 다음과 같이 표현된다.

> 힘
>
> $F = ma$
>
> 힘의 SI 단위는 뉴턴(N)이다.

질문 : 55 kg의 질량을 가진 물체가 $14\ m/s^2$으로 가속되고 있을 때 작용하는 힘을 구하여라.

해답 : $F = ma$

$= (55\ kg)(14\ m/s^2)$

$= 770\ N$

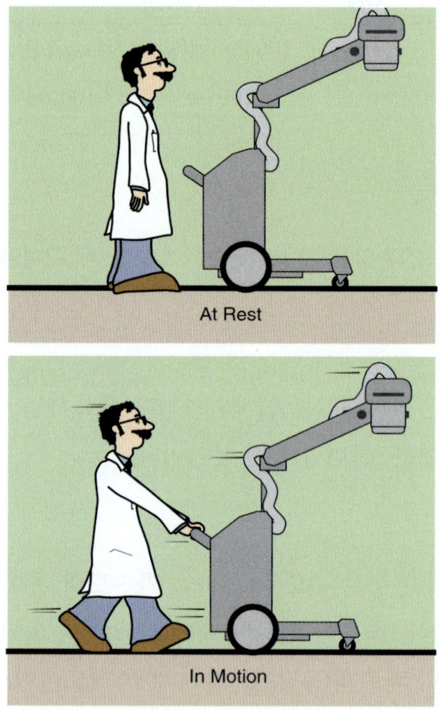

그림 1-12 뉴턴의 제1법칙은 외력이 작용하지 않는 이상 신체가 정지 상태에서는 정지해 있으려 하고, 운동 상태에서는 움직임을 지속하려는 것을 말한다.

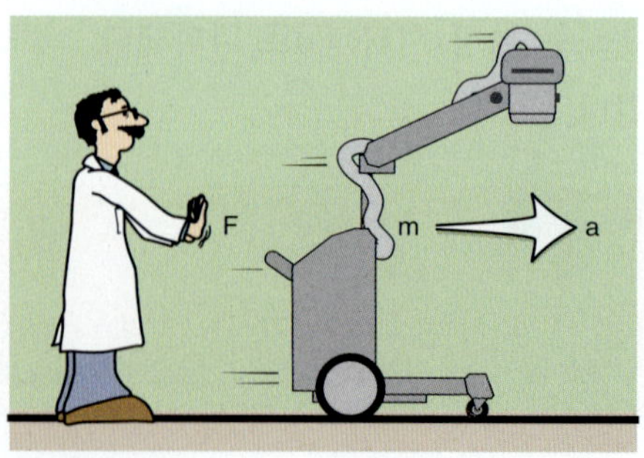

그림 1-13 뉴턴의 제2법칙은 물체에 가해진 힘이 그 물체의 질량에 가속도를 곱한 값과 같음을 말한다.

질문 : 3,600 1b(1,636 kg) 의 포드 무스탕 차가 가속도 15 m/S^2 의 가속도를 내기 위해서 필요한 힘은 얼마인가?

해답 : F =ma
=(1,636 kg)(15 m/s^2)
=24,540 N

뉴턴의 제3법칙 : 작용/반작용 – 모든 작용은 크기가 같고 반대로 작용하는 반작용이 존재한다.

뉴턴의 제3법칙은 **모든 작용에는 크기가 같고 반대로 작용하는 반작용**이 있음을 말한다. 작용은 뉴턴의 용어로 힘이라 말한다. 이 법칙에 따르면 무거운 벽돌을 밀게 된다면 그 벽돌 역시 미는 힘과 똑같은 힘으로 반대로 밀 것이다. 만약 당신이 그림 1-14에 설명된 물리학 교수라면 짓궂은 학생들이 당신을 속여 닫혀지는 방에 가두고 벽을 좁힌다면 아무리 벽을 강하게 밀어내더라도 그 벽은 계속적으로 가깝게 좁혀질 것이다.

무게

무게(weight; Wt)는 중력의 당김으로 인한 신체에 작용하는 **힘**이다. 실험을 통하여 지구로 떨어지는 물체는 **일정한 비율로 가속**됨을 알 수 있다. 이 비율을 **중력가속도 g**로 나타내며 지구에서 9.8 m/s^2이고, 달에서는 1.6 m/s^2이다.

우주에서 무중력이 나타나는 것은 중력이 존재하지 않기 때문이다. 따라서 우주에서 중력의 값은 0이다. 물체의 무게는 물체의 질량과 중력가속도의 곱으로 나타낼 수 있다.

무게
Wt=mg
무게의 단위는 힘의 단위와 같이 뉴턴, 파운드이다.

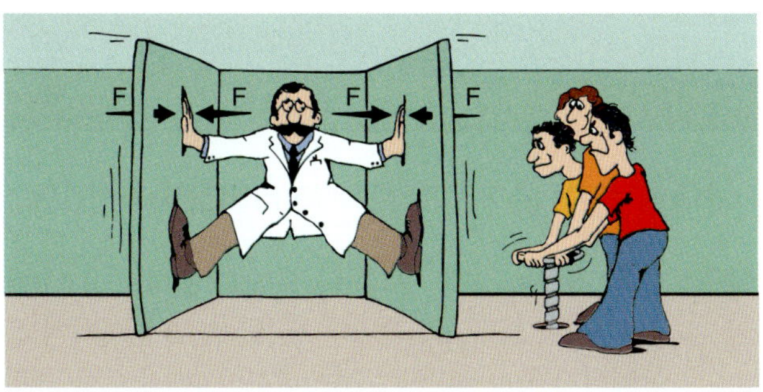

그림 1-14 짓궂은 실습생들이 뉴턴의 제3법칙을 증명하기 위해 일상적인 물리 실험을 하고 있다.

무게는 지구에서의 중력가속도와 질량의 곱으로 나타낸다 (1 lb=4.5 N).

질문 : 한 공학도가 질량이 75 kg이다. 지구에서 이 학생의 무게는 얼마인가? 또 달에서 이 학생의 무게는 얼마인가?

해답 : 지구 : g=9.8 m/s^2
Wt=mg
=75 kg(9.8 m/s^2)=735 N
달 : g=1.6 m/s^2
Wt=mg
=75 kg(1.6 m/s^2)=120 N

이 예제는 중요한 개념을 보여준다. 물체의 무게는 물체에 작용하는 중력가속도의 값에 따라 변할 수 있다. 그러나 물체의 질량은 위치가 변해도 변하지 않는다는 것에 주의하라. 학생의 질량은 지구에서도, 달에서도 혹은 우주에서도 똑같은 상태를 유지한다.

운동량

물체의 질량과 속도의 곱을 **운동량(momentum)**이라 하고, **p**로 나타낸다. 물체의 속도가 점점 커질수록 물체가 가지는 운동량은 더욱 더 증가한다. 예를 들어, 트럭이 언덕을 가속해서 내려올 때, 속도가 증가함에 따라 운동량도 함께 증가한다.

운동량
p=mv

운동량은 질량과 속도의 곱으로 나타낸다.

어떠한 상호작용이 있기 이전의 총 운동량은 상호작용 후의 총 운동량과 동일하다. 정지 상태의 두 개의 다른 당구공과 충돌하는 한 당구공을 상상해보자. 충돌하기 전의 총 운동량은 충돌하는 당구공의 질량과 속도의 곱이다. 충돌 후의 총 운동량은 세 개의 공에 분배된다. 그러므로 충돌하는 당구공의 초기 운동량은 상호작용 후에도 보존된다.

일

물리에서 말하는 일(work)이란 특별한 의미를 가진다. 물체에 하여지는 일은 작용한 힘과 그로 인해 이동한 거

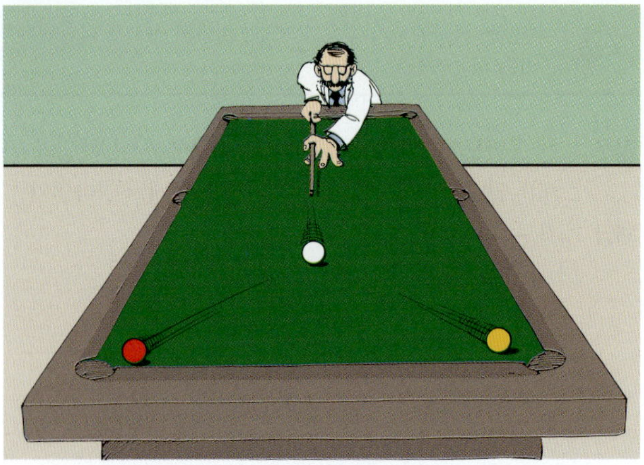

그림 1-15 운동량 보존은 당구공을 칠 때마다 발생한다.

리의 곱이다. 일의 단위는 줄(J)이다. 방사선사가 카세트를 들어 올릴 때 일을 하고 있는 것이지만, 움직임 없이 단순히 카세트를 들고만 있다면, 비록 상당히 힘이 들지라도 물리적 의미의 일은 전혀 행해지지 않은 것이다.

> **일**
> W=Fd

> 일은 힘과 거리의 곱이다.

질문 : 90 N(20 lb)의 소아 환자를 1.5 m의 높이까지 들어 올릴 때의 한 일을 구하여라.

해답 : W = Fd
= (90 N)(1.5 m) = 135 J

일률

일률(power)은 일을 하는 비율이다. 주어진 높이로 카세트를 들어 올리는데 1초가 걸리든지 1분이 걸리든지 간에 똑같은 양의 일이 요구된다. 일률이라는 것은 일을 수행하는 데 걸린 시간을 포함하는 개념이다.

> **일률**
> P=W/t=Fd/t

일률의 SI 단위는 J/s이며 이것은 **와트(W)**이다. 일률의 영국 단위는 **마력(hp)**이다.

1 hp = 746 W

1,000 W = 1 kilowatt(kW)

> 일률은 일을 시간으로 나눈 값이다.

질문 : 한 방사선사가 0.8 kg의 카세트를 들 때 바닥에서 테이블까지 거리, 1.5 m을 3 m/s^2 가속도로 들어 올렸다면 1.0초 동안 가해진 일률은 얼마인가?

해답 : 이 문제는 여러 단계를 거친다. P = W/t이다. 그러나 일의 값이 문제에 주어져 있지 않다. W = Fd 그리고 F = ma임을 상기하자.

우선 F를 구하면,

F = ma
= (0.8 kg)(3 m/s^2) = 2.4 N

다음, W을 구하면,

W = Fd
= (2.4 N)(1.5 m) = 3.6 J

이제, P를 구할 수 있다.

P = W/t
= 3.6 J/1.0s = 3.6 W

에너지

앞에서 설명하였듯이 에너지(energy)는 다양한 형태로 존재한다. 에너지 보존의 법칙은 **에너지는 한 에너지에서 다른 에너지로 변환 될 수 있고 창조되거나 파괴되지도 않는다**고 설명한다. 전체 에너지량은 일정하다. 예를 들어, 전기에너지는 백열전구에서 빛에너지와 열에너지로 변환된다. 에너지와 일의 단위는 J로 같다.

> 에너지는 일을 할 수 있는 능력이다.

역학에너지의 두 가지 형태, 즉 운동에너지와 위치에너지는 방사선과학에서 종종 사용된다. 운동하는 물체와 관련 있는 **운동에너지**는 다음과 같이 나타낼 수 있다.

> **운동에너지**
> $KE = \frac{1}{2}mv^2$

운동에너지는 물체의 질량과 속도의 **제곱**에 비례한다.

질문 : 같은 질량을 가진 두 개의 로데오 짐마차 A, B가 있다. 만약 B가 A의 속도의 두 배라면 B 짐마차의 운동에너지가 A 짐마차 운동에너지의 4배가 됨을 증명하여라.

해답 : 짐마차 A: $KE_A = \frac{1}{2}\ mv_A^{\ 2}$

짐마차 B: $KE_B = \frac{1}{2}\ mv_B^{\ 2}$

따라서, mA=m_B, V_B=2 v_A

그러므로 $KE_B = \frac{1}{2}\ m_A(2\ v_A) = \frac{1}{2}\ m_A(4\ v_A^{\ 2})$

$KE_B = 2\ mv_A^{\ 2} = 4(\frac{1}{2}\ mv_A^{\ 2}) = 4\ KE_A$

여기서 KE는 운동에너지이다. 위치에너지(PE)는 형태나 위치에 의해 저장된 에너지를 말한다. 책상 위에 교과서는 바닥에서 높이를 가지기 때문에 위치에너지를 가진다. 그리고 바닥으로 떨어지면서 일을 할 수 있는 능력을 가진다. 중력위치에너지는 다음과 같이 주어진다.

> **위치에너지**
>
> PE=mgh
>
> *h*는 지구 표면으로부터의 거리를 나타낸다.

점프대의 꼭대기에 서 있는 스키 점프하는 사람, 코일스프링, 그리고 늘어난 고무 밴드는 위치나 형태에 의해 위치에너지를 가지는 예이다.

만약 그림 1-16에서와 같이 한 과학자가 피사의 탑 꼭대기에서 공을 들고 있다면, 이 공은 위치에너지는 가지고 있지만 운동에너지는 가지지 않는다. 공을 놓으면 떨어지기 시작하고 위치에너지는 높이가 감소함에 따라 감소한다. 동시에 운동에너지는 공이 가속될 때 증가한다. 충돌하기 전에 공의 운동에너지는 속도가 최대가 되기 때문에 최대가 된다. 그렇게 되면 공은 높이가 없기 때문에 위치에너지는 0이 된다. 공의 모든 초기에너지가 떨어지는 동안 운동에너지로 전환되어진다.

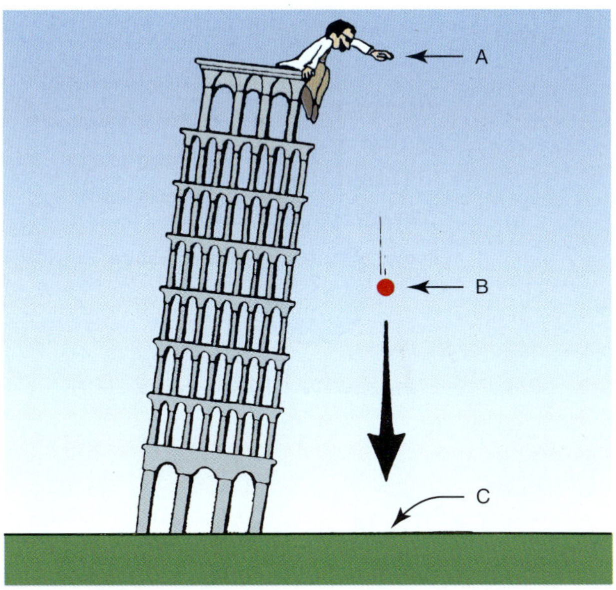

그림 1-16 위치에너지는 물체의 위치에 의해 발생하며, 운동에너지는 물체를 움직이는 에너지이다. A에서는 위치에너지가 최대이며 운동에너지는 존재하지 않는다. B에서는 위치에너지와 운동에너지가 모두 존재한다. C에서는 운동에너지는 최대이며 위치에너지는 존재하지 않는다.

질문 : 한 방사선사가 6 kg의 X선관을 1.5 m 아래로 움직일 때의 위치에너지는?

해답 : PE =mgh

$= 6\ kg \times 9.8\ m/s^2 \times 1.5\ m$

$= 88\ kg\ m^2/s^2$

$= 88\ J$

표 1-3은 역학에서의 양과 단위를 요약한 것이다.

열

열(heat)은 방사선과학에서 중요한 에너지의 한 형태이다. X선관에 치명적인 과도한 열은 영구적인 손상을 일으킨다. 이러한 이유 때문에 방사선 기술자는 열의 특성을 알아야 한다.

> 열은 분자들의 무작위 운동에서의 운동에너지이다.

분자의 움직임이 더 빠르고 무질서해질수록 물체의 열은 더 많아진다. 열의 단위는 **칼로리(cal)**라고 하며, 1 칼로리는 물 1 g의 온도를 1 ℃ 올리는 데 필요한 열을 말한다. 열의 동일한 양은 다른 물질에는 다른 효과를

표 1-3 역학에서 사용되는 양, 방정식 및 단위들

물리량	기호	정의공식	SI 단위
속도	v	v=d/t	m/s
평균 속도	$\bar{v}$	$\bar{v} = \frac{v_0 + v_f}{2}$	m/s
가속도	a	$a = \frac{v_f + v_0}{t}$	m/s^2
힘	F	F=ma	N
무게	Wt	Wt=mg	N
운동량	p	p=mv	kg-m/s
일	W	W=Fd	J
일률	P	p=W/t	W
운동에너지	KE	$KE = 1/2mv^2$	J
위치에너지	PE	PE=mgh	J

가진다. 예를 들어, 은 1 g의 온도를 1 ℃ 올리는 데 필요한 열은 대략 0.05 cal, 즉 물 1 g의 온도를 1 ℃ 올리는 데 필요한 열의 1/20이 된다.

열은 전도, 대류, 그리고 복사에 의해 전달된다.

열 전달
전도, 대류, 복사

전도는 물질을 통해 혹은 접촉에 의해 열이 전달되는 것이다. 저온의 물체와 접촉해 있는 고온의 물체의 분자 운동은 두 물체의 온도를 같게 만든다.

전도는 차가운 물체와 뜨거운 물체가 접촉상태에 있을 때 쉽게 관찰된다. 짧은 시간 동안 차가운 물체로 전도된 열은 두 물체의 온도를 동등하게 만든다. X선관 양극의 열은 회전자를 거쳐 절연오일까지 전도된다.

대류는 가스나 액체상의 뜨거운 분자가 한 공간에서 다른 공간으로 가는 역학적 이동이다. 스팀 예열기나 난로 주변의 공기는 대류로 인하여 예열기 주변의 공기는 가열되어 상승하고 차가운 공기는 하강하여 실내를 따뜻하게 만든다.

열복사는 **적외선 방출**로 인한 열의 전달이다. 뜨거운 물체에서 방출하는 붉은 빛깔은 복사에 의해 열이 전달되었다는 증거이다. **X선관은 주로 복사를 통해 냉각된다.**

난로는 가열된 열을 방으로 보내며 강제적인 순환이 자연적인 대류에 의해 이루어진다. X선관의 덮개로부터 열도 공기 중으로 대류에 의해 전달된다.

온도는 보통 **온도계**로 측정하는데, 온도계는 두 가지 기준점인 어는점과 끓는점을 기준으로 한다. 온도 측정 단위는 섭씨(℃), 화씨(℉), 켈빈(K)이 있다(그림 1-17).

이 세 가지 단위는 다음과 같은 관계를 갖는다.

질문 : 화씨 77℉를 섭씨로 바꾸어라.

해답 :
$$T_C = \frac{5}{9}(T_F - 32)$$
$$= \frac{5}{9}(77 - 32) = \frac{5}{9}(45) = 25℃$$

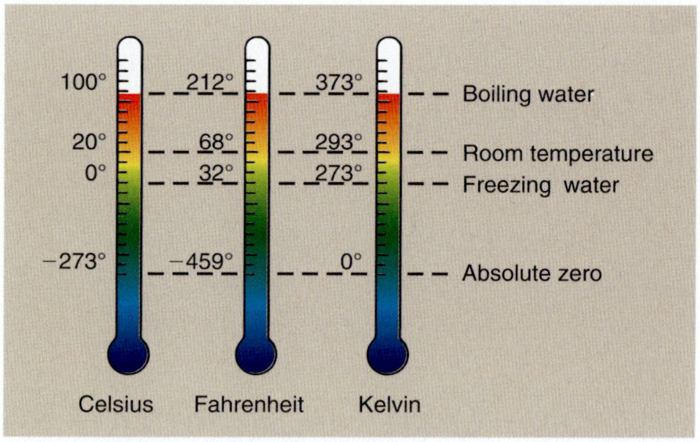

그림 1-17 3가지 온도를 나타내는 단위. 섭씨는 미국을 제외한 모든 곳에서 기상예보에 사용되는 단위이며 켈빈은 과학 단위이다.

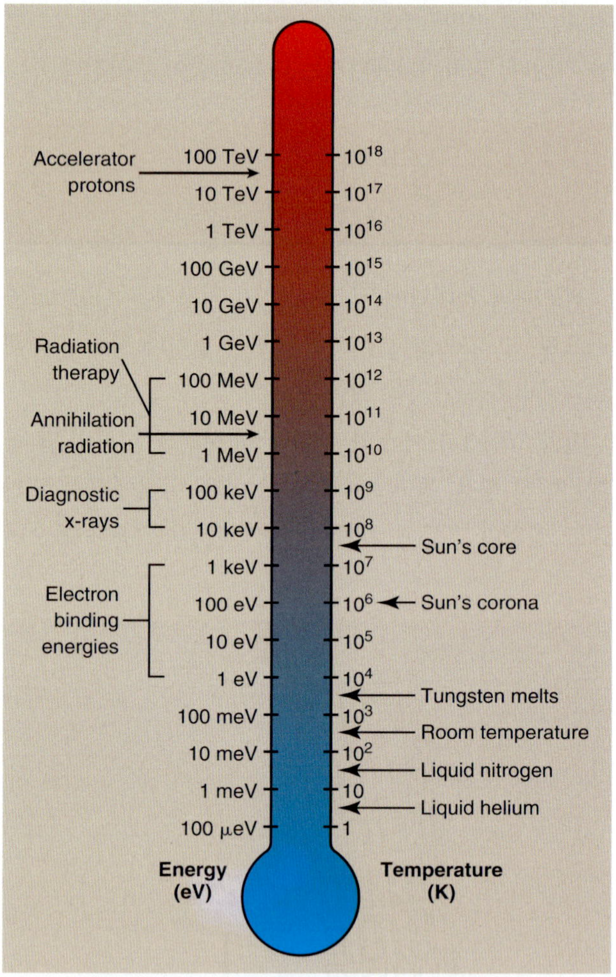

그림 1-18 에너지 온도계는 온도와 에너지를 함께 눈금으로 표시한다.

온도 눈금

$$T_C = \frac{5}{9}(T_F - 32)$$
$$T_F = \frac{9}{5}T_C + 32$$
$$T_K = T_C + 273$$

아래첨자 C, F, K는 각각 섭씨, 화씨, 켈빈을 나타낸다.

다음 근사치의 변환 식을 쉽게 이용할 수 있다.

> **온도 근사치 변환 식**
> 화씨를 섭씨로 바꿀 때에는 30을 빼고 2를 나눈다.
> 섭씨를 화씨로 바꿀 때에는 2를 곱하여 30을 더한다.

초전도체를 이용하는 MRI 영상은 *극저온유체(cryogen)*라 부르는 극도로 차가운 액체를 필요로 한다. 액체 질소의 끓는점은 77 K이고, 액체 헬륨의 끓는점은 4 K인데, 이 두 가지 물질이 극저온유체로 이용된다.

질문 : 액체 헬륨은 MRI의 장치의 초전도체 전선을 냉각시키는 데 이용된다. 액체 헬륨의 끓는점을 화씨로 나타내면 얼마인가?

해답 :

$$T_K = T_C + 273$$
$$T_C = T_K - 273$$
$$T_C = 4 - 273$$
$$T_C = -269℃$$
$$T_F = \frac{9}{5} T_C + 32$$
$$T_F = -484 + 32$$
$$T_F = -452°F$$

에너지와 온도의 관계는 종종 에너지온도계로 표현된다(그림1-18). 비록 우주 전체로 보면 다소 보편적인 범위이긴 하지만 X선은 에너지가 높은 것으로 간주한다.

방사선과학의 전문용어

모든 전문 분야에는 전문용어가 있다. 방사선과학도 마찬가지이다. 몇 가지 용어들과 관계 어구들이 오래 전부터 확립되었다. 이 책의 전반에 걸쳐 앞으로 더 많은 용어들이 정의되고 사용될 것이다. 우선 다음 몇 가지 방사선 전문용어를 소개하는 것으로 충분하리라 생각한다.

수치 접두어

방사선과학에서 종종 기본단위보다 매우 크거나 작은 단위를 사용해야만 한다. 두 가지 단위가 합쳐진 밀리암페어(mA)와 킬로볼트 피크(kVp)는 이미 앞에서 설명하였다. 70,000 Vp 대신에 70 kVp를 사용함으로써 같은 양을 조금 더 간단하게 기호로 나타낼 수 있다. 이러한 편리성 때문에 과학자들은 접두어와 기호체계를 만들게 되었다.

표 1-4 과학 및 공학에서 사용되는 표준 접두어

배수	접두어	기호
10^{18}	exa-	E
10^{15}	peta-	P
10^{12}	**tera-**	**T**
10^{9}	**giga-**	**G**
10^{6}	**mega-**	**M**
10^{3}	**kilo-**	**k**
10^{2}	hecto-	h
10	deka-	da
10^{-1}	deci-	d
10^{-2}	**centi-**	**c**
10^{-3}	**milli-**	**m**
10^{-6}	**micro-**	**μ**
10^{-9}	**nano-**	**n**
10^{-12}	pico-	p
10^{-15}	femto-	f
10^{-18}	atto-	a

* 굵게 표시한 접두어는 주로 방사선과학에서 많이 이용된다.

질문 : 37,000 V는 몇 kV인가?

해답 : $37{,}000\ V = 37 \times 10^3\ V = 37\ kV$

질문 : 혈액세포의 직경은 대략 10 마이크로미터(μm)이다. 이것은 몇 m인가?

해답 : $10\ \mu m = 10 \times 10^{-6}\ m = 10^{-5}\ m$
$= 0.00001\ m$

방사선학 단위

방사선을 측정하는 데 주로 4가지 단위가 이용된다. 그림 1-19는 이 단위들이 사용되어지는 가상적인 상황과 관련된 그림이다. 표 1-5는 방사선에 사용하는 초기 방사선 단위와 SI 단위의 관계를 보여준다.

1981년, 국제방사선단위측정위원회(ICRU)는 SI에 기초한 표준 단위를 발표하였고, 미국을 제외한 모든 나라에서 이를 채택하였다. 1900년대 초기까지 NCRP와 모든 미국 과학 및 의료기관은 국제단위계(SI) 체계를 채택하였다.

공기 커마(Gy_a). 공기 커마(air Kerma;Gy_a)는 전리와 여기 동안 광자들로부터 전자들에 전달되는 운동에너지이다. 공기 커마(Gy_a)는 J/kg의 단위를 사용하여 1 J/kg은 1그레이(gray)이다.

표 1-5 방사선 과학의 특수 양과 관련된 특수 단위

양	고유 단위			SI 단위	
	이름		기호	이름	기호
Exposure	roentgen		R	air Kerma	Gy_a
Absorbed dose	rad		rad	gray	Gy_t
Effective dose	rem		rem	sievert	Sv
Radioactivity	curie		Ci	becquerel	Bq
Multiply	R	by	0.01	to obtaion	Gy_a
Multiply	rad	by	0.01	to obtaion	Gy_t
Multiply	rem	by	0.01	to obtaion	Sv
Multiply	Ci	by	3.7×10^{10}	to obtaion	Bq

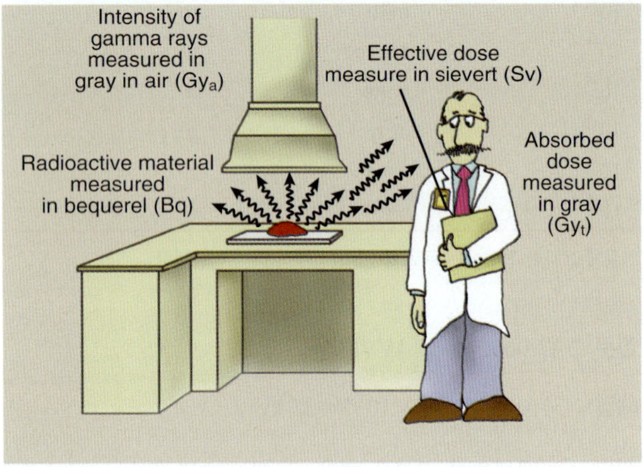

그림 1-19 방사선은 방사성 물질로부터 방출된다. 방사성 물질의 양은 베크렐(Bq)로 측정된다. 방사선량은 그레이(Gy) 또는 시버트(Sv) 로 측정된다.

> 공기 커마(Gy_a)는 방사선 조사 또는 강도의 단위이다.

흡수선량(Gy_t). 생물학적 영향들은 보통 방사선 흡수선량과 관련된다. 흡수선량은 물질의 단위 질량당 흡수된 방사선 에너지이며 단위는 J/kg 또는 Gy_t이다. Gy_a와 Gy_t 단위는 각각 공기와 조직에서의 방사선량을 의미한다. 주어진 공기 커마에 대해 흡수선량은 조사된 조직의 종류에 의존한다.

> 그레이(Gy_t)는 방사선 흡수선량의 단위이다.

시버트(*Sv*). 직업적 방사선 모니터링 기기는 보통 시버트(sievert) 단위로 분석하며, 이 단위는 방사선 직업 종사자나 일반인이 받은 방사선량을 표현하는 데 사용된다.

어떤 방사선은 X선보다 더 많은 피해를 주기도 한다. 시버트는 방사선생물학적 효과의 이러한 차이점을 설명한다. 이것은 특히 원자로나 입자 가속기 근처에서 일하는 작업자들에게 매우 중요하다.

그림 1-20은 직업적 방사선 노출선량의 이전 단위를 SI 단위로 변환하여 요약한 것이다.

> 시버트(S_v)는 직업적 방사선 노출선량과 유효선량의 단위이다.

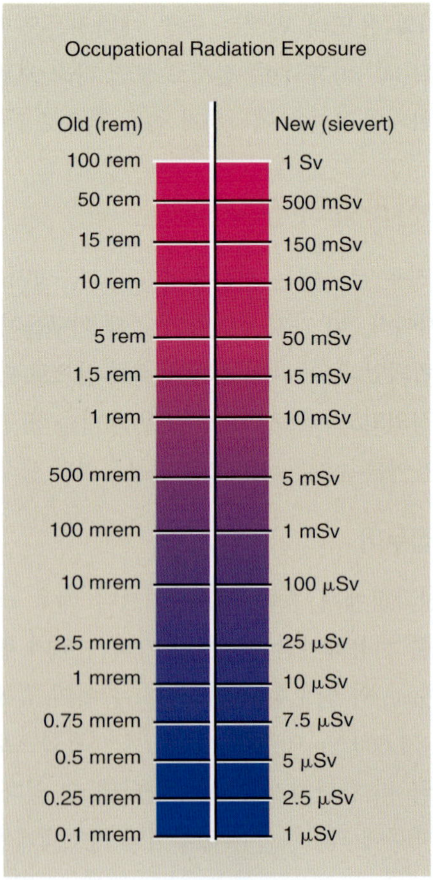

그림 1-20 유효선량의 눈금

***베크렐**(Bq)*. 베크렐(becquerel)은 방사성 물질에 의해 방출되는 방사선이 아니라 방사성 물질의 양의 단위이다. 1 Bq은 매 초당 한 개의 핵이 붕괴되는 방사능의 양이다(1 d/s=1 Bq). 메가베크렐(MBq)은 일반적으로 사용하는 방사성 물질의 물리량이다. 방사능과 베크렐은 X선과 아무런 관계가 없다.

> 베크렐(Bq)는 방사능의 단위이다.

질문 : 0.05 μCi I-125가 방사면역 측정에 이용된다. 이 방사능을 베크렐(Bq)로 환산하시오.

해답 : 0.05 μCi: $= 0.05 \times 10^{-6}$ Ci

$= (0.05 \times 10^{-6}\ \text{Ci})(3.7 \times 10^{10}\ \text{Bq/Ci})$

$= 0.185 \times 10^{4}$ Bq

$= 1{,}850$ Bq

요약

방사선학은 의료영상의 많은 분야에 있어 다양한 직업을 제공하고 의학, 생물학, 물리학 등의 지식을 요구한다. 이 장에서는 방사선 영상학적 역사와 발전 및 의학물리의 내용을 서술하고 있다.

의학물리는 물질, 에너지, 그리고 X선이 일부분인 전자기 스펙트럼 내용을 포함한다. X선의 발생과 안전성, 진단적 사용은 방사선 과학이 기초 역할을 한다. 이 장에서는 방사선 안전의 중요성을 강조할 뿐 아니라, 방사선 촬영자에게 요구되는 임상적, 환자 보호방법의 자세한 사항들을 표현하고 있다.

이 장에서는 측정과 관련된 여러 가지 표준단위들을 소개하였고, 이 단위들을 방사선과학과 관련된 역학과 몇 가지 분야의 개념에 적용했다. 방사선과학의 기술적인 양상은 방사선 측정단위의 적절한 사용과 정의를 요구하고 있다.

CHAPTER 2

물질의 구조

The Structure of Matter

학습목표

1. 원자 모형이 발전된 단계에 대해 설명할 수 있다.
2. 원자의 구조를 이해한다.
3. 원자 구조에서 전자각과 불안정성에 대해 설명할 수 있다.
4. 방사능과 α 입자 및 β 입자의 특성에 대해 설명할 수 있다.
5. 입자 전리방사선과 전자기 전리방사선의 차이점에 대해 설명할 수 있다.

이 장에서는 에너지와 힘에 대한 공부로부터 물질기본 자체에 대한 공부로 돌아간다. 물질은 무엇으로 구성되어 있을까? 물질의 크기는 어느 정도일까?

원자의 내부 공간에서부터 우주 바깥 공간에 이르기까지 매우 다양한 크기의 물질들이 존재한다. 원자만큼 작은 물체와 우주만큼 큰 물체의 크기를 정의하기 위해 40자릿수 이상이 필요하다. 물질의 크기가 아주 큰 값일 수도 있기 때문에 물질의 치수를 표현하는 데 지수 형태가 사용된다. 그림 2-1은 우리 주변 물질들의 크기가 얼마나 다양한지를 설명하고 있으며, 그 크기 정도를 보여준다.

원자는 방사선사가 전리방사선과 물질 사이의 상호작용을 이해하는 데 있어 기초 토대가 된다. 이 장에서는 X선 형태의 에너지가 조직과 상호작용할 때 어떤 현상이 일어나는지를 설명한다. 비록 조직이 다소 복잡한 구조로 되어 있다 하더라도 그것은 결국 원자와 원자 결합으로 구성되어 있다. 원자 구조를 공부함으로써 구조가 바뀔 때 어떤 현상이 일어나는지를 알 수있다.

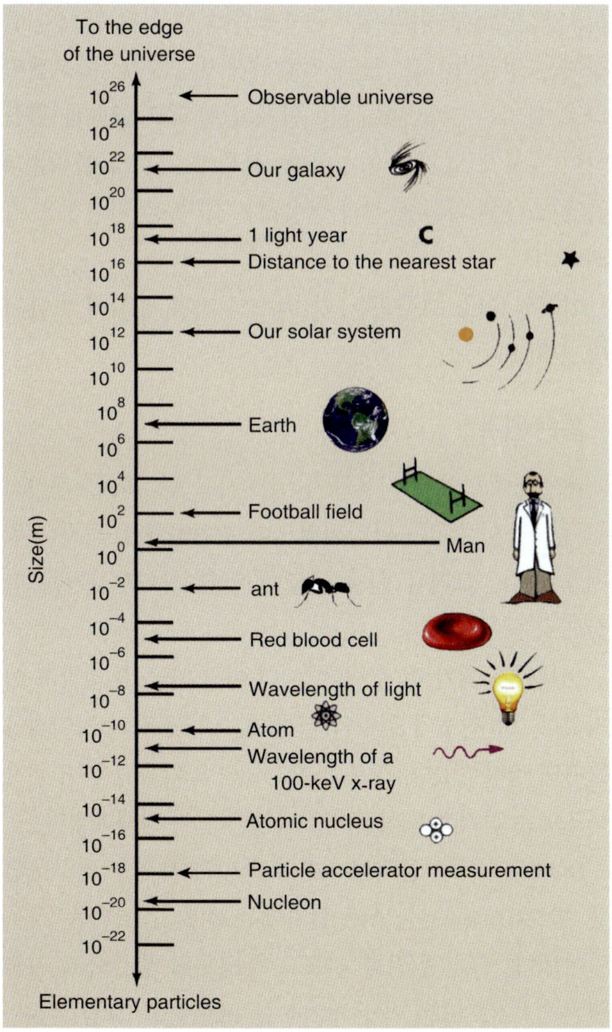

그림 2-1 물체의 크기는 굉장히 다양하다. 자연에 존재하는 물체의 크기는 40자릿수 이상이 필요하기 때문에 과학적 표기법을 사용한다.

세기의 발견

그리스의 원자

문명의 가장 확고히 계속된 과학적 조사 중의 하나는 물질 구조를 정확하게 알아내기 위해 노력하는 것이었다. 이러한 연구의 가장 초기 기록문헌은 기원전 수백 년 전의 고대 그리스로부터 유래된다. 그때 당시의 과학자는 모든 물질은 흙, 물, 공기, 그리고 불의 4가지 **요소**로 구성되어 있다고 생각했다. 그들의 이론에 따르면,모든 물질은 이 4가지 요소의 다양한 비율로 결합되고 4가지의 기본 **본질**인 습함, 건조함, 뜨거움, 그리고 차가움에 의해 변형된다고 설명하였다. 그림 2-2는 그 당시 이런 물질 이론이 어떻게 표현되었는가를 보여주고 있다.

그리스인들은 물질의 4가지 요소 중 가장 작은 부분을 표현하기 위해 '나눠질 수 없는 [a(not) + temon(cut)]'의 의미인 *atom*이라는 용어를 사용하였다. 각각의 원자는 그림 2-3(A)와 같이 서로 다른 기호로 표현된다. 오늘날까지 118개 요소 혹은 **원소**가 정의되어 왔다. 이 중 92개는 자연적으로 발생한 것이고, 추가적인 26개는 고에너지 입자 가속기에서 인공적으로 생산된 것이다. 우리는 원자가 물질의 기본 성분들을 포함한 가장 작은 입자라는 사실을 알고 있다. 원자보다 훨씬 작은 입자들도 많은데, 이를 아원자 입자(subatomic particle)라고 한다.

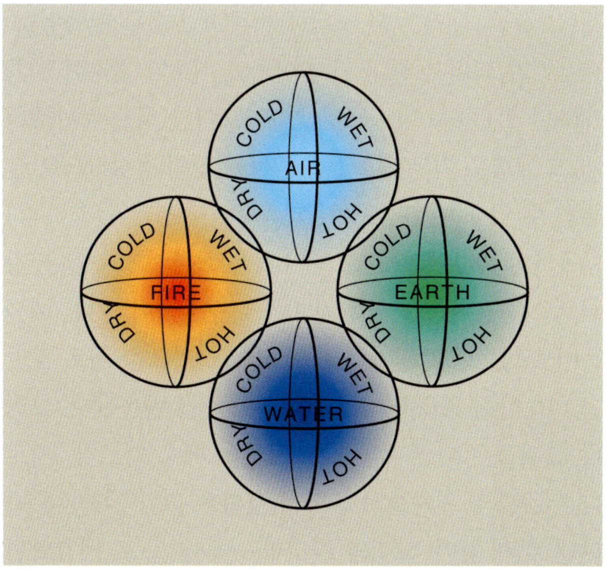

그림 2-2 고대 그리스인들이 생각했던 물질을 이루는 기본 요소와 물질의 상징적 표현

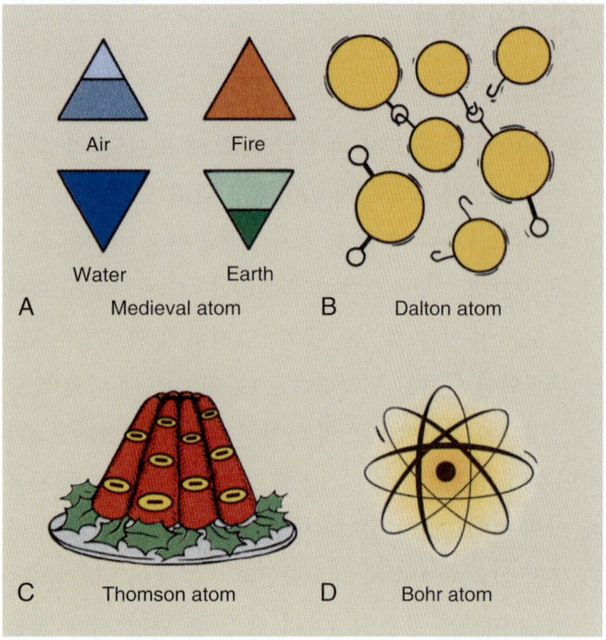

그림 2-3 오랜 세월에 걸쳐 원자는 여러 가지 기호로 표현되어 왔다. (A) 그리스인들은 물질은 4개의 기본 요소인 공기, 불, 땅, 물로 이루어져 있다고 상상했었다. 그림에 나타난 삼각형 기호는 중세 연금술사들에 의해 채택되었다. (B) 돌턴(Dalton)의 원자기호는 화학결합을 설명하기 위해 갈고리와 고리를 가지고 있었다. (C) 톰슨(Thomson)의 원자는 전자를 표현하는 건포도가 있는 푸딩으로 표현되어 있다. (D) 보어(Bohr)의 원자는 작고 밀도가 크며 양전하를 띤 핵이 정확한 에너지 궤도에 있는 전자들에 의해 둘러싸여 있다.

원자는 모든 원소의 성질을 가진 가장 작은 입자이다.

돌턴의 원자설

물질 구조에 대한 그리스 시대 설명은 몇백 년 동안 지속되었다. 사실 이것은 납을 금으로 변형시키려는 중세 연금술사들의 헛된 노력에 이론적 기초를 만들었다. 19세기가 되어서 현대 원자 이론의 기초가 갖추어졌다. 1808년 돌턴(John Dalton)은 실험을 요약한 책을 출판했는데 그 실험은 기본 원소들은 원자 질량의 정수값으로 분류될 수 있다는 것을 보여준다.

돌턴의 이론에 따르면, 원소들은 화학적으로 같은 방식으로 반응하는 동일한 원자들로 구성되어 있다. 예를 들어, 모든 산소 원자는 유사하다. 그것들은 서로 닮았고 비슷한 구조로 되어 있으며 비슷하게 반응한다. 그러나 그것들은 다른 원소의 원자와는 매우 다르다. 서로 다른 종류의 원자들의 물리적 결합은 그림 2-3(B)에 나타낸 것과 같이 '고리와 갈고리(eye-and-hook)'로 시각화될 수 있다. 고리와 갈고리의 크기와 개수는 각 기본 요소마다 다르다.

돌턴의 업적 후 50년이 지날 즈음, 러시아 학자인 멘델레예프(Mendeleev)는 원자 질량이 증가하는 순서대로 원소들을 정렬하면 유사한 화학적 특성이 주기적으로 반복한다는 것을 알아냈다. 그때 당시에, 65가지의 기본 요소들이 확인되었다. 멘델레예프의 업적에 따라 처음으로 **원소 주기율표**가 생겨나게 되었다. 비록 멘델레예프의 표에는 많은 공백이 있었지만, 그때까지 알려진 모든 원소들이 8개의 그룹 중 한 곳에 위치할 수 있다는 것을 보여주었다.

그림 2-4에 원소 주기율표를 나타내었다. 각 칸은 원소를 나타내고 있다. 상단에 기입된 것이 원자번호이고, 하단에 기입된 것이 원자 질량이다.

같은 그룹에 있는 모든 원소는 화학적으로 유사하게 반응하고, 유사한 물리적 특성을 가진다. 수소를 제외하고, 알칼리 금속이라 불리는 1족 원소는 쉽게 산소와 결합하는 경금속이고, 물과 격렬하게 반응한다. 할로겐이라고 불리는 7족 원소들은 쉽게 증발되고 금속과 결합하여 수용성 염기를 형성한다. 불활성 가스라 불리는 8족 원소들은 다른 물질과 반응하는 데 높은 저항성을 가진다.

이러한 원소 그룹화는 각 원소의 전자 배치에 따라서 결정된다.

톰슨 원자

멘델레예프의 주기율표가 알려지고 난 후에, 추가적인 원소들이 분리 · 확인되었으며 주기율표도 점차 채워져 나갔다. 그러나 원자 구조에 관한 지식은 불충분한 상태로 남아 있었다.

20세기가 되기 전에, 원자는 더 이상 나눌 수 없다고 여겨졌다. 한 원소의 원자와 다른 원소의 원자의 차이점을 들자면 질량이었다. 많은 과학자들의 노력을 통하여 원자 구조에는 전기적인 성질이 있다는 사실이 명백해졌다.

1890년대 후반 **음극선**(전자)의 물리적 특성을 연구하던 중 톰슨(Thomson)이 모든 원자에는 전자가 있다는 것을 알아냈다. 그는 원자를 건포도 푸딩처럼 생겼다고 기술했는데, 건포도는 음전하(전자)를 표현하고 그림 2-3(C)에 나타낸 것과 같이 푸딩은 균등한 양전하로 대전된 형

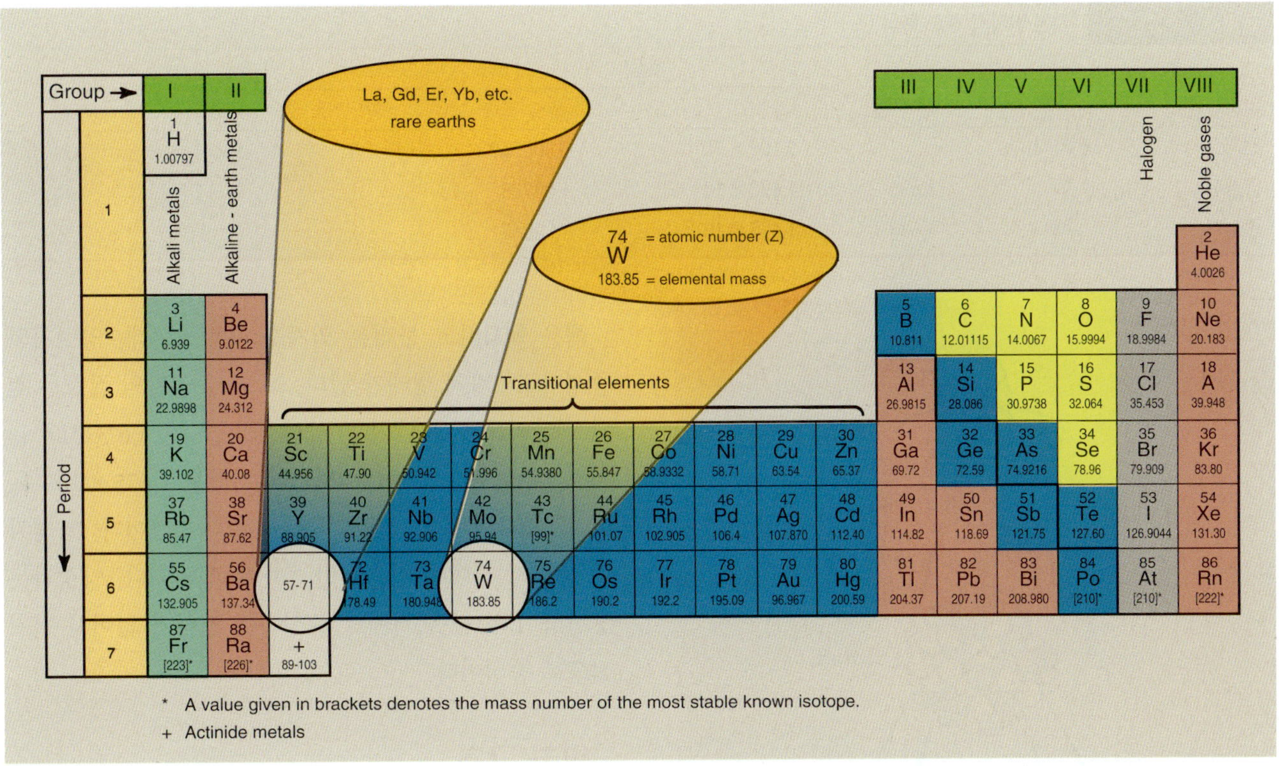

그림 2-4 원소 주기율표

체 없는 덩어리라고 설명하였다. 원자는 전기적으로 중성이라고 알려져 있기 때문에 전자의 개수는 양전하의 양과 같다고 여겨졌다.

1911년, 러더퍼드(Rutherford)는 여러 번의 독창적인 실험을 통해 톰슨 원자설의 오류를 증명하였다. 러더퍼드는 핵 모델을 소개하였는데, 원자는 음전하를 띠는 전자구름에 둘러싸인 작고 밀집된 양으로 대전된 중심이 있다고 설명하였으며, 그 원자의 중심을 **핵(nucleus)**이라고 하였다.

보어 원자

1913년, 보어(Niels Bohr)는 러더퍼드의 원자설을 개선하였다. 보어의 원자 모델(그림 2-3D)은 **에너지 준위**에 따라 정해진 궤도로 핵 주변을 회전하는 태양계의 축소판과 같다. 비록 원자의 세밀한 구조는 **양자 크로모 역학(quantum chromodynamics; QCD)**이라고 불리는 새 모델을 이용하면 더 정확하게 설명할 수 있지만, 방사선과학을 공부함에 있어 보어 원자는 원자를 나타낸 가장 좋은 표현법이라고 할 수 있다.

간단히 말하자면, 보어 원자는 핵 주변을 고정된 정확한 궤도로 회전하는 음전자에 둘러싸인 작고 밀집된, 양전하를 띠는 핵을 포함한다. 일반적인 원자에서 전자의 개수는 핵의 양전하 개수와 같다.

기본 입자

오늘날 원자에 대한 이해는 거의 1세기 전 보어가 설명하였던 구조와 본질적으로 같다고 할 수 있다. 소위 원자 파쇄장치(atom smashers)라고 불리는 고에너지 **입자 가속기**의 발달로 원자핵의 구조는 점점 더 확실하게 정의되고 있다. 입자 가속기를 이용하는 물리학자들은 100개가 넘는 아원자를 발견하고 설명하였다.

핵의 구조는 현재 명료하게 정의되고 있다(그림 2-5). 핵자(양성자와 중성자)는 글루온(gluons)에 의해 함께 묶여 있는 쿼크(quarks)로 구성되어 있다. 그러나 이 입자는 방사선 과학에서는 중요하지 않다. 원자의 주요 구성요소인 **전자**, **양성자**, 그리고 **중성자**만이 고려된다. 이 구성요소는 **기본 입자**들이다(표 2-1).

원자의 기본 입자는 전자, 양성자, 그리고 중성자이다.

표 2-1 기본 입자의 주요 특성

입자	위치	상대질량	질량 kg	질량 amu	질량 번호	전하	기호
전자	전자각	1	9.109×10^{-31}	0.000549	0	−1	−
양성자	핵	1,836	1.673×10^{-27}	1.00728	1	+1	+
중성자	핵	1,838	1.675×10^{-27}	1.00867	1	0	0

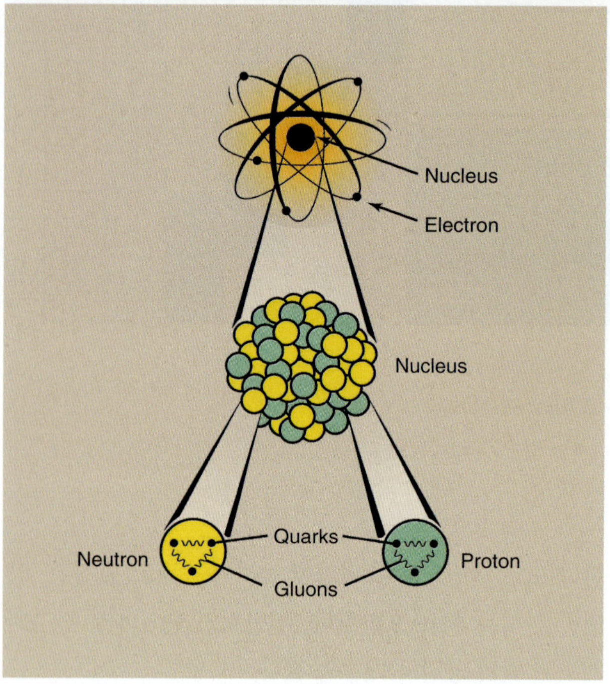

그림 2-5 핵은 여러 개의 양성자와 중성자로 구성되어 있으며, 양성자와 중성자는 여러 개의 글루온(gluons)에 의해 결합된 쿼크(quarks)로 이루어져 있다.

원자는 태양이 핵이고, 행성이 전자라고 할 수 있는 태양계의 축소판이다. 핵 주변의 전자 배열은 원자가 상호작용하는 방법에 따라 결정된다.

전자는 음전하 한 단위를 가지고 있는 매우 작은 입자로, 그 질량은 9.1×10^{-31} kg이다. 전자는 마치 태양계에 있는 모든 행성들이 태양 주변을 회전하듯이 정확하게 정해진 고정 궤도에서 핵 주변을 회전하는 형상으로 나타낼 수 있다.

원자 내의 입자는 극히 작기 때문에 그 질량을 편리상 원자 질량**단위(atomic mass unit; amu)**로 표현한다. 1 amu는 ^{12}C 원자 하나 질량의 1/12와 같다. 전자의 질량은 0.000549 amu이다. 정확한 수치가 필요하지 않을 때, amu라고 불리는 숫자 체계가 사용된다. 전자의 원자 질량**수**는 0이다.

핵은 **핵자**라고 불리는 입자를 포함하는데, 양성자와 중성자로 2가지 형태가 있다. 두 가지 입자의 질량은 전자 질량의 약 2,000배이다. 양성자의 질량은 1.673×10^{-27} kg이고, 중성자는 그보다 약간 더 무거운 1.675×10^{-27} kg이다. 각각의 원자 질량단위(amu)는 거의 1이다. 양성자와 중성자 사이에 기본적인 차이는 전하이다. 양성자는 양전하 '1'의 값을 가지고 중성자는 전하가 없어서 전기적으로 중성이다.

원자 구조

원자 구조에 대한 고전적인 표현 방식이 일반적으로 그림 2-3(D)에 보여진 것과 같기 때문에, 여러분은 아원자로 이루어진 벌집 모양의 원자 구조를 상상할 수도 있다. 인쇄 종이의 공간적 제약 때문에 그림 2-3(D)는 매우 간략화된 그림이다. 사실 원자는 태양계와 유사하게 대부분 텅 빈 공간이다. 원자핵은 매우 작지만 거의 원자 전체의 질량과 비슷한 질량을 갖고 있다.

직경이 0.23 m인 농구공이 자연계에 존재하는 원자 중 가장 큰 우라늄 핵의 크기라 할 때 전자궤도의 행로는 12 km 이상 떨어져 있는 것이다. 핵은 모든 양성자와 중성자를 포함하기 때문에, 원자핵은 원자 질량의 대부분을 차지한다. 예를 들어, 우라늄 원자의 핵은 원자 전체 질량의 99.998%의 값을 가진다.

> 원자는 근본적으로 텅 빈 공간이다.

허용 전자궤도는 다른 '전자각(shells)'으로 그룹화되어 있다. 이 전자각의 배열은 원자가 화학적으로 어떻게 반응하는지, 즉 다른 원자와 어떻게 결합하여 분자 형태를 이루는지를 이해하는 데 도움이 된다. 중성원자는 핵의 양성자와 같은 숫자의 궤도 전자를 갖기 때문에, 양성자 개수가 궁극적으로 원자의 화학적 반응을 결정하게 된다.

양성자 개수는 **화학적 요소**를 결정한다. 양성자 개수는 같지만 중성자 개수는 다른 원자를 **'동위원소(isotope)'**라고 한다. 이들은 화학반응을 하는 방식이 비슷하다.

원소 주기율표는 수소(H)부터 시작하여 점점 복잡해지는 순서로 물질을 나열하였다(그림 2-4). 수소 원자(H)는 핵내 1개의 중성자와 1개의 전자를 갖는다. 원소주기율표 두 번째 원자 헬륨(He)은 두 개의 양성자, 두 개의 중성자 그리고 두 개의 전자를 가진다

3번째 원자인 리튬(Li)은 3개의 양성자와 4개의 중성자, 3개의 전자로 구성되어 있다. 이 3개의 전자 중 2개는 같은 전자각인 K각에 있고, 수소와 헬륨도 그러하다. 마지막 3번째 전자는 핵으로부터 조금 더 떨어진 다른 각인 L각에 있다.

전자는 특정한 **전자각**에서만 존재할 수 있는데, 각은 각기 다른 **전자 결합에너지** 혹은 **에너지 준위**를 뜻한다. 전자궤도는 핵과 가장 가까이 있는 전자와 핵과 가장 멀리 떨어져 있는 전자의 상대적 결합에너지의 크기를 표현하기 위해 K, L, M, N··· 순으로 나열된다. 핵과 가까운 전자일수록 더 큰 결합에너지를 갖는다.

주기율표상 그 다음 원자인 베릴륨(Be)은 4개의 양성자와 5개의 중성자를 갖는다. 전자 2개는 K각에 있고 나머지 2개는 L각에 있다.

원자의 전자 배치는 주기율표에서 한 단계씩 이동할수록 더 복잡해지며, 자연 원자로서는 가장 복잡한 구조인 우라늄(U)까지 갈수록 더 복잡해진다. 우라늄은 92개의 양성자, 146개의 중성자를 가진다. 전자 배치는 K각에서 2개, L각에서 8개, M각에서 18개, N각에서 32개, O각에서 21개, P각에서 9개, Q각에서 2개 순이다.

그림 2-6은 4개의 원자를 대략적인 개요로 표현한 것이다. 헬륨 핵의 실제 크기가 그림 2-6과 같다면 K각의 전자는 몇 개 도시 크기의 거리에 위치할 것이다.

> 정상 상태에 있는 *원자는 전기적으로 중성*이고 전하는 0이다.

궤도각에 있는 전자 전체의 개수는 핵내의 양성자 개수와 정확히 일치한다. 만약 원자가 여분의 전자를 가지거나 전자를 잃는다면 **전리**되었다고 한다. 전리된 원자는 전기적으로 중성이 아니며 전자와 양성자 개수의 차이에 해당하는 전하량을 갖는다.

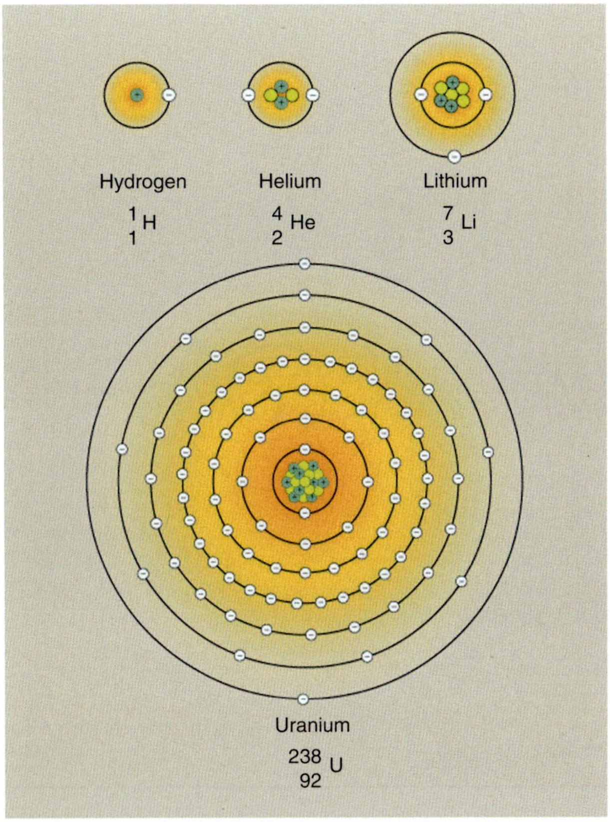

그림 2-6 원자는 양성자와 중성자로 구성된 핵과 핵 주변의 특정 궤도에 있는 전자들로 구성되어 있다. 그림에 나타난 것은 가장 작은 3개의 원자와 자연적으로 존재하는 가장 큰 원자인 우라늄이다.

원자의 음전하 개수를 바꾸는 대신 양전하 개수를 바꿔서 전리시킬 수 있으나, 원자는 양성자가 매우 강하게 결합되어 있어서 양성자의 추가나 제거에 의해 전리될 수는 없다. 뿐만 아니라 양성자 개수가 바뀌면 원자의 종류가 달라진다. 중성자 개수의 변화는 중성자가 전기적으로 중성이기 때문에 원자를 전리시킬 수 없다.

그림 2-7은 생체조직의 주요 구성성분인 탄소 원자와 X선의 상호작용을 나타내고 있다. X선은 그 에너지를 궤도 전자에 전달해서 원자로부터 전자를 이탈시킨다. 이 과정에는 약 34 eV의 에너지가 필요하고, 이 반응에서 X선은 사라지고 이온쌍이 형성된다. 남아 있는 원자는 음전하보다 1개 더 많은 양전하를 가지고 있으므로 양이온이 된다.

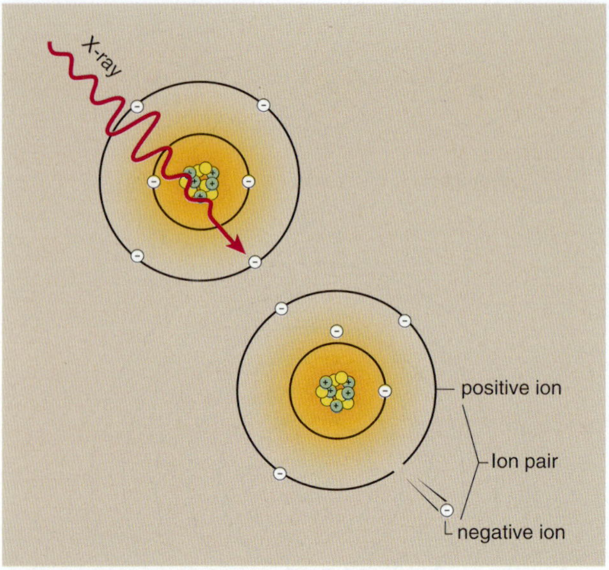

그림 2-7 X선에 의해 전리된 탄소 원자는 순 전하량이 +1이 된다. 전리된 원자와 방출된 전자를 이온쌍(ion pair)이라고 부른다.

> 전리는 원자로부터 궤도 전자를 제거하거나 추가하는 것을 의미한다.

가장 가벼운 원자를 제외하고는 중성자의 개수는 항상 양성자 개수보다 많다. 원자가 더 커질수록 양성자보다 더 많 은 양의 중성자를 가진다.

전자 배열

각 전자각에 존재할 수 있는 전자의 최대 개수는 핵으로부터 전자각의 떨어진 거리에 따라 증가한다(표 2-2). 각 전자각당 전자가 포함될 수 있는 최대 개수는 아래 식에 의해 계산될 수 있기 때문에 일일이 기억하지 않아도 된다.

표 2-2 각 전자각당 최대 전자수

각 번호	각 기호	전자수
1	K	2
2	L	8
3	M	18
4	N	32
5	O	50
6	P	72
7	Q	98

> **각 전자각당 최대 전자수**
> $2n^2$
> n; 전자각 번호

질문: O 각에 존재할 수 있는 전자의 최대 개수는 얼마일까?

해답: O 각은 핵으로부터 5번째 떨어진 각이므로,

$$n = 5$$
$$2n^2 = 2(5)^2$$
$$= 2(25)$$
$$= 50\text{개의 전자}$$

50개의 전자라는 이 답은 이론상의 수치이다. 심지어 가장 큰 원자도 O각 혹은 그보다 더 바깥쪽 각을 완전히 채울 수 없다.

물리학자들은 전자각 번호 n을 **주양자 수**라고 부른다. 모든 원자의 각 전자는 4가지의 양자 수에 의해 정확히 정의될 수 있는데 가장 중요한 것이 바로 주양자 수이다. 다른 3개의 양자 수는 부각(subshell)의 존재를 표현하는데, 방사선과학에서는 중요하지 않다.

산소는 전자 8개를 가지는데 K각에 2개, L각에 6개를 가진다. 또한 주기율표에서 산소는 2번째 주기(행)에서 6번째 그룹(열)에 있다(그림 2-4 참조).

알루미늄은 K각에 2개, L각에 8개, 그리고 M각에 3개의 전자배열을 전자를 가진다. 따라서 알루미늄은 주기율표에서 3번째 주기(M각)에서 3번째 그룹(전자 3개)에 위치하게 된다.

> **전자 배열**
> 원자에서 가장 바깥 각에 있는 전자 개수는 주기율표에서 그룹 번호와 같고 원자의 원자가를 결정한다.
> 최외각 전자 각(shell) 수는 주기율표에서 주기와 같다

질문 : 위장조영제로 쓰이는 바륨(Ba)은 몇 번째 주기와 그룹에 속해 있는가?

해답 : 6번째 주기의 2번째 그룹

> 최외각 궤도는 전자 8개 이상을 포함할 수 없다.

왜 원소 주기율표상의 원소들은 8개의 그룹으로 유사한 화학적 특징을 반복적으로 나타내고 있을까? 어떤

각에 허용되는 최대 전자 개수도 제한적일 뿐 아니라 최외각은 항상 전자가 최대 8개로 제한된다.

최외각에 1개의 전자를 가지는 모든 원자는 주기율표에서 그룹 1에 속해 있고, 최외각에 2개의 전자를 갖는 원자들은 그룹 2에 속해 있다. 최외각에 8개의 전자가 있을 때 그 각은 다 채워진다. 외각이 가득 찬 원자는 그룹 8에 속하고 불활성 기체로서 화학적으로 매우 안정하다.

작은 원소에서 큰 원소까지 위와 같이 정돈된 원자 배열은 4번째 주기에서 달라진다. 단순히 전자가 다음 번 외각에 추가되지 않고 내각에 추가된다.

이러한 현상과 연관된 원자를 **'전이원소'**라고 부른다. 이 원소도 외각에 8개 이상의 전자를 포함하지는 않는다. 전이원소의 화학적 특징은 두 개의 외각에 있는 전자 개수에 따라 좌우된다.

원자의 전자 배열의 각표기법은 핵으로부터 떨어진 전자의 상대적 거리를 정의하고 전자가 핵에 붙어 있을 수 있는 상대 에너지를 나타낸다. 즉 줄에 묶여 있는 공이 줄에 끊어질 때 튕겨나가는 것처럼 전자가 자연스럽게 핵으로부터 떨어질 수도 있는데, 이러한 일이 일어나는 것을 막고 있는 힘이 바로 **'구심력'**이며, 이 힘은 '다른 전하는 서로 당기고 같은 전하는 밀어낸다'는 전기학의 기본 법칙과 같다.

> 궤도에 전자가 있게 하는 힘은 구심력이다.

따라서 강한 정전기적 인력 때문에 전자가 핵으로 끌려갈 것이라고 생각할 수 있다. 정상적인 원자에서 구심력은 전자속도에 의해 발생되는 힘인 **원심력**(중심으로부터 밖으로 나가려는 힘)과 균형을 이루고 있으므로, 전자는 원 혹은 타원경로를 따라 핵으로부터 거리를 유지한다.

그림 2-8은 작은 원자에서의 이러한 작용을 표현한 것이다. 더 복잡한 원자에서도 힘의 균형이 존재하고, 각 전자는 서로 독립적으로 고려된다.

전자의 결합에너지

핵에 의해 전자가 구속되는 크기를 **전자의 결합에너지**라고 하고 'E_b'로 표현한다. 핵에 더 가까운 전자일수록 더 강하게 구속된다. K각 전자는 L각 전자보다 더 강한 결합에너지를 갖고, L각 전자는 M각 전자보다 핵에 더 강하게 구속된다.

모든 원자의 K각 전자들이 같은 결합에너지로 구속된 것은 아니다. 원자 내의 총 전자 개수가 더 많을수록 더 강하게 구속된다.

즉 더 크고 더 복잡한 원자일수록 주어진 전자각에 있는 전자의 결합에너지(E_b)가 더 커진다. 많은 양성자를 가진 원자의 전자는 양성자 수가 적은 원자보다 핵에 더 강하게 구속되기 때문에 작은 원자보다 큰 원자를 전리시키기 위해 필요한 에너지가 더 크다.

그림 2-9는 방사선학에서 중요한 몇몇 원자에 대한 전자의 결합에너지를 나타내었다. 금속 텅스텐(W)과 몰리브덴(Mo)은 X선관에 사용되는 표적(target)이다. 바륨(Ba)과 요오드(I)는 일반촬영 및 투시촬영 조영제로 사용되고 있다.

질문 : 텅스텐의 K각 전자를 제거하여 전리시키려면 얼마만큼의 에너지가 필요할까?

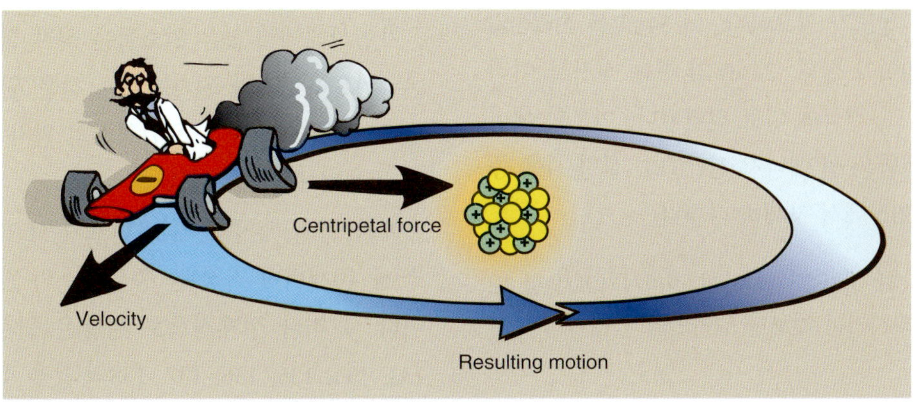

그림 2-8 전자는 고정된 궤도에서 핵 주위를 선회하고 있다. 정전기적 인력에 의해 핵 주변에 특정한 전자 이동경로가 형성된다.

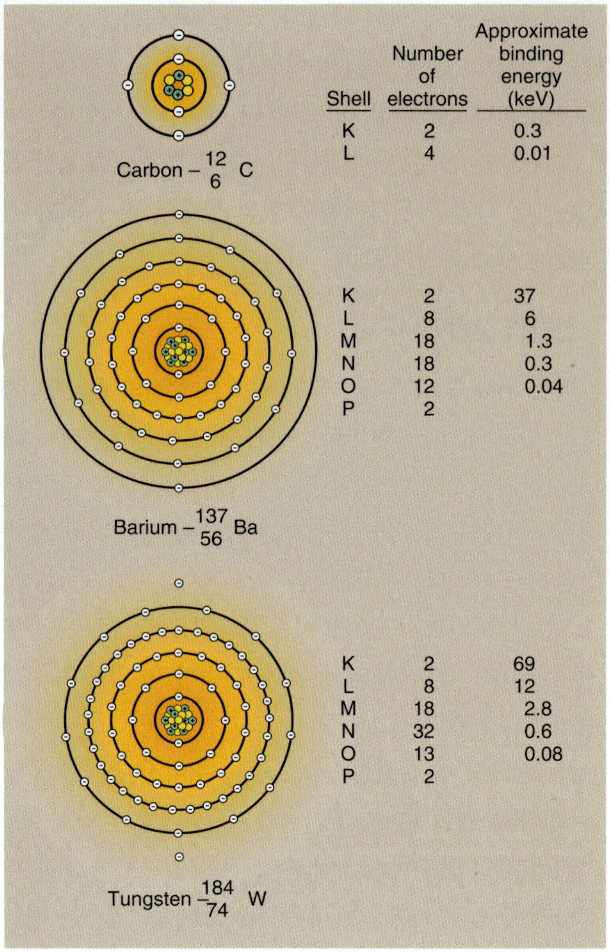

그림 2-9 원자의 배치와 방사선과학에서 중요한 3개 원자의 대략적인 전자 결합에너지를 나타내고 있다. 원자가 커질수록 주어진 각에 있는 전자는 더 강하게 구속된다.

해답 : 최소 에너지는 결합에너지 E_b=69 keV와 같아야 한다. 그보다 작으면 원자는 전리되지 못한다.

탄소(C)는 인체 조직을 구성하는 중요한 요소이다. 다른 조직 원자와 마찬가지로 최외각 전자의 E_b는 대략 10 eV 정도이다. 그러나 조직 원자를 이온화시키기 위해서는 대략 34 eV 정도가 필요하다. 이 34 eV를 **전리전압(ionization potential)**이라 한다. 24 eV의 차는 전자를 여러 단계로 여기시키고, 결국엔 열로 전환된다. 이온화 에너지의 전리전압 개념은 선 에너지 전달(LET) 설명 시에 중요한데, 이는 제30장에서 자세히 다룬다.

질문 : 바륨에서 K각 전자를 제거하여 전리시키고자 할 때 탄소를 전리시키는 것보다 얼마만큼의 에너지가 더 필요한가?

해답 : $E_b(Ba) = 37,400$ eV
$E_b(C) = 300$ eV
차이 $= 37,100$ eV
$= 37.1$ keV

원자명명법

보통 원소는 알파벳 약자로 나타내며, 그러한 약자를 **'화학기호'**라고 한다. 표 2-3에서는 중요한 원소와 화학기호를 나타내고 있다.

원소의 화학적 특징은 전자의 수와 배열에 의해서 결정된다. 중성원자에서 전자수는 양성자 수와 같다. 양성자 수는 원자번호(atomic number)라고 부르는데, 'Z'로 나타낸다. 표 2-3에서 바륨 원자번호가 56임을 볼 수 있는데, 이는 곧 바륨 핵에 56개의 양성자가 있음을 나타낸다.

원자 핵의 양성자 수와 중성자 수를 합한 값을 '원자 질량수(atomic mass number)'라고 하고 기호로 'A'라고 나타낸다. 이러한 원자 질량수는 방사선과학의 많은 부분에 유용하게 사용된다.

> 원자 질량수와 원자의 정확한 질량은 같지 않다.

원자 질량수는 원자 내 핵자수와 동일한 정수이다. 원자의 실제적인 원자 질량은 측정에 의해서 결정되고 정수와 같지 않다. ^{135}Ba는 56개의 양성자와 79개의 중성자로 구성되어 있으므로 A = 135가 된다. ^{135}Ba의 원자 질량은 134.91 amu이다.

오직 한 가지 ^{12}C 원자만이 실제 원자 질량과 원자 질량수가 같다. 이는 ^{12}C 원자가 원자 질량 측정에 기준으로 사용되었기 때문이다.

자연상태에서 많은 원소들은 원자 질량수와 원자 질량은 서로 다르지만 원자번호는 같은 원자들로 구성되어 있다. 원자의 질량은 동위원소의 원자 질량과 동위원소의 존재비에 의해 결정된다.

예를 들어, 바륨은 원자번호가 56이다. 바륨 동위원소 중 존재비가 가장 큰 동위원소의 원자 질량수는 138이다. 그러나 실제적으로 바륨은 원자 질량수가 130, 132, 134, 135, 136, 137, 138의 값을 갖는 7개의 동위원소로 구성된다.

표 2-3 방사선과학에 사용되는 주요한 원자 및 특성

원자명	원자기호	원자번호 (Z)	질량수 (A)*	동위원소	원자 질량 (amu)**	K각 결합에너지 (keV)
베릴륨	Be	4	9	1	9.012	0.11
탄소	C	6	12	3	12.01	0.28
산소	O	8	16	3	15	0.53
알루미늄	Al	13	27	1	26.98	1.56
칼슘	Ca	20	40	6	40.08	4.04
철	Fe	26	56	4	55.84	7.11
구리	Cu	29	63	2	63.54	8.98
몰리브덴	Mo	42	98	7	95.94	20
로듐	Rh	45	103	5	102.9	23.2
루테늄	Ru	44	102	7	101	22.1
은	Ag	47	107	2	107.9	25.7
주석	Sn	50	120	10	118.6	29.2
요오드	I	53	127	1	126.9	33.2
바륨	Ba	56	138	7	137.3	37.4
텅스텐	W	74	184	5	183.8	69.5
레늄	Re	75	186	2	185.9	71.7
금	Au	79	197	1	196.9	80.7
납	Pb	82	208	4	207.1	88
우라늄	U	92	238	3	238	116

amu; 원자 질량 단위, *keV*; kilo-electron volt; 10^3 전자볼트.
* 가장 흔한 동위원소의 원자번호
** 천연 동위원소의 평균 값

원소의 질량은 이 모든 동위원소의 평균 질량을 계산하여 결정된다. 그림 2-10에 나타난 원자표기법에 의해, 그림 2-6의 원자들은 다음과 같이 표기할 수 있다.

$$^{1}_{1}H,\ ^{4}_{2}He,\ ^{7}_{3}Li,\ ^{238}_{92}U$$

화학기호 또한 원자번호를 나타내기 때문에 보통 아래와 같이 생략된다.

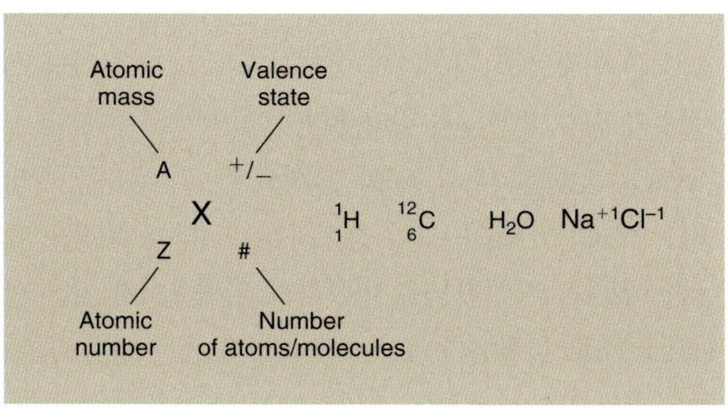

그림 2-10 분자 상태의 원소 표기 규칙

$$^{1}H,\ ^{4}He,\ ^{7}Li,\ ^{238}U$$

동위원소
같은 원자번호이지만 원자 질량수가 다른 원자들을 동위원소라고 한다.

모든 원소의 동위원소는 같은 양성자 개수를 갖지만 다양한 중성자 개수를 갖는다. 대부분의 원자는 1개 이상의 안정된 동위원소를 갖는다. 자연에 존재하는 바륨의 동위원소 7개는 다음과 같다.

$$^{130}Ba,\ ^{132}Ba,\ ^{134}Ba,\ ^{135}Ba,\ ^{136}Ba,\ ^{137}Ba,\ ^{138}Ba$$

'*동위원소(isotope)*'라는 용어는 주어진 원소의 모든 원자를 뜻한다. 이 원자들은 다른 핵 구조를 갖지만 그럼에도 불구하고 화학적으로 같은 방식으로 반응한다.

질문 : 자연계에 존재하는 7개의 바륨 동위원소들도 각각 몇 개의 중성자와 양성자를 갖는가?

해답 : 동위원소의 각 양성자 개수는 모두 56개이다. 중성자 개수는 A-Z이므로
^{130}Ba : 130-56=74개 중성자
^{132}Ba : 132-56=76개 중성자
^{134}Ba : 134-56=78개 중성자
같은 방법으로 …

> **동중체**
> 같은 원자 질량수를 가지면서 원자번호가 다른 원자 핵들을 동중체라고 한다.

동중체는 양성자와 중성자 수는 다르지만 핵자의 총 수는 같다. 모핵종에서 딸핵종으로의 동중체적 방사성 전환은 β 입자나 양전자의 방출 때문에 생긴 결과이다. 모핵종과 딸핵종은 각기 다른 원소의 원자이다.

> **동중성자 핵**
> 같은 중성자 수를 갖지만 다른 양성자 수를 갖는 원자들을 동중성자 핵이라고 한다.

동중성자 핵은 다른 원자번호와 다른 질량수를 갖지만 A-Z 값이 같은 원자들이다. 즉 동중성자 핵은 핵 내에 같은 중성자 수를 갖는 원자이다.

> **핵이성체**
> 같은 원자번호와 원자 질량수를 갖는다.

핵이성체는 핵자의 배치 상태가 다르기 때문에 다른 에너지 상태에 존재하는 것을 제외하고는 동일한 원자이다. ^{99}Tc은 140 keV의 감마선을 방출하면서 ^{99}Tc로 붕괴하는데, 이 감마선은 핵의학에서 매우 유용하다. 표 2-4는 이러한 핵 구성의 특징을 요약한 것이다.

질문 : 다음 원소 중 동위원소, 동중체, 동중성자 핵을 고르라.
$^{131}_{54}Xe$, $^{130}_{53}I$, $^{132}_{55}Cs$, $^{131}_{53}I$

해답 : ^{130}I과 ^{131}I은 동위원소, ^{131}I과 ^{131}Xe은 동중체, ^{130}I과 ^{131}Xe, ^{132}Cs는 동중성자 핵이다.

표 2-4 다양한 핵자 구조의 특성

이름	원자번호	원자 질량수	중성자 수
동위원소	같다	다르다	다르다
동중체	다르다	같다	다르다
동중성자	다르다	다르다	같다
핵이성체	같다	같다	같다

원자 결합

> **분자**
> 다양한 원소의 원자들은 결합하여 '*분자*'라고 불리는 구조를 형성한다.

수소(H) 원자 4개와 산소(O) 원자 2개가 결합하여 물(H_2O) 분자 2개를 형성할 수 있다. 다음 등식이 바로 이러한 원자 결합을 나타낸다.

$$2H_2 + O_2 \rightarrow 2H_2O$$

나트륨(Na) 원자는 염소(Cl) 원자와 결합하여 염화나트륨(NaCl)을 형성할 수 있는데, 이것이 바로 소금이다.

$$Na + Cl \rightarrow NaCl$$

이러한 분자들은 인체 내에 많이 있다. 분자는 세포나 조직이라는 더 큰 구조를 형성하기 위해 결합할 수 있다.

> **화합물**
> *화합물*은 한 종류 분자의 특정 양이라고 할 수 있다.

비록 100 종류 이상의 원소들이 알려져 있지만, 대부분의 원소는 희귀한 것들이다. 지구와 대기의 95%는 단지 12개의 원소로 구성되어 있다. 이와 마찬가지로 인체의 95% 이상은 수소, 산소, 탄소, 질소로 구성되어 있다. 물 분자는 인체의 약 80%를 차지한다.

분자의 원소를 표현하는 특정 규칙은 그림 2-10과 같다. 화학기호와 아래첨자나 위첨자를 포함한 약식 표기가 원자들을 개별적으로 표현하기 위해 사용된다.

화학기호(X)는 두 개의 위첨자와 두 개의 아래첨자 사이에 위치한다. 화학기호 왼쪽에 쓰인 위첨자와 아래첨자는 각각 원자 질량수와 원자번호를 나타낸다. 화학기호 오른쪽에 쓰인 위첨자와 아래첨자는 각각 분자당 원자 수와 원자가 상태를 나타낸다.

NaCl 기호는 Na와 Cl의 합성으로 된 분자를 나타낸다. NaCl은 Na와 Cl의 특징과는 또 다른 특징을 갖는다. 원자들은 화합물을 형성하기 위해 2가지 기본 방법으로 서로 결합한다. H_2O와 NaCl의 예는 이런 두 가지 형태의 화학적 결합을 설명하기 위해 사용될 수 있다.

산소와 수소는 **공유결합**을 통해 물이 된다. 산소는 최외각에 6개의 전자를 갖고 있다. 여기에는 2개의 비어 있는 전자 공간이 있는데 물 분자에서는 2개의 수소 원자가 산소와 전자를 하나씩 공유한다. 수소 전자는 H와 O에서 돌고 있으므로 원자들을 서로 결합한다. 이러한 공유결합은 전자를 공유함으로써 특성화된다.

Na와 Cl은 **이온결합**을 통해 소금이 된다. Na는 최외각에 1개의 전자를 가진다. Cl은 최외각에 전자 1개를 위한 공간이 있다. Na 원자는 Cl에게 전자를 넘겨주게 된다. 그렇게 되면 Na는 전자를 잃고 전하의 불균형 때문에 이온화된다.

또한 Cl 원자는 전자 1개를 얻어 양성자보다 전자가 더 많기 때문에 이온화된다. 두 개의 원자는 서로를 끌어당겨, 서로 반대되는 정전기적 전하를 가지므로 이온결합하게 된다.

Na, H, C, O 원자는 중탄산염나트륨($NaHCo_3$) 분자를 형성하기 위해 결합할 수 있다. 상당량의 $NaHCO_3$은 일반적으로 **베이킹 소다**라고 알려진 화합물이 된다.

원소의 가장 작은 입자는 원자이고, 화합물의 가장 작은 입자는 분자이다.

원자, 원소, 분자, 화합물 사이의 상호관계는 질서정연하다. 이러한 구성체계는 고대 그리스인들이 그들의 물질과 본질을 통해 설명하려고 했던 것이다. 그림 2-11은 이러한 물질의 현재 체계를 나타낸 그림이다.

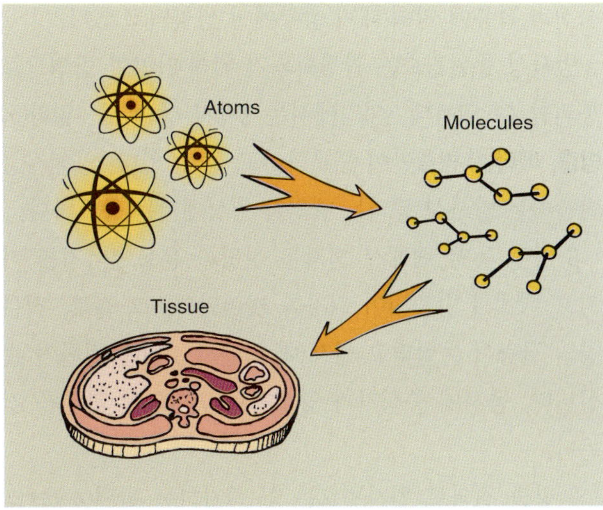

그림 2-11 물질은 여러 가지 단계로 구성되어 있다. 원자는 결합하여 분자를 만들며, 분자는 결합하여 조직을 만든다.

방사능

어떤 원자들은 불안정한 핵에 의한 여기 상태로 존재한다. 핵은 안정화되기 위해 자발적으로 입자와 에너지를 방출하여 다른 원자로 변환한다. 이러한 과정을 **방사성 붕괴**(radioactive disintegration 또는 radioactive decay)라 한다. 이런 원자들을 **'방사성 핵종'**이라고 한다. 어떤 핵 배열상태를 **'핵종'**이라고 하고, 이 중 방사성 붕괴를 하는 핵만을 방사성 핵종이라고 한다.

방사능
방사능은 안정화되기 위해 입자나 에너지를 방출하는 현상을 뜻한다.

방사성 동위원소

많은 인자들이 핵 안정에 영향을 미친다. 그 중 가장 중요한 것은 아마 중성자 수일 것이다. 핵이 너무 적거나 너무 많은 중성자를 포함하고 있을 때, 원자는 방사성 붕괴를 할 수 있고, 양성자와 중성자 수는 안정하고 적절한 비율이 된다.

안정한 동위원소뿐 아니라, 많은 원소들은 **방사성 동위원소**를 갖고 있다. 이것들은 입자 가속기나 원자로 같은 장치에서 인공적으로 생산될 수 있다. 바륨은 7가지의 방사성 동위원소가 발견되었고 그것들은 모두 인공적으로 만들어진다. 아래에 바륨 동위원소 중 방사성 동위원소는 굵은 글씨체로 나타내었다.

$^{127}\mathbf{Ba}$, $^{128}\mathbf{Ba}$, $^{129}\mathbf{Ba}$, $^{130}\mathrm{Ba}$, $^{131}\mathbf{Ba}$, $^{132}\mathrm{Ba}$, $^{133}\mathbf{Ba}$,
$^{134}\mathrm{Ba}$, $^{135}\mathrm{Ba}$, $^{136}\mathrm{Ba}$, $^{137}\mathrm{Ba}$, $^{138}\mathrm{Ba}$, $^{139}\mathbf{Ba}$, $^{140}\mathbf{Ba}$

거의 모든 원소들이 인공적으로 생산된 방사성 동위원소를 갖고 있다. 아주 적은 수의 원소들만이 자연적으로 생긴 방사성 동위원소를 가진다.

자연적으로 발생된 방사성 동위원소에는 2가지 기본적인 선원이 있다. 몇몇은 지구 생성 때 생겨났고, 여전히 매우 느리게 붕괴하고 있다. 우라늄이 바로 그 예인데, 결국 라듐(Ra)으로 붕괴하고 그것은 또 라돈(Rn)으로 붕괴한다. 이들과 우라늄의 다른 붕괴 생성물은 방사능을 가진다. 어떤 원소들은 ^{14}C와 같이 계속해서 우주방사선의 작용에 의해 대기 상부에서 생성되고 있다.

방사성 동위원소는 안정화되기 위해 다양한 방법으로 붕괴할 수 있는데, 여기에서는 2가지 방법, 즉 **알파(α) 방출**, **베타(β) 방출**만이 중요하다고 할 수 있다. 양전자를 방출하는 방사성 붕괴는 핵의학 영상에서는 중요하다.

β 방출 동안 핵에서 전자는 상당한 운동에너지를 가지고 핵에서 방출되어 원자를 벗어난다. 그 결과, 적은 양의 질량이 손실되고 원자 내 핵에서 '1'의 음전하가 손실된다. 동시에 중성자가 양성자로 변환되는 과정을 겪는다.

β 방출 결과로 원자번호는 '1' 증가하는 반면(Z→Z+1), 원자 질량수는 동일하다(A=일정함). 이 핵 변환은 그림 2-12와 같이 한 형태의 원소에서 다른 형태의 원소로 되는 원자 변화를 초래한다.

α 방출에 의한 방사성 붕괴는 훨씬 더 폭발적인 과정이다. α 입자는 2개의 양성자와 2개의 중성자가 함께 결합하여 이루어져 원자 질량수는 4이다. 핵이 극도로 불안정하여 α 입자를 방출하면 2개의 양전하와 4의 원자량을 잃는다. 이러한 변환 후 원자는 그림 2-13과 같이

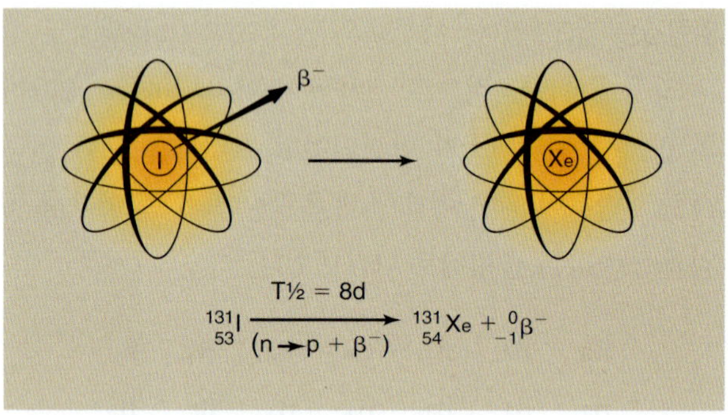

그림 2-12 ^{131}I은 β 입자를 방출하며 ^{131}Xe으로 변환된다.

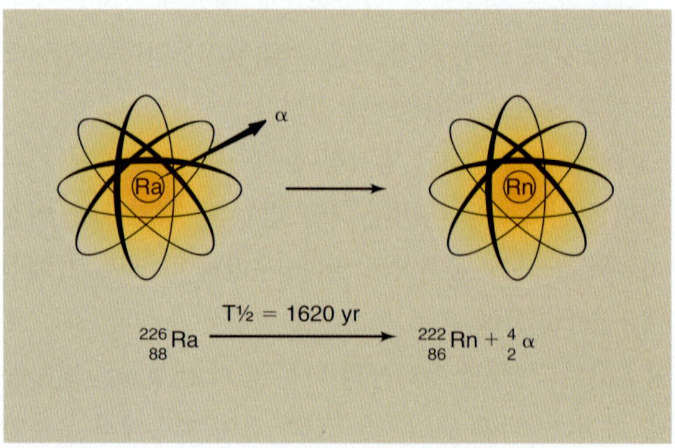

그림 2-13 ^{226}Ra은 ^{222}Rn으로 변환되면서 α 입자를 방출한다.

화학적으로 다를 뿐 아니라 4 amu만큼 가벼워지기 때문에 매우 중요한 반응이라고 할 수 있다.

> 방사성 붕괴의 결과로 α 입자, β 입자, 그리고 보통 γ선이 방출된다.

β선 방출은 α선 방출보다 더 흔히 발생한다. 사실상 모든 방사성 동위원소가 β선을 방출할 수 있는 반면 α선 방출은 오로지 무거운 방사성 동위원소에서만 발생한다. 몇몇 방사성 동위원소는 β선 방출만을 하거나 혹은 α선 방출만을 하지만 대부분은 입자 방출과 동시에 γ선도 방출한다.

질문 : ^{139}Ba는 β 방출에 의해 붕괴하는 방사성 동위원소이다. 이 방출로 생긴 원자의 A, Z는 어떻게 되는가?

해답 : β 방출에서는 중성자가 양성자와 β 입자로 변한다.
$n \rightarrow p + \beta$, 따라서 $^{139}_{56}Ba \rightarrow ^{139}_{57}$
란타늄은 Z가 57인 원소이므로 $^{139}_{57}La$ 은 $^{139}_{56}Ba$ 의 β 붕괴로 생긴 결과이다.

방사성 반감기

방사성 동위원소들은 서로 다른 붕괴율로 붕괴되어 다른 안정한 원소가 되는데, 방사성 물질의 양은 절대로 0이 되지 않는다. 제1장에서 배운 바와 같이 방사성 물질의 양은 베크렐(Bq)로 측정되고 1Bq는 초당 1개의 원자의 붕괴와 같다.

방사성 붕괴율과 주어진 시간에 존재하는 방사성 물질의 양은 **방사성** 붕괴 법칙으로 알려진 공식에 의해 수학적으로 나타낼 수 있다. 이 공식으로 우리는 **반감기**(T½)라는 양을 알 수 있는데, 이 반감기는 1초에서 수년까지 다양하다. 각 방사성 동위원소는 고유의 반감기를 가진다.

> **반감기**
> 방사성 동위원소의 반감기는 초기의 방사능 양이 1/2로 감소하는 데 걸리는 시간이다.

그림 2-14에서 보듯이 ^{131}I의 반감기는 8일이다. 만약 100 mCi의 ^{131}I이 1월 1일 정오에 존재한다면, 1월 9일 정오에는 50 mCi만 남을 것이다. 1월 17일에는 25 mCi가 남게 되고, 1월 25일에는 12.5 mCi가 남게 된다. ^{131}I의 방사성 붕괴 그래프는 주어진 어떤 기간 후에 남아

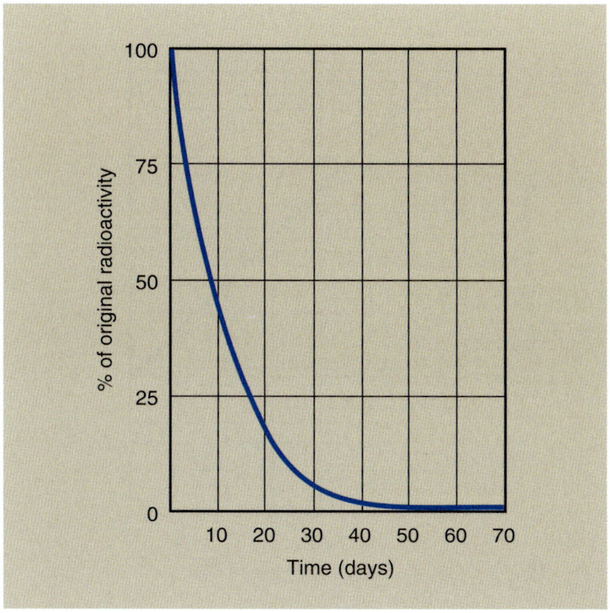

그림 2-14 ^{131}I은 8일의 반감기로 붕괴한다. 선형 좌표 축으로 표시된 그래프에서는 짧은 시간 동안의 방사능만 정확하게 추정할 수 있다.

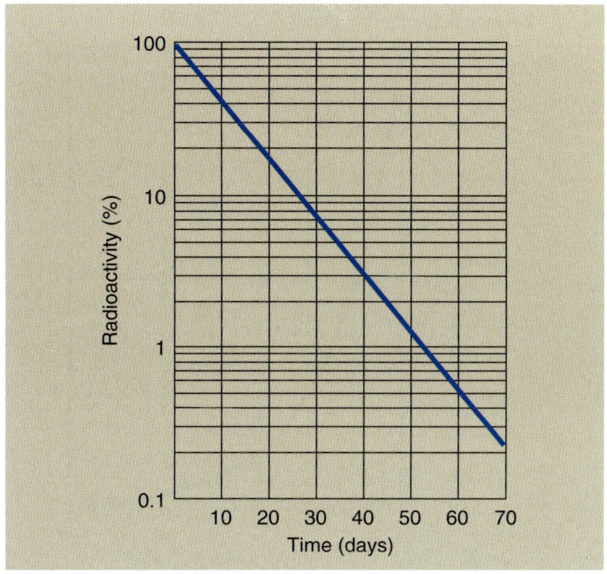

그림 2-15 반대수 좌표 그래프로 표현하면 ^{131}I의 방사능을 추정하기가 더 편리하다.

있는 방사능 양을 알 수 있게 한다.

24일 후 혹은 3 반감기 이후에는 선형 붕괴도에서 방사능을 읽기가 매우 어려워진다. 그러므로 그림 2-15와 같이 방사능 붕괴 그래프는 일반적으로 반대수 좌표로 나타낸다. 그래프를 보면 오랜 시간 후의 방사능의 양을 측정할 수 있게 된다.

질문 : 월요일 오전 8시에 100 mCi의 ^{131}I이 존재한다. 금요일 오후 5시에는 얼마만큼이 남게 되는가?

해답 : 붕괴 시간은 4일이다. 그림 2-15에 따르면, 4일에 대략 원래 방사능의 63%가 남는다. 그러므로 금요일 오후 5시에 63 mCi가 남게 될 것이다.

이론적으로 방사성 동위원소의 방사능은 사라지지 않는다. 1 반감기만큼의 시간이 지난 후에는 첫 시작 시간 때 방사능의 ½가 남게 될 것이다. 그러므로 방사성 동위원소 양이 점점 감소되더라도 0이 되지는 않는다.

그림 2-16은 어떠한 시간 후에 남는 방사성 동위원소 양을 측정하는 데 사용되는 두 개의 유사한 그래프이다. 이 그래프에서는 원래 남아 있는 방사능의 %가 반감기 단위로 측정되어 시간당으로 표시되어 있다. 이 그래프를 이용하기 위해 처음 방사능 양을 100%라고 표현해야 하고 관심 시간을 반감기 단위로 변환시켜야 한다. 붕괴 시간이 3 반감기를 초과한다면 반대수 좌표 그래프가 사용하기 쉽다.

질문 : ^{131}I이 수요일 정오에 65 mCi 존재한다. 1주일 후에는 얼마만큼이 남을까?

해답 : 7일=$^{7}/_{8}$ T½=0.875 T½
그림 2-16은 0.875 T½에서 처음 방사능의 약 55 %가 남는다는 것을 보여준다.
따라서 55 %×65 mCi(2.4×Bq)=0.55×6.5=35.8 mCi(1.32×109 Bq)

^{14}C는 반감기가 5,730년인 자연방사선원이다. 환경 속 ^{14}C의 농도는 일정한 비율로 유지되며, 생물 속에 지속적으로 유입된다. 살아 있는 나무의 ^{14}C는 대기와 평형 상태에 있기 때문에 석화된 나무의 ^{14}C는 살아 있는 나무보다 더 적은 양이다. 그림 2-17과 같이 석화된 나무의 ^{14}C는 수천 년 전부터 유입되어 고정되어 있었고, 고정된 ^{14}C는 방사능 붕괴로 인해 시간이 지남에 따라 감소된다.

질문 : 석화된 목재가 오늘날 살아 있는 나무에 존재하는 ^{14}C 양의 25%만 가진다면, 이 목재는 몇 년된 것인가?

해답 : 생물에 존재하는 ^{14}C는 환경과 지속적으로 교환하기 때문에 물질이 살아 있는 한 일정량으로 지속된다. 이 문제의 경우, 죽은 나무에 존재하는 ^{14}C이 처음 양의 25%까지 감소될 만큼 매우 긴 시간이 흘렀다. 그 시간은 2 반감기로 표현된다. 그러므로 석화된 목재 표본은 대략 2×5,730=11,460년 되었다고 추정할 수 있다.

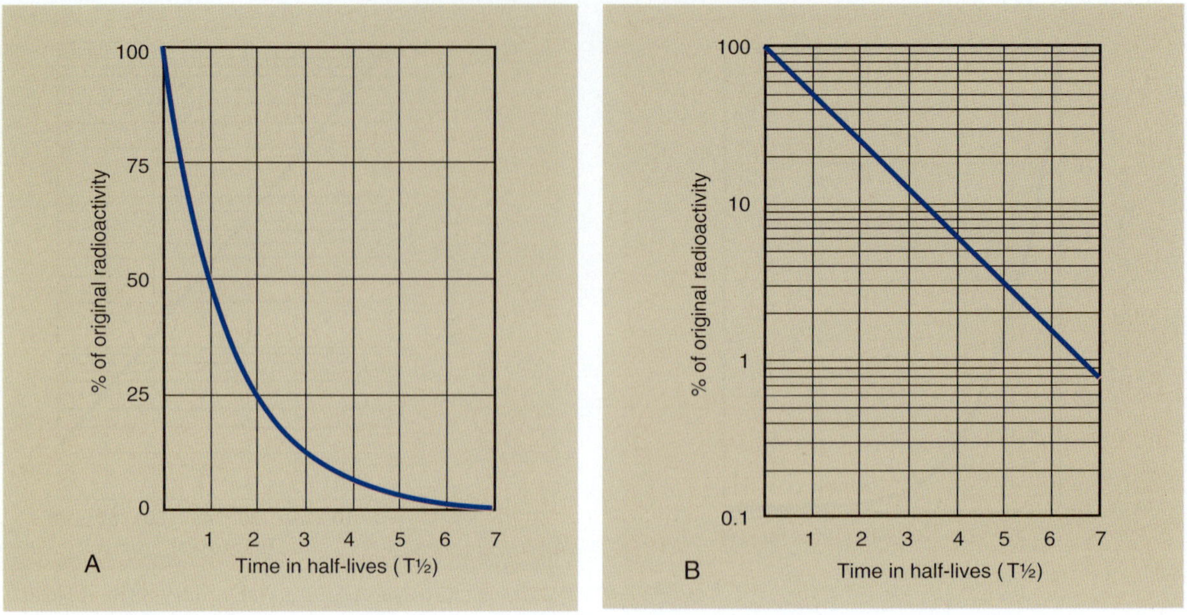

그림 2-16 어떤 시간에서의 방사능은 A처럼 선형 좌표 그래프로 추정하거나 B처럼 반대수 좌표 그래프를 이용하여 추정할 수 있다. 초기 방사능 양을 100%로 표시하고 붕괴시간은 반감기 단위로 표시하였다.

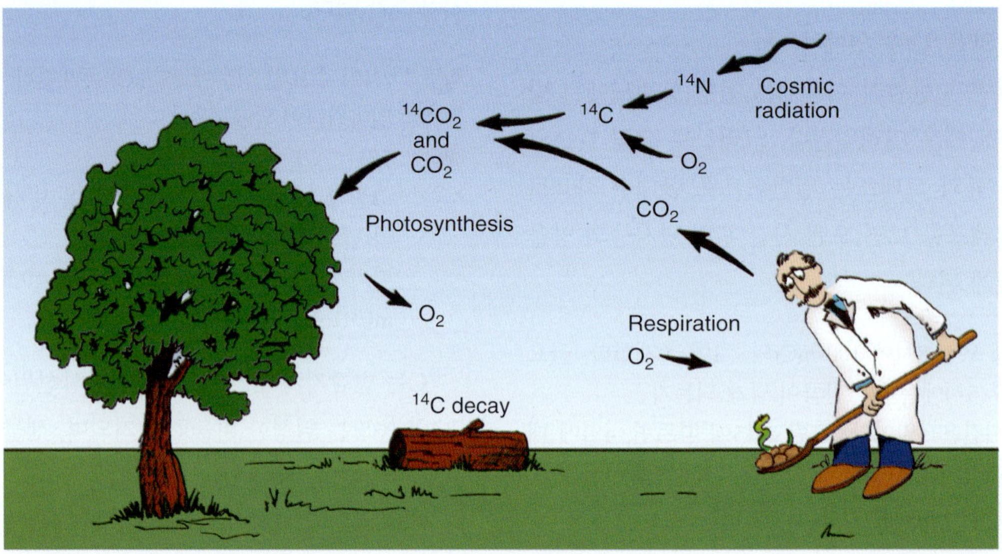

그림 2-17 탄소는 생물학적으로 능동적인 원소이며, 전체 탄소 중 소량은 ^{14}C 방사성 동위원소이다. 나무가 성장하는 동안 대기 중의 ^{14}C량에 비례하는 양의 ^{14}C이 목질에 유입된다. 하지만 나무가 죽으면 더 이상 대기와의 ^{14}C 교환이 일어나지 않으며 죽은 나무의 목질에 함유된 ^{14}C은 방사성 동위원소 붕괴를 통해 감소하게 된다. 이 현상을 이용하여 목재의 탄소 연대 측정이 가능하다.

질문 : 방사성 물질이 처음 양의 1%보다 더 적어지기 직전까지 붕괴하기 위해 필요한 반감기는 얼마인가?

해답 : 이런 문제 유형에 쉽게 접근하려면 반감기를 직접 계산하면 된다.

반감기 횟수	남아 있는 방사능
1	50%
2	25%
3	12.5%
4	6.25%
5	3.12%
6	1.56%
7	0.78%

더 쉬운 접근법은 그림 2-16에서 좀 더 명확히 찾을 수 있다(6.5 반감기). 다른 접근은 다음 관계를 사용하는 것이다.

> **방사성 붕괴**
> 남아 있는 방사능=처음 방사능$(0.5)^n$
> (여기에서, n=반감기 횟수)

반감기의 개념은 방사선과학에 필수적이다. 이것은 핵의학에 사용되는 중요한 표현으로서 X선 용어로 '**반가층**'에 사용되는 개념이라고 할 수 있다. 여러분이 반감기를 더 잘 이해하면 할수록 반가층에 대한 의미를 더 잘 이해할 수 있을 것이다.

> 3.3 반감기 = 십감기(tenth life)

전리방사선의 형태

모든 전리방사선은 간단하게 **입자방사선**과 **전자기 방사선**, 2가지로 나눌 수 있다(표 2-5). 진단초음파와 자기공명영상에 사용되는 방사선의 형태는 **비전리방사선**이다.

비록 모든 전리방사선이 생물 조직에 같은 방식으로 작용할지라도, 다양한 형태의 방사선 종류에 따라 근본적인 차이가 있다. 이러한 차이는 5가지 물리적 특성인 질량, 에너지, 속도, 전하와 선원에 따라 분석될 수 있다.

입자방사선

많은 아원자 입자들은 전리를 일으킬 수 있다. 따라서 전자, 양성자, 핵분열 물질 모두 충분한 운동에너지를 가진다면 입자 전리방사선으로 분류될 수 있다. 운동에너지가 없다면 전리를 일으킬 수 없다.

입자방사선에는 2가지 형태가 있는데 **α 입자**와 **β 입자**로 방사성 붕괴와 관련이 있다.

표 2-5 전리방사선의 분류

방사선의 형태	기호	원자 질량	전하	기원
〈입자〉				
α선	α	4	+2	핵
β선	β^-	0	−1	핵
	β^+	0	+1	핵
〈전자기파〉				
γ선	γ	0	0	핵
X선	X	0	0	전자구름

α 입자는 2개의 양성자와 2개의 중성자를 가지는 헬륨 핵과 같은 것이며 질량은 4 amu이고 '2'의 양전하를 갖는다. α 입자는 전자에 비해 크기가 크며 정전기력도 매우 크다. α 입자는 오직 무거운 원소의 핵에서 방출되며, 가벼운 원소는 충분한 초과 질량(초과 에너지)를 갖지 않기 때문에 α 입자를 방출할 수 없다.

방사성 원자로부터 방출된 α 입자는 물질 내에서 고속으로 움직인다. 하지만 큰 질량과 전하 때문에 운동에너지가 쉽게 다른 원자의 궤도전자로 전달된다.

α 입자는 매질을 전리시킨다. 평균 α 입자는 4~7 MeV의 운동에너지를 가지고 있으며 공기 중을 이동하면서 1 cm당 약 40,000개의 원자를 전리시킨다.

이러한 큰 전리작용 때문에 α 입자의 에너지는 빨리 손실되며 물질 내에서 매우 짧은 비정을 갖게 된다. 공기 중에서 α 입자는 대략 5 cm 정도 움직일 수 있고 연부조직에서는 100 μm 미만이다. 따라서 외부 선원으로부터 방출된 α 입자 방사선은 그 에너지가 피부의 표면층에 전달되므로 거의 해가 없다고 할 수 있다.

하지만 내부 선원인 경우는 정반대이다. 만약 α를 방출하는 방사성 동위원소가 몸에 유입된다면 국소 조직에 매우 많은 선량을 전달한다.

> **α 입자**
> α 입자는 2개의 양성자와 2개의 중성자를 가지는 헬륨 핵이다.

β 입자는 질량과 전하의 개념에서 α 입자와 다르다. 그것은 질량이 거의 0인 가벼운 입자이고 '1'의 음전하나 양전하를 가진다. 전자와 β^- 입자의 차이점은 그 기원에 있다. β 입자는 방사성 원자의 핵에서 기원하고, 전자는 모든 원자의 핵의 바깥쪽 각에 존재한다.

β^+는 '양전자'라고 한다. 그것은 전자와 질량이 같지만 전자의 반물질이라고 할 수 있다.

전자쌍 생성에 대해 논의할 때 양전자를 이해할 수 있을 것이다.

> **β 입자**
> β 입자는 방사성 원자의 핵에서 방출된 전자이다.

β 입자는 1 cm당 수백 개의 원자를 전리시키면서 공기를 통과한다. β 입자의 비정은 α 입자의 비정보다 길다. 에너지에 따라 β 입자는 공기 중에서 10~100 cm를 통과하고 연부조직에서는 대략 1~2 cm를 통과한다.

전자기 방사선

X선과 γ선은 전자기 전리방사선이며, **광자**라고도 한다. 이러한 광자는 질량과 전하가 없고 광속($C=3\times10^8$ m/s)의 속도를 가진다.

β 입자와 전자의 차이점이 그 기원에 있는 것처럼 X선과 γ선의 차이점도 기원에 있다. γ선은 방사성 동위원소의 핵으로부터 방출되고 보통 α 입자와 β 입자 방출과 관련이 있는 반면, X선은 핵 주변의 전자각에서 생성된다.

X선과 γ선은 광속도로 전파한다. 공기에서 보통 β 입자와 마찬가지로 약 100 이온쌍/cm의 전리율을 가진다. 그러나 β 입자와는 달리, X선과 γ선은 무한 비정을 가진다.

광자는 거리에 따라 강도를 잃지만 이론적으로 절대로 0이 되지 않는다. 반면에 입자방사선은 물질 내에서 유한한 비정을 가지고 그 비정은 입자의 에너지에 따라 좌우된다.

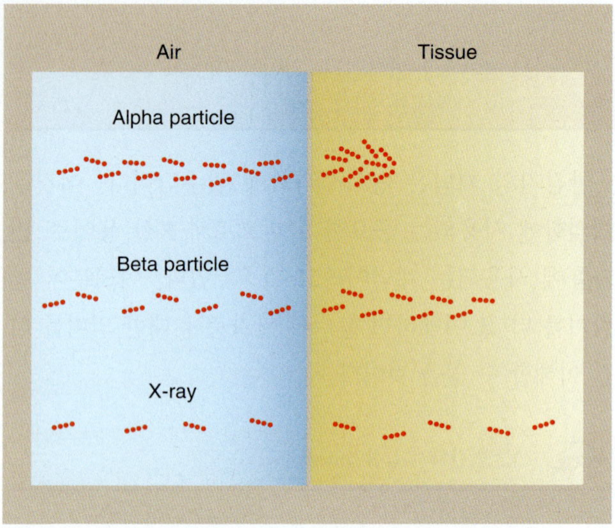

그림 2-18 방사선의 종류에 따라 물질을 전리시키는 효율도 다르다. α 입자는 물질 내에서 비정이 매우 짧고 높은 전리능을 가지는 방사선이다. β 입자는 α 입자에 비해 물질을 쉽게 전리시키지 못하므로 좀 더 긴 비정을 갖는다. X선은 전리능이 작아서 매우 긴 비정을 가진다.

표 2-6에서는 전리방사선 형태의 중요한 특징을 나타내었다. 핵의학에서는 β선과 γ선이 이용되는 반면, 방사선 영상에서는 주로 X선이 이용된다. 그림 2-18에서 나타낸 것과 같이 X선의 낮은 전리율과 투과성은 특히 의료영상에 유용하다.

표 2-6 전리방사선의 특징

방사선의 종류	에너지	대략적 비정		기원
		공기	연부조직	
〈입자〉				
α선	4~7 MeV	1~10 cm	≤0.1 mm	무거운 방사성 핵
β선	0~7 MeV	0~10 m	0~2 cm	방사성 핵
〈전자기파〉				
X선	0~25 MeV	0~100 m	0~30 cm	전자구름
γ선	0~5 MeV	0~100 m	0~30 cm	방사성 핵

요약

태양계의 축소판과 같은 보어(Bohr)의 원자 모형은 물질 구조의 현대적 분석에 적합한 토대를 마련하였다. 원자는 원소의 가장 작은 부분이고, 분자는 화합물의 가장 작은 부분이다.

원자의 3가지 기본 입자는 전자, 양성자, 중성자이다. 전자는 정전기적인 힘에 의해서 정해진 각을 궤도 운동하는 음전하 입자이다. 화학반응은 최외각 전자가 공유되거나 다른 원자에 의해서 떨어져 나갈 때 발생한다. 핵자들, 즉 중성자, 양성자 각각은 전자 질량의 약 2,000배의 값을 갖는다. 양성자는 양전하를 가지고 중성자는 전하를 가지지 않는다.

원소는 복잡성이 증가하는 순서대로 원소 주기율표에서 그룹화되어 있다. 원소 주기율표에서 그룹들은 최외각 전자의 수에 따라 분류된 것이다. 주기율표에서 같은 주기의 원소는 같은 각 수를 갖는다.

어떤 원소는 다른 원소처럼 같은 수의 양성자와 전자를 갖지만 원자 질량수가 다른 것도 있다. 이러한 원소를 동위원소라고 한다.

핵에 중성자가 너무 많거나 적은 일부 원소는 붕괴가 일어날 수 있는데 이것을 *방사능*이라고 한다. 방사성 붕괴로 방출되는 입자의 형태는 α 입자와 β 입자가 있다. 방사성 원소나 방사성 동위원소의 반감기는 처음 방사능 양의 반으로 감소하는 데 걸리는 시간을 말한다.

전리방사선은 입자와 전자기파 방사선으로 구성된다. α 입자와 β 입자는 입자방사선에 포함된다. α 입자는 4 원자 질량을 갖고 양의 전하이며 무거운 원소의 핵으로부터 기원한다. β 입자는 원자 질량 수가 0이고, '1'의 음전하를 갖는다. β 입자는 방사성 원자의 핵으로부터 기원한다.

X선과 γ선은 *광자*라고 불리는 전자기파 방사선의 형태이다. 이러한 방사선은 질량이 없고 전하도 없다. X선은 전자각에서 생성되고, γ선은 방사성 동위원소의 핵으로부터 방출된다.

CHAPTER

3

전자기에너지

Electromagnetic Energy

학습목표

1. 광자의 성질을 알 수 있다.
2. 거리의 역제곱법칙에 대해 설명할 수 있다.
3. 파동 이론과 양자 이론을 정의할 수 있다.
4. 전자기 스펙트럼에 대해 토론할 수 있다.

고대 그리스인들이 최초로 광자를 설명하였다. 현재 광자는 전자기에너지로 알려져 있다. 두 용어는 혼용되어 사용하고 있다. 전자기에너지는 모든 곳에 존재하고 넓은 에너지 범위로 존재한다. X선, 가시광선, 라디오파 등은 전자기에너지의 예이다.

전자기에너지의 특성은 진동수, 파장, 속도 그리고 진폭이다. 이 장에서는 그 특성들이 잘 나타나는 가시광선, 라디오 주파수(RF), 전리방사선과 의료영상에서 전자기에너지의 중요성에 대해 설명한다. 파동 방정식과 역제곱 법칙은 전자기에너지가 운동하는 방식을 나타낸다.

전자기에너지에서 파동과 입자의 이중성은 파동 이론과 양자 이론으로 설명된다. 의료영상에서 물질과 에너지의 중요성도 간단히 요약한다.

광자

우리 주변에는 항상 장(field) 혹은 **전자기에너지**라 불리는 에너지의 상태가 존재한다. 이 에너지는 **에너지 연속체(energy continuum)**라고 불리는 넓은 영역에 걸쳐 존재한다. 연속체는 계속되는 정돈된 배열이다. 연속체의 예는 자유롭게 흐르는 강물과 보도(인도)이다. 만약 강을 댐으로 막고 보도가 차단된다면 연속체는 중단된다. 우리 눈에만 보이는 가시광선도 전자기에너지 연속체의 일부분이다.

고대 그리스인들은 빛의 특별한 성질을 밝혀냈다. 그리스인들은 빛의 원자를 **광자(photon)**라고 불렀다. 현재 가시광선 이외에도 많은 종류의 전자기에너지가 알려져 있지만 광자라는 용어는 여전히 사용된다.

원자가 원소의 최소 양인 것처럼, 광자도 모든 유형의 전자기에너지의 최소 양이다. 광자는 에너지의 가장 작은 덩어리로 묘사되고 때론 **양자(quantum)**로 불리며 공간을 광속으로 진행한다.

우리는 X선 광자, 빛 광자, 기타 전자기에너지의 광자를 광자 방사선이라 한다.

X선 광자는 전자기에너지의 양자이다.

가시광선 물리학은 다른 과학 영역과 분리되어 연구되어 오던 학문이다. 대부분의 고전적인 광학 법칙은 100년 전에 설명되었다. 19세기 말, 맥스웰(James Clerk Maxwell)은 가시광선이 전기적 성질과 자기적 성질 모두를 가진다는 것을 밝혀냈고, 이러한 이유로 **전자기에너지**라는 용어가 생겼다

20세기 초가 되어서 다른 종류의 전자기에너지들이 밝혀졌으며 통합 이론이 진전되었다. 원자가 보어 모형으로 가장 쉽게 설명되듯이 전자기에너지도 모형의 기준으로 가장 잘 설명되었다.

속도와 진폭

광자는 광속(c)으로 공간을 진행하는 에너지 요동이다. 어떤 문헌에서는 186,000 miles/s로 광속을 표시하기도 하지만 SI 단위로는 3×10^8 m/s이다.

질문 : mi/s로 표시하면 c는 얼마인가? $c = 3 \times 10^8$ m 이다.

해답 :

$$C = \frac{3\times10^8\,m}{s} \times \frac{miles}{5{,}280\,ft} \times \frac{3.2808\,ft}{m}$$

$$= \frac{3\times10^8\,m \times 3.2808 - miles - ft}{5.280\times10^3\,s - ft - m}$$

$$= 1.864\times10^5\,miles/s$$

$$= 186,400\,miles/s$$

비록 광자는 질량도 없고 일정한 형태도 없지만, 연속적인 **사인파형**으로 변화하는 전기장과 자기장을 가진다. 물리학자들은 수학적으로만 설명할 수 있는 에너지, 힘, 질량 사이의 상호작용을 설명하기 위해 '장(field)'이라는 용어를 사용한다. 예를 들어, 우리는 중력장을 볼 수는 없지만 중력에 의해서 있을 수 있기 때문에 중력장이 존재한다는 것을 알 수 있다.

모든 전자기 방사선의 속도는 3×10^8 m/s이다.

중력장은 서로 다른 질량의 상호작용을 유도한다. 이와 유사하게 전기장은 정전기 전하들의 상호작용을, 자기장은 자석막대들의 상호작용을 유도한다.

그림 3-1은 사인파형 변화의 세 가지 예시를 나타낸다. 이러한 변화의 유형을 **사인파**라고 한다. 사인파는 수학적인 공식으로 설명될 수 있기 때문에 물리 분야에

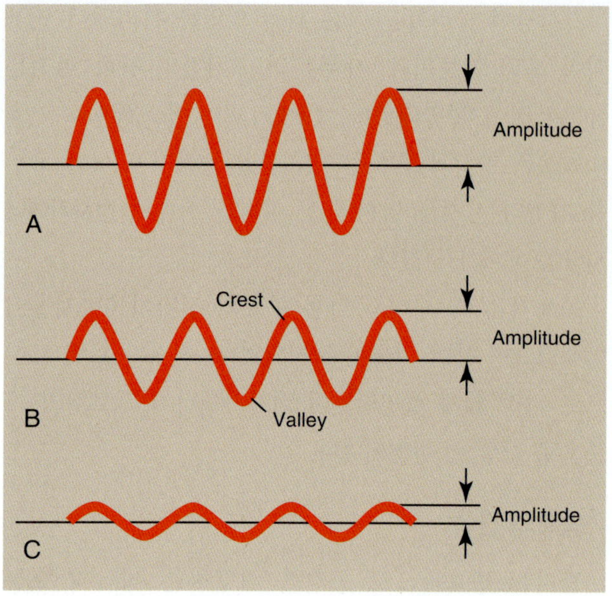

그림 3-1 위 3가지 파형은 진폭이 다른 점만 제외하면 동일한 파형이다.

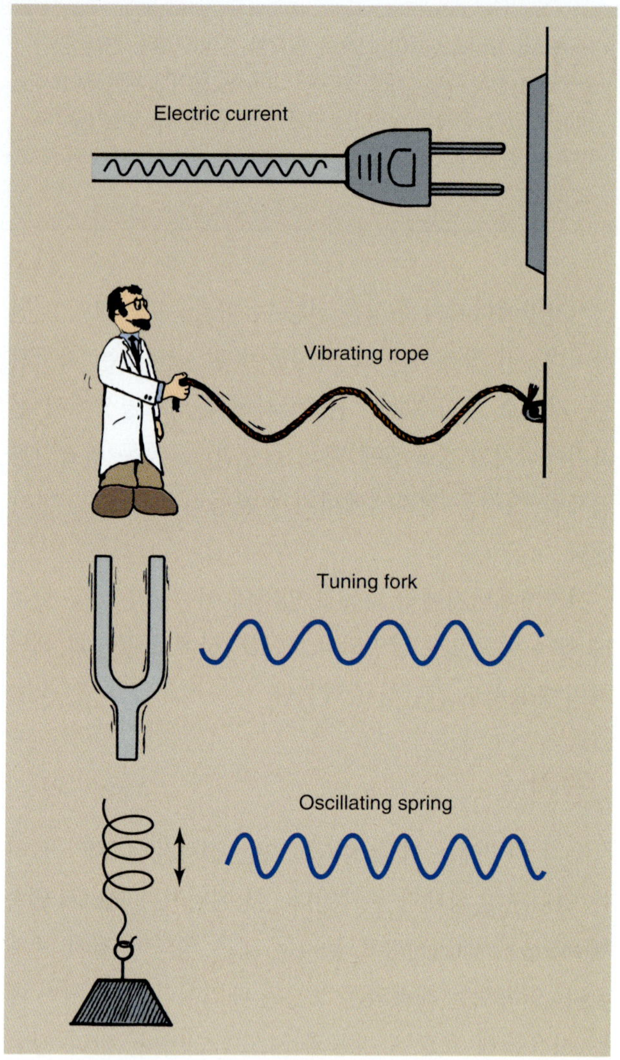

그림 3-2 사인파형은 전자기에너지뿐만 아니라 많은 자연현상들과 연관성이 있다.

다양하게 적용된다.

사인파는 자연에도 다양하게 존재하고 있으며, 우리 주변의 여러 가지 사물과도 관련이 있다(그림 3-2). 간단히 말하면, 사인파는 시간 경과에 따른 진폭의 변화이다.

교류는 도체를 통해 사인파형으로 움직이는 전자들로 구성되어 있다. 만약 긴 줄을 한쪽 끝은 고정시키고 다른 끝은 자유롭게 위아래로 움직인다면 줄은 사인파형처럼 진동한다.

소리굽쇠를 단단한 물체로 두드리면 사인파형으로 진동한다. 코일 스프링을 당겼다 놓으면 코일 스프링의 끝에 달린 추는 사인파형으로 위아래로 움직인다.

그림 3-1의 3가지 사인파형은 진폭이 다른 점만 제외하면 동일한 파형이다. A 파형은 진폭이 가장 크고, C 파형은 진폭이 가장 작다. 사인파형의 진폭은 뒤에 나올 X선 영상장치에서의 고전압 발생 및 정류와 관련지어 설명할 것이다.

> 진폭은 사인파형 중 마루에서 골까지 거리의 절반을 말한다.

진동수와 파장

전자기에너지의 사인파 모델은 광자가 광속 *c*로 진행할 때 전기장과 자기장의 변화를 나타낸다. 이 모델의 중요한 특성은 f로 표기되는 **진동수**와 그리스 문자인 λ로 표기되는 **파장**이다

그림 3-2에서 진동하는 줄의 또 다른 해석은 그림 3-3과 같이 끝을 고정한 줄의 끝부분에서 과학자까지 거리의 중간 지점에서 줄의 움직임을 관찰하고 있는 개미핥기이다.

개미핥기는 무엇을 보고 있는가? 만약 이 동물의 시야가 줄을 따라 움직인다면 줄의 끝을 향해 움직이는 사인파형의 마루를 관찰할 수 있을 것이다. 만약 A와 같이 줄의 일정 지점에 시선을 고정한다면 파동이 지나갈 때 줄이 조화롭게 상승하고 하강하는 것을 관찰하게 될 것이다.

이 과학자가 느슨하게 잡고 있던 줄의 끝을 빠르게 상하로 움직이게 되면 상승과 하강의 과정은 더 빨라지게 될 것이다. 파형이 상승하고 하강하는 비율은 진동수

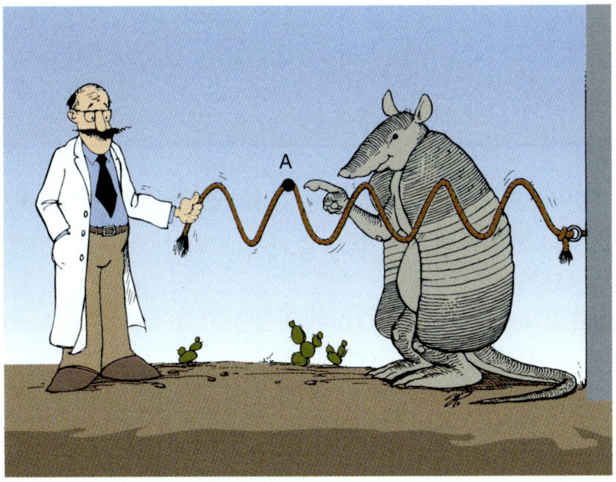

그림 3-3 줄의 한쪽 끝을 채찍 흔들 듯이 움직이면 고정된 다른 쪽으로 사인파형이 이동한다. 단위시간당 A 지점을 지나가는 마루나 골 수를 측정하면 진동수를 알 수 있다.

를 나타낸다. 이것은 일반적으로 초당 cycle 수와 동일하고, 측정 단위는 헤르츠(Hz)이다. 1 Hz는 초당 1 cycle과 같다. 진동수는 관측자의 입장에서 시간당 지나가는 골의 수 또는 마루의 수와 같다. 만약 개미핥기가 스톱워치를 사용하여 10초당 20개의 마루를 측정하였다면 진동수는 10초당 20회 혹은 2 Hz가 된다. 만약 과학자가 줄을 상하로 움직이는 비율을 두 배로 늘린다면, 그 개미핥기는 10초당 40개의 마루를 측정할 것이며, 진동수는 4 Hz가 될 것이다.

> 진동수는 어느 한 관측 지점에서 초당 지나가는 파장의 수이다.

파장은 마루에서 마루까지의 거리, 또는 골에서 골까지의 거리, 혹은 사인파의 한 지점에서 다음 파형의 일치하는 지점까지의 거리를 말한다. 그림 3-4는 3가지 다른 파장의 사인파를 나타낸다. 미터자로 측정하면 *A* 파형은 1 cm마다 반복되는 되므로 파장은 1 cm이고, 마찬가지로 *B* 파형의 파장은 0.5 cm이며, *C* 파형의 파장은 1.5 mm이다. 확실히 진동수가 증가함에 따라 파장은 감소한다. 진폭은 파장 또는 진동수와는 무관하다.

3가지 매개변수, 즉 속도, 진동수, 파장은 전자기에너지를 설명하는 데 필요하다. 이 3가지 변수들의 관계는 매우 중요하다. 한 매개변수가 변화면 다른 값에 영향을 준다. 하지만 속도는 일정하다.

그림 3-5에서와 같이 한 방사선사가 사인파형의 진동

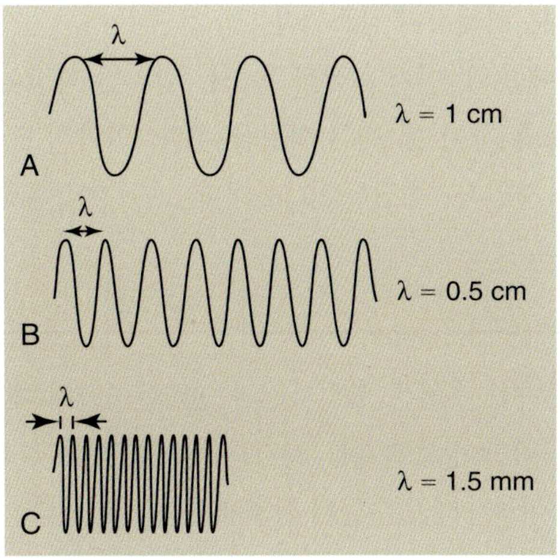

그림 3-4 위 3가지 사인파형은 각각 다른 파장을 가진다. 파장(λ)이 짧을수록 진동수는 커진다.

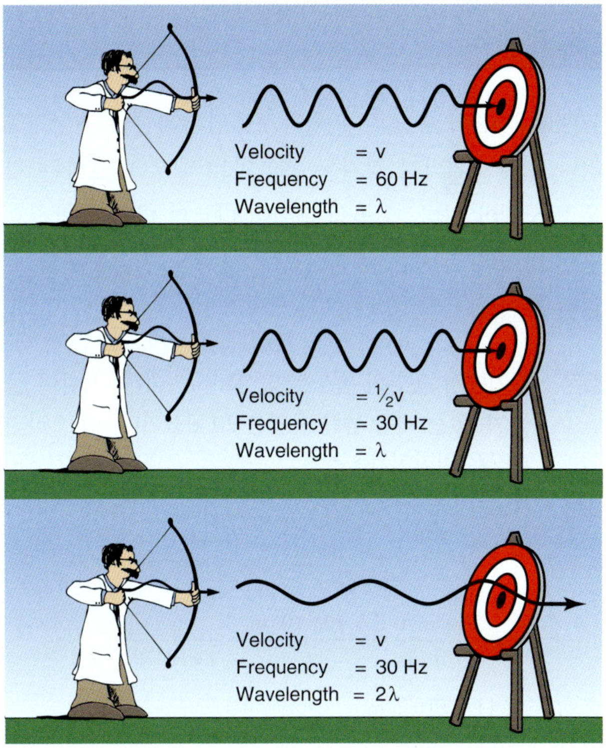

그림 3-5 사인파의 속도(v), 진동수(f), 파장(λ)의 상관관계

수를 측정하기 위해 화살의 비행을 관측하고 있다고 가정해 보라. 첫 번째 사인파형을 측정하면 진동수가 60 Hz임을 알 수 있고, 이것이 초당 사인파의 60번 진동(파장)임을 알 수 있다.

이제 두 번째 화살이 첫 번째 화살 속도의 절반이 되게 하기 위해 힘을 덜 들여 화살을 쏜다. 관측자는 두 번째 화살의 파장이 첫 번째 화살의 파장과 같지만 30 Hz의 진동수를 측정하게 된다. 즉 속도가 감소함에 따라

진동수도 비례하여 감소한다.

이번에는 첫 번째 화살과 속도는 같지만 파장이 두 배가 되도록 하여 세 번째 화살을 쏜다. 얼마의 진동수가 관측될 것인가? 정답은 30 Hz이다.

일정한 속도에서 파장과 진동수는 반비례한다.

이 간략한 추론은 사인파형과 연관된 3가지 매개변수들이 어떠한 상호관계를 가지는지를 설명한다. **파동 방정식**은 이 3가지 변수들의 상호관계를 나타낸다.

파동 방정식
속도=진동수 ×파장
또는
$v=f\lambda$

파동 방정식은 소리와 전자기에너지에 적용된다. 그러나 전자기에너지 광자는 음파와는 매우 다르다는 것을 명심해야 한다. 소리의 근원이 다르면 다양한 방식으로 전파되며 속도도 크게 다르다. 음파는 진공상태를 통과할 수 없다.

질문 : 공기에서 음파의 속도는 약 340 m/s이다. 사람이 들을 수 있는 가장 높은 음역은 20 kHz이다. 이 소리의 파장은 얼마인가?

해답 : $v = f\lambda$

$$\lambda = \frac{v}{f}$$

$$= \frac{340\ m/s}{20\ kHz} = \frac{3.40\times10^2\ m}{s}\times\frac{s}{2\times10^4\ 회}$$

$$= 1.7\times10^{-2}\ m$$

$$= 1.7\ cm$$

전자기에너지를 다룰 때 모든 전자기파 에너지는 일정한 속도를 가지고 진행하므로 전자기 파동 방정식은 간단하게 된다.

전자기 파동 방정식
$c=f\lambda$

전자기에너지에서 진동수와 파장의 곱은 항상 빛의 속도와 동일하다. 즉 **전자기에너지에서 진동수와 파장은 반비례한다.** 다음은 전자기 파동 방정식의 변형식이다.

전자기 파동 방정식
$f=\frac{c}{\lambda},\ \lambda=\frac{c}{f}$

전자기에너지의 진동수가 증가하면 파장은 감소하며, 파장이 감소하면 진동수가 증가하게 된다.

질문 : 노란색 빛은 580 nm의 파장을 가진다. 노란색 빛 광자의 진동수는 얼마인가?

해답 : $f = \frac{c}{\lambda}$

$$= \frac{3\times10^8\ m/s}{580\ nm}$$

$$= \frac{3\times10^8\ m}{s}\times\frac{1}{580\times10^{-9}\ m}$$

$$= \frac{3\times10^8\ m}{s}\times\frac{1}{5.8\times10^{-7}\ m}$$

$$= 0.517\times10^{15}\ 회/s$$

$$= 5.17\times10^{14}\ Hz$$

질문 : 100 kVp(100 keV)에서 만들어지는 고에너지의 X선이 진동수 2.42×10^{19} Hz를 가진다. 파장은 얼마인가?

해답 : $\lambda = \frac{c}{f}$

$$= \frac{3\times10^8\ m}{s}\times\frac{s}{2.42\times10^{19}\ 회}$$

$$= 1.24\times10^{-11}\ m$$

$$= 12.4\ pm$$

전자기 스펙트럼

전자기에너지의 진동수 범위는 대략 10^2~10^{24} Hz이다. 이 진동수에 해당하는 광자의 파장은 약 10^7~10^{-16} m이다. 이렇게 넓은 값의 범위는 우리가 알고 있는 전자기에너지의 많은 유형을 포함한다. 이러한 에너지의 유형을 함께 모으면 **전자기 스펙트럼**을 형성한다.

전자기 스펙트럼은 전자기에너지의 전 범위를 포함한다.

전자기 스펙트럼은 방사선과학에서 가장 중요하게 다루는 가시광선, X선, 라디오 주파수 등 3가지 영역을 포함한다. 그 외 자외선, 적외선, 마이크로파 방사선도 포함한다.

이렇게 다양한 종류의 에너지에도 불구하고 광자는 본질적으로 동일하다. 여기서 모든 광자들은 광속으로 진행하며 변화하는 전자기장으로 이루어진 에너지의 덩어리로 표현될 수 있다. 전자기 스펙트럼에서 이렇게 다양한 영역의 광자들은 단지 진동수와 파장만 다르다.

초음파는 광자형태로 만들어지지 않으며 일정한 속도도 가지지 않는다. 초음파는 운동하는 분자들의 파동이다. 전자기에너지는 진공에서 존재할 수 있지만 초음파는 매질이 필요하다.

진단초음파는 전자기 스펙트럼에 포함되지 않는다.

전자기 스펙트럼의 측정

그림 3-6에 나타난 전자기 스펙트럼은 서로 다른 단위를 나타내는데 각각 에너지, 진동수, 파장의 단위들이다. 전자기에너지의 속도는 일정하기 때문에 파장과 진동수는 반비례한다.

전자기 스펙트럼의 경계선이 정확한 범위로 주어지지만 발생 방법이나 측정기술 때문에 범위가 결국 중첩된다. 예를 들어, 자외선은 보라색 빛보다 파장이 짧고 우리의 눈으로 감지할 수 없다. 그러나 한 관찰자에게 보라색 빛이 보인다면, 다른 관찰자에게는 자외선이 보일지도 모른다. 마찬가지로 마이크로파와 적외선은 일반적인 스펙트럼 영역에서는 구분되지 않는다.

초기의 연구는 가시광선에 중점을 두었다. 반사, 굴절, 회절의 연구는 빛이 파와 같은 형태임을 보여주었다. 따라서 가시광선은 nm 단위로 측정되는 파장으로 설명되었다.

1880년대 일부 과학자들은 도체에서 전자의 진동이 필요한 라디오에 대한 연구를 시작하였다. 결과적으로 헤르츠 단위의 진동수로 라디오파가 설명되었다.

마침내, 1895년에는 뢴트겐(Roentgen)이 크룩스관에 전위(kV)를 걸어 X선을 발견하였다. 결과적으로 X선은 에너지의 단위인 전자볼트(eV)로 설명된다.

광자의 에너지는 광자의 진동수에 비례한다.

가시광선

광학을 연구하는 과학자들은 가시광선을 파장의 측면에서 설명한다. 태양광이 프리즘을 통과할 때 백색광이 아니라 무지개 색깔로 나타난다(그림 3-7).

가시광선의 광자가 직선으로 움직인다 하더라도 투명

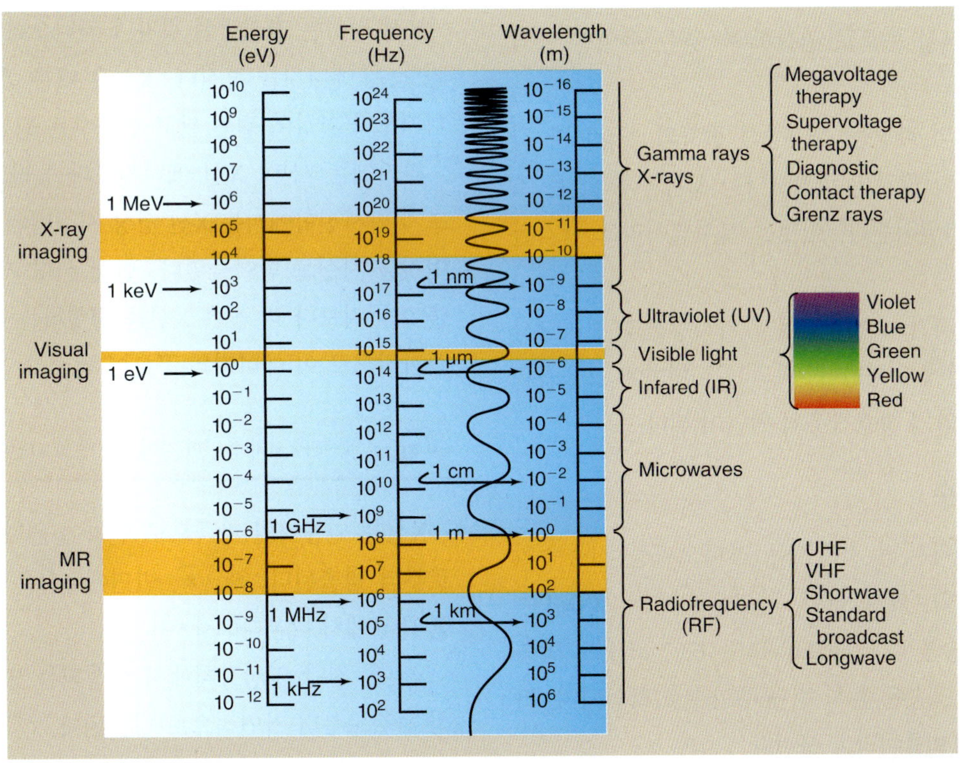

그림 3-6 전자기 스펙트럼은 25개 크기 이상의 순서로 분포한다. 이 그림은 에너지, 진동수, 파장의 값을 나타내며 3가지 영상 영역을 보여준다.

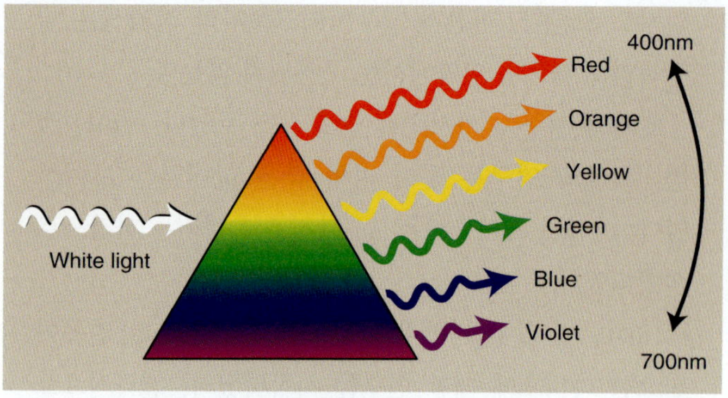

그림 3-7 백색광이 프리즘을 통과하면 백색광을 구성하는 색깔들로 굴절된다. 이 색깔들은 약 400~700 nm 범위의 파장을 가진다.

한 매질에서 다른 매질을 통과할 때 광자의 진행 방향은 꺾여질 것이다. 진행 경로에서의 꺾임을 *굴절*이라 하는데, 우리들이 잘 알고 있는 무지개나 유리컵 속의 빨대가 꺾어지는 기묘한 현상이 굴절의 좋은 예이다.

백색광은 여러 가지 파장의 광자들로 구성되어 있으며, 프리즘은 분리하는 역할을 하여 통과하는 빛은 파장이 다르면 다른 각도로 굴절되기 때문에 색깔을 가진 빛이 된다. 백색광을 구성하는 색깔은 대략 보라색 파장인 400 nm에서 적색 파장인 700 nm까지의 파장 값을 가진다.

가시광선은 전자기 스펙트럼에서 좁은 영역을 차지하지만 우리가 직접 눈으로 관찰할 수 있는 유일한 영역이다.

적외선 광자의 파장은 가시광선 광자의 파장보다 길지만 마이크로파 광자의 파장보다는 짧다. 적외선은 조사된 물질을 가열시킨다. 이것을 복사열이라고 생각할 수 있다.

자외선은 전자기 스펙트럼에서 가시광선과 전리방사선 영역의 사이에 위치한다. 자외선은 햇볕에 그을림을 유발하는 분자와의 상호작용의 원인이 된다.

라디오 주파수

라디오나 텔레비전 기술자는 라디오파를 진동수의 형태로 설명한다. 예를 들어, 라디오 방송국 WIMP는 960 kHz로 방송을 하고 WIMP-TV는 63.7 MHz로 방송을 한다. 통신 방송은 흔히 전송 주파수로 확인되며, **라디오 주파수(RF) 방출**이라고 불린다.

라디오 주파수는 전자기 스펙트럼에서 많은 부분을 차지한다. 라디오 주파수는 상대적으로 낮은 에너지와 긴 파장을 가진다. 아마추어 무선사는 10-m 주파수 대역이나 30-m 대역에서 통신한다고 한다. 이 수치들은 방출되는 대략적인 파장의 범위를 말한다.

표준 AM 라디오 방송은 약 100 m의 파장을 가진다. TV와 FM 방송은 AM 방송보다 훨씬 짧은 파장을 지닌다. 또한 마이크로파는 통신에도 이용되기 때문에 라디오파와 마이크로파 방출 파장은 중복되는 부분이 많다고 볼 수 있다.

극히 짧은 파장을 가진 라디오파는 **마이크로파** 방사선이다. 마이크로파 진동수는 용도에 따라 다양한 값을 가지지만, 항상 방송 라디오파 진동수보다는 높고 적외선의 진동수보다는 낮다. 마이크로파는 휴대폰 통신, 고속도로 속도 감지기, 의료용 열치료기, 그리고 전자렌지와 같이 여러 가지 용도로 이용된다.

전리방사선

라디오파나 가시광선과는 다르게, 전리 전자기에너지는 보통 광자가 가지는 에너지로 설명된다. X선 영상장치가 80 kVp에서 작동할 때 방출되는 X선은 0~80 keV의 에너지를 갖는다.

X선 광자는 가시광선 광자나 라디오파 광자보다는 훨씬 높은 에너지를 가진다. X선은 다른 종류의 전자기에너지보다 파장이 훨씬 짧고 진동수는 훨씬 높다.

과거에는 γ선이 X선 에너지보다 높다고 정의하였다. 초기 방사선학에서는 X선 영상 시스템의 한계성 때문에 이것을 사실로 받아들였다. 현재 선형 가속기는 γ선 방출 에너지보다 더 높은 X선을 생성하는 것이 가능하다. 결과적으로 이 에너지의 구분이 적절하지 않게 되었다.

X선과 γ선의 유일한 차이점은 생성 기원이다.

X선은 인공적인 자극으로 인하여 원자의 전자구름으로부터 방출된다(그림 3-8). 반면에 γ선은 방사성 원자의 핵 내부에서 나온다(그림 3-9).

X선은 진단 영상장치에서 생성되는 반면 γ선은 방사성 물질로부터 자연적으로 방출된다. 하지만 X선과 γ선이 같은 에너지라면 이 둘을 구분할 수 없다.

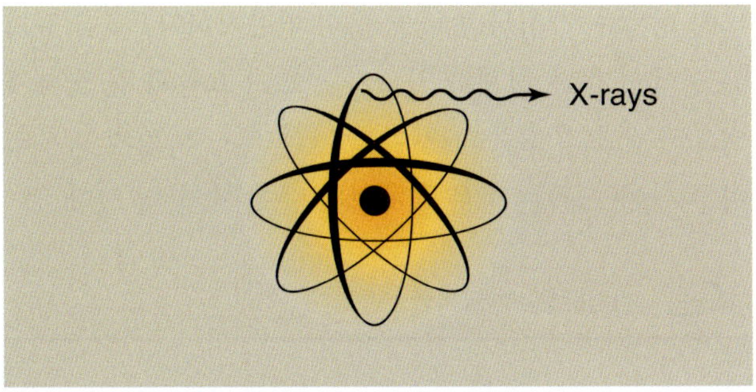

그림 3-8 X선은 여기된 원자의 핵 외부에서 방출된다.

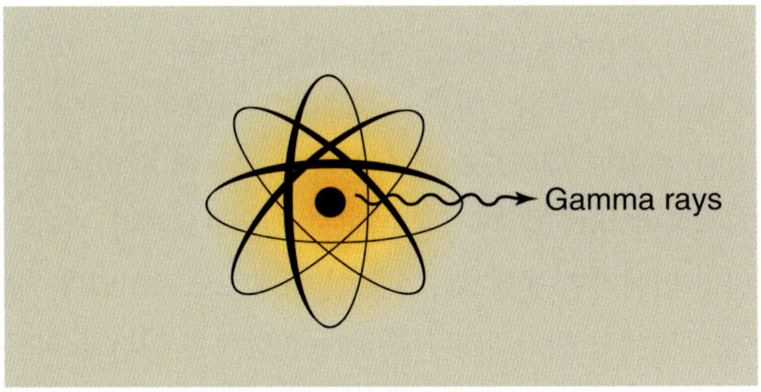

그림 3-9 γ선은 방사성 원자의 핵 내부에서 방출된다.

이 상황은 β 입자와 전자의 차이점을 말할 때와 유사하다. β 입자가 핵에서 방출되고 전자는 핵 외부의 전자 궤도에서 방출된다는 것을 제외하면 이 입자들은 동일하다.

> 가시광선은 파장으로, 라디오 주파수는 진동수로, X선은 에너지로 설명된다.

전자기 스펙트럼의 이 3가지 영역은 방사선과학에서 매우 중요하다. X선 영역은 방사선 사진의 화질을 결정하는 기본 요인이 된다. 방사선 촬영이나 투시촬영에서 나타나는 영상상태는 진단을 위해서도 아주 중요한 부분이므로 가시광선 영역도 중요하다고 할 수 있다. 자기공명영상기기(MRI)에서 사용되는 라디오 주파수(RF) 또한 의료영상에서 중요한 활용 부분이 되었다.

전자기 관련 삼각형은 각각의 값이 다른 두 개와 관련이 있음을 이해하는 데 도움이 된다(그림 3-10).

파동-입자의 이중성

X선의 광자와 가시광선의 광자는 X선이 가시광선보다 더 높은 진동수와 더 짧은 파장을 가진다는 것을 제외하면 이 두 광자는 근본적으로 동일하다. 이러한 진

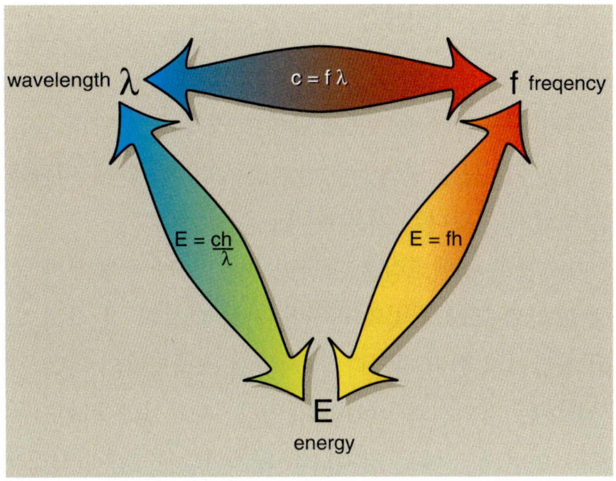

그림 3-10 전자기 관련 삼각형 h는 플랑크 상수이다.

동수와 파장의 차이는 각 광자가 물질과 상호작용하는 방식을 다르게 한다.

가시광선 광자는 입자보다는 더욱더 파동처럼 행동하는 경향이 있다. 이와는 반대로 X선 광자는 파동보다 입자처럼 행동한다. 사실, 두 광자는 2가지 행동 특성을 모두 나타내는데, 전자기에너지의 **파동-입자 이중성**으로 알려져 있다.

> 물질의 크기가 광자의 파장과 비슷하다면 광자는 물질과 더 쉽게 반응할 수 있다.

전자기 방사선과 물질의 상호작용을 설명하는 또 다른 방식은 파장의 함수로 한다. 파장이 미터 단위로 측정되는 라디오나 TV파는 금속막대 또는 *안테나*라 부르는 전선과 상호작용한다.

파장이 센티미터 단위로 측정되는 마이크로파는 핫도그나 햄버거처럼 동일한 크기의 사물과 쉽게 상호작용한다.

가시광선의 파장은 나노미터(nm) 단위로 측정되며, 가시광선은 눈의 간상체와 추상체와 같은 살아 있는 세포와 상호작용한다. 자외선은 분자와 상호작용하고 X선은 전자와 원자와 상호작용한다. X선의 파장보다 더 긴 파장을 가진 모든 방사선은 주로 파동현상처럼 상호작용한다.

> X선은 입자처럼 행동한다.

파동 모델 : 가시광선

동물이 가진 특별한 신체의 특징 중 하나는 시각이다. 우리가 전자기 스펙트럼의 광대한 영역 중 상당히 좁은 영역인 **가시광선** 영역만을 감지할 수 있는 인체 기관들을 발달시켜 왔다는 것은 흥미로운 사실이다.

가시광선 스펙트럼은 파장이 짧은 보라색 빛에서 녹색 그리고 노란색 빛의 파장을 거쳐 파장이 긴 적색 빛의 파장까지 뻗어 나간다. 가시광선 스펙트럼의 양쪽 끝 부분에는 자외선과 적외선이 있다. 자외선과 적외선은 모두 인간의 눈에는 감지되지 않지만 사진 감광유제와 같은 다른 수단을 이용하여 관찰할 수 있다.

가시광선은 X선과는 다르게 물질과 상호작용한다. 광자가 물체에 충돌할 때 물체를 구성하는 분자를 진동시킨다. 일부 원자들의 궤도전자들은 원래 정상 상태보다 더 높은 에너지 준위로 여기된다. 이 에너지는 즉시 다른 광자로 재 방출된다. 즉 광자는 반사된다.

물체의 원자 구조 혹은 분자 구조에 의해 어떤 파장의 빛이 반사될 것인지 결정된다. 모든 가시광선의 광자는 낙엽에 의해 흡수되므로 태양빛에 낙엽은 녹색으로 보인다. 녹색 영역에 있는 파장을 가진 광자만이 반사된다.

반사, 흡수, 투과와 같은 빛의 특성을 나타내는 현상은 전자기에너지 파동 모델을 이용하면 쉽게 설명될 수 있다. 자갈을 잔잔한 연못에 떨어뜨리면 잔물결이 소규모의 파동같이 진동의 중심으로부터 요동을 치며 사방으로 퍼져나간다.

이 상황은 가시광선 파동 특성과 유사하다. 그림 3-11은 물에서 작은 물체가 일으키는 초기 요동과 큰 물체가 일으키는 초기 요동의 차이를 나타낸다. 파형의 마루와 마루 사이 거리는 작은 물체보다 큰 물체가 더 크다.

> 가시광선은 파동처럼 운동한다.

이러한 물의 파동을 통해 파장의 차이는 에너지에 비례한다는 사실을 알 수 있다. 그러나 빛에서는 광자의 파장이 짧을수록 더 높은 에너지를 가진다.

연못에 떨어지는 자갈의 이론을 확대하여 자갈을 잔잔한 해양에 떨어뜨리면 해안가에 파동이 원형보다는 직선형이 나타날 것이다. 광파도 광원으로부터 거리가 멀리 떨어지면 원형보다는 직선 형태로서 움직인다. 빛이 표면에서 반사하거나 투과하는 방식은 이러한 직선형파동과 같은 운동의 결과이다.

해양의 파동이 수직한 방파제에 충돌하면 입사파동이 충돌하는 같은 각으로 방파제로부터 산란된다. 하지만 방파제가 없을 때에는 파도가 해변에 이르러 에너지가 사라지거나 흡수된다. 방파제 대신에 말뚝을 줄을 지어 놓은 경우를 생각해 보자. 이 경우 파동의 에너지는 산란되거나 흡수된다.

> 전자기에너지 감쇠는 산란과 흡수로 인한 강도의 감소이다.

가시광선도 비슷하게 물질과 상호작용이 가능하다. 은색 표면 거울의 **반사**가 자주 발생한다. 마찬가지로 빛

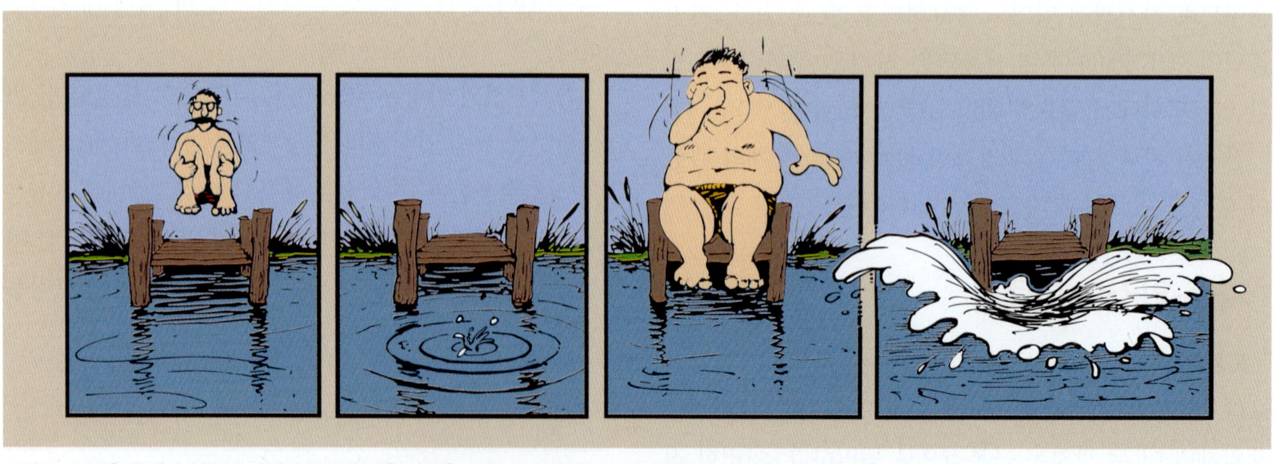

그림 3-11 작은 물체가 연못에 빠지면 파장이 짧은 파동을 만들고, 큰 물체는 파장이 훨씬 더 긴 파동을 만든다.

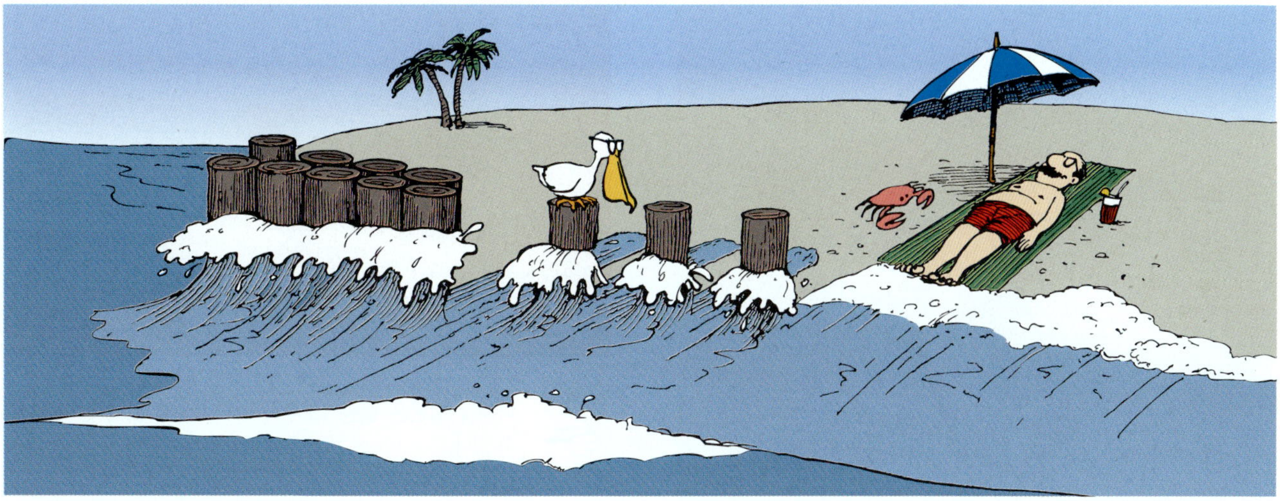

그림 3-12 파도가 방파제에 충돌하면 에너지가 반사된다. 이 에너지는 해변에 흡수되고 일부는 한 줄로 늘어선 말뚝에 의해 흡수되거나 감쇠된다. 빛도 마찬가지로 입사되는 표면의 구성성분에 따라 반사되거나 흡수 또는 감쇠된다.

의 **투과**, **흡수**, **감쇠**도 동일하게 확인되기 쉽다. 빛(광파)이 흡수될 때 흡수체에 저장된 에너지는 열을 방출한다. 검은 아스팔트 도로는 가시광선을 거의 반사하지 않고 에너지의 상당한 양을 흡수하게 되어, 결국 도로 표면은 매우 뜨거워진다.

바꾸어 말하면, 어떻게 물질이 빛을 투과시키고 흡수하는지 알 수 있다. 빛과 흡수물질(투명, 반투명, 불투명) 사이의 상호작용은 3가지가 있다(그림 3-13).

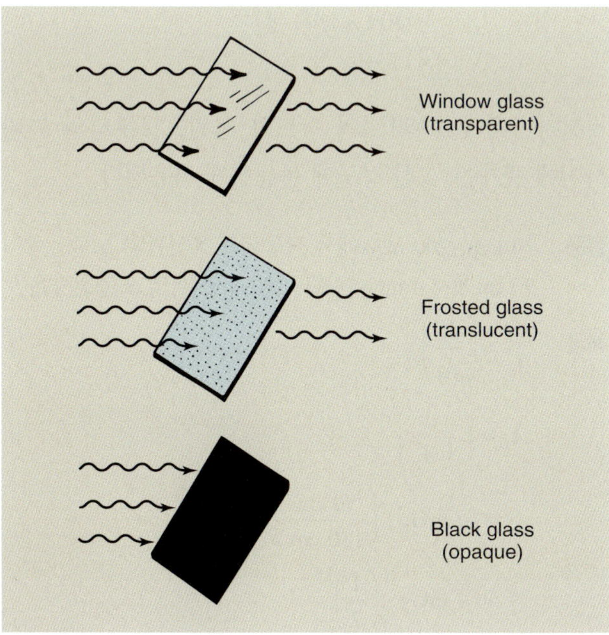

그림 3-13 물질은 빛을 3가지 방식으로 흡수한다. 전혀 흡수하지 않고 투과시키거나 일부만 흡수해 빛을 감쇠시키고 빛을 완전히 흡수하기도 한다. 이러한 흡수의 정도에 따라 각각 물질을 투명한, 반투명한, 불투명한 물질이라 한다.

창 유리는 투명해서 빛이 거의 변화없이 투과된다. 표면이 매끄럽고 분자 구조가 빈틈없이 질서정연하기 때문에 유리를 통하여 밖을 볼 수 있는 것이다. 입사한 빛은 유리 내의 분자와 전자를 진동시킨다. 이 진동은 유리를 통해 지나가면서 아무런 변화 없이 빛으로 다시 방출된다.

유리의 표면을 사포로 문질러 거칠게 하면 여전히 빛이 투과되기는 하지만 크게 산란하며 강도에 있어 감쇠하고 희미하게만 보인다. 이러한 유리는 반투명하다.

검은 페인트로 유리를 칠하면 페인트 색소의 특성 때문에 빛이 투과할 수 없다. 어떤 입사광도 모두 페인트에 흡수된다. 이러한 유리는 가시광에 불투명하다.

*방사선 불투과성과 방사선 투과성*이라는 용어는 해부학적 구조의 시각적 모습을 설명하는 X선 진단에서 자주 사용된다. X선을 흡수하는 구조들은 방사선 불투과성이라 한다(그림 3-14). 뼈는 방사선 불투과성이고, 폐 조직과 같이 어느 정도의 연조직은 투과성이다.

역제곱 법칙

빛이 태양이나 전구와 같은 선원에서 방출될 때 그 강도는 그 선원으로부터의 거리에 따라 급격하게 감소한다. X선도 동일한 성질을 지닌다. 그림 3-15는 책이 빛에서 멀리 이동할 때 빛의 강도가 감소함을 보여준다.

이러한 강도의 감소는 선원으로부터 물체의 거리의 제곱에 반비례한다. 수학상 이것을 **역제곱 법칙**이라 하

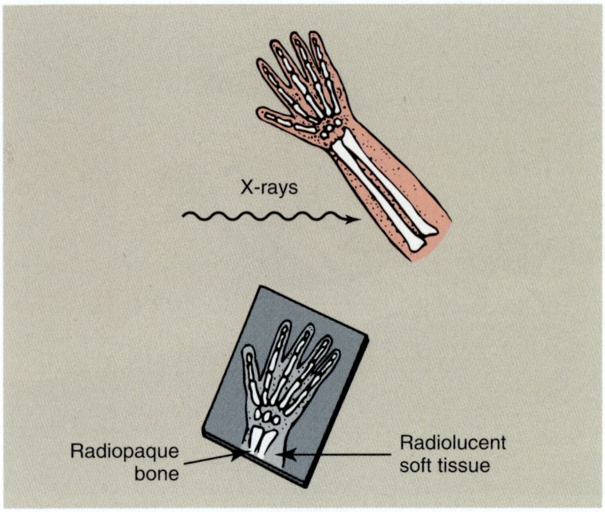

그림 3-14 X선을 감쇠시키는 인체 구조물은 상대적 X선 투과도 혹은 흡수도에 따라 방사선 투과성 혹은 방사선 비투과성이라 한다.

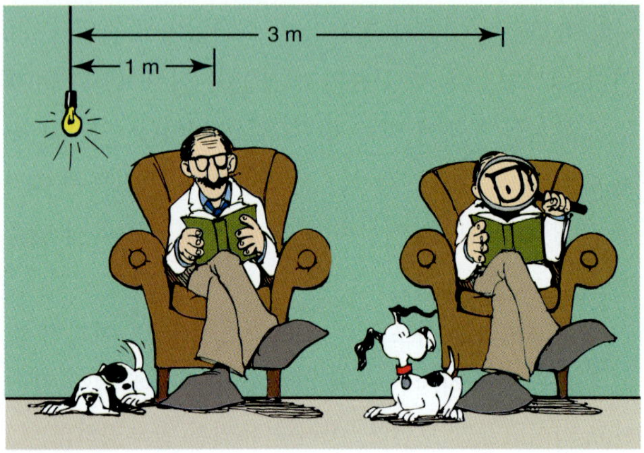

그림 3-15 거리 역제곱 법칙은 방사선 세기와 방사선 선원으로부터의 거리의 상관관계를 설명한다.

며 다음과 같이 표현한다

거리가 증가함에 따라 급격한 강도의 감소의 원인은 방출되는 전체 빛이 강도가 점차적으로 넓은 영역으로 퍼져나가기 때문이다. 파도에 있어 이와 같은 현상은 선원으로부터 거리에 따라 파 진폭의 감소와 비슷하다. 단, 파장은 변화하지 않는다.

> 전자기에너지(방사선)의 강도는 선원으로부터 거리 제곱에 반비례한다.

만약 전자기에너지의 선원이 형광등과 같이 점이 아닌 직선이라면, 역제곱 법칙이 선원 가까이에서는 성립하지 않는다. 선원으로부터 멀리 떨어진 거리에서는 역제곱 법칙이 적용된다.

> **역제곱 법칙**
>
> $$\frac{I_1}{I_2} = \frac{d_2^2}{d_1^2}$$
>
> 또는
>
> $$\frac{I_1}{I_2} = \left(\frac{d_2}{d_1}\right)^2$$
>
> I_1은 선원으로부터 거리 d_1에서의 강도
> I_2는 선원으로부터 거리 d_2에서의 세기

> 역제곱 법칙은 선원으로부터 7배 이상의 거리에 적용할 수 있다.

역제곱 법칙을 적용하기 위해 두 거리와 두 강도로 이루어진 4개의 변수 중 3개의 값을 알아야 한다. 보통의 경우는 선원으로부터 주어진 거리에 알려진 강도와 더 멀리 떨어진 거리에 모르는 강도가 관련된다.

질문 : 1m 거리, d_2에서 독서용 램프의 빛의 강도는 100밀리루멘(mlm), I_2이다(루멘은 빛의 강도를 나타내는 단위이다). 3 m, d_1에서 빛의 강도, I_1은 얼마인가?

해답 :

$$\frac{I_1}{I_2} = \frac{d_2^2}{d_1^2}$$

$$\frac{I_1}{100\ mlm} = \left(\frac{1\ m}{3\ m}\right)^2$$

$$I_1 = (100\ mlm)\left(\frac{1\ m}{3\ m}\right)^2$$

$$= (100\ mlm)(1/9)$$

$$= 11\ mlm$$

전자기에너지(방사선)의 강도와 선원으로부터의 거리 사이에 관계는 X선 강도에 동등하게 적용된다.

질문 : 70 kVp, 200 mAs에서 작동되는 X선관의 노출선량이 90 cm에서 4 mGya이다. 180 cm에서의 노출선량은?

해답 :

$$\frac{I_1}{I_2} = \left(\frac{d_2}{d_1}\right)^2$$

$$I_1 = I_2\left(\frac{d_2}{d_1}\right)^2$$

$$= (4\ mGy_a)\left(\frac{90\ cm}{180\ cm}\right)^2$$

$$= (4\ mGy_a)\left(\frac{1}{2}\right)^2$$

$$= (4\ mGy_a)\left(\frac{1}{4}\right)$$

$$= 1\ mGy_a$$

이 문제는 선원으로부터의 거리가 두 배가 될 때 방사선의 강도는 1/4로 감소함을 설명한다. 반대로 거리가 절반이 되면 방사선의 강도는 4배로 증가한다.

질문 : 주어진 장치에서 1 m 거리에서 X선 강도가 450 mR(4.5 mGya)이다. 만약 실제 빔이 조정실을 향한다면 3 m 거리에 있는 조정실 끝에서의 강도는 얼마인가?

해답 :

$$\frac{I_1}{I_2} = \left(\frac{d_2}{d_1}\right)^2$$

$$I_1 = I_2\left(\frac{d_2}{d_1}\right)^2$$

$$= (4.5\ mGy_a)\left(\frac{1\ m}{3\ m}\right)^2$$

$$= 4.5\ mGy_a\left(\frac{1}{3}\right)^2$$

$$= 4.5\ mGy_a\left(\frac{1}{9}\right)$$

$$= 0.5\ mGy_a$$

이 문제는 주어진 방사선 강도에서 선원으로부터의 거리를 측정하는데 종종 필요하다. 이러한 문제 유형은 흔히 방사선 시설을 설계할 때의 문제와 관련된다.

질문 : 간접 흉부 영상장치가 넓고 큰 방에 설치되어 있다. 작동기술이 180 cm에서 0.25 mGy_a 노출의 결과를 만들었다. 노출 강도가 0.01 mGy_a을 초과하는 흉부 스탠드 뒤쪽 영역은 통제 경계선을 긋는다. 이 영역은 X선관으로부터 얼마나 멀리 떨어져야 하는가?

해답 :

$$\frac{I_1}{I_2} = \frac{d_2^2}{d_1^1}$$

$$\frac{0.25\ mGy_a}{0.01\ mGy_a} = \frac{(d_2)^2}{(180\ cm)^2}$$

$$(d_2)^2 = (180\ cm)^2\left(\frac{0.25\ mGy_a}{0.01\ mGy_a}\right)$$

$$d_2 = \left[(180\ cm)^2\left(\frac{0.25}{0.01}\right)\right]^{\frac{1}{2}}$$

$$= (180)(25)^{\frac{1}{2}}$$

$$= (180)(5)$$

$$= 900\ cm$$

$$= 9\ m$$

이전의 문제들은 X선의 강도가 선원이 일정하다는 가정하에 거리에 따라 계산되어졌다. 실제 방사선 촬영에서는 다른 방식으로 이루어진다. X선 강도는 그 선원(X선 초첨)에 있는 모든 것을 계산해야지만 영상 수용체가 있는 거리에서 노출이 일정하게 유지될 것이다. 따라서 앞으로 우리는 위의 공식을 한 변을 역으로 바꾸어 사용할 것이고 이를 제곱법칙이라 할 것이다.

입자 모형 : 양자 이론

전자기 스펙트럼의 다른 영역들과는 대조적으로, X선은 eV로 측정된 에너지에 따라 정의된다. X선 에너지의 범위는 약 10 keV~50 MeV이다. 이 범위의 파장은 약 10^{-10}~10^{-14} m이다.

표 3-1은 X선 발생의 다양한 종류와 일반적인 이용을 나타낸다. X선 진단영역이 다른 종류의 X선 영역과 거의 동등하다고 할지라도 우린 주로 X선의 진단영역에만 관심이 있다.

X선 광자는 시작과 끝이 줄어드는 진폭을 가지며 서로 직각으로 만나 사인곡선의 형태로 변화하는 자기장과 전기장으로 생각할 수 있다(그림 3-16). X선 광자의 파장은 모든 전자기에너지 광자의 파장과 비슷하게 측정된다. 파장은 사인파형의 일정 지점에서 다음 파장의 동일한 지점까지의 거리를 말한다. X선 광자의 진동수는 파동 방정식을 사용하여 모든 전자기 광자의 진동수와 비슷하게 계산된다.

> X선 광자는 불연속적인 에너지 덩어리이다.

X선은 오직 광속으로만 존재한다. 이것은 **플랑크 양자 이론**의 내용 중 하나이다. 맥스 플랑크(Max Planck)는 독일

표 3-1 의학, 연구 및 산업 분야에 이용되는 X선의 에너지 범위

X선의 종류	에너지의 범위	적용
회절 영역	<10	연구 : 구조 분석이나 분자 분석
Grenz rays*	10~20	의료 : 피부질환 치료
표면 영역	50~100	의료 : 표재조직 치료
진단 영역	30~150	의료 : 해부학적 구조 및 조직 영상
Orthovoltage*	200~300	의료 : 심부조직 치료
Supervoltage*	300~1,000	의료 : 심부조직 치료
Megavoltage	>1,000(1MV)	의료 : 심부조직 치료
		산업 : 용접 금속의 결함 확인

*이 방사선 치료 양식은 더 이상 쓰이지 않음

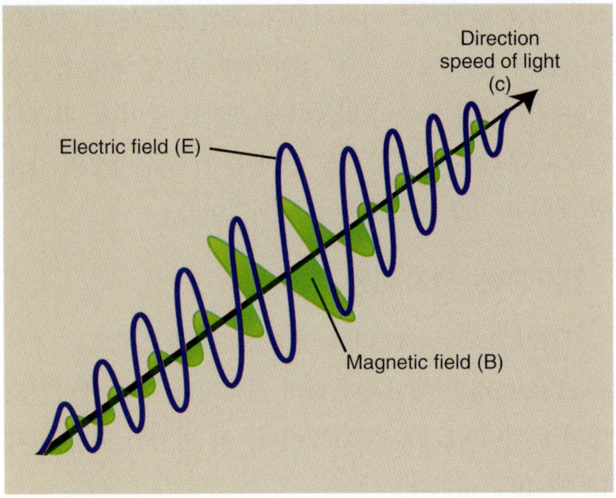

그림 3-16 X선을 포함한 모든 전자기 방사선은 광속으로 직선상을 진행하는 2개의 수직하는 직교 사인파로 나타낼 수 있다. 2개의 사인파 중 하나는 전기장이며 다른 하나는 자기장이다.

물리학자로 그의 수학적인 이론과 물리적 이론은 전자기 방사선을 이해하는 데 유일한 모델로 종합되어졌다. 이러한 업적 때문에 1918년에 노벨상을 수상하였다.

이 이론의 또 다른 결과는 에너지와 진동수의 관계이다. 즉 광자의 에너지는 광자의 진동수에 비례한다. **플랑크 상수**(Plank's constant)로 알려져 있는 이 비례상수는 *h*로 나타내며 4.15×10^{-15}eVs 또는 6.63×10^{-34}Js의 값을 가진다. 수학적으로 에너지와 진동수의 관계는 다음과 같이 표현된다.

> **플랑크 양자 방정식**
> E=hf
> 여기에서 *E*는 광자에너지 *h*는 플랑크 상수이고, *f*는 단위단위가 Hz 인 광자 진동수를 나타낸다.

> 광자에너지는 광자의 진동수에 비례한다.

질문 : 70 keV X선의 진동수는 얼마인가?

해답 :
$$E = hf$$
$$f = \frac{E}{h}$$
$$= \frac{7 \times 10^4 \text{ eV}}{4.15 \times 10^{-15} \text{ eVs}}$$
$$= 1.69 \times 10^{19} /\text{s}$$
$$= 1.69 \times 10^{19} \text{ Hz}$$

질문 : 960 kHz의 방송 주파수를 가지는 라디오 방송국 WIMP-AM에서 방출하는 방사선의 한 개의 광자 에너지는 얼마인가?

해답 :
$$E = hf$$
$$= (4.15 \times 10^{-15} \text{ eVs})(9.6 \times 10^5/\text{s})$$
$$= 3.98 \times 10^{-9} \text{ eV}$$

플랑크 방정식을 확장하면 광자에너지와 광자의 파장의 관계를 알 수 있다. 이 관계는 X선과 다른 종류의 방사선의 동등한 파장을 계산하는 데 유용하다.

> **플랑크 공식**
> $E = hf,\ f = E/h,\ E = \frac{hc}{\lambda}$

즉 광자에너지는 광자의 파장에 반비례한다. 여기에서 비례상수는 플랑크 상수와 광속의 두 상수로 결합되어 있다.

질문 : 파장이 550 nm인 녹색 빛의 한 개의 광자에너지는 얼마인가?

해답 :
$$E = \frac{hc}{\lambda}$$
$$= \frac{(4.15 \times 10^{-15} \text{ eVs})(3 \times 10^8 \text{ m/s})}{550 \times 10^{-9} \text{ m}}$$
$$= \frac{12.45 \times 10^{-7} \text{ eVm}}{5.5 \times 10^{-7} \text{ m}}$$
$$= 2.26 \text{ eV}$$

물질과 에너지

우리는 제1장에서 존재하는 모든 것들은 물질 혹은 에너지로 분류할 수 있다는 설명으로 시작했다. 더욱이 물질과 에너지는 서로의 표시로 설명했다. 고전물리학에 따르면 물질은 생성되지도 않고 파괴될 수도 없다. 그 법칙은 물질보존의 법칙으로 알려져 있다. **에너지 보존법칙**도 마찬가지로 에너지는 생성되지도 않고 사라질 수도 없다.

아인슈타인과 플랑크는 이 이론들을 확대시켰다. 양자 물리학과 상대성 이론에 의하면 물질은 에너지로 변환될 수 있으며 에너지도 또한 물질로 변환될 수 있다. 전기를 생성하는 기반이 되는 핵분열은 물질이 에너지로 전환되는 한 예이다. 방사선학에서 *쌍생성*(pair production)으로 알려진 과정은 에너지가 질량으로 전환되는 한 예이다.

제1장에서 소개된 간단한 관계는 질량의 에너지 등가 계산이나 에너지의 질량등가 계산을 가능하게 한다.

이 방정식은 아인슈타인의 상대성 이론의 결과로 잘 알려진 식이다.

전자볼트(eV)와 마찬가지로 J도 에너지의 단위이다. 1 J은 6.24×10^{18} eV와 같다.

질문 : 전자의 질량($m=9.109 \times 10^{-31}$ kg)을 J과 eV 단위로 나타내면 에너지 등가는 얼마인가?

해답 :
$$\begin{aligned} E &= mc^2 \\ &= (9.109\times10^{-31}\text{ kg})(3\times10^{8}\text{ m/s})^2 \\ &= 81.972\times10^{-15}\text{ J} \\ &= (8.1972\times10^{-14}\text{ J})\left(\frac{6.24\times10^{18}\text{ eV}}{\text{J}}\right) \\ &= 51.15\times10^{4}\text{ eV} \\ &= 511.5\text{ keV} \end{aligned}$$

이 문제는 다음과 같이 반대방향으로 설명될 수도 있다.

질문 : 70 keV X선의 등가 질량은 얼마인가?

해답 :
$$E = mc^2$$
$$m = \frac{E}{c^2}$$
$$= \frac{(70\times10^{3}\text{ eV})\left(\frac{\text{J}}{6.24\times10^{18}\text{ eV}}\right)}{(3.0\times10^{8}\text{ m/s})^2}$$
$$= \frac{11.2\times10^{-15}\text{ J}}{9\times10^{-16}\text{ m}^2/\text{s}^2}$$
$$= 1.25\times10^{-31}\text{ kg}$$

이전의 관계식을 이용하여 단지 광자파장이나 광자 진동수가 알려져 있을 때 광자의 질량등가를 계산할 수 있다.

질문 : 1,000 MHz 마이크로 방사선의 한 개의 광자의 등가 질량은 얼마인가?

해답 :
$$E = hf = mc^2$$
$$m = \frac{hf}{c^2}$$
$$= \frac{(6.626\times10^{-34}\,Js)(1{,}000\times10^{6}\times Hz)}{(3\times10^{8}\,m/s)}$$
$$= 0.736\times10^{-41}\,kg$$
$$= 7.36\times10^{-42}\,kg$$

질문 : 330 nm의 파장을 가진 자외선 광자의 등가 질량은 얼마인가?

해답 :
$$E = \frac{hc}{\lambda} = mc^2$$
$$m = \left(\frac{hc}{\lambda}\right)\left(\frac{1}{c^2}\right) = \frac{h}{\lambda c}$$
$$= \frac{6.626\times10^{-34}\,Js}{(330\times10^{-9}\,m)(3\times10^{8}\,m/s)}$$
$$= 0.00669\times10^{-33}\,kg$$
$$= 6.69\times10^{-36}\,kg$$

이러한 유형의 문제는 전자기 스펙트럼에 대해 질량 등가의 눈금자를 마련하는 데 사용된다(그림 3-17). 이 눈금자는 이전의 예제나 워크북이나 실습 메뉴얼에 있는 몇몇 문제의 정답을 확인할 때 사용할 수 있다.

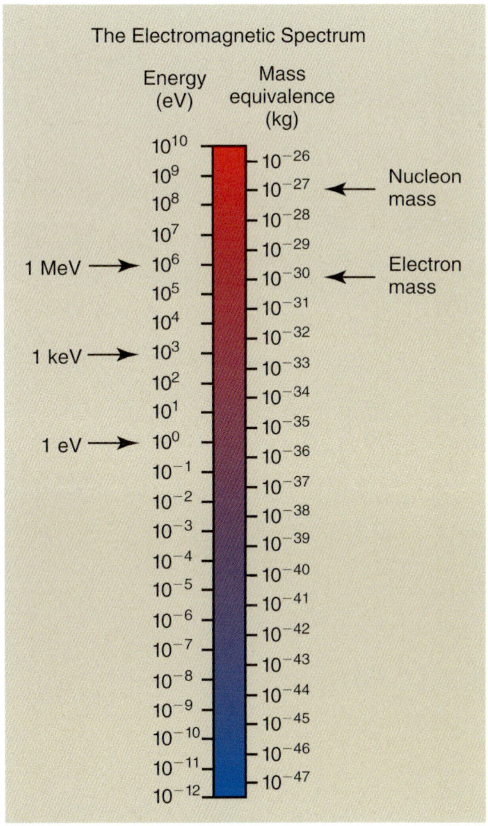

그림 3-17 질량과 에너지는 같은 물질의 두 개의 형태이다. 그림의 눈금자는 kg 단위로 측정된 질량과 전자볼트 단위로 측정된 에너지의 동등성을 보여준다.

요약

질량과 에너지는 서로 교환 가능한 것들이지만 X선 영상은 조직과 영상 수용체와 상호작용하는 X선 광자 형태의 에너지에 기반을 둔다.

X선은 전자기에너지 광자의 한 형태라고 할 수 있다. 진동수, 파장, 속도, 그리고 진폭은 전자기 스펙트럼의 다양한 영상영역을 설명하는 데 사용된다. 전자기 방사선의 특성은 그러한 방사선이 어떻게 물질과 상호작용하는가를 결정된다.

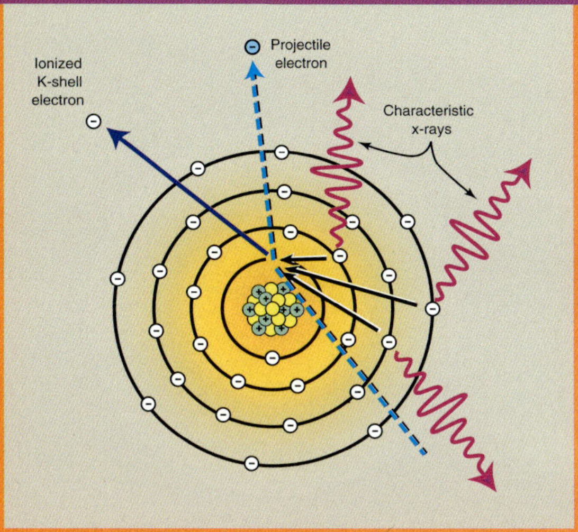

PART 2

X 선
X-radiation

CHAPTER

4

X선관

The X-ray Tube

학습목표

1. X선관의 구조에 대해 설명할 수 있다.
2. X선관을 보호하는 외부 구성요소를 나열할 수 있다.
3. 유리 또는 금속 봉입물의 목적을 설명할 수 있다.
4. 음극과 필라멘트 전류에 대해 설명할 수 있다.
5. 양극과 유도 모터의 구조에 대해 설명할 수 있다.
6. 선초점 원리와 경사효과에 대해 설명할 수 있다.
7. X선관 손상의 3가지 요인에 대해 설명할 수 있다.
8. X선관 정격 차트를 이해하고 설명할 수 있다.

X선관은 주로 방사선사들이 이용하는 X선 영상 시스템의 구성요소이다. 이러한 X선관은 하우징으로 보호되어 있어 직접 접촉하기 어려운 구조로 이루어져 있다. 그림 4-1은 회전 양극형 진단 X선관의 개략도이며, 음극과 양극으로 구성된다.

또한 외부 구조는 지지 구조물, 보호 하우징, 그리고 유리 또는 금속 봉입물의 3가지로 구성되어 있다.

이 장에서는 X선관의 외부 및 내부 구조에 대해 살펴보고, X선관 손상의 원인과 보호방법에 관한 내용을 다룬다.

외부 구성요소

X선관과 하우징은 무겁기 때문에 방사선사들이 X선관을 적절히 위치시키도록 지지하는 구조물이 필요하고, 그림 4-2는 X선관을 지지하기 위한 3가지 주요 방법이다.

천정지지 시스템

천정지지 시스템(ceiling support system)은 가장 흔히 이용하는 방법으로 천정에 고정된 레일로 구성되고, X선관의 수직과 수평 이동이 가능하다.

X선관은 레일에 부착되어 X선관과 영상수용체까지의 거리(SID)를 조절할 수 있다. X선관이 표준 SID에서 검사 테이블 위 중앙에 위치할 때 **기준** 위치가 된다.

또한 방사선사들은 다른 위치를 선택할 수 있고 고정할 수도 있다. 어떤 천정지지 X선관들은 모든 잠금을 해제하고 이동할 수 있다. 잠금상태에서는 약 1 m 이상 이동이 허용되지 않기 때문에 장치의 손상을 방지하기 위해 최소한의 위치 조정이 이루어져야 한다.

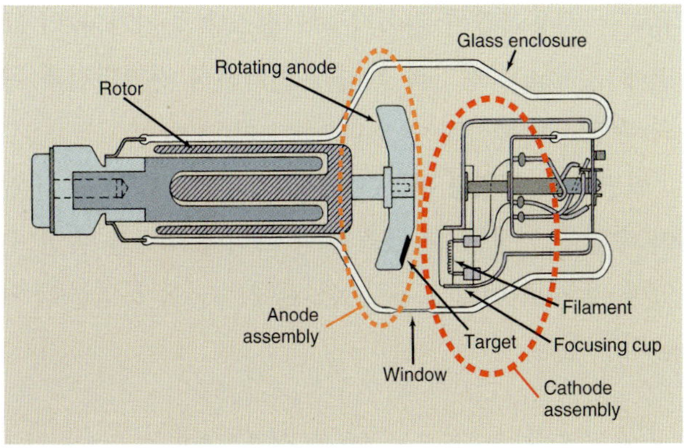

그림 4-1 회전 양극형 X선관 모식도

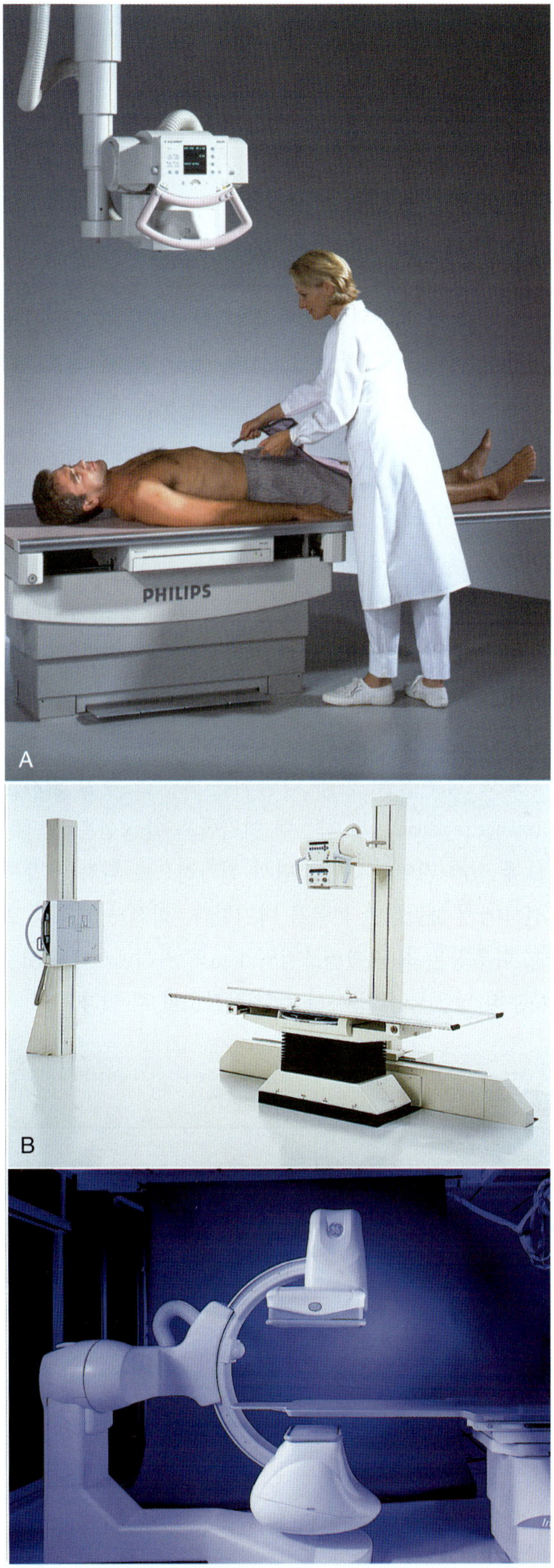

그림 4-2 X선관을 지지하는 3가지 유형. (A) 천정지지, (B) 마루지지, (C) C-자형 지지(A: Courtesy Philips Medical Systems, B: Courtesy Toshiba Corp, C: Courtesy GE Healthcare)

마루-천정지지 시스템

마루-천정지지 시스템(floor-to-ceiling support system)은 레일이 마루에서 천정까지 부착된 단일 기둥을 가진다. X선관은 기둥 회전축에 의해 상하로 조정이 가능하다.

C-자형 지지 시스템

'C'자 형태의 C-자형 지지 시스템은 주로 인터벤션 방사선 촬영에 이용되고 있다. 이러한 시스템은 X선관에 다양한 위치를 제공할 수 있으며, 영상 수용부는 X선관의 반대쪽에 부착되어 있다. *L-자형* 또는 *U-자형* 지지 시스템 또한 유사하게 이용된다.

보호 하우징

X선이 발생하여 방출할 때는 모든 방향에서 같은 강도를 가지며 **등방향**으로 방출된다. 따라서 그림 4-3과 같이 **윈도우(window)**라고 하는 X선관의 특별한 부분을 통해 방출되는 X선만 이용해야 한다. 이 윈도우를 통해 방출되는 X선을 **이용 빔(useful beam)**이라고 한다.

보호 하우징을 통해 방출되는 X선을 **누설 방사선(leakage radiation)**이라 하는데 이러한 누설 X선은 진단정보에 전혀 기여하지 않으면서 결과적으로 환자와 방사선사에게 불필요한 피폭을 야기한다. 적절히 설계된 보호 하우징은 최대 촬영조건의 1 m의 거리에서 1 mGy_a/hr보다 낮은 누설 방사선 수치로 감소할 수 있다.

> 보호 하우징은 과도한 방사선 노출과 전기 쇼크로부터 보호하는 역할을 한다.

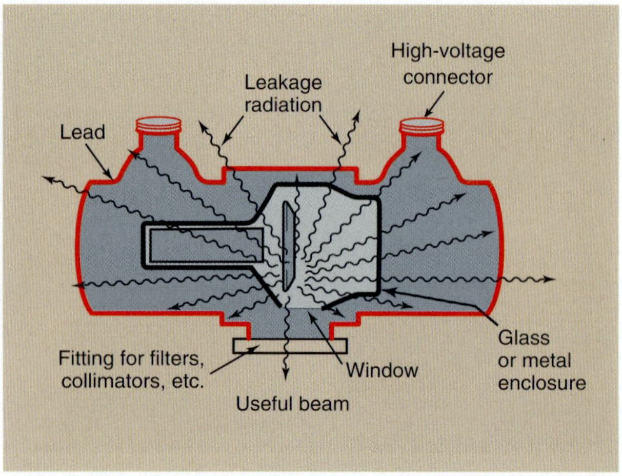

그림 4-3 보호 하우징은 누설 방사선을 1 m 거리에서 1 mGy_a/h 이하로 감소시킨다.

보호 하우징에는 예기치 않은 전기 감전을 보호하기 위한 고전압 보호 장치와 과격한 조작으로 인한 사고를 방지하는 **기계적 안전장치**가 있다.

일부 X선관의 보호 하우징은 전기쇼크 방지를 위한 절연 및 발생하는 열을 냉각하는 역할을 동시에 수행하는 오일을 함유한다. 다른 일부의 보호 하우징에는 공기로 X선관을 냉각하기 위한 냉각팬 또는 X선관이 담겨져 있는 오일이 있다. 이러한 장치는 오일이 가열되었을 때 팽창할 수 있다. 팽창이 과도해지면, 마이크로 스위치가 동작하여 X선관이 냉각될 때까지 이용할 수 없게 된다.

유리 또는 금속관

X선관은 **유리** 혹은 **금속 봉입물** 안에 구성요소들이 포함되어 있는 일종의 전기적인 진공관 형태를 갖는다. 즉 X선관은 음극과 양극 2개의 전극을 갖고 있는 특수한 형태의 진공관이며, 비교적 크고 길이가 약 30~50 cm, 직경이 약 20 cm이다. 유리관은 열에 강한 파이렉스 유리로 이루어져 있다.

X선관 안은 진공상태이기 때문에 효율적인 X선 생산 및 관 수명의 연장을 유지할 수 있다. 공기가 X선관 안에 있으면, 음극으로부터 방출되고 양극으로 도달하는 전자의 수가 감소하여 낮은 X선 발생률과 많은 열이 발생하게 된다.

크루크관 이전의 X선관은 진공이 아니었기 때문에 봉입물 내에 공기가 포함되어 있었다. 하지만 현대의 X선관인 크루크관은 진공관이다.

유리 X선관 봉입물보다는 일부 또는 전체 봉입물을 금속으로 제작하는 것이 X선관의 향상된 설계방식이다. 유리는 사용기간이 길어질수록 텅스텐 증기가 유리 표면에 흡착하고 전기적 특성을 변화시켜 전기방전과 관의 수명을 단축시킬 수 있다.

반면 **금속 봉입형 관**들은 일정한 전압을 유지할 수 있어 수명을 연장할 수 있을 뿐만 아니라 고장을 줄일 수 있다. 실제로 현재 고용량 X선관에는 금속 봉입물이 이용되고 있다.

> X선관은 유리 또는 금속 봉입물로 설계된다.

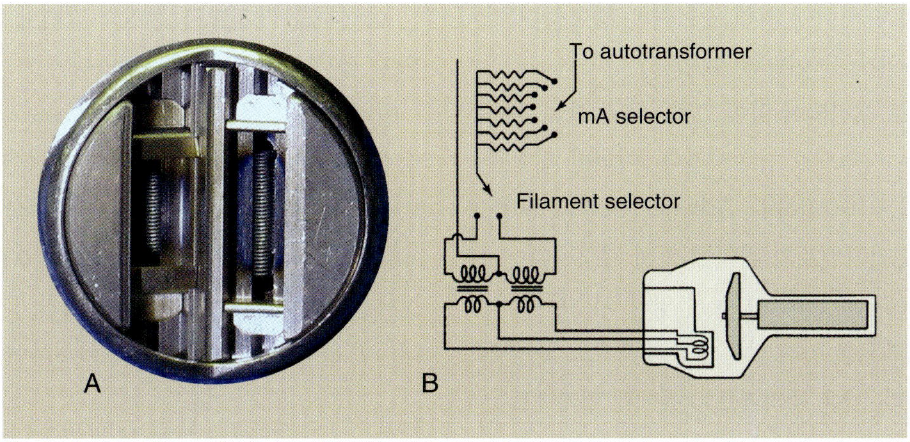

그림 4-4 (A) 0.5mm와 1.5mm의 초점을 제공하기 위해 설계된 이중-필라멘트 음극. (B) 이중-필라멘트 음극의 개략도.

X선관의 창은 유리 또는 금속 봉입물로 되어 있으며, 면적은 약 5 cm^2으로 매우 작아 X선 이용 빔이 방출할 수 있다. 이와 같은 창은 최소의 흡수에 의해 최대한의 X선 방출이 가능하다.

내부 구성요소

음극

그림 4-4는 이중-필라멘트 음극(cathode)과 전기적 요소에 대한 개략도를 나타낸다. 이러한 두 개의 필라멘트는 두 개의 초점을 제공하여 독립된 전자 빔을 생산할 수 있다.

> 음극은 X선관의 (−) 부분이며 필라멘트와 집속관의 두 부분으로 구성된다.

필라멘트(filament). 필라멘트는 매우 작은 코일로 직경은 약 2 mm이고, 길이는 약 1~2 cm이다.

X선관 필라멘트가 가열되면 전자를 방출한다. 필라멘트의 전류가 충분히 높아지면 필라멘트 원자들의 외각 전자들이 방출되는데, 이 현상을 **열전자 방출**(열이온 방출, thermionic emission)이라고 한다.

필라멘트는 보통 **토륨 텅스텐**(thoriated tungsten)으로 만들어지는데 텅스텐은 다른 금속들보다 더 높은 열전자 발생을 제공하고 용융점이 3,410 ℃로 쉽게 증기화되지 않는 장점이 있다. 텅스텐 필라멘트의 1~2% 토륨(thorium)의 첨가는 열전자 방출 효율을 증가시키고 관 수명을 연장할 수 있다.

> X선관 손상의 대부분은 유리 봉입물 위에 텅스텐 증기가 증착하면서 발생한다.

그러나 텅스텐 금속도 증기화되고 내부 구성요소에 코팅이 되면 관의 전기적 특성에 영향을 주어 아크방전과 관 손상을 야기할 수 있다.

집속관(focusing cup). 필라멘트는 그림 4-5와 같이 **집속관**이라 하는 금속관 내에 삽입되어 있다. 음극으로부터 양극으로 가속된 전자들은 모두 전기적인 음전하를 띠고

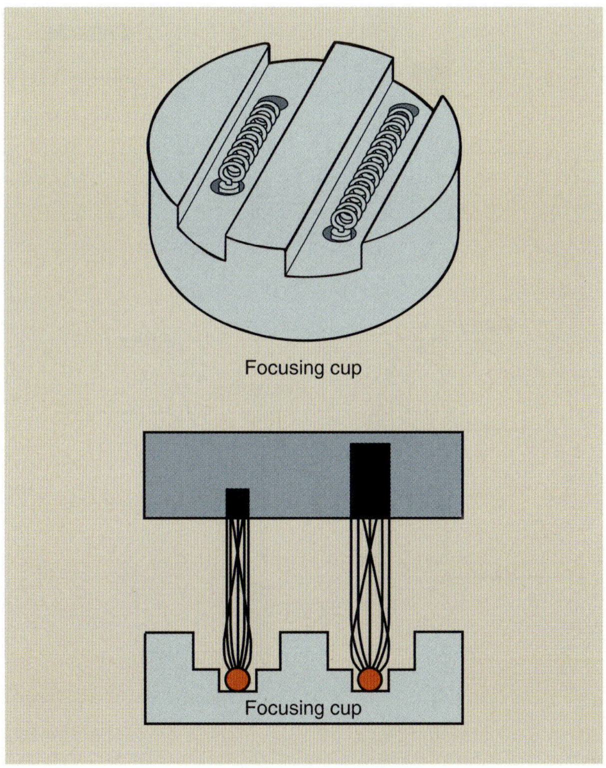

그림 4-5 집속관은 필라멘트를 감싸는 금속 보호판이다.

전자 빔은 정전기적 척력에 의해 흩어지는 경향을 가지며 어떤 전자들은 양극을 이탈할 수 있다.

집속관은 음으로 대전되어 있어 그림 4-6과 같이 전자 빔을 양극의 작은 영역으로 집속시킨다. 이러한 집속관의 효율은 크기와 모양, 전하량, 필라멘트 크기와 모양, 그리고 집속관 내 필라멘트의 위치에 의해 결정된다.

***필라멘트 전류*(filament current).** X선 영상 시스템이 처음 작동되면 필라멘트를 통해 낮은 전류가 흐르고 X선 발생을 위해 예열된다. 낮은 필라멘트 전류에서 필라멘트는 열전자 방출을 위한 충분한 열이 아니기 때문에 관전류가 발생하지 않는다. 필라멘트 전류가 충분히 높아지면 열전자 발생이 일어나고 X선관 전류가 증가하게 된다.

> X선관 전류는 필라멘트 전류를 제어함으로써 조절할 수 있다.

그림 4-7의 필라멘트 전류와 X선관 전류의 이러한 관계는 관전압에 의존한다.

필라멘트로부터 전자가 발생되었을 때 이러한 전자들은 음전하를 가지면서 전기적 척력에 의해 필라멘트 주위에 전자구름을 형성할 수 있다.

이러한 전자구름을 *공간전하*(space charge)라고 하는데, 정전기적 척력에 의해 충분한 전자들이 필라멘트로부터 방출되기 어렵게 한다. 이러한 현상을 *공간전하 효과*(space charge effect)라 한다. 그러므로 1,000 mA를 초과하는 전류를 발생시키는 X선관을 제작하고자 할 때 제조사는 적절한 공간전하 보상장치를 설계하여야 한다.

> 저관전압과 고관전류에서의 열전자 방출은 공간전하에 의해 제한될 수 있다.

그림 4-8의 그래프에서 주어진 필라멘트 전류(4.8 A)에서 X선관의 전류는 전압의 증가에 따라 최고값까지 상승한다. 일정 관전압이 되면 방출되는 전자 모두가 수집되기 때문에 더 이상 관전류가 증가하지 않는데, 이것을 **포화전류(saturation current)**라고 한다.

이러한 포화전류는 공간전하 때문에 낮은 관전압에서는 도달되지 않는다.

대부분의 진단용 X선관은 크고 작은 두 개의 초점부(focal spots)가 있다. 작은 초점부는 더 좋은 공간 분해능이 요구될 때 이용되고 큰 초점부는 큰 인체 부위를 영상화

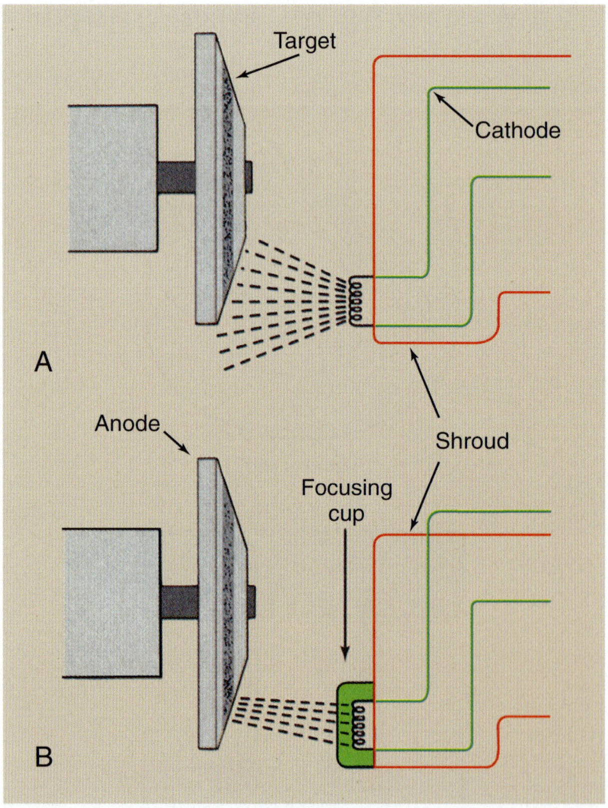

그림 4-6 (A) 집속관이 없을 때, 전자 빔은 전자들의 정전기적 척력에 의해 양극 쪽으로 흩어진다. (B) 음으로 대전된 집속관이 있을 때, 전자 빔은 밀집되어 표적으로 향하게 된다.

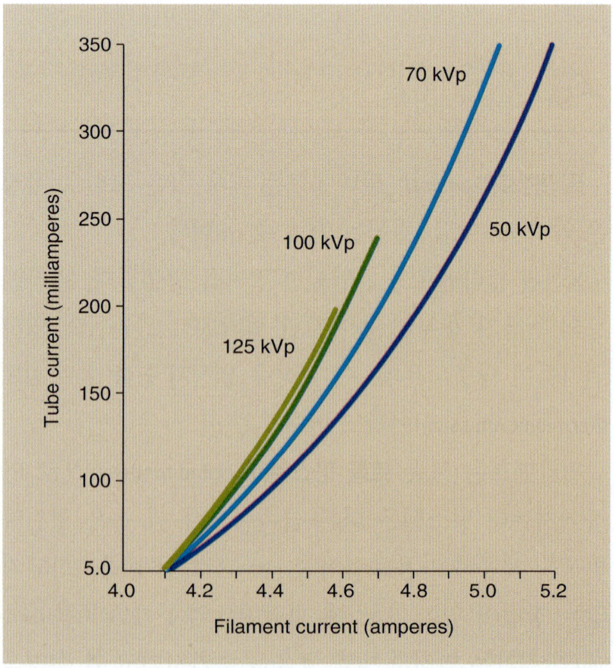

그림 4-7 X선관의 관전류는 필라멘트 전류에 의해 조절된다. 열전자 방출 특성 때문에 필라멘트 전류의 작은 변동은 관전류의 큰 변동을 야기한다.

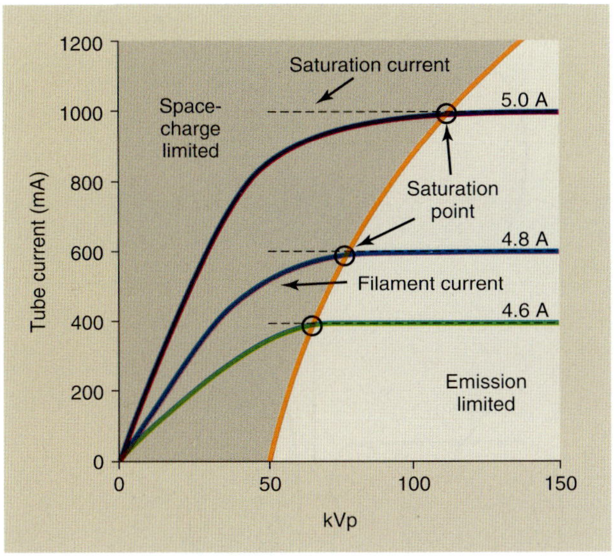

그림 4-8 주어진 필라멘트 전류에서 관전류는 포화전류라고 하는 최대값까지 도달한다.

할 때 이용된다.

보통 약 300 mA 이내에서는 두 초점이 모두 이용될 수 있지만, 400 mA 이상에서는 양극의 열용량이 작은 초점을 초과하기 때문에 큰 초점부만 이용된다.

작은 초점부의 크기는 약 0.1~1 mm이고, 큰 초점부는 약 0.3~2 mm이다. 그림 4-9의 이중-필라멘트 음극부의 필라멘트는 집속관 내에 있다. 작은 초점 크기는 작은 필라멘트, 큰 초점 크기는 큰 필라멘트에 의한 것으로 전류는 적절한 필라멘트를 통해 방출된다.

양극

그림 4-10과 같이 양극(anode)은 **고정양극**과 **회전양극**의 형태가 있다. 고정양극 X선관은 치과 X선 영상 시스템, 이동형 영상 시스템, 높은 관전류와 전력이 요구되지 않는 특수 목적의 장치에 이용된다. 일반적인 목적의 X선관은 짧은 시간 동안 높은 강도의 X선 빔을 생성시킬 수 있어야 하기 때문에 회전양극을 이용한다.

> 양극은 X선관의 (+) 쪽이며 전도성이 있고 열을 방출하며 표적을 포함한다.

양극은 X선관에서 3가지 기능을 제공해야 한다. 첫째, 양극은 **전기적인 도체**이어야 한다. 즉 음극에서 방출된 전자들을 고전압 발생기 측으로 전달할 수 있어야 한다. 둘째 양극은 표적의 **기계적인 지지** 역할을 할 수

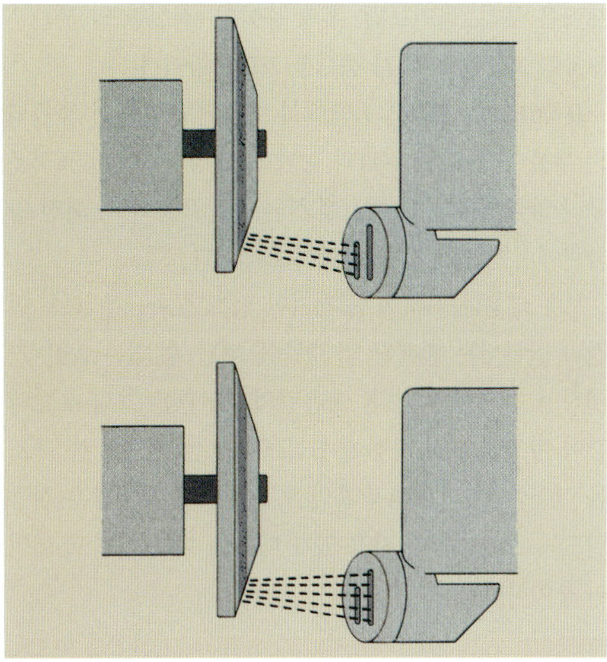

그림 4-9 이중-초점 X선관에서 초점 크기는 두 필라멘트 중 하나를 가열함으로써 조절된다.

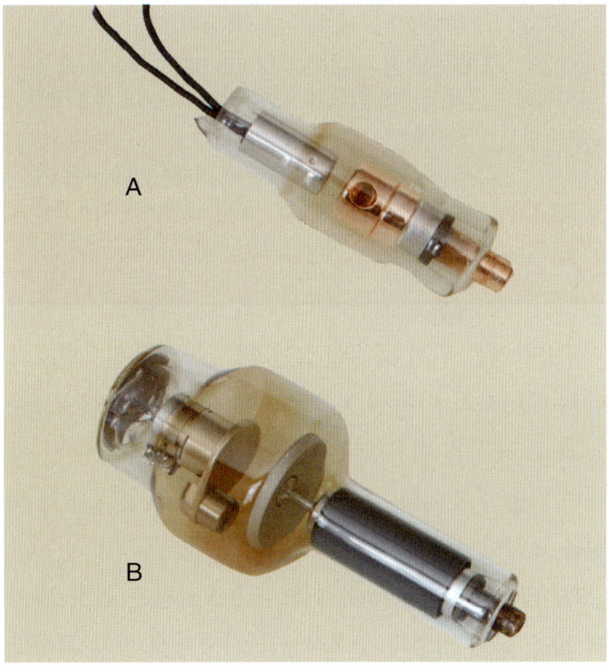

그림 4-10 모든 진단 X선관은 양극의 종류에 따라 분류될 수 있다. (A) 고정양극. (B) 회전양극.

있어야 한다.

셋째 양극은 우수한 **열 냉각기능**을 가져야 한다. 음극에서 방출된 전자들이 양극과 상호작용할 때 99% 이상의 전자들이 열로 변환되고, 이러한 열은 빠르게 냉각되어야 한다. 따라서 일반적으로 이용되는 대부분의 양극

재질은 구리, 몰리브덴, 흑연 등이며, 적절한 열 분산은 고용량 X선관 설계 시 중요한 고려사항이다.

***표적(target)*.** **표적**은 음극에서 방출된 전자들이 충돌되는 부분이다. 그림 4-11과 같이 고정 양극관에서 표적은 구리 양극에 첨가된 텅스텐 합금으로 구성되고, 회전 양극관에서는 전체 회전 원판이 표적이다.

보통 레늄(rhenium; Re)을 첨가한 텅스텐 합금은 고속 회전과 반복되는 열팽창 및 수축에 견딜 수 있는 높은 기계적인 강도를 지닌다. 고용량의 X선관은 그림 4-12와 같이 텅스텐 표적 아래에 몰리브덴 또는 흑연의 층 구조를 이룬다. 몰리브덴과 흑연 모두 텅스텐보다 낮은 질량 밀도(mass density)를 가지고 있기 때문에 더욱 가볍고 회전이 용이하다.

텅스텐의 3가지 주요 특성은 다음과 같으며 일반 방사선 영상을 위한 표적 물질로 선택된다.

1. **원자번호–** 텅스텐의 높은 원자번호(74)는 고효율 및 고에너지 X선을 생성한다. 이 이유에 대해서는 제9장에서 자세히 다루도록 한다.
2. **열 전도성–** 텅스텐은 구리와 열전도성이 거의 같기 때문에 발생한 열을 분산시키는 데 효율적인 금속이다.
3. **높은 용융점–** 열이 충분히 가해지면 물질은 녹고 액화된다. 텅스텐은 구리(1,100℃)에 비해 높은 용융점(3,400℃)을 갖는다. 그래서 높은 관전류에서도 견딜 수 있다.

유방촬영을 위한 특수한 X선관들은 낮은 원자번호와 낮은 에너지의 K 특성 X선 때문에 몰리브덴 또는 로듐(rhodium) 표적을 이용한다. 이러한 원리는 제7장에서 자세히 기술할 것이다. 표 4-1은 이러한 표적 물질들의 특성을 요약한 것이다.

***회전양극(rotating anode)*.** 회전양극 X선관은 전자 빔이 더 넓은 표적 영역과 상호작용을 가능하게 하고 고정양극에서 처럼 열이 하나의 작은 영역에 집중되지 않는다. 그림 4-13은 1 mm 초점영역을 갖는 전형적인 고정양극 (4 mm²)과 회전양극(1,800 mm²) X선관의 표적 영역을 비교한 것이다. 즉 회전양극관은 고정양극에 비해 500배 이상의 충돌 면적을 제공한다.

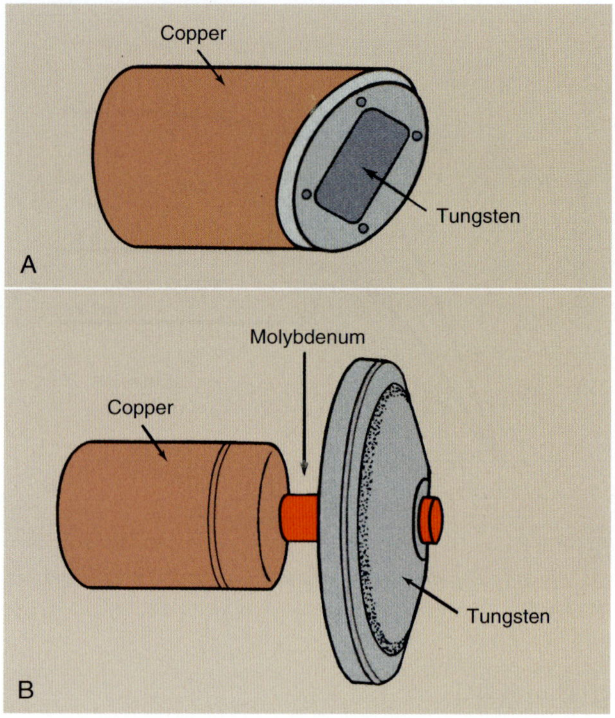

그림 4-11 (A) 고정양극에서 표적은 양극 내부에 있다. (B) 회전양극에서 표적은 회전 디스크 형태이다.

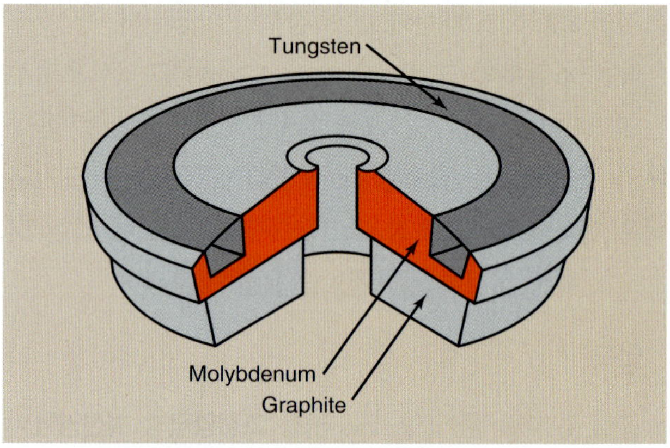

그림 4-12 층상양극(layered anode)은 열용량을 증가시키기 위해 하나 이상의 층이 있는 표적면을 가진다.

표 4-1 X선 표적의 특성

원소	화학기호	원자번호	K X선 에너지(keV)	용융점(℃)
텅스텐	W	74	69	3,400
몰리브덴	Mo	42	19	2,600
로듐	Rh	45	23	3,200

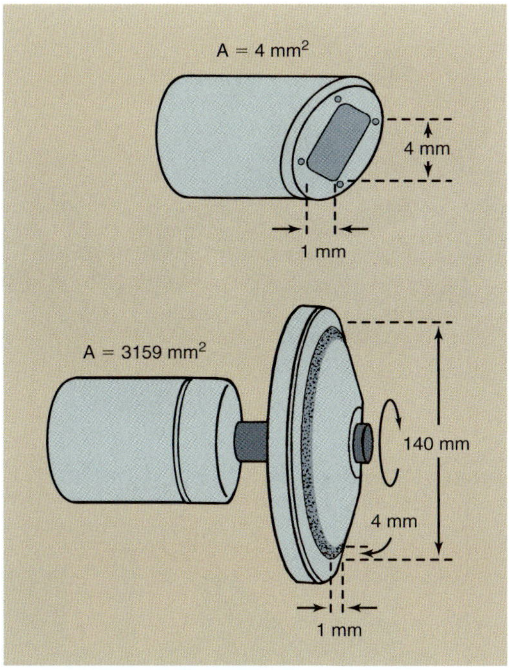

그림 4-13 1 mm 초점을 갖는 고정양극관은 4 mm^2의 표적 면적을 갖는다. 15 cm 직경의 회전양극관은 약 1,800 mm^2의 표적 면적과 약 500배 이상의 열용량을 가질 수 있다.

> 회전양극은 높은 관전류로 짧은 조사시간의 촬영이 가능하다.

열용량은 양극의 회전속도를 증가시킴으로써 더욱 향상될 수 있다. 대부분의 양극은 약 3,400 rpm으로 회전할 수 있으며, 고용량 X선관의 양극은 10,000 rpm까지 가능하다.

양극의 기둥 폭이 좁은 이유는 양극과 회전자 사이의 축으로 열적 전도성을 줄이기 위해서이다. 이 기둥의 재질은 보통 낮은 열전도 때문에 몰리브덴으로 구성되어 있다.

회전양극관의 회전자가 손상되었을 때, 양극은 과열되고 크랙 등이 발생하여 그림 4-14와 같이 X선관의 파손을 야기할 수 있다.

유도 모터(induction motor). 양극은 주로 전자기 유도 모터를 이용한다. 이러한 유도 모터는 그림 4-15와 같이 유리 또는 금속 봉입물에 의해 서로 분리된 주요 두 부분으로 구성되어 있다. 유리 또는 금속 봉입물 외부 부분을 *고정자(stator)*라고 하며, 관의 목 주위 공간에 연속되는 전자석으로 구성되어 있다. 봉입물 안은 *회전자(rotor)*라고 하며 구리와 연철로 이루어진 기둥이다.

> 회전양극은 전자기적 유도 모터에 의해 작동된다.

유도 모터는 변압기와 유사하게 전자기 유도에 의해 작동한다. 감겨져 있는 각 고정자 내 전류는 회전자 주위에 자기장을 유도한다. 이 자기장은 강자성체인 회전자와 상호작용하여 고정자와 동기화하여 회전하게 된다.

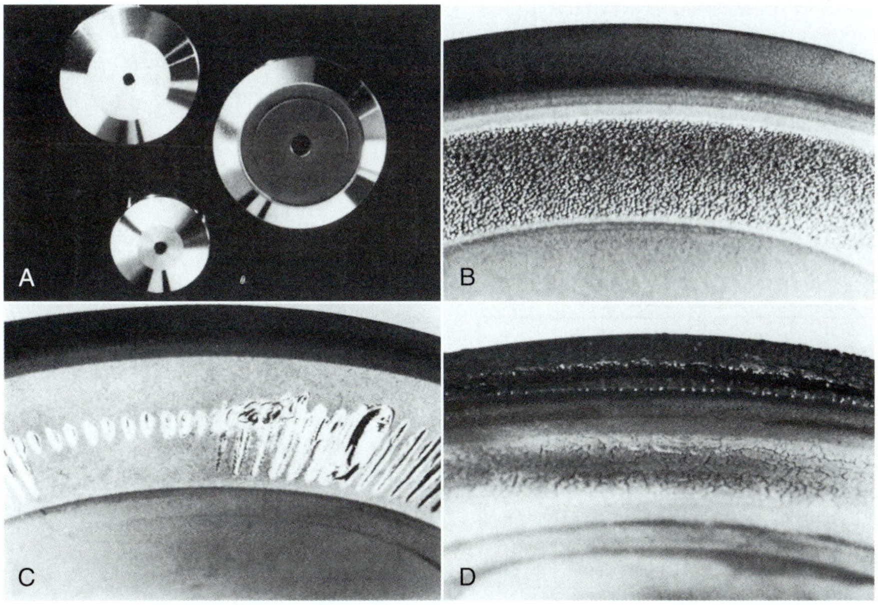

그림 4-14 손상 전(A)과 손상 후(B~D)의 회전양극의 외형. 양극 분리와 표면이 녹은 이러한 예는 베어링 손상에 의한 저속 회전(B), 반복된 과부하(C), 최대 열용량의 초과(D)에 의해 야기된다. (Courtesy Philips Medical Systems).

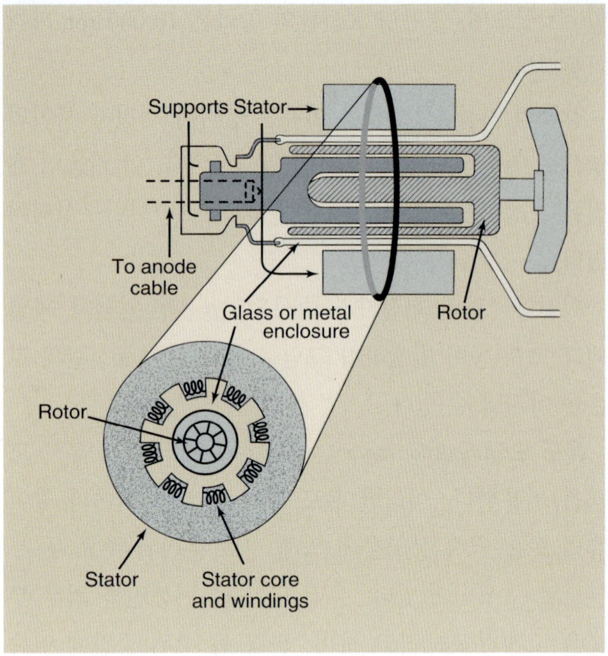

그림 4-15 회전양극관의 표적은 유도 모터에 의해 작동되며, 이 유도 모터는 고정자와 회전자로 구성된다.

X선관에서 양극의 **회전시간**은 약 60초이고 회전자의 베어징은 낙후되기 때문에 시간이 지남에 따라 회전시간이 감소한다.

대용량의 양극을 이용하는 설계는 그림 4-16과 같이 각 끝에 고정된 축을 이용한다. 이 X선관에서 양극은 봉입물에 부착되어 있고 삽입물 전체가 회전한다. 음극은 축에 위치하고 전자 빔은 양극으로 전자기적으로 전달된다.

선초점 원리. 초점은 X선이 방출되는 표적의 영역으로 초점이 작을수록 영상의 공간 분해능이 우수하기 때문에 작은 초점을 요구한다. 하지만 초점의 크기가 작아질수록 표적의 열이 집중되는 단점이 있다.

> 초점은 실제의 X선원이다.

회전양극이 개발되기 전에 작은 초점 크기를 유지하면서 넓게 열 분산이 가능한 X선관이 소개되었는데, 이 X선관은 **선초점 원리**(line-focus principle)를 이용한 것이다. 즉 그림 4-17과 같이 표적의 각도를 조절함으로써 실제 전자의 상호작용 면적보다 작은 유효 초점을 가능하게 하였다.

유효 표적 영역 또는 유효 초점 크기는 환자와 영상

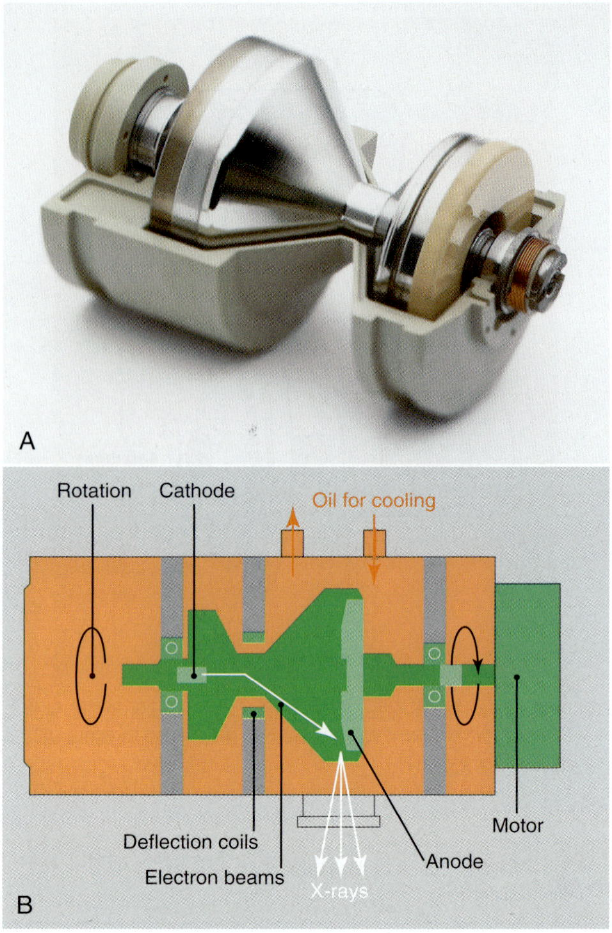

그림 4-16 (A) 고용량 X선관은 완벽한 열분산을 위해 오일통에 위치한다. (B) 냉각용량은 열 부하보다 더 크다. (Courtesy Siemens Medical Systems).

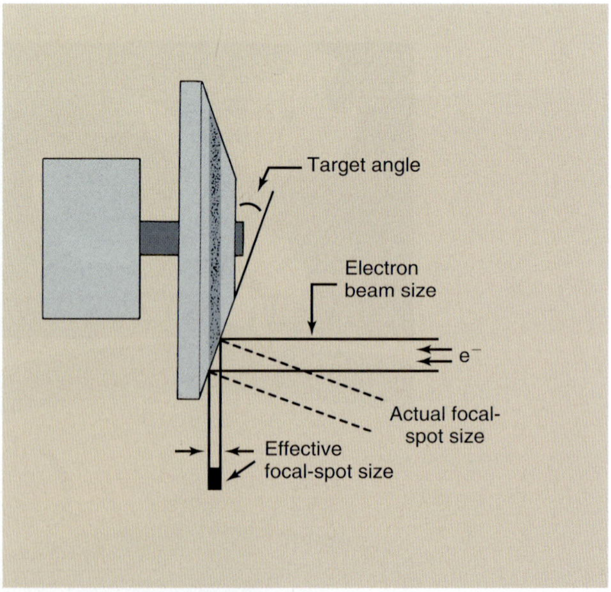

그림 4-17 선초점 원리는 적은 유효 초점을 가진 높은 양극 열부하를 가질 수 있다. 표적 각이 감소함에 따라 유효 초점 크기도 감소한다.

수용체로 투영되는 영역을 말한다. 표적 각이 작아질수록 유효 초점 크기 또한 작아진다. 진단 X선관은 약 5~20°의 표적 각을 갖는다.

작은 영상 수용체가 이용될 때, 양극 각은 더욱 커진다. 선초점 원리의 장점은 공간 분해능과 열용량을 동시에 개선시킬 수 있는 것이다.

> 선초점 원리는 실제 초점 크기보다 훨씬 작은 유효 초점 크기를 갖는다.

그림 4-18과 같이 두 초점 크기를 갖는 이중 각 표적이 양극에 다른 두 개의 표적 각을 만들기 위해 이용된다. 다른 길이의 필라멘트를 갖는 이중 각 표적을 혼용하는 것은 매우 유용한 방법이다.

일반적으로 원형의 유효 초점이 이용될 수 있지만 그림 4-19와 같은 이중 바나나와 같은 모양을 가질 수

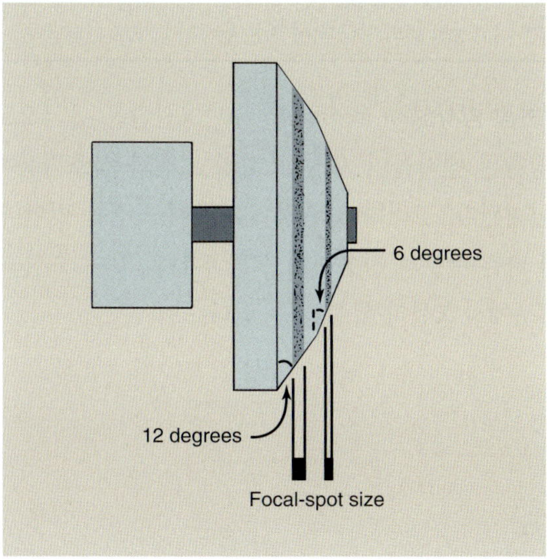

그림 4-18 일부 표적은 2가지 초점을 만들기 위해 두 개의 각을 갖는다. 이를 위해 두 개의 필라멘트가 필요하다.

있다. 이러한 초점에 의한 X선 강도의 차이는 필라멘트와 집속관의 설계와 집속관의 전압에 의해 조절된다.

표 4-2는 허용 가능한 최대 초점 크기를 나타내었다.

경사효과. 선초점 원리의 단점은 음극 쪽의 방사선 강도가 양극 쪽보다 크다는 것이다. 표적의 다양한 깊이에서 전자들은 표적 원자들과 상호작용한다.

그림 4-20과 같이 양극 쪽으로 방출된 이용 빔 X선은 음극 쪽으로 방출된 X선보다 두꺼운 표적 물질을 통과해야 한다. 표적의 'heel'로 방출되는 X선의 강도는 표적을 통해 더 깊은 경로로 방출되어 더 많은 흡수를 야기한다. 이것을 **경사효과(heel effect)**라고 한다.

> 양극 각이 작을수록 경사효과는 크게 나타난다.

X선장의 이용 빔에 대한 방사선 강도의 차이는 최대 45%까지 변할 수 있다. **중간선**의 방사선 강도가 100%로 설계된다면 음극 쪽 강도는 120%까지 변할 수 있고, 양

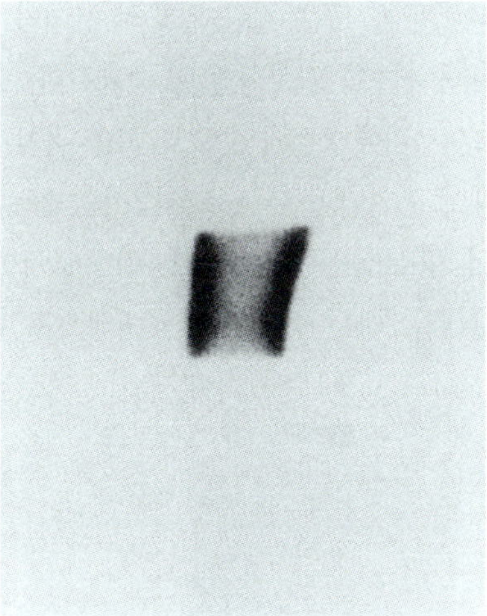

그림 4-19 초점의 모양은 이중 바나나 형태이다. (Courtesy Donald Jacobson, Medical College of Wisconsin).

표 4-2 공식적인 초점 크기와 허용 가능한 최대 크기 비교

공식적인 초점 크기(mm)			허용 가능한 초점 크기(mm)		
너비	×	길이	너비	×	길이
0.1	×	0.1	0.15	×	0.15
0.3	×	0.3	0.45	×	0.65
0.4	×	0.4	0.6	×	0.85
0.5	×	0.5	0.75	×	1.1
1.0	×	1.0	1.4	×	2.0
2.0	×	2.0	2.6	×	3.7

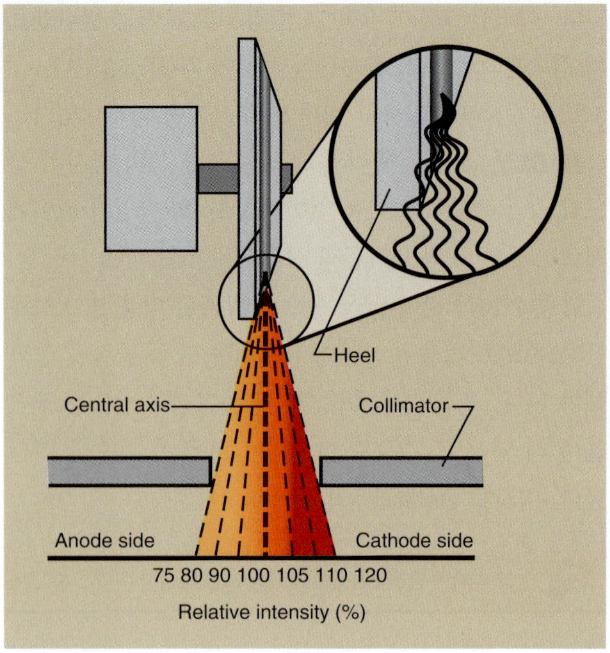

그림 4-20 경사효과는 표적의 '경사(heel)'에서 흡수에 의해 발생된 이용 빔의 양극 쪽에서 감소한 X선 강도의 결과로 나타난다.

극 쪽의 강도는 75%까지 변할 수 있다.

경사효과는 두께 또는 질량 밀도의 차이가 많이 나타나는 해부학적 구조를 영상화할 때 중요하다. 일반적으로 좀 더 두꺼운 부위에 X선관의 음극 쪽을 위치시킴으로써 영상 수용체에 균일한 방사선 조사를 제공할 수 있다.

예를 들어, 흉부촬영에서 음극은 안쪽이어야 한다. 횡격막에서 흉부 아래는 상부보다 상대적으로 더 두껍다. 따라서 영상 수용체의 X선 조사가 균일해지려면 더 높은 방사선 강도가 요구된다.

반대로 복부 영상에서 음극 쪽은 바깥쪽이어야 한다. 상복부가 하복부보다 두껍기 때문에 균일한 X선 조사를 위해 더 많은 X선 강도가 필요하다.

그림 4-21은 두 장의 PA 흉부 영상을 보여준다. 한 개는 음극 아래로 얻은 것이고, 다른 한 장은 음극 위로 얻은 것이다.

유방촬영에서 X선관은 X선 빔이 더 높은 음극 쪽이 가슴벽을 향하도록 X선관이 설계된다. X선관에 각을 줌으로써 더 작은 유효 초점 크기를 얻을 수 있다.

경사효과의 다른 중요한 결과는 초점 크기를 변화시키는 것이다. 그림 4-22와 같이 유효 초점은 음극 쪽보다 양극 쪽에서 더욱 작다. 유방촬영장비 제조사들은 가슴벽을 따라 더 작은 초점을 생성하기 위해 X선관에 각을 준다.

> 경사효과(heel effect)는 더 작은 유효 초점 크기로 나타나고 X선 빔의 양극 쪽에 적은 방사선 강도로 나타난다.

비초점 방사선(off-focus radiation). X선관은 음극으로부터 방출된 전자들이 오직 표적의 초점과 상호작용하도록 설계된다. 그러나 일부의 전자들이 초점을 벗어나 표적의 다른 부분과 작용하여 그림 4-23과 같이 초점의 바깥부분에서 X선이 생성될 수 있다.

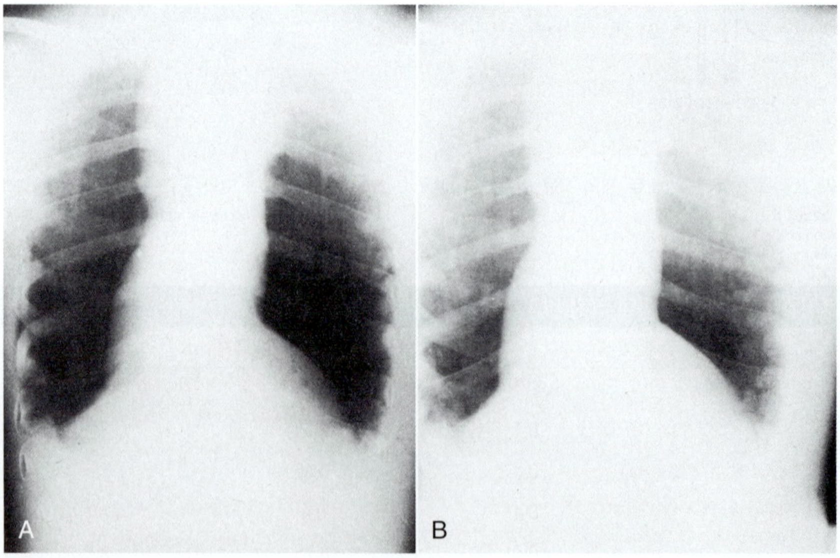

그림 4-21 경사효과를 증명하는 PA 흉부 영상. (A) 음극 상(superior)으로 얻은 영상. (B) 음극 하(inferior)를 가진 영상. B와 같이 인체의 두꺼운 쪽에 음극을 위치시킴으로써 영상의 밀도가 더욱 균일해진다. (Courtesy Pat Duffy, Roxbury Community College).

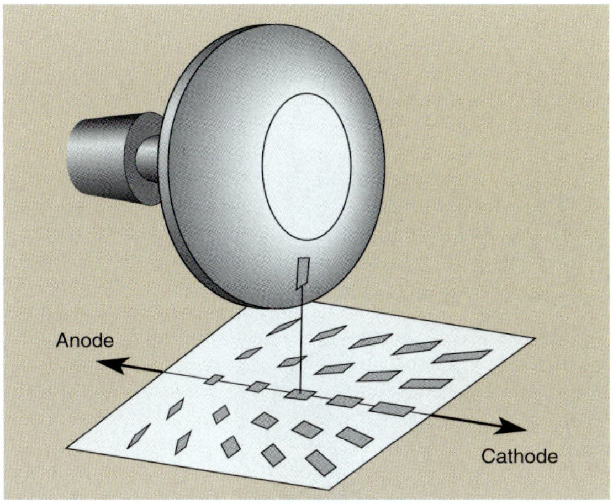

그림 4-22 투영된 X선장에 따라 유효 초점의 크기와 모양이 변화한다.

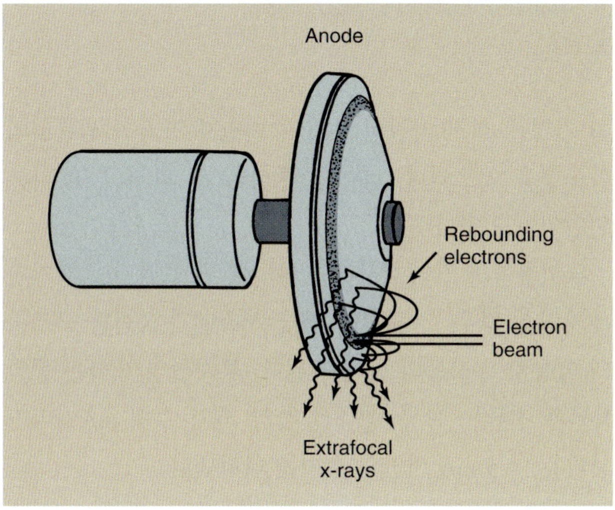

그림 4-23 초점 외 X선은 양극의 초점 밖에서 전자와의 상호작용의 결과로 나타난다.

이러한 X선을 *비초점 방사선*이라 한다. 비초점 방사선은 초점 크기를 크게 하기 때문에 유용하지 않다. 즉 비초점 방사선은 영상 대조도를 상당히 감소시킬 수 있다.

이러한 비초점 방사선은 그림 4-24와 같이 X선관의 창 근처 관 하우징에서 고정된 막을 이용함으로써 감소시킬 수 있다.

다른 효율적인 해결법은 금속 봉입 X선관이다. 초점으로부터 반사된 전자들은 금속 봉입물에 의해 바깥으로 전도되기 때문에 초점 밖 표적으로 끌려가지 않는다. 그리드의 이용은 비초점 방사선을 감소시킬 수 없다.

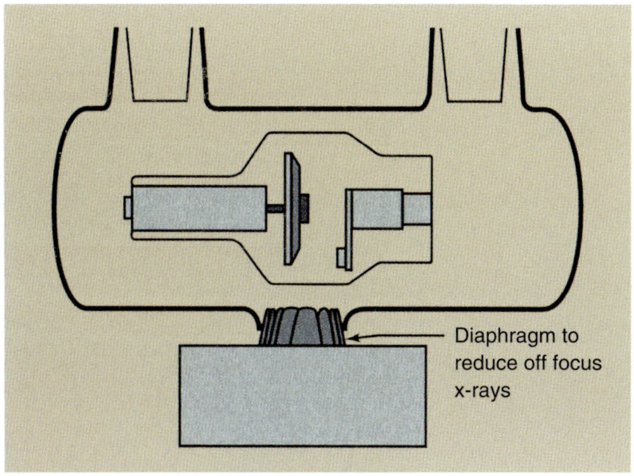

그림 4-24 추가적인 장치가 초점 외 방사선을 감소시키기 위해 초점 가까이에 위치한다.

X선관의 손상

방사선사의 관리에 따라 X선관의 수명이 달라진다. 기본적으로 X선관의 수명은 관전류, 관전압 및 조사시간을 각 검사에서 요구하는 최소한의 조건으로 촬영함으로써 증가시킬 수 있다.

X선관의 손상에는 여러 가지 원인이 있는데, 이러한 원인의 대부분은 X선관의 열적 특성과 관련 있다. 엄청난 열이 X선관의 양극에서 X선이 조사되는 동안 발생된다.

X선관이 계속해서 기능을 하기 위해서는 열이 분산되어야 한다. 이 열은 그림 4-25와 같이 복사, 전도 및 대류의 3가지 방법 중의 하나로 분산시킬 수 있다. **복사**는 적외선 방출에 의한 열의 전달이다. 열 램프는 가시광선뿐만 아니라 적외선도 방출한다.

전도는 물체의 한 쪽에서 다른 쪽으로의 에너지 전달을 의미한다. 가열된 철 냄비의 손잡이는 전도로 인해 뜨거워진다. **대류**는 한 공간에서 다른 공간으로 가열된 물질의 이동에 의한 열의 전도를 뜻한다. 많은 가정과 사무실은 따뜻한 공기의 대류에 의해 가열된다.

> 과도한 열은 X선관 수명을 감소시킨다.

이러한 열 전달의 3가지 방식 모두가 X선관에서 발생하는데, 대부분이 X선이 조사되는 동안 복사에 의하여 소실된다. 양극은 붉은색을 띠며 적외선을 방출한다.

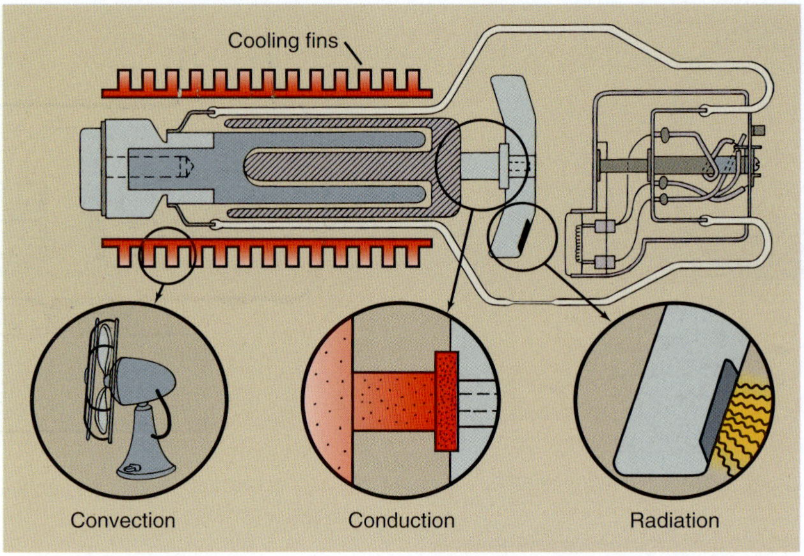

그림 4-25 양극의 열은 복사, 전도 또는 대류에 의해 분산된다.

또한 적은 양의 열이 양극의 목을 통해 회전자와 유리 봉입물에 전도된다. 가열된 유리 봉입물은 오일의 온도를 상승시키고, 대류에 의해 관 구조물과 공기의 열이 순환하게 된다.

한 번의 노출 동안 양극의 온도가 과잉되면 그 부분의 표면은 녹고 양극에 패인 자국이 발생한다. 이러한 불규칙한 표면은 변수로 작용하여 방사선 출력의 감소를 일으킨다. 만약 표면의 녹은 상태가 심각하다면 텅스텐이 기화될 수 있고 유리 봉입물의 안을 도금할 수 있다. 이것은 X선 빔의 감소시키고, 음극에서 양극으로의 전자와 상호작용하여 흐름을 방해할 수 있다.

양극의 온도가 너무 빨리 상승한다면 양극은 결함이 생길 수 있고 불안전한 회전에 의해 파손될 수 있다.

> 최상의 방사선 기술은 차가운 양극에 적용해서는 안 된다.

X선관 손상의 다른 유형은 양극을 고온상태로 장시간 유지하면서 발생할 수 있다. 1~3초의 지속적인 X선 조사시간 동안 양극의 온도는 백열전구를 충분히 밝힐 수 있을 것이다. 조사되는 동안 열은 방사에 의해 분산된다.

열은 조사시간 동안 주로 튜브가 잠겨 있는 오일통 속에서 전도를 통해 분산된다. 일부 열은 좁은 몰리브텐 축을 통해 회전자 어셈블리로 전도된다. 이것은 회전자 베어링의 후속 가열을 발생시킬 수 있다. 베어링의 지나친 가열은 회전 마찰의 증가와 회전자 양극 어셈블리의 불균형을 일으키며, 베어링 손상은 관 파괴의 또 다른 원인이기도 하다.

투시촬영과 같이 X선관의 양극에 온도 압력이 장기간 유지되는 경우, 전체적인 양극 시스템과 X선관 구조물의 열용량이 작동의 한계가 된다. 투시촬영을 하는 동안 X선관 전류는 보통 방사선 촬영 시의 수백 mA이라기보다는 약 5 mA 미만의 수치를 나타낸다.

투시촬영에 의한 조건하에서 회전하는 표적의 열 소산 비율은 열 입력 비율과 균형을 이루고, 이 비율은 드물게는 표적의 표면 결함을 야기할 수 있다. 하지만 X선관은 로터 어셈블리와 오일통, 그리고 X선관 구조물에 전해진 지속적인 열 때문에 파괴될 수 있으며, 베어링과 X선관 구조물, 유리막이 손상될 수 있다.

X선관 손상의 최종적인 원인은 필라멘트이다. 필라멘트의 높은 온도 때문에 텅스텐 원자가 천천히 증기화되고, 심지어는 정상적으로 사용할 때에도 유리나 금속막 내부에 판을 형성한다. 텅스텐이 양극으로부터 증기화하면서 X선관의 전기 균형을 방해할 수 있다. 또한 종종 호(아크, arc)를 그리며 X선관 전류에 갑작스럽고 간헐적인 변화를 야기하여 관을 손상시킨다.

> 급격한 튜브 손상의 가장 흔한 원인으로는 필라멘트로부터 발생한 전자의 호(arc)와 필라멘트의 증기화 때문이다.

높은 관전류를 장시간 사용하면 필라멘트의 과도한 열에 의해 더 많은 텅스텐이 기화된다. 따라서 필라멘트 선이 더욱 가늘어지고 결국 끊어지게 된다. 이러한 유형의 파손은 형광등의 손상과 유사하다.

보통 형광등의 수명이 2,000시간 정도인 반면, X선관은 수천 번의 반복 조사까지 견딜 수 있다. 최근 대부분의 CT 관들은 50,000번의 조사까지 가능하다.

질문: 7 MHU 나선형 CT X선관은 50,000 스캔까지 허용되며, 각 스캔은 5초까지 제한된다. X선관의 수명은 몇 시간인가?

해답 : 보증된 관 수명 =(50,000 scans)
=(5 s/scan)
=250,000 s
=69 hr

정격 차트

방사선사들은 X선관의 이용 시 **X선관 정격 차트(x-ray tabe rating charts)**를 참고하여야 한다. 따라서 방사선사들은 이러한 다양한 차트를 읽고 이해할 수 있어야 한다. 특히 방사선 영상 정격 차트, 양극 냉각 차트 그리고 하우징 냉각 차트의 3가지 유형의 X선관 정격 차트가 중요하다.

방사선 영상 정격 차트

방사선 영상 정격 차트(radiographic rating chart)는 어떤 방사선 촬영 기술이 안전하고, X선관 동작에 대한 위험요소를 제시하기 때문에 가장 중요하다. 그림 4-26의 각 차트는 mA 단위로 다양한 관전류를 표현하는 그래프이다. x 축과 y 축은 다른 두 방사선 촬영 파라메터인 time과 kVp의 크기를 나타낸다.

주어진 mA에 대해 mA 선 아래의 kVp와 time의 조합이 안전하다. 반면 mA 선 위의 kVp와 time의 조합은 안전하지 않다. 불안전한 조건으로 촬영되면 관이 급격히 손상될 수 있다. 대부분의 X선 영상 시스템은 마이크로프로세서 제어장치가 있기 때문에 불안전한 X선 조사조건을 허용하지 않는다.

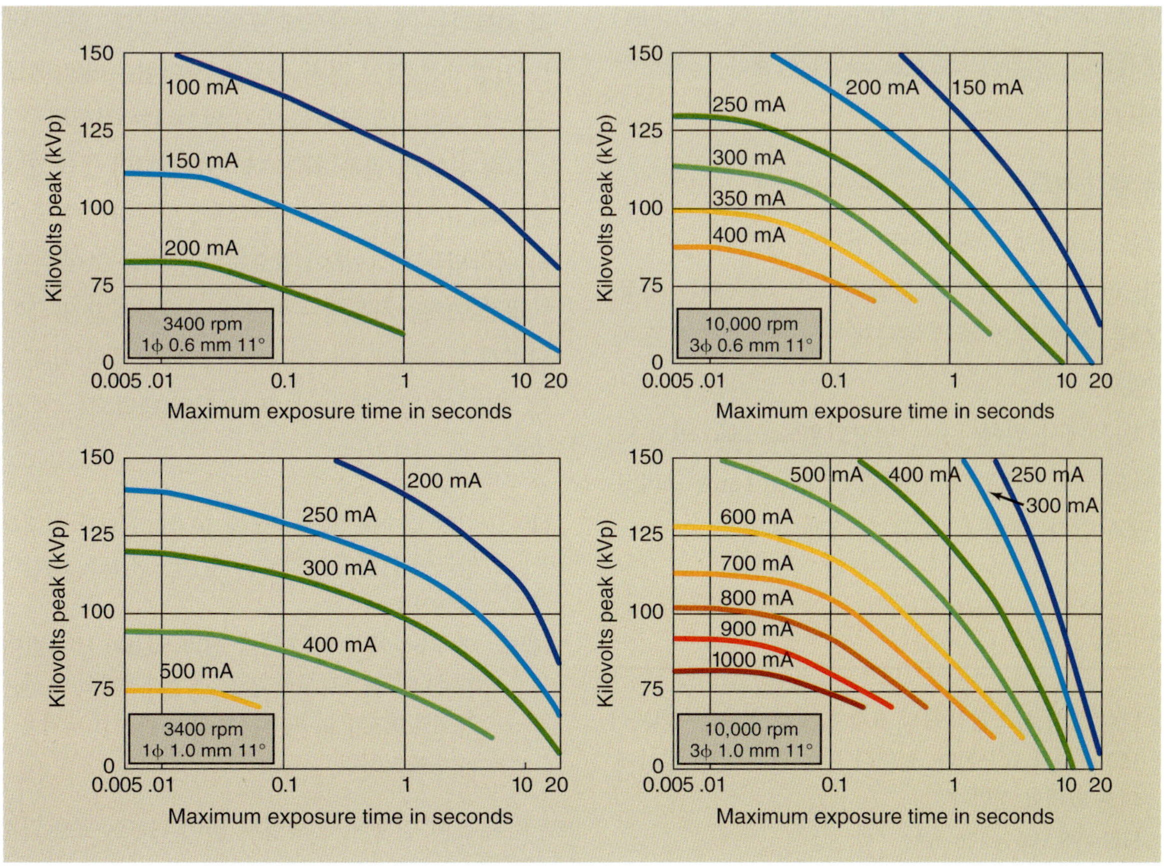

그림 4-26 주어진 X선관에 대한 정격 차트. 각 차트는 촬영조건을 나타낸다. (Courtesy GE Healthcare).

질문 : 그림 4-26을 참고하여 다음의 어떤 조사 조건이 안전하고 불안전한지 확인하시오.

a. 95 kVp, 150 mA, 1s; 3,400 rpm; 0.6 mm 초점
b. 85 kVp, 400 mA, 0.5s; 3,400 rpm; 1 mm 초점
c. 125 kVp, 500 mA, 0.1s; 10,000 rpm; 1 mm 초점
d. 75 kVp, 700 mA, 0.3s; 10,00 rpm; 1 mm 초점
e. 88 kVp, 400 mA, 0.1s; 10,000 rpm; 0.6 mm 초점

해답 : a.불안전, b.불안전, c. 안전, d. 안전, e. 불안전

질문 : 0.6 mm 초점과 10,000 rpm의 양극회전율을 가지는 X선관으로 복부 방사선 검사를 할 때 95 kVp, 150 mAs의 촬영조건이 요구된다. 이 검사를 위한 가장 짧은 조사시간은 어느 정도인가?

해답 : 적절한 방사선 촬영 정격 차트(그림 4-26 참조)와 95 kVp 선(차트의 중앙 근처의 수평선)에 의하면, 좌측(짧은 조사시간)의 시작에서부터 95 kVp 값과 각 mA 선과의 교차점에 대해 mAs를 결정한다.

1. 첫 번째 교차점은 0.03 s=10.5 mAs에서 약 350 mA. 충분하지 않다.
2. 다음 교차점은 0.2 s=60 mAs에서 약 300 mA. 충분하지 않다.
3. 다음 교차점은 0.6 s=150 mAs에서 약 250 mA. 충분하다. 결과적으로 0.6 s가 가장 짧은 조사시간이다.

양극 냉각 차트

양극은 열축적에 의해 제한된 용량을 가진다. 열이 오일통과 X선관 하우징으로 분산되지만, 지속되는 이용 또는 다중 촬영 등을 통해 양극의 열 저장 용량을 초과할 수 있다.

X선 응용에서 열에너지는 열량단위(heat units; HUs) 또는 줄(joules; J)로 측정된다. 1 HU는 1 kVp, 1 mA 그리고 1 s의 곱과 같다. 또한 1 HU는 1.4 J과 같다.

> *단상(single phase)*
> HU = kVp × mA × s = 0.7 J

질문 : 단상 영상 시스템의 측방 요추 방사선 검사는 98 kVp, 120 mAs가 요구된다. 얼마나 많은 HUs가 이 검사에 의해 발생할 것인가?

해답 : HU = 98 kVp × 120 mAs
= 11,760 HU

질문 : 투시검사는 단상 영상 시스템으로 76 kVp와 1.5 mA로 3.5분 동안 시행된다. 얼마나 많은 HUs 값이 발생하는가?

해답 : HU = 76 kVp × 1.5 mA × 3.5 min × 60 s/min
= 23,940 HU

단상 장비보다는 3상 장비와 높은 주파수(high-frequency) 장비를 이용할 때 더 많은 열이 발생한다. 3상 또는 고주파 장비의 HUs 산출을 위해서는 1.4의 보정인자가 요구된다.

> *3상(three phase)/고주파(high frequency)*
> HU = 1.4 × kVp × mA × s = 1 J

질문 : 3상 X선 발생장치를 이용하여 82 kVp, 120 mAs의 촬영조건으로 6장의 두개골 필름을 얻으려고 한다. 전체 얼마의 열이 발생하는가?

해답 : Hu/film = 1.4 × 82 kVp × 120 mAs
= 13,776 HU
총 HU = 6 × 13,776 HU
= 82,656 HU

양극의 열용량과 열분산 특성은 그림 4-27의 **양극 냉각 차트**라는 정격 차트에 포함되어 있다. 양극 냉각 차트와 방사선 영상 정격 차트의 차이점은 필라멘트 크기 또는 회전속도에 영향을 받지 않는다는 것이다.

그림 4-27의 관은 최대 350,000 HU의 양극 열용량을 갖는다. 이 차트는 최대 열부하에 도달하면 양극이 완전히 냉각되는 데 15분이 필요하다는 것을 보여주고 있다.

냉각속도는 처음에는 빠르게 나타나지만 양극이 냉각되면서 느려진다. 양극 냉각 차트는 양극의 최대 열용량의 결정 외에도 열 발생 후 완전히 냉각되는 시간을 결정하는 데 이용된다.

질문 : 어떤 검사에 의해 양극에 50,000 HU가 발생하였다. 양극이 완전히 냉각하는 데 어느 정도의 시간이 요구되는가?

해답 : 대략 6분에서 양극 냉각 선과 50,000 HU 값이 교차한다. 이 점으로부터 완전한 냉각까지의 곡선은 추가적으로 9분이 요구된다. 따라서 완전한 냉각을 위해 9분이 필요하다.

비록 X선 발생에서 생성된 열이 HU로 표현되지만, J로 등가변환이 가능하다.

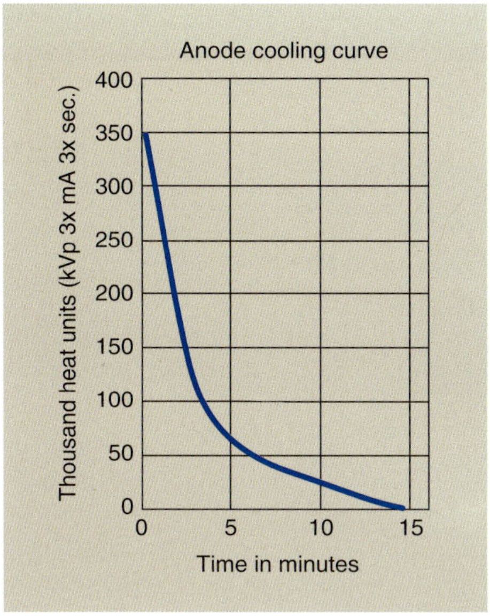

그림 4-27 양극 냉각 차트는 가열된 양극이 냉각하는 데 요구되는 시간을 나타낸다. (Courtesy GE Healthcare).

1와트(watt)=1 volt×1 amp
=1 J/C×1 C/s
=1 J/s
그러므로 1 J/s=1 kV×1 mA
그리고 1 J=1 kV×1 mA×1 s
1 HU=1 kVp×1 mA×1 s이기 때문에
1 HU=1.4 J(3Ø, HF)
1 J=0.7 HU(3Ø, HF)

질문: 25 kVp, 200 mAs의 단상 고주파 유방촬영 조사 동안 얼마나 많은 열에너지(J)가 생성되는가?

해답: 25 kVp×200 mAs=5,000 HU
50,000 HU×1.4 J/HU=7,000 J
=7 kJ

하우징 냉각 차트

X선관의 하우징에 대한 냉각 차트는 양극 냉각 차트와 유사하며 같은 방법으로 이용된다. 보통 방사선 촬영 X선관 하우징은 수백만 HU의 영역까지 열용량을 가진다. 최대 열용량 후 완전한 냉각까지 1~2시간 요구된다.

요약

가장 쉬운 이동과 위치의 범위를 허용할 수 있는 X선관의 주요 지지 구조는 천정지지 시스템이다. 보호 하우징은 X선관을 감싸고 다음의 3가지 기능을 제공한다. (1) 1 m에서 1 mGy_a/hr 이하로 누설 방사선 감소, (2) 기계적인 지지를 제공하여 관 손상을 방지, (3) X선관 표적으로부터 열을 밖으로 전달하는 통로 제공.

유리 또는 금속 봉입물은 진공관의 전극이 되는 음극(-)과 양극(+)을 둘러싸고 있다. 음극은 전자원인 텅스텐 필라멘트로 구성된다. 회전양극은 음극으로부터 전자가 가속되는 표적이 되는 텅스텐-레늄 원판이다. 선초점 원리는 각을 가진 표적을 이용한다. 경사효과는 표적의 경사진 X선 흡수에 의한 X선 강도의 변동을 말한다.

X선관의 안전한 동작은 방사선사의 책임이다. 관의 손상은 예방이 가능하며, 손상의 원인은 다음의 3가지로 요약할 수 있다.

- 한번의 과도한 조사는 양극의 크랙 등을 야기한다.
- 장시간의 조사시간은 양극의 과도한 열을 발생시켜 회전자 내 베어링의 손상을 초래한다. 베어링 손상은 양극의 휨과 회전마찰을 발생시킨다.
- 필라멘트의 증기화는 유리 또는 금속 봉입물에 텅스텐이 코팅되어 호(arc)를 야기한다.

X선관의 제조사에 의해 제공되는 X선관 정격 차트는 방사선사들에게 X선관 수명을 최대화하기 위해 요구되는 조사조건들을 제공한다.

CHAPTER

5

X선의 발생

X-ray Production

학습목표

1. 가속전자와 X선관 표적의 상호작용을 설명할 수 있다.
2. 특성 X선과 제동 X선을 구별할 수 있다.
3. X선 방출 스펙트럼을 설명할 수 있다.
4. mAs, kVp, 부가 필터, 표적 물질, 그리고 전압 리플이 X선 방출 스펙트럼에 어떠한 영향을 미치는지 설명할 수 있다.

제4장에서는 유리 또는 금속 봉입물 내에 있는 음극과 양극을 포함하는 X선관의 내부 구성요소에 대해 알아보았다. 이 장에서는 음극에서 가속된 고속전자와 X선관 표적과의 상호작용을 설명한다. 이러한 상호작용은 특성 X선과 제동복사 두 종류의 X선을 발생시키고, X선은 X선 방출 스펙트럼에 의해 기술된다. 이 장에서는 X선 방출 스펙트럼에 영향을 미치는 다양한 조건들에 대하여 기술할 것이다.

전자와 표적의 상호작용

제4장에서 기술된 X선관은 영상 시스템은 음극의 전자들이 X선관 내의 양극까지 가속하는 것에 대하여 강조하였다. X선 영상 시스템의 3가지 주요 요소는 운영콘솔, 고전압 발생기, X선관이며, 양극의 작은 초점을 향해 집속되는 높은 운동에너지를 가진 수많은 전자들이 공급되도록 설계된다.

운동에너지는 움직임에 의한 에너지이다.

정지상태의 물체는 운동에너지를 가지지 않는다. 운동을 하는 물체는 질량과 속도의 제곱에 비례하는 운동에너지를 가진다. 이 운동에너지 방정식은 다음과 같다.

운동에너지

$$KE = \frac{1}{2}mv^2$$

여기에서 m은 킬로그램 단위의 질량, v는 m/s 단위의 속도, 그리고 KE는 줄(J) 단위의 운동에너지이다.

예를 들어, 그림 5-1과 같이 1,000 kg의 자동차는 같은 속도로 움직이는 250 kg 오토바이의 4배에 해당하는 운동에너지를 갖는다. 2배의 오토바이의 속도는 자동차와 같은 운동에너지이다.

운동에너지의 크기를 결정할 때 속도는 질량보다 중요하다. 전자는 X선관에서 가속되기 때문에 모든 전자는 같은 질량을 가지며 전자의 운동에너지는 kVp에 비례하여 증가한다. 전자의 운동에너지가 증가하면 X선 빔의 강도(양, quantity)과 에너지(질, quality)가 증가한다.

현대의 X선 영상 시스템은 정확하게 조절된 운동에너지로 수많은 전자들을 X선관 표적(target)으로 전달한다.

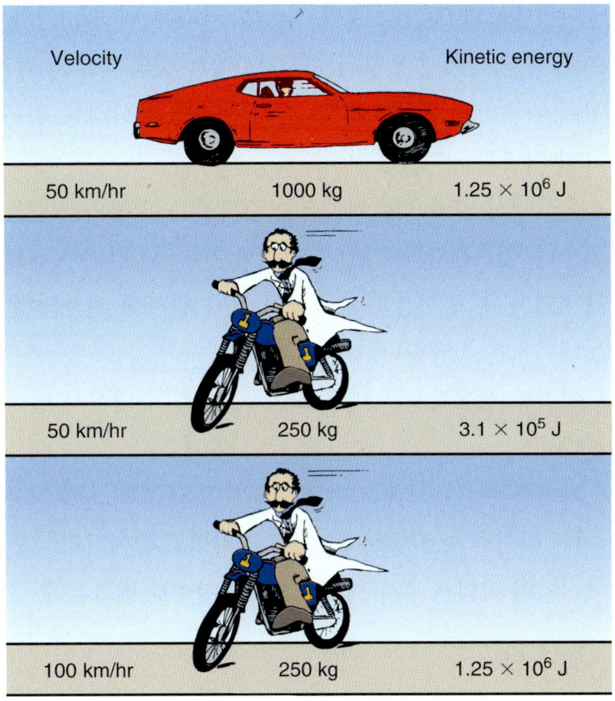

그림 5-1 운동에너지는 질량과 속도의 제곱에 비례한다.

예를 들어, 100 mA에서 6×10^{17}개의 전자가 매 초당 음극에서 양극으로 전달된다.

70 kVp로 동작하는 X선 영상 시스템에서 각 전자는 70 keV의 최대 운동에너지를 가지며 표적에 도달한다. 1 keV는 1.6×10^{-19} J이며 계산 방식은 다음과 같다.

$$(70\ \text{keV})(1.6 \times 10^{-16}\ \text{J/keV}) = 1.12 \times 10^{-14}\ \text{J}$$

이 에너지는 운동에너지를 위한 표현으로 바꾸고 전자의 속도를 계산하면 결과는 다음과 같다.

$$KE = \frac{1}{2}mv^2$$

$$v^2 = \frac{2\ KE}{m}$$

$$v^2 = \frac{(2)(1.2 \times 10^{-14}\ \text{J})}{(9.1 \times 10^{-31}\ \text{kg})}$$

$$= 0.25 \times 10^{17}\ \text{m}^2/\text{s}^2$$

$$v = 1\ 6 \times 10^8\ \text{m/s}$$

질문 : 70 keV 전자가 움직일 때 빛에 대한 속도비는 어느 정도인가?

해답 : $\frac{v}{c} = \frac{1.6 \times 10^8 \text{m/s}}{3.0 \times 10^8 \text{m/s}} = 0.53$

필라멘트와 X선관 표적 사이의 거리는 약 1cm이다. 이 짧은 거리에서 전자의 속도가 0에서 빛의 속도의 1/2까지 가속하는 데 요구되는 힘의 세기를 계산하는 것은 그리 어렵지 않다.

음극에서 양극으로 이동하는 전자들은 관전류를 만들고 이를 **가속전자**라고 한다. 이러한 가속전자들은 X선관 표적의 금속 원자들과 충돌하여 표적 원자에 전자의 운동에너지를 전달한다.

이러한 상호작용은 매우 작은 투과 깊이 내에서 발생한다.

가속전자는 표적 원자의 궤도전자 또는 핵과 상호작용한다. 이러한 상호작용의 결과로 전자의 운동에너지는 열에너지와 적외선 복사 그리고 X선의 형태로 변환된다.

양극 열

그림 5-2와 같이 가속전자의 운동에너지 대부분은 열로 변환된다. 가속전자들은 표적 원자의 외각궤도 전자들과 상호작용하지만 이러한 외각궤도 전자들이 전리될 만큼의 충분한 에너지를 전달하지 못한다. 외각궤도 전자들은 현재의 에너지 준위 또는 그보다 높은 에너지 준위로 옮겨간다.

이러한 외각궤도 전자들은 빠르게 적외선을 방출함으로써 본래의 에너지 상태로 되돌아간다. 외각궤도 전자들의 여기와 원래 상태로의 천이는 대부분 X선관 양극의 열 발생과 관련이 있다.

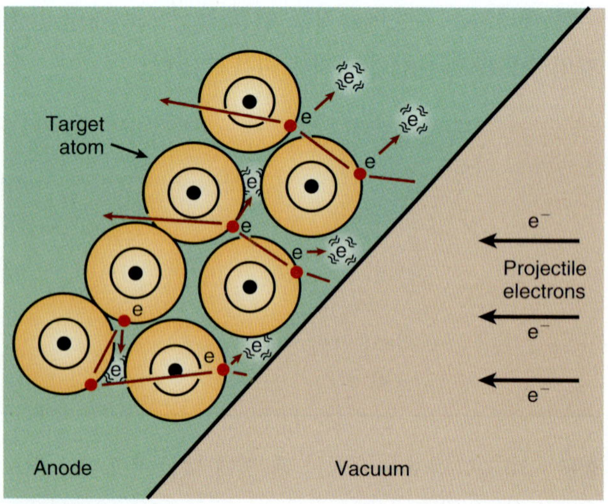

그림 5-2 가속전자의 운동에너지 대부분은 표적원자의 외각 전자들과 상호작용하여 열로 변환된다. 이러한 상호작용은 전리보다는 여기작용이 대부분이다.

> 가속전자 운동에너지의 약 99%가 열로 전환된다.

가속전자 운동에너지의 약 1%가 X선 생성에 이용되기 때문에 X선 영상 시스템은 매우 비효율적이다.

양극에서 열 발생은 X선관 전류에 비례하여 증가한다. 즉 X선관 전류가 두 배가 되면 두 배의 열이 발생한다. 또한 열 생성과 kVp는 비례하여 증가한다.

X선 생성의 효율은 관전류의 영향을 받지 않는다. 결과적으로 mA의 선택과 관계없이 X선 발생 효율은 일정하다.

X선 발생 효율은 kVp에 비례하여 증가한다. 60 kVp에서 전자의 운동에너지 중 약 0.5%만이 X선으로 변환된다. 100 kVp에서 약 1% 그리고 20 MV에서 70%가 X선으로 변환된다.

특성 방사선

가속전자가 표적 원자의 내각 전자와 상호작용하면 **특성 X선**이 발생할 수 있다.

> 특성 X선은 외각궤도 전자가 내각궤도의 빈 공간을 채울 때 방출된다.

그림 5-3은 특성 X선이 생성되는 원리를 표현한다. 가속전자는 K각 전자를 이탈시킴으로써 표적 원자를 전리시켰을 때 K각에서 일시적인 전자 공백상태가 된다. 이것은 매우 불안정한 상태로 외각궤도 전자가 K각의 공백으로 인해 떨어져 나간다.

이러한 외각에서 내각으로의 궤도전자의 이동은 X선 방출을 통해 이루어진다. 방출 X선의 에너지는 두 궤도의 전자 결합에너지의 차이에 해당한다.

질문: K각 전자가 텅스텐 원자에서 이탈되고 L각 전자에 의해 채워진다. 방출되는 특성 X선의 에너지는 얼마인가?

해답: 그림 5-4에서 텅스텐의 K각 전자의 결합에너지는 69 keV이고, L각 전자는 12 keV이기 때문에 방출되는 특성 X선은 69 - 12=57 keV의 에너지를 가진다.

같은 방법으로 M-K, N-K, O-K, 그리고 P-K 등의 전자 천이에 의해 생성되는 특성 X선 에너지도 계산될 수 있다. 예를 들어, 텅스텐은 P각까지 전자들을 가지는데 K각 전자가 전리되면 바깥의 어떤 각으로부터 전자가

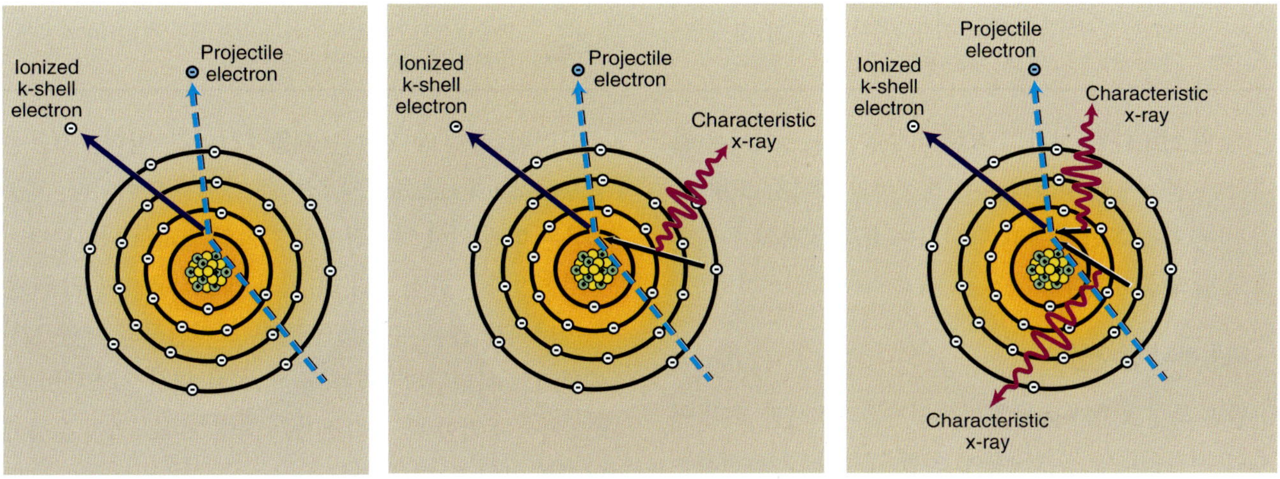

그림 5-3 특성 X선은 K각 전자의 전리 후 생성된다. 외각궤도 전자가 K각 내 빈 공간을 채울 때 X선이 방출된다.

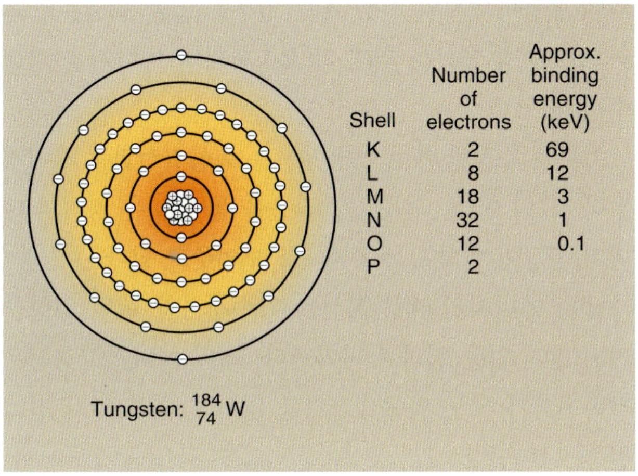

그림 5-4 텅스텐의 원자 구성과 전자의 결합에너지

채워질 수 있다. 이러한 K각으로의 전자 천이에 의해 발생되는 X선을 *K X*선이라 한다.

이와 유사한 특성 X선은 K각이 아닌 각으로부터 전자가 이탈할 때에도 발생한다. 그림 5-3은 L각 전자의 전리에 의한 X선 발생을 나타내지 않는다.

L각의 공백은 그 바깥 각의 전자에 의해 채워질 수 있다. 이러한 L각으로의 전자 천이에 의해 발생하는 X선을 *L X*선이라 하고, L각 전자의 결합에너지가 K각 전자보다 낮기 때문에 K X선보다 낮은 에너지를 갖는다.

텅스텐의 K 특성 X선만이 영상에서 유용하다.

텅스텐 표적에서는 이와 유사하게 M 특성 X선, N 특성 X선, 심지어 O 특성 X선들이 발생할 수 있다. 그림 5-4는 전자 구성을 나타낸 것이고, 표 5-1은 텅스텐에서 특성 X선의 생성을 요약한 것이다.

비록 많은 특성 X선이 발생 가능하지만 오직 특정 에너지에 의해 생성되며, 이 값은 다양한 전자 천이에 대한 전자-결합에너지의 차이와 같다.

K-X선을 제외한 모든 특성 X선은 매우 낮은 에너지를 갖는다. 약 12 keV의 에너지를 갖는 L X선은 연부조직에서 수 cm 정도의 투과력이 있다. 결과적으로 이 X선은 다른 낮은 에너지의 특성 X선과 함께 진단 X선으로 유용하지 않다. 표 5-1의 마지막 열은 텅스텐의 각 특성 X선에 대한 유효 에너지를 나타내었다.

표 5-1 텅스텐의 특성 X선과 유효 에너지(keV)

	각으로부터 전자 천이					
특성 X선	L각	M각	N각	O각	P각	유효 X선 에너지
K	57.4	66.7	68.9	69.4	69.5	69
L		9.3	11.5	12.0	12.1	12
M			2.2	2.7	2.8	3
N				0.52	0.6	0.6
O					0.08	0.1

이러한 방사선을 *특성 X선*이라고 한다. 그 X선은 표적 원자의 특성을 나타내기 때문이다.

각 원소에 대한 전자의 결합에너지가 다르기 때문에, 다양한 원소에서 생성되는 특성 X선의 에너지 또한 달라진다. 특성 X선의 유효 에너지는 표적 원자의 원자번호와 함께 증가한다.

제동복사 방사선

열과 특성 X선의 생성은 가속전자들과 X선관 표적 원자의 전자들과의 상호작용에 의한 것이다. 가속전자는 표적 원자 핵과의 또 다른 형태의 상호작용에 의해 운동에너지가 손실된다. 이러한 유형의 상호작용에서 가속전자의 운동에너지가 전자기에너지로 변환된다.

궤도전자를 완전히 벗어난 가속전자가 표적 원자의 핵과 충분히 가까워져 그림 5-5와 같이 핵의 전기장에 의해 영향을 받을 수 있다. 전자는 전기적인 음전하이고, 핵은 양전하를 띠기 때문에 정전기적 인력이 작용한다.

가속전자가 핵에 가까워질수록 핵의 전기장에 의한 영향도 커진다. 이러한 전기장은 핵이 많은 양성자를 가지고 있고 핵과 가속전자 사이의 거리가 매우 짧은 경우 매우 강하다.

가속전자가 핵을 통과할 때 속도가 줄어들고 그 과정에서 운동에너지가 감소하게 된다. 감소한 운동에너지는 X선(전자기파)으로 바뀐다.

제동 X선은 가속전자가 표적 원자 핵의 핵 전기장에 의해 속도가 줄어들 때 나오는 X선이다.

이러한 유형의 X선을 **제동 X선**이라 한다. *제동*은 'slowed-down radiation'의 의미를 가진 독일어이다. 제동 X선은 핵에 의한 가속전자의 감속의 결과로 나타난다.

가속전자는 표적 원자의 핵과 상호작용하여 많은 운동에너지를 잃을 수 있고, 손실 크기만큼의 제동 X선 에너지로 나타난다. 예를 들어, X선 영상 시스템이 70 kVp에서 동작할 때 가속전자는 최대 70 keV까지 운동에너지를 가질 수 있다.

70 keV의 운동에너지를 가진 전자는 제동 상호작용에 의해 운동에너지의 전부 또는 일부를 잃을 수 있다. 그러므로 제동 X선은 최대 70 keV까지의 에너지를 가질 수 있다.

이것은 특정한 에너지만 가지는 특성 X선과는 차이가 있다. 그림 5-5는 제동 상호작용을 통한 넓은 영역의 에너지 생성이 어떻게 가능한지를 보여주고 있다.

낮은 에너지의 제동 X선은 가속전자가 핵의 영향을 거의 받지 않은 결과로 나타난다. 최대 에너지의 X선은 가속전자가 모든 운동에너지를 잃고 단순히 멀리 떨어질 때 나타난다.

진단 영역에서 대부분의 X선은 제동 X선이다.

제동 X선은 임의의 가속전자에너지에 의해 생성될 수

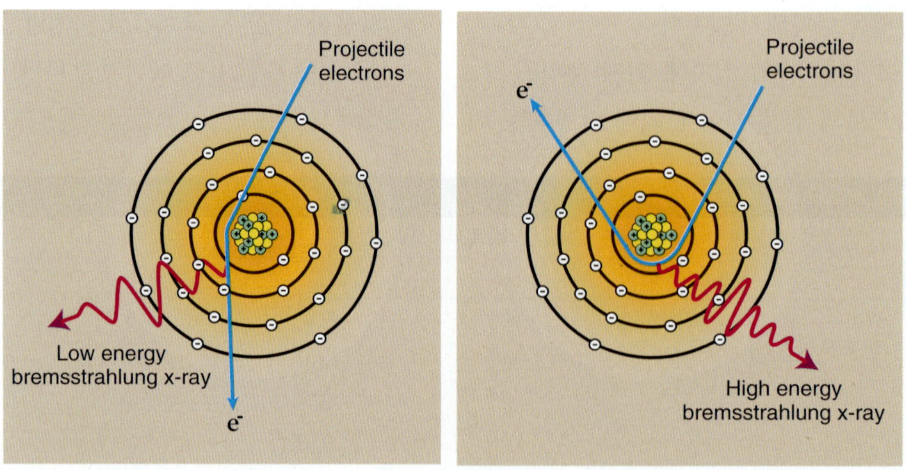

그림 5-5 제동 X선은 가속전자가 표적의 핵과 상호작용하여 만들어진다. 전자는 감속하고 방향이 바뀐다.

있다. 텅스텐의 K-특성 X선은 최소 69 kVp의 X선관 전압을 요구한다. 예를 들어, 65 kVp에서 유용한 특성 X선이 발생하지 않는다. 그러므로 X선 빔은 전부 제동 방사선이다. 100 kVp에서 X선 빔의 약 15%가 특성 X선이고 나머지가 제동 X선이 된다.

X선 방출 스펙트럼

임의적으로 다양한 공들을 분류할 수 있는 기계가 있다고 가정하자. 주어진 시간 동안 얻어진 결과가 그림 5-6과 같이 나타난다. 그림 5-7과 같이 막대 그래프를 이용하여 총 600개의 공을 분류한 결과와 각각의 공의 개수를 표현할 수 있다.

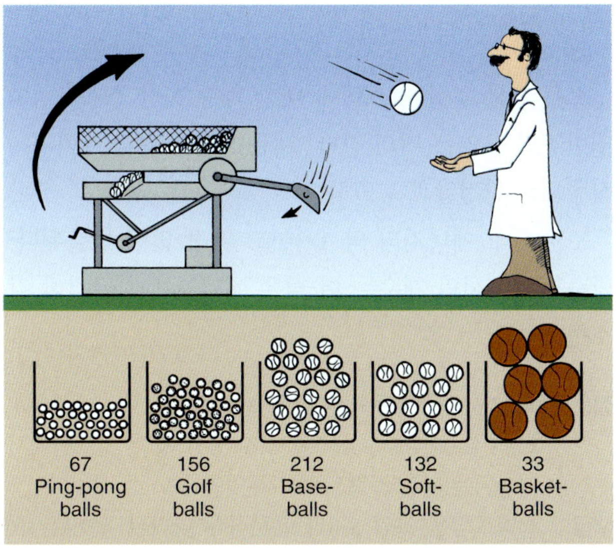

그림 5-6 주어진 시간 동안 자동으로 공을 던지는 장치는 그림에서와 같이 분포된 600개의 공을 방출시킬 수 있다.

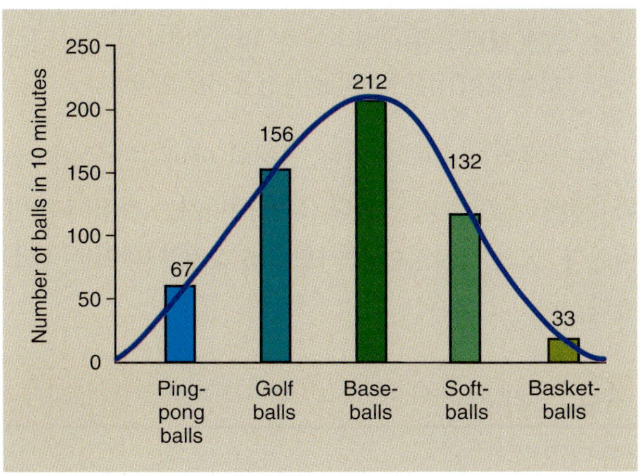

그림 5-7 그림 7-6의 장치에 의해 방출된 공의 결과를 나타내는 막대 그래프. 각 막대의 높이가 연결되었을 때 부드러운 방출 스펙트럼이 생성된다.

이러한 막대 그래프는 분리된 공 방출 스펙트럼으로 나타낼 수 있다. 이 스펙트럼은 각각의 공의 함수에 대한 방출된 공의 개수를 그래프화한 것이다.

> 띄엄띄엄한 스펙트럼은 단지 특정한 값만을 포함한다.

선으로 연결된 막대 그래프는 무수히 많은 종류의 공을 의미한다. 이와 같은 곡선을 *연속 방출 스펙트럼*이라 한다. 방출된 공의 총 개수는 불연속 **스펙트럼**의 경우 막대 아래 면적들의 합이고, 연속 스펙트럼의 경우 곡선 아래의 면적을 의미한다.

> 연속 스펙트럼은 모든 값들을 포함한다.

그림 5-7은 상대적인 공 방출 스펙트럼으로 표현될 수 있다. 즉 야구공은 가장 빈번하게 방출되고 농구공은 가장 낮은 빈도수로 방출된다.

이러한 관계는 X선관의 방사선 방출을 표현하는 기초가 된다. 그림 5-8은 **X선 방출 스펙트럼**을 나타낸 것으로 각각의 X선에 대한 에너지와 양을 나타낸다.

여기서는 각각의 개별 X선의 에너지 함수에 따라 방출되는 X선의 상대적인 값이 그래프화되어 있다.

X선 방출 스펙트럼은 모든 종류의 X선 영상 시스템에 대해 측정될 수 있다. kVp, mA 그리고 부가 필터가 영상의 화질에 어떠한 영향을 미치는지에 대한 이해를 얻기 위해서는 X선 방출 스펙트럼이 필요하다.

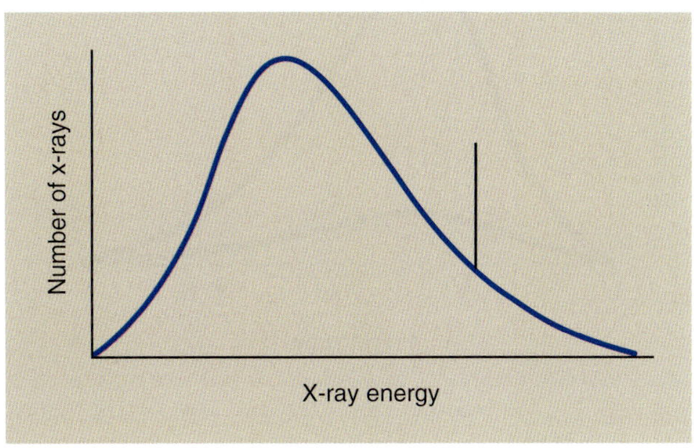

그림 5-8 X선 방출 스펙트럼의 일반적인 모양

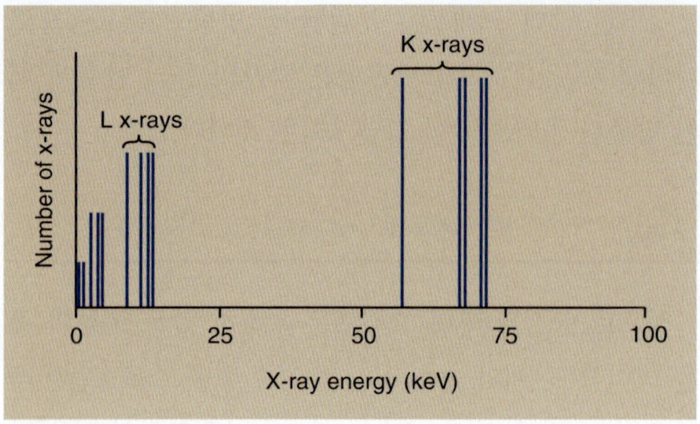

그림 5-9 텅스텐에 대한 특성 X선 방출 스펙트럼은 15개의 서로 다른 X선 에너지를 포함한다.

특성 X선 스펙트럼

특성 X선의 불연속적인 에너지들은 원소 내 전자의 결합에너지 차이로 인한 것이다. 표 5-1에서와 같이 텅스텐의 특성 X선은 오직 15 종류의 에너지를 방출한다. 그림 5-9는 에너지에 대한 텅스텐의 특성 X선 방출 스펙트럼을 나타내었다.

> 특성 X선은 정확히 정해진(discrete) 에너지를 가지며 끊어진 방출 스펙트럼을 형성한다.

K X선의 상대적인 강도가 더 낮은 에너지의 특성 X선보다 크다. 텅스텐의 K X선만이 전리방사선학에서 이용 가능한 충분한 에너지를 갖는다. 5개의 K X선은 그림 5-10과 같이 69 keV에서 한 선으로 표현될 수 있다.

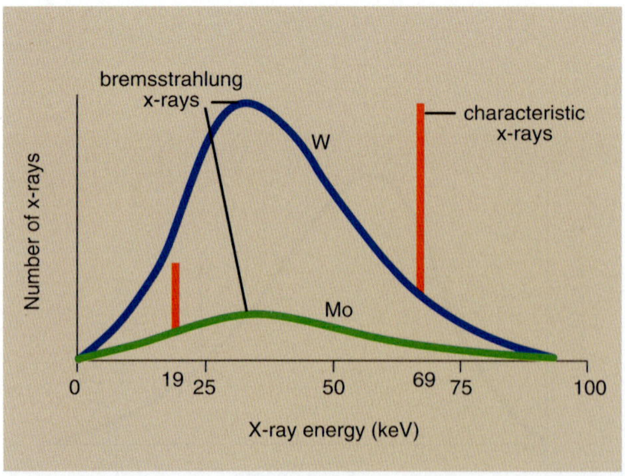

그림 5-10 제동 X선 방출 스펙트럼은 0에서 최대 방출된 전자에너지까지 분포하며, 가장 많은 수의 X선을 방출하는 에너지는 최대 에너지의 약 1/3이다. 특성 X선 방출 스펙트럼은 69 keV에서 한 선으로 표현된다.

제동 복사 X선 스펙트럼

X선관으로부터 방출된 각각의 제동 X선 에너지를 측정한다면, 이 에너지 대역은 0에서 전자에너지가 모두 변환되는 에너지까지 보여질 것이다. 다시 말하면, X선관이 90 kVp에서 동작될 때 90 keV까지의 에너지를 가진 제동 X선이 방출된다. 그림 5-10은 전형적인 제동 X선 방출 스펙트럼을 나타내었다.

> 제동 X선은 에너지 영역을 가지며 연속된 방출 스펙트럼을 형성한다.

질문 : 그림 5-10의 X선 영상 시스템은 몇 kVp에서 작동되었는가?

해답 : 제동 X선 스펙트럼이 약 90 keV에서 에너지 축과 교차하기 때문에 영상 시스템은 약 90 kVp에서 작동되었을 것이다.

모든 X선 영상 시스템에 대한 제동 X선 스펙트럼의 일반적인 모양은 거의 같다. 제동 X선의 최대 에너지는 작동되는 관전압과 동일하다.

X선 최대 에너지의 약 1/3이고 가장 많이 방출된다. 방출되는 X선의 개수는 더 낮은 에너지에서 급격히 감소한다.

질문 : 90 kVp에서 작동되는 순도 높은 몰리브덴(Mo) 표적(K X선의 유효에너지=19 keV)을 가진 X선 영상 시스템에서 예상되는 방출 스펙트럼은 무엇인가?

해답 : 스펙트럼은 그림 5-8과 유사하게 나타날 것이다. 곡선은 0과 90 keV에서 에너지축과 교차하고 그림 7-10과 같은 일반적인 모양을 가진다. Mo의 원자번호(Z=42)가 낮기 때문에 제동 X선 스텍트럼은 더 작고 X선 생성 효율이 매우 낮다. 19 keV에서 한 선이 나타나는데 이 선은 Mo의 K 특성 X선을 의미한다.

제3장에서 기술한 것처럼, X선의 에너지는 주파수(f)와 플랑크 상수(h)의 곱이다. X선 에너지는 파장에 반비례한다. X선의 파장이 증가할수록 X선 에너지는 감소한다.

> 최대 X선 에너지는 최소의 X선 파장(λ_{min})과 관련이 있다.

X선 방출의 최소 파장은 최대 에너지와 일치하고 최대 에너지는 수치적으로 kVp와 동일하다.

X선 방출 스펙트럼에 영향을 미치는 요인

X선관에서 방출된 X선의 전체 수는 적분이라 불리우는 과정을 통해 전체 스펙트럼에 대해 각 에너지에서 방출된 X선의 수를 모두 **더함**으로써 알 수 있다. 그래프상에서 방출된 X선의 전체 수는 X선 방출 스펙트럼의 곡선 아래 면적과 동일하다.

방출 스펙트럼의 일반적인 모양은 항상 동일하다. 그러나 에너지 축선에 따라서 그것의 관계되는 위치는 변화할 수 있다. 오른쪽으로 더 먼 것이 높은 유효 에너지 또는 높은 X선 빔의 **선질(quality)**을 가진다.

곡선 아래의 면적이 클수록 X선 강도 또는 **양(quantity)**이 더 높아진다. 방사선사들은 X선 방출 스펙트럼의 크기와 모양에 영향을 주는 다양한 조절인자를 통해 X선 빔의 선질과 양을 조절한다. 조절인자는 표 5-2와 같다.

mA와 mAs의 영향

다른 조건을 동일하게 하고 전류를 200 mA에서 400 mA로 변화시키면, 두 배의 전자가 음극에서 양극으로 흐를 것이고 mAs 값은 두 배가 될 것이다. 이 변화된 조건은 각 에너지에서 두 배의 X선을 생성할 것이다. 즉 그림 5-11과 같이 X선 방출 스펙트럼의 크기는 변하지만, 모양은 변하지 않는다.

400 mA 또는 400 mAs에 대한 곡선에서 각 점은 200 mA 또는 200 mAs 곡선의 2배에 가까운 값을 갖는다. 따라서 X선 방출 스펙트럼 아래의 면적인 X선의 양은 mA 또는 mAs에 비례한다.

> mA 또는 mAs의 변화는 모든 에너지 영역에서 X선 방출 스팩트럼의 면적에 비례한다.

질문 : 그림 5-11에 나타난 200 mA(200 mAs) 아래 면적이 총 4.2 cm^2이고 X선량이 3 mGy_a(300 mR)이라고 가정하자. 만약 다른 인자의 변화 없이 관전류가 400 mA(400 mAs)까지 증가한다면 곡선 아래의 면적과 X선량은 얼마가 되는가?

해답 : 200 mA에서 400 mA 또는 mAs로 증가되면 관전류는 두 배가 된다. 곡선 아래의 면적과 X선량은 비례하여 증가하므로,

면적 $= 4.2\ cm^2 \times 2 = 8.4\ cm^2$

강도 $= 3\ mGy_a \times 2 = 6\ mGy_a$

표 5-2 X선 방출 스펙트럼의 크기와 상대적 위치에 영향을 미치는 인자들

인자	효과
관전류	스펙트럼의 크기
관전압	크기와 위치
부가 필터	크기: 저에너지에서 가장 효과적
표적 물질	스펙트럼의 크기와 선 스펙트럼의 위치
전압 파형	크기: 고에너지에서 가장 효과적

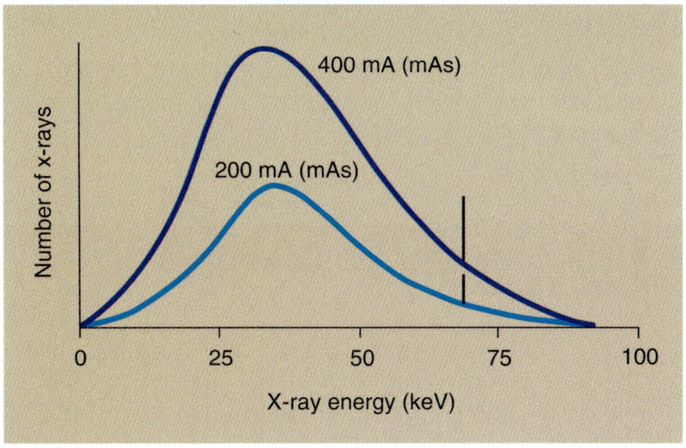

그림 5-11 mA 또는 mAs의 변화는 모든 에너지에서 X선 방출 스펙트럼의 크기 변화로 나타난다.

kVp의 영향

kVp가 증가하면, 곡선 아래의 면적은 증가된 kVp 비의 약 제곱으로 증가한다. 따라서 X선의 양은 이 비의 제곱에 비례하여 증가한다.

kVp가 증가되었을 때 방출된 X선 에너지의 상대적인 분포는 더 높은 평균 에너지를 가지는 오른쪽으로 이동한다. X선 방출의 최대 에너지는 kVp와 동일하다.

> kVp의 변화는 X선 방출 스펙트럼의 크기와 위치 모두에 영향을 준다.

그림 5-12는 다른 인자를 변화시키지 않은 상태에서 kVp 증가에 대한 영향을 나타낸 것이다. 72 kVp에서 더 낮은 스펙트럼이 나타나고 82 kVp에서 더 높은 스펙트럼이 나타난다.

곡선 아래의 면적은 곡선의 상대적인 위치가 더 높은 에너지인 오른쪽으로 이동하는 동안 약 두 배가 된다. 72 kVp에 비해 82 kVp의 모든 에너지에서 더 많은 X선이 방출된다. 하지만 상대적으로 낮은 에너지 X선보다 높은 에너지의 X선이 많이 방출한다.

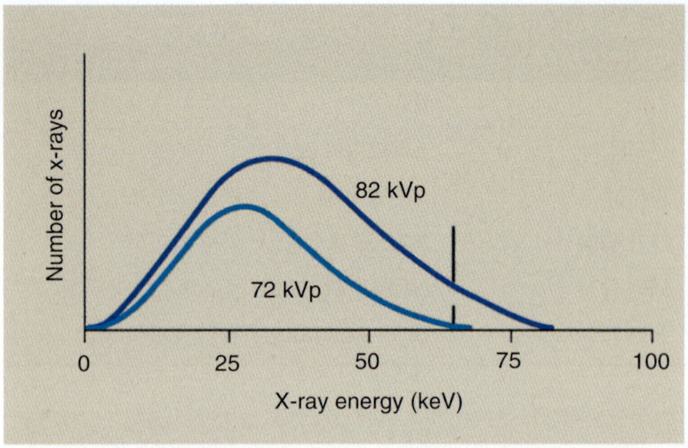

그림 5-12 kVp의 증가는 모든 에너지에서 방출 스펙트럼 크기의 증가의 결과로 나타나지만 저에너지보다 고에너지의 증가가 더욱 크다. 따라서 스펙트럼은 고에너지인 오른쪽으로 이동한다.

X선 방출 스펙트럼의 모양에 영향을 미치는 4가지 인자들

1. 음극에서 양극으로 가속된 모든 전자는 최대 운동에너지를 가지지 않는다. 정류와 고전압 발생의 형태에 의존하는 많은 전자들은 표적과 충돌할 때 매우 낮은 에너지를 가질 수 있다. 이러한 전자들은 열만을 생성하고 저에너지 X선을 발생시킨다.
2. 진단 X선관의 표적은 상대적으로 두껍다. 결과적으로 방출된 많은 연속 X선은 방출된 전자들의 다중 상호작용의 결과로 나타나고 과도한 상호작용에 의해 방출된 전자는 저에너지를 갖는다.
3. 저에너지 X선은 표적에서 거의 흡수된다.
4. 외부 여과는 X선관에 추가된다. 이 추가된 여과는 빔으로부터 저에너지 X선을 선택적으로 제거한다.

kVp의 변화는 끊어진 X선 방출 스펙트럼의 위치에 영향을 주지 않는다.

질문 : 그림 5-12에서 72 kVp의 곡선이 3.6 cm^2의 면적을 가지고 1.25 mGy_a(125 mR)의 X선량을 나타낸다고 가정하자. 82 kVp에서 작동했을 때 예상되는 곡선 아래의 면적과 X선량은 얼마인가?

해답 : 곡선 아래의 면적과 출력 강도는 kVp 비의 제곱에 비례한다. 이 비는 다음과 같다.

$$\left(\frac{82}{72}\right)^2(3.6\ cm^2) = (1.3)(3.6\ cm^2) = 4.7\ cm^2$$

그리고

$$(1.3)(1\ 25\ mGy_a) = 1.63\ mGy_a$$

50~60 kVp 정도의 낮은 kVp에서 약 7 kVp의 증가는 관전류 두 배 mAs 증가로 나타나는 반면, 100 kVp 이상의 관전압에서는 15 kVp 변화가 요구될 수 있다.

진단 영역에서 관전압의 15% 증가는 관전류 두 배 증가와 동일하다.

kVp의 15% 증가는 X선 강도의 두 배를 의미하지 않고 영상 수용체에 대한 mAs의 두 배 증가를 의미한다. kVp를 증가시켜 출력 강도를 두 배로 하기 위해서는 약 40%의 kVp 증가가 필요하다.

방사선학적으로 kVp의 약 15% 증가만이 요구되는 이유는 kVp 증가에 따라 X선 빔의 투과력이 증가하기 때문이다. 따라서 환자에게 적은 방사선이 흡수되고 영상 수용체로 많은 X선이 도달한다.

부가 필터의 영향

이용 X선 빔에 대한 부가 필터는 X선 빔 강도를 감소시키고 평균 에너지를 증가시킨다. 이 영향은 그림 5-13에 나타내었는데, 2 mm 알루미늄(Al)과 4 mm 알루미늄 부가 필터를 적용하여 95 kVp에서 작동하는 X선관을 비교한 것이다. 부가 필터는 고에너지 X선보다 저에너지 X선을 효율적으로 흡수하여 제동 X선 방출 스펙트럼은 오른쪽보다 왼쪽에서 많이 감소한다.

부가 필터의 결과는 X선량의 감소와 함께 X선 빔의 평균 에너지의 증가로 나타난다.

부가 필터는 평균 에너지가 상대적으로 증가하기 때문에 X선 빔의 **경화**(hardening)라 불리는 작용을 한다. 하지만 특성 X선 스펙트럼 및 방출 X선의 최대 에너지의 변화는 없다.

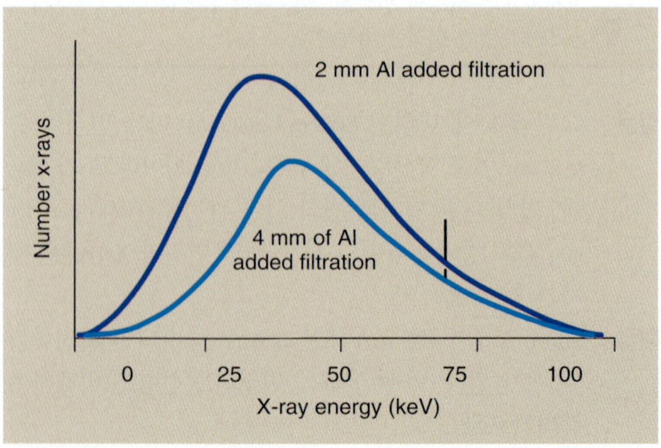

그림 5-13 X선관의 부가 필터는 감소된 X선 강도의 결과로 나타나지만 유효 에너지는 증가한다. 여기에 표현된 방출 스펙트럼은 동일한 mA와 kVp에서 서로 다른 여과에 의한 결과이다.

표적 물질의 영향

표적 물질의 원자번호는 X선의 발생량과 효율적 에너지 모두에 영향을 미친다. 표적 물질의 원자번호가 증가하는 만큼, 저에너지 X선보다는 고에너지 X선에서 제동 복사 방사선 생산의 효율성이 좀 더 증가한다.

제동 복사 X선 스펙트럼의 특정 방사선에 따른 변화가 뚜렷하지 않다. 이 현상은 원자번호 증가와 관련된 더 높은 전자 결합에너지의 직접적인 결과라고 볼 수 있다.

> 표적 물질의 원자번호 증가는 특성 및 제동복사 X선의 발생과 에너지의 효율을 좋게 한다.

이러한 변화는 그림 5-14를 통해 알 수 있다. 텅스텐을 X선관 표적으로 주로 사용하는 반면, 몇몇 특성 X선관에서는 표적 물질로 금을 이용하기도 한다. 텅스텐과 금의 원자번호는 각각 74, 79으로, 금의 원자번호가 더 높다.

몰리브덴(Z=42)이나 로듐(Z=45)은 유방촬영 시 표적 물질로 사용된다. 그 외 많은 특수 목적의 유방촬영 영상시스템에서는 표적 물질의 성분이 각각 용도에 맞게 이용된다.

표적 물질의 비능률적인 X선 생산은 X선량을 낮추는 결과를 가져온다. 또한 낮은 원자번호로 인해 저에너지의 특성 X선이 발생되기도 한다.

전압 파형의 영향

5개의 전압 파형은 반파, 전파, 3상 6피크, 3상 12피크, 고주파이다.

반파 정류파형과 전파 정류파형은 전파에서 주기당 X선의 주파수를 제외하면 두 개의 동일한 파형으로 볼 수 있다. 전파 정류파형은 반파 정류파형에 비하여 X-ray의 수가 두 배이다.

3상 6피크 파형과 3상 12피크 파형을 비교하면, 12피크가 6피크에 비해 세밀한 파형을 이루고 있다. 고주파 발전기는 근본적으로 다른 전자공학 원리에 근거를 두고 있으며, 모든 고전압 발전기의 작은 맥동(ripple) 전압 파형을 만들어낸다.

그림 5-15는 100 kVp에서 100k Vp에서 작동되는 X선 영상장치에 대한 전파 정류파형을 보여주고 있다. 파형의 진폭은 전압을 나타내고, 수평 축선이 시간을 나타낸다는 것을 참고하여 그림을 보아야 한다.

t=0에서는 X선관 맞은편의 전압 역시 0이고, 이 순간에는 아무 전자도 흐르지 않고 X선도 발생하지 않는다. t=1 ms에서는 X선관의 전압 발생으로 상대적으로 낮은 에너지가 적은 수치로 증가하지만 60 keV를 초과하지 않는다. t=2 ms에서는 80,000 V로 급격하게 정점을 향해 상승한다.

t=4 ms에서 최대 관전압을 얻을 수 있고 X선 방출의 최대 에너지가 발생한다. t=4 ms와 t=8 ms 사이에서 발생하는 1/4 주기를 위해, X선량과 선질이 다시 줄어 0이 된다.

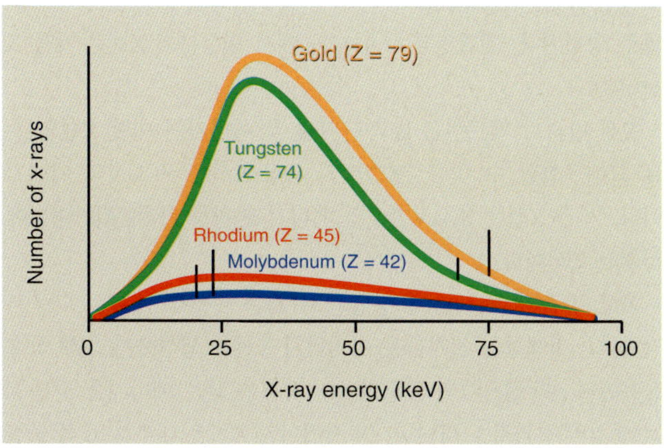

그림 5-14 띄엄띄엄한 방출 스펙트럼은 표적 물질의 원자번호가 증가함에 따라 오른쪽으로 이동한다. 연속 스펙트럼은 표적의 원자번호 증가에 따라 약간의 크기 증가, 특히 고에너지의 증가로 나타난다.

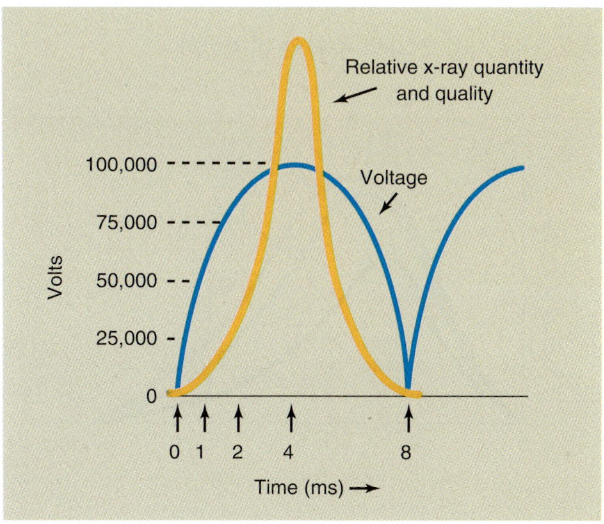

그림 5-15 X선관의 전압이 0에서 피크 값까지 증가함에 따라 X선량과 에너지는 처음에 느리게 증가하다가 피크 전압이 얻어짐에 따라 급격히 증가한다.

주기에 의해서 즉시 각각으로 방출된 X선은 전압에 비례하지 않는다. 낮은 전압에서는 더 낮고 높은 전압으로 갈수록 증가한다. X선량은 낮은 전압보다는 최대 관전압에서 더 크다. 그 결과 단일 위상의 파형보다는 상당히 강한 강도의 X선을 방출할 수 있는 3상 혹은 고주파 전압 파형이 더 효과적이다.

고전압 발생기와 X선량과의 관계는 방사선사에게 또 다른 경험에 의한 기준을 제공한다. 방사선학 기술에서 단상 전파 정류 장치에서 72 kVp를 요구하는 경우, 3상 장비에서는 약 12% 감소한 64 kVp로도 그와 유사한 결과를 얻을 수 있다. 약 16% 증가 또는 단일 위상에서 mAs의 2배 증가보다 고주파 발전기를 사용하는 것이 좋다.

맥동(ripple)이 줄어들고 3상 혹은 고주파 사용은 동일한 kVp에서 12% 정도의 증가를 가져오며, 단상의 경우보다는 약 2배의 mAs 효과를 가져온다.

그림 5-16은 92 kVp의 전압을 통해 X선 방출 스펙트럼 모양이 3상 전파와 단상 전파, 고주파에 의해 조정된 단위와의 비교를 나타낸다. 고주파에서 유래하는 X선 방출 스펙트럼은 단상 전파나 3상 전파로 생성한 에너지보다는 효율적이다. 그래프를 보면 X선 방출 스펙트럼의 곡선 아래의 많은 면적이 고에너지 측으로 크게 이동되었다.

특성 X선 방출 스펙트럼은 에너지 축선 위치의 조정이라고 할 수 있다. 그러나 K각의 전자 상호작용에 의한 유효한 두 사물 전자의 증가와 비례한다.

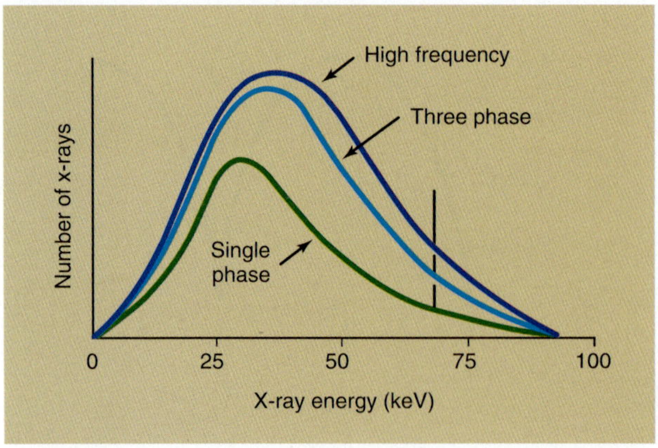

그림 5-16 3상과 고주파는 단상에 비해 상대적으로 높은 효율을 가진다. X선 강도(곡선 아래 면적)와 유효 에너지(오른쪽으로 상대적 이동) 모두 증가한다. 그림은 일정한 관전류에서 92 kVp에 대해 표현된 스펙트럼이다.

질문 : 관전압 및 관전류가 일정하게 보정되는 경우 전파에 의해 조정된 가동과 반파 조정한 가동 사이 X선 방출 스펙트럼의 차이점은 무엇인가?

해답 : 관전압과 관전류의 일정한 조건하에 X선 방출 스펙트럼에는 큰 차이점이 없었다. X선의 양과 질은 두 작동방식 전부에 의해 작용된다. 반파 조정에 의한 노출시간은 두 배로 한다.

표 5-3에서는 X선량에 대한 효력 및 X선 방출 스펙트럼을 좌우하는 각각의 요인에 의한 선질의 개요를 나타내고 있다. 5가지의 요인이 열거되어 있다 하더라도, 첫 번째 2개의 관전압과 관전류만으로 일상적인 제어가 가능하다. 때때로 추가된 여과장치와 화상 진찰 시스템 설계가 허용하는 경우에 따라 바뀌기도 한다.

표 5-3 방출 스펙트럼에 영향을 주는 인자에 의한 X선 빔의 선질과 선량의 변화

증가 인자	결과
관전류(mAs)	선량의 증가, 선질의 변화 없음
관전압(kVp)	선량과 선질의 증가
부가 여과	선량의 감소와 선질의 증가
표적 원자번호(Z)	선량과 선질의 증가
전압 리플	선량과 선질의 감소

요약

전자들이 음극에서 양극의 표적으로 가속될 때 열 발생, 특성 X선 생성, 그리고 제동 X선 생성의 3가지 효과가 나타난다.

특성 X선은 전자가 표적 원자의 내각궤도 전자를 전리시킬 때 생성된다. 즉 내각궤도의 빈 공간이 채워질 때 특성 X선이 방출된다.

제동 X선은 전자가 표적 원자의 핵의 장(field)에 의해 감속된 결과로 생성된다. 진단영역(20~150 kVp)에서 대부분의 X선은 제동 X선이다.

X선 방출 스펙트럼은 keV 단위에 각 에너지에 대한 X선의 수로 그래프화할 수 있다. 텅스텐의 특성 X선은 69 keV의 에너지이다. 제동 X선은 X keV까지의 에너지 범위를 가지는데, 여기에서 X는 kVp이다.

X선 방출 스펙트럼에 영향을 미치는 4가지 인자는 다음과 같다. (1) 저에너지 전자들은 저에너지 X선을 생성하기 위해 상호작용한다. (2) 전자들의 과도한 상호작용은 낮은 에너지를 갖는 X선 생성의 결과로 나타난다. (3) 저에너지 X선은 대부분 표적 물질에 의해 흡수될 수 있다. (4) 부가 여과는 이용 빔으로부터 저에너지 X선을 제거한다.

X선 방출

X-ray Emission

CHAPTER

6

학습목표

1. 방사선량을 정의하고 X선 강도와의 상관관계를 설명할 수 있다.
2. X선 빔의 세기에 영향을 미치는 요인들을 나열하고 설명할 수 있다.
3. X선질과 투과력을 설명할 수 있다.
4. X선 빔의 선질에 영향을 미치는 요인들을 나열하고 설명할 수 있다.

X선은 에너지 스펙트럼의 형태로 X선관의 유리 또는 금속 봉입물의 창을 통해 방출된다. X선 빔의 특성은 선량(X선 빔에서 X선의 수)과 선질(X선 빔의 투과력)에 의해 결정될 수 있다. 이 장에서는 X선 빔의 선량과 선질에 영향을 주는 다양한 인자들에 대해 설명한다.

X선량

X선 강도

X선 영상 시스템의 X선 빔의 세기는 공기 내의 밀리그레이(mGy_a)[과거 mR 사용]로 측정되며 **X선량(x-ray quantity)**이라 한다. 다른 용어로 **방사선 조사(radiation exposure)**가 *X선 세기(x-ray intensity)* 또는 *X선량(x-ray quantity)*을 대신하여 사용되기도 한다. 위의 모든 용어가 같은 의미를 가지며 mGy_a(mR)으로 측정된다.

mGy_a(mR)는 X선량에 의해 공기에서 생성된 이온쌍의 수로 측정된다. 공기의 전리는 빔의 X선 수와 비례하여 증가한다. mGy_a(mR)으로 측정되는 X선량과 빔에서 X선 수 사이의 관계는 X선의 유효 에너지에 의해 항상 선형적이지 않고 약간의 편차가 발생할 수 있다.

mGy_a/s, mGy_a/min, mGy_a/mAs(mR/s, mR/min 또는 mR/mAs)와 같이 표현되는 방사선 조사선량률(radiation exposure rate) 또한 X선량을 표현하는 데 이용될 수 있다.

X선량은 이용 빔에서 X선의 수이다.

방사선영상학에서 사용되는 X선 에너지 범위에서 이러한 편차는 중요하지 않으며, 이용 빔의 X선의 수가 방사선량이라고 가정할 수 있다. 관전압을 약 70 kVp로 조작하면 가장 적절한 영상을 만들기 위해 일반용 X선관은 100 cm의 선원-영상 수용체 간 거리(SID; source to image-receptor distance)에서 5 mR/ mAs(50 μGy_a/mAs)의 X선 세기를 방출하는 것이 좋다.

그림 6-1은 넓은 촬영조건에 대한 X선 세기를 추정하기 위한 그래프이며, 그림에 나타난 곡선은 단상-전파 정류 장치에만 적용된다.

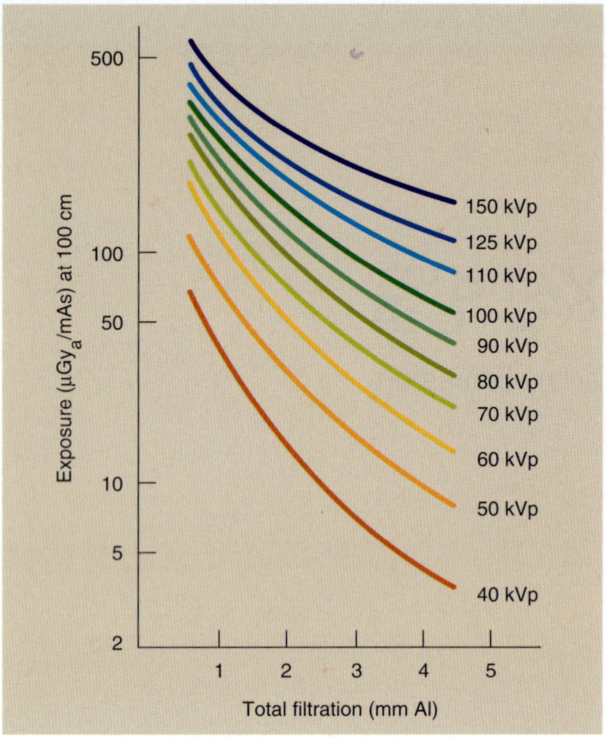

그림 6-1 X선 빔의 세기를 추정하는 그래프. X선 영상 시스템의 여과를 나타내는 x 축상 위치로부터 적절한 전압(kVp)의 교차점까지 수직선을 그려라. 이 교차점에서 수평선은 X 선 강도를 나타내는 y 축과 교차될 것이다. (Courtesy Edward McCullough, University of Wisconsin).

X선량에 영향을 미치는 요인

X선 영상을 만들기 위해서 X선량에 영향을 주는 인자들이 영상 수용체의 노출 정도에 영향을 끼친다. 이러한 관계가 표 6-1에 요약되어 있다.

관전류(mAs). X선량은 관전류(mAs)와 직접적으로 비례한다. mAs가 두 배가 되면, 관의 표적(target)과 충돌하는 전자들의 수도 두 배가 되어 결과적으로 방출되는 X선의 수도 두 배가 된다.

표 6-1 X선량과 영상 수용체 노출에 영향을 주는 인자

증가의 효과	X선량	영상 수용체 노출
mAs	비례하여 증가	증가
kVp	$\left(\frac{kVp_2}{kVp_1}\right)^2$ 증가	$\left(\frac{kVp_2}{kVp_1}\right)^5$ 증가
거리	$\left(\frac{d_1}{d_2}\right)^2$ 감소	$\left(\frac{d_1}{d_2}\right)^2$ 감소
여과	감소	감소

X선량과 mAs

$$\frac{I_1}{I_2} = \frac{mAs_1}{mAs_2}$$

여기에서 I_1과 I_2는 각각 mAs_1과 mAs_2에서의 X선량이다.

질문: 흉부 측면 영상을 위해 110 kVp/10 mAs로 촬영 시, 환자 위치에서의 X선 강도는 약 320 μGy_a(32 mR)이다. 관전류를 20 mAs까지 증가시키면 X선 강도는 어떻게 될 것인가?

해답:
$$\frac{x}{320\ \mu Gy_a} = \frac{20\ mAs}{10\ mAs}$$
$$x = \frac{(320\ \mu Gy_a)(20\ mR)}{10\ mAs} = 640\ \mu Gy_a$$

X선량은 관전류(mAs)에 비례한다.

질문: KUB(신장, 방광, 요관) 방사선 촬영 시 74 kVp/60 mAs를 사용한다. 그 결과 환자의 피폭선량은 2.5 mGy_a(250 mR)이 된다. 45 mAs로 감소시키면 피폭선량은 어떻게 되는가?

해답:
$$\frac{x}{2.5\ mGy_a} = \frac{45\ mAs}{60\ mAs}$$
$$x = \frac{(2.5\ mGy_a)(45\ mAs)}{60\ mAs} = 1.9\ mGy_a$$

관전류는 X선을 생성하기 위해 음극에서 양극으로 전달된 전자의 총 수이다.

$$mAs = mA \times s$$
$$= mC/s \times s$$
$$= mC$$

여기에서 C(coulomb)는 정전기적 전하량이고, $1C = 6.25 \times 10^{18}$개의 전자를 의미한다.

질문: 방사선 영상이 74 kVp/100 mAs로 만들어졌다고 하면 이때 얼마나 많은 전자가 표적과 상호작용하는가?

해답: 100 mAs = 100 mC

$= 6.25 \times 10^{17}$ 전자

질문: 방사선 출력 강도가 62 μGy_a/mAs(6.2 mR/mAs)이라면, 10 μGy_a를 발생시키기 위해 얼마나 많은 전자가 필요한가?

해답: 62 μGy_a/mAs = 62 μGy_a/mAs/6.25×10^{15} 전자,

역으로 말하면,

6.25×10^{15} 전자/6.2 μGy_a/mAs = 1×10^{15} 전자/mR

관전압(kVp). X선량은 관전압에 의해서도 크게 변화한다. 즉 선량은 관전압의 제곱에 비례하기 때문에 관전압이 두 배가 되면, X선 강도는 4배로 증가하게 될 것이다. 이것은 다음과 같이 표현된다.

X선량과 관전압

$$\frac{I_1}{I_2} = \left(\frac{kVp_1}{kVp_2}\right)^2$$

여기에서 I_1과 I_2는 각각 kVp_1과 kVp_2에서의 선량이다.

질문: 흉부 측면 촬영은 0.32 mGy_a(32 mR)의 X선 강도에서 대개 110 kVp, 10 mAs의 조건을 요구한다. 관전압의 강도를 125 kVp까지 늘리고 관전류를 그대로 둔다면 어떻게 나타나는가?

해답:
$$\frac{0.32\ mGy_a}{I_2} = \left(\frac{110\ kVp}{125\ kVp}\right)^2$$
$$I_2 = (0.32\ mGy_a)\left(\frac{125\ kVp}{110\ kVp}\right)^2$$
$$= (0.32\ mGy_a)(1.14)^2$$
$$= (0.32\ mGy_a)(1.29) = 0.41\ mGy_a$$

X선량은 관전압의 제곱(kVp^2)에 비례한다.

질문: 손발은 58 kVp/8 mAs의 조건으로 조사되고 240 μGy_a의 피부 입사선량을 초래한다. 54 kVp/8 mAs로 조건을 변화시키면, X선량은 어떻게 되는가?

해답:
$$\frac{I}{240\ \mu Gy_a} = \left(\frac{54\ kVp}{58\ kVp}\right)^2$$
$$I = (240\ \mu Gy_a)\left(\frac{54\ kVp}{58\ kVp}\right)^2$$
$$= (240\ \mu Gy_a)(0.93)^2$$
$$= (240\ \mu Gy_a)(0.867) = 208\ \mu Gy_a$$

이론적으로 관전압의 조작에 의해 X선 강도를 두 배로 올리기 위해서는 기존 관전압의 40%가 증가되어야 한다.

이러한 사항이 임상에서 과사용되지는 않는다. 왜냐하면, 관전압을 올림으로써 X선이 증가하게 되면 그만큼 환자에게 피폭되는 양이 증가하기 때문이다. 더 많은 X선이 환자와 영상 수용체에 영향을 준다. 따라서 영상 수용체와 일정한 방사선 노출을 유지하기 위해서는 15%의 관전압 증가와 관전류의 1/2의 감소를 동반하여야 한다.

질문: 방사선 촬영 시 80 kVp/30 mAs로 조사하면, 1.4 mGy_a의 방사선 노출을 초래한다. 관전압을 92 kVp(+15%)

까지 올리고 관전류를 15 mAs까지 줄이면 예상되는 피폭량은 얼마인가?

해답 :
$$\frac{I}{1.4\ mGy_a} = \left(\frac{15\ mAs}{30\ mAs}\right)\left(\frac{92\ kVp}{80\ kVp}\right)^2$$
$$I = 1.4\ mGy_a\left(\frac{15\ mAs}{30\ mAs}\right)\left(\frac{92\ kVp}{80\ kVp}\right)^2$$
$$= 1.4\ mGy_a(0.5)(1.32) = 0.91.4\ mGy_a$$

관전압을 높이고, 관전류를 줄임으로써 영상 수용체 조사가 일정하게 되고, 환자 선량은 크게 감소될 수 있다. 이러한 촬영조건의 단점은 스크린-필름이 영상 수용체일 경우 영상의 대조도가 감소하는 것이다. **하지만 디지털 영상 수용체를 이용할 경우 대조도의 변화는 없다.**

거리(distance). X선의 강도는 X선관으로부터의 거리의 제곱에 반비례하는데, 이 관계를 **'거리역자승 법칙'**(제3장 참조)이라고 한다.

X선량과 거리

$$\frac{I_1}{I_2} = \left(\frac{d_2}{d_1}\right)^2$$

질문 : 이동식 방사선 촬영기의 경우 100 cm의 SID에서 촬영하면 수용체에 0.13 mGy_a(13 mR) 정도가 조사된다. 최대 SID가 91 cm밖에 되지 않는 특별한 상황이라면 영상 형성을 위해 수용체에 얼마가 조사되는가?

해답 :
$$\frac{0.13\ mGy_a}{I_2} = \left(\frac{91\ cm}{100\ cm}\right)^2$$
$$I_2 = (0.13\ mGy_a)\left(\frac{100\ cm}{91\ cm}\right)^2$$
$$= (0.13\ mGy_a)(1.1)^2$$
$$= (0.13\ mGy_a)(1.1) = 0.14\ mGy_a$$

X선량은 선원으로부터의 거리 제곱에 반비례한다.

질문 : 후전 흉부촬영 시(120 kVp/3 mAs) 최적의 영상을 얻기 위해 SID는 300 cm이다. 영상 형성을 위한 수용체 노출은 0.12 mGy_a(12 mR)이다. 만일 같은 상황에서 100 cm의 SID로 촬영이 이루어진다면, X선 노출은 얼마가 되는가?

해답 :
$$\frac{I}{0.12\ mGy_a} = \left(\frac{300\ cm}{100\ cm}\right)^2$$
$$I = 0.12\ mGy_a\left(\frac{300\ cm}{100\ cm}\right)^2$$
$$= (0.12\ mGy_a)(3)^2$$
$$= (0.12\ mGy_a)(9) = 1.08\ mGy_a$$

SID가 증가할 때, 관전류는 영상 수용체에 동일한 노출을 유지하기 위해 SID^2까지 증가되어야 한다.

SID^2 인자에 의해 mAs 값을 변화시킴으로써 SID 변화를 보상하는 것을 **제곱 법칙**이라 하며, 이는 **역제곱 법칙**에 귀결된 것이다.

제곱 법칙

$$\frac{mAs_1}{mAs_2} = \frac{SID_1^2}{SID_2^2}$$

여기에서 mAs_1은 SID_1의 촬영조건이고, mAs_2는 SID_2의 촬영조건이다.

질문 : 위의 문제 중 100 cm에서 X선량을 0.12 mGy_a로 감소시키기 위한 새로운 관전류의 수치는?

해답 :
$$\frac{x\ mAs}{3\ mAs} = \frac{0.12\ mGy_a}{1.08\ mGy_a}$$
$$x\ mAs = (3\ mAs)\left(\frac{0.12\ mGy_a}{1.08\ mGy_a}\right) = (3\ mAs)(0.111)$$
$$= 0.3\ mAs$$

여과(filtration). X선 영상 시스템에는 보통 1~5 mm 두께의 알루미늄으로 이루어진 금속 필터가 있는데, 금속 필터의 역할은 저에너지의 X선을 제거하는 것이다.

저에너지 X선은 인체의 피부 표면을 통과하지만 투과할 수 없기 때문에 영상 형성에 있어 도움이 되지 않고 환자에게 불필요한 피폭선량만을 증가시킨다.

이용 빔에 대한 부가 여과는 환자 피폭선량을 감소시킨다.

금속 여과 필터가 X선 장치에 사용되면 여과에 의해 저에너지의 X선이 흡수되고 고에너지의 X선을 투과하여 환자의 피폭선량은 감소한다. 노출량 감소의 계산을 위해서는 반가층(half value layer; HVL)에 대한 이해가 필요한데 이것은 다음 장에서 논의하기로 한다.

그림 6-1 그래프를 통해 노출량 감소를 추정할 수 있으

며 노출량 감소가 필터의 두께에만 관계되는 것이 아니라 여러 복합적인 상황에 의한 것이라고 볼 수 있다. 여과 X선의 감소는 선속 경화의 원인이며 대조도에 영향을 미친다. 선속 경화는 고에너지의 X선 내에 투과되지 않는 저에너지의 X선을 제거한 결과로 나타난다.

X선질

투과력

X선 에너지와 투과력은 비례적으로 증가한다. 깊은 조직까지 투과하기 위해 X선의 **투과력**(penetrability)을 증가시켜야 한다. 고에너지를 가진 X선은 저에너지를 가진 X선보다 깊은 조직까지 투과할 수 있다.

X선의 투과력은 *X선질*(quality)이라고 한다. 높은 투과력을 가진 X선을 *고에너지 X선*이라고 하고, 낮은 투과력을 가진 X선을 *저에너지 X선*이라고 한다.

> 투과력은 조직을 통과하는 X선 빔의 능력을 의미한다.

영상 수용체가 스크린-필름인 경우 X선 빔의 선질에 영향을 주는 인자는 영상의 대조도에 영향을 미친다. 거리와 mAs는 방사선 선질에 영향을 주지 않고, 방사선량에 영향을 준다.

반가층

X선은 지수적으로 감소하지만, 고에너지 X선은 저에너지 X선보다 투과력이 뛰어나다. 100 keV의 X선이 연부조직을 투과할 때 약 3%/cm의 비율로 감소하는 반면, 10 keV X선은 약 15%/cm 비율로 감소한다. 또한 모든 에너지의 X선은 높은 원자번호를 가진 물질에 비해 낮은 원자번호를 가진 물질에서 투과력이 높다.

> 감약은 흡수와 산란의 결과에 의한 X선량의 감소이다.

X선질은 HVL(반가층)을 이용하여 측정할 수 있다. 진단 영역의 X선은 알루미늄(Al)에서 약 3~5 mm 또는 연부조직에서 3~6 cm의 반가층을 가진다.

> X선 빔의 반가층(HVL)은 처음 값의 절반 강도로 감소시키기 위해 필요한 흡수체의 두께이다.

반가층은 실험을 통해서 측정할 수 있는데, 이는 그림 6-2에 잘 나타나 있다. 이 실험은 X선관과 방사선 계측기 그리고 보통 여러 장의 알루미늄 필터의 3가지 주요 요소로 이루어진다.

첫 번째, 방사선량은 X선관과 검출기 사이에서 필터 없이 측정되고, 계단식으로 일정하게 두꺼워지는 필터를 통해 측정된다. 반가층은 X선의 강도를 처음 값의 절반으로 감소시키기 위해 필요한 필터의 두께이다.

X선의 반가층을 측정하기 위해 몇 가지 방법이 사용될 수 있다. 그림 6-2와 같은 X선 강도 측정 실험을 통해 가장 간단한 반가층을 구할 수 있다. 그림 6-3은 두께가 다른 Al 필터(2.4 mm와 2.8 mm)에 대한 반가층을 나타낸다.

질문 : 다음은 70 kVp로 조사된 X선 장치의 데이터로, 튜브와 감지기(필름) 간 거리를 100 cm에서 그 사이의 1.0 mm Al 필터를 통해 여과시켜 얻은 자료이다. 이 자료를 통해 반가층(HVL)을 추정할 수 있다. 필터의 두께에 따른 반가층을 계산하시오.

mm Al	0	1.0	2.0	3.0	4.0	5.0
μGy_a	1.18	0.82	0.63	0.51	0.38	0.29

해답 : 1.18 μGy_a의 절반은 0.59 μGy_a이다. 그러므로 HVL은 2~3 mm의 Al 사이 값을 가진다. 이 자료의 HVL의 값은 약 2.4 mm의 알루미늄으로 나타난다.

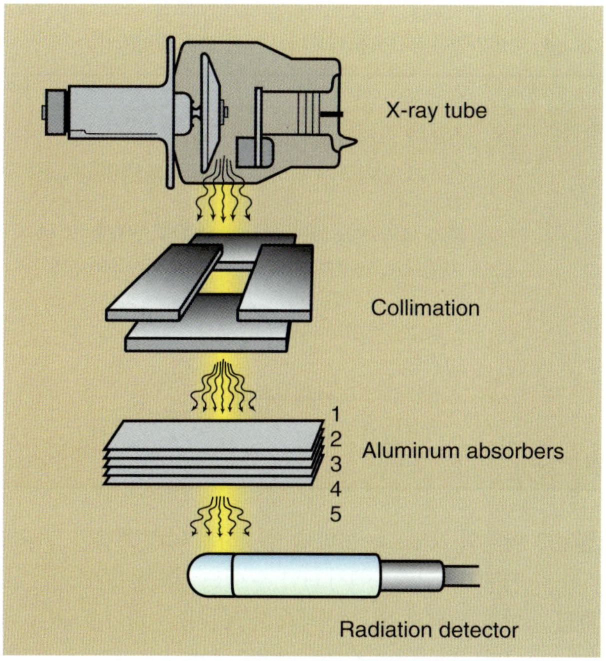

그림 6-2 반가층을 측정하기 위한 전형적인 실험 모식도

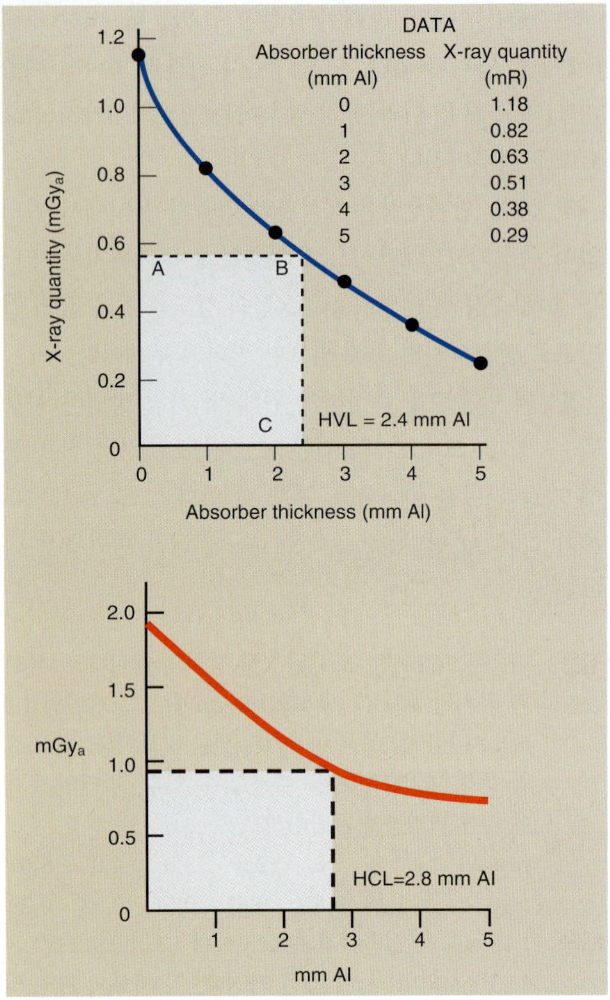

그림 6-3 표의 자료는 반가층 결정을 위한 것이다. 이 자료의 그래프는 2.4 mm Al의 반가층을 나타낸다.

> 반가층은 X선질을 나타내는 가장 좋은 방법이다.

반가층을 측정하기 위한 순서

1. 흡수체 없이 흡수체의 두께별로 X선 빔의 강도를 측정한다.
2. 흡수체 두께에 대한 선량 그래프를 그린다.
3. 처음 선량의 절반에 해당하는 선량을 결정하고 그림 8-3에서와 같이 y 축에 이 값을 기록한다.
4. x 축과 평행한 수평선을 곡선과의 교차점까지 그린다.
5. x 축까지 수직선을 그린다.
6. x 축에서 흡수체의 두께를 읽는다. 이 값이 반가층이다.

질문 : 아래의 그래프는 HVL를 추정하기 위해 측정된 그래프이다. 이 그래프에서 HVL은 어느 정도인가?

해답 : 여과 필터가 없는 상태에서 X선량은 약 1.9 mGy_a로 나타난다. 1.9 mGy_a의 절반은 0.95 mGy_a이다. y 축의 0.95 mGy_a에서 그래프와 만나도록 연장선을 그어서 y 축과 곡선 그래프가 만나는 접점에서 수직으로 x 축을 연결한 것이 2.8 mm Al 필터의 HVL을 나타낸다.

X선의 투과력은 관전압과 필터의 변화를 통해 복잡하고 다양화될 수 있다. 두께가 다른 여과 필터와 다른 관전압의 다양한 조합을 통해 같은 HVL을 얻는 것이 가능하다. 예를 들면, 하나의 X선 영상장치에서 90 kVp 2 mm Al 필터와 70 kVp 4 mm Al 필터는 같은 반가층 값을 가질 수 있다. 이 경우 X선의 투과력은 일정하다.

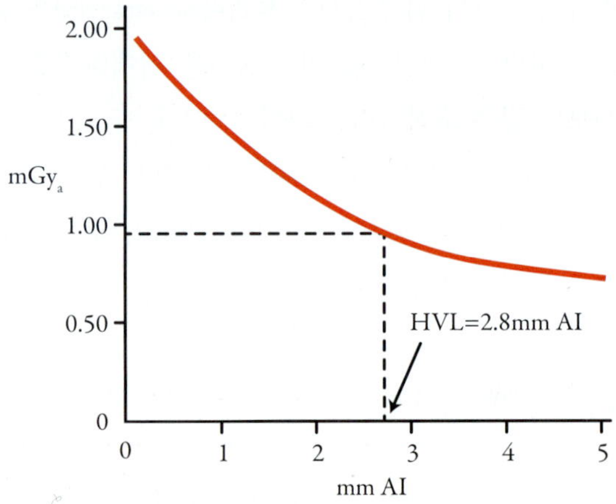

> X선 빔의 선질은 kVp 또는 여과에 의해 평가될 수 있으나 반가층이 가장 적절하다.

X선질에 영향을 미치는 인자

X선량에 영향을 미치는 인자의 일부는 X선질에는 어떠한 영향도 미치지 않는데, 이에 대한 내용은 표 6-2를 통해 알 수 있다.

관전압(kVp). 관전압을 늘리면 X선질과 반가층이 변한다. 관전압의 증가는 X선 방출 스펙트럼이 고에너지 쪽으로 이동하게 하고, X선의 유효 에너지의 증가를 나타내어 더욱 강한 투과력을 나타내는 X선질이 된다.

> 관전압의 증가는 X선 빔의 선질을 향상시킨다.

표 6-2 X선질과 선량에 영향을 주는 인자

증가 인자	선질 영향	선량 영향
관전류	영향 없음	증가
관전압	증가	증가
거리	영향 없음	감소
여과	증가	감소

표 6-3을 통해 X선 영상처리 시스템에서 50~150 kVp 관전압의 단계별 증가에 따른 반가층의 변화를 측정한다. 위에서 X선의 총 여과는 2.5 mm의 알루미늄이다.

여과(filtration). 여과의 주요 목적은 영상 형성에 있어서 검출기까지 도착하지 않는 불필요한 저에너지의 X선을 제거하는 것이다. 그림 6-4는 보통의 여과로 여과되지 않은 X선과 X선의 방출 스펙트럼을 나타낸다.

이상적으로 여과된 X선은 환자의 X선에 의한 피폭량을 현저히 줄일 수 있다. 여과된 X선 이하의 저에너지를 가진 X선은 완전히 제거하지 않는 것이 바람직하다. 이는 영상의 대조도를 개선한다.

표 6-3 kVp와 반가층의 관계

kVp	HVL(mm Al) 선량 영향
50	1.9
75	2.8
100	3.7
125	4.6
150	5.4

> 여과의 증가는 X선 빔의 선질을 향상시킨다.

거의 모든 금속 물질은 X선을 여과하는 역할을 할 수 있다. 알루미늄(Z=13)은 광전의 효과를 통하여 낮은 에너지의 X선 제거에 효과적이다. 알루미늄은 또한 쉽게 구할 수 있으며, 싸고, 형태 변화에 용이하다. 구리(Z=29), 주석(Z=50), 가돌리늄(Z=64)과 홀뮴(Z=67)은 특수한 부위 촬영에 이용되고 있다. 여과량이 증가함에 따라 X선질은 좋아지지만 선량은 조금씩 줄어들게 된다.

여과의 종류

진단 X선의 여과의 2가지 구성요소는 고유 여과와 부가 여과이다.

고유 여과(inherent filtration). X선관을 감싸고 있는 유리관과 금속에 의해 방출된 X선을 먼저 여과하게 된다. 이와 같은 여과를 **고유 여과**라고 한다. X선관의 틀은 유리와 금속으로 둘러싸여 있으며 유리관은 X선 방출이 용이하도록 매우 얇게 이루어져 있다. 이는 적은 양의 고유 여과를 가능하게 한다.

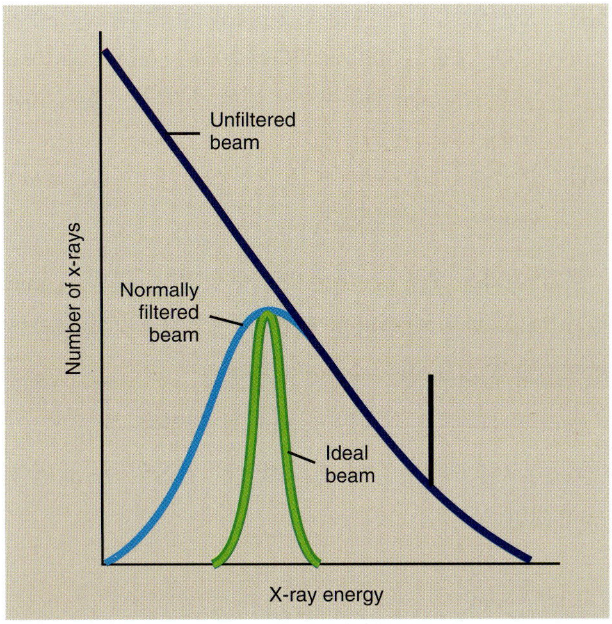

그림 6-4 여과는 이용 빔으로부터 저에너지 X선을 선택적으로 제거하는 데 이용된다. 이상적인 여과는 모든 저에너지 X선을 제거할 수 있다.

일반 X선관의 고유 여과는 약 0.5 mm의 알루미늄을 이용한다. 시간이 지남에 따라 고유 여과가 증가하게 되는데, 그 이유는 표적과 필라멘트에 의해 생성되는 작은 텅스텐 금속들이 X선관의 유리관 내에서 활발한 움직임을 나타내기 때문이다.

유방 X선 촬영에서 사용되는 특수 목적의 X선관의 경우 매우 얇은 유리관을 가지고 있다. 유방촬영기는 약간의 베릴륨(z=4)과 유리로 만들어진 관으로 0.1 mm의 알루미늄이 고유 여과에 사용된다.

부가 여과(added filtration). 얇은 알루미늄 판의 경우 X선관과 X선 선속 조절기 사이에 위치하는 것이 보통의 여과 형태이다.

> 부가 여과는 HVL의 두께를 증가시킨다.

X선 빔의 필터 추가는 방출된 모든 에너지의 X선을 감약시킨다. 그러나 고에너지 X선보다는 많은 수의 저에너지 X선을 제거하여 더 높은 투과력 및 우수한 선질을 가진 높은 에너지 영역으로 X선 방출 스펙트럼을 이동시킬 수 있다. 추가 여과는 X선 빔을 감약시키기 때문에 X선량에 영향을 미친다.

질문: X선 영상 시스템에는 2.2 mm의 알루미늄 반가층이 있다. 노출은 100 cm SID에 20 μGy_a/mAs(2 mR/mAs)이다. 2.2 mm 알루미늄이 빔에 추가되는 경우, X선 노출은 어느 정도인가?

해답: 반가층 1개의 추가이므로, X선 노출은 10 μGy_a/mAs(1 mR/mAs)으로 추정된다.

부가 여과는 보통 두 부분으로 구성된다. 첫째, 1 mm 또는 더 두꺼운 알루미늄 시트가 영구적으로 X선관의 하우징과 콜리메이터 사이에 위치한다.

콜리메이터는 부가적인 1 mm Al 필터를 갖는다. 이 여과는 그림 6-5와 같이 콜리메이터 거울의 은 표면에서 유래한다.

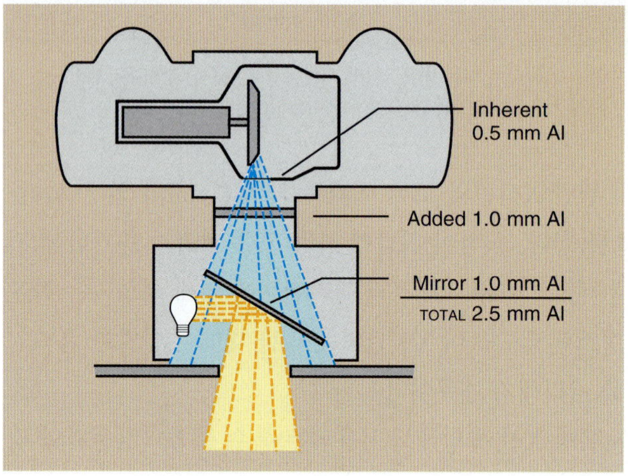

그림 6-5 전체 여과는 X선관의 고유 여과, 부가 여과 그리고 조명 콜리메이터의 거울에 의한 여과로 구성된다.

***보상 여과*(compensating filter).** 방사선사가 직면하는 가장 어려운 일 중 하나는 조직 구성에서 두께가 심각하게 바뀌는 신체 검사에서 균일한 강도로 영상을 획득하는 것이다. 이러한 두께의 차이를 보상하기 위해 사용되는 필터를 **보상 필터**(compensating filter)라고 한다.

보상 필터는 다양한 크기 및 모양으로 제작되며, 대부분 알루미늄으로 구성되지만 플라스틱이 사용될 수 있다. 그림 6-6은 몇 가지 일반적인 보상 필터를 나타낸다.

예를 들면, 증감지-필름 흉부 후전 방향 촬영 시, 왼쪽 가슴이 액체, 강화 또는 질량 때문에 상대적으로 방사선 불투과성일 경우, 심상은 가슴의 왼쪽에서 매우 낮은 광학밀도로, 가슴의 오른쪽에서 매우 높은 광학밀도로 나타날 것이다. 쐐기 필터(wedge filter)를 삽입하여 쐐기의 얇은 부분을 가슴의 왼쪽에 위치시켜 보상할 수 있다.

이러한 쐐기 필터는 그림 6-7과 같이 주로 두께 변화가 심한 발과 같은 인체 부위에 대한 방사선 영상 촬영에 이용된다. 즉 발의 AP 투시촬영 동안 쐐기의 두꺼운 부분은 발끝으로 위치시키고, 얇은 부분은 무릎 쪽으로 위치시킨다.

그림 6-8과 같은 흉부촬영 시 양측 쐐기 필터 또는 여물통 필터가 사용되기도 한다. 측면 두꺼운 부분은 폐

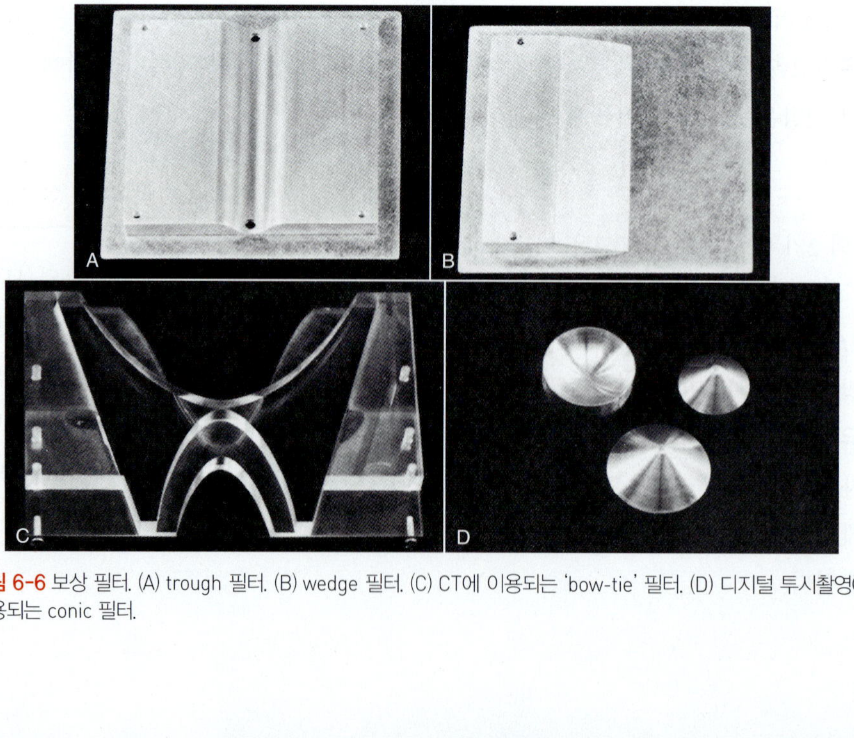

그림 6-6 보상 필터. (A) trough 필터. (B) wedge 필터. (C) CT에 이용되는 'bow-tie' 필터. (D) 디지털 투시촬영에 이용되는 conic 필터.

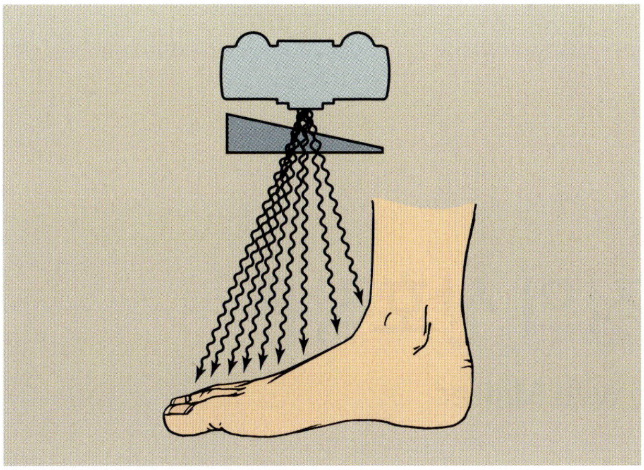

그림 6-7 발 검사를 위한 wedge 필터의 적용

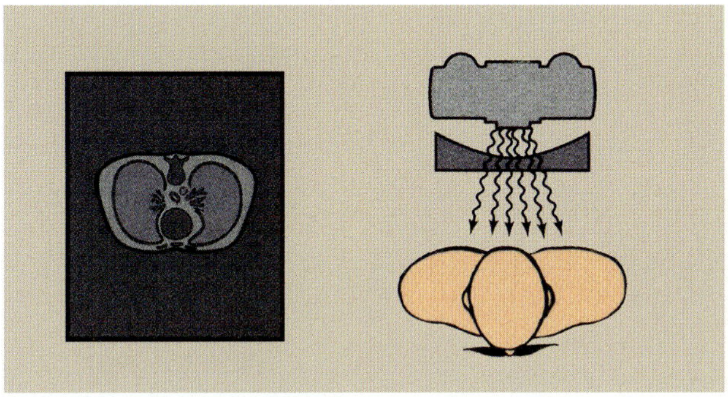

그림 6-8 흉부 검사를 위한 여물통(trough) 필터의 적용

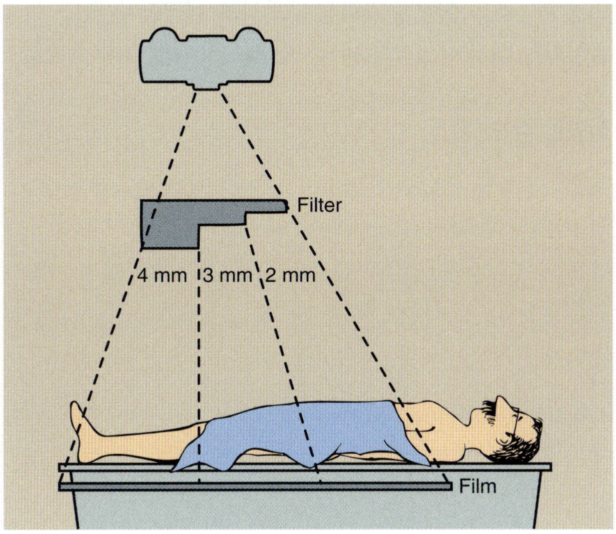

그림 6-9 복부와 하부 연속 촬영을 위한 알루미늄 계단 쐐기(step-wedge)의 이용을 설명하는 모식도

부분, 쐐기의 얇은 중심 부분은 폐종격부 위에 위치시켜 더욱 균일한 광학밀도를 가진 방사선 영상을 획득할 수 있다.

계단-쐐기 필터는 쐐기 필터의 일종이며 그림 6-9와 같이 긴 인체 부위를 2~3개의 영상 수용체로 영상을 획득할 때 주로 이용된다.

요약

방사선량은 이용 빔에서의 X선 광자의 수이다. 방사선량에 영향을 미치는 인자는 다음과 같다.

- 관전류(mAs): X선량은 관전류에 비례한다.
- 관전압(kVp): X선량은 관전압의 제곱에 비례한다.
- 거리(distance): X선량은 선원으로부터의 거리 제곱에 반비례한다.
- 여과(filtration): X선량은 저에너지 X선을 흡수하는 여과에 의해 감소한다.

방사선의 선질은 X선 빔의 투과력이다. 투과력은 반가층(HVL)로 평가할 수 있는데, HVL은 처음 강도의 절반으로 감소시키는 부가 여과판의 두께를 말한다. X선 빔 투과력 또는 방사선 선질에 영향을 주는 인자는 다음과 같다.

- 관전압(kVp): X선 투과력은 관전압이 증가함에 따라 증가한다.
- 여과(filtration): X선 투과력은 여과가 빔에 추가될 때 증가한다.

여과에는 (1) 유리 또는 금속 봉입물 내의 고유 여과, (2) 알루미늄 시트 형태로 부과 여과, 그리고 (3) X선 빔의 강도의 변화를 제공하는 보상 필터의 3가지 유형이 있다.

CHAPTER

7

X선과 물질의 상호작용

X-ray Interaction with Matter

학습목표

1. X선과 물질과의 5가지 상호작용에 대해 설명할 수 있다.
2. 차등 흡수를 정의하고, 영상의 대조도에 미치는 영향을 설명할 수 있다.
3. 차등 흡수에 대한 조직의 원자번호와 질량 밀도의 영향에 대해 설명할 수 있다.
4. 특정 조직이나 장기를 영상화할 때 방사선 조영제가 이용되는 이유에 대해 설명할 수 있다.
5. 흡수와 감약의 차이를 설명할 수 있다.

X선은 물질과 상호작용할 때 (1) 간섭 산란, (2) 콤프턴 산란, (3) 광전효과, (4) 전자쌍 생성, 그리고 (5) 광핵반응의 5가지 형태를 가질 수 있다. X선 영상 형성에는 콤프턴 산란과 광전효과가 중요하게 작용한다. 상호작용은 차등 흡수로 나타나며 X선 영상에서 대조도의 정도를 결정한다.

X선의 물질과의 상호작용

제3장에서 전자파와 물질과의 상호작용을 간략하게 설명하였다.

X선은 약 10^{-8}~10^{-9} m 정도로 매우 짧은 파장을 가지며, 높은 에너지의 X선 파장은 더욱 짧아진다. 따라서 저에너지 X선은 10^{-9}~10^{-10} m의 직경을 갖는 원자 전체와 상호작용하는 경향이 있다. 중간 에너지를 갖는 X선은 주로 전자와 상호작용하고, 고에너지 X선은 핵과 상호작용한다.

X선은 간섭 산란, 콤프턴 산란, 광전효과, 전자쌍 생성, 그리고 광핵반응의 5종류의 형태로 상호작용 한다. 이 중 콤프턴 산란과 광전효과는 전리방사선영상학에서 특히 중요하다.

간섭 산란

그림 7-1과 같이 약 10 keV의 X선은 '고전 산란' 또는 '톰슨 산란'이라 하는 간섭 산란(coherent scattering)에 의해 물질과 상호작용한다(그림 7-1). 톰슨(J.J.Thompson)은 처음으로 간섭 산란을 설명한 물리학자이다.

간섭 산란에서 입사되는 X선이 표적 원자와 상호작용하여 여기상태가 된다. 표적 원자는 입사 X선과 에너지와 동일한 파장을 가진 산란된 X선과 과잉 에너지를 즉시 방출한다. 그러나 산란 X선의 방향은 입사 X선($\lambda = \lambda'$)과 다르다.

즉 간섭 산란은 에너지의 변화 없이 X선 방향 변화의 결과로 나타나며 에너지 전달과 전리현상은 없다. 대부분의 간섭 산란 X선은 전방으로 산란된다.

간섭 산란은 전리방사선학에서 거의 중요하지 않다.

간섭 산란은 주로 저에너지 X선을 포함하며 의료영상에 기여한 바가 거의 없다. 그러나 약간의 간섭 산란은 진단범위를 통하여 일어난다. 70 kVp에서 몇 퍼센트의 X선은 간섭 산란과 관련이 있다. 간섭 산란은 약간의 **영상 노이즈**를 제공하고 영상의 대조도를 감소시킨다.

콤프턴 효과

진단범위를 통한 산란선은 X선과 에너지를 감소시키고, 원자를 전리하는 외각 전자와의 상호작용을 할 수 있다. 이 상호작용은 **콤프턴 효과**(compton scattering) 또는 콤프턴 산란이라고 한다(그림 7-2).

콤프턴 효과에서는 입사 X선이 외부궤도의 전자와 상호작용하고 이로 인해 전자가 원자로부터 이탈한다. 또한 이때 방출된 전자를 *콤프턴 전자* 또는 2차 전자라고 한다. 입사 X선은 더 낮은 에너지를 가지며 다른 방향

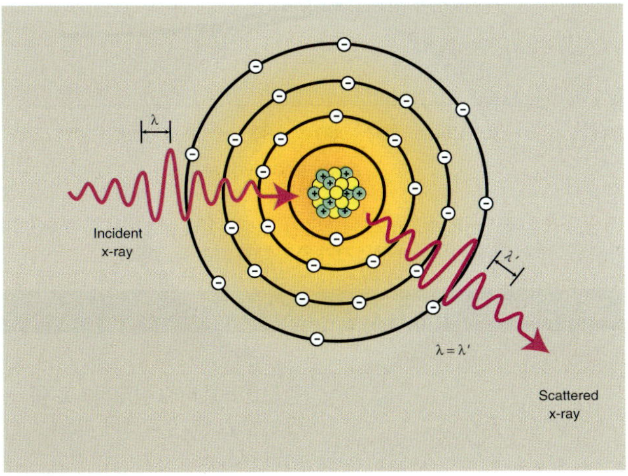

그림 7-1 간섭 산란은 전 에너지 X선과 원자 간의 상호작용이다. X선은 에너지를 잃지 않지만 방향이 약간 바뀐다. 입사 X선의 파장은 산란된 X선의 파장과 동일하다.

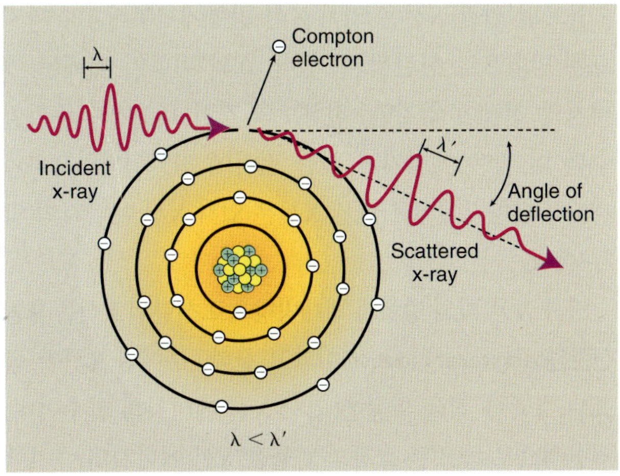

그림 7-2 콤프턴 산란은 중간 정도의 에너지와 외부궤도의 전자들과의 상호작용으로 발생한다. 이 산란은 표적 원자의 전리와 X선의 방향 변화 그리고에너지 감소의 결과로 나타난다. 산란된 X선의 파장은 입사 X선보다 길다.

으로 산란된다.

콤프턴 산란의 에너지는 입사 X선의 에너지와 방출한 전자의 에너지 차이와 동일하다. 방출한 전자의 에너지는 운동에너지와 핵에 대한 전자의 결합에너지의 합으로 나타난다.

콤프턴 효과

$E_i = E_s(E_b + E_{KE})$

여기에서 E_i는 입사 X선의 에너지, E_s는 산란된 X선의 에너지, E_b는 전자의 결합에너지 그리고 E_{KE}는 전자의 운동에너지이다.

질문: 30 keV X선은 운동에너지 12 keV를 가진 O각 전자를 방출해서 바륨의 원자를 전리한다. 산란선의 에너지는 얼마인가?

해답: 그림 2-9는 바륨의 O각 전자의 구속력 있는 에너지가 0.04 keV임을 나타낸다. 따라서

$$30\text{ keV} = Es + (0.04\text{ keV} + 12\text{ keV})$$
$$E_s = 30\text{ keV} - (0.04\text{ keV} + 12\text{ keV})$$
$$= 30\text{ keV} - (12.04\text{ keV})$$
$$= 17.96\text{ keV}$$

대부분의 에너지는 콤프턴 상호작용에 의해 산란된 X선과 콤프턴 전자 사이로 배분된다. 산란선은 대부분의 에너지를 유지한다. 산란된 X선 및 콤프턴 전자는 에너지를 전부 잃기 전에 추가적으로 전리할 수 있는 충분한 에너지를 갖는다.

결국 산란된 X선은 광전자적으로 흡수된다. 콤프턴 전자는 전리와 영기를 통해 모든 운동에너지를 잃고 또다른 전리에 의해 생성된 전자의 빈 공간에 포획된다.

콤프턴 산란 X선은 입사 X선 방향에서부터 180°까지 모든 방향으로 산란될 수 있다. 0°의 편향일 때에는 에너지의 전달이 없지만, 편향도의 각이 180°까지 증가할수록 더 많은 에너지가 산란 전자에 전달된다. 그러나 180°의 편향각에서 산란된 X선은 입사 X선 에너지의 약 2/3이다.

입사 X선 빔의 방향과 반대방향으로 산란된 X선을 **후방 산란선(backscatter radiation)**이라고 한다. 주어진 X선이 콤프턴 효과를 겪을 확률은 입사 X선 에너지의 함수이며, 일반적으로 콤프턴 효과의 확률은 X선 에너지의 증가에 따라 감소한다.

콤프턴 산란의 확률은 X선 에너지(1/E)에 반비례하고 원자번호에 독립적이다.

콤프턴 효과의 확률은 물질의 원자번호에 의존하지 않는다. 즉 그림 7-3과 같이 X선은 뼈의 원자와 같이 연부조직의 원자에서도 유사한 콤프턴 효과를 갖는다. 표 7-1은 콤프턴 산란을 요약한 것이다.

콤프턴 산란은 영상의 대조도를 감소시킨다.

콤프턴 산란은 모든 연부조직에 나타날 수 있기 때문에, X선 영상에서 상당히 중요한 역할을 한다. 하지만 이와 동시에 부정적인 내용도 포함되어 있다. 산란된 X선은 방사선 사진에 유용한 정보를 제공하지 않는 반면, 방사선 사진에 일정한 시각적인 밀도와 균일한 강도로 줄어든 영상 대조도의 결과인 디지털 방사선 영상을 생성한다. 이 산란선을 줄이는 방법들은 나중에 논의할 것이지만, 완벽하게 효과적인 방법은 없다.

콤프턴 상호작용에서 산란된 X선은 방사선촬영기술, 특히 투시촬영에서 방사선의 심각한 노출 위험을 받을 수 있다. 다량의 방사선은 투시촬영 도중 환자 몸에서

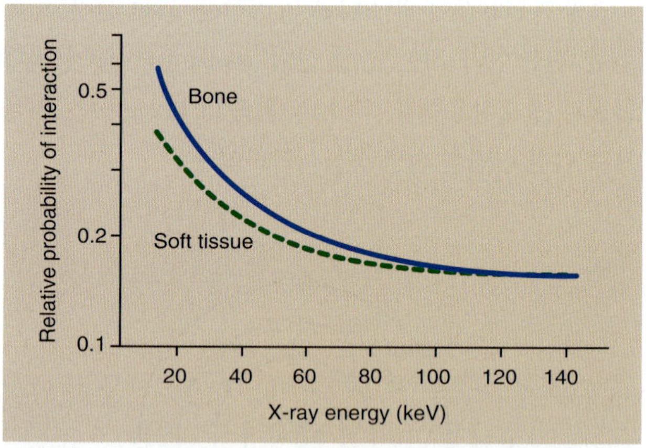

그림 7-3 연부조직과 뼈가 콤프턴 산란을 통해 X선과 상호작용할 확률은 거의 동일하다. 이 확률은 X선 에너지가 증가함에 따라 감소한다.

표 7-1 콤프턴 산란의 특성

인자	상호작용
X선 에너지 증가	광전효과에 비해 상대적으로 콤프턴 산란 증가, 감소된 콤프턴 산란(1/E)
흡수체의 원자번호 증가	영향 없음
흡수체의 질량 밀도 증가	콤프턴 산란이 비례적으로 증가

산란될 수 있다. 이러한 방사선은 방사선사가 받는 직업적 방사선 노출의 대부분의 원인이 된다. 산란선 역시 검사실의 방어적인 보호를 필요로 한다.

광전효과

X선은 또한 진단범위에서 내각 전자들을 전리시키는 상호작용을 한다. X선이 산란되지 않고 완전히 흡수되는 현상을 **광전효과(photoelectric effect)**라고 한다(그림 7-4).

*광전자*라고 하는 방출된 전자는 입사 X선의 에너지와 전자의 결합에너지의 합을 뺀 나머지의 운동에너지를 갖는다.

> **광전효과**
>
> $E_i = E_b + E_{KE}$
>
> 여기에서 E_i는 입사 X선의 에너지, E_b는 전자의 결합에너지, E_{KE}는 전자의 운동에너지이다.

> 광전효과는 전 X선 흡수이다.

연부조직에서 발견되는 낮은 원자번호의 원자는 K각 전자들의 결합에너지도 낮다(예: 탄소는 0.3 keV). 그러므로 광전자는 입사 X선의 에너지와 거의 동일한 운동에너지를 갖는다.

더 높은 원자번호를 갖는 표적(target) 원자에 결합한 전자의 결합에너지는 크다. 표 7-2는 주요 원소들의 대략적인 K각 결합에너지를 나타낸다.

특성 X선 방출은 광전효과 이후에 일어난다. 입사 X선에 의한 K각 광전자의 방출은 K각에 전자의 빈 공간

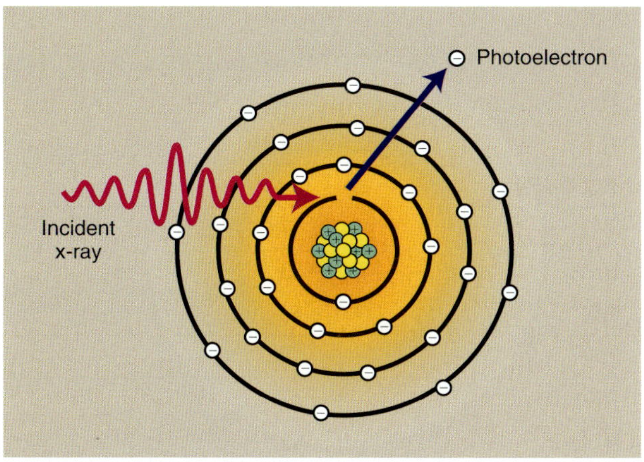

그림 7-4 광전효과는 입사 X선이 내각 전자의 전리를 통해 전부 흡수되었을 때 발생한다. 이 입사 광자는 사라지고 *광전자*라 불리는 K각 전자가 원자로부터 이탈된다.

표 7-2 방사선학에서 주요 원소에 대한 원자번호와 K각 전자의 결합에너지

원소	원자번호	K각 전자 결합에너지(keV)
수소(H)	1	0.02
탄소(C)	6	0.3
질소(N)	7	0.4
산소(O)	8	0.5
알루미늄(Al)	13	1.6
칼슘(Ca)	20	4.1
몰리브덴(Mo)	42	19
라듐(Ra)	45	23
요오드(I)	53	33
바륨(Ba)	56	37
텅스텐(W)	74	69
레늄(Re)	75	72
납(Pb)	82	88

을 형성한다. 이때 L각의 전자가 K각의 빈 공간을 채우며 전자기파를 방출한다.

이 전자의 천이로 인해 각 전자의 결합에너지 차이와 동등한 에너지를 가진 X선이 방출된다. 특성 X선은 2차적인 방사선으로 산란선과 동일한 행동 패턴을 나타낸다. 특성 X선은 진단 가치에는 유용하지 않으며, 영상 수용체에 도달하지 않을 정도의 낮은 에너지가 대부분이다.

질문: 50 keV X선은 (a) 탄소 원자 및 (b) 바륨 원자와 광전자적으로 상호작용한다. L에서 K까지 변환이 일어날 때 각 양성자의 운동에너지와 각 특성 X선의 에너지는 얼마인가(그림 2-9 참조)?

해답: a. $E_{KE} = K_i - K_b$
$= 50\ \text{keV} - 0.3\ \text{keV}$
$= 49.7\ \text{keV}$
$E_x = 0.3\ \text{keV} - 0.006\ \text{keV}$
$= 0.294\ \text{keV}$

b. $E_{KE} = E_i - E_b$
$= 50\ \text{keV} - 37\ \text{keV}$
$= 13\ \text{keV}$
$E_x = 37\ \text{keV} - 5.989\ \text{keV}$
$= 31.011\ \text{keV}$

주어진 X선이 광전효과를 겪을 확률은 상호작용하는 원자의 X선 에너지 그리고 원자번호 모두에게 영향을 미친다.

> 광전효과의 확률은 X선 에너지의 3승에 반비례한다$(1/E)^3$.

광전효과는 입사 X선의 에너지가 전자 결합에너지와 동등하거나 더 높은 에너지를 가질 때 발생한다. 즉 37 keV의 핵 결합에너지로 구속되어 있는 바륨의 K각 전자는 36 keV X선에 의해 이탈될 수 없다.

입사 X선의 에너지가 충분히 높을 경우, 광전효과가 일어날 확률은 광자 에너지의 3승에 반비례하여 급격히 낮아질 것이다$(1/E)^3$. 이러한 관계는 그림 7-5에서 연부조직과 뼈에 대해 그래프로 나타내었다.

> 광전효과의 확률은 흡수 물질 원자번호의 3승에 비례한다(Z^3).

그림 7-5는 연부조직과 뼈 사이의 상대적인 그래프로서, 광전자 상호작용 가능성이 훨씬 더 낮은 원자번호에서부터 원자와 원자보다 높은 원자번호를 나타낸다. 표 7-3은 중요 방사성 물질의 효과적인 원자번호이다.

질문: 80 keV X선이 연부조직에 있어서 한 번의 광전효과의 상대적인 기회를 갖는다면, 다음과 반응할 상대적인 가능성은 각각 얼마인가?

a. 지방(Z=6.3)?

b. 바륨(Z=56)?

해답:

a. $\left(\frac{6.3}{7.4}\right)^3 = 0.62$

b. $\left(\frac{56}{7.4}\right)^3 = 433$

반로그 그래프(semilogarithmic graphs). 그림 7-5는 세로축 선따라 대수적으로 표시한 그래프의 예이다. 예를 들어, 그림 7-5에서 연부조직 광전효과의 상대적인 가능성은 약 0.01~2이고, 에너지 범위는 10 keV에서 60 keV까지 변화한다.

종래의 산술 양식의 데이터는 그림 7-6에 나타난다. 이 그래프의 유형은 30 keV의 모든 확률 가치가 0에 가깝기 때문에 용인할 수 없다.

선형 스케일에서 동일한 간격이 동등한 숫자 값을 나타내지만, 로그 스케일은 동일한 간격으로 동등한 배급을 나타낸다. 이러한 차이는 그림 7-7과 같다.

모든 선형 스케일에서 주요한 간격은 1이라는 값을 갖

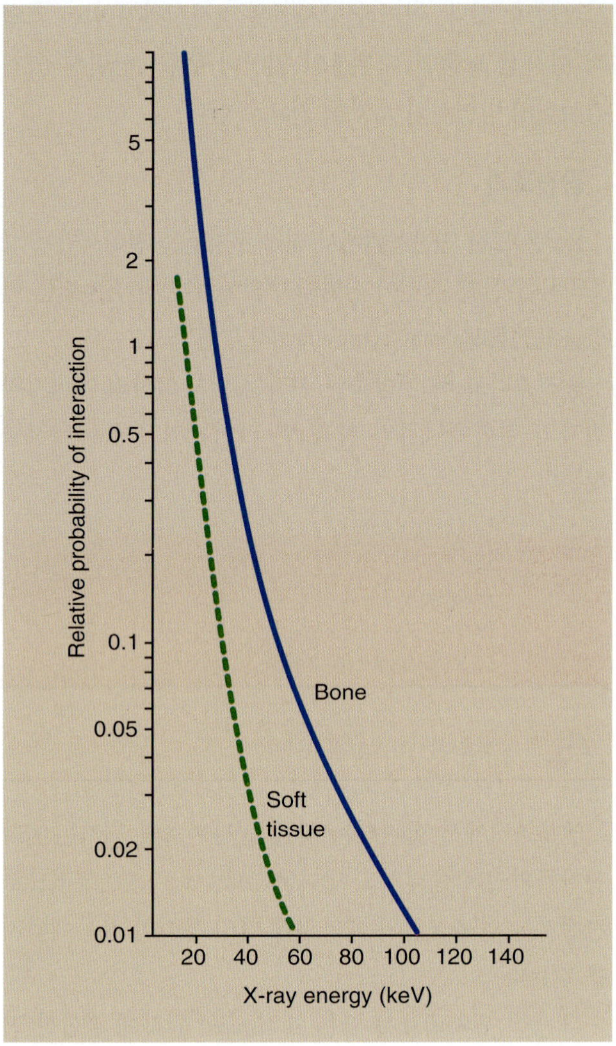

그림 7-5 주어진 X선이 광전효과의 상호작용을 경험할 상대적인 확률은 X선 에너지의 3승에 비례하고, 흡수체의 원자번호의 3승에 반비례한다.

표 7-3 방사선학에서 중요한 물질의 유효 원자번호

종류	유효 원자번호
인체 조직	
지방	6.3
연부조직	7.4
폐	7.4
뼈	13.8
조영제 물질	
공기	7.6
요오드	53
바륨	56
기타	
콘크리트	17
몰리브덴	42
텅스텐	74
납	82

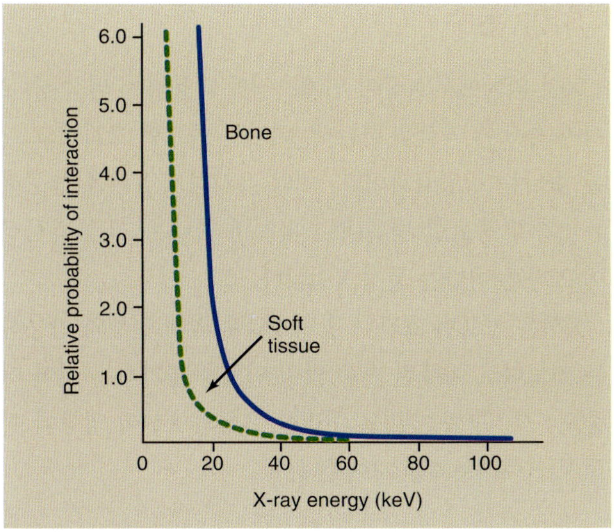

그림 7-6 광전효과 상호작용의 상대적 확률

고 사이간격(subinterval)은 0.1의 값을 갖는다. 반면에 로그 스케일은 1차 단위와 각각 같은 주요한 간격을 포함하고, 사이간격은 길이가 동일하지 않은 간격을 포함한다. 그림 7-7은 한 가지 주요한 로그 간격에서 급격하게 변화하는 양상을 나타낸다.

입방 관계(cubic relationships). 3승에 비례한 상호작용의 확률은 급격히 변화한다. 광전효과에 대한 조직 원자의 원자번호 또는 X선 에너지의 작은 변이가 광전 상호작용에 큰 변화로 나타난다. 이는 콤프턴 상호작용과는 다르다.

질문: 20 keV X선을 위해 연부조직과의 광전자적인 상호작용에 관계하는 상대적인 확률이 1인 경우에, 50 keV X선을 위한 상호작용의 수치는 어느 정도인가? 50 keV X선을 위한 연부조직(Z=7.4)에 비해 요오드화물(Z=53)의 상호작용 확률은 얼마나 높은가?

해답:
$$\left(\frac{20\ \text{keV}}{50\ \text{keV}}\right)^3=\left(\frac{2}{5}\right)^3=0.064$$
$$\left(\frac{56}{7.4}\right)^3=368$$

표 7-4에서는 광전효과가 요약되어 있다.

전자쌍 생성

입사 X선에 충분한 에너지가 있는 경우 강한 핵력을 가진 원자의 핵에 충분히 근접할 수 있다. X선과 핵 사이의 상호작용에 의해 X선이 소멸하고, 2개의 전자(양전자와 음전자)가 방출하는데, 이러한 과정을 **전자쌍 생성**이라 한다(그림 7-8).

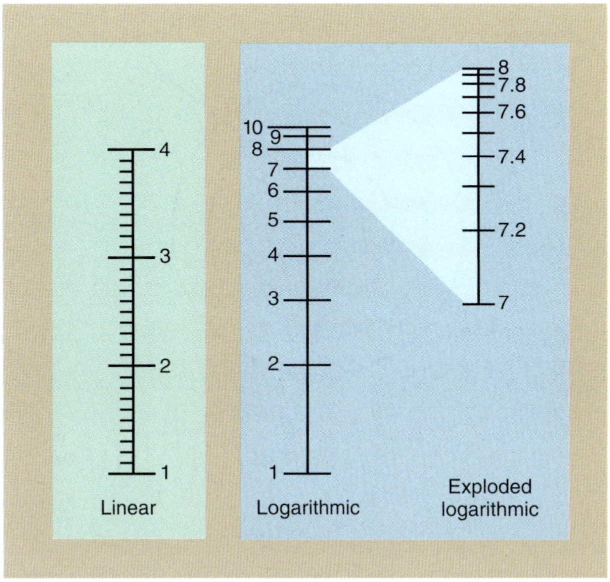

그림 7-7 그래프의 크기 표시는 선형 또는 대수적으로 표현될 수 있다. 로그 스케일은 넓은 범위의 값을 그래프하는 데 이용된다.

표 7-4 광전효과의 특성

인자	상호작용
X선 에너지 증가	콤프턴 효과에 비해 상대적으로 감소, 광전효과 감소$(1/E)^3$
흡수체의 원자번호 증가	원자번호의 3승에 비례(Z^3)
흡수체의 질량 밀도 증가	광전흡수가 비례적으로 증가

쌍 생성은 진단 X선 영상에서는 발생하지 않는다.

제3장에서 전자의 질량에 상응하는 에너지가 0.51 MeV라는 사실을 학습하였다. 입사되는 광자의 에너지는 전자쌍 생성 작용의 이유로 1.02 MeV보다 커야 한다(양전자와 음전자가 분리되는 과정에서 모두 0.51 MeV 이상 필요).

1.02 MeV를 초과하는 X선은 전자쌍 생성 과정에서 양전자와 음전자에 운동에너지의 형태로 전달한다.

쌍 생성에 의한 전자들은 여기, 전리를 통해 에너지를 잃으며, 결국 원자 궤도의 빈 공간을 채우게 된다. 자유전자들로 구성된 양전자는 **소멸방사**라고 하는 과정을 통해 에너지로 전환된다.

X선이 1.02 MeV보다 큰 에너지를 가져야 전자쌍 생성이 나타나기 때문에, 일반적으로 X선 영상에서는 중요하지 않다. 그러나 핵의학 분야에서는 양전자방출단층촬영(PET)이 아주 중요하게 사용되기도 한다.

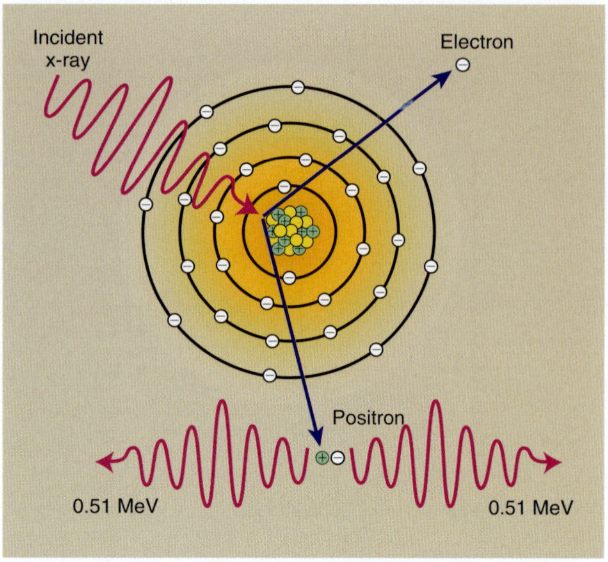

그림 7-8 쌍 생성은 1.02 MeV 이상의 에너지를 가진 X선과 함께 발생한다. X선은 핵의 장과 상호작용하여 서로 다른 정전기적 전하를 가진 두 개의 전자가 생성된다.

광핵반응

대략적으로 10 MeV 이상의 에너지를 갖는 X선은 전자들과 원자 간에 작용하는 자기장의 영향을 받지 않고 핵 속으로 직접 흡수된다. 이렇듯 핵 속에서 X선이 흡수되면 여기상태가 일어나고 곧이어 핵자나 핵 조각들을 방출하게 된다. 이를 **광핵반응(photodisintegration)**이라고 한다(그림 7-9).

> 광핵반응은 진단 영상에서 발생하지 않는다.

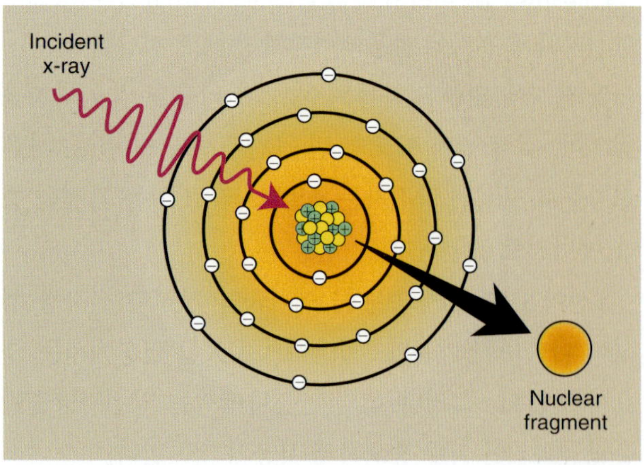

그림 7-9 광핵반응은 고에너지 X선과 핵의 상호작용이다. X선은 핵에 흡수되고 핵 파편이 방출된다.

차등 흡수

X선 의학에서 X선이 인체조직에 작용하는 현상 중 2가지 중요한 역할을 하는데, 하나는 콤프턴 효과이고 다른 하나는 광전효과이다. 이와 유사하게 X선을 생성하는 2가지 중요한 방법(제5장 참조)의 하나는 제동 방사선이고 다른 하나는 특성 X선이다.

X선은 콤프턴 효과나 광전효과에 의해 인체와 반응하는 것보다도 아무런 반응 없이 인체를 투과하는 것이 더 중요하다. 그림 7-10은 이러한 유형의 X선이 영상에 어떻게 기여하는지를 보여준다.

> 차등 흡수는 콤프턴 산란, 광전효과, 그리고 환자를 투과한 X선 때문에 발생한다.

콤프턴 산란선은 영상 정보에 아무런 도움을 주지 않는다. 산란된 X선이 영상 수용체에 들어오면, 영상 수용체는 X선이 그림 7-11과 같이 X선관에서 바로 수용체로 도달한 것으로 간주한다. 이러한 산란선은 영상에 노이즈만을 생성한다.

이러한 노이즈를 감소시키기 위해 영상 수용체에 도달하는 산란선 감소를 위한 기술과 기구들을 사용한다.

광전효과 작용을 수반하는 X선은 영상 수용체에 진단 정보를 제공한다. 이 X선은 영상 수용체에 도달하지 않으므로 높은 X선 흡수로 인해 해부학적 구조를 표현하

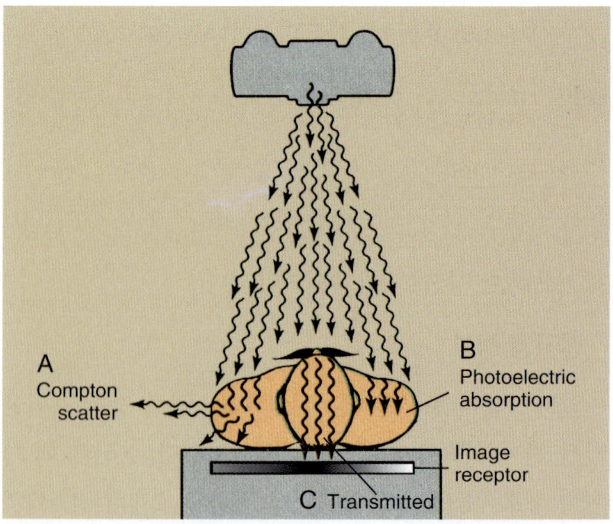

그림 7-10 3가지 유형의 X선이 방사선 영상 형성에 중요한 역할을 한다. (A) 콤프턴 상호작용에 의해 산란된 X선. (B) 광전효과에 의해 흡수된 X선. (C) 상호작용 없이 환자를 투과한 X선.

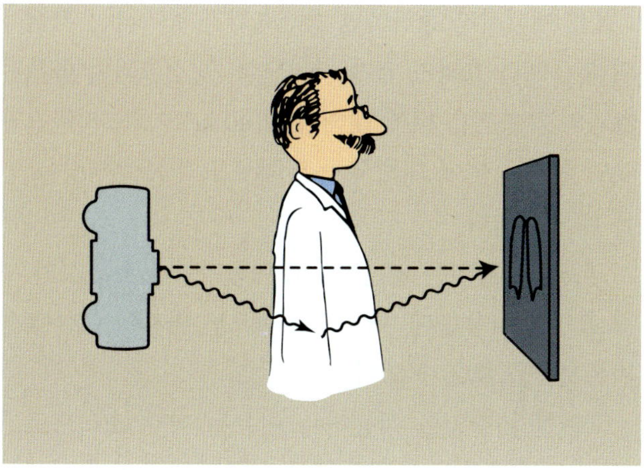

그림 7-11 X선이 콤프턴 산란되었을 때, 영상 수용체는 선원으로부터 직선적으로 투과한 것으로 인식한다.

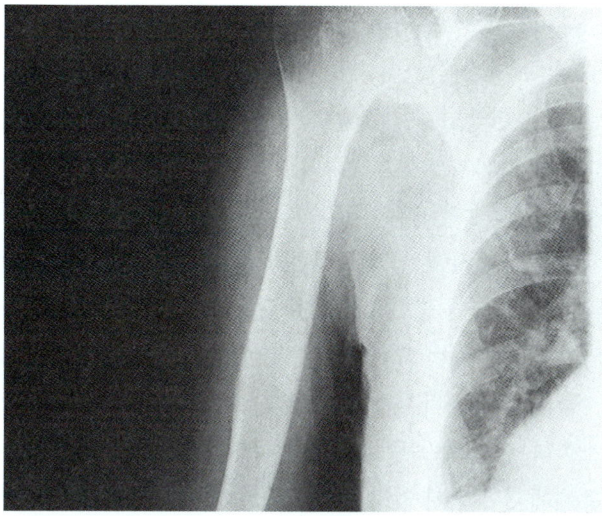

그림 7-12 뼈 구조의 방사선 영상은 뼈와 연부조직 간의 차등 흡수의 결과이다.

는데, 이것을 **X선 불투과성**이라 한다. X선이 광전효과에 의해 흡수되면 그 영역은 X선 영상에서 하얗게 나타난다. 이 때문에 뼈가 하얗게 나타나는 것이다.

다른 X선은 광전효과 없이 영상 수용체에 도달하기 때문에 X선 영상에서 어둡게 나타나는데, 이러한 X선의 **투과성**을 통해 해부학적 구조를 알 수 있다.

기본적으로 환자의 몸에서 광전효과에 의한 흡수율의 차이가 나타나고 영상 수용체에 전달된다. 이러한 X선 반응의 차이를 *차등 흡수*(differential absorption)라고 한다.

환자의 몸에 입사된 X선 중 약 1%가 영상 수용체에 도달하고, 그 중 절반 이하만이 수용체에서 영상으로 형성된다. 따라서 X선관에서 방출된 X선의 0.5% 정도만이 X선 영상으로 구현되는 것이다. 결과적으로 X선 빔을 적절하게 선택하고 조절하여야 양질의 X선 사진을 얻을 수 있다.

> 차등 흡수는 관전압이 감소함에 따라 증가한다.

우수한 방사선 영상을 위해서는 적절한 kVp의 선택이 요구되고, 유효 X선 에너지는 최대의 차등 흡수의 결과로 나타난다. 하지만 kVp의 감소는 차등 흡수를 증가시켜 영상의 대조도가 환자 선량의 증가로 나타난다.

원자번호 의존성

그림 7-12의 상지 영상에서 연부조직에 비해 뼈에서 광전효과에 의한 흡수가 더 많이 일어나기 때문에, 뼈의 모양이 영상에 잘 나타나는 것을 볼 수 있다. X선이 광전효과를 일으킬 확률은 인체 조직 원자번호의 세 제곱에 비례한다.

뼈의 원자번호는 13.8이고, 연부조직의 원자번호는 7.4이다(표 7-3 참조). 결과적으로 X선이 뼈에서 광전효과에 의해 소멸할 확률은 연부조직에 비해 7배 높다.

질문: X선이 뼈와 상호작용할 확률은 근육에 비해 얼마나 높은가?

해답: $\left(\frac{13.8}{7.4}\right)^3 = \frac{2,628}{405} = 6.5$

그림 7-13에서는 이러한 관계가 잘 나타나 있다. 뼈와 연부조직 사이의 차등 흡수가 상호작용할 확률은 상수와 같다. 반면에 에너지가 증가하면 뼈와 연부조직에서 광전효과에 의한 X선 소멸 확률이 낮아진다. 높은 X선 에너지에서는 상호작용 없이 투과할 확률이 증가한다.

질문: 20 keV X선이 지방에 비해 뼈에서 상대적으로 광전효과가 얼마나 증가하는가?

해답: $Z_{bone} = 13.8,\ Z_{fat} = 6.8$

$$\left(\frac{13.8}{6.8}\right)^3 = 8.36$$

콤프턴 효과는 인체조직의 원자번호와 관련이 있다. 뼈와 연부조직의 원자에 대해 콤프턴 산란이 일어날 확률은 거의 동일하며, X선 에너지가 증가하면 콤프턴 산란이 감소한다.

그러나 X선 에너지가 증가함에 따라 나타나는 콤프턴 산란의 감소는 광전효과에서 만큼 빠르게 나타나지 않는다. 콤프턴 효과가 나타날 확률은 X선 에너지에 반비례하고(1/E), 광전효과가 나타날 확률은 X선 에너지의 세 제곱에 반비례한다($1/E^3$).

낮은 에너지에서 인체 조직과 X선이 상호작용하여 나타나는 효과는 광전효과가 대부분이고, 높은 에너지 영역에서는 콤프턴 효과가 대부분이다.

물론 X선 에너지가 증가하면 두 개의 효과가 모두 감소한다. 관전압을 증가시키면 더 많은 X선들이 영상 수용체에 흡수되지 않고 투과한다.

그림 7-13은 이러한 인자들을 나타내었다. 20 keV에서 광전효과 확률은 연부조직에서 콤프턴 산란의 확률과 같다. 대부분의 X선은 이 에너지 이하에서 광전효과에 의해 연부조직과 상호작용하는 반면, 이상 에너지에서는 콤프턴 산란이 지배적이다. 낮은 kVp는 차등 흡수 증가의 결과를 가져오기 때문에 유방촬영 등 연부조직 방사선 영상에서 유용하다.

연부조직에서 작은 차이를 영상화하려면 차등 흡수를 최대로 하기 위해 낮은 관전압을 이용해야 한다.

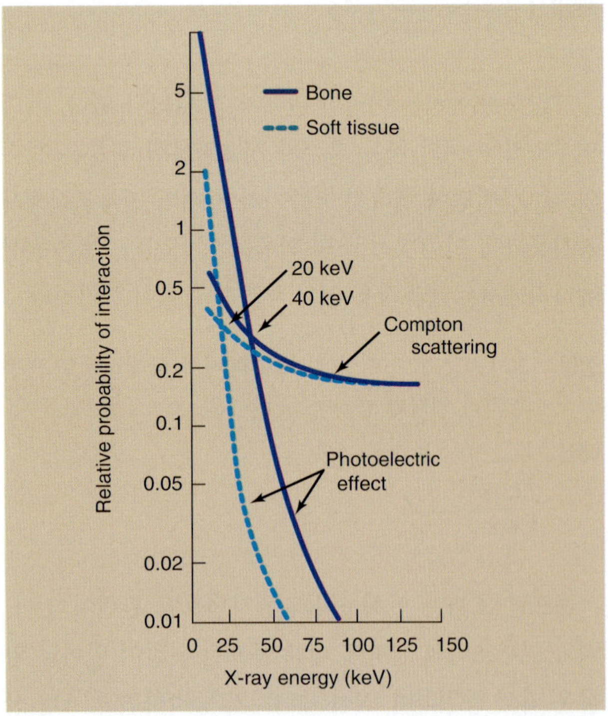

그림 7-13 연부조직과 뼈에 대한 광전효과 및 콤프턴 상호작용 확률을 나타내는 그래프. 이 곡선의 교차점은 콤프턴 산란과 동일한 광전흡수를 갖는 에너지를 나타낸다.

X선 에너지가 증가하면 광전효과가 증가하는 확률에 비해 콤프턴 효과가 크게 나타난다. 광전효과와 콤프턴 효과의 교차점은 뼈에 대해서 약 40 keV이다. 저관전압(kVp) 촬영은 뼈에 대해서 높은 대조도의 X선 영상을 얻는 데 적합하다.

고관전압 촬영은 일반적으로 대동맥이나 흉부 X선 사진 촬영에 사용한다. 대조도가 높으면 환자에 대한 X선 피폭선량을 줄일 수 있다.

고관전압 촬영을 사용하는 이유는 피부 조직으로부터 산란 방사선의 영상에 대한 영향력을 줄이기 위해서이다. 산란 방사선이 매우 높은 수치를 나타낼 경우에는 격자망을 사용한다(제8장 참조). 격자는 차등 흡수의 크기에 영향을 주지 않는다.

뼈와 인체 조직의 차등 흡수는 광전효과에 기인하며 조직의 원자번호에 크게 의존한다. 또한 대조도 감소의 원인은 콤프턴 산란에 의한 노이즈이다. 이 밖에 X선의 스펙트럼과 환자의 인체 조직의 질량 밀도가 X선 영상을 생성에 있어 매우 중요하다.

20 keV와 40 keV의 교차 에너지를 단일 에너지 X선 빔, 즉 모두 같은 에너지를 갖는 X선으로 구성된 빔이다. 우리는 제5장에서 의료 X선이 **다중 에너지(polyenergetic)** X선 빔이라는 사실을 학습하였다. 이 X선 빔은 전 스펙트럼 영역에서 에너지를 방출한다.

차등 흡수 최적화를 위한 전압 선택에는 제4장에서 논의한 대로 X선 방출 스펙트럼에 관한 요소를 고려해야 한다.

질량 밀도 영향

뼈가 연부조직에 비해 질량 밀도가 높기 때문에 차등 흡수(앞서 말한 광전효과와 콤프턴 효과가 뼈와 인체 조직에 다른 확률로 발생하는 것)가 나타나지 않더라도 뼈에 대한 영상을 만들 수 있다. **질량 밀도(mass density)**는 광 밀도와 다르고, 단위 체적당 물질의 양이며 단위로는 kg/m^3을 사용한다. 또한 상황에 따라 g/cm^3으로 표기하기도 한다.

질문: $1\ kg/m^3$을 g/cm^3으로 환산하여라.

해답: $1\ kg/m^3 = \dfrac{1{,}000\ g}{(100\ cm)^3} = \dfrac{10^3\ g}{10^6\ cm^3} = 10^{-3}\ g/cm^3$

표 7-5는 X선 영상학적으로 중요한 몇몇 물질의 질량 밀도를 나타내었다. 질량 밀도는 각 원자들과 관련되어

있다. 그리고 근본적으로는 물질의 체적 내 원자들이 얼마나 긴밀하게 밀집되어 있는지를 나타낸다.

물과 얼음은 동일한 원자들로 구성되어 있다. 그러나 얼음은 동일 질량에서 더 큰 부피를 차지한다. 따라서 얼음의 밀도는 물의 밀도 1,000 kg/m^{3}과 비교했을 때 917 kg/m^{3}의 수치를 나타낸다. 이렇듯 얼음과 물의 질량 밀도 차이로 인해 얼음이 물에 뜨게 되는 것이다. 즉 얼음이 물보다 가볍다는 것을 의미한다.

> 조직과 X선의 상호작용은 상호작용의 종류와 관계없이 조직의 질량 밀도에 비례한다.

질량 밀도가 두 배가 되면 X선 상호작용이 일어날 확률도 두 배가 된다. 그 이유는 상호작용을 일으킬 전자의 수도 두 배가 되기 때문이다. 광전효과를 배제하더라도 뼈와 인체 조직은 흡수에 있어서 두 배의 차이가 나타나난다. 따라서 뼈는 흰색을 띠게 된다.

질문: 60 keV X선이 연부조직에 비해 뼈에서 콤프턴 산란이 일어날 상대적 확률은 어느 정도인가?

해답: 뼈의 질량 밀도 = 1,850 kg/m^3

연부조직의 질량 밀도 = 1,000 kg/m^3

$$\frac{1{,}850}{1{,}000} = 1.85$$

질량 밀도 차이 때문에 흉부 X선 사진에서는 주로 폐가 나타난다. 표 7-5에 의하면 인체 조직의 질량 밀도는 공기의 770배이고, 폐의 3배이다. 따라서 같은 두께라고 가정했을 때 인체 조직 대비 연부조직(인체 조직 중 부드러운 부위)의 X선 상호작용에 의한 차이는 약 3배이다.

공기와 연부조직의 Z값은 거의 같다. 연부조직은 7.4이고 공기는 7.6이다. 폐와 같이 연부조직 내에 공간이 있고 그 안에 공기가 차 있는 경우에는 질량 밀도의 차이로 인하여 차등 흡수가 나타난다. 그림 7-14는 질량 밀도에 의한 공기, 연부조직, 뼈의 차등 흡수를 나타낸다. 표 7-6은 이와 관련된 차등 흡수를 요약 정리하였다.

질문: 유방촬영할 때 모든 X선이 광전효과 상호작용을 한다고 가정하면, X선의 지방조직(Z = 6.3, ρ = 910 kg/m^3)에 비해 상대적인 미세 석회화(Z = 20, ρ = 1,550 kg/m^3)의 차등 흡수는 어느 정도인가?

표 7-5 방사선과학에서 중요한 물질들의 질량 밀도

물질	질량 밀도(kg/m^3)
인체조직	
폐	320
지방	910
연부조직, 근육	1,000
뼈	1,850
조영제	
공기	1.3
바륨	3,500
요오드	4,930
기타	
칼슘	1,550
콘크리트	2,350
몰리브덴	10,200
납	11,350
레늄	12,500
텅스텐	19,300

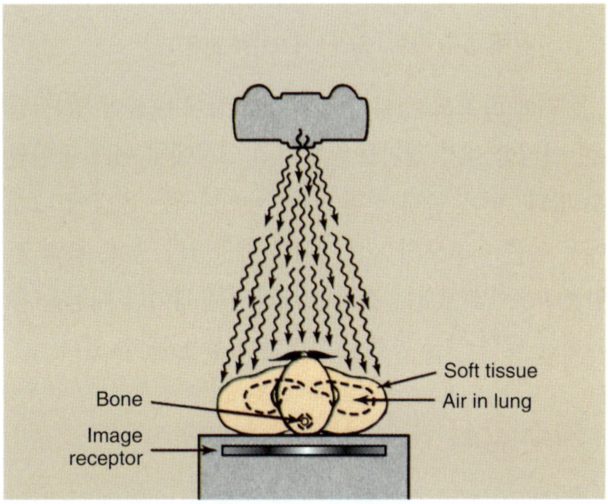

그림 7-14 X선 상호작용이 원자번호(Z)와 관련이 없다면 차등 흡수는 질량 밀도의 차이 때문에 발생할 것이다.

표 7-6 차등 흡수의 특성

X선 에너지 증가	콤프턴 상호작용 감소
	광전 상호작용 크게 감소, 조직의 투과율 증가
조직의 원자번호 증가	콤프턴 상호작용 변화 없음, 광전 상호작용 크게 증가, 낮은 X선 투과
조직의 질량 밀도 증가	콤프턴 상호작용 비례 증가, 광전 상호작용 비례 증가, X선 투과율 비례 감소

해답 : 원자번호에 의한 흡수 차: $\left(\frac{20}{6.3}\right)^3 = \frac{8,000}{250} = 32.1$

질량 밀도에 의한 흡수 차: $\frac{1,550}{910} = 1.7:1$

전체 흡수 차: $32 \times 1.7 = 54.4:1$

대조도 검사

바륨(Ba)이나 요오드(I) 화합물은 X선을 통해 내부 장기를 영상화하는 데 이용된다. 바륨의 원자번호는 56이고, 요오드는 53으로 연부조직보다 높은 원자번호와 질량 밀도를 가지고 있다. **조영제**라고 하는 화합물은 높은 원자번호 때문에 양성 조영제라고 한다.

질문 : X선이 연부조직에 비해 요오드(I)와 상호작용할 확률은 어느 정도인가?

해답 : 원자번호 차이에 의한 흡수 차: $\left(\frac{53}{7.4}\right)^3 = 367:1$

질량 밀도에 기인된 흡수 차: $\frac{4.93}{1.0} = 4.93:1$

전체 흡수 차이: $367 \times 4.93 = 1,809:1$

동맥에 요오드 성분이 있거나 결장에 바륨이 있는 경우, 이러한 내부 장기들은 방사선 영상에서 쉽게 확인할 수 있다. 낮은 출력 전압(80 kVp 이하)에서는 위장에 대해 매우 높은 대조도의 X선 영상을 제공한다. 높은 출력 전압(90 kVp 이상)에서는 검사할 내장의 윤곽이나 대장을 통과하는 빛의 양을 통해서 선명한 영상을 볼 수 있다.

지수 감쇠

X선이 인체에 입사되면 인체 조직과 반응을 하게 되는데, 이에 따른 메커니즘은 5가지가 있다. 톰슨 산란, 콤프턴 효과, 광전효과, 전자쌍 생성, 광핵반응의 메커니즘이 발생하기 위한 확률은 피부조직의 원자번호, 질량 밀도, 방사선 에너지에 의존한다.

광전효과와 같은 작용은 X선이 사라지기 때문에 광전흡수라고 한다. 광전효과의 **광전흡수**는 X선과의 작용에서 일괄적으로 나타난다.

X선이 부분적으로 흡수되는 작용은 콤프턴 효과이며, 톰슨 산란 또는 산란의 하나로 볼 수 있다. 톰슨 산란은 입사된 X선의 방향이 바뀌는 것을 일컫는다. 쌍 생성 작용과 광핵반응도 흡수과정의 하나이다.

X선 빔이 주어진 두께의 인체 조직을 통과하였을 때, 빔의 전체 X선 수에 대해 감소한 X선 수의 비율을 **감쇠**고 한다. 넓은 에너지 영역의 X선 빔이 인체에 입사되면 X선의 흡수와 산란이 나타난다. 결과적으로 X선 수는 *X선 감쇠*라는 상황에 의해 감쇠하게 된다.

감쇠는 흡수와 산란의 곱이다.

X선은 지수적으로 감쇠한다. X선은 인체 조직에서 고정된 범위를 갖지 않고, X선이 통과해야 하는 인체 조직의 두께와 비례적으로 감소한다.

그림 7-15에서는 1,000개의 X선이 25 cm 두께의 복부에 입사된다는 사실을 확인할 수 있다. X선 에너지와 인체 조직의 원자번호가 입사되어 최초 5 cm에서 X선의 50%로 감소한다. 다시 말해, 최초 5 cm에서 500개가 사라지고 나머지가 투과되는 것이다.

두 번째 5 cm의 끝에서는 500개의 50%인 250개가 사라지고 남은 250가 다시 입사되며, 네 번째의 경우(20 cm) 63개가 남는다. 마지막으로 다섯 번째의 5 cm(최초로부터 25 cm)에서 32개만이 영상 수용체에 도달한다. 결국 X선 빔의 97%는 이러한 작용에 의해 감소하고 3%만이

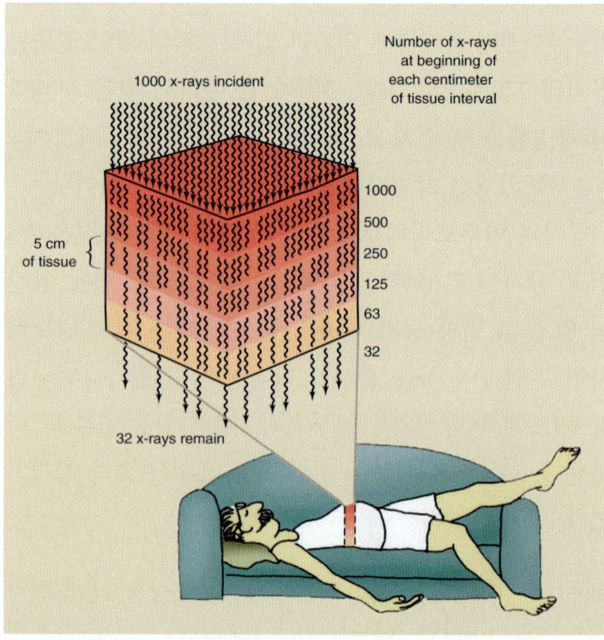

그림 7-15 흡수와 산란에 의한 X선 상호작용을 감약이라 한다. 이 예에서 X선 빔은 97% 감약되고 오직 3%의 X선이 투과된다.

수신기에 도달하는 것이다.

그림 7-16은 실제 상황과 유사한 X선 감쇠 현상이다. X선이 연부조직에서 절반으로 줄어드는 두께가 HVL 5 cm인 것은 분명한가? 두께가 어떻든 100% 전부 흡수되지 않는다. 각 두께에 대해 X선이 감소하지만 이 수는 양수이고 결국 0보다는 크다.

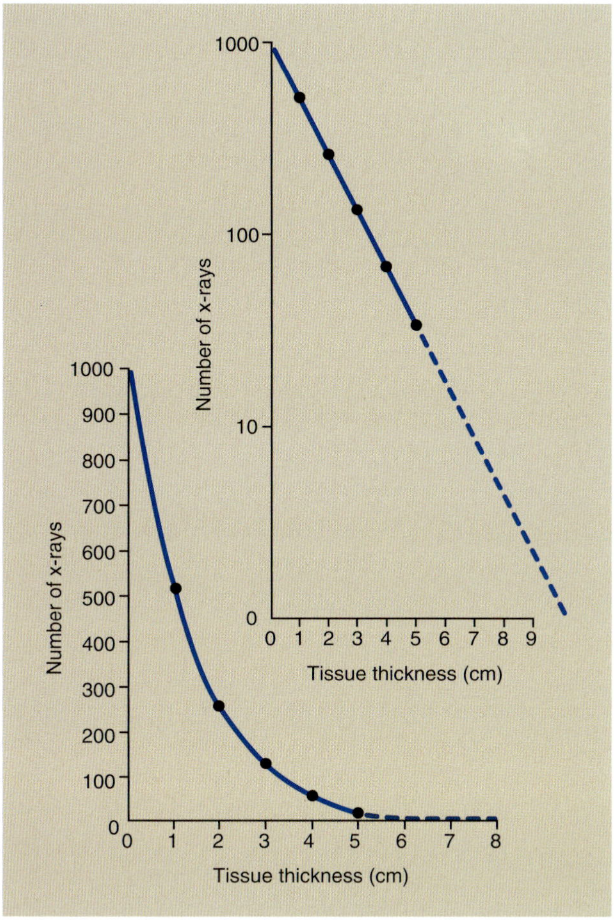

그림 7-16 그림 7-15의 지수 X선 감약에 대한 선형 및 반대수 그래프

물질에서 α 입자 또는 β 입자가 작용하는 방법은 없다. 위의 미립자는 입자의 에너지나 인체조직의 유형의 영향을 받지 않고 전체가 모두 흡수될 때까지 계속적으로 투과한다. 예를 들어, 2 MeV의 β 입자는 근사적으로 연부조직에서 1 cm의 범위를 가진다.

요약

아래는 5가지의 기본 작용을 기술하였다.

1. 톰슨 산란은 에너지를 잃지 않고 X선 방향만 바꾼다.
2. 콤프턴 효과는 X선이 입사하여 원자를 전리시키면서 에너지를 잃고 X선의 방향도 바뀐다.
3. 광전효과는 X선이 원자의 전자 궤도 안으로 들어와 흡수되어 광전자를 내는 것이다.
4. 쌍 생성 작용은 입사되는 X선 핵의 전기장과 작용하는 것으로 X선이 사라지고 두 개의 광전자가 나타난다. 하나는 양전자이고 positron이라 하며, 다른 하나는 음전자로 electron이라 한다.
5. 광붕괴는 X선이 핵으로 바로 흡수되는 경우 발생한다. X선은 사라지고 핵 조각들이 방출된다.

이 5가지 효과는 X선 진단 영상에 있어 매우 중요한 작용이다. X선 영상은 광전효과로 인해 흡수 또는 투과의 차이로 인해 나타난다. 감쇠는 인체조직을 통과할 때 빔의 세기를 감소시킨다. 차등 흡수와 감쇠는 다음 요소에 의해 결정된다.

- 인체 조직의 원자번호(Z)
- 인체 조직의 원자의 질량 밀도
- X선 에너지

X선 영상학에서 대조도를 높여 주는 조영제는 요오드, 바륨 등이다. 이를 통해 연부조직인 내장의 이미지에 차등 흡수를 일으킨다. 요오드는 혈관, 신장, 담 영상 촬영에 사용되고 바륨은 위장 영상에 사용한다. 이 원자들은 연부조직보다 더 높은 원자번호(요오드는 53, 바륨은 56)와 질량 밀도를 가지고 있다.

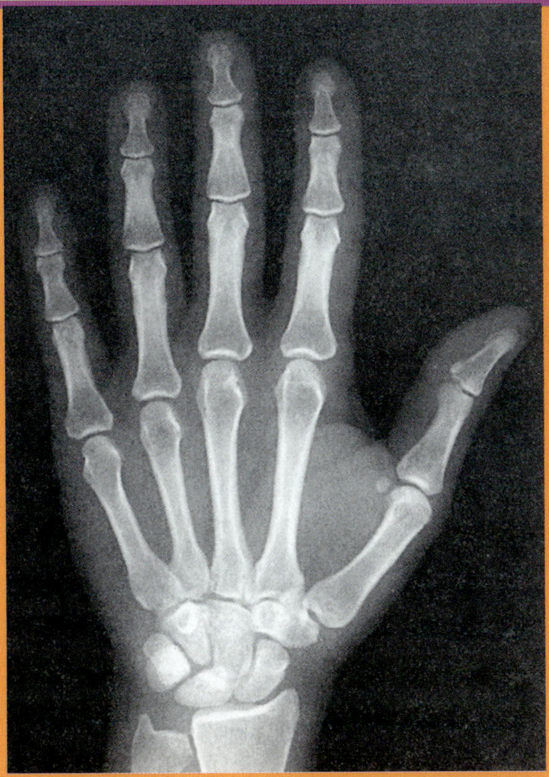

PART 3

방사선 영상

The Radiographic Image

CHAPTER

8

방사선 영상 화질의 개념

Concepts of Radiographic Image Quality

학습목표

1. *방사선 화질*, *분해능*, *노이즈*와 *감도*를 정의할 수 있다.
2. 특성 곡선의 형태를 알 수 있다.
3. 화질에 영향을 미치는 피사체 인자를 알 수 있다.
4. 고화질을 형성하는 기구와 적절한 기술을 알 수 있다.

방사선 화질은 방사선 영상에서 인체의 해부학적 구조의 정확한 재현성을 말한다. 즉 영상의학과 의사가 정확한 진단을 할 수 있도록 고화질의 영상이 요구된다. 방사선사는 고화질 영상을 만들기 위해 3가지 중요한 상호 연관된 범위의 화질, 즉 필름 인자, 기하학적 인자, 피사체 인자에 관한 지식을 적절하게 응용해야 한다. 이러한 각각의 인자들은 영상의 질에 영향을 미치며, 방사선사는 이를 조절할 수 있다. 이 장에서는 X선 촬영조건의 적절한 선택에 관해 논의한다.

정 의

방사선 영상 화질

방사선 영상 화질(radiographic image quality)은 검사에 의해 영상화되는 해부학적 구조의 재현성을 말한다. 해부학적 구조와 조직을 충실하게 재현하는 사진을 **고화질 사진**이라고 한다.

영상의 화질은 정의하기 쉽지 않으며 정확히 측정하기 어렵다.

화질에 영향을 미치는 요인은 실로 다양하다. 이 중 가장 중요한 특성은 **공간 분해능**, **대조도 분해능**, **노이즈** 그리고 인공물이다. 인공물은 제18장에서 논의하기로 한다.

분해능

분해능(해상력, resolution)은 2개의 분리된 피사체를 영상화하는 능력이며, 한 피사체를 다른 피사체와 시각적으로 구분하는 능력이다. **공간 분해능**(공간 해상력, spatial resolution)은 뼈와 연부조직의 경계, 유방의 미세 석회화 또는 석회화된 폐 결절과 같은 고피사체 대조도를 가진 작은 피사체를 영상화하는 능력을 말한다. 일반 X선 촬영술은 공간 분해능이 우수하다. 공간 분해능의 측정은 제18장에서 더 자세하게 논의하기로 한다.

> 공간 분해능은 증감지에 의한 흐림 감소와 움직임에 의한 흐림 감소, 기하학적 흐림 감소에 의해 향상된다.

대조도 분해능(대조 해상력, contrast resolution)은 간, 췌장과 백색질, 회백질처럼 유사한 피사체 대조도를 가진 해부학적 구조물을 구분하는 능력을 말한다. 영상화되는 실제 피사체 크기는 저대조도보다 고대조도 상태에서 항상 더 작게 나타난다.

공간 분해능과 **대조도 분해능** 대신 **선예도**와 **기록된 선예도**라는 용어를 사용하기도 한다. 이 용어는 사진상 구조적 선들의 예리한 정도이며, 선예도의 **가시성**은 영상 대조도와 사진 농도가 최적일 때 기록된 선예도를 가시화하는 능력을 말한다.

노이즈

노이즈(noise)는 전자공학에서 유래된 용어이다. 불규칙한 광도, 잡음 그리고 오디오 시스템에서 윙윙거리는 소음이 시스템의 **오디오 노이즈**를 구성한다. 특히 TV 스크린의 'snow'는 약한 신호 영역에서 **비디오 노이즈**를 형성한다.

> 방사선 영상 노이즈는 영상에서 사진 농도의 무작위적 변동 수치이다.

영상 시스템에서는 원래 방사선 노이즈가 발생한다(그림 8-1). 많은 요소들이 영상 노이즈에 관여하며, 방사선사가 이를 조절할 수 있다. 더 낮은 노이즈는 대조도 분해능을 향상시키므로 더욱 우수한 화질의 영상을 만들 수 있다.

영상 노이즈는 필름 입상성, 구조적 반점, 양자 반점, 산란선의 4가지 성분을 가지고 있다. 제10장에서 영상 노이즈의 주요 원인인 산란선에 대해 논의할 것이다.

*필름 입상성*은 유제의 취화은 입자 크기와 간격의 분포를 말한다. *구조적 반점*은 필름 입상성과 유사하나 증감지의 형광체와도 관련되어 있다. 필름 입상성과 구조적 반점은 영상 수용체에서 고유하게 발생하며, 방사선사가 조절할 수 없고 유방촬영을 제외하면 영상 노이즈에 미치는 영향력은 적은 편이다.

*양자 반점*은 방사선사가 어느 정도 조절할 수 있으며, 많은 방사선 영상 과정에서 사진 노이즈에 중대한 영향을 끼친다. 양자 반점은 X선의 영상 수용체와의 상호작용에 의해 발생하는 무작위 현상을 말한다.

영상이 적은 X선만으로 이루어진다면 많은 수의 X선으로 구성되는 것보다 양자 반점이 많을 것이다. 초고감도의 증감지는 양자 반점을 증가시킨다.

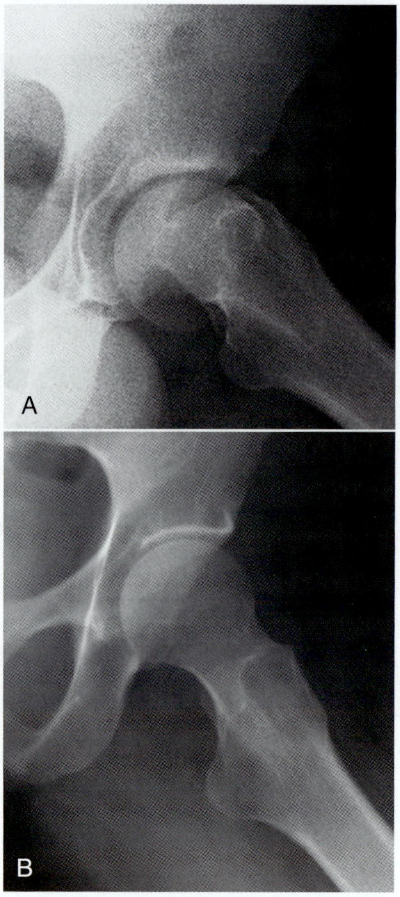

그림 8-1 (A) 이 고관절 사진에서는 영상을 생성하기 위해 적은 수의 X선을 사용하기 때문에 양자 반점과 관련하여 반점과 입자의 모양이 나타난다. (B) 이와 비교하여 더 큰 선예도로 최적의 고관절 영상을 보여준다.

> 고관전류, 저전압, 그리고 저속 영상 수용체의 사용은 양자 반점을 감소시킨다.

양자 반점은 잔디 씨를 뿌리는 것과 유사하여 매우 적은 씨가 뿌려지면 잔디의 밀도가 낮아져 이삭이 적게 자랄 것이다. 반면 많은 씨를 뿌리면 잔디는 더욱 조밀하고 평탄해질 것이다. 마찬가지로 적은 X선이 영상 수용체에 조사되면 영상에 반점이나 얼룩이 생긴다. 같은 방법으로 많은 X선이 영상 수용체와 상호작용하면 영상은 풍성한 잔디와 같은 평탄한 양상을 보일 것이다.

감 도

2가지 화질 특성, 즉 분해능과 노이즈는 3번째 특성인 **감도(speed)**와 밀접하게 연관된다. 비록 영상 수용체의 감도는 영상에 나타나지 않지만 분해능과 노이즈에 많은 영향을 준다. 그림 8-2와 같이 이러한 특성 중 어느

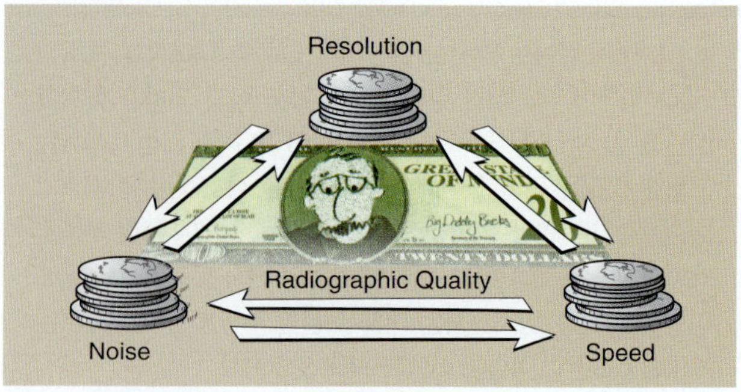

그림 8-2 분해능, 노이즈, 감도는 화질 특성과 상호 연관된다.

한 가지의 변화는 다른 2가지에 영향을 주며, 일반적으로 다음의 법칙이 적용된다.

> **방사선 화질 법칙**
> 1. 고속 영상 수용체는 고노이즈와 낮은 공간 분해능 그리고 낮은 대조도 분해능을 갖는다.
> 2. 높은 공간 분해능과 대조도 분해능은 저노이즈와 저속의 영상 수용체를 요구한다.
> 3. 저노이즈는 높은 공간 분해능과 대조도 분해능을 가진 저속 영상 수용체에서 수반한다.

방사선사는 고화질의 사진을 만들기 위해 필요한 모든 물리적 기구를 준비해야 하며, 숙련된 방사선사는 이 기구를 각각의 특별한 임상적 상황에 따라 적절히 사용해야 한다.

일반적으로 사진의 질은 X선 물리학의 기본 원리와 사진의 질에 영향을 주는 요소를 이해하는 것과 직접 연관된다. 그림 8-3은 화질에 영향을 주는 기본 요소를 체계화한 그래프이며 이 중 대부분은 방사선사가 조절할 수 있다. 이 장에서는 이와 관련된 자세한 내용을 논의하기로 한다.

기하학적 인자

X선 사진을 만드는 많은 방법은 일반 사진과 매우 유사하며, 각 과정에서 적절한 노출시간과 강도가 필요하다. X선과 가시광선은 직선으로 진행하므로 영상은 2가지 방법에 의해 기록된다.

이러한 관점에서 X선은 그림자 영상과 유사하다고 생각될 수 있다. 그림 8-4는 적당히 손을 비틀어 빛을 비추면 그림자 영상이 벽에 나타난다는 것을 보여준다.

벽의 그림자 영상의 선예도는 많은 기하학적 요소들

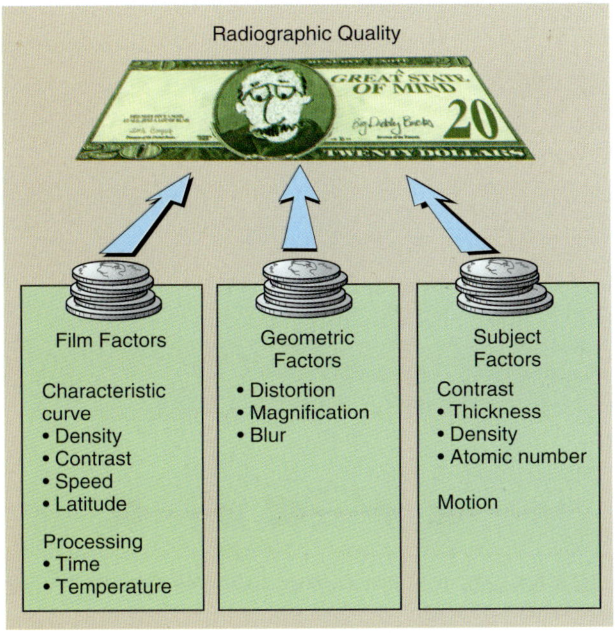

그림 8-3 화질에 영향을 미치는 기본 인자의 구성도

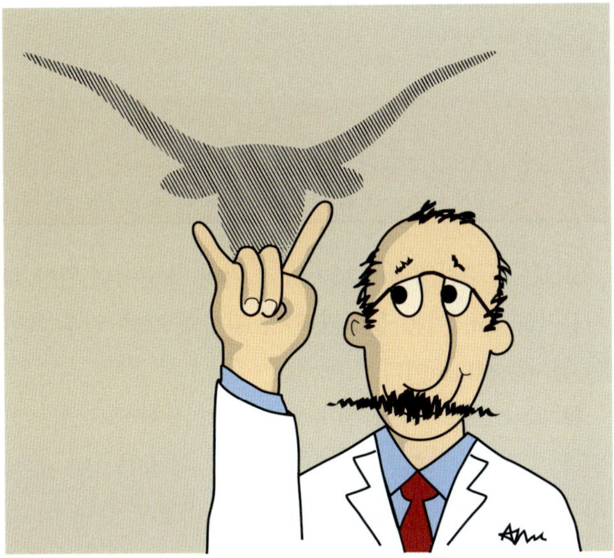

그림 8-4 X선 사진과 유사한 그림자 영상

의 함수가 된다. 예를 들어, 벽에 가까이 손을 접근시키면 그림자 영상은 더 선예해지며, 이와 비슷하게 광원이 손으로부터 더 멀리 이동함에 따라 그림자는 더욱 선예해질 것이다.

이와 같은 기하학적 상태는 고화질 사진의 생성에 적용시킬 수 있다. 3가지 기본적 기하학적 인자(확대, 왜곡, 초점에 의한 흐림)는 화질에 영향을 준다.

> **기하학적 인자**
> • 확대　　• 왜곡　　• 초점 흐림

확대

사진의 모든 영상은 실제 피사체보다 더욱 크게 나타나며, 이를 **확대(magnification)**라고 한다. 대부분의 의료 영상에서 가능한 한 최소의 확대를 유지해야만 한다.

하지만 일부 검사에서의 확대는 바람직하고 검사를 위해 주의 깊게 계획되어야 한다. 이러한 검사를 **확대 촬영**이라 하며, 제10장에서 자세히 논의하기로 한다.

정량적으로 확대는 확대율로 표시하며 다음과 같이 정의된다.

> **확대 인자**
> $$\text{MF(확대율)} = \frac{\text{영상 크기}}{\text{피사체 크기}}$$

MF(확대율)는 검사 부위의 기하학적 상태에 좌우된다. 대부분의 촬영은 SID 100 cm로 하며 확대율은 약 1.1이다. SID를 180 cm로 하면 MF는 약 1.05가 된다.

질문: 심장의 최대 폭이 12.5 cm로 측정되고, 흉부 사진에서 영상이 14.7 cm로 나타났다면 MF는 어느 정도인가?

해답: $\text{MF} = \frac{14.7 \text{ cm}}{12.5 \text{ cm}} = 1.176$

많은 영상 분야는 전통적으로 사용되던 100 cm SID에서 현재 120 cm SID로 변화하고 있다. 이러한 변화는 확대를 줄이고 공간 분해능을 향상시키며 환자 선량을 줄이는 결과를 야기한다. 통상적인 X선 검사에서 피사체 크기를 결정하는 것은 불가능하다. 영상 크기는 사진으로부터 직접 측정될 수 있으며, MF는 SID의 비율 대 SOD의 비율로 결정된다.

> **확대 인자**
> $$\text{MF} = \frac{\text{선원과 영상 수용체 간 거리(SID)}}{\text{선원과 사물 간 거리(SOD)}}$$

그림 8-5는 MF의 이와 같은 측정법이 비슷한 삼각형 사이의 기하학적 관계를 기본적으로 기초하고 있음을 보여준다. 만일 2개의 직삼각형이 사변(경사)을 갖는다면 1개의 삼각형의 밑변에 대한 높이의 비는 다른 삼각형의 밑변에 대한 높이의 비와 같으며, 보통 X선에서 자주 적용되는 상황이다.

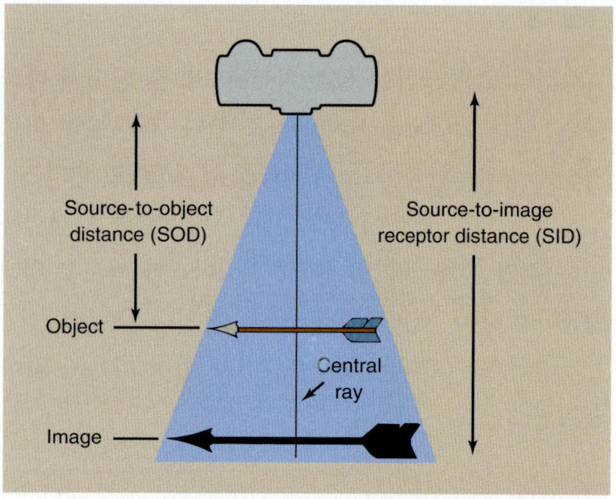

그림 8-5 확대 영상 크기 대 피사체 크기의 비율 또는 SID 대 SOD의 비이다.

SOD는 인체의 해부학적 기초를 잘 알고 있는 방사선사에 의해 비교적 정확히 측정될 수 있다. 영상 크기는 정확히 측정할 수 있으므로 피사체 크기는 다음과 같이 측정할 수 있다.

> **확대 인자**
>
> $$\text{MF} = \frac{\text{영상 크기}}{\text{피사체 크기}} = \frac{\text{SID}}{\text{SOD}}$$
>
> $$\text{피사체 크기} = \text{영상 크기}\left(\frac{\text{SOD}}{\text{SID}}\right)$$

질문 : 신결석이 사진상에서 1.2 cm로 측정되었다. SID는 100 cm이며 SOD는 92 cm이다. 결석의 실제 크기는?

해답 : $\text{피사체 크기} = 1.2\left(\frac{92}{100}\right) = 1.1\ \text{cm}$

질문 : SID 100 cm로 요추의 측면 영상을 촬영하였다. 사진상의 결과 요추체의 크기는 각각 최대 6.4 cm, 최소 4.2 cm였다. 만일 요추체가 영상 수용체로부터 25 cm 거리에 있다면 피사체 크기는?

해답 : $\text{MF} = \frac{100}{100-25} = \frac{100}{75} = 1.33$

그러므로 피사체 크기는

$$\frac{6.4}{1.33} = \frac{4.2}{1.33} = 4.81 \times 3.16\ \text{cm}$$

이 관계가 중심선에서 벗어난 피사체에도 적용되는지 의문을 가져야 한다(그림 8-6). 만일 OID가 같고 피사체가 납작하다면 중심선을 벗어난 위치에서도 중심선 내에 놓인 것과 같이 MF는 동일하게 나타난다.

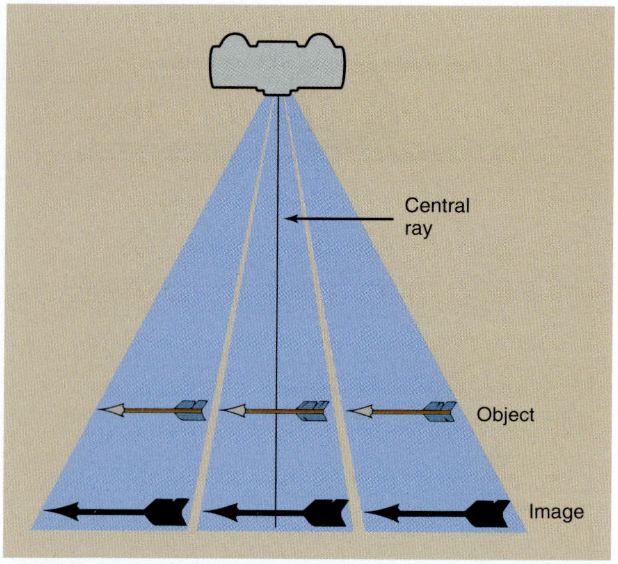

그림 8-6 중심선을 벗어난 피사체의 확대는 피사체가 동일 면상에 있다면 중심선 상의 피사체의 경우와 같다.

요약하면, 상의 확대에 영향을 주는 인자는 SID와 OID이다.

> **확대의 최소화**
>
> *긴 SID*: 가능한 한 긴 SID 사용
> *짧은 OID*: 가능한 한 피사체를 영상 수용체에 근접

SID는 흉부촬영에서 180 cm가 가장 표준이며 일반 검사는 100 cm, 이동 촬영과 외상 검사와 같은 일부 특별한 검사는 90 cm이다.

확대는 보통 3가지 친숙한 임상적 상황에서 최소화된다. 대부분의 흉부촬영은 PA 촬영 시 SID 180 cm에서 이루어지며, 100 cm SID 검사와 비교해 보면 이 촬영은 더 큰 SID/SOD 비로 나타나며 SID가 크므로 확대는 감소된다.

최신의 유방촬영 시스템은 50~70 cm의 SID로 설계되며, 저관전압, 낮은 X선 강도를 고려하면 비교적 짧은 SID가 요구된다. 이러한 장치는 OID 감소에 의해 확대를 줄일 목적으로 유방을 힘차게 압박하는 기구를 갖추고 있다.

왜곡

이미 논의했듯이 아주 단순한 피사체(화살)는 고정된 OID로 영상 수용체에서 수평으로 위치시킨다. 만약 이러한 상황에서 어느 하나가 변화된다면 확대는 전 피사

체에 걸쳐 동일하게 나타나지 않을 것이다.

> 동일 피사체의 서로 다른 부분의 불균등한 확대를 *왜곡*이라고 한다.

왜곡(distortion)은 진단을 방해할 수 있으며, 3가지 상태(피사체 두께, 피사체 위치, 피사체 형태)가 영상 왜곡에 관여한다.

> 확대는 다음에 의존한다.
> 1. 피사체 두께
> 2. 피사체 위치
> 3. 피사체 형태

피사체 두께. 두꺼운 피사체를 사용하면 OID는 어느 정도 피사체를 횡단하여 변화한다. 예를 들어, 그림 8-7과 같이 서로 다른 두께의 2개의 정방형 구조물을 생각해 보자. 더 두꺼운 구조물을 횡단한 OID의 변화로 인해 두꺼운 구조물의 영상은 얇은 구조물의 영상보다 왜곡이 심해진다.

> 두꺼운 피사체는 얇은 피사체보다 왜곡이 심해진다.

그림 8-8과 같이 동일 직경의 원반과 공(구)에 의해 생성된 영상을 생각해 보자. 중심축에 위치할 때 2개의 피사체 영상은 두께의 변화로 인해 분명치 않지만 원 모양으로 나타난다.

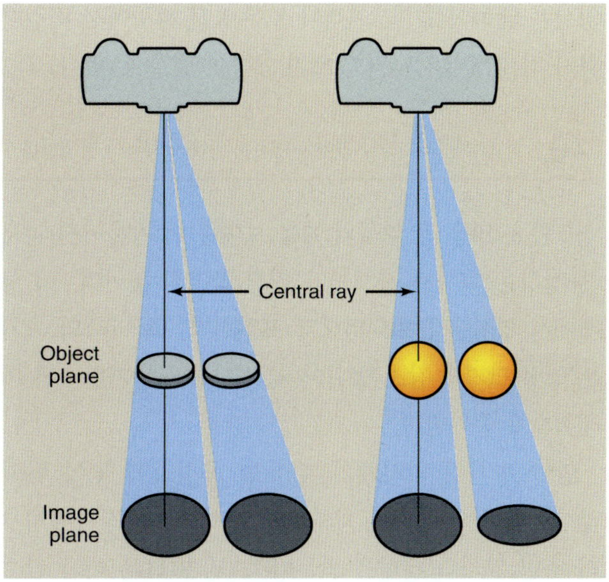

그림 8-8 피사체의 두께는 왜곡에 영향을 준다. 피사체가 중심선상에 있다면 원반과 구의 X선 사진은 원 궤도 모양으로 나타날 것이다. 중심축에서 측방으로 벗어나면 원반은 원 궤도로, 구는 타원형으로 나타날 것이다.

이 피사체가 중심축에서 측면으로 이동할 때 원반은 여전히 원형으로 나타나지만 구는 덜 분명할 뿐 아니라 두께로 인해 타원형으로 나타날 것이다. 이러한 왜곡은 피사체 두께로 인해 야기되며, 그림 8-9의 불규칙한 피사체 영상에서 더욱 분명하게 확인할 수 있다.

원반과 구에 대한 이와 같은 설명은 중심선에서부터 벗어난 측면 거리가 너무 짧기 때문에 임상적으로 중요하지 않다. 그림 8-9와 같이 불규칙한 피사체나 신체 부분은 심각한 왜곡을 나타낸다.

피사체 위치. 만약 피사체 면과 영상 면이 평행하다면

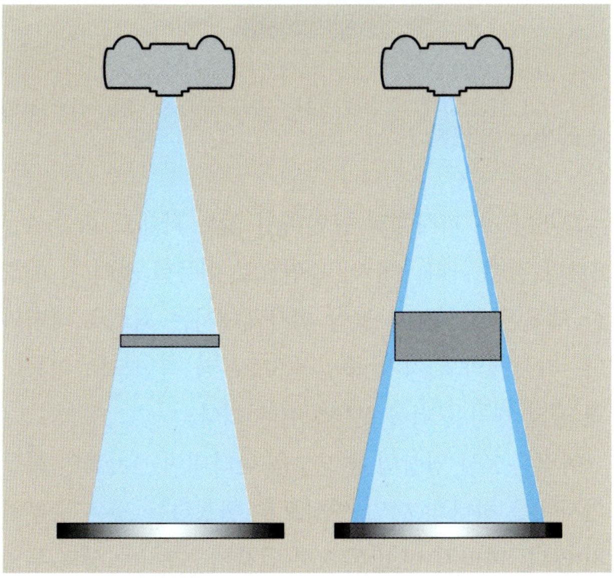

그림 8-7 두꺼운 피사체는 불균등한 확대로 나타나며 얇은 피사체와 비교하여 왜곡이 더 커진다.

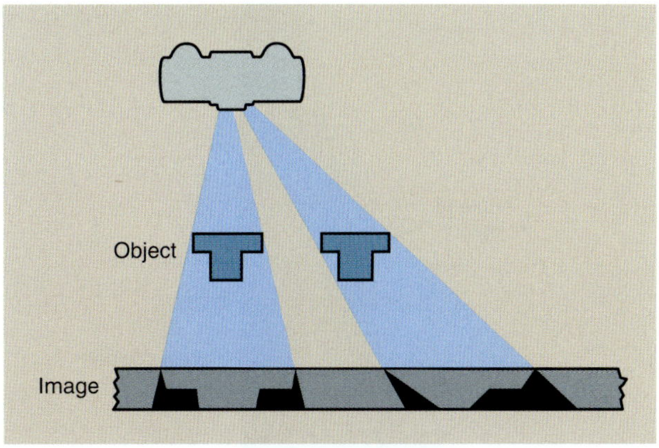

그림 8-9 영상의 중심선에서 벗어나면 이와 같은 불규칙한 해부학적 부위나 피사체는 상당히 왜곡될 수 있다.

영상은 왜곡이 없다. 그러나 모든 X선 검사에서 적절한 환자 자세가 유지되지 않으면 왜곡이 생길 수 있다.

> 피사체 면과 영상 면이 평행하지 않다면 왜곡이 발생한다.

그림 8-10은 총 왜곡의 예를 보여준다. 기울어진 피사체 영상은 피사체 자체보다 훨씬 작아질 것이며, 이 상태에서 영상은 **단축**되었다고 표현한다. 즉 단축의 크기는 영상 크기의 감소 범위이며, 경사각이 증가할수록 비례적으로 증가한다.

만약 경사진 피사체가 X선 빔 중심축에 놓여 있지 않다면 왜곡의 정도는 피사체의 경사각과 중심축에서부터 측면 위치의 영향을 받는다. 그림 8-11은 이와 같은 상황을 보여주며 경사진 피사체의 영상이 심하게 짧아지거나 **길어짐**을 보여준다.

다양한 OID 위치에 있는 많은 피사체는 **공간 왜곡**을 발생시킨다. 공간 왜곡은 피사체들 간에 실제 공간 관계의 영상이 와전되는 것이다. 그림 8-12는 동일한 크기의 2개의 화살을 사용하여 이 상황을 설명하고 있다. 하나의 피사체는 다른 것보다 위에 놓여 있고, 화살의 위치 때문에 중복되어 하나만 묘사된다.

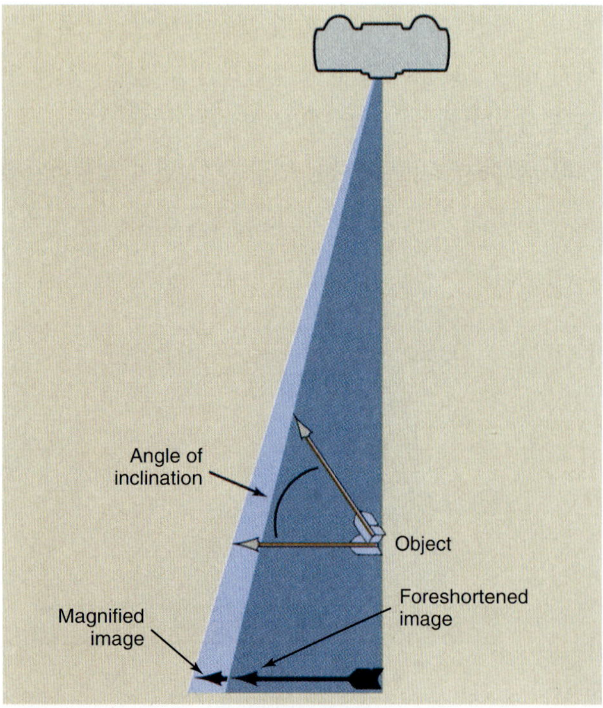

그림 8-10 피사체의 경사는 상의 축소로 나타낸다.

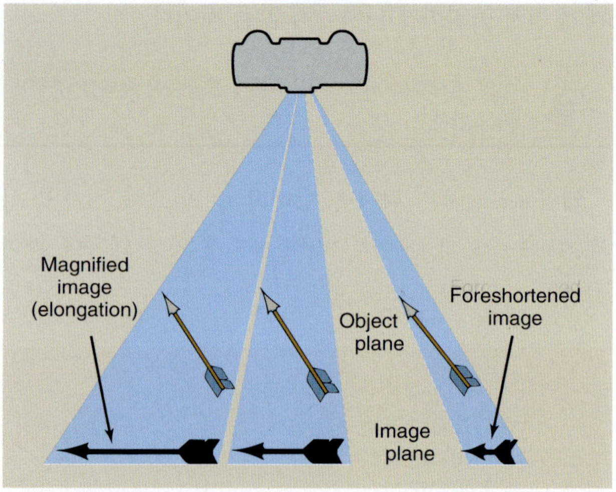

그림 8-11 중심축의 측면에 위치한 경사진 피사체는 연장 또는 축소로 상당히 왜곡될 것이다.

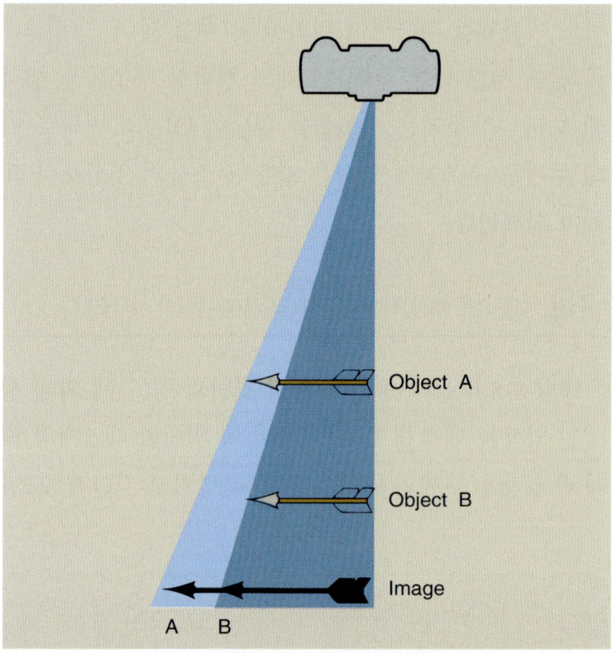

그림 8-12 동일한 크기의 피사체가 영상 수용체로부터 서로 다른 거리에 위치할 때 공간 왜곡이 발생한다.

그러나 두 피사체의 동일하지 않은 확대로 화살 A는 B보다 길게 나타나며 더 측면으로 이동할 것이다. 이러한 왜곡은 중심선에 놓인 피사체에서는 최소로 나타나며, 피사체의 위치가 중심선으로부터 측면으로 이동하면 공간 왜곡은 더욱 분명해질 것이다.

이것은 X선 영상의 투영성을 나타내며, 3차적인 복합 피사체를 하나의 단일 영상으로 한정하는 것은 충분하지 않다. 따라서 더 많은 X선 검사가 2가지 이상의 투영으로 이루어지는 것이다.

초점에 의한 흐림

지금까지 사진의 질에 영향을 주는 기하학적 인자는 X선이 점선원으로부터 방출된다고 가정하였으나, 실제로 X선은 점선원이 아니다. 한쪽 면이 약 0.1~1.5 mm 크기의 장방향 선원으로 사용되는 X선관의 형태에 따라 다양한 크기를 가진다.

그림 8-13은 영상장치로서 측정 가능한 실효 초점을 가진 X선관을 사용한 결과를 나타내고 있다. 그림 8-13의 피사체 화살의 점은 영상에서 한 점으로 나타나지 않는데, 그 이유는 이 지점을 영상화하기 위해 사용되는 X선은 장방형 선원 전체에 걸쳐서 발생하기 때문이다.

> 초점은 하나의 점이 아니므로 초점 흐림이 발생한다.

실효 초점은 크기를 가지므로 방사선사는 사진의 흐림을 제어할 수 없다. 이 현상을 **초점 흐림**이라 하며, 그 크기는 영상의 음극 측에서 더 크게 나타난다.

> 초점 흐림은 공간 분해능을 결정하는 가장 중요한 요소이지만 바람직하지 않다.

확대를 지배하는 기하학적 관계는 역시 초점 흐림에 영향을 준다. 선원과 피사체의 기하학적 조건이 변함에 따라 영상은 더 큰 확대를 만들며 초점 흐림이 증가한다. 결과적으로 이러한 상태는 가급적 피해야 한다.

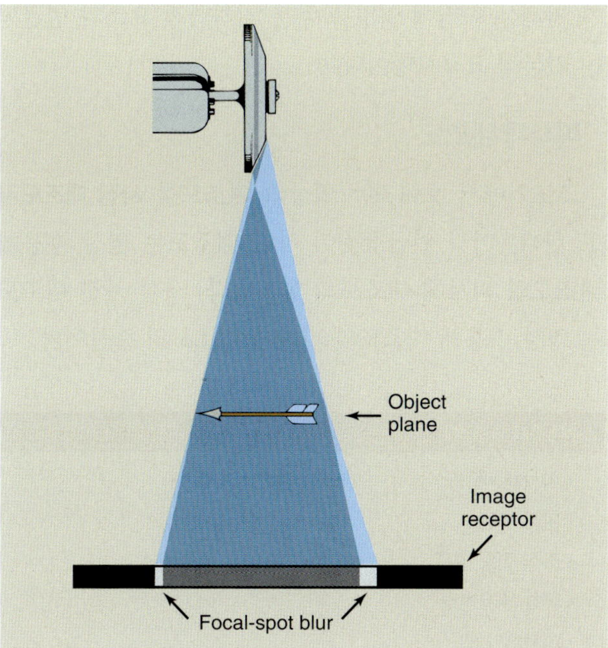

그림 8-13 초점 흐림은 초점의 유효 크기에 의해 야기되며 영상의 음극 측에서 더 크게 나타난다.

초점 흐림의 영역은 비슷한 삼각자를 사용하여 측정할 수 있다. 만약 화살촉이 X선관 초점 가까이에 위치한다면 그림 8-14(A)와 같이 초점 흐림의 크기는 실효 초점의 흐림 크기보다 커질 것이다. 일반적으로 피사체는 영상 수용체에 훨씬 가깝기 때문에 초점 흐림은 그림 8-14(B)와 같이 실효 초점보다 훨씬 작다.

이 그림으로부터 두 개의 비슷한 삼각형이 묘사되는 것을 알 수 있다. 그러므로 OID에 대한 SOD의 비는 초점 흐림에 대한 실효 초점 크기와 동일하다.

초점 흐림

$$\frac{\text{SOD}}{\text{OID}} = \frac{\text{실효 초점 크기}}{\text{초점 흐림}}$$

$$\text{초점 흐림} = \frac{(\text{실효 초점 크기})\ \text{OID}}{\text{SOD}}$$

질문: 0.6 mm 실효 초점을 가진 X선관을 사용하여 석회화 결절을 영상화하였다. 이 결절은 전흉벽에서 8 cm 후

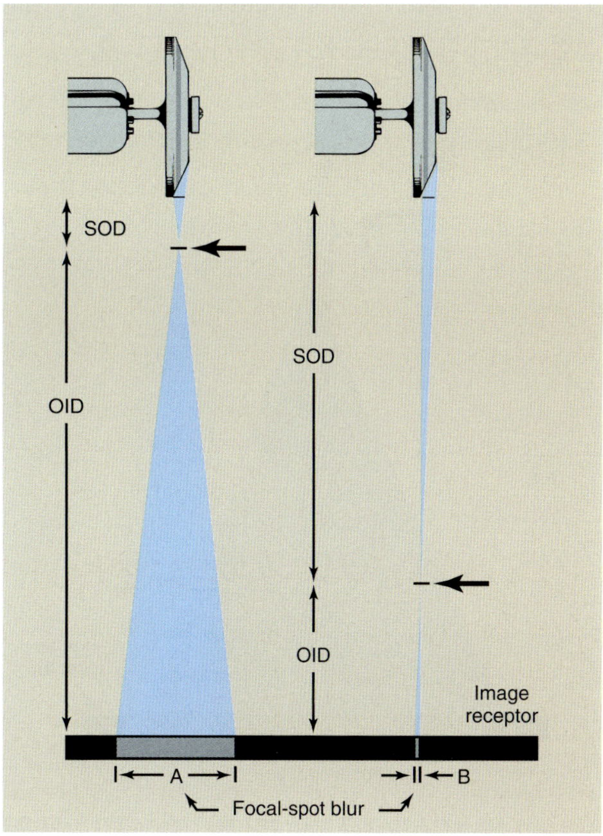

그림 8-14 피사체와 영상 수용체 사이의 거리가 짧으면 초점 흐림도 줄어든다.

방에 있다. 만일 180 cm SID 테이블 top에서 영상 수용체 사이를 5 cm 이격하여 PA로 촬영하였다면 초점 흐림의 크기는 얼마인가?

해답 : 초점 흐림 $= \dfrac{(0.6\text{ mm})(8+5)}{180-(8+5)}$

$= \dfrac{(0.6\text{ mm})13}{167}$

$= (0.6\text{ mm})(0.078)$

$= 0.047\text{ mm}$

초점 흐림을 최소화하기 위해 소초점을 사용하여 검사할 해부학적 부위를 영상 수용체에 접근시켜야 한다. SID는 보통 고정되나 가능한 한 길게 유지한다. 초점 흐림보다 작은 고대조도 피사체는 정상적으로 영상화되지 않는다.

경사효과

제4장에서 소개하였듯이 경사효과(heel effct)는 양극 말단의 X선 감약에 의해 야기되는 양극-음극 방향의 X선 조사야를 횡단하는 강도의 변화로 묘사된다. 경사효과의 또다른 특성은 초점 흐림에 영향을 준다는 것이다.

유효 초점 크기는 사진상에서 일정하지 않다. 그림 8-15와 같이 초점 1 mm의 X선관은 양극 측에서 실효 초점 크기가 더 작으며, 음극 측에서는 더 크다.

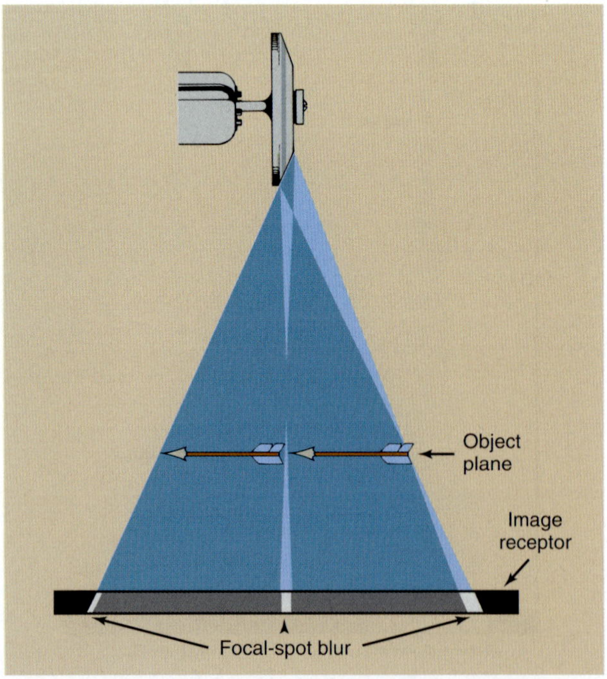

그림 8-15 실효 초점 크기는 음극 측에서 가장 크다. 그러므로 초점 흐림은 음극 측에서 가장 크다.

> 초점 흐림은 영상의 양극 측에서 작으며 음극 측에서 크다.

초점 크기의 변화는 초점 흐림의 변화를 일으킨다. 결과적으로 사진상에서 음극 측 영상은 양극 측보다 큰 크기의 흐림을 가지며, 공간 분해능은 더 나빠진다. 이는 작은 초점 각도로 짧은 SID를 사용할 때 더욱 분명히 나타난다. 표 8-1은 경사효과의 특성을 이용하여 실행한 진단검사 항목을 열거하였다.

표 8-1 경사효과의 장점을 갖는 검사부의 환자 자세

검사부	음극 쪽 자세	양극 쪽 자세
흉부 PA	복부	경부
복부	복부	골반
대퇴부	관골	무릎
상완골	어깨	팔꿉
흉부 AP	복부	경부
요추 AP	복부	골반

피사체 인자

화질에 영향을 미치는 세 번째 일반적 인자는 상자 8-1과 같이 환자와 관련된 것들을 포함한다. 이런 요소들은 환자 자세보다는 환자의 크기, 형태, 조직 구성을 적절히 보상하는 촬영조건의 선택과 연관되어 있다. 환자 자세는 화질에 영향을 주는 기하학적 요소와 연관되는 기본적 요구사항이다.

피사체 대조도

조도기에서 보여지는 영상의 대조도를 **사진 대조도**라고 한다. 미리 언급했듯이 사진 대조도는 영상 수용체 대조도와 피사체 대조도의 함수이다. 사실 사진 대조도는 영상 수용체 대조도와 피사체 대조도의 소산이다.

상자 8-1 피사체 인자

- 피사체 대조도
- 환자 두께
- 조직 질량 밀도
- 유효 원자번호
- 피사체 형태
- kVp

사진 대조도

사진 대조도 = 영상 수용체 대조도 × 피사체 대조도

질문: 평균 계조도 3.1, 피사체 대조도 4.5로 증감지-필름을 사용하여 장골(긴뼈)을 촬영하였다. 사진 대조도는?

해답: 사진 대조도 = (3.1)(4.5) = 13.95

피사체 대조도는 X선 빔의 감약과 관련하여 제7장에서 논의하였다. 피사체 대조도의 각 작용은 신체 구조 감약차의 직접적인 결과이다.

환자 두께. 표준적인 구성이라면 그림 8-16과 같이 두꺼운 신체 단면은 얇은 단면보다 X선 감약이 더 많을 것이다. 각 단면에 동일한 수의 X선이 입사되면 입사 X선 빔의 대조도는 0이며, 대조도는 없다.

만일, 각 단면에 동일한 수의 X선이 남는다면 피사체 대조도는 1이 될 것이다. 더 많은 X선이 두꺼운 면보다 얇은 신체면을 투과하므로 피사체 대조도는 1보다 커진다. 피사체 대조도의 정도는 신체 단면에 남은 상대적 X선 수와 비례한다.

조직 질량 밀도. 신체 면은 동일한 두께를 가질 수 있지만 질량 밀도가 다를 수 있다. 조직 질량 밀도는 피사체 대조도에 영향을 미치는 중요한 인자이다. 예를 들면, 그림 8-17과 같이 서로 다른 구성성분으로 이루어진 샐러드를 생각해 보자. 이 물질은 동일한 두께와 화학적

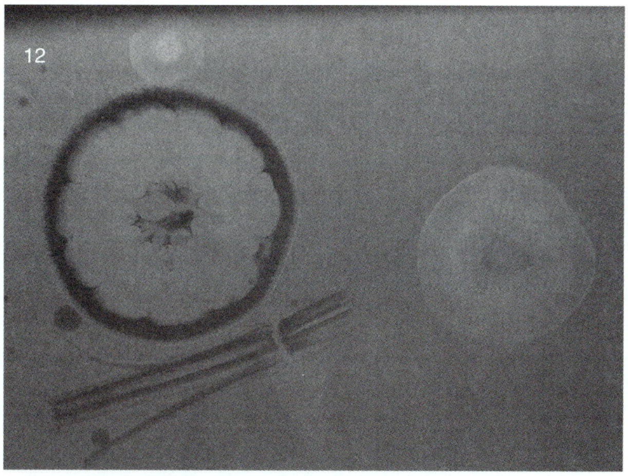

그림 8-17 오렌지, 키위, 셀러리 조각, 당근 조각의 X선 사진은 질량 밀도의 미세한 차이가 작용함을 보여준다.

구성을 가지고 있다. 그러나 물과는 약간 다른 질량 밀도를 가지고 있으므로 영상화될 수 있다. 피사체 대조도의 질량 밀도 효과는 그림 8-18에 묘사되어 있다.

유효 원자번호. 피사체 대조도에 영향을 주는 다른 중요한 요소는 검사하는 조직의 유효 원자번호이다. 제7장에서 콤프턴 상호작용은 원자번호와 무관하지만 광전 상호작용은 원자번호의 3제곱에 비례하여 변화된다는 사실을 학습하였다.

관심 조직의 유효 원자번호는 표 7-3에 나타내었다. X선 에너지의 진단 범위에서 광전효과는 상당히 중요하다. 그러므로 피사체 대조도는 영상화되는 조직의 유효 원자번호의 많은 영향을 받으며, 인접 조직의 유효 원자번호가 매우 다를 때 피사체 대조도는 매우 크다.

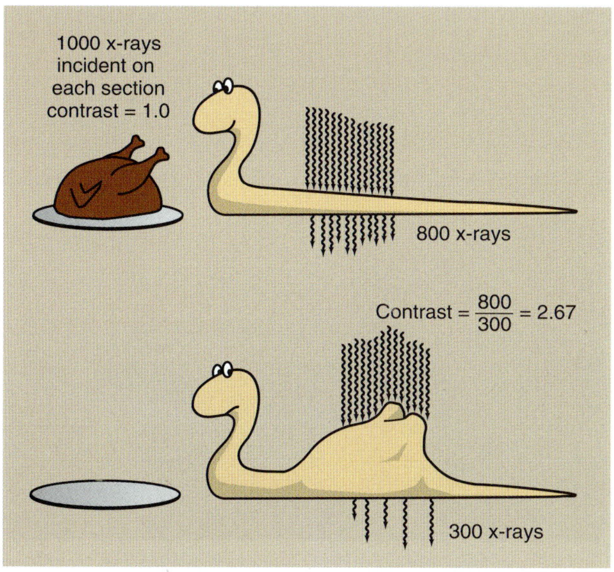

그림 8-16 서로 다른 해부학적 두께는 피사체 대조도에 기여한다.

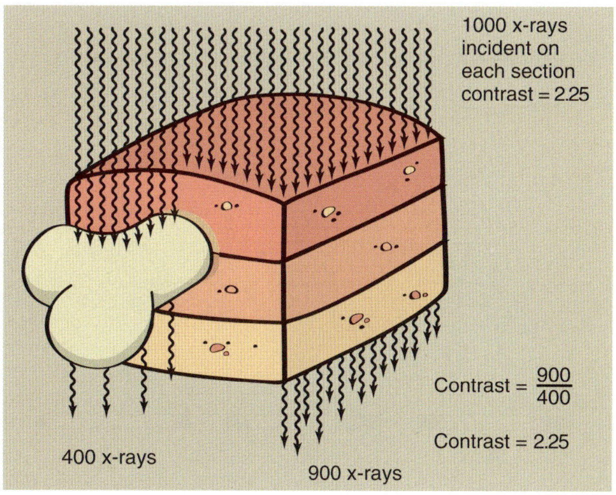

그림 8-18 조직 질량 밀도의 변화는 피사체의 대조도에 영향을 준다.

피사체 대조도는 조영제의 사용으로 상당히 향상될 수 있다. I(Z=53)과 Ba(Z=56)의 고원자번호는 상당히 높은 피사체 대조도를 야기한다. 조영제는 광전흡수의 향상을 통해 매우 효과적으로 피사체 대조도를 강조할 수 있다.

피사체 형태. 검사할 해부학적 조직의 형태는 기하학적 요소에 영향을 주지만 피사체 대조도의 요인인 화질에도 영향을 끼친다. 선속과 일치하는 형태의 구조물은 확실히 최고의 피사체 대조도를 나타낸다(그림 8-19A).

모든 다른 해부학적 형태는 X선 빔을 횡단하여 존재하는 두께의 변화로 인해 피사체 대조도가 감소하게 된다. 그림 8-19의 B와 C는 피사체 대조도가 감소하는 2가지 유형을 보여준다.

피사체 대조도에 영향을 주는 이와 같은 피사체 특성을 *흡수에 의한 흐림*이라 하며, 이것은 해부학적 구조물의 공간 분해능과 대조도 분해능을 저하시켜 작은 직경의 혈관을 검사하는 인터벤션 시술과정이 이루어지는 동안 아주 성가신 존재가 된다.

관전압(kVp). 방사선사는 피사체 대조도에 영향을 주는 4가지 선행요소를 제어할 수 없다. 그러나 피사체 대조도의 절대적 크기는 주로 작동 kVp의 조절에 의해 제어할 수 있다. 또한 관전압은 사진 대조도에 영향을 주지만 피사체 대조도를 조절할 정도로 영향을 주지는 않는다.

관전압은 피사체 대조도의 가장 중요한 인자이다.

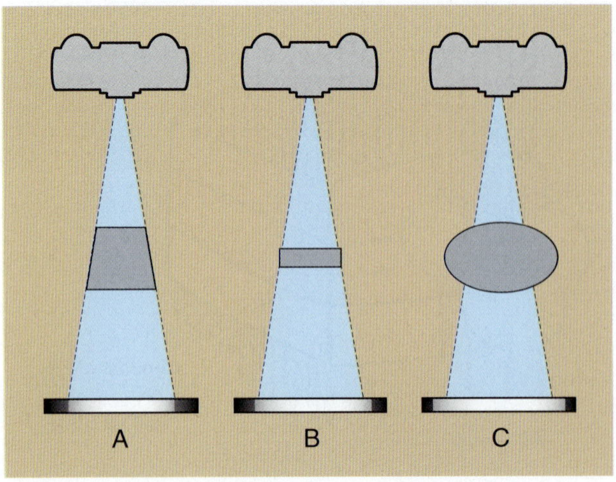

그림 8-19 검사되는 조직의 형태가 흡수에 의한 흐림에 기여한다.

그림 8-20은 40~100 범위의 관전압 수치로 알루미늄 스텝 웨지를 촬영한 일련의 합성 사진을 보여준다. 낮은 관전압은 고피사체 대조도를 나타내며, 회색 음영의 단계가 적어 희고 검게 나타나므로 **짧은 명암 대조도**라고 한다. 반면 높은 관전압은 저피사체 대조도 또는 **넓은 명암 대조도**를 나타낸다.

낮은 관전압 조건이 높은 관전압 조건보다 바람직하다고 결론을 내리는 것은 쉽지만 낮은 관전압 촬영은 2가지 중요한 단점을 갖는다.

1. X선 검사에서 관전압이 낮아짐에 따라 X선 빔은 투과력이 약해져 수용할 만한 사진 농도를 내기 위해 더 많은 관전류를 필요로 하며, 그 결과 환자 선량이 많아진다.
2. 낮은 피사체 대조도를 생성하는 노출조건은 넓은 노출 관용도를 갖는다. 관전류 선택에 의한 최적의 노출조건은 높은 관전압이 사용될 때 그다지 중요하지 않다.

그림 8-20 알루미늄 스텝 웨지 사진은 다양한 관전압에 따른 대조도의 변화를 보여준다.

움직임에 의한 흐림

노출하는 동안 환자나 X선관의 움직임은 사진의 흐림을 초래한다. 이를 **움직임에 의한 흐림(motion blur)**이라고 하며, 영상의 질적 저하를 야기한다. 결과적으로 재촬영하여 이런 문제점을 피할 수 있다.

정상적으로 X선관의 움직임은 문제가 되지 않는다. 이동 격자 메커니즘과 같은 보조장치에 의해 테이블이나 선속 제한기구의 움직임을 유발하기도 한다.

> 환자의 움직임은 보통 움직임에 의한 흐림을 일으킨다.

방사선사는 환자에게 주의 깊게 지시('숨을 깊게 마시고 멈추시오, 움직이지 마시오')함으로써 움직임에 의한 흐림을 감소시킬 수 있다.

2가지 형태의 환자 움직임이 발생될 수 있는데 사지와 근육의 수의적 운동은 환자를 고정시킴으로써 조절될 수 있다. 심장과 폐의 불수의적 운동은 조사시간을 짧게 하여 조절할 수 있다.

움직임에 의한 흐림은 1차적으로 4가지 요소에 의해 영향을 받는다. 방사선사는 상자 8-2에 열거한 지침을 관찰함으로써 움직임에 의한 흐림을 감소시킬 수 있다. 여기에 열거된 마지막 2가지 요소는 초점 흐림과 움직임에 의한 흐림에 똑같이 관련된다. 저관전압 파형과 고감도 영상 수용체의 사용으로 움직임의 문제는 궁극적으로 제거될 수 있다.

상자 8-2 움직임에 의한 흐림을 감소하기 위한 과정

- 가능한 한 짧은 노출시간
- 환자에게 지시하거나 제한기구를 사용하여 환자의 움직임 제한
- 긴 SID 사용
- 짧은 OID 사용

화질 향상을 위한 기구

방사선사는 정상적으로 고화질의 사진을 생성하기 위해 기구들을 사용할 수 있다. 적절한 환자 준비와 적절한 영상장치의 선택, 적절한 노출조건을 혼합하여 개념들을 연관시킨다.

주어진 X선 검사를 위해 이러한 각 요소들을 적절히 해석하고 적용시켜야 한다. 한 가지 작은 변화는 다른 변화의 보상을 필요로 한다.

환자 자세

환자 자세(patient positioning)의 중요성은 분명하다. 적절한 환자 자세는 검사하고자 하는 해부학적 구조물이 영상 수용체에 밀착해야 하며, 한 면에 놓인 구조물의 축은 영상 수용체 면에 수평이 되도록 한다. 중심선은 구조물의 중심에 정확히 입사해야 하며, 마지막으로 환자는 움직임에 의한 흐림을 최소화하기 위해 움직이지 않아야 한다.

적절한 환자 자세를 취하기 위해 방사선사는 인체 해부학에 대해 정확한 지식을 갖추고 있어야 한다. 최소의 영상 왜곡과 최대의 영상 분해능의 사진을 생성하기 위해 구조물들을 영상 수용체로부터 똑같은 거리에 위치시켜 균등한 확대상이 이루어지도록 한다.

영상 수용체

방사선과 전반에 걸쳐 주어진 검사를 위해 보통 표준 형태의 증감지-필름 결합을 사용한다. 일반적으로 사지와 연부조직 촬영은 미세 증감지-필름 결합으로 할 수 있다.

대부분의 다른 촬영은 증감지와 함께 이중 유제 필름을 사용한다. X선 필름을 제한된 환자 선량으로 고분해능 증감지와 함께 사용하면 정교한 영상을 만들어 낼 수 있다.

> **특별한 검사를 계획할 때 고려해야 할 원칙**
> 1. 적어도 2.0의 증감계수를 사용하여 환자 선량을 감소시킨다.
> 2. 영상 수용체 감도가 증가함에 따라 노이즈는 증가하며, 공간 분해능은 감소한다.
> 3. 저대조도 영상은 큰 관용도를 가지거나, 수용할 만한 영상을 만드는 데 있어 실패의 여지가 있다.

촬영 인자의 선택

각 검사를 하기 전 방사선사는 관전압, 관전류와 노출시간의 최적의 노출조건을 선택해야 한다. 심사숙고하여 이 조건들의 값을 정해야 하고, 이 조건들은 복잡하게 상호 연관된다.

모든 사진에서 이루어지는 일반적 법칙은 가능한 한

짧은 노출을 해야 한다. 움직임에 의한 흐림을 감소시킬 수 있는 짧은 노출시간에 의해 화질이 향상된다. 3상과 고주파 발생장치가 단상 발생장치보다 좋은 한 가지 이유는 더 짧은 노출이 가능하다는 것이다.

> 노출시간은 될 수 있는 한 짧게 해야 한다.

관전압과 관전류의 선택에 대해서는 간단히 말할 수 없다. 노출시간은 최소로 유지할 수 있으나 관전압과 관전류의 선택은 신중해야 한다. 방사선사는 X선의 적절한 질과 양을 노출함으로써 최적의 사진 대조도와 사진 농도를 만들기 위해 노력해야 한다.

> 사진 대조도의 1차적 제어는 관전압이다.

관전압은 사진 농도에 영향을 준다. 관전압이 증가함에 따라 X선의 질과 양이 모두 증가하며, 더 많은 수의 X선이 환자를 투과한다. 그 결과 더 높은 비율의 1차선이 영상 수용체에 도달한다. 환자와 상호작용하는 X선 가운데 콤프턴 상호작용의 상대치는 관전압에 비례적으로 증가하고 흡수차가 덜 이루어져 피사체 대조도가 감소한다.

더욱이 관전압 증가로 영상 수용체에 도달하는 산란선이 많아져 영상의 노이즈는 더욱 높아진다. 관전압 증가의 결과는 대조도의 손실이다. 사진 대조도가 낮을 때 관용도는 높아져 사진 실패의 경계가 커진다.

고관전압 사용의 기본적 장점은 환자 선량의 감소와 넓은 노출 관용도이다. 그림 8-21은 고관전압 노출로부터 야기되는 관용도 증가를 나타내는 일련의 흉부 사진을 보여준다. 상대적 노출조건을 각 사진에 표시하였다. 격자를 사용하여 고관전압 촬영에 따른 대조도의 손실을 어느 정도 보상할 수 있다.

> 사진 농도의 1차적 제어는 관전류이다.

관전류 수치가 상승함에 따라 X선량은 증가하며, 영상 수용체에 도달하는 X선의 수는 증가하고, 결과적으로 더 높은 사진 농도와 낮은 사진 노이즈를 생성하지만 환자 선량은 더욱 많아진다.

두 번째 방법으로 관전류 수치는 대조도에 영향을 준다. 최고의 대조도는 필름의 특성 곡선의 직선부에 이르는 모든 영역에 걸쳐 노출될 경우에만 달성된다. 매우 낮은 관전류 선정은 낮은 사진 농도를 나타내며 H&D

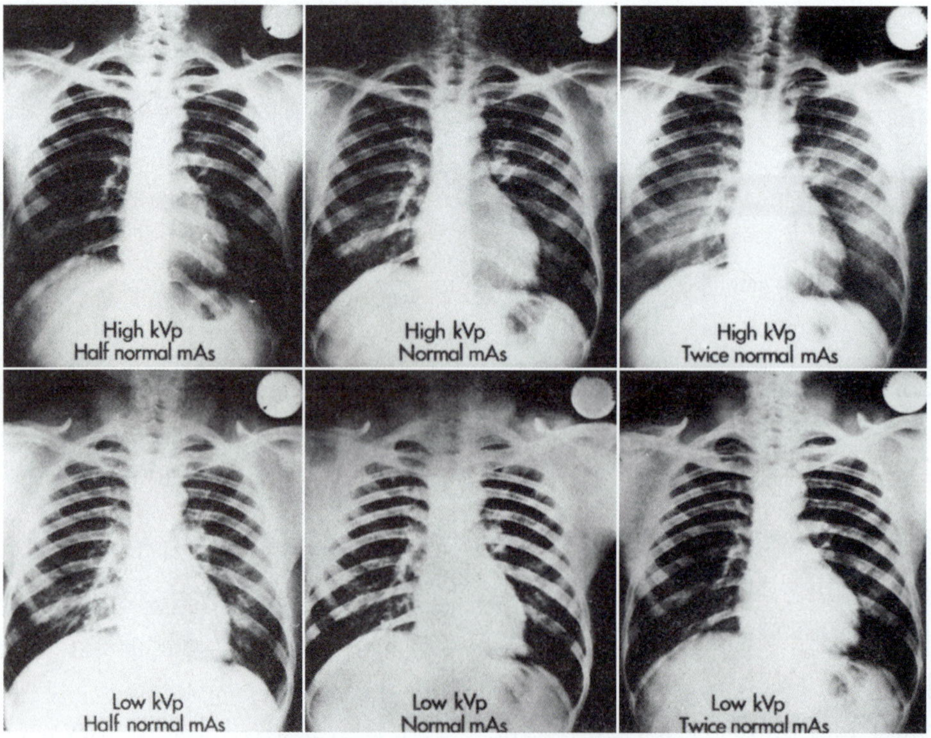

그림 8-21 고관전압 촬영술의 2가지 장점(더 큰 관용도와 실패의 경계)을 나타내는 흉부 사진

표 8-2 방사선 사진의 형성에 영향을 미치는 기본적 인자

증 가	환자 광학 농도	사진 확대	초점 흐림	움직임 흐림	흡수 흐림	농 도	대조도
필름 감도	−	0	0	−	0	+	0
증감지 감도	−	0	0	−	0	+	0
격자비	+	0	0	0	0	−	+
현상 시간/온도	0	0	0	0	0	+	−
환자 두께	+	+	+	+	+	−	−
조사야	+	0	0	0	0	+	−
조영제 사용	0	0	0	0	0	−	+
초점 크기	0	0	+	0	0	0	0
SID	−	−	−	−	0	−	0
OID	0	+	+	+	0	0	+
증감지-필름 밀착	0	0	0	0	0	0	0
mAs	+	0	0	0	0	+	+ 또는 −
조사 시간	+	0	0	+	0	+	+ 또는 −
관전압	+	0	0	0	0	+	−
관전압 파형	+	0	0	+	0	−	+
총 여과	−	0	0	0	0	−	−

곡선이 평평해지므로 사진 대조도는 감소한다. 같은 이유로 매우 높은 관전류 수치는 높은 사진 농도와 사진 대조도의 손실을 야기한다.

많은 다른 요소들이 사진 농도와 사진 대조도, 즉 화질에 영향을 준다. X선관 여과의 증가는 X선 강도를 감약시키지만 선질을 증가시킨다. X선 강도는 거리에 따라 변화하므로 SID 변화는 사진 농도의 변화를 초래한다. 표 8-2에서 사진의 형성에 영향을 미치는 주요 인자를 요약하여 나타내었다.

노출조건의 계속적인 추세는 만족할 만한 사진을 만들기 위해 환자 선량 감소와 노출조건의 실패에 의한 재촬영 감소 그리고 관전류의 감소를 보상하는 고관전압의 사용이다.

요약

화질은 사진의 해부학적 구조의 재현 정확성을 말한다. 화질을 형성하는 특성은 다음과 같다.

- 공간 분해능 또는 사진상에서 작고 높은 대조도의 구조물을 탐지하는 능력
- 저노이즈 또는 해부학적 구조를 반영하지 않는 사진 농도의 제거
- 적절한 감도의 증감지-필름의 결합으로 환자 선량을 제한하지만 고화질, 저노이즈의 사진을 만든다.

이런 특성들과 3가지 다른 인자, 즉 필름 인자, 기하학적 인자, 피사체 인자가 화질을 결정하기 위해 결합한다. 필름 인자는 현상에서의 화질 관리와 필름 특성을 포함한다.

화질에 영향을 주는 피사체 요소는 환자에 의존한다. 방사선사는 환자에게 협조를 요청함으로써 움직임 흐림을 예방해야 한다. 또한 환자 두께를 측정하고, 조직 질량 밀도와 해부학적 형태를 인식하여 최적의 관전압 값을 평가함으로써 높은 화질의 사진을 생성할 수 있다.

CHAPTER

9

산란선의 조절

Control of Scatter Radiation

학습목표

1. 영상 형성 방사선을 구성하는 X선을 설명할 수 있다.
2. 산란선과 영상 대조도와의 관계를 이해할 수 있다.
3. 산란선에 영향을 주는 3가지 인자를 기술할 수 있다.
4. 산란선을 최소화하기 위한 3가지 장치에 대해 설명할 수 있다.
5. 선속 제한이 환자 선량과 영상의 질에 미치는 영향을 설명할 수 있다.
6. 격자 구성과 그 성능을 평가할 수 있다.
7. 환자 선량과 관련한 다양한 격자 사용을 평가할 수 있다.

대조도 분해능은 화질 평가의 중요한 인자로, 유사한 인접 조직을 상(image)으로 구분하여 나타낼 수 있는 능력이다. 콤프턴 효과에 의해서 발생하는 산란선은 영상에서 노이즈(noise)원이 되며, 대조도 분해능을 저하시켜 영상의 질(quality)을 낮추는 요인이 된다.

산란선은 높은 관전압, 넓은 조사야, 그리고 환자의 두께 증가 등 크게 3가지 요인에 의해 증가한다. 선속 제한기구는 해부학적 관심 영역에 조사야를 제한함으로써 산란선을 저감시킬 수 있다. 이러한 선속 제한기구에는 조리개, 원뿔 또는 실린더, 콜리메이터 등이 있다. 또한 격자는 잔여 선속으로부터 산란선을 제거함으로써 영상 대조도를 향상시킨다.

영상의 2가지 특성은 *공간 분해능*과 *대조도 분해능*이며, 이들은 각각 *영상 선예도* 또는 *가시적 선예도*라고도 한다.

공간 분해능은 초점 크기와 흐림을 발생시키는 다른 요인들에 의해서 결정되고, 대조도 분해능은 산란선과 다른 노이즈원에 의해서 결정된다. 방사선 영상에서는 산란선을 제어하기 위해 크게 선속 제한장치와 격자를 이용하고 있다.

산란선의 발생

X선의 2가지 형태(상호작용을 하지 않고 환자를 투과한 것과 콤프턴 상호작용을 통해 환자 내에서 산란된 것)는 광학 농도와 사진의 대조도를 결정한다. 그림 9-1과 같이 환자를 투과한 입사 X선은 잔여 X선이 되며, 영상 수용체와 상호작용하는 X선을 **영상 형성 X선(image-forming x-rays)**이라고 한다.

X선속의 적절한 콜리메이션(collimation)은 1차적으로 조사된 조직의 용적을 제한함으로써 환자 선량을 감소시킬 수 있으며, 영상의 대조도를 향상시킨다. 이상적으로는 환자와 상호작용을 하지 않은 X선만이 영상 수용체에 도달해야 한다.

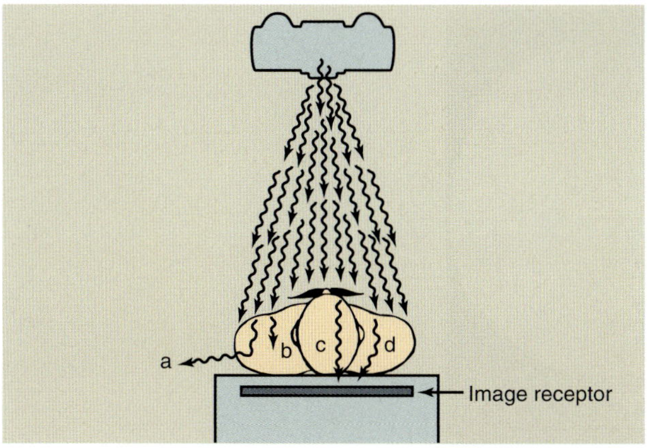

그림 9-1 (A) 일부 X선은 환자와 상호작용하여 영상 수용체 밖으로 산란된다. (B) 나머지는 환자와 상호작용하여 흡수된다. (C) 상호작용하지 않고 환자를 투과하는 X선은 영상 수용체에 도달한다. (D) 환자 내에서 산란된다. (C)와 (D) 형태의 X선을 *영상 형성 X선*이라고 한다.

> 콜리메이션(collimation)은 환자 선량을 감소시키고 영상의 대조도를 향상시킨다.

산란선이 증가함에 따라 영상은 대조도를 잃고, 회색으로 흐리게 나타난다. 3가지 중요한 요인들(kVp, 조사야, 환자 두께)이 영상 수용체에 도달하는 산란선의 양에 영향을 준다.

관전압

X선 에너지가 증가함에 따라 콤프턴 상호작용의 절대적 수가 감소하나, 광전 상호작용의 수는 더욱더 감소한다. 그러므로 콤프턴 상호작용을 하는 X선의 상대적 수치는 증가하게 된다.

표 9-1은 선택한 관전압(kVp)에서 광전효과와 콤프턴 효과에 의해 10 cm 조직 두께에 입사된 X선의 비율을 나타낸다. kVp는 산란선에 영향을 주는 요인 중 하나이며 방사선사에 의해 제어될 수 있다.

산란선을 최소화하여 높은 대조도를 얻기 위해서 가능한 낮은 kVp에서 촬영해야 하지만, 환자 선량을 고려하여야 한다.

그림 9-2는 X선 사진상에 대한 광전효과와 콤프턴 효과의 상대적 영향을 나타낸다. 광전흡수의 증가는 환자 선량을 상당히 증가시키는 결과를 가져오며, 낮은 kVp에서 영상 수용체에 도달하는 X선은 더욱 적기 때문에

표 9-1 광전효과 및 콤프턴 산란 과정에 의한 X선의 상호작용률과 연부조직 10cm의 투과율

kVp	상호작용 비율			투과율
	광전효과	콤프턴효과	총 계	
50	79	21	>99	<1
60	70	30	>99	<1
70	60	40	>99	<1
80	46	52	98	2
90	38	59	97	3
100	31	63	94	6
110	23	70	93	7
120	18	83	91	9

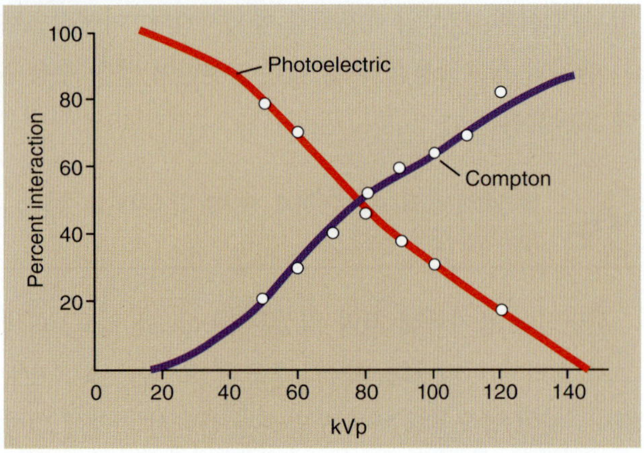

그림 9-2 X선 영상에 대한 광전효과와 콤프턴 산란의 상대적 영향

mAs를 증가시킴으로써 보상할 수 있다. 이러한 촬영 조건의 결과로 환자 선량이 더욱 증가한다.

> 환자에 입사되는 약 1%의 X선이 영상 수용체에 도달한다.

몸이 두꺼운 환자에게서 영상화되는 신체 부분의 적절한 투과를 위해 고관전압이 요구된다. 예를 들어, 복부의 AP 검사를 위해 정상적인 노출조건이 부족하다면 방사선사는 mAs나 kVp의 증가를 선택해야 한다.

mAs의 증가는 보통 만족할 만한 영상을 만드는 데 충분한 X선을 발생하지만, 매우 높은 환자 선량을 야기한다. 한편 kVp를 약간 증가하면 충분한 X선을 발생시키며, 이로써 환자 선량을 훨씬 낮출 수 있다. 하지만 kVp가 증가하면 산란선 역시 증가하며, 영상 대조도가 낮아진다.

콜리메이터와 격자는 산란선을 감소시키기 위해 사용된다. 그림 9-3은 적절한 콜리메이션과 격자를 사용하고 동일한 농도의 사진을 만들기 위해 mAs를 조절하여 두개부 팬텀을 70, 80, 90 kVp로 촬영한 일련의 사진을 제시한다.

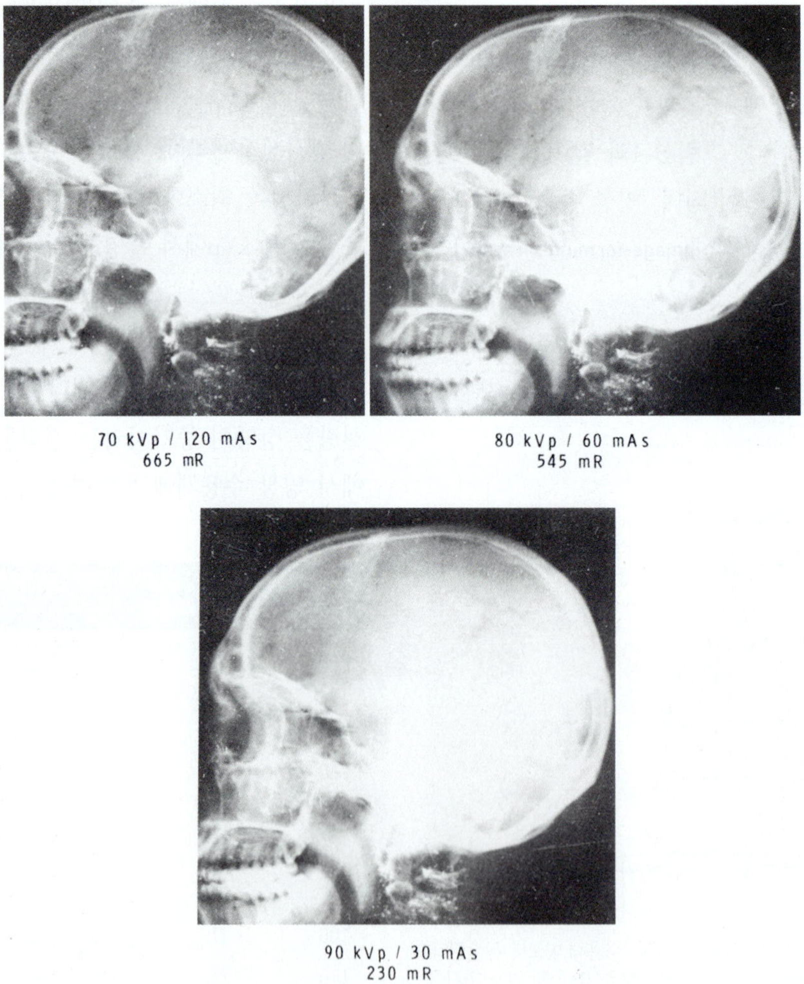

그림 9-3 각각의 두개골 촬영은 수용할 만한 화질을 가지고 있다. 각 촬영조건에 따른 환자 노출을 나타낸다. (Courtesy Donald Sommers, Lincoln Land Community College).

대부분의 방사선과 의사는 이와 같은 사진을 수용할 것이다. 90 kVp에서 환자 선량은 70 kVp에서의 약 1/3이라는 점을 명심하라. 고관전압 촬영술은 일반적으로 환자 선량이 감소하므로 저관전압 촬영술보다 더 선호한다.

조사야

산란선에 영향을 미치는 다른 요소(X선 조사야)들은 방사선사에 의해서 조절될 수 있다. 그림 9-4와 같이 조사야가 증가함에 따라 산란선 역시 증가한다.

> 산란선은 X선속의 조사야가 증가함에 따라 증가한다.

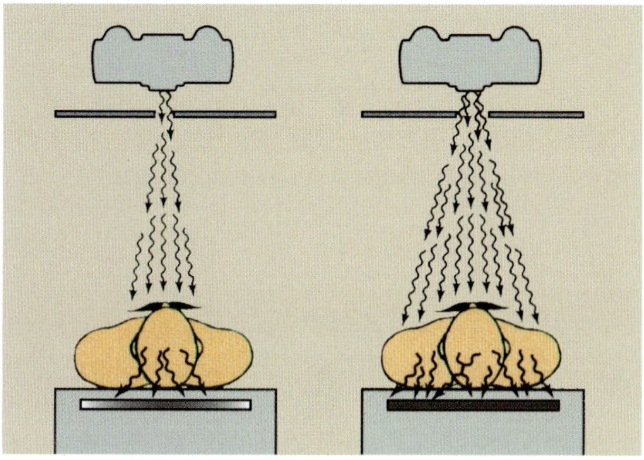

그림 9-4 X선속의 콜리메이션은 산란선 감소, 선량 감소, 대조도 향상을 가져온다.

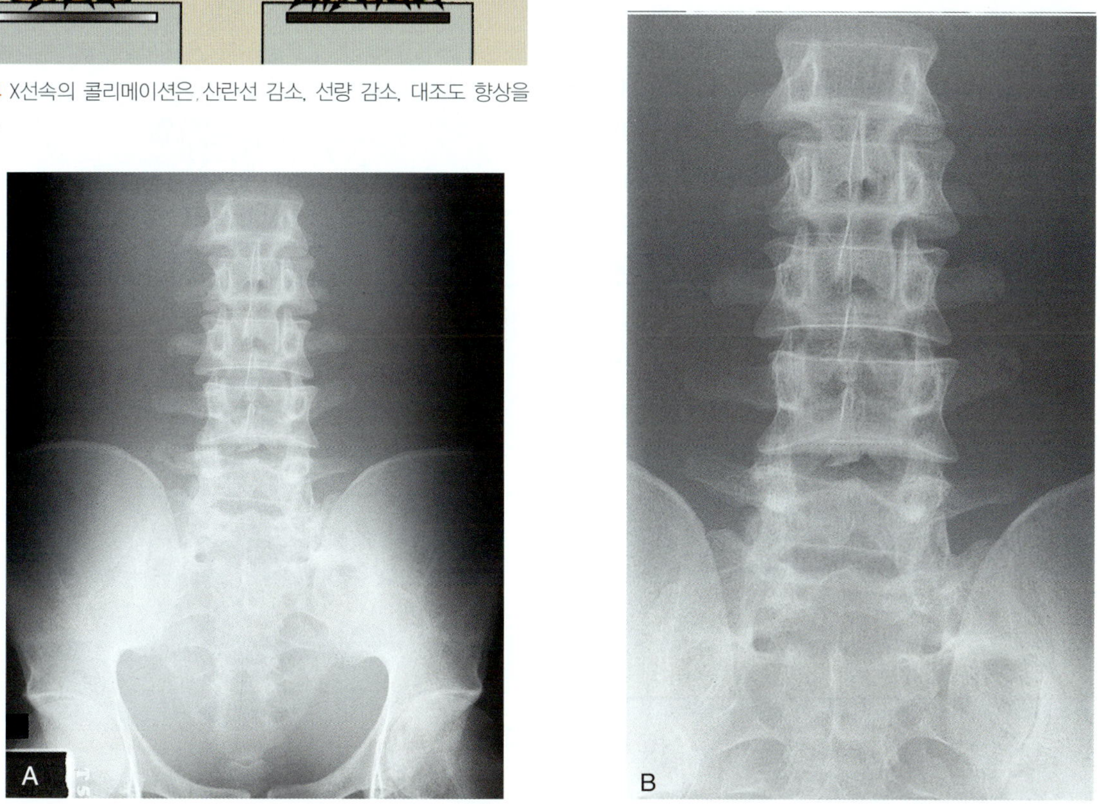

그림 9-5 요추 사진을 위해 추천되는 조건은 척주의 선속 제한이다. 전체 조사야는 영상 대조도를 저감시킨다. (A) 전체 조사야. (B) 적절히 조절된 조사야. (Courtesy Mike Enriquez, Merced Community College).

그림 9-5는 요추 2장의 AP 사진이다. 그림 9-5의 A는 전체 프레임으로, 35×43 cm의 크기를 보여주며, 그림 9-5의 B에서 조사야는 척주에 한정된다. 조사야를 더욱 크게 하면 산란선이 증가하므로 전체 프레임에서 대조도는 매우 낮다.

동일한 사진 농도를 만들기 위해 작은 조사야와 비교하여 큰 조사야로 노출할 때, 노출조건을 증가시켜야만 한다. 산란선이 감소되면 사진 농도가 더욱 낮아지므로 노출조건을 증가시키게 된다.

환자 두께

신체 중 두꺼운 부분의 영상은 얇은 부분의 영상보다 많은 산란선을 발생시킨다. 그림 9-6과 같이 흉부 또는 골반을 사지골의 영상과 비교하면, 동일한 증감지-필름 결합으로 촬영하였더라도 사지골 영상은 총 산란선의 양이 감소하므로 선예도가 좋다.

조직의 형태(근육, 지방, 뼈)와 삼출물이 있는 폐 조직과 같은 병변은 산란선의 생성에 부분적 역할을 한다.

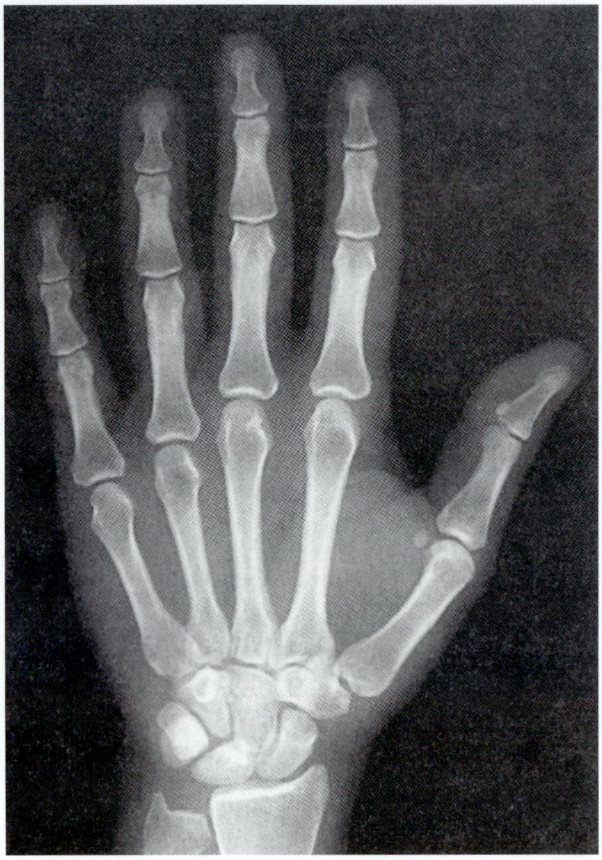

그림 9-6 X선속의 콜리메이션은 산란선 감소, 선량 감소, 대조도 향상을 가져온다. (Courtesy Rees Stuteville, Oregon Institute of Technology).

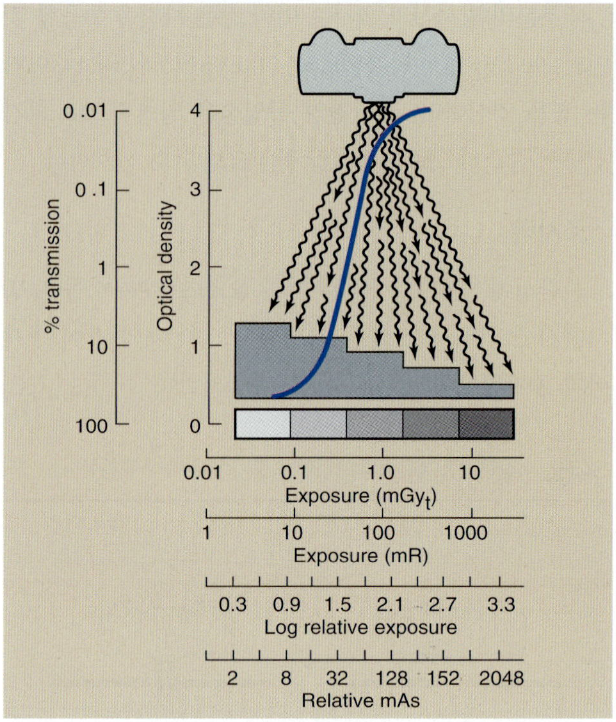

그림 9-7 산란선의 양은 해부학적 두께의 증가에 따라 향상된다.

그림 9-7은 20×25 cm 조사야에서 연부조직 두께의 함수에 따른 산란선의 상대 감도를 보여준다. 70 kVp에서 3 cm 두께의 사지 노출에 의해 약 45%의 산란선이 발생한다. 30 cm 두께의 복부 노출에 의해 환자를 투과하는 약 100%의 X선이 산란선을 야기한다. 환자 두께가 증가함에 따라 더 많은 X선이 산란되며, 잔여 X선속의 산란 평균 각도는 더욱 커진다.

방사선사는 정상적으로 환자 두께를 통제할 수 없다. 만약 환자 두께가 증가함에 따라 더 많은 X선이 산란된다고 인식하면, 그림 9-8과 같이 영상 수용체에 산란선을 감소시키는 압박주걱과 같은 기구를 사용하고, 적절한 노출조건을 선택함으로써 고화질의 사진을 얻을 수 있다.

> 조직을 압박함으로써 공간 분해능과 대조도 분해능을 향상시키고, 환자 선량을 더 낮출 수 있다.

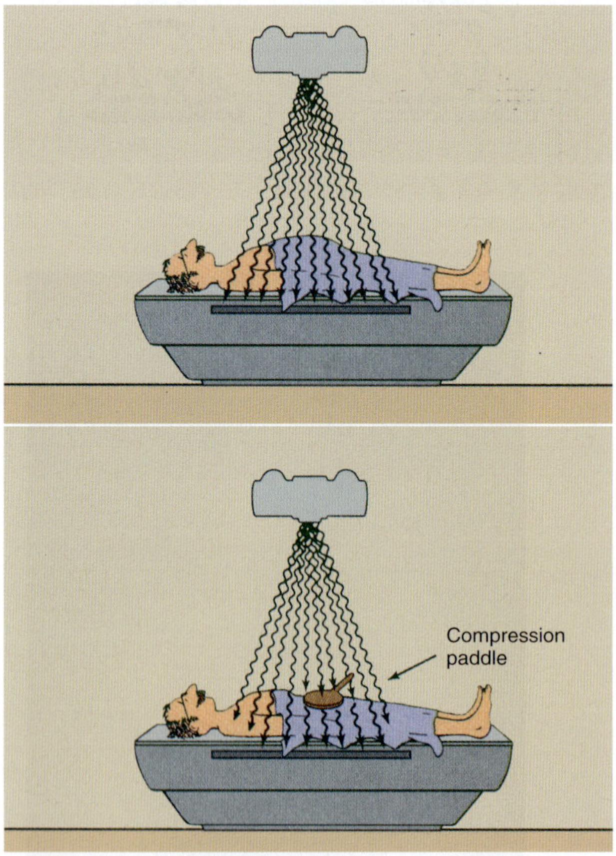

그림 9-8 조직을 압박할 때 산란선은 감소하며, 그 결과 환자 선량은 낮아지고 대조도 분해능은 높아진다.

압박장치는 환자 두께를 감소시키고 영상 수용체에 피사체를 더욱 밀착시킴으로써 공간 분해능을 향상시킨다. 압박은 또한 환자 선량을 감소시키고 대조도 분해능을 향상시킨다. 이러한 압박법은 유방촬영 시 특히 중요하다.

산란선 조절

산란선이 영상 대조도에 미치는 효과

화질의 가장 중요한 특성 중의 하나는 **대조도**이며, 이는 영상의 밝고 어두운 부분의 가시적 차이를 말한다. 대조도는 영상 부위의 사진 농도의 차이를 나타내며, 대조도 분해능은 연부조직을 영상화하여 구분할 수 있는 능력을 말한다.

대부분의 **잔여 X선**은 가장 적절한 상태에서도 산란된다. 그림 9-9는 산란 X선이 환자로부터 모든 방향으로 방출되는 것을 보여준다.

산란하지 않고 투과된 X선만을 사용하여 장골을 영상화한다면 그림 9-10(A)와 같이 영상의 선예도는 좋아질 것이다. 검고 흰 사진 농도의 변화는 뼈와 연부조직의 경계와 일치하기 때문에 영상 대조도가 높아질 것이다.

> 영상 대조도의 감약은 산란선으로부터 일어난다.

반면 산란선만으로 촬영한다면 영상 수용체에 투과 X선이 도달하지 못해 영상은 림 9-10(B)와 같이 흐릿한 회색이 되며 영상 대조도는 매우 낮아질 것이다.

하지만 정상상태에서 영상 수용체에 도달하는 X선은 투과 X선과 산란 X선으로 구성된다. 만일, 사진이 적절히 노출된다면 단면 영상은 그림 9-10(C)와 같이 나타나며, 적절한 대조도를 보여준다. 대조도의 손실은 산란선의 존재로부터 야기된다.

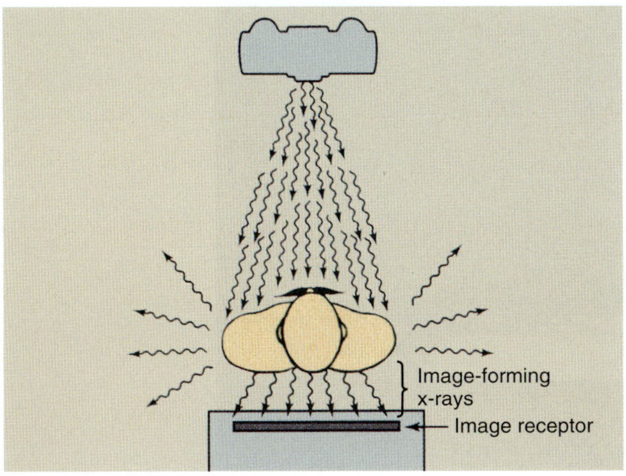

그림 9-9 1차 X선이 환자와 상호작용할 때 X선은 환자로부터 모든 방향으로 산란된다.

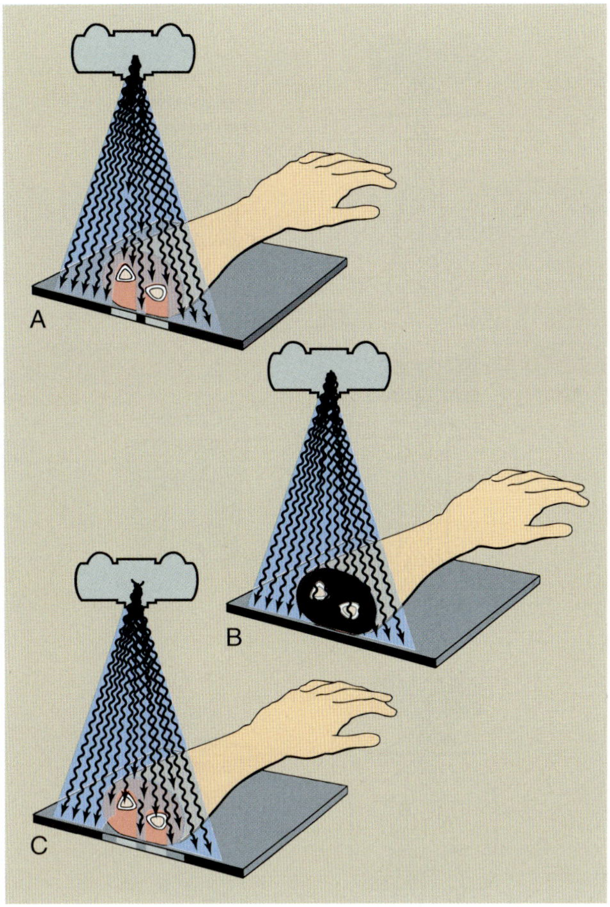

그림 9-10 장골의 횡단면 영상. (A) 감약되지 않고 투과된 X선만 사용하여 고대조도를 만든다. (B) 산란선만을 사용하면 어떤 대조도도 생기지 않는다. (C) 적절한 대조도는 투과 X선과 산란 X선을 사용함으로써 야기된다.

2가지 형태의 기구, 즉 **선속 제한기구와 격자**는 영상 수용체에 도달하는 산란선의 양을 감소시킨다.

선속 제한기구

기본적으로 3가지 형태, 즉 조리개, 원뿔 또는 실린더 그리고 가변 격막형 콜리메이터의 선속 제한기구(beam restrictors)가 사용된다.

조리개. 조리개(aperture diaphragm)는 모든 선속 제한장치 중 가장 간단한 형태이다. 이것은 기본적으로 X선관 두부에 부착된 납 또는 납을 댄 금속 격막이다. 보통 격막의 개구부는 사용되는 영상 수용체의 크기보다 약간 작게 제작되어 있다. 그림 9-12는 X선관, 조리개, 영상 수용체가 어떠한 연관성을 가지는지를 보여준다.

조리개의 가장 친숙한 임상적 예는 외상에 의한 촬영

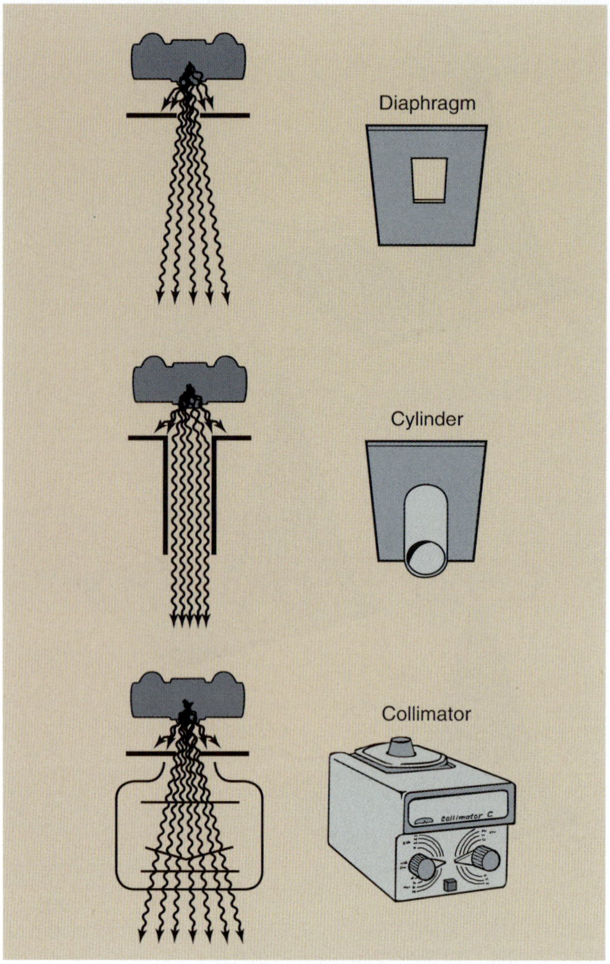

그림 9-11 3가지 형태의 선속 제한기구

시스템이다. 전형적인 외상 시스템은 고정적인 SID를 가지며 13×18 cm, 20×25 cm, 25×30 cm의 필름 크기에 맞춰 제작된 격막을 갖추고 있다. 그림 9-13과 같이 외상을 위한 X선 영상 시스템은 신체의 모든 부분을 영상화할 수 있도록 설치된다.

특별히 흉부촬영에 적합한 X선 영상 시스템은 고정된 조리개를 부착하여 공급된다. 흉부촬영을 위한 조리개는 1 cm의 모서리를 제외하면 35×43 cm의 모든 영상

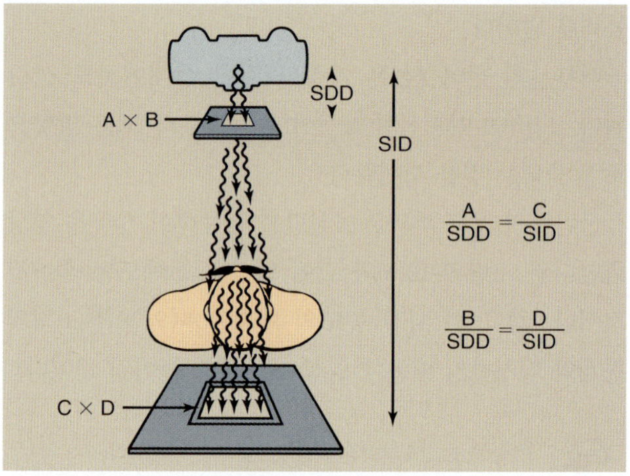

그림 9-12 조리개는 고정된 영상 수용체 크기와 일정한 SID를 위해 제작된 고정 납 개구부이다. SDD는 선속에서부터 조리개까지의 거리이다.

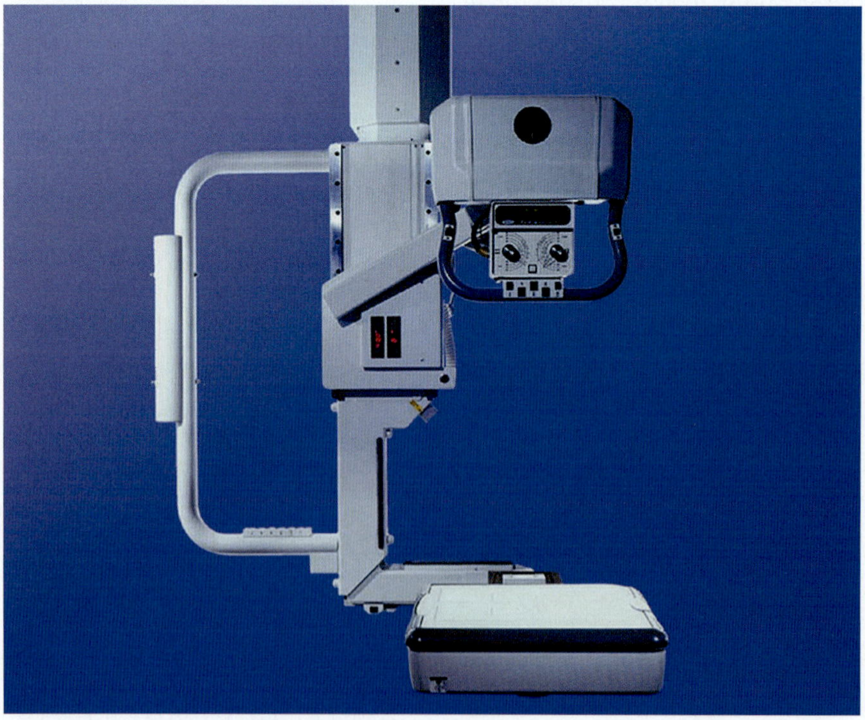

그림 9-13 두개골, 척추 그리고 사지 영상에 사용되는 전형적 외상 X선 촬영 시스템. 이 장치는 유연하며 신체 여러 부위의 검사에 적합하다. (Courtesy Fischer Imaging).

수용체에 노출될 수 있도록 제작된다.

치과 촬영술은 조리개를 응용한 또 다른 대표적인 촬영술이다. 치과 영상은 보통 20 cm 또는 40 cm의 SID로 얻어진다. 대부분의 치과 영상 시스템은 정방형 콜리메이터로 공급되는데, 치과 방사선사는 X선관 두부와 환자 그리고 영상 수용체를 정교하게 정렬하여 위치시켜야 한다.

원뿔과 실린더. X선 촬영용 확장 원뿔과 실린더(cone and cylinder)는 조리개의 변형된 형태이다. 그림 9-14는 전형적인 확장 원뿔과 실린더의 예이다. 이 두 가지는 모두 연장된 금속 구조물이 필요한 크기로 제한하며, 원위부 말단 위치와 크기는 격막으로 작용하며 조사야를 결정한다.

조리개에 의해 생성된 선속과는 대조적으로 확장 원뿔과 실린더에 의해 생성된 1차 선은 보통 원형이다. 이런 선속 제한장치들을 보통 *원뿔*이라 하며, 가장 흔히 사용되는 형태는 실린더 형이다.

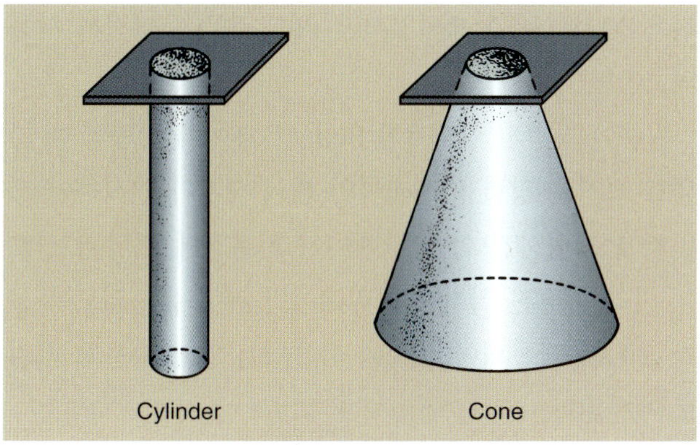

그림 9-14 X선 촬영용 원뿔과 실린더는 원형의 1차 선을 제한한다.

원뿔을 사용하는 하나의 어려운 점은 정렬이다. 만약 X선원, 원뿔, 영상 수용체가 동일한 축상에 정렬하지 않는다면 원뿔의 단이 X선과 서로 겹치므로 영상의 한 면은 노출되지 않을 것이다. 이와 같은 간섭 현상을 원뿔 삭제(*cone cutting; 조사통 가림*)라고 한다.

한때 원뿔은 진단용 방사선과에서 광범위하게 사용되었으나 오늘날 선택된 영역의 검사에만 사용된다. 그림 9-15는 전두동 검사에 원뿔이 사용될 때 영상 대조도를 얼마나 향상시키는가를 보여준다.

가변 격막형 콜리메이터. 등(light)이 배치된 가변 격막형 콜리메이터(variable aperture collimator)는 X선 촬영에서 가장 흔히 사용되는 선속 제한장치이다. 그림 9-16의 사진은 현대적인 자동 가변 격막형 콜리메이터의 예를 보여준다. 그림 9-17은 콜리메이터의 주요 부분을 표시하고 있다.

> 콜리메이션은 환자 선량을 감소시키고 대조도 해상도를 향상시킨다.

모든 X선이 X선관 초점으로부터 정확히 방출되지는 않는다. 일부 X선은 투사 전자가 흩어져 초점 이외의 양

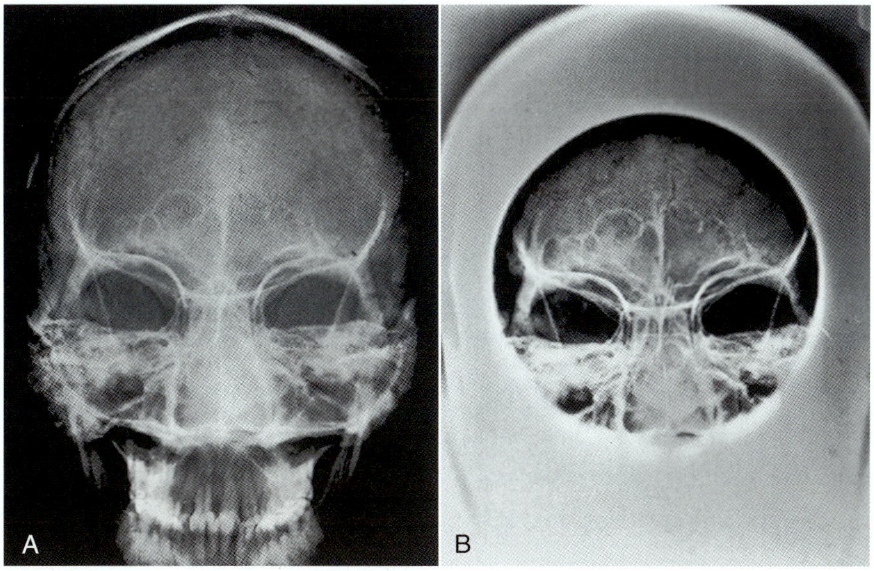

그림 9-15 (A) 원뿔을 사용하지 않은 전두동과 상악동 영상. (B) 원뿔을 사용한 전두동과 상악동 영상. 원뿔은 산란선을 감약시키고 대조도 분해능을 향상시킨다.

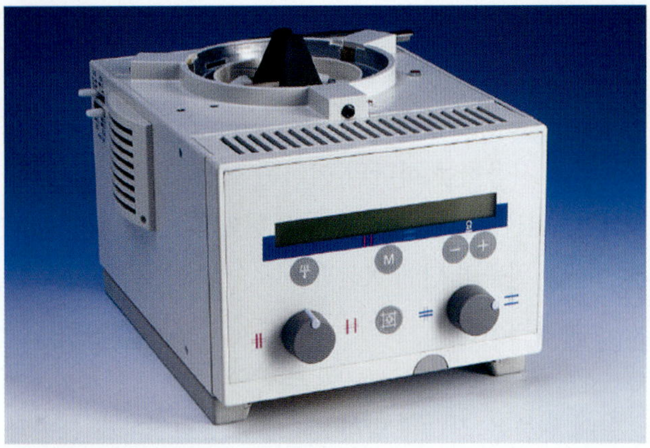

그림 9-16 자동 가변 격막형 콜리메이터

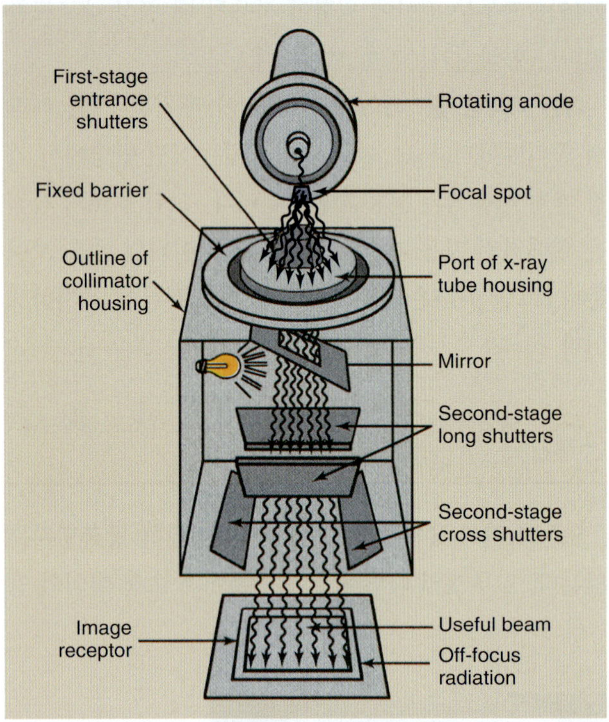

그림 9-17 등이 배치된 가변 격막형 콜리메이터의 단순 도안

극 위치에서 상호작용할 때 발생한다. 이러한 방사선을 ***초점 외 방사선***이라고 하며, 영상 흐림(image blurring)을 증가시킨다.

초점 외 방사선을 조절하기 위해 다중 콜리메이터 블레이드를 가진 1단계 입구부 셔터 장치는 X선 관구에서 콜리메이터의 첨부로 돌출된다.

2단계의 콜리메이터 셔터 판은 보통 최소 3mm 두께의 납으로 만들어진다. 셔터 판은 쌍으로 작용하며, 독립적으로 제어되므로 장방형과 정방형의 조사야를 생성할 수 있다.

전형적인 가변 격막형 콜리메이터 등의 배치는 작은 램프와 거울로 이루어진다. 거울은 램프가 켜질 때 콜리메이터 판(leave)을 통해 예리한 빛을 충분히 투사할 수 있도록 콜리메이터 판의 X선관 측에서 충분히 떨어져야 한다.

콜리메이터 램프와 거울은 투사되는 광 조사야가 X선속과 일치하도록 조정되어야 한다. 만일 조사야와 X선속이 일치하지 않는다면 램프나 거울을 조정해야 한다. 이와 같은 일치성 검사는 QC 프로그램의 필수 평가항목이다. 광 조사야와 X선속의 불일치는 결과적으로 해부학적 구조물의 콜리메이터 차단(collimator cutoff)을 일으킨다.

오늘날 고정된 X선 촬영기구를 위해 미국에서 제작된 거의 모든 등이 설치된 콜리메이터는 자동으로 작동하는데, 이것을 **PBL(positive beam limiting)** 기구라고 한다. PBL은 미국 식약청에서 1974년에 제정되었으며, 이 규칙은 1994년에 삭제되었지만 PBL 기구는 여전히 사용되고 있다.

필름이 장전된 카세트를 Bucky 트레이에 삽입할 때 카세트 크기와 정렬을 트레이의 센서 장치가 인식하여 제 위치에 고정시킨다. 콜리메이터 하우징에 전달된 신호는 미리 측정된 위치로 콜리메이터 판이 유도되도록 동기 모터가 작동되어 선속이 사용되는 영상 수용체 크기로 제한된다.

PBL 장치의 사용에도 불구하고 방사선사는 환자 선량 감소와 화질 향상을 위해 수동적으로 선속을 더욱 좁게 조절해야 한다.

> X선속은 항상 영상 수용체의 크기를 초과한다.

최소 환자 선량으로 고화질의 X선 사진을 만들기 위해 관전압에 따라 부가적인 **콜리메이터 여과**는 필수적이다. 일부 콜리메이터 하우징은 부가 필터를 쉽게 교체할 수 있도록 설계되어 있다. 0, 1, 2, 3 mm Al 여과 스테이션이 보통 사용된다.

> **총 여과**
> 총 여과=고유 여과+부가 여과

하지만 0의 위치에서도 콜리메이터 구성물질이 선속을 제한하므로 X선관의 부가 여과는 0이 아니다. X선관의 고유 여과에 추가적으로 출구 포터와 플라스틱, 반사거울은 필터 역할을 한다. 콜리메이터 어셈블리의 부가 필터는 보통 약 1 mm Al의 등가 물질이다.

방사선 영상 격자

영상 수용체에 도달한 산란 X선은 영상 형성과정의 일부가 되며, 전방으로 산란된 X선은 영상에 기여한다. 영상 수용체에 도달하는 산란선을 감소시키기 위한 효과적인 장치는 **X 선 격자**이며, 이것은 방사선 투과성 물질(**중간 물질**)과 교대로 방사선 흡수성 물질(**격자 strip**) 부분으로 배치하여 정교하게 제작된다. 이 격자는 환자와 영상 수용체의 사이에 위치한다.

영상 수용체에 도달한 총 산란 선량을 감약시키기 위한 기술은 1913년 Gustave Bucky에 의해 처음 입증되었다. 해가 지남에 따라 Bucky 격자는 더욱 정교한 제작과정을 거쳐 발전되어 왔으나 기본 원리는 바뀌지 않았다.

격자는 선원으로부터 영상 수용체에 직선 방향의 X선만 투과될 수 있도록 설계되어 있고, 산란선은 격자 물질 내에서 흡수된다. 그림 9-18은 격자가 산란선을 어떻게 제거하는지를 보여주는 도식적 표현이다.

환자를 투과하여 방사선 흡수성 격자 줄(strip)에 가해진 X선은 흡수되며 영상 수용체에 도달하지 않는다. 예를 들어, 전형적 격자는 폭 350 μm의 중간 물질에 의해 분리된 50 μm 폭의 격자 줄을 가지고 있다. 결과적으로 격자에 부딪힌 12.5%가 방사선 흡수성 격자 줄과 상호작용하여 흡수된다.

격자 표면 X선 흡수

X선 흡수율

$$= \frac{\text{격자 줄의 폭}}{\text{격자 줄의 폭} + \text{중간 물질의 폭}} \times 100$$

질문: 격자가 50 μm의 폭과 350 μm의 중간 물질로 구성되어 있다. 격자에 입사된 X선의 몇 %가 그 표면에 흡수되는가?

해답: $\frac{50\ \mu m}{50\ \mu m + 350\ \mu m} = 0.125 = 12.5\%$

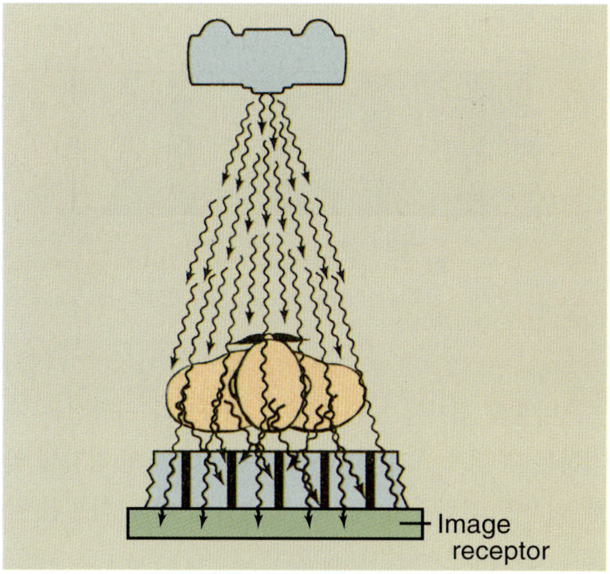

그림 9-18 격자를 투과한 X선만이 중간 물질 방향으로 이동한다. X선이 중간 물질에 흡수됨에 따라 경사지게 산란된다.

중간 물질에 입사되는 1차 X선은 영상 수용체를 통과한다. 중간 물질에 입사되는 산란선은 흡수되거나 입사각도와 격자의 물리적 특성에 따라 흡수되지 않을 수 있다.

만일 산란 X선의 각도가 격자 줄과 교차할 정도로 충분히 크다면 흡수될 것이며, 각도가 작다면 산란 X선은 1차 선과 비슷하게 투과할 것이다. 좋은 품질의 격자는 산란선의 80~90%를 감약시킬 수 있다는 것을 실험적 수치로 보여준다. 이와 같은 격자는 양호한 'clean up'을 나타낸다고 한다.

질문: 테이블 위에서 보았을 때 특수한 격자는 중간 물질 300 μm에 의해 분리된 일련의 40 μm의 납줄을 보여준다. 이 격자에 입사된 방사선은 어느 정도 흡수되는가?

해답: 만약 전체 표면적이 300 + 40이고, 흡수 물질의 표면적이 40이라면 흡수율은 다음과 같다.

$$\frac{40\ \mu m}{340\ \mu m} = 0.118 = 11.8\%$$

격자비. 격자는 3가지 주요 치수, 즉 납줄의 두께(T), 중간 물질의 폭(D) 그리고 격자의 높이(h)로 이루어진다. 그림 9-19와 같이 **격자비(grid ratio)**는 격자의 높이를 중간 물질의 폭으로 나눈 값이다.

격자비

$$\text{격자비} = \frac{\text{높이(h)}}{\text{폭(D)}}$$

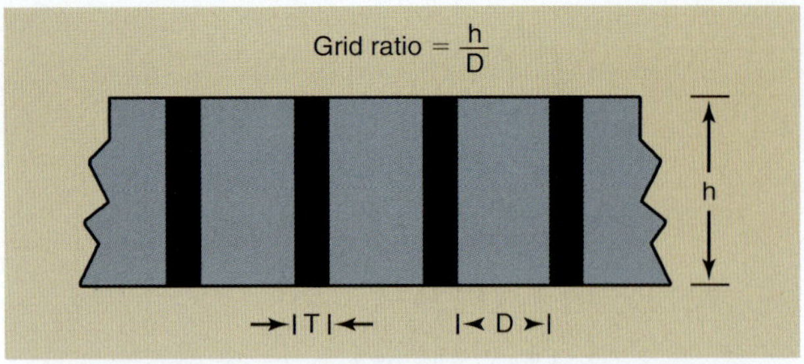

그림 9-19 격자비는 납줄의 높이(h)를 중간 물질의 두께(D)로 나눈 값으로 정의한다. T는 납줄의 폭이다.

고비율의 격자는 낮은 비율의 격자보다 산란선을 제거하는 데 더욱 효과적이다. 이것은 고비율의 격자에 의해 허용된 산란각이 저비율의 격자에 의해 허용된 각보다 작기 때문이다(그림 9-20).

> 고비율의 격자는 환자 선량을 증가시킨다.

일반적으로 격자비 범위는 5:1~16:1이며 더 높은 격자비는 고관전압 촬영에서 드물게 사용된다. 8:1~10:1 격자는 일반적인 X 선 영상 시스템에 빈번하게 사용된다. 5:1 격자는 산란선의 약 85%를 제거하며 16:1 격자는 97%를 제거한다.

질문: 격자는 300 μm 두께의 중간 물질 사이에서 샌드위치된 30 μm의 납줄로 조립된다. 격자의 높이가 2.4 mm일 때 격자비는 얼마인가?

해답: 격자비 $= \frac{h}{D} = \frac{2,400\ \mu m}{300\ \mu m} = 8:1$

격자 밀도. cm당 격자 줄의 수를 *격자 밀도(grid frequency)*라고 한다. 고밀도의 격자는 저밀도의 격자와 비교하여 사진상에서 납줄이 잘 보이지 않는다.

만약 납줄 폭이 일정하다면 격자 밀도는 더 커지며 중간 물질은 더 가늘어지고 격자 밀도는 더 높아진다.

> 고밀도의 격자의 사용은 높은 촬영 조건을 요구하며 더 많은 환자 선량을 야기한다.

격자 밀도가 증가함에 따라 상대적으로 더 많은 납줄이 X선 흡수에 이용되기 때문에 더 높은 촬영조건이 요구되므로 환자 선량이 많아진다.

고격자 밀도와 관련하여 환자 선량이 증가하는 단점은 납줄의 폭을 감약시킴으로써 극복할 수 있으나 효과적으로 격자비를 감약시켜 산란선을 제거해야 한다.

대부분의 격자는 1 cm당 25~45선 범위의 밀도를 가진다. 격자 밀도는 납줄의 폭과 중간 물질의 폭을 알고 있다면 측정할 수 있다. 격자 밀도는 1 cm당 μm를 1 cm당(T + D)의 두께로 나눔으로써 계산할 수 있다.

> **격자 밀도**
>
> $$\text{격자 밀도} = \frac{10,000\ \mu m/cm}{(T+D)\ \mu m/\text{선쌍}}$$

질문: 납줄이 30 μm의 두께와 300 μm의 중간 물질의 폭을 가진다면 격자 밀도는 얼마인가?

해답: 만약 1선쌍 = 300 μm + 30 μm = 330 μm이면 10,000 μm에 얼마나 많은 선쌍이 있는가(10,000 μm = 1 cm)?

$$\frac{10,000\ \mu m/cm}{330\ \mu m/\text{선쌍}} = 30.3\ \text{lines/cm}$$

특수하게 고안된 격자는 유방촬영에 사용된다. 보통 4:1 또는 5:1의 격자비가 사용된다. 이와 같은 낮은 격자비는 약 80 lines/cm의 격자 밀도를 갖는다.

중간 물질. 중간 물질(interspace material)을 두는 이유는 격자의 미세한 납줄들을 정교하게 분리시키기 위해서이다. 대부분의 격자 중간 물질은 **알루미늄**이나 **플라스틱 섬유**로 구성된다. 어느 것이 더 좋은지는 논란의 여지가 있다.

알루미늄은 플라스틱보다 더 높은 원자번호를 가지므로 납줄에 흡수되지 않는 산란선의 일부를 선택적으로 여과하기 위해 사용된다. 또한 알루미늄은 사진상에서 납줄이 나타나지 않는 장점을 가지고 있다.

반면 중간 물질로서 알루미늄을 사용하면 중간에서 1차 선의 흡수를 증가시키며, 특히 낮은 관전압에서 흡

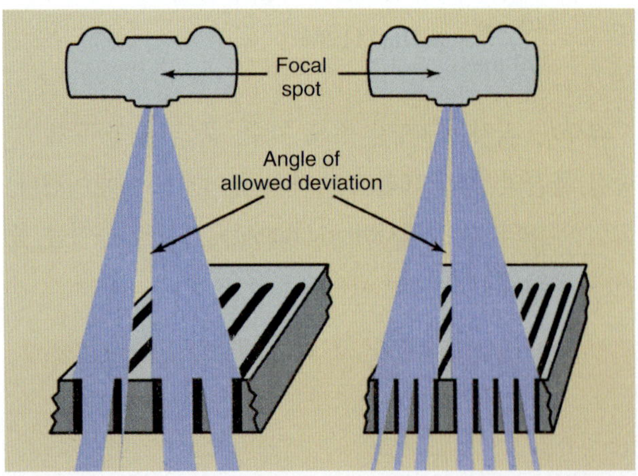

그림 9-20 고격자비는 이탈각이 더욱 작으므로 저격자비보다 효과적이다.

수가 증가한다. 그 결과 더 높은 mAs에 의한 환자 선량의 증가를 가져온다. 100 kVp 이상에서는 이러한 특성이 중요하지 않으나, 낮은 관전압에서는 환자 선량이 약 20%로 증가할 것이다. 이런 이유로 중간 물질이 플라스틱 섬유로 된 격자는 알루미늄 격자보다 우수하다.

하지만 알루미늄은 섬유에 비해 2가지 부가적 장점을 가지고 있다. 즉 **비흡습성**으로 플라스틱처럼 습기를 흡수하지 않는다. 격자 중간 물질이 습기를 흡수한다면 쉽게 휘어질 것이다. 또한 알루미늄은 쉽게 형성되며 정교한 두께로 평면화하여 감을 수 있으므로 고품질의 격자 알루미늄 중간 물질을 제조하는 것이 더욱 간편하다.

격자 줄. 이론적으로 격자 줄(grid strip)은 무한대로 얇게 하여 높은 흡수 특성을 지닐 수 있다. 이 줄은 여러 가능한 물질로 만들 수 있다. 납은 쉽게 모양을 만들 수 있으며, 비교적 값이 저렴하여 널리 사용된다. 고원자 번호와 높은 질량 밀도는 격자를 제조하는 데 있어 납을 선택 물질로 사용하도록 한다. 텅스텐, 백금, 금 그리고 우라늄은 전부 사용할 수 있으나 어떠한 것도 납의 전반적인 바람직한 특성을 가지지 못한다.

격자 성능

불량한 사진 화질에 영향을 주는 가장 큰 단일 요소는 산란선이다. 격자는 환자를 투과한 선속으로부터 산란선을 제거함으로써 대조도 감소의 원인을 제거한다.

> 격자의 기본적 기능은 영상 대조도를 향상시키는 것이다.

대조도 향상 인자

미리 언급했듯이 격자의 특징, 특히 격자비는 보통 격자를 분류할 때 특성화된다. 하지만 격자비는 대조도를 향상시키기 위한 격자의 능력을 뜻하지 않는다. 이와 같은 격자의 특성은 **대조도 향상 인자(contrast improvement factor; *k*)**에 의해 특성화된다. 대조도 향상 인자 1은 대조도가 전혀 향상되지 않음을 뜻한다.

대부분의 격자는 1.5~2.5 사이의 대조도 향상 인자를 갖는다. 다른 말로 격자를 사용할 때 영상 대조도는 약 2배가 된다는 것을 뜻한다. 수학적으로 대조도 향상 인자(k)는 다음과 같이 표현된다.

> **대조도 향상 인자**
>
> $$k = \frac{\text{격자 사용 시 영상 대조도}}{\text{격자 미사용 시 영상 대조도}}$$

질문: Al step wedge를 20 cm 두께의 조직 팬텀 위에 놓고 촬영하였다. 격자를 사용하지 않고 촬영한 결과 평균 대조도(대조도 수치)는 1.1이었고, 격자를 사용한 것은 사진 대조도가 2.8이었다. 이 격자의 대조도 향상 인자는 얼마인가?

해답: $k = \frac{2.8}{1.1} = 2.55$

대조도 향상 인자는 보통 100 kVp에서 측정되지만 k는 X선 방출 스펙트럼, 환자 두께 그리고 조사된 조직의 복합적 함수라는 것을 알아야 한다.

> 대조도 향상 인자는 고격자비에서 더욱 높아진다.

버어키 인자

격자를 사용하면 대조도가 향상되나 환자 선량을 증가시키는 단점이 있다. 격자를 투과한 X선량은 격자에 입사한 양보다 훨씬 적다. 그러므로 격자 사용 시 동일 사진 농도를 내기 위한 노출조건을 증가시켜야 한다. 이 증가된 양은 **버어키 인자(Bucky factor; B)**에 의해 주어지며 이를 **격자 인자**라고도 한다.

> **버어키 인자**
>
> $$B = \frac{\text{입사 잔여 X선}}{\text{투과된 영상 형성 X선}}$$
>
> $$= \frac{\text{격자를 가진 환자 선량}}{\text{격자 없는 환자 선량}}$$

버어키 인자는 격자의 발명가인 버어키(Gustave Bucky)에 의해 명명되었으며, 격자를 투과한 1차 선과 산란선을 측정하기 위해 사용된다. 표 9-2는 여러 격자비를 가진 격자의 버어키 인자의 대표값을 보여준다.

표 9-2에서 나타난 데이터로부터 2개의 보편성을 정리할 수 있다.

1. **격자비가 높을수록 버어키 인자는 커진다.** 격자의 1차 선 투과는 격자비와 상당히 독립적이다. 격자의 산

란선 투과는 격자비가 향상됨에 따라 낮아지기 쉬우므로 격자 인자는 증가한다.

2. **버어키 인자는 kVp가 증가함에 따라 향상된다.** 고관전압에서 더 많은 산란선이 생성된다. 산란선은 격자를 투과하기 더욱 어려워지고 버어키 인자는 증가한다.

표 9-2 일반적인 격자의 대략적인 버어키 인자 수치

격자비	버어키 인자 AT			평균
	70kVp	90kVp	120kVp	
격자 미사용	1	1	1	1
5:1	2	2.5	3	2
8:1	3	3.5	4	4
12:1	3.5	4	5	5
16:1	4	5	6	6

버어키 인자가 증가함에 따라 촬영 조건과 환자 선량은 비례적으로 증가한다.

대조도 향상 인자는 격자 사용 시 화질 향상을 측정하는 것이므로 버어키 인자는 격자 미사용 시 노출과 비교하여 노출조건을 얼마나 많이 증가시킬 것인가를 측정한다. 또한 버어키 인자는 특수한 격자의 사용에 따라 환자 선량을 얼마만큼 증가시키는가를 표시한다.

격자 형태

평행 격자

격자의 가장 단순한 형태는 평행 격자(parallel grid)이며 그림 9-21에 그 단면을 보여 준다. 평행 격자에서 모든 납줄은 수평이다. 이러한 형태의 격자는 가장 제작하기 쉬우나 임상적으로 원치 않는 몇 가지 특성을 가지고 있다. 격자에 의한 바람직하지 않은 1차 선 흡수, 즉 **격자 컷오프(cutoff)** 현상이 있다.

1차 선의 감약은 X선이 영상 수용체의 경계에 접근할수록 커지게 된다. 35×43 cm 격자의 납줄은 43 cm의 길이를 갖는다. 사진 농도는 35 cm 폭을 횡단하여 영상 수용체의 중심선을 따라 최고 수치에 도달하며 측면으로 갈수록 감소한다.

격자 컷오프는 영상 수용체의 일부 또는 전체에서 발생할 수 있다. 이 용어는 1차 선이 영상 수용체에 도달하지 않고 'cutoff'된다는 사실로부터 유래되었다. 격자 컷오프는 격자가 부적절하게 위치하여 발생하고 평행 격자에서 가장 흔히 발생한다.

평행 격자의 특성은 짧은 SID나 넓은 영상 수용체 사용 시 가장 현저하게 나타난다. 그림 9-22는 평행 격자에 의한 1차 선 감약의 기하학적 관계를 보여준다. 완전한 컷오프가 발생할 수 있는 중심선으로부터의 거리는 다음에 의해 결정된다.

격자 컷오프

$$\text{컷오프 거리} = \frac{\text{SID}}{\text{격자비}}$$

예를 들어, 이론적으로 100 cm SID에서 10:1 격자를 사용하면 중심선으로부터 10 cm 이상 떨어져 있는 모든 1차 선은 흡수될 것이다. 이 격자가 35×43 cm의 영상 수용체와 함께 사용될 때 사진 농도는 20×43 cm 영역에서만 분명해진다.

그림 9-23 사진은 76 cm와 61 cm SID(각각 A, B)에서 6:1 평행 격자를 사용하여 촬영한 것이며, SID가 감소함에 따라 격자 컷오프가 증가하는 정도를 보여준다.

질문: 180 cm SID에서 유방촬영을 위해 16:1 평행 격자를 둔다. 중심축으로부터 완전한 격자 컷오프가 이루어지는 거리는 얼마인가? 영상은 35×43 cm의 영상 수용체를 만족스럽게 포함시킬 수 있는가?

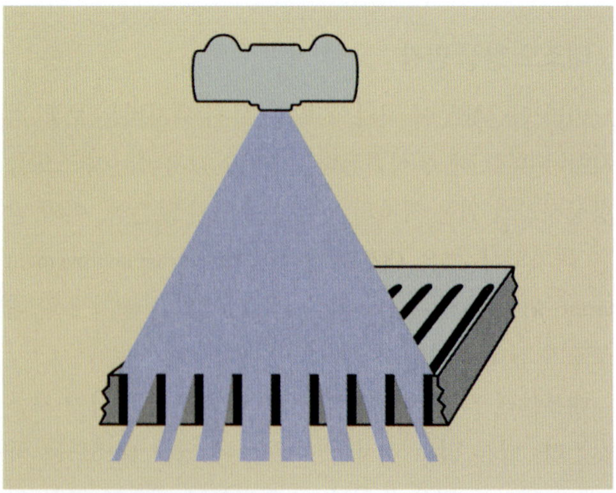

그림 9-21 평행 격자는 평행 격자 줄로 구성된다. 짧은 SID에 의해 부분적인 격자 컷오프(cutoff)가 발생된다.

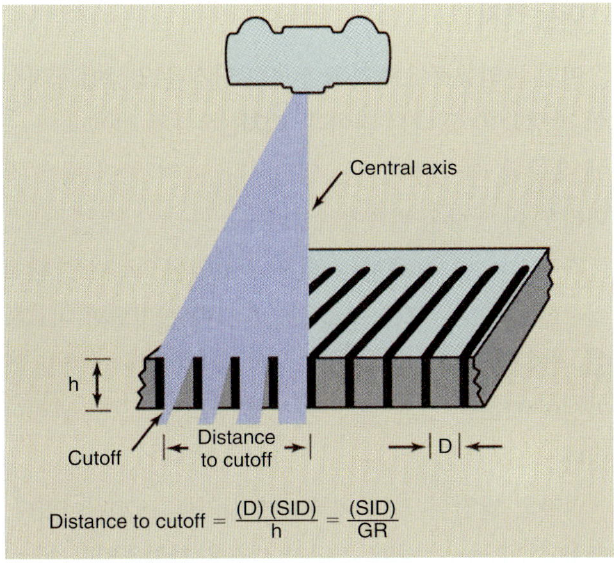

그림 9-22 평행 격자 사용 시 사진 농도는 영상 수용체 경계에서 감소한다. 격자 컷오프 거리는 SID를 격자비로 나눈 값이다.

해답 : 컷오프 거리는 $\frac{180}{16} = 11.3$ cm

영상 수용체의 경계까지의 거리
$= 35 \div 2 = 17.5$ cm

따라서 격자 컷오프는 영상 수용체 측면 6.2 cm(17.5 ~11.3)에서 발생할 것이다.

교차 격자

평행 격자는 격자 축을 따라 한 방향에서만 산란선을 제거한다. 교차 격자(crossed grid)는 이런 단점을 극복하기 위해 제작되었다. 그림 9-24와 같이 교차 격자는 격자의 장, 단축에 평행한 납줄을 가지고 있다. 납줄은 보통 평행 격자를 서로 겹겹이 겹쳐 제작하며 서로 수직을 이룬다.

교차 격자는 제작하기 어렵지 않고 가격이 높지 않으나 임상에서 사용이 제한되어 있다(버어키의 오리지널 격자가 교차되어 있다는 점을 생각하면 흥미롭다).

교차 격자는 산란선 제거에 있어 평행 격자보다 훨씬 효율적이다. 사실 교차 격자는 평행 격자보다 2배 더 큰 대조도 향상 인자를 가지고 있다. 6:1 교차 격자는 12:1의 평행 격자보다 큰 산란선 제거율을 갖는다.

일반적으로 동작 관전압이 증가함에 따라 교차 격자가 갖는 장점은 향상된다. 6:1 격자비의 교차 격자는 2개의 6:1 평행 격자와 같다.

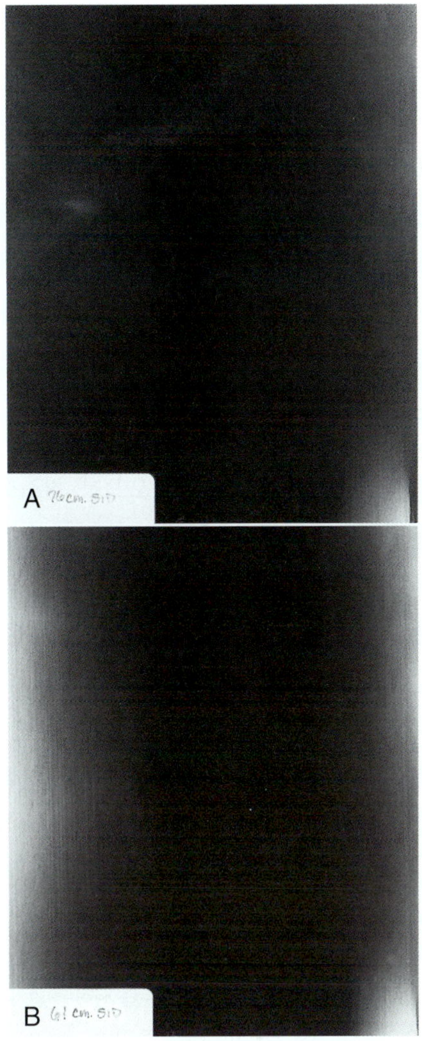

그림 9-23 (A) 76 cm에서 6:1 평행 격자로 촬영한 사진 (B) 61 cm SID에서 평행 격자로 촬영한 사진. 사진 농도는 중심으로부터 상의 경계로 가까워짐에 따라 감소하며, 완전한 컷오프가 이루어진다. (Courtesy Dawn Stark, Mississippi State University).

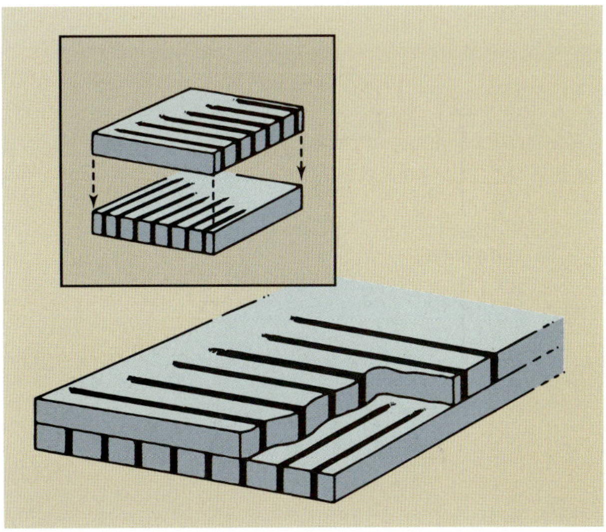

그림 9-24 교차 격자는 격자 줄이 수직이 되도록 2개의 평행 격자를 서로 중첩함으로써 제작된다.

> 평행과 교차 격자의 주요 단점은 격자 컷오프이다.

교차 격자를 사용하는 것과 연관된 심각한 단점이 있다. 첫째, 격자 위치가 중요하며 X선의 중심 선속은 격자의 중심과 일치해야 한다. 둘째, 경사진 테이블 촬영술은 X선관과 테이블이 적절히 정렬될 때에만 가능하다. 마지막으로 더 많은 노출조건이 필요하며 그 결과 환자 선량이 높아진다.

초점 격자

초점 격자(focused grid)는 격자 컷오프를 최소화하기 위해 제작된다. 초점 격자의 납 격자 줄은 초점에 맞춘 가상의 방사궤도상에 놓이며, 이것들은 X선속의 발산과 일치한다. 그림 9-25와 같이 초점 격자가 사용될 때 X선관 초점은 이 가상의 궤도 중심에 놓여야 한다.

초점 격자는 평행 격자보다 제작하기 어렵다. 초점 격자는 평행 격자의 모든 특성을 가지며, 적절히 위치할 때에만 예외적으로 격자 컷오프 현상이 나타나지 않는다. 방사선사는 기하학적 제한 때문에 초점 격자를 위치시킬 때 주의를 기울여야 한다.

> 고격자비의 격자는 위치를 잡는 데 있어 저격자비의 격자보다 덜 관용적이다.

모든 초첨 격자에는 지정 격자의 X선관 측 면이 표시되어 있다. 만일 지정된 거리가 아닌 거리에서 촬영하면 격자 컷오프가 발생한다.

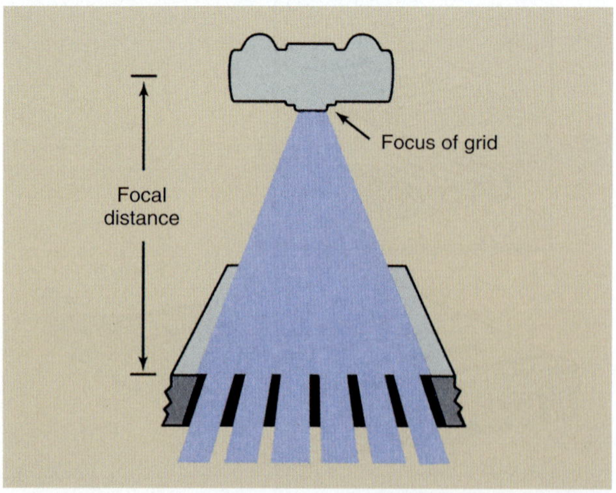

그림 9-25 초점 격자는 전체 영상 수용체를 횡단하여 1차 선의 진로에 격자 줄이 수평이 되도록 제작된다.

이동 격자

이미 논의했듯이 격자의 분명한 단점은 영상에 격자선이 발생할 수 있다는 점이다. **격자선**은 1차 선이 격자 줄에 흡수될 때 만들어지는 영상이다. 격자 줄이 매우 작더라도 이 영상은 관측될 수 있다.

격자선의 존재 유무는 격자를 촬영함으로써 간단히 검사할 수 있다. 보통 고밀도의 격자는 저밀도와 비교하여 격자선이 선명하지 않다. 항상 그렇지는 않지만 격자선이 보이는 것은 격자 줄의 폭과 직접적으로 관련이 있다.

격자의 발전이 크게 이루어진 시기는 1920년이었다. Hollis E. Potter는 매우 간단한 생각을 착안하였다. 즉 X선 노출을 하는 동안 격자를 움직이게 하는 것인데 이때 촬영 조건이 증가하고 격자선은 없어진다. 이러한 기구를 **이동 격자** 또는 Potter Bucky diaphragm이라고 한다(간단히 버어키).

초점 격자는 보통 이동 격자로 사용된다. 이것들은 노출 직전에 움직이기 시작하여 노출 후에도 계속 움직이는 거치장치에 위치시킨다. 오늘날 이동 격자장치의 2가지 기본 형태, 즉 왕복 운동과 진동 메커니즘이 사용되고 있다.

왕복 운동 격자. 왕복 운동 격자는 X선이 노출되는 동안 모터 구동력을 이용하여 전·후방으로 여러 번 움직이는 격자이다. 총 동작거리는 약 2 cm이다.

진동 격자. 진동 격자는 프레임과 격자 사이의 모든 면에서 2~3 cm 유격을 가진 하나의 프레임 내에 위치시킨다. 네 모서리에 위치한 정교한 스프링과 같은 기구가 프레임 내에 중심을 맞춘 격자를 고정시킨다. 역동적인 전자석이 한쪽 면으로 격자를 당겨 노출이 시작될 때 이것을 느슨하게 한다. 이후 격자는 격자 프레임 주변에서 원형으로 진동하며 20~30초 후 정지한다.

이동 격자의 단점. 이동 격자는 실패하기 쉬운 기전이 많다. 이동 격자 사용 시 이와 같은 기전 때문에 환자와 영상 수용체 사이의 거리는 증가한다. 이 여분의 거리는 원치 않는 확대의 증가와 영상 흐림을 만들어 낸다. 이동 격자는 카세트 홀딩 장치 내에서 움직임을 유발하며, 그 결과 추가적 영상 흐림을 나타낸다.

다행스럽게도 이동 격자는 단점보다 장점이 훨씬 많다. 움직임에 의한 흐림의 유형은 서술적 목적으로만 논의된다. 적절한 기능을 갖춘 이동 격자에 의해 발생한 움직임에 의한 흐림은 쉽게 감지되지 않는다. 이동 격자는 보통 선택의 기술이며 따라서 널리 사용된다.

격자 사용 시 문제점

진단용 영상의 대부분의 격자는 이동형이다. 이것들은 테이블 위 바로 아래나 수직의 가슴판 바로 뒤의 이동 시스템에 장착된다.

물론 격자는 효과적으로 이쪽저쪽으로 움직여야 한다. 만약 그림 9-26과 같이 격자가 부정확하게 설치되어 격자 줄과 동일 방향으로 움직인다면 사진상에 납줄이 나타날 것이다.

격자 사용 시 대부분의 빈번한 실수는 부적당한 위치에서 비롯된다. 적당한 기능을 하는 격자에서는 X선관 초점과 X선속의 중심선이 정확히 일치한다. 표 9-3과 같이 초점 격자의 특성 가운데 4가지 상황은 피해야 한다. 평행 격자와 초점 격자에서 높이가 맞지 않는 문제를 일으킬 수 있다.

오프 레벨 격자

적당한 기능의 격자는 그림 9-27과 같이 X선속의 중심선에 수직으로 위치한다. **중심 X선속**은 1차 선의 선속 중심을 따라 전파되는 X선이다.

표 9-3 초점 격자 정렬

오프 레벨(off level)	격자 컷오프가 영상 횡단; 노출 부족, 희미한 영상
오프 중심(off center)	격자 컷오프가 영상 횡단; 노출 부족, 희미한 영상
오프 초점(off focus)	영상의 경계 쪽으로 격자 컷오프
업사이드 다운 (upside down)	영상의 경계 쪽으로 심각한 격자 컷오프
오프 중심(offcenter), 오프 초점(off focus)	영상의 한쪽으로 격자 컷오프

이름에서 알 수 있듯이 **오프 레벨 격자**는 보통 격자의 위치 불량이 아닌 X선관의 위치 불량으로 발생한다. 그러나 수평 선속으로 촬영할 때 격자가 경사지거나, 영상 수용체가 환자 침대 속으로 내려앉은 상태에서 응급 촬영 시 이러한 현상이 발생할 수 있다.

만약 중심선이 어떤 각도로 격자 위에 입사된다면 이때 모든 입사 X선은 기울어져 격자 컷오프가 전체 사진상에 횡단하여 발생하며, 그 결과 더 낮은 사진 농도를 나타낸다.

오프 중심 격자

격자는 X선속의 중심선에 수직이 되어야 하며 측면으로 기울어지면 격자 컷오프가 발생한다. 이것은 그림 9-28에서 볼 수 있듯이 초점 격자의 하나의 문제점이며, 오프 중심 격자를 적절히 위치한 격자와 함께 보여준다.

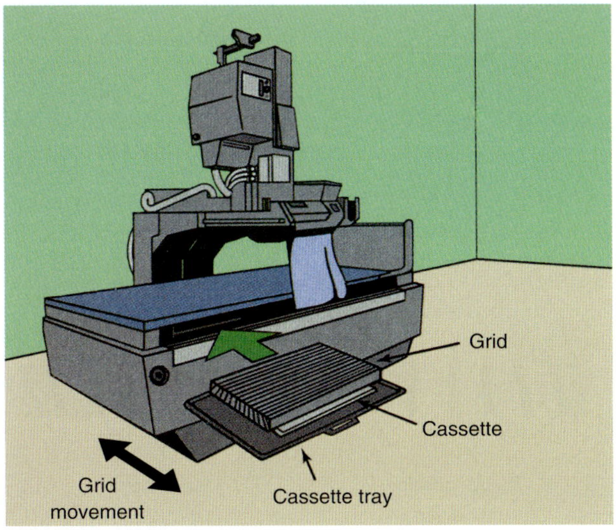

그림 9-26 이동 격자의 적절한 설치

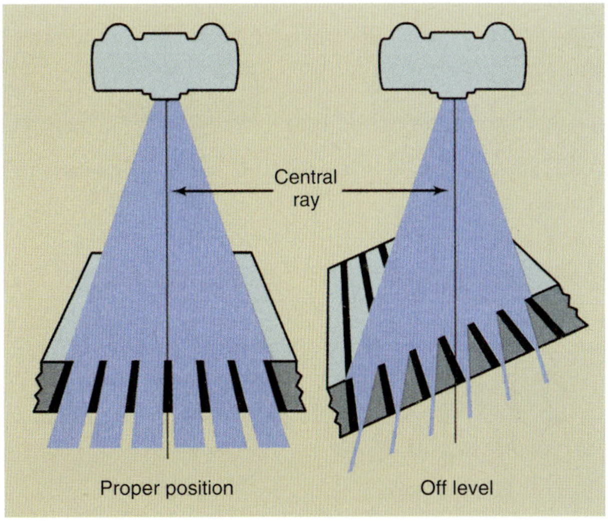

그림 9-27 만약 중심축이 격자의 수직을 나타내지 않을 정도로 격자의 높이가 맞지 않으면 부분적 컷오프가 전체 영상 수용체에 걸쳐 발생한다.

초점 격자의 중심은 X선관 초점 아래에 똑바로 위치시켜야 한다. 그리하여 X선속의 중심선이 격자의 가장 가운데 있는 중간 물질을 통과하도록 한다. 측면 이동은 전체 사진상에 격자 컷오프의 결과로 나타나며, 더 낮은 사진 농도를 생성한다. 이러한 위치적 오류를 **lateral decentering**이라 한다.

격자 높이가 맞지 않음에 따라 오프 중심이 더욱 심해지는데 이는 격자보다 X선관의 위치 불량에 기인한다. 실제 방사선사는 카세트 중심에 광 조사야의 중심을 주의 깊게 정렬시켜야 한다.

오프 초점 격자

초점 격자 사용의 주요 문제점은 격자에 지정되지 않은 SID로 X선 촬영을 할 때 발생한다. 그림 9-29는 초점 격자를 적절한 초점거리에서 사용하지 않을 때 일어나는 현상을 나타낸다. 격자가 특정 초점거리에서 멀어질수록 심각한 격자 컷오프가 발생된다. 격자 컷오프는 영상 수용체를 횡단하여 불균등하며 주변 쪽이 더욱 심해진다.

만약 모든 유방촬영을 180 cm SID로 하고 100 cm SID의 테이블 촬영을 한다면 문제점은 없다. 적절한 초점거리에서 격자의 위치는 고격자비에서 더욱 중요하다. 위치 관용도는 낮은 격자비에서 더 커질 수 있다.

업사이드 다운 격자

뒤집힌 격자에 대한 설명은 분명하다. 한번 시도해 보면 즉시 이러한 현상을 알 수 있다. 뒤집힌 초점 격자로 촬영한 사진상은 그림 9-30과 같이 중심선의 양측에 심각한 컷오프 현상을 나타낸다.

모든 초점 격자는 한쪽 또는 양쪽에 선명한 라벨을 부착하며 격자 줄과 같은 방향으로 X선관 측에 격자의 중심을 그은 선을 가지고 있다. 라벨은 X선관 측 또는 영상 수용체 측의 양측을 모두 표시하며, 이는 초점거리를 나타낸다. 앞뒤가 바뀌지 않도록 적절한 주의가 필요하다.

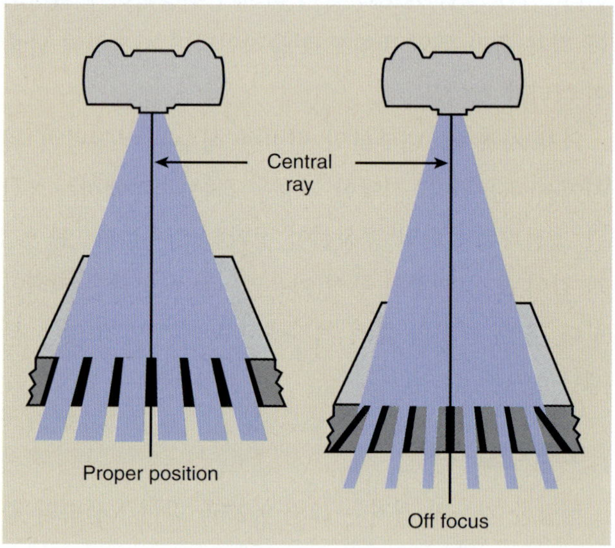

그림 9-29 만일 초점 격자가 특정 초점거리에 맞지 않을 때 격자 컷오프가 발생하며 사진 농도는 중심선으로부터의 거리에 따라 감소한다.

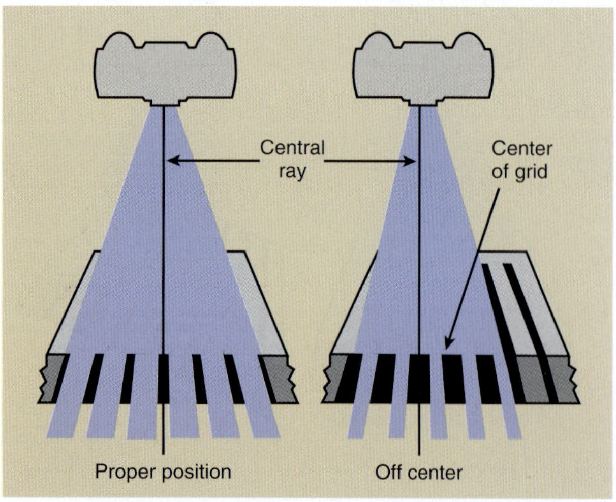

그림 9-28 초점 격자가 오프 중심 위치에 있을 때 부분적 격자 컷오프 현상이 전체 영상 수용체에 걸쳐 발생한다.

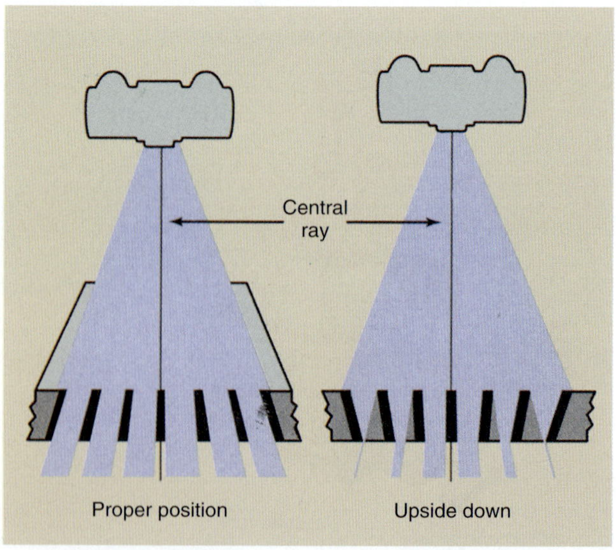

그림 9-30 첫 번째 사진상에서 초점 격자가 뒤집힘을 감지해야 한다. 중심선 영역을 제외하면 완전한 격자 컷오프가 발생한다.

조합된 오프 중심, 오프 초점 격자. 만약 격자에 오프 중심과 오프 초점이 중복된다면 가장 보편적인 원인은 격자의 부적절한 위치가 될 것이다. 부주의하게 응급 촬영을 하면 쉽게 발생할 수 있으며, 불균등한 노출로 인해 격자 위치 아티팩트(artifact)를 쉽게 유발할 수 있다. 결과적으로 사진상 한 쪽은 검게 나타나고, 다른 쪽은 밝게 나타난다.

격자 선택

현대의 격자는 방사선사가 고정 격자에서 분명하게 격자선을 발견할 수 없을 정도로 잘 제작되고 있다. 특별히 응급환자 촬영과 똑바로 선 환자의 수평촬영에서는 격자선이 보이지 않는다.

그러나 드물게는 이동 격자 기전이 실패하여 영상의 질적 저하가 발생된다. 그러므로 대개의 상황에서 이동 격자 주변에 촬영 과정을 설계하는 것이 바람직하다. 이동 격자가 사용될 때 평행 격자를 사용할 수도 있으나 초점 격자가 가장 흔히 사용된다.

일반적으로 초점 격자는 평행 격자보다 훨씬 우수하지만 더 많은 주의가 필요하다. 초점 격자가 사용될 때 X선 장치의 지시기는 양호한 조절과 적절한 교정이 필요하다. SID(source to image distance) 지시기, STD(source to table top distance) 지시기, 광 콜리메이터는 모두 적절히 조정되어야 한다.

적절한 비율의 격자의 선택은 관전압, 제거율, 환자 선량의 3가지 서로 연관된 요소를 이해하는 데 달려 있다. 고관전압이 사용될 때는 역시 고격자비의 격자를 사용해야 한다. 물론 격자의 선택은 촬영 대상의 해부학적 크기와 형태의 영향을 받는다.

격자비가 증가함에 따라 산란선 제거율 또한 증가한다. 그림 9-31은 격자비의 함수에 따라 산란선과 1차선의 대략적인 투과율을 보여준다. 12:1과 16:1의 격자비의 차이점이 적다는 사실을 명심하여야 한다.

그러나 환자 선량의 차이는 크므로 보통 16:1 격자는 사용되지 않는다. 많은 일반적 목적의 X선 검사 설비에서 8:1 격자가 원하는 수준의 산란선 제거율과 환자 선량이라는 측면에서 좋은 타협점이 될 수 있다.

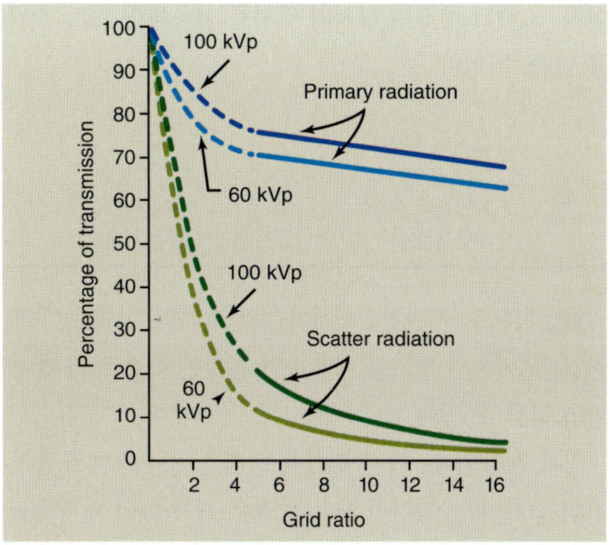

그림 9-31 격자비가 증가함에 따라 산란선 투과는 1차 선 투과보다 빨리 감소하므로 산란선 제거율이 증가된다.

> 8:1까지의 격자비는 일반적으로 90 kVp 이하의 X선관 전압에서 만족할 만하다. 8:1 이상의 격자비는 90 kVp를 초과할 때 사용된다.

부적절한 격자 위치는 빈번한 격자 교체를 수반하므로 1종류의 격자를 사용함으로써 격자 컷오프의 가능성을 줄일 수 있다. 지정된 유방촬영에 고관전압술을 사용하는 시설에서는 16:1 격자가 설치된다.

환자 선량

X선 격자 사용에 따른 한 가지 주요 단점은 환자 선량(patient dose)의 증가이다. 어떤 검사에서 격자를 사용하면 격자를 사용하지 않을 때보다 환자 선량이 몇 배 많아진다. 유사한 물리적 특성을 가진 고정 격자 대신에 이동 격자를 사용하면 환자 선량이 약 15% 더 필요하다. 표 9-4는 400 감도의 영상 수용체를 갖는 여러 종류의 격자 촬영술을 사용한 대략적 환자 선량을 요약한 것이다.

낮은 비의 격자는 유방촬영에 사용되며, 모든 유방촬영 시스템은 4:1 또는 5:1의 이동 격자를 장착하고 있다. 유방촬영에 저관전압이 사용될지라도 상당한 양의 산란선이 발생한다.

격자를 사용하면 공간 분해능의 손실 없이 대조도를 훨씬 상승시킬 수 있다. 유일한 단점은 격자를 사용하지 않을 때에 비해 약 2배의 환자 선량을 증가시킨다는 것이다. 그러나 지정된 장치와 격자를 사용하면 환자 선량을 낮출 수 있다.

> **격자 선택 요소**
> 1. 환자 선량은 격자비가 증가함에 따라 증가한다.
> 2. 고비율의 격자는 고관전압 검사에 사용한다.
> 3. 저관전압보다 고관전압에서 환자 선량은 더욱 작다.

일반적으로 저관전압, 저비율의 격자와 비교해 고관전압, 고비율의 격자를 사용하면 동일한 화질로 환자 선량을 낮출 수 있다.

격자 사용의 한 가지 추가적 단점은 요구되는 노출조건의 증가이다. 격자가 사용될 경우 격자 없이 진행하는 검사보다 노출조건을 증가시켜야 하며, mAs나 kVp이 증가되어야 한다. 표 9-5는 표준 격자에 필요한 노출조건의 대략적 변화를 나타낸다. 보통 kVp보다 mAs를 증가시켜야 하고, 노출시간의 증가에 의해 영상 흐림이 나타나므로 유방촬영에서는 예외적으로 kVp를 증가시켜야 한다.

표 9-6은 여러 종류의 격자 선택 시 고려해야 할 임상적 요소를 요약한 것이다.

공기-갭 기술

X선 사진용 격자를 대체하여 사용할 수 있는 현명한 기술은 **공기-갭 기술**(air-gap technique)이다. 공기-갭 기술은 산란선을 줄이는 또 다른 방법이며 그 결과 영상 대조도를 증진시킨다.

공기-갭 기술이 사용될 때 영상 수용체는 그림 9-32와 같이 환자로부터 10~15 cm 이격시켜야 한다. 환자에서 발생한 산란선의 일부분은 영상 수용체로부터 멀리 산란되며 검출되지 않는다. 더 적은 산란선이 영상 수용체와 상호작용하므로 대조도는 향상된다.

보통 공기-갭 기술이 사용될 때 mAs를 공기-갭 1 cm 당 약 10%를 증가시켜야 한다. 노출조건은 8:1 격자

표 9-4 400 감도급의 영상 수용체의 성인 골반 검사에 대한 대략적인 입사측 피부 선량

격자 형태	입사 선량(mrad)		
	70 kVp	90 kVp	110 kVp
격자 미사용	0.4	0.35	0.25
5:1	1.4	1.1	7.5
8:1	1.6	1.4	1.0
12:1	2.1	2.0	1.5
16:1	2.6	2.4	1.9
5:1 crossed	2.7	2.0	1.5
8:1 crossed	2.9	2.7	2.0

표 9-5 표준 격자에 필요한 노출조건의 대략적 변화

격자 형태	mAs 증가	kVp 증가
격자 미사용	1 ×	0
5:1	2 ×	+8~10
8:1	4 ×	+13~15
12:1	5 ×	+20~25
16:1	6 ×	+30~40

표 9-6 격자 선택 시 임상적 고려사항

격자 형태	산란선 제거 정도	위치 관용도		추천 조건	주의 사항
		오프중심	오프초점		
5:1, 선형	+	매우 넓음	매우 넓음	80 kVp까지	가장 경제적, 사용하기 가장 쉽다
6:1, 선형	+	매우 넓음	매우 넓음	80 kVp까지	가장 경제적, 침대 촬영에 이상적으로 적용
8:1, 선형	+	넓음	넓음	100 kVp까지	일반적인 고정 격자의 사용
10:1, 선형	+++	넓음	넓음	100 kVp까지	적절한 정렬을 위해 합리적 관리가 필요
5:1, 십자형	+++	좁음	매우 넓음	100 kVp까지	X선관 경사도는 5°로 제한
12:1, 선형	++++	좁음	좁음	110 kVp 이상	적절한 정렬을 위한 특별한 관리가 필요, 일반적으로 고정 마운트로 사용
6:1, 십자형	++++	좁음	매우 넓음	110 kVp까지	X선관 경사 촬영술에는 적합하지 않음
16:1, 선형	+++++	좁음	좁음	100 kVp 이상	적절한 정렬을 위해 특별한 관리가 필요 일반적으로 고정 마운트로 사용
8:1, 십자형	+++++	좁음	넓음	120 kVp까지	X선관 경사 기술로는 적합하지 않음

와 거의 같으며, 환자 선량은 격자 미사용 기술과 비교하면 더욱 높고, 중간 비율의 격자 촬영술과 거의 동일하다.

공기-갭 기술의 한 가지 단점은 초점 흐림과 연관된 영상 확대이다.

공기-갭 기술은 특히 유방확대촬영과 흉부촬영에 응용된다. 이 기술에 동반되는 확대는 수용할 만하다.

그러나 흉부촬영에서 일부 방사선사는 SID를 180 cm에서 300 cm로 증가시켜 촬영한다. 이렇게 함으로써 작은 확대와 선예도가 높은 영상을 만들 수 있다. 물론 그림 9-33과 같이 노출조건이 증가하지만 환자 선량은 증가하지 않는다.

공기-갭 기술은 고관전압 촬영술에서는 산란선의 방향이 더욱 전방으로 진행하므로 정상적으로는 효과적이지 않다. 산란선은 약 90 kVp 이하의 관전압에서 더욱 측면으로 향하므로 영상 수용체의 측면으로 산란될 가능성이 더욱 높다. 그럼에도 불구하고 일부 방사선과에서는 120~140 kVp의 공기-갭 흉부촬영술을 사용하여 좋은 결과를 나타내고 있다.

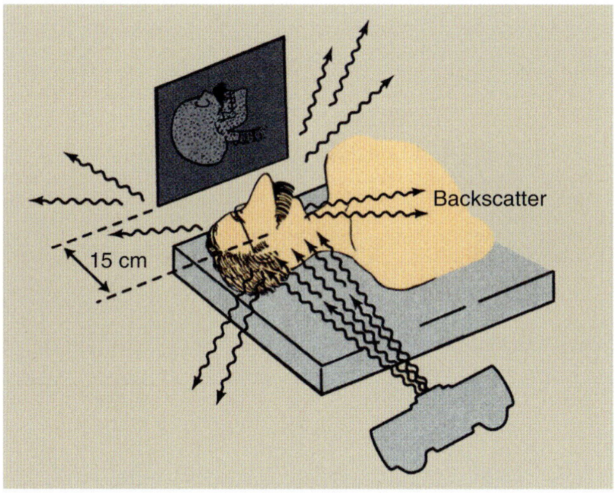

그림 9-32 공기-갭 기술이 사용될 때 영상 수용체는 환자로부터 10~15 cm 이격된다. 산란선의 대부분은 영상 수용체와 상호작용하지 않는다.

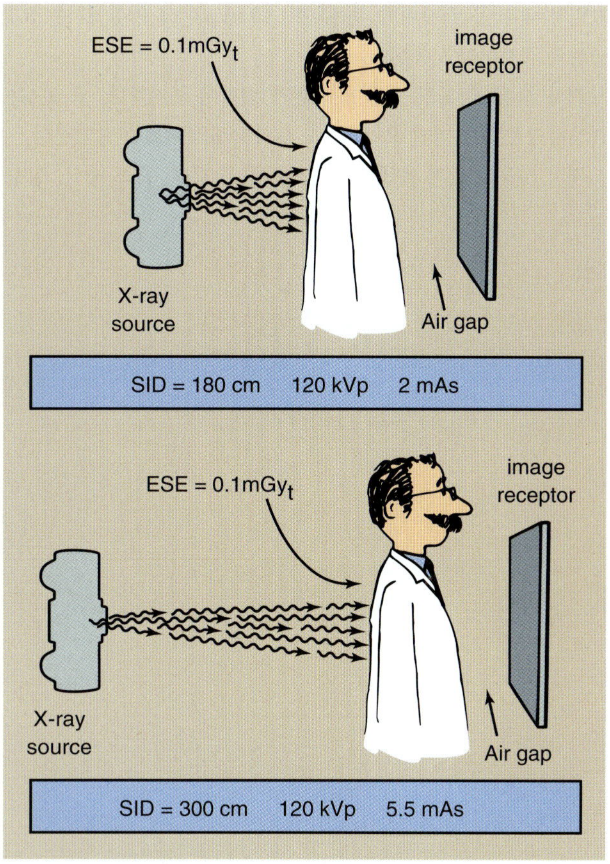

그림 9-33 180 cm에서 300 cm로의 SID의 증가는 환자 선량의 증가 없이 공간 분해능을 향상시킬 수 있다.

요약

환자를 투과한 X선의 2가지 형태, 즉 (1) 상호작용을 하지 않고 조직을 투과한 X선 (2) 콤프턴 상호작용에 의해 조직에서 산란된 X선(영상의 노이즈를 초래한다), 산란선 증가에 기여하는 3가지 요소는 궁극적으로 영상 노이즈를 일으키는데, 이것은 kVp 증가, 조사야 증가, 그리고 해부학적 두께의 증가이다.

비록 kVp 증가는 산란선을 증가시키나 환자 선량은 감소한다. 선속 제한장치는 산란선 증가를 최소하기 위해 사용된다. 이러한 장치들은 조리개, 원뿔과 실린더 그리고 가변 격막형 콜리메이터이다. 가변 격막형 콜리메이터는 진단 영상에서 가장 흔히 사용되는 선속 제한장치이다.

대조도는 X선 영상의 가장 중요한 특징 중 하나이다. 콤프턴 상호작용의 결과 발생하는 산란선은 대조도를 감소시키는 1차적 요소이다. 격자는 영상 수용체에 도달하는 산란선의 양을 감소시킨다.

격자 제품의 주요 구성 2가지는 중간 물질(알루미늄 또는 플라스틱)과 격자 물질(납줄)이다. 격자의 주요 특징은 격자비이며, 이는 격자 줄의 높이를 중간 물질의 폭으로 나눈 값이다. 여러 종류의 격자는 특별한 경우에 선택하여 사용한다. 90 kVp 이하에서 8:1 격자비와 더 낮은 격자비가 사용되며, 90 kVp와 그 이상에서는 8:1 이상의 격자비가 사용된다.

격자 사용 시 모든 경우에서 환자 선량이 증가한다. 표 9-5는 격자비의 변화에 따라 요구되는 mAs와 kVp의 변화를 요약한다.

격자 사용과 함께 발생하는 문제는 오프 레벨, 오프 중심, 실수로 뒤집힌 격자이다. 격자의 대체 사용은 공기-갭 기술이다. 이것은 영상 수용체를 환자로부터 10~15 cm 이격하는 것이다. 환자를 투과한 산란선이 환자와 필름 사이의 공간에서 사라지므로 산란선의 감약이 일어난다.

CHAPTER 10

증감지-필름 방사선 영상 기술

Screen-Film Radiographic Technique

학습목표

1. 4가지 주요 노출조건을 열거할 수 있다.
2. 선질과 선량에 관한 mAs와 kVp에 대한 논의를 할 수 있다.
3. X선질과 선량에 영향을 미치는 영상 시스템의 특징을 논의할 수 있다.
4. 노출조건에 관계되는 4가지 환자 인자와 그 영향을 설명할 수 있다.
5. 4가지 화질 인자의 분류와 사진 특성에 미치는 영향을 알 수 있다.
6. 노출조건표의 3가지 형태를 알 수 있다.
7. 자동노출을 조절하는 3가지 형태를 알 수 있다.
8. 단층촬영각과 단층 두께와의 연관성을 알 수 있다.
9. 확대 촬영과 사용법을 설명할 수 있다.

노출조건은 방사선사가 고화질의 사진상을 만들어 내는 데 사용되는 많은 기구이다. 주요 노출조건은 kVp, mAs, 조사시간, SID이다.

이 장에서는 초점, 선속 여과, 고압 발생장치와 함께 노출조건의 선택에 영향을 주는 영상 시스템의 특성을 알아본다.

노출조건은 보통 고화질의 영상을 생성하기 위해 영상 시스템의 조정판에서 선택되는 통합적인 노출 선정으로 묘사된다. X선관과 환자 그리고 영상 수용체의 기하학적 위치는 이 묘사에 포함된다.

X선 진단의 많은 영역에서 필요한 정보를 얻기 위해서는 특별한 장치와 기술을 필요로 한다. 이러한 과정은 주어진 해부학적 구조를 더욱 분명하게 나타내도록 설계되며, 다른 구조물은 가시화되지 않도록 한다.

이 장에서 논의되는 장치와 과정은 고전적 단층촬영술과 확대촬영을 포함한다. 이와 같은 X선 검사는 일반적이지 않으므로 이를 수행하기 위해 특별한 노력을 기울여야 한다.

노출조건

진단용 사진을 생성하기 위해 환자에 적절한 X선의 노출이 필요하다. 표 10-1과 같이 환자에 노출되는 X선의 선량과 선질을 결정하고, 이에 영향을 주는 요소를 **노출조건** 또는 노출 인자라 한다. X선 강도를 의미하는 X선량은 mR 또는 mR/mAs로 측정되며, X선 투과력을 의미하는 X선질은 반가층에 의해 측정된다.

X선 영상 시스템의 설계에 의한 고정된 요소를 제외하면 방사선사가 모든 요소를 조절할 수 있다. 예를 들어, 초점 크기는 2가지로 선택할 수 있으며, 부가 X선 필터가 고정되기도 한다. 고관전압 발생기는 변경할 수 없는 특징적인 전압 파형을 나타낸다.

4가지 주요 노출조건은 kVp, mA, 조사시간과 SID이다. 이 중 가장 중요한 것은 kVp와 mAs이며, 이 요소들은 X선의 선질과 선량에 관계한다. 초점 크기, 거리, 필터는 특별한 검사에서 조절이 필요한 부가 조건이다.

표 10-1 X선 선량과 선질에 영향을 주는 요소

증가	결과	
	X선 선량	X선 선질
kVp	증가	증가
mA	증가	무변화
조사시간	증가	무변화
mAs	증가	무변화
거리	감소	무변화
전압 파형	감소	감소
여과	감소	증가

관전압 수치

kVp를 노출조건으로 이해하기 위해서는 kVp이 X선 빔의 질, 즉 X선 투과력을 조절하는 1차적 요소임을 알아야 한다. **X선속**의 선질이 높을수록 에너지가 높아져 해부학적 관심 부위를 더 쉽게 투과할 수 있다.

kVp는 영상의 대조도를 조절한다.

kVp는 선질에 영향을 주기 때문에 다른 요소들보다도 영상 수용체 노출에 더 많은 영향을 주며, 선속 강도에는 적은 영향을 미친다. kVp가 증가함에 따라 더 많은 X선이 방출되며, 더 높은 에너지로 큰 투과력을 갖는다. 불행히도 kVp는 더 높은 에너지를 가지기 때문에 더 많은 콤프턴 상호작용을 일으키고 많은 산란선을 발생시키며, 그 결과 영상의 대조도를 감소시킨다.

선택된 kVp는 상을 형성하는 X선 빔의 수를 결정하며, 평균적인 사진 농도를 만든다. 결과적으로 kVp가 증가함에 따라 흡수차가 덜 발생하므로 높은 kVp는 영상 대조도를 감소시킨다.

관전류

mA는 X선 발생 수를 결정하고 **X선의 양**이 되며, 단위는 암페어(A)이다. 1A는 도체에서 1초당 흐르는 1 쿨롱(coulomb; C)의 하전력과 같다.

암페어
1A는 1C/s는 6.3×10^{18} 전자/s

그러므로 작동 전류가 1,000 mA로 선택될 때 초당 X선관에 흐르는 전자의 수는 6.3×10^{18}개이다.

질문: 500 mA가 선택될 때 음극에서부터 양극으로 흐르는 전자는 몇 개인가?

해답: 500 mA = 0.5A
= (0.5 A)(6.3×10^{18} 전자/s/A)
= 3.15×10^{18} 전자/s

X선관을 통하여 전자가 많이 흐를수록 더 많은 X선이 생성된다. 조사시간이 일정하다고 가정하면 이 관계는 직선적으로 비례한다. 200 mA에서 400 mA의 변화는 X선관 전류의 100% 증가 혹은 2배 증가가 될 것이다. 즉 X선량이 2배가 되며, 환자 선량이 2배가 된다.

> 조사시간이 일정할 때 mA는 X선량과 환자 선량을 조절한다.

질문: 200 mA에서 ESE는 750 mR(7.5 mGy$_a$)이다. 500 mA에서 ESE는 얼마인가?

해답: ESE = 7.5 mGy$_a$(500 mA/200 mA)
= 18.75 Gy$_a$

mA의 변화는 음극에서 양극까지 흐르는 전자의 운동 에너지가 변화하는 것은 아니며, 단순히 전자의 수가 변화하는 것이다. 결과적으로 X선 에너지는 변화하지 않고 그 수가 변화한다.

> X선질은 mA와 함께 변하지 않고 고정된다.

X선 영상 시스템은 최대로 가능한 관전류에 의해서 분류되기도 한다. 개인 병원의 저렴한 X선 영상 시스템은 600 mA의 최대 용량을 가진다. 중재 방사선 영상 시스템은 1,500 mA의 용량을 가지고 있다.

노출시간

X선 노출시간(exposure time)은 가능한 한 짧게 유지하는 것이 보통이다. 환자 선량을 최소화하는 것보다는 환자의 움직임에 의해 발생할 수 있는 흐림을 최소화시키는 데 목적이 있다.

> 노출시간의 단축은 움직임에 의한 흐림을 감소시킨다.

진단용 영상을 생성하기 위해서는 영상 수용체의 방사선 조사를 필요로 한다. 그러므로 조사시간이 감소할 때 mA는 요구되는 X선 강도를 충족하기 위해 비례적으로 증가시켜야 한다.

오래된 X선 영상 시스템에서 노출시간은 분수 단위의 초로 표시된다. 현재의 영상 시스템이 밀리세컨드(ms) 단위의 노출시간을 분류하는 데 비해 표 10-2는 여러 단위의 조사시간 간의 관련성을 나타내었다.

표 10-2 서로 다른 노출시간 단위의 관계

분수(s)	초(s)	ms
1.0	1.0	1,000
4/5	0.8	800
3/4	0.75	750
2/3	0.67	667
3/5	0.6	600
1/2	0.5	500
2/5	0.4	400
1/3	0.33	333
1/4	0.25	250
1/5	0.2	200
1/10	0.1	100
1/20	0.05	50
1/60	0.017	17
1/120	0.008	8

X선 영상 시스템을 단상, 3상 또는 고주파수로 분류하는 것은 쉬운 방법이며, 고주파 시스템은 더 짧은 조사시간이 가능하다. 단상 영상 시스템은 조사시간을 1/2 cycle보다 적게 할 수 없으며, 1/120초 또는 8 ms(10 ms, 50 Hz 발생장치)와 동일하다. 3상과 고주파 발생장치는 정상적으로 1 ms보다 짧은 노출시간을 만들 수 있다.

mA와 조사시간은 보통 결합하여 mAs로 사용된다. 대부분의 X선 조정판은 mA와 조사시간을 분리하여 선정하지 않으며, mAs 선정만을 허용한다.

> **mAs**
> mA × s(조사시간)

방사선사는 조사시간을 선택할 필요가 있지만 항상 mA 단위임을 숙지하여 선택해야 한다. 중요 매개변수는 조사시간과 관전류이다.

> mAs는 사진 농도를 조절한다.

mAs 수치는 1차 선속의 X선 수를 결정하며, mAs는 기본적으로 mA와 조사시간에 의해 X선량을 조절한다. mAs는 **선질**에는 거의 영향을 주지 않으며, 사진상에 사진 농도를 조절하는 중요 요소가 된다.

등가 mAs에 의한 등가 노출

mAs=mA×시간

mA(첫 번째 조건)×시간(첫 번째 조건)
=mA(두 번째 조건)×시간(두 번째 조건)

mA(첫 번째 조건) = 시간(두 번째 조건)

mA(두 번째 조건) = 시간(첫 번째 조건)

질문 : 노출조건이 600 mA, 200 ms가 요구될 때 mAs 수치는 얼마인가?

해답 : $600\ mA \times 200\ ms = 600\ mA \times 0.2 s$
$= 120\ mAs$

시간과 mA는 상반된 방법으로 서로 보상하여 사용될 수 있다. 이것은 다음과 같이 묘사된다.

질문 : 복부촬영에는 300 mA, 500 ms가 요구된다. 환자는 숨을 참을 수 없고 그 결과 움직임에 의한 흐림이 발생한다. 200 ms의 조사시간으로 두 번째 노출조건을 설정한다면, 새로운 mA는 얼마인가?

해답 :

$$\frac{x}{300\ mA} = \frac{500\ ms}{200\ ms}$$

$$(200\ ms)x = (500\ ms)(300\ mA)$$

$$(0.2\ s)x = (0.5\ s)(300\ ms)$$

$$(0.2\ s)x = 150\ mAs$$

$$x = \frac{150\ mAs}{0.2\ s} = 750\ mA$$

또는

$$\text{새로운 mA} = \frac{\text{기존 mAs}}{\text{새로운 시간}}$$

$$\text{새로운 mA} = \frac{0.5\ s \times 300\ mA}{0.2\ s} = 750\ mA$$

만약, 고관전압 발생장치가 적절히 교정된다면 동일한 mAs 수치에 의한 동일 사진 농도는 다양한 mA와 조사시간의 조합으로 생성될 수 있다(표 10-3). X선관 전류는 초당 전자의 흐름이므로 mAs 수치는 특정 조사를 위해 X선관에 전도된 총 전자의 수치이다.

전체 전자 수

mA=mC/s 그러므로 mAs=mC/s×s=mC

질문 : 100 mAs에서 생성되는 전자 수는 얼마인가?

해답 : $100\ mAs = 0.1\ As = 0.1\ C/s \times s = 0.1\ C$
$1\ C = 6.3 \times 10^{18}$ 전자
그러므로 $0.1\ C = 6.3 \times 10^{17}$ 전자
$= 100\ mAs$

표 10-3 10 mAs를 생성하기 위한 mA와 ms의 발생

mA		ms		mAs
100	×	100	=	10
200	×	50	=	10
300	×	33	=	10
400	×	25	=	10
600	×	17	=	10
800	×	12	=	10
1,000	×	10	=	10

mAs는 전하량의 수치이다.

X선 영상 시스템에서 mAs만이 선택된다면 노출조건은 고압 정류관에 의해 허용되는 최단 노출시간에서 최고의 mA로 자동적으로 조절된다. 이러한 디자인을 **부하강하 변압기**라고 한다.

질문 : 방사선사가 200 mAs의 노출조건을 선택하여 운영 콘솔을 최대 mA(1,000 mA) 영역으로 자동적으로 조절한다면, 노출시간은 얼마인가?

해답 : $\frac{200\ mA}{1{,}000\ mA} = 0.2\ s = 200\ ms$

(실제 조사시간은 양극이 가열됨에 따라 관전류가 강하되므로 200 ms보다 조금 더 길다.)

mAs 선정의 변화는 노출하는 동안 전자의 에너지가 아닌 전도된 전자의 수만 변하는 것이며, 이 관계는 직접적으로 비례한다. 즉 mAs의 2배는 X선량의 2배이다.

mAs의 변화는 X선의 선량에만 영향을 미친다.

질문 : 경추 검사에 68 kVp/30 mAs가 요구되며, 그 결과 ESE는 120 mR(1.2 mGy_a)이다. 다음 환자는 68 kVp/25 mAs로 검사한다. ESE는 얼마인가?

해답 : $ESE = 1.2\ mGy_a(25\ mAs/30\ mAs) = 1.0\ mGy_a$

거리

거리(distance)는 역자승의 법칙에 따라 영상 수용체의 노출에 영향을 미친다. 이것은 제3장에서 논의하였다. SID는 주로 영상 수용체에서 X선 강도를 결정한다.

거리는 X선질에 영향을 미치지 않는다.

다음의 관계를 *직접자승 법칙*이라고 하는데 이것은 역자승 법칙으로부터 유도된다. 방사선사가 일정한 사진 농도를 유지하기 위하여 SID를 변경한 후에 필요한 mAs를 측정해야 한다.

> **거리 역자승 법칙**
>
> mAs versus SID
>
> $$\frac{\text{mAs(두 번째 조건)}}{\text{mAs(첫 번째 조건)}} = \frac{\text{SID}^2\text{(두 번째 조건)}}{\text{SID}^2\text{(첫 번째 조건)}}$$
>
> $$\frac{\text{두 번째 mAs}}{\text{첫 번째 mAs}} = \frac{\text{두 번째 거리 제곱}}{\text{첫 번째 거리 제곱}}$$

질문 : 180 cm SID에서 100 mAs 검사가 요구된다. 거리가 90 cm SID로 변화한다면 새로운 mAs 선정은 어떻게 해야 하는가?

해답 : $\frac{x}{100} = \frac{90^2}{180^2}$

$$x = 100\left(\frac{90^2}{180^2}\right)^2 = 100\left(\frac{1}{2}\right)^2$$

$$= 100\left(\frac{1}{4}\right) = 25 \text{ mAs}$$

> 거리(SID)는 사진 농도에 영향을 미친다.

방사선사는 X선 노출을 준비할 때 다음의 각 조건을 선택한다. 즉 kVp, mAs와 SID이다. 조정판은 해부학적 부위의 두께, 사용되는 부속기구의 종류에 의해 선택 기준을 정한다.

표준 SID는 몇 년간 사용되어 왔다. 테이블 top 촬영에서는 100 cm가 보통이지만 보통 흉부 검사에서는 180 cm를 사용한다. 변압기 디자인과 영상 수용체가 발전됨에 따라 더욱 긴 SID가 요구되고 있다. 현재 120 cm 테이블 top 촬영과 300 cm 흉부촬영이 사용되고 있다.

더욱 긴 SID를 사용하면 초점 흐림이 저하되고 공간 분해능이 향상된다. 하지만 직접자승 법칙에 영향을 주기 때문에 더 많은 mAs가 사용되어야 한다.

영상 시스템 특성

초점 크기

대부분의 X선관은 2개의 초점 크기를 갖추고 있으며, 계기판상에서 보통 소초점과 대초점으로 분류된다.

고전적 X선관은 2개의 초점을 가지고 있는데, 즉 0.5 mm/1.0 mm, 0.6 mm/1.2 mm 또는 1.0 mm/2.0 mm이다. 혈관 중재 시술에 사용되는 X선관이나 혈관촬영 또는 확대 촬영에 사용되는 X선관은 0.3 mm/1.0 mm 초점으로 구성된다.

대부분의 유방촬영용 X선관은 0.1 mm/0.3 mm 초점을 가지고 있으며 **미소 초점관**이라고 한다. 또한 비교적 짧은 SID에서 매우 작은 미소 석회화 조직을 영상화하기 위해 특별히 제작된다.

정상적인 영상에서는 대초점이 사용되고, 두껍거나 고밀도의 신체 부위를 영상화하기 위하여 충분한 mAs가 사용되어야 한다. 또한 대초점은 더욱 짧은 노출시간을 필요로 하며, 이는 움직임에 의한 흐림을 최소화한다.

대초점과 소초점의 차이점 중 하나는 X선을 생성하는 용량의 차이이다. 대초점에서는 양극 열용량이 더욱 크므로 더욱 많은 X선이 발생한다. 소초점에서 전자의 상호작용은 양극의 훨씬 작은 영역에 걸쳐 발생하며 그 결과 발생한 열은 X선의 용량을 제한한다.

> kVp/mAs 선택을 위한 초점의 변화는 X선의 선량이나 선질을 변화시키지 않는다.

소초점은 선예한 촬영을 위하여 예비되어 있으며, X선량은 비교적 작은 초점을 갖는다. 소초점은 항상 확대 촬영, 즉 사지 촬영에 사용되며 많은 X선량이 필요하지 않은 얇은 신체 부위의 검사에 사용된다.

여과

여과(filtration)에는 고유 여과, 부가 여과, 보상 여과의 3종류가 사용된다. 모든 X선 빔은 X선관 유리나 금속 외피와 같은 **고유 여과** 특성의 영향을 받는다. 일반적인 목적의 X선관에서 고유 여과 수치는 약 0.5 mm Al 등가이다.

가변 격막형 등이 장착된 콜리메이터는 보통 부가 1.0mm Al과 등가이다. 이 가운데 최고는 콜리메이터의 거울 표면의 반사에 의한 여과이다. 요구되는 2.5 mm Al 총 여과를 위해서 1 mm Al 부가 여과가 X선관구와 콜리메이터 사이에 설치된다. 방사선사는 여과원 전체를 조절하는 것이 아니라 부가 여과의 단계를 조절한다.

일부 X선 영상 시스템은 그림 10-1과 같이 **부가 여과**를 선택한다. 보통 영상 시스템은 최저 허용의 부가 여과를 설치한다. X선 촬영조건표는 보통 최저 여과 수준에서 공식화된다. 만약 더 높은 여과가 사용되면 X선 촬영조건표는 그 수준에서 올려 줘야 한다.

그림 10-2는 특수 검사와 환자 선량 감소를 위하여 설계된 다양한 여과물질의 층을 보여주고, 2가지 종류의 콜리메이터 블레이드를 개방한 광 조사야 거울과 필터를 보여준다.

정상 조건하에서 필터를 변경하는 것은 불필요하다. 사지, 관절, 가슴과 같은 높은 피사체 대조도를 가진 조직을 검사할 때 더 높은 여과를 해야 한다. 이러한 검사를 위해 더 높은 여과를 사용하면 환자 선량을 낮출 수 있다. **부가 여과를 변경할 때 다음 검사를 시작하기 전에 확실하게 정상적인 자세로 되돌려야 한다.**

보상 여과판은 콜리메이터 아래에 활주 홈을 가진 투과성 판넬 위에 장착된 알루미늄 형태의 여과판이다. 영상 수용체에 더욱 균등한 노출을 할 수 있도록 X선 빔 강도의 균형을 맞춘다. 예를 들면, 척추 검사 시 쐐기 형태나 가슴 검사 시 통의 형태를 갖는다.

부가 여과가 증가함에 따라 X선 빔의 질과 투과력은 증가한다. 영상에서는 kVp 증가와 같이 더 많은 산란선과 대조도가 저하되는 결과로 나타난다.

고관전압 발생

방사선사는 주어진 검사 시 고관전압 변압기의 형태를 **선택할 수 없으며**, X선 영상 시스템에서 고정된다. 여

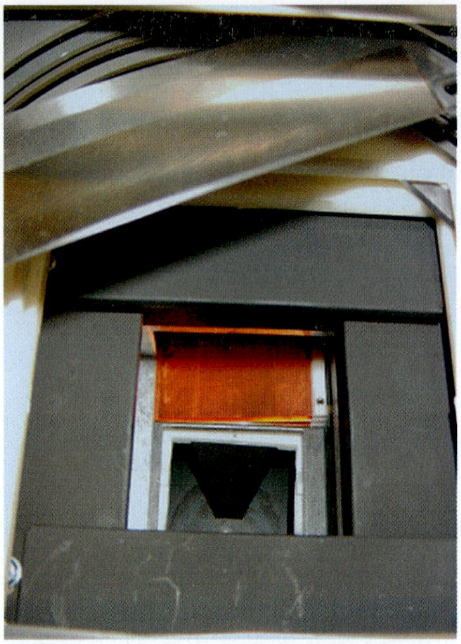

그림 10-2 광조사야 거울과 여러 층의 필터를 보여주는 개방 콜리메이터

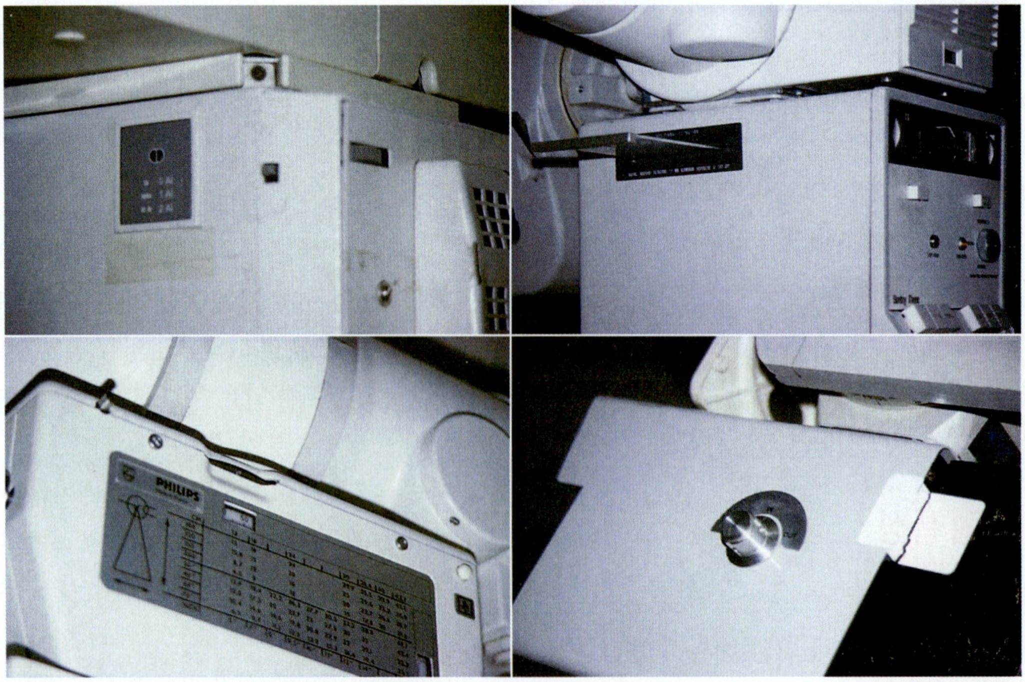

그림 10-1 선택할 수 있는 부가 여과의 예

러 종류의 고관전압 변압기가 X선 노출조건과 환자 선량에 어떤 영향을 주는가를 이해하는 것은 중요하다.

3가지 기본적인 고관전압 변압기(단상, 3상, 고주파)의 형태가 사용되고 있다. X선관에서 발생되는 X선 선질과 선량은 사용되는 고관전압 변압기의 형태에 의해 영향을 받는다.

표 10-4는 2가지 보통 검사에 사용되는 여러 형태의 고관전압 정류관의 % 파형, 출력의 변화, 노출조건의 변화를 열거하고 있다.

반파 정류관은 100% 전압 파형을 갖는다. 반파 정류관으로 노출 시 X선은 노출시간의 절반만 방출되며, 음의 반 주기 동안 X선은 방출되지 않는다.

표 10-4 고관전압 발생장치의 여러 형태의 특성

변압기 형태	맥동률	상대적 양	등가 노출(kVp/mAs)	
			흉부	복부
반파	100	100	120/20	74/40
전파	100	200	120/20	74/40
3상, 6펄스	14	260	115/6	72/34
3상 12펄스	4	280	115/4	72/30
고주파	<1	300	112/3	70/24

> 반파 정류는 전파 정류에서 발생되는 것과 동일한 X선의 선질을 생성하지만 선량은 절반이다.

오늘날 반파 정류장치는 거의 사용하지 않는다. 하지만 일부 이동형과 치과 X선 영상 시스템은 반파 정류장치를 사용한다.

전파 정류장치의 전압 파형은 무파형 시간(dead time)이 없는 것을 제외하면 반파 정류장치와 동일하다. 촬영하는 동안 맥동처럼 연속적으로 X선이 방출된다. 결과적으로 전파 정류장치의 노출시간은 반파 정류장치의 절반이다.

> 전파 정류장치에서 반파 정류장치로 변경할 때 X선질은 변화되지 않으나 X선량은 2배가 된다.

3상 전력은 2가지 기본 형태, 즉 6펄스 또는 12펄스로부터 나온다. 이 차이점은 고관전압 가설 변압기가 제작되는 방식에 의해 결정된다.

> 3상 전력은 더 높은 X선의 선량과 선질을 갖는다.

이 2가지 형태의 차이점은 작지만 X선의 양과 질을 감지할 정도의 변화를 가져온다. 3상 전력은 단상 전력보다 효과적이기 때문에, 주어진 mAs 선정으로 더 많은 X선이 발생하고 평균 에너지는 더욱 높아지며 방출된 X선은 거의 일정한 맥동을 갖는다.

고주파 변압기는 1980년대 초에 개발되어 점차 사용이 증가되고 있다. 전압 파형은 1% 파형보다 작고 거의 일정하다.

> 고주파 발생장치는 X선의 양과 질을 더욱 크게 하는 결과를 가져온다.

현재 고주파 발생장치는 신개발 유방촬영장치, CT 장치, 이동형 X선 장치에 대한 사용이 점차 증가하고 있다. 미래의 고전압 변압기는 요구되는 전력 수준과 상관 없이 고주파형이 될 것이다.

환자 인자

노출조건은 3가지 그룹의 조건으로 분류하여 묘사된다. 첫 번째 그룹은 **환자 인자**, 해부학적 두께와 신체 구성을 말한다. 두 번째 그룹은 **화질 인자**로 구성되며, 사진 농도, 대조도, 선예도, 왜곡 등을 말한다. 이러한 화질 요소들의 환자에 대한 영향은 중요하다.

마지막 그룹은 **노출조건**(노출 인자)을 포함하는데, 즉 격자, 증감지, 초점 그리고 여과와 함께 kVp, mA, 조사시간과 SID이다. 이러한 인자들은 영상 수용체와 환자 선량의 기본적 노출 특성을 결정한다. 방사선사는 영상을 생성하고 평가하며 비교하는 특이하고 규칙적인 수단으로 노출조건을 준비해야만 한다.

이러한 요소들의 이해는 고화질의 사진을 생성하기 위해 필수적이며 방사선사에게 가장 어려운 작업은 환자의 평가를 포함한다.

환자의 크기, 형태, 물리학적 상태는 노출조건에 큰 영향을 미친다. 환자의 일반적인 크기와 형태를 **체형**이라 한다. 그림 10-3은 이러한 4가지 형태를 묘사한다. **Sthenic**은 힘차고 활발한 평균 환자를 의미하며, **Hyposthenic** 환자는 약한 체격이지만 건강한 모습을 나타내며, 이런 환자는 노출조건이 덜 필요하다. **Hyper**

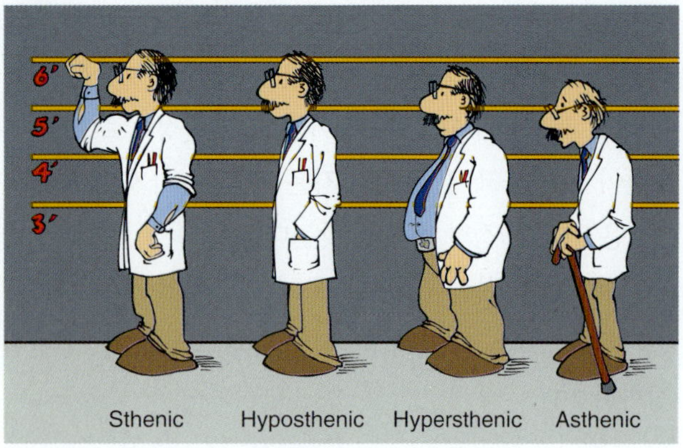

그림 10-3 일반적인 상태의 4가지 체형

sthenic 환자는 보통 체격이 크고 과체중이다. Asthenic 환자는 작고 쇠약하며 나이가 든 형태이다.

> 노출조건표는 환자 체형에 기초한다.

체형의 인식은 노출조건의 선정에 필수적이며, 이것이 확고할 때 검사하고자 하는 부위의 두께와 구성이 결정된다.

두께

환자 몸의 두께가 두꺼울수록 환자를 투과하기 위해 영상 수용체에 더 많은 X선의 노출이 필요하다. 이런 이유로 방사선사는 노출되는 대상의 해부학적 두께를 측정하기 위해 **클리퍼(caliper)**를 사용해야 한다.

> 환자 몸의 두께는 추측해서는 안 된다.

실제 노출에서 mAs 선택이나 kVp는 신체 두께의 함수에 따라서 변경된다. 표 10-5는 고정형 kVp 기술을 사용하여 복부를 촬영할 때, mAs 선정을 어떻게 변경할 것인지의 예를 보여준다. 표 10-6은 가변형 kVp 기술이 사용될 때 신체 두께의 함수에 따른 X선 노출조건의 변화를 나타낸다.

신체 구성요소

해부학적 부위의 두께 측정은 방사선사가 적절한 노출조건을 선택할 때 소홀히 해서는 안 된다. 흉부와 복부는 동일한 두께를 가지지만, 각각의 노출조건은 상당히 다르다. 방사선사는 해부학적 부위의 질량 밀도와 그 범위를 측정해야 한다.

일반적으로 연부조직만 영상화될 때 저관전압과 고관전류가 사용된다. 하지만 연부조직과 뼈로 구성된 사지에서는 신체 부위가 얇기 때문에 저관전압이 사용된다.

방사선사는 가슴을 촬영할 때 고피사체 대조도의 장점을 이용한다. 폐 조직은 아주 낮은 질량 밀도를 가지며, 뼈 조직은 높은 질량 밀도를 가진다. 그리고 종격구조는 중간 질량 밀도를 가진다. 결과적으로 고 kVp와 저 mAs를 사용하여 장점을 높일 수 있으며, 영상의 결과는 만족할 만한 대조도와 낮은 환자 선량을 야기한다.

> 흉부는 높은 피사체 대조도를 가지며, 복부는 낮은 피사체 대조도를 가진다.

이러한 다양한 조직은 **방사선 투과성** 또는 **방사선 흡수성**으로 묘사되기도 한다(그림 10-4). 방사선 투과성 조직은 X선이 적게 감약됨에 따라서 사진상에 검은 농도를 만들며, 방사선 흡수성 조직은 X선을 흡수하여 사진상에 흰 음영을 만든다. 표 10-7은 여러 형태의 체형과 조직의 방사선 투과성의 상대치를 나타낸다.

표 10-5 복부 전후 검사 시 고정된 kVp 조건

kVp	80	80	80	80	80	80	80	80
환자 두께(cm)	16	18	20	22	24	26	28	30
mAs	12	15	22	30	45	60	90	120

표 10-6 골반 전후 검사 시 다양한 kVp 조건

mAs	100	100	100	100	100	100	100	100
환자 두께(cm)	15	16	17	18	19	20	21	22
kVp	56	58	60	62	64	66	68	70

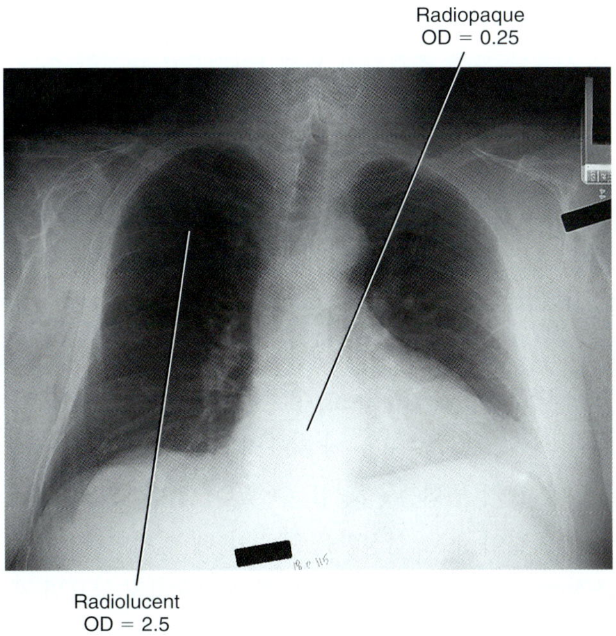

그림 10-4 상대적 투과도와 사진 농도를 사진상에 나타낸다.

표 10-7 방사선 투과성의 상대적 정도

	사진상	체형	조직 형태
방사선 투과성	검다	asthenic	폐
↓	↓	hyposthenic	지방
		sthenic	근육
방사선 흡수성	희다	hypersthenic	뼈

병 변

병변(pathology)의 형태, 크기, 구성은 노출조건에 영향을 준다. 이 경우 환자 검사 요청서와 이전의 영상은 일부 도움이 된다. 방사선사는 담당 의사, 방사선과 의사 또는 병변이 의심되는 환자로부터 더 많은 정보를 얻는 것을 주저해서는 안 된다.

> 병변은 방사선 투과성이나 흡수성을 증가시킬 수 있다.

일부 병변은 **파괴적**이어서 조직에 더 큰 투과성을 야기하고, 다른 병변은 종괴 밀도나 구성이 **건설적**으로 증가하여 더 큰 방사선 흡수성을 야기한다. 실제와 경험은 방사선사의 임상적 판단에 도움을 주지만 상자 10-1의 기본적 분류 도표를 참고해야 한다.

상자 10-1 병변의 분류

방사선 투과성(파괴적)	방사선 흡수성(건설적)
활동성 폐결핵	대동맥류
위축	복수
장 폐색	무기폐
암	간경화
퇴행성 관절염	이상 비대
기종	전이
골다공증	늑막 삼출
기흉	폐렴
	경화증

화질 인자

*화질 인자*라는 말은 X선 사진상의 특징을 말하며, 사진 농도, 대조도, 영상 선예도, 왜곡을 포함한다. 이러한 요소들은 방사선사가 사진을 생성하고 검토하며 평가하는 수단을 마련한다. 화질 인자는 사진의 언어라고 생각되며, 하나의 인자로부터 다른 인자를 분리하여 생각하는 것은 어렵다.

사진 농도

사진 농도는 완성된 사진의 흑화도이다. 사진 농도는 수치로 나타내며 아주 검은 것(사진을 통과한 빛이 전혀 없음)으로부터 아주 흰 것까지 여러 단계로 표현된다. 그림 10-5와 같이 흰 것이 0.2보다 낮은 것에 반해 검은 것은 사진 농도 3 이상의 수치와 같다. 사진 농도 2는 뷰 박스에서 나온 빛의 약 1%만이 필름을 통과한다.

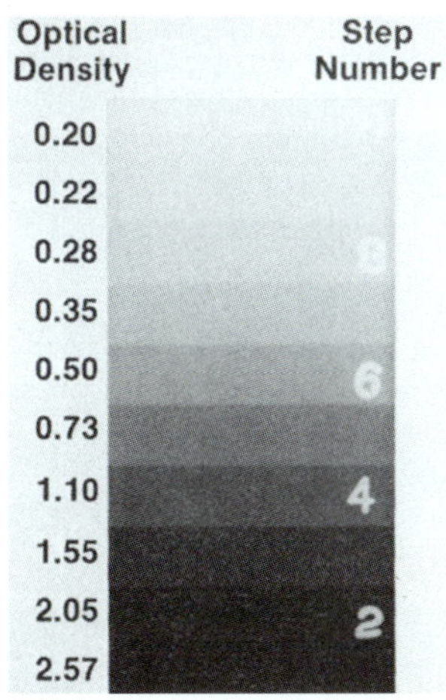

그림 10-5 사진을 투과한 빛의 양은 필름의 사진 농도에 의해 결정된다. Step wedge 사진상 보편적인 사진 농도가 범위를 나타낸다.

의료영상에서 많은 문제점들은 아주 검거나 아주 흰 영상에서 비롯된다. 아주 검은 사진은 **과다 노출**에 의해 야기되는 높은 사진 농도를 가지며, 이런 상태는 영상 수용체에 아주 많은 X선이 도달할 때 발생한다. 아주 밝은 X선 사진은 아주 적은 X선이 노출된 결과이다. 결과적으로 **과소 노출**과 낮은 사진 농도를 야기한다.

과다 노출과 과소 노출은 수용할 수 없는 화질의 결과로 나타나며 다시 검사해야만 한다. 그림 10-6은 이와 같은 2가지 극단적인 노출의 임상적인 예를 보여준다.

사진 농도는 2가지 주요 인자(mAs와 SID)로 통제할 수 있다. SID가 계속적으로 변경될 때 많은 문제점들이 발생한다. 그러므로 보통 SID는 이동형 검사에서는 90 cm로 고정하며, 테이블 검사에서는 100 cm, 선 자세의 가슴 검사에서는 180 cm로 고정된다. 그림 10-7은 다른 노출조건이 일정할 때 SID 변경으로 발생하는 사진 농도의 변화를 보여준다.

하지만 보통의 경우처럼 거리가 고정될 때 mAs 수치는 사진 농도를 조절하기 위해 1차적으로 변경할 수 있는 노출조건이 된다. 사진 농도는 mAs가 증가함에 따라 직접적으로 증가한다.

> 사진 농도가 변경할 수 있는 유일한 수단일 때, 조절할 수 있는 요소는 mAs가 된다.

그림 10-8과 같이 사진 농도는 다른 요소에 의해 영향을 받을 수 있지만 mAs 수치는 사진 농도의 통제를 위한 선택 요소가 된다. 약 30%의 mAs 변화는 사진 농도의 가시적 변화를 생성할 수 있다. 일반적으로 그림 10-9와 같이 mAs 선정만을 변경할 때 절반이나 2배로 조절해야 한다. 만약 현저한 변화가 필요하지 않으면 재검사는 요구되지 않을 것이다.

> 사진 농도의 상당한 변화를 발생시키기 위해 mAs 수치는 약 30%로 변화시켜야 한다. kVp 선정은 사진 농도를 인지할만한 변화를 생성하기 위해 약 4%를 변경해야 한다.

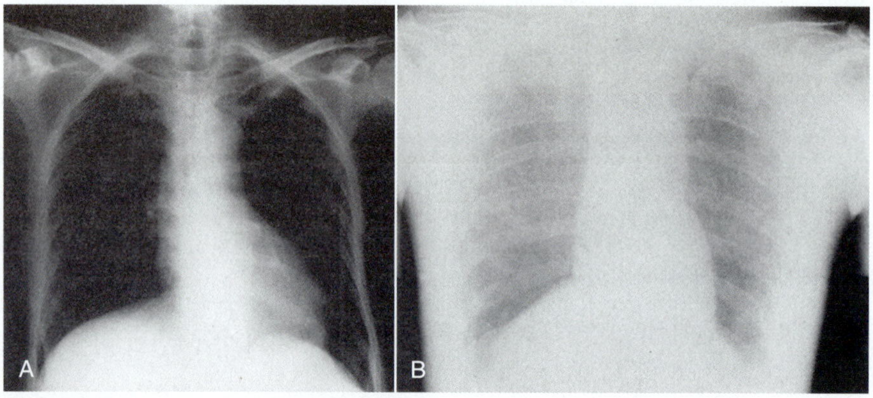

그림 10-6 (A) 가슴의 과다 노출된 사진은 진단하기에 너무 검다. (B) 마찬가지로 과소 노출된 흉부 사진은 폐야의 선예도가 분명하지 않으므로 용인할 수 없다.

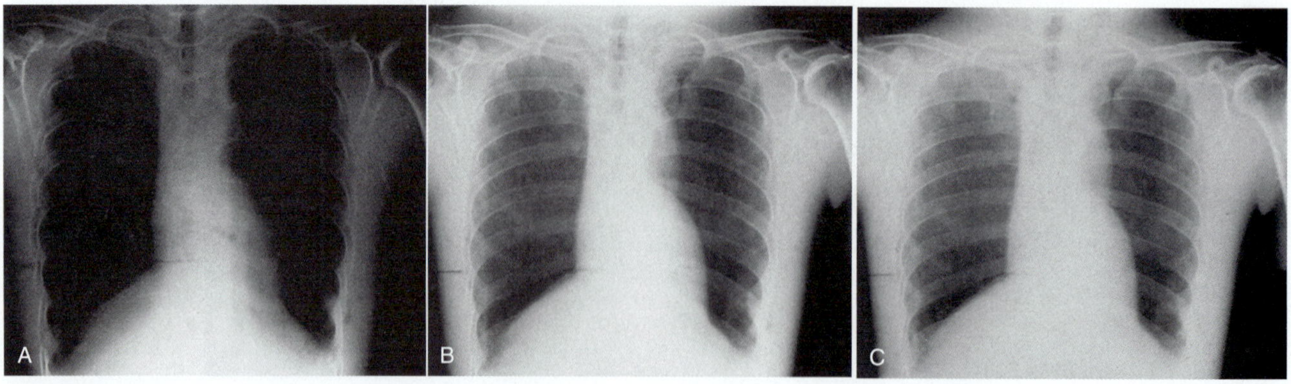

그림 10-7 (A) 정상 흉부 촬영은 100 cm SID로 촬영된다. (B) 만일 노출조건이 변하지 않는다면 90 cm SID(A)에서 과다 노출될 것이고, 180 cm SID에서는 (C)와 같이 과소 노출될 것이다.

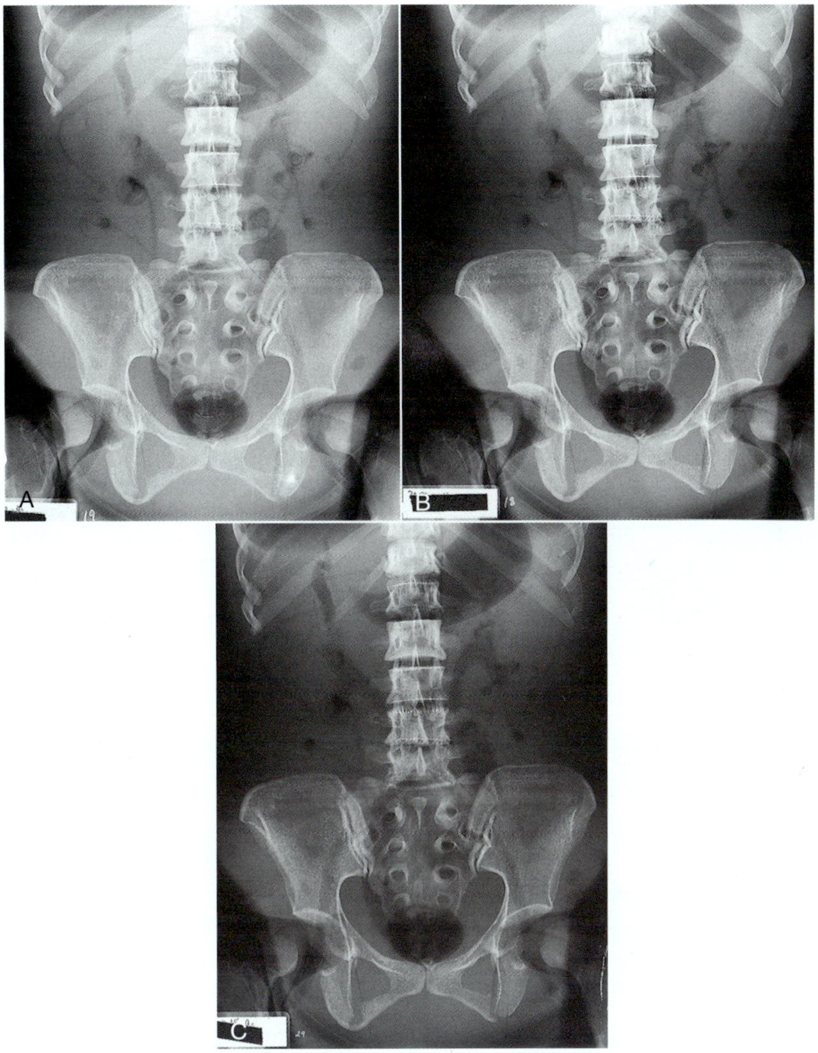

그림 10-8 사진 농도는 mAs 수치에 의해서 기본적으로 결정된다. 복부의 3가지 팬텀을 70 kVp로 촬영하였다. (A) 10 mAs. (B) 25% 증가, 12.5 mAs. (C) 50% 증가, 15 mAs

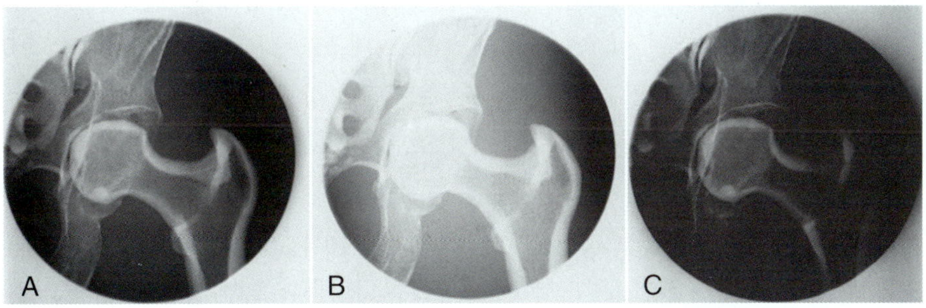

그림 10-9 mAs 수치의 변화는 사진 농도에 직접 영향을 준다. (A) 원영상. (B) mAs 수치가 약 절반 감소 시 사진 농도는 감소한다. (C) mAs 수치가 2배일 때 사진 농도는 증가한다.

완성된 사진 농도는 mAs에 비례적으로 증가하며 kVp와 동일하게 적용되지만, 사진 농도는 kVp 증가와 비례적이지 않다.

kVp가 증가함에 따라 선속의 질이 증가하며, 더 많은 X선이 해부학적 부위를 통과한다. 제6장에서 논의했듯이 환자의 X선 강도는 kVp^2에 비례하고 영상 수용체에서는 kVp^5에 비례한다.

영상 대조도는 kVp가 사진 농도를 조정하기 위해 변경될 때 영향을 받는다. kVp로 최적의 사진 농도를 만드는 것은 훨씬 어렵다. 최적의 영상을 얻기 위해 사진 농도가 하나의 변경 요소가 될 것인지 혹은 대조도가 변경 요소가 될 것인지는 경험 많은 방사선사의 눈에 달려 있다.

kVp에 따른 노출조건의 변화는 복잡하다. kVp 변화는 투과력, 산란선, 환자 선량, 특히 대조도에 영향을 미친다. 만일 사진상의 사진 농도가 kVp에 따라 증가한다면 일반적으로 수용할 만하다. 15% kVp 증가는 mAs의 2배와 동등하며, 이것을 **15% 법칙**이라고 한다.

그림 10-10은 15% 법칙이 적용될 때 사진 농도의 변화를 나타낸다. 만일 사진 농도만이 변경된다면 kVp의 큰 변화가 영상 대조도를 변화시키기 때문에 15% 법칙을 사용해서는 안 된다.

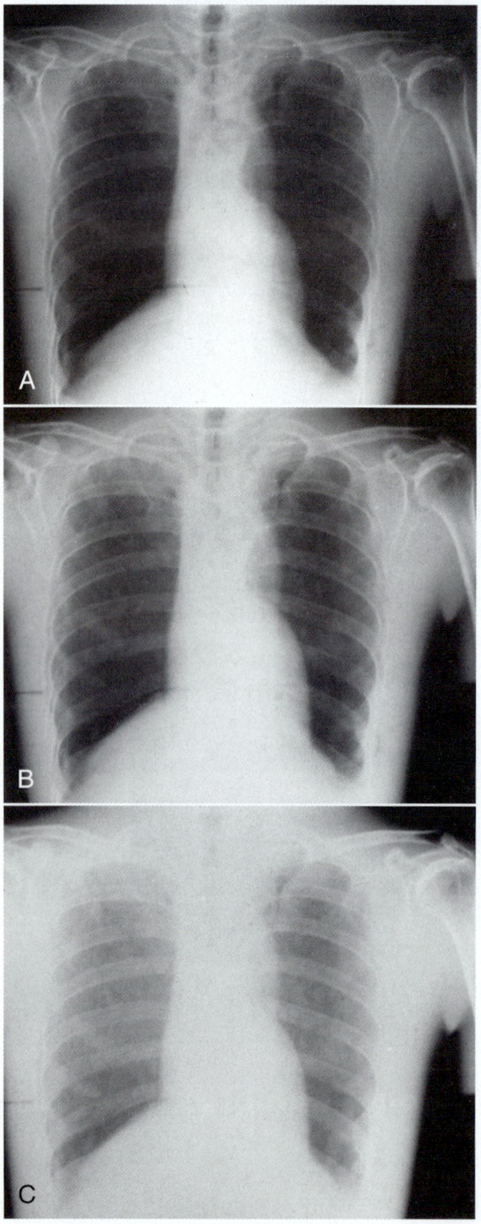

그림 10-10 정상 흉부촬영을 70 kVp에서 수행했다(B). 만일 kVp가 80 kVp로 15% 증가한다면(A)와 같이 과다 노출이 발생한다. 동일하게 60 kVp로 15% 감소하면(C)와 같이 과소 노출된다.

> mAs 50% 감약에 따른 kVp 15% 증가는 동일한 사진 농도를 나타낸다.

사진상에서 사진 농도를 증가시키거나 감소시키기 위해 사용하는 가장 간단한 방법은 mAs의 증가 또는 감소이다. 이것은 완성된 사진에 영향을 주는 다른 가능한 요소를 감소시킨다. 표 10-8은 사진 농도에 영향을 미치는 여러 가지 요소들을 열거하였다.

표 10-8 사진 농도에 영향을 주는 노출조건

조건 증가	사진 농도의 영향
관전류량	증가
관전압	증가
SID	감소
조직 두께	감소
질량 밀도	감소
현상시간	증가
영상 수용체 감도	증가
콜리메이션	감소
격자비	감소

대조도

영상 대조도의 기능은 해부학적 부위를 더욱 잘 보이게 한다. 대조도는 인접한 해부학적 구조물의 사진 농도의 차이나 사진상에서 사진 농도의 변화를 말한다. 그러므로 대조도는 사진의 질의 가장 중요한 요소가 되며, 모서리의 경계나 구조물의 경계를 잘 나타내야 한다. 대조도는 신체의 여러 조직을 투과한 X선 빔 감약차의 결과이다.

그림 10-11은 인접한 구조물 사이의 사진 농도의 변화를 나타내는 복부 영상이며, 척추를 따라서 뼈와 연부조직의 경계를 쉽게 확인할 수 있는 고대조도 영상이다. 요근과 신장의 연부조직은 잘 보이지만 훨씬 낮은 대조도를 나타낸다. 연부조직의 대조도 분해능은 kVp가 감소함에 따라 증가할 수 있지만 환자 선량이 더 높아지는 손실을 초래한다.

> kVp는 영상의 대조도를 조절하는 데 사용되는 주요 인자이다.

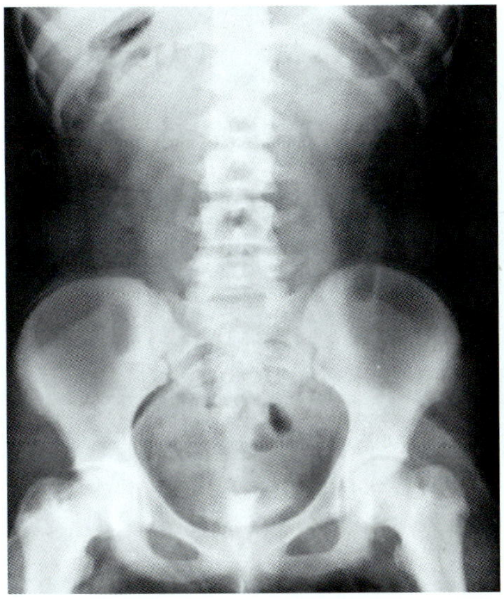

그림 10-11 복부 영상은 원래의 고대조도로 척추를 나타낸다. 신장, 간, 그리고 요근은 낮은 kVp로 좀 더 쉽게 나타나는 저대조도 조직이다.

X선 빔의 투과력은 kVp에 의해 조절된다. 적절한 대조도를 얻기 위해서는 해부학적 부위를 적절히 투과해야 한다. 그렇기 때문에 투과력은 영상 대조도를 이해하는 핵심이 된다. 그림 10-12에서 나타나는 사진들을 비교해 보자. 그림 10-12(A)는 고대조도 또는 '짧은 그레이 스케일'을 나타내는 반면 그림 10-12(B)는 저대조도 또는 '긴 그레이 스케일'을 나타낸다.

*대조도의 그레이 스케일*은 사진의 가장 흰 곳에서부터 가장 검은 부분에 이르기까지 사진 농도의 범위를 말한다. 예를 들면, 가장 밝은 곳에서부터 가장 어두운 곳까지 순서적으로 조각들을 정렬하여 사진상에 각 사진 농도를 나타내는 작은 조각들을 가위로 자른다고 생각해 보자. 결국 사진 농도의 범위는 대조도의 그레이 스케일이 될 것이다.

고대조도 필름은 짧은 그레이 스케일을 나타내며, 희고 검은 적은 계단이 명확히 나타난다. 저대조도 필름은 긴 그레이 스케일을 나타내며 많은 회색 음영이 출현한다.

그림 10-13은 알루미늄 step wedge를 촬영한 2장의 사진으로 scale 대조도를 나타낸다. 50 kVp의 사진은 다섯 단계만 묘사하고, 90 kVp의 사진은 모두 13단계가 long scale 대조도로 나타난다.

방사선사는 대조도를 감소시키기 위해서는 긴 그레이 스케일의 대조도로 회색조가 더 많게 촬영해야 하며, 이는 kVp를 증가시킴으로써 가능해진다. 50~90 kVp 범위에서 가시적으로 대조도 스케일에 영향을 주기 위해서는 일반적으로 약 4%의 kVp 변화가 필요하다. 낮은 kVp에서 2 kVp의 변화는 충분하다. 반면 그림 10-14와 같이 높은 kVp에서는 10 kVp의 변화가 필요하다.

고대조도 또는 짧은 스케일의 대조도는 낮은 kVp 노출 조건으로 획득할 수 있다. **저대조도**는 long scale 대조도와 동일하며 높은 kVp 촬영술로부터 야기된다. 이러한 사진 대조도의 관계는 표 10-9에 요약되어 있다.

표 10-9 kVp와 Scale 대조도의 관계

고관전압 생성	저관전압 생성
Long scale	Short scale
저대조도	고대조도
더 낮은 대조도	더 큰 대조도

kVp와 더불어 다른 많은 요소들이 사진 대조도에 영향을 미친다. mAs의 선정은 X선질이 아닌 양과 대조도에 영향을 미친다. mAs 수치가 아주 높거나 낮으면 양

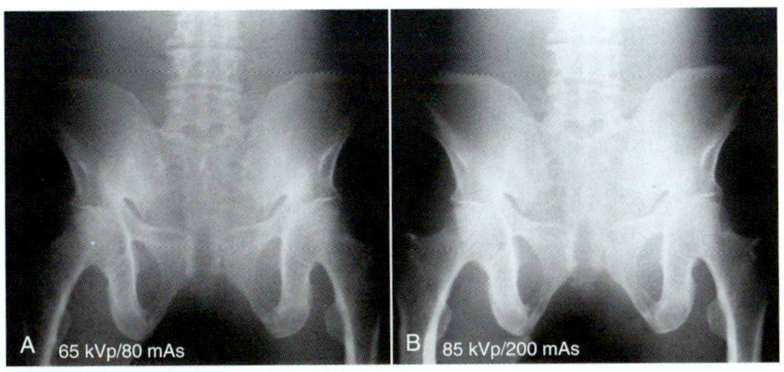

그림 10-12 골반 팬텀 사진은 short scale contrast(A)와 long scale contrast(B)를 나타낸다.

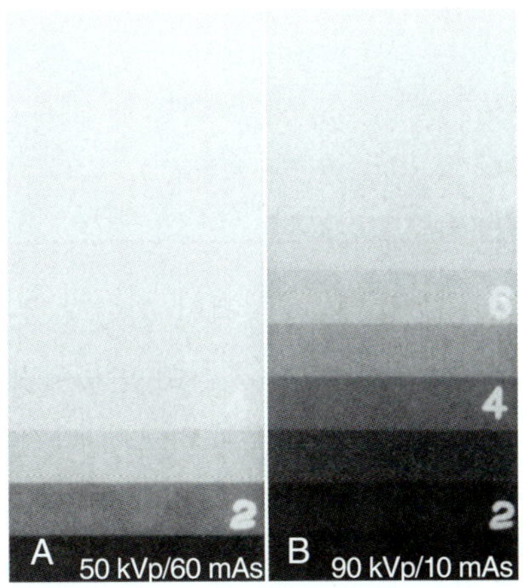

그림 10-13 저 kVp로 노출된 step wedge 영상(A)과 고 kVp(B) 영상은 각각 short scale과 long sclae 대조도를 묘사한다.

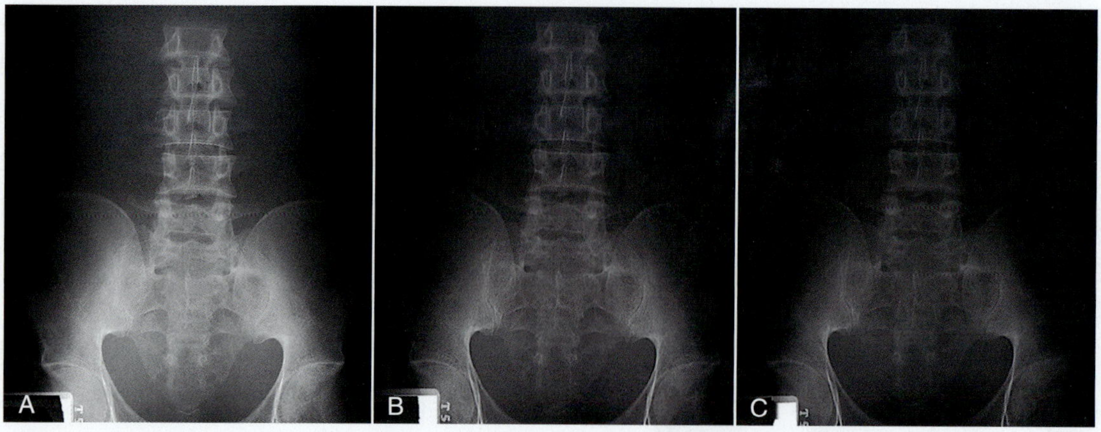

그림 10-14 골반과 복부의 영상은 4 kVp 증가가 대조도를 인식할 정도의 변화를 야기한다는 것을 보여준다. (A) 75 kVp/28 mAs, (B) 79 kVp/28 mAs, (C) 81 kVp/28 mAs.

호한 사진 농도는 각각 특성 곡선의 견부나 족부로 떨어질 것이다(제8장 참조).

견부와 족부에서 계조도가 작으므로 영상 대조도는 낮다. 다른 구조물의 영상은 피사체 대조도의 차이에도 불구하고 유사한 사진 농도를 나타낸다.

증감지의 사용은 비증감지 노출과 비교하여 대조도 스케일이 더욱 작아진다. 콜리메이션은 일부 산란선을 제거하여 더 낮은 대조도 스케일의 사진을 만든다. 격자는 필름에 도달하는 산란선의 양을 감소시켜 사진상에 더욱 작은 대조도 스케일을 생성한다. 고격자비의 격자는 대조도를 향상시킨다. 표 10-10은 대조도에 영향을 주는 노출조건을 요약하였다.

표 10-10 사진 대조도의 영향을 미치는 노출조건 요소

조건의 증가	대조도 변화의 결과
kVp	감소
격자비	증가
선속 제한	증가
사용되는 영상 수용체	가변적
현상시간	감소
mAs	감소(족부, 견부)

방사선사가 직면하는 전형적인 임상적 문제는 사진 대조도의 조절을 포함한다. 영상이 만들어지지만 대조도 스케일이 매우 길거나(많은 회색조) 매우 짧아진다(아주 많은 검정과 흰색). 이런 문제점을 해결하기 위해서 15% 법칙이 적용된다. kVp 15% 변화는 mAs의 절반이나 2배의 변화를 야기한다.

질문 : 환자의 무릎을 14 cm, 62 kVp/12 mAs로 촬영하였다. 그 결과 대조도 scale이 매우 작았다. 재촬영조건은 얼마인가?

해답 : 15% 증가는 62 kVp × 0.15 = 9.3 kVp
그러므로 새로운 kVp = 62 + 9 = 71 kVp
mAs는 1/2 감약
12 mAs × 0.5 = 6 mAs
그러므로 재촬영조건 = 71 kVp/6 mAs

대조도 스케일의 변화에 대한 더 작은 노출조건의 보상이 필요하다. kVp의 5% 증가는 약간 감소된 대조도로 동일 사진 농도를 생성하기 위해 mAs를 30% 감약함으로써 수행될 수 있다. 이것을 **5% 법칙**이라고 한다.

방사선사에 의한 적절한 노출 보상은 판단의 문제이다. 해부학적 부위와 체형, 의심 병변 그리고 X선 영상 수용체의 특성은 모두 숙련된 방사선사가 고려해야 할 요소이며, 실행과 경험으로 보편화할 수 있다.

질문 : 무릎 촬영에서 62 kVp/12 mAs가 요구된다. 영상 대조도를 적절히 감약하기 위한 새로운 촬영조건은 얼마로 해야 하는가?

해답 : 5% 법칙을 적용
62 kVp × 0.05 = 3.1 kVp
62 + 3 = 65 kVp
12mAs × 0.30 = 3.6 mAs
12 − 4 = 8 mAs
재촬영조건 = 65 kVp/8 mAs

선예도

*선예도(detail)*는 사진상에서 작은 구조물의 예리한 형태를 묘사한다. 적절한 선예도로 아주 작은 해부학적 부위까지 볼 수 있으며 해부학적 조직을 쉽게 탐지할 수 있다. 영상 선예도는 **기록된 선예도와 가시적 영상 선예도**라는 2가지 방법으로 측정되어야 한다.

*영상 선예도*의 예리함은 영상에서 구조적인 선이나 경계부 그리고 흐림의 양을 말한다. 일반적으로 영상 선예도의 예리함을 좌우하는 인자는 제8장에서 논의한 기하학적 인자, 즉 초점 크기, SID, OID이다. 영상 선예도는 사용하는 증감지 형태와 장치 또는 환자의 움직임의 영향을 받는다.

> 영상 선예도는 공간 분해능에 의해 가장 쉽게 측정된다.

아주 예리한 영상 선예도를 나타내기 위해 아주 작은 초점과 긴 SID를 사용하여야 하고, 해부학적 부위를 가능한 한 영상 수용체에 접근시켜야 한다. 그림 10-15는 발 팬텀의 2가지 사진을 나타낸다. 하나는 최적 상태에서 촬영하였고 다른 것은 불량한 노출조건으로 촬영하였다. 영상 선예도의 차이점은 분명하다.

영상 선예도의 가시성은 사진상에서 선예함을 볼 수 있는 능력을 말하며, 대조도 분해능에 의해 가장 쉽게 측정될 수 있다. *가시성의 손실*은 영상 선예도의 악화 또는 모호함을 야기하는 여러 요소를 말한다. 예를 들면, 포그는 사진상의 구조적 선을 보기 위한 능력을 감소시킨다.

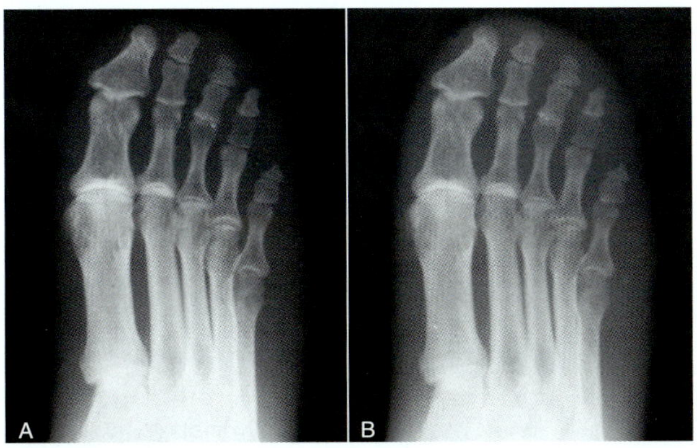

그림 10-15 X선관 초점 1 mm로 촬영한 사진(A). 2 mm로 촬영한 것(B)보다 선예도가 우수하다.

정확한 노출조건을 사용함으로써 경계가 분명한 영상을 만들 수 있으나, 빛이나 방사선에 의해 필름에 포그가 발생하면 선예도는 그림 10-16과 같이 완전히 가시적이지 않을 것이며, 양호한 선예성이 존재하지만 가시성이 불량한 결과가 나타날 것이다. kVp와 mAs 수치가 영상 대조도에 영향을 주기 때문에 이러한 인자는 각 검사를 위해 주의 깊게 선택해야 한다.

> 영상 대조도의 가시성은 대조도 분해능에 의해 가장 쉽게 측정된다.

사진 농도와 대조도에 영향을 주는 인자들은 영상 대조도의 가시성에 영향을 미친다. 영상 대조도에 최고의 가시성을 부여하는 핵심 요소는 콜리메이션, 격자의 사용, 영상 수용체에 도달하는 산란선을 방지하는 기구들이다.

왜곡

4번째 화질 인자는 **왜곡(distortion)**이다. 이것은 사진상에서 피사체의 크기와 형태의 잘못된 표현이다. 최종 사진은 X선관, 해부학적 부위, 영상 수용체의 위치로 인해 피사체를 잘못 표현하게 된다.

영상 수용체나 X선관의 정렬 불량은 영상을 **확대**하는 결과로 나타난다. *확대*는 해부학적 관심 부위가 정상보다 더욱 크게 나타남을 의미하며, 해부학적 부위의 정렬 불량은 영상을 **축소**시키는 결과가 된다.

상의 축소는 해부학적 부위가 정상보다 작아짐을 의

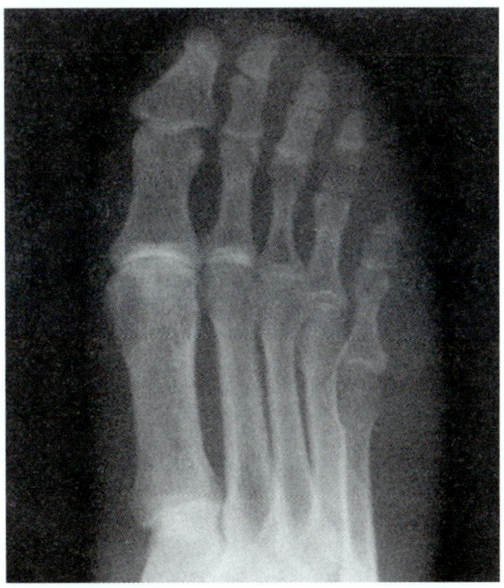

그림 10-16 영상 선예도의 가시성이 안전광에 의한 포그로 인해 감약된 것을 제외하면 15-15와 동일한 사진이다.

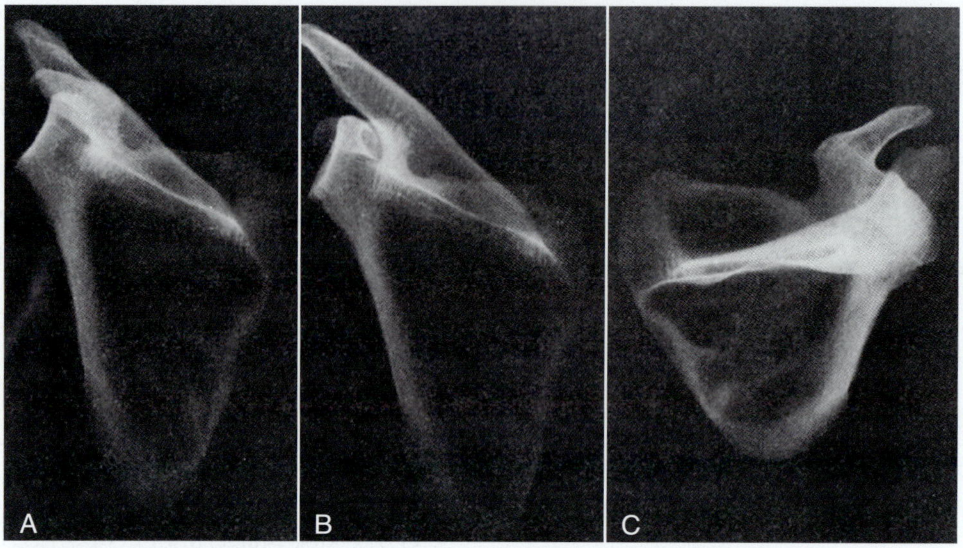

그림 10-17 (A) 정상 견갑골의 투영. (B) 견갑골의 확대. (C) 견갑골의 축소.

미한다. 그림 10-17은 확대와 축소의 예이며, 신체적 부위(안면골, 늑골)는 영상의 결과에 따라 자연적으로 짧아진다.

왜곡은 X선관, 해부학적 부위, 영상 수용체의 양호한 정렬에 의해 최소화할 수 있다. 정렬은 기본적으로 **환자 위치잡이**에 중요한 역할을 한다.

> 왜곡은 해부학적 관심 부위를 영상 수용체와 평행하게 위치시킴으로써 감소시킬 수 있다.

표 10-11은 기본적인 화질 인자를 요약한 것이다. 각 화질 인자에 대한 1차적 노출조건의 조절은 이 인자에 영향을 주는 2차적 노출조건에 따라서 주어진다.

자동노출조건

X선 영상 시스템의 운영 콘솔 장치는 컴퓨터 기술 발달에 따라 변화하고 있다. 현재 여러 자동노출조건이 사용되고 있으나 영상화되는 해부학적 부위와 환자의 특성 분류에 대한 방사선사의 책임은 불가피하다.

컴퓨터에 의한 자동노출 시스템은 전자 노출 타이머를 사용한다. 방사선 강도는 포토셀 또는 이온 챔버로 측정되며, 영상 수용체에 적정 노출이 이루어질 때 노출은 종료된다. 자동노출 시스템의 원리는 환자를 투과한 X선의 양을 영상수용체에서 일정하게 받아 농도가 일정한 영상을 만드는 것이다.

자동 제어 X선 시스템은 100% 자동식이 아니다. 방사선사가 각 검사를 위해 kVp, mAs, time을 선택할 수 있으며, 보통, 방사선사는 고정된 kVp 방법에서 사용한 것과 유사한 kVp를 선정해야 하며, 적절한 사진 농도의 조절이 필요한 조사야나 해부학적 구조를 센서를 사용하여 미세 조정해야 한다.

표 10-11 기본적 화질 인자

인자	조절	영향
사진 농도	mAs	kVp
		거리
		조직 두께
		질량 밀도
		현상시간/온도
		영상 수용체 감도
		콜리메이션
		격자비
대조도	kVp	mAs(족부, 견부)
		현상시간/온도
		사용되는 영상 수용체
		콜리메이션
		격자비
선예도	초점 크기	SID
		OID
		움직임
		농도와 대조도에 관련 있는 모든 인자
왜곡	환자 자세	X선관, 해부학적 부위와 영상 수용체의 정렬

특정 부위가 적절한 노출을 위해 포토타이밍 장치에 놓이도록 환자 자세를 *정확히 위치시켜야 한다*.

표 10-12는 자동 X선 시스템을 위해 노출조건표를 준비할 때 고려해야 할 요소이다. kVp는 검사할 특정 해부학적 부위에 따라 선택된다.

표 10-12 자동 시스템을 위한 건설적 노출조건표의 고려 인자

선정 인자	선정 이유
kVp	각 해부학적 부위의 선택
사진 농도 조절	조사야 또는 해부학적 부위의 차이를 미세 조정
콜리메이션	환자 선량 감소와 자동노출 조절의 적절한 반응을 보증
기타 선택	X선량 - 화질의 비율을 최적화

대부분의 X선 영상 시스템의 X선 노출은 AEC 시스템에 의해 결정된다. AEC는 영상 수용체에 입사되는 방사선의 양을 감지하는 장치를 병합한다. 전자 피드백 회로를 통해 만족할 만한 사진 농도를 내기 위한 충분한 X선량이 영상 수용체에 도달할 때 노출은 종료된다.

방사선사는 AEC를 이용하여 영상을 만들기 위해 적절한 kVp와 mA, time을 센서, 사진 농도와 함께 사용해야 한다. 영상 수용체가 만족할 만한 사진 농도와 일치하는 적정 X선 노출을 받을 때 노출은 종료된다.

그림 10-18과 같이 AEC 장치로 보통 2개 이상의 노출 센서를 사용할 수 있다. 예를 들면, 3개의 X선 센싱 셀이 이용되며 방사선사는 검사에 사용되는 센서를 선택할 책임이 있다. 흉부에서 종격동이 관심 영역이라면 중앙 센싱 셀만 사용되며, 폐야가 중요하다면 2개의 측면 셀이 활성화된다.

600 mAs의 안전 이중 장치를 가진 AEC가 필요하다. AEC가 노출 종료에 실패하면 두 번째 안전 회로가 600 mAs로 노출을 종료하며, mAs는 mA에 따라 sec가 결정된다.

방사선사는 노출 셀의 선택에 추가하여 보통 3~7 위치 눈금이 부착된 숫자 단계의 사진 농도를 선택한다. 눈금의 각 단계에서 미리 설정한 평균 사진 농도를 0.1씩 증가 또는 감소시킴으로써 조절할 수 있다. 이러한 방법을 특수 환자에게 적용할 수 있으며, 서서히 변화하는 보정 혹은 AEC의 감도를 극복할 수 있다.

AEC의 노출조건표가 도움이 되며 mA, kVp, 예비시간, 센서 선택, 사진 농도 선정을 포함한다.

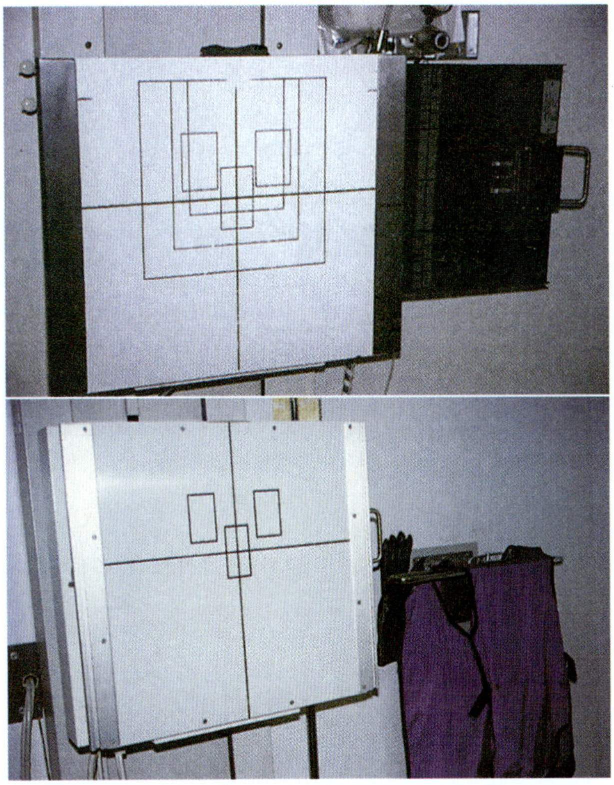

그림 10-18 수직 chest Bucky는 AEC 센서의 위치가 3개의 직사각형으로 대표됨을 나타낸다.

마이크로프로세서는 운영 콘솔에 아주 빈번히 병합된다. 마이크로프로세서 기술자가 계수적으로 kVp나 mAs를 선택할 수 있게 하며, 자동적으로 적절한 mA 영역과 조사시간을 활성화한다. 마이크로프로세서는 부하강하 변합기이며 최대의 mA 선정으로 노출을 시작하고, 노출하는 동안 관전류가 감소되도록 한다. 또한 피사체의 움직임에 의한 흐림을 감소시키기 위해 조사시간을 최소화한다.

환자의 노출 조정을 위해 널리 사용되는 전자 기술을 **APR(anatomically programmed radiography)**이라 한다. APR은 또한 마이크로프로세서 기술에 사용된다. 방사선사가 원하는 kVp와 mAs를 선택하기보다는 그림 10-19와 같은 콘솔, 비디오상의 그래픽이나 터치스크린이 방사선사의 길잡이가 된다.

방사선사는 상을 생성하기 위해 간단히 아이콘을 터치하거나 해부학적 부위와 체형에 따른 처방을 선택하면 된다. 마이크로프로세서는 자동적으로 적절한 kVp와 mAs를 선택한다. 전 과정은 AEC를 사용하며 그 결과 결점이 거의 없는 사진을 만들어 재촬영을 줄일 수

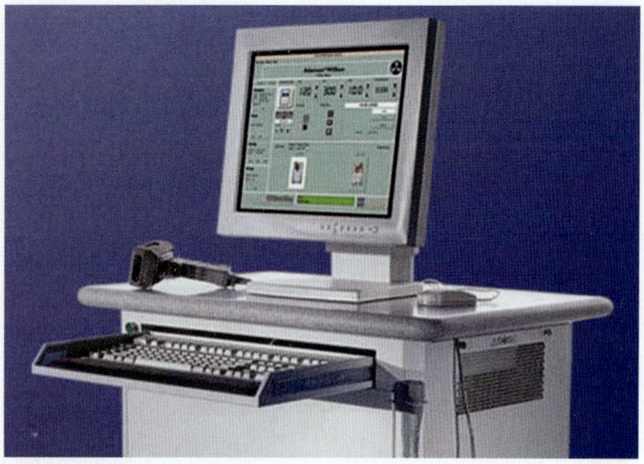

그림 10-19 낮은 뼈대와 AEC를 갖는 APR operating console이 선택된다.

있다. 그러나 포토 타이밍 센서와 관련한 정확한 환자 자세는 고화질의 사진상을 얻기 위해 여전히 중요한 요소로 작용한다.

APR의 원리는 AEC와 유사하다. X선 사진의 조건표가 조절장치의 마이크로프로세서에 저장되어 있다. 서비스 기술자는 설치하는 동안 제어 프로그램을 작동하고 전반적인 시설상태를 위해 노출 제어 회로를 조정한다.

방사선사는 노출하기 전에 부위와 상대적 크기를 선택할 필요가 있다. 그러나 최상의 화질을 위해 노출 전 검사가 최적화될 때까지 프로그램화된 교육을 지속적으로 받아야 한다.

방사선사는 모든 AEC 시스템에서 산란선이 센싱 셀에 도달할 가능성이 있음을 인식할 필요가 있다. 이 셀은 1차 선과 산란선을 구분할 수 없다. 만일 고비율의 산란선이 셀에 도달하면 노출은 미비한 채로 종료된다.

이러한 상황이 발생할 수 있는 고전적인 한 예는 척추 측면검사이다. 환자 후방의 표 top 위에 있는 연고무 조각은 조사야의 모서리에서 발생하는 산란선을 흡수하여 문제점을 교정한다.

단층촬영술

흉부와 복부의 고전적 촬영은 거의 동일한 충실도로 신체의 모든 구조물을 영상화한다. 하지만 이런 구조물은 서로 중첩되어 관심 구조물이 보이지 않는 결과로 나타나기도 하는데, 이러한 현상이 발생할 때 **단층촬영술(tomography)**이라고 하는 과정이 필요하다.

단층검사는 다른 면의 구조물을 흐리게 하면서 관심면 상에 놓인 해부학적 부위만을 묘사하기 위해 설계된다. 관심 조직의 사진 대조도는 그 조직의 위와 아래의 해부학적 구조를 흐리게 함으로써 향상될 수 있다.

대부분의 X선 단층촬영 시스템은 그림 10-20과 같이 고전적 촬영 영상 시스템과 유사하다. 테이블 위의 X선관에 연결되는 수직 봉은 환자 아래의 영상 수용체와 함께 축점에 대해 서로 반대 방향으로 움직인다는 사실을 유의하여야 한다. 이러한 현상은 단층촬영에서 유일하다.

봉의 꼭대기가 한 방향으로 움직임에 따라 봉의 바닥은 반대 방향으로 움직인다. 한 지점에서는 어떤 방향으로도 움직이지 않는다. 이를 축점이라 하고, 축점 높이의 모든 영상은 고정되며 최소의 흐림과 최고의 대조도를 나타낸다.

> 단층촬영의 기본적 장점은 대조도 분해능의 향상이다.

CT와 우수한 대조도 분해능을 가진 MRI가 도입된 이후 고전적 단층촬영술의 사용 빈도가 줄어들었다. 고전적 단층촬영술은 석회화된 신장 결석과 같은 고대조도 검사 과정에 기본적으로 응용된다. 표 10-13은 가장 흔히 사용되는 단층촬영 검사와 대표적인 조건을 열거한다.

가장 간단한 단층검사는 직선형 단층촬영이다. 그림 10-21과 같이 X선관은 직선 단층촬영을 하는 동안 영상

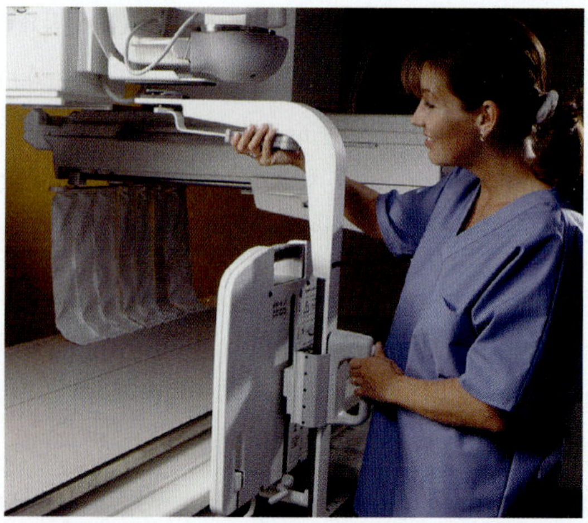

그림 10-20 단층촬영장치는 일반적 목적의 영상 시스템으로 직선운동을 하도록 설계된다.

표 10-13 대표적인 선형 단층촬영 조건

검사	투영	관전압	관전류량	단층 두께
경추	전후면	75	60	3~5 mm
	측면	77	60	2 mm
흉추	전후면	77	80	5 mm
요추	전후면	77	140	5 mm
흉부	전후면	96	80	2~5 cm
정맥 신우조영술(IVP)	전후면	70	140	1 cm
손목	전후면	48	20	2 mm

수용체에 기계적으로 접속하여 영상 수용체가 반대 방향으로 움직일 때 한 방향으로 움직인다.

그림 10-22는 다른 관점에서의 직선형 단층촬영 검사를 나타낸다. 축점은 X선관과 영상 수용체의 움직임에 따라 가상적 중심점이 된다. 축점의 위치는 목적면을 결정하며 이 면에 놓인 해부적 구조만이 선명하게 묘사된다.

그림 10-23은 목적면 내의 해부학적 구조물이 이 면의 상부나 하부에 비해 어떻게 영상화되는가를 보여준다. 검사는 X선관과 영상 수용체가 축점의 반대쪽에 위치할 때 시작되고, 노출은 X선관과 영상 수용체가 동시에 반대 방향으로 움직일 때 시작된다. 목적면상에 놓인 해부학적 구조물의 영상(화살표)은 X선관이 움직이는 동안 영상 수용체의 고정된 위치에 놓일 것이다.

반면 목적면의 상, 하에 놓인 구조물의 영상(공과 박스)은 단층 운동을 하는 동안 영상 수용체상에서 다양한 위치로 재현될 것이다. 공과 박스는 영상 수용체를 횡단하여 움직이기 때문에 흐려지고 각각 반대 방향으로 움직인다.

결과적으로 공과 박스는 흐려지고, 단층촬영각이 클수록 목적면의 상·하 구조물은 더 흐려진다.

목적면과 더 멀리 떨어져 있는 해부학적 구조물은 영상화될 때 더욱 흐려진다.

축점 바깥에 놓인 피사체는 축점으로부터의 거리가 멀어짐에 따라 움직임에 의한 흐림이 증가할 것이다. 그림 10-24와 같이 영상화되는 조직의 두께를 **단층면**이라 하고, 그 두께는 **단층각**에 의해 제어된다.

단층각이 클수록 단층면은 얇아진다.

표 10-14는 단층각과 단층면 두께의 대략적인 관계를 보여준다.

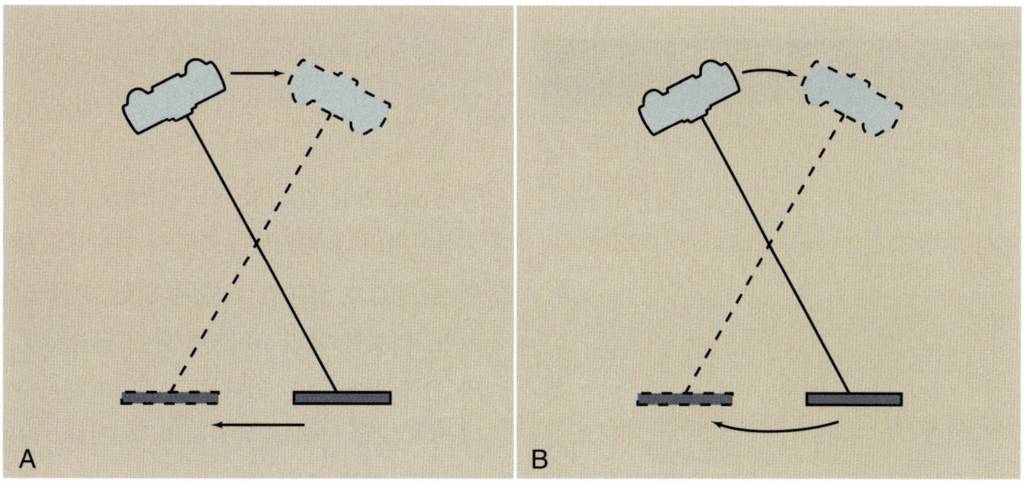

그림 10-21 (A) 일반적 목적의 X선 영상 시스템의 영상 수용체와 tube head는 평면 내에서 단층적으로 움직이도록 설계된다. (B) 원호로 움직이도록 설계된 단층촬영 장치.

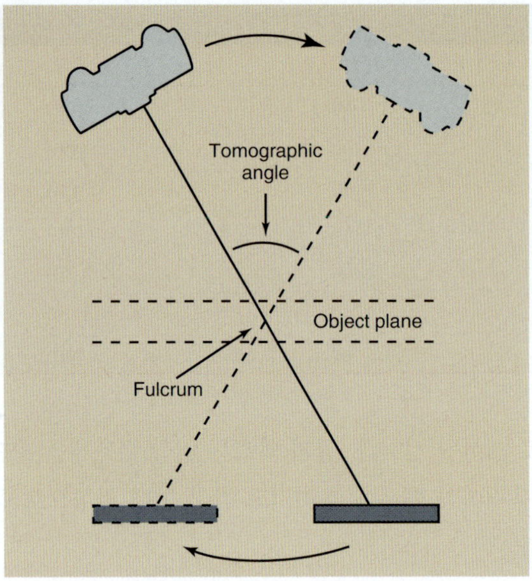

그림 10-22 축점, 피사체면, 단층촬영각의 관계

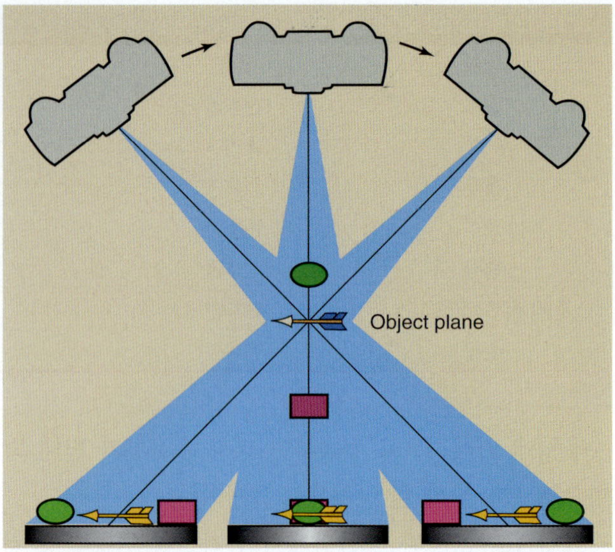

그림 10-23 목적면에 놓인 피사체만 적절히 영상화된다. 목적면 위나 아래의 피사체 필름을 횡단하여 영상화되므로 흐려진다.

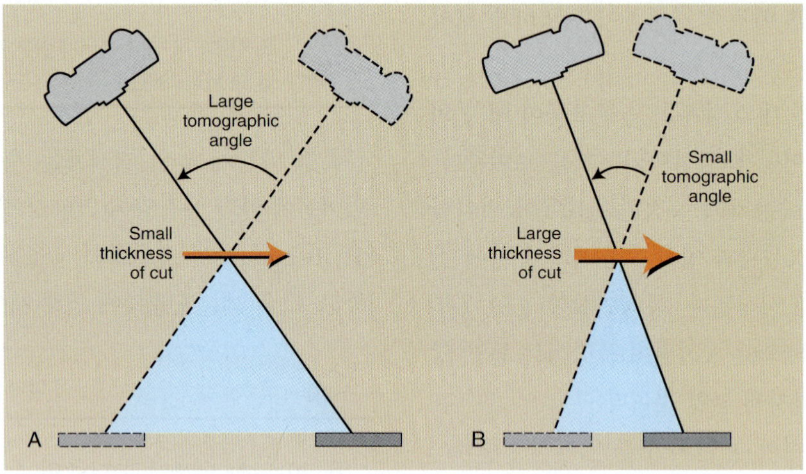

그림 10-24 단층 두께는 단층촬영각에 의해 결정된다. (A) 큰 단층촬영각은 단층면이 얇다. (B) 작은 단층촬영각은 단층면이 두껍다.

표 10-14 단층촬영각의 함수에 따른 선형 단층촬영 시 단층 두께의 대략적인 수치

단층촬영각(°)	단층 두께(mm)
0	무한대
2	31
4	16
6	11
10	6
20	3
35	2
50	1

단층각이 매우 작을 때(예를 들면, 0°), 단층 두께는 완전한 해부학적 구조를 나타내며 일반 촬영과 같다. 단층각이 10°일 때 단층 두께는 약 6 mm이며, 목적면으로부터 약 3 mm 이상 멀리 떨어진 구조물은 흐림이 발생한다.

직선형의 해부학적 구조물의 길이가 X선관 운동과 평행 위치에 놓인다면 흐림이 덜한 영상으로 나타날 것이다. 이것을 그림 10-25와 같이 단층촬영 시험 피사체와 함께 표시한다. 반대로 그림 10-26은 X선관 운동에 대해 수직을 나타내는 직선형 구조물이 어떻게 더 쉽게 흐려지는가를 보여준다.

단층각이 10° 이하이면 단층 두께는 아주 커진다(표 10-14).

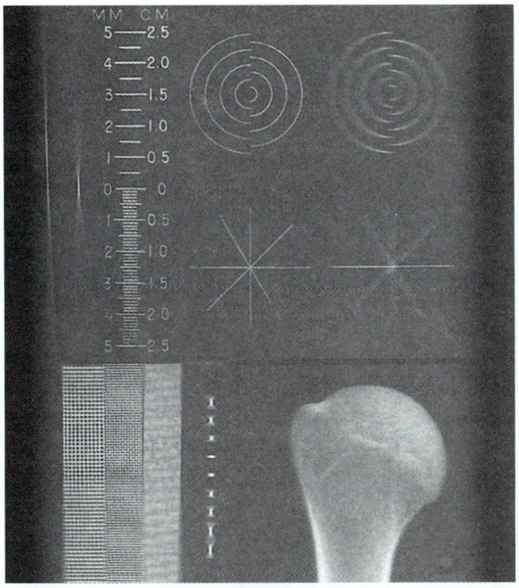

그림 10-25 시험 피사체 영상은 적절히 교정된 정면도를 나타내며 X선관의 움직임에 대해 수직을 나타내는 피사체는 흐림이 증가한다.

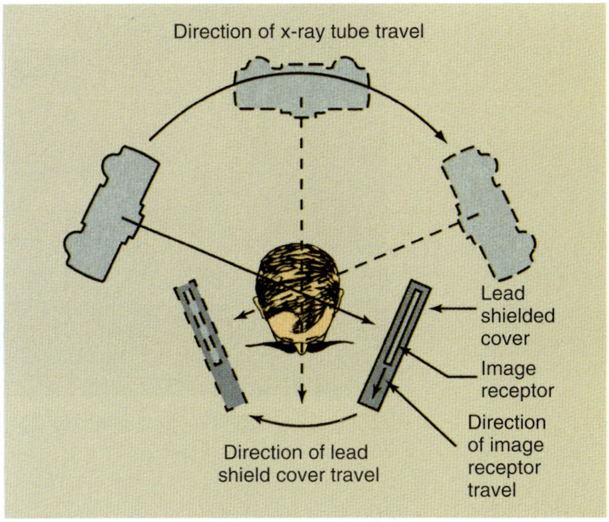

그림 10-27 파노라마 단층촬영을 위한 X선원과 영상 수용체의 움직임

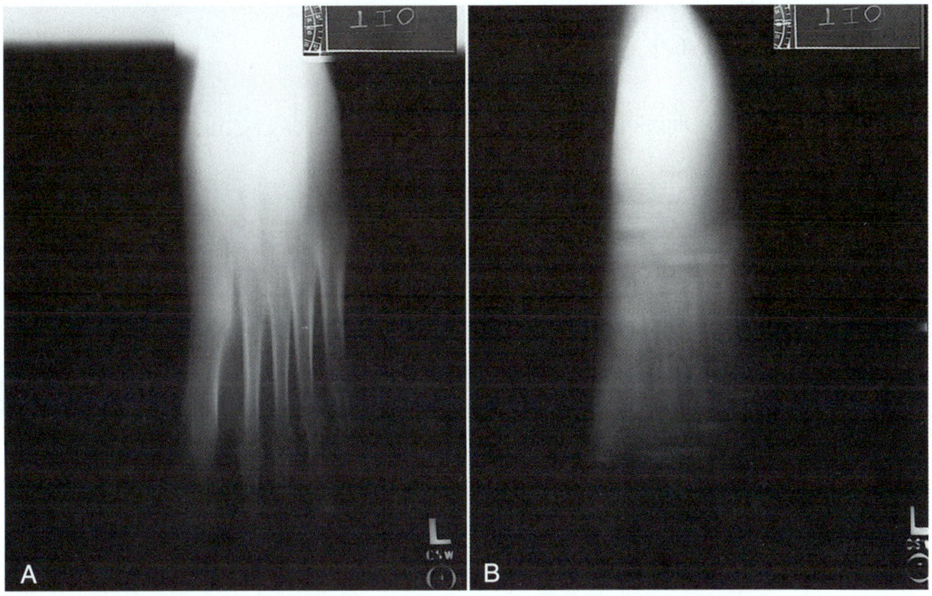

그림 10-26 발 단층촬영은 X선관의 움직임에 의해 얻어진다. (A) 체축에 수평. (B) 체축에 수직.

이러한 형태의 단층촬영은 비교적 큰 지역의 조직을 영상화하므로 대상 *단층촬영술(zonography)*이라 한다. 대상 단층촬영술은 피사체 대조도가 매우 낮을 때 사용되며, 흉부와 신장 검사에 가장 많이 응용된다. 보통 단층촬영각은 5~10°를 사용한다.

파노라마 단층촬영(panoramic tomography)은 신속한 치과 검사를 위해 개발되었으나, 하악과 같은 두부의 곡면 골조직에 진단적으로 점차 응용이 증가되고 있다. 이 과정에서 X선관과 영상 수용체는 그림 10-27에서처럼 두부 주위로 영상 수용체가 움직인다. X선 빔은 슬릿 콜리메이션이 되며, 영상 수용체도 슬릿 콜리메이션이 된다. 영상 수용체는 검사하는 동안 검사 부위의 길이에 따라 수 초 동안 조사되도록 슬릿 콜리메이터 후방에서 횡단한다. 그림 10-28은 임상적 예이다.

단층촬영의 기본적 장점은 사진 대조도의 향상이다. 위나 아래에 있는 조직의 흐림을 통해 단층면 조직의 피사체 대조도가 향상된다.

단층촬영의 기본적 단점은 환자 선량의 증가이다. X선관이 횡단 운동을 하는 동안 수 초가 걸린다. 예를 들어, 1장의 신장 단층촬영(신장 검사)은 10 mGy_t(1,000 mrad)

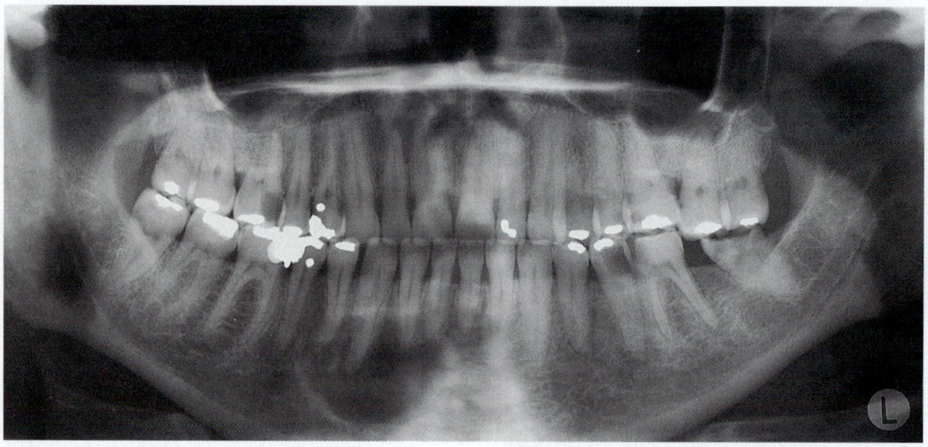

그림 10-28 우측 하악의 결함과 회복을 보여주는 파노라마 단층촬영

의 환자 선량이 조사된다.

더욱이 단층촬영 검사는 관심면의 단층상이 영상화될 수 있도록 여러 번 노출을 요한다. 단층촬영 검사로 16장을 촬영하면 환자 선량은 수 mGy_t(rad)가 될 것이다.

> 단층촬영 시 평행 격자가 사용되며 격자선이 X선관 운동에 따라 동일 방향으로 정렬되어야 한다.

단층촬영과 일반 촬영에서 격자가 사용되는 이유는 동일하다. 선형 단층촬영에서 격자선이 테이블 길이에 수평이 되도록 격자를 위치시켜야 한다.

확대 방사선 촬영

확대 방사선 촬영은 주로 인터벤션 방사선 촬영 방사선사에 의해 이용되는 기술이며 유방촬영에서도 종종 사용된다. 확대 촬영은 작은 구조물을 쉽게 관찰할 수 있도록 한다. 일반 촬영은 OID를 최대 수치로 단축하지만 확대 촬영은 OID를 증가시킨다.

그림 10-29와 같이 확대 촬영을 위해 SID를 고정시키는 반면 OID를 증가시킨다. 확대의 정도는 다음과 같은 **확대율**(magnification factor; MF)에 의한다.

> **확대율**
>
> $$MF = \frac{SID}{SOD} = \frac{\text{영상 크기}}{\text{사물 크기}}$$
>
> 여기에서 *SID*는 선원-영상 수용체 간 거리, *SOD*는 선원-물체 간 거리

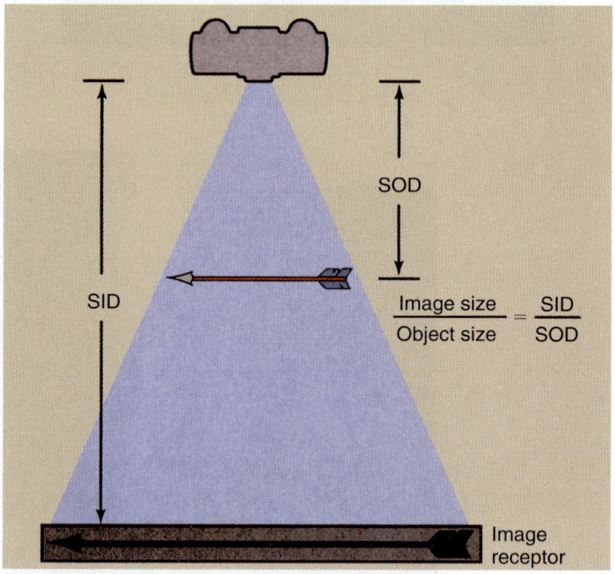

그림 10-29 확대 촬영의 원리. 확대 인자 영상 크기의 비는 피사체 크기와 같다.

질문 : 100 cm SID로 경추늑골근(sella turcica)를 확대 촬영하였다. 이때 피사체는 영상 수용체로부터 25 cm 거리에 있다. 만약 이 영상이 16 mm라면 실제 크기는 얼마인가?

해답 :

$$MF = \frac{100}{(100-25)} = 1.33$$

$$\frac{\text{영상 크기}}{\text{사물 크기}} = MF$$

$$\text{사물 크기} = \frac{\text{영상 크기}}{MF} = \frac{16}{1.33} = 12.0 \text{ mm}$$

확대 촬영은 영상 선예도의 손실을 방지하기 위해 작은 초점을 사용해야 한다. 불필요하게 큰 초점으로부터 야기되는 초점 흐림은 확대 영상의 진단적 가치를 떨어뜨릴 수 있다.

유방확대 촬영 시 보통 격자는 불필요하다. OID를 크게 높이면 많은 산란선이 영상 수용체의 도달하지 못하는 공기-갭의 결과가 일어난다.

확대 촬영의 기본적 단점은 환자 선량의 증가이다. 확대율을 2배로 하기 위해 환자를 X선관과 영상 수용체의 중간에 위치시켜야 한다. 환자 선량은 거리 자승과 비례하여 4배로 증가한다. 실제 대부분의 확대 촬영술은 격자를 사용하지 않으므로 정상 환자 선량의 3배의 결과가 나타난다.

요약

X선 노출조건(kVp, mAs, SID)은 고화질의 사진상을 만들기 위해 방사선사에 의해 조절된다. 노출조건은 X선의 양(X선의 수)과 질, X선 투과력에 영향을 준다. 노출조건의 적절한 선택은 영상의 공간 분해능과 대조도 분해능을 최적화한다.

노출조건은 고화질의 사진을 만들기 위해 해부학적 부위를 노출하는 데 사용되는 조건들의 결합이다. 노출은 다음에 의해 특성화된다: (1) 환자 인자, (2) 화질 인자, (3) 노출조건.

환자 인자는 해부학적 두께, 신체 구성, 존재하는 병변을 포함한다. 방사선사는 신체 구성을 결정하기 위한 방법으로 sthenic, asthenic, hyposthenic, hypersthenic과 같은 체형을 인식하여 적절한 노출조건을 선택해야 한다. 병변이 파괴적이면 방사선 투과성이 되며, 이때 노출조건은 감소한다. 만약, 건설적이라면 방사선 흡수성이 되어 노출조건을 향상시켜야 한다.

화질 인자는 OD, 대조도, 선예도, 왜곡을 포함한다. 사진의 흑화는 log I_O/I로 정의한다. 대조도는 인접 해부학적 구조물의 사진 농도의 차이를 말한다.

고관전압은 저관전압이 높은 대조도 영상을 나타내는 데 비해 낮은 대조도 영상을 만든다. 영상의 선예도는 사진상의 예리한 정도를 말한다. 최고의 선예도를 나타내기 위해 가장 작은 초점을 이용하며, 긴 SID, 작은 OID를 사용한다. *왜곡*은 사진상에서 피사체의 크기와 형태의 잘못된 표현을 말한다.

기본적인 노출조건은 kVp, mAs 그리고 SID이다. 방사선사에 의해 고화질을 일관성 있게 생성하기 위해 고정된 kVp 조건표와 높은 kVp 조건표 등 2개의 조건표가 가장 많이 사용된다. 높은 kVp 조건표는 120~135 kVp의 바륨 검사와 흉부 검사에 사용된다. 고정된 kVp 조건표는 사지 촬영에 약 60 kVp를 사용하며, 몸통 검사에는 약 80 kVp를 사용한다.

AEC를 사용하더라도 X선 노출조건표가 필요하다. APR은 제어장치의 조건표로 프로그램화된 마이크로프로세서 기술을 사용한다. 마이크로프로세서는 자동적으로 적절한 kVp와 mAs를 선택한다.

비록 CT와 MRI가 고전적 단층촬영 검사를 대체해 왔지만 흉부와 신장의 단층촬영이 빈번하게 사용되고 있다. 단층촬영의 목적면은 축점(X선관과 영상 수용체의 움직임에 따른 가상의 중심점)을 포함한다. 단층촬영각은 단층면의 두께를 결정하는 운동 각도이다. 단층촬영의 기본적 장점은 사진 대조도의 향상이다.

확대 촬영은 주로 유방촬영, 뇌혈관, 중재시술의 방사선 촬영에 이용된다.

CHAPTER

11

전산화 방사선 촬영(CR)

Computed Radiography

학습목표

1. 증감지-필름 방사선 촬영에 비해 우수한 전산화 방사선 촬영(CR)의 몇 가지 장점을 설명할 수 있다.
2. 증감지-필름 방식과 전산화 방사선 촬영방식의 촬영 절차의 차이를 설명할 수 있다.
3. 영상판에 저장된 휘진성 형광체와 관련된 특징을 설명할 수 있다.
4. CR 판독기의 사용 특징을 설명할 수 있다.
5. CR과 관련하여 공간 분해능, 대조도 분해능, 노이즈에 대해 설명할 수 있다.
6. CR에서 환자에게 조사되는 선량을 줄이는 방법을 설명할 수 있다.

현재 증감지-필름 방사선 영상(아날로그)은 빠른 속도로 디지털 방사선 영상(DR)으로 대체되고 있다. 디지털 의료 영상은 전산단층촬영(CT)과 자기공명영상(MRI)에서 시작되었다. 디지털 방사선 영상은 1981년 Fuji 사의 전산화 방사선 영상(CR) 영상 시스템에 의해 처음으로 소개되었으며, 그 후 많은 발전을 통해 임상적으로 유용한 정보를 제공하고 광범위하게 사용되고 있다.

최근 CR과 더불어 다양한 형태의 DR 영상 시스템이 의료분야에 소개되고 있다. 다양한 DR 시스템의 이용이 증가하고 있지만, CR의 유용한 특성으로 인해 여전히 많이 사용되고 있다.

이 장은 CR에 대해 설명한다. CR도 DR의 한 형태이기 때문에 DR에 적용될 수 있는 CR의 많은 유용한 정보에 대한 이해도 함께 이루어져야 한다.

전산화 방사선 영상(Computed Radiography:CR)이 등장하기 전에는 증감지-필름 시스템과 관련된 작업의 순서가 그림 11-1과 같이 정립되어 있었다.

증감지-필름 방사선 영상 촬영의 검사는 우선 서류 작업으로 검사를 계획하고 현상액과 정착액을 이용한 영상 생성과정을 통해 실제로 기록된 영상를 진단용으로 생성한다. CR 영상은 이 중 몇 단계를 생략하고, 더 낮은 환자 선량을 통해 우수한 영상을 획득할 수 있다.

전산화 방사선 영상의 영상 수용체

증감지-필름 사진과 전산화 방사선 영상(CR)은 여러 가지 유사점이 있다. 두 방법 모두 영상 수용체로서 보호용 카세트 안에 들어 있는 X선 민감형 판을 이용한다. 이 두 가지 기술은 모든 X선 영상 시스템에서 상호교환 가능하다. 비록 둘다 다른 형태이지만 처리과정을 거치면 가시적으로 보여질 수 있는 잠상을 가지고 있다.

전산화 방사선 촬영(CR) 용어

- IP=영상판(image plate)
- PD=광다이오드(photodiode)
- PMT=광증배관(photomultiplier tube)
- PSL=광자극 발광(photostimulable luminescence)
- PSP=광자극 형광체(photostimulable phosphor)
- SP=인광체 저장소(storage phosphor)
- SPS=저장형 형광체 스크린(storge phosphor screen)

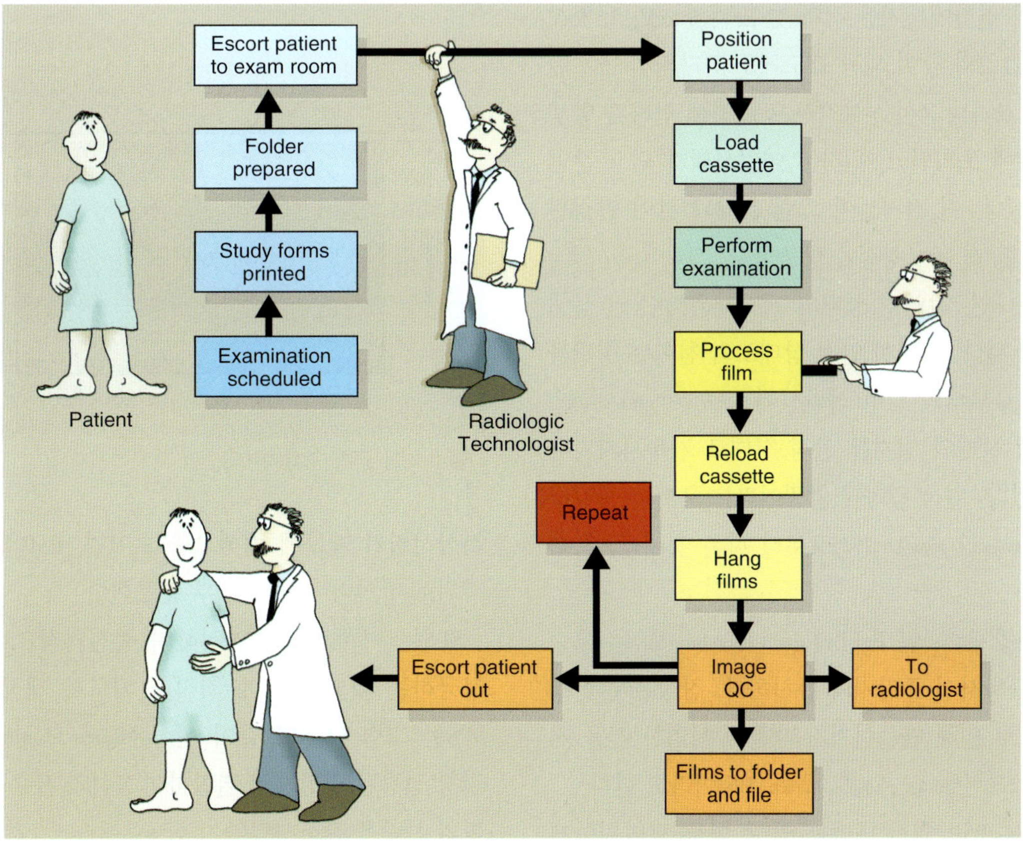

그림 11-1 증감지-필름 방사선 영상의 과정

하지만 유사점은 이것이 전부이다. 증감지-필름 방사선 영상에는 방사선 증감 스크린이 X선의 상호작용에 의해 빛을 방출하는 형광체로 사용된다. 하지만 전산화 방사선 영상에서는 X선 작용으로 인해 준안정 상태로 포획된 전자로부터 영상이 얻어진다.

광자극 발광

BaFBr:Eu 또는 BaFI:Eu와 같은 몇 가지 물질들은 형광체와 마찬가지로 X선 조사에 의해 즉시 약간의 광을 방출한다. 그러나 이것들은 얼마의 시간이 지난 후에도 다른 광자극에 의해 광을 방출할 수 있다. 이러한 과정을 *광자극 발광(photostimulable luminescence; PSL)*이라 한다.

미량의 유로퓸(europium; Eu)이 첨가되며, 활성제로서 PSL의 저장 특성을 가지게 한다. 저장 특성이 나타나지 않기 때문에 필름 방식 증감지의 반응 중심부와 유사하다.

> 사진의 영상형성 방법이 완전히 알려져 있지 않고, 지속적으로 연구 중인 것과 같이, 광자극 발광(PSL)의 물리적 현상도 완전히 알려져 있지는 않다.

BaFBr의 원자번호는 Ba(59), F(9), Br(35)이며 K각 껍질에 대한 전자 결합에너지는 각각 37 keV, 5 keV, 12 keV이다. 그림 11-2와 같이 외곽 궤도체로 전자와의 콤프턴 산란과 광전효과의 X선 상호작용으로 인해 전자가 발생하여 활성체에 포획되고, 원자는 여기상태가 되고 준안정 상태가 된다. 이 전자들이 그림 11-3과 같이 안정된 상태로 천이할 때 가시광선을 방출한다.

시간이 지나면, 준안정 상태의 전자들은 안정된 상태로 돌아가게 된다. 이러한 안정 상태로의 천이는 형광물질을 레이저로부터의 강한 적외선에 노출(760 nm)시킴으로써 준안정 상태의 전자를 안정 상태로 가속시키거나 자극할 수 있다. 결국 *광자극 발광*이라는 용어는 *광자극 형광체(photostimulable phosphor; PSP)*로부터 나온 것이라 할 수 있다.

광자극 형광체(PSP)인 BaFBr(barium fluorobromide)는 그림 11-4와 같이 방사선 증감지와 유사하다. 잠상은 준안정 상태의 전자로 인해 만들어지기 때문에 이러한 것을 저장 형광체 스크린(storage phosphor screen; SPS)이라고 한다.

SPS는 작은 PSP 입자(3~10 μm)들이 빛을 광범위하게 분산시키기 때문에 백색으로 보이며, PSP 입자들은 무작위로 바인더 전체에 고루 분포한다.

SPS는 기계적으로 안정하며 정전기적으로 보호되고 자극하는 빛의 강도에 최적화 되도록 제작된다. 일부 SPS는 그림 11-5와 같이 선섬유(lenear filament)의 형태로 결정 성장된 형광체와 결합하여 X선의 흡수율을 높이고 빛의 산란을 감소시킨다.

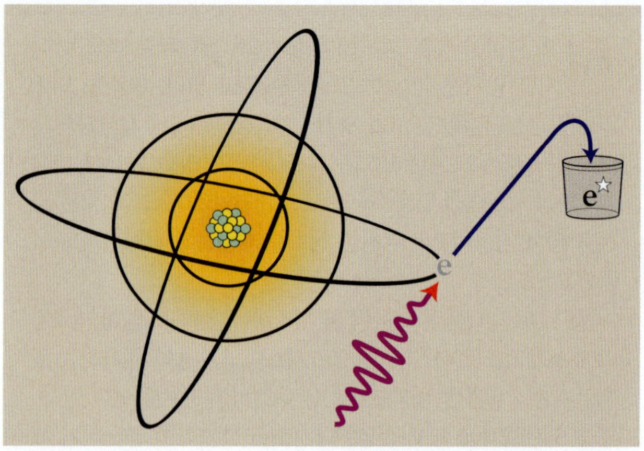

그림 11-2 광자극 발광체와 X선의 상호작용은 원자를 준안정 상태로 만든다.

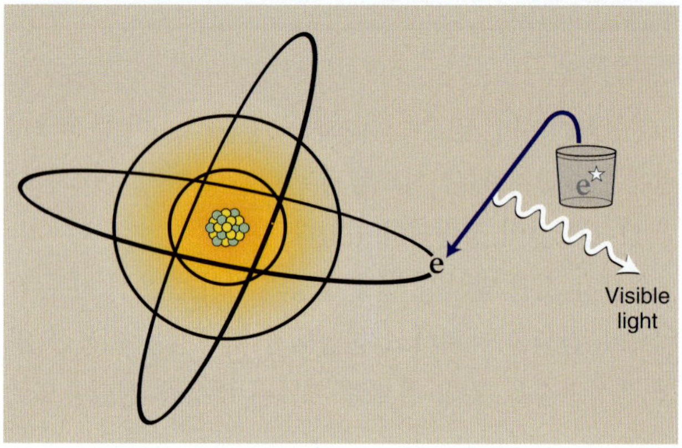

그림 11-3 준안정 상태의 전자가 안정한 상태로 천이할 때 가시광선이 방출한다.

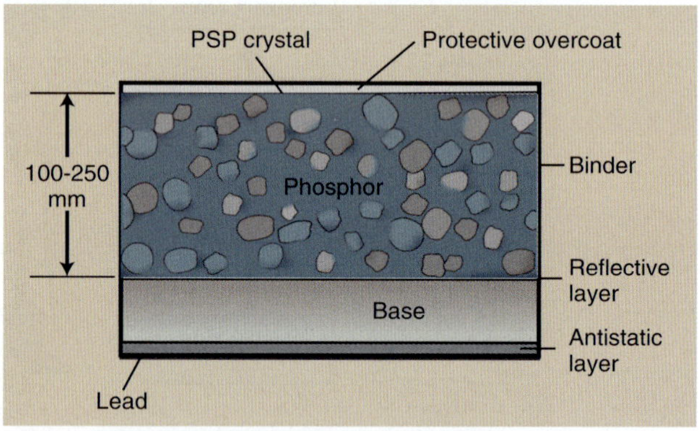

그림 11-4 광자극 인광체(PSP)의 단면

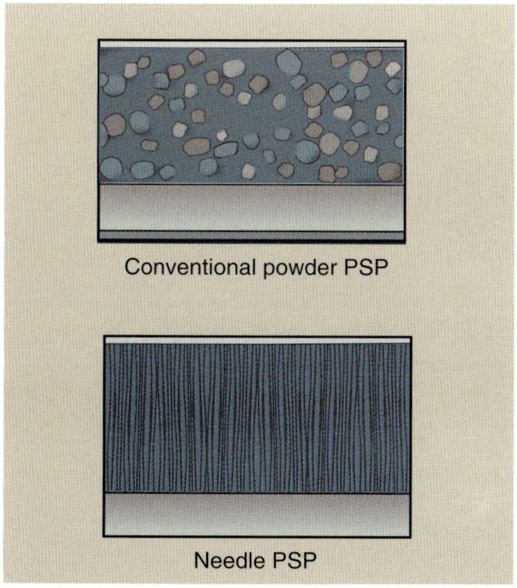

그림 11-5 몇몇 저장형 형광체 스크린은 바늘 모양으로 만들어져 X선의 흡수를 증가시키고 자극 방출의 퍼짐을 제한한다.

영상판

광자극 형광체(PSP) 스크린은 닫히는 카세트 안에 있으며 그림 11-6과 같이 증감지-필름 카세트와 유사한 형태를 가진다. 영상 수용체의 한 형태인 PSP 증감지 카세트를 **영상판**(imaging plate; IP)이라 한다.

CR의 주요 장점은 영상판을 증감지-필름 카세트와 같은 방법으로 조작할 수 있다는 점이다. CR은 증감지-필름 방사선 영상을 대신할 수 있고, 모든 X선 영상 시스템에서 이용할 수 있다. 또한 영상판의 광자극 형광체 스크린은 암실에서 탈부착될 필요가 없으며, 빛이 있는 일상적인 공간에서 다룰 수 있다.

> 전산화 방사선 영상(CR)에서는 암실이 불필요하다.

영상판(IP)는 후방에의 납판을 가지고 있어 후방산란 X선을 감소시켜 영상 수용체의 대조도를 개선한다.

광자극 방출

열형광 선량계(TLD)와 광자극 발광계(OSL)는 개인 방사선 모니터링에서 사용되는 주요한 방사선 계측기이다(제27장 참조). TLD 물질의 결정체가 가열되었을 때 빛이 방출하는 반면, OSL 물질의 결정체는 광조사되었을 때 빛을 방출한다. PSL은 이 OSL과 유사하다.

과정은 광자극 발광(PSL) 신호 생성과 관련이 있는데, 그림 11-7과 같이 시작된다. X선을 PSP에 조사하면 전자의 여기로 준안정 상태가 된다. 이때 약 50%의 전자가 즉시 안정 상태로 천이하며 빛을 방출한다.

남아 있는 준안정한 전자들은 시간이 지나면 안정 상태로 천이한다. 따라서 조사 후 빠른 시간 내에 영상판(IP)을 읽어야 하며 약 8시간이 지나면 사라진다.

영상 생성에 있어서 다음 단계는 그림 11-8과 같은 자극 단계이다. 약 50~100 μm 직경의 초점화된 레이저가 조사되며 레이저의 강도가 강해지면 출력신호 또한 증가한다.

> 레이저 빔의 직경은 CR 영상 시스템의 공간 분해능에 영향을 준다.

레이저 빔에 의해 방출된 빛은 PSP 내부에서 퍼지게 되고 퍼짐의 양은 PSP의 두께에 따라 증가한다.

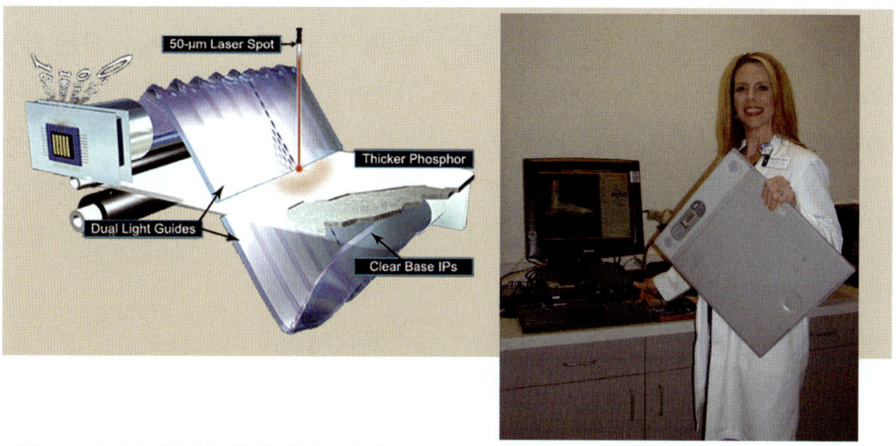

그림 11-6 전기적 판독기에 삽입을 위해 준비된 전산화 방사선 영상판

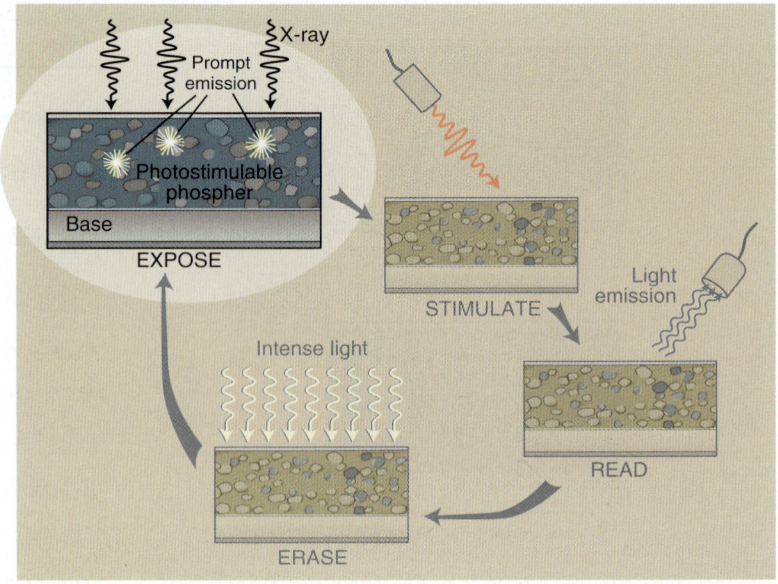

그림 11-7 *조사*: X선 기반의 이미지 형성을 위한 신호를 일으키는 첫 과정

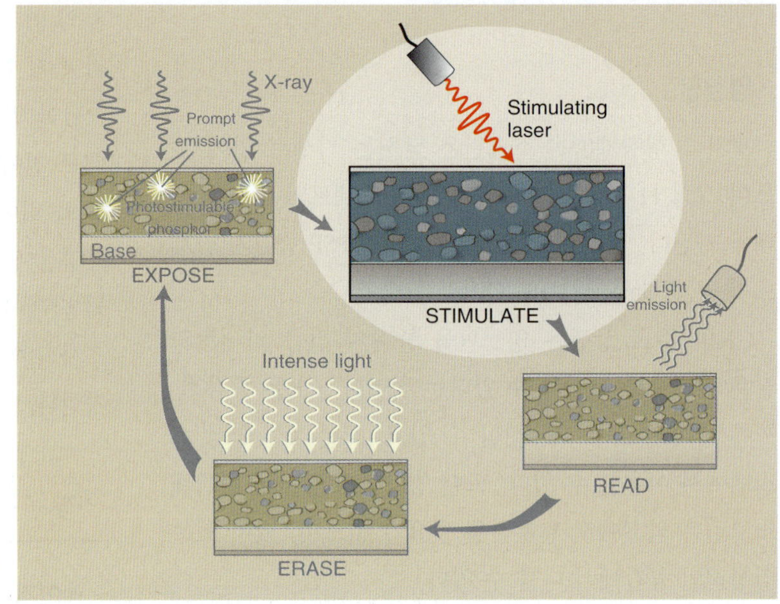

그림 11-8 *자극*: 적외선 레이저 광선이 광자극 형광체와 상호작용한 잠상 이미지의 결과의 자극

그림 11-9는 방출된 빛을 읽어 들이는 세 번째 단계로 영상 형성과정을 보여준다. 레이저 빔은 준안정한 전자를 자극한다. 이 전자들은 안정 상태로 천이하면서 더 짧은 파장을 갖는 파란색 부분의 가시광선을 방출한다. 잠상은 이 과정을 통해 볼 수 있는 영상으로 변환된다.

(1) 방출된 빛의 산란 결과와 (2) 광 검출기의 수집 효율로 인해 일부의 신호 손실이 발생한다. 광다이오드(PD)는 CR의 광 검출기 중 하나로 이용된다.

PSL 신호 생성의 마지막 단계는 그림 11-10과 같다. PSL 신호 획득의 과정 동안 모든 준안정한 전자가 안정된 전자로 완전히 변화하지는 않고 몇몇 전자는 그대로 남아 있다.

잠상 이미지가 남아 있다면, 다음에 영상판(IP)을 이용할 때 잔상(ghosting)이 남는다. 모든 잠상 이미지는 특별히 만들어진 강력한 백색광 램프를 이용하여 제거한다.

레이저 빔이 광자극 형광체의 각 부분을 충분한 시간 동안 자극하여, PSP의 모든 잔상을 제거할 수 있다. 그러나 이 경우 매우 긴 처리시간이 필요하다.

> 영상판은 지우는 과정이 끝나고 빠른 시간 내에 사용되어야 한다.

PSP를 자극하는 강한 레이저는 그림 11-11과 같이 단

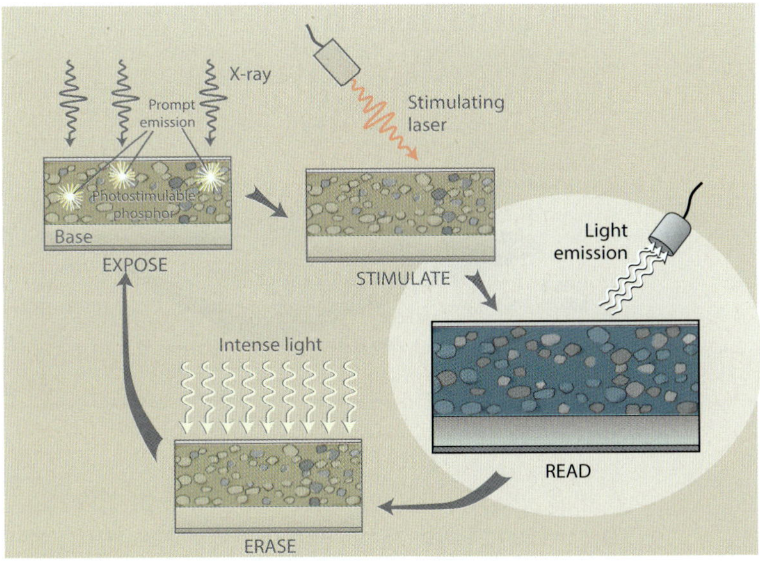

그림 11-9 *판독*: 자극 이후 방출되는 빛 신호들이 탐지되어 측정된다.

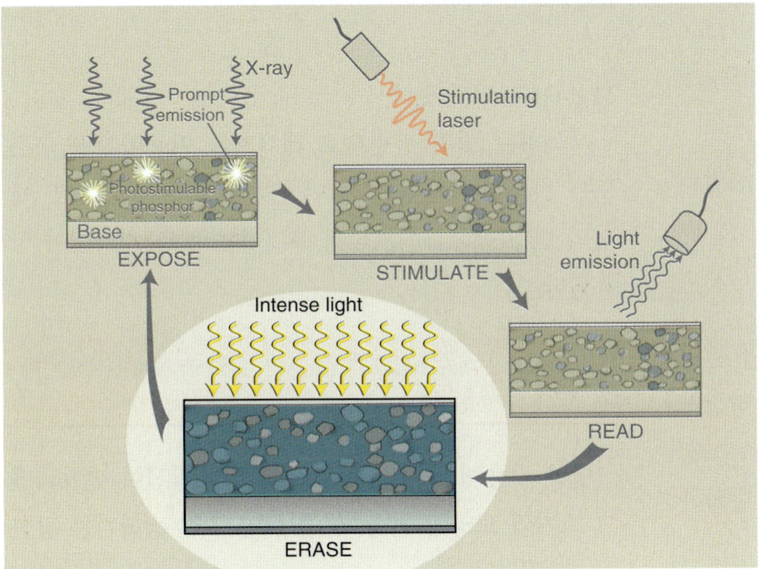

그림 11-10 *제거*: 재사용을 위해서 잔여 불안정한 전자들은 빛에 의해 안정 상태로 천이한다.

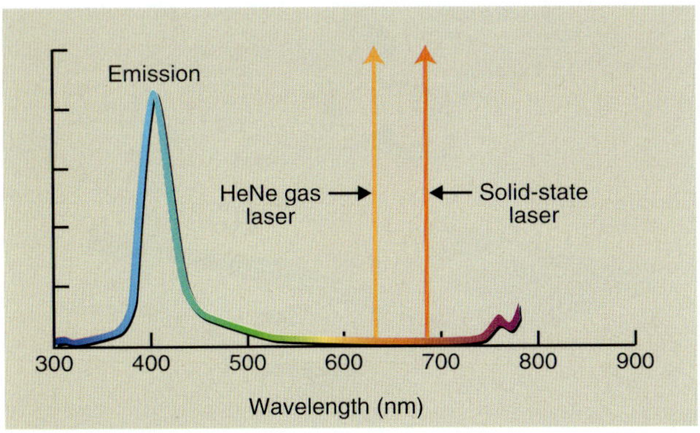

그림 11-11 레이저 광선은 단색인 광자극 형광체를 자극하기 위해 사용된다.

색을 나타낸다. HeNe 가스 레이저가 PSP를 자극하는 광원으로 사용되었지만, 현재 대부분 고체 레이저로 대체되고 있다.

자극의 결과로 방출되는 빛은 다색의 스펙트럼을 포함한다. 방출된 빛은 자극하는 빛의 강도보다 몇 배 이상 낮다. 이는 전체 과정에 있어서 개선되어야 하는 부분이다.

고체 레이저는 더 긴 파장의 빛을 만들기 때문에 방출선을 방해하지 않는다. 그렇지만 중첩되어 있는 빛을 제거하고 오직 방출된 빛만 광증배관에 도착할 수 있도록 하기 위해서는 광학 필터가 필요하다.

전산화 방사선 영상(CR) 판독기

그림 11-12의 상용화된 CR 판독기는 필름 현상기와 매우 유사하다. 필름 현상기는 화학적 과정을 이용하는

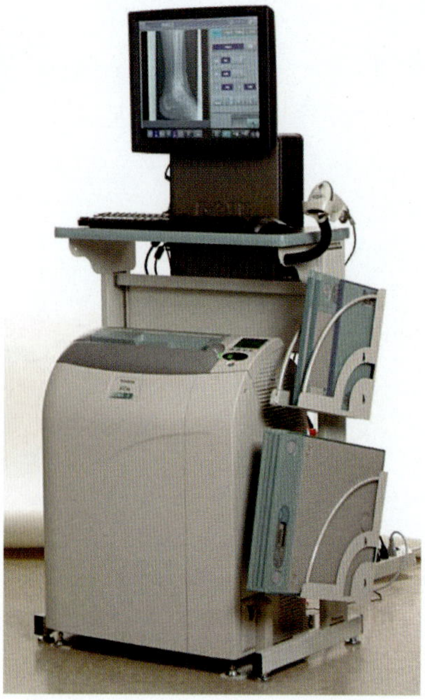

그림 11-12 전산화 방사선 영상(CR) 판독기는 기계, 광학, 컴퓨터 모듈의 결합이다.

반면, CR 판독기는 기계, 광학, 컴퓨터 모듈의 결합으로 볼 수 있다.

기계적 특성

CR 카세트가 판독기에 들어갈 때, 영상판(IP)만 분리되어 정밀 구동부로 들어간다. 이러한 구동부는 영상판을 긴 축 방향으로 지속적으로 천천히 움직인다(저속 스캔). 속도의 작은 변화는 끈형 인공물(banding artifact)을 형성하기 때문에 모터는 정속으로 움직여야 한다.

영상판이 저속으로 이동하는 동안, 그림 11-13과 같은 회전하는 다각형 모양의 거울이나 진동형 거울과 같은 편향장치가 레이저 빔이 영상판을 가로질러 좌우로 움직이도록 하는 것을 고속 주사 모드라고 한다.

이를 작동시키는 기계장치들은 연동되어 있기 때문에 구동부가 움직이는 동안에는 레이저 빔은 차단된다. 동작과정의 오류는 화소가 나타내는 값의 일부분이 된다. 전산화 방사선 영상 판독기의 오류가 임계치를 초과한다면 영상의 가장자리가 '물결모양(wavy)'처럼 보여진다.

광학적 특성

CR 판독기에서 레이저와 빔 형성 광학기구, 광 수집 광학기구, 광 필터, 광 검출기와 같은 것들이 광학적 하부 시스템의 요소이다. 이러한 구성요소들은 그림

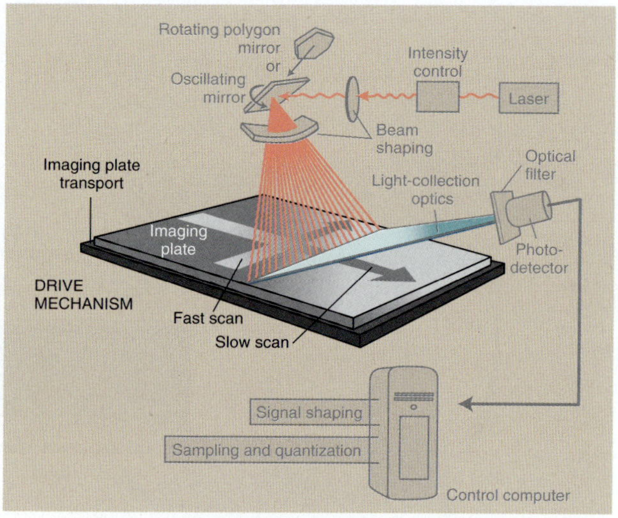

그림 11-13 CR 판독기의 구동부는 영상판의 긴 축 방향으로 천천히 움직이는 반면, 진동하는 편향 거울은 레이저 빔이 IP를 가로질러 빠르게 지나가도록 움직인다.

11-14에 나타나 있다.

자극하는 빛의 광원으로 레이저를 이용하지만 회전 또는 진동 반사체를 향해 이동할 때 퍼지기 때문에, 광선의 반경(< 100 μm)을 작게 유지하는 렌즈 시스템이 사용된다.

> 작은 레이저 빔의 크기는 공간 분해능을 높게 유지하는 데 꼭 필요하다.

영상 수용체 영상판(IP)으로 레이저 광선이 편향되면 그 크기와 모양이 변한다. 빔 모양 조절 광학기는 광선

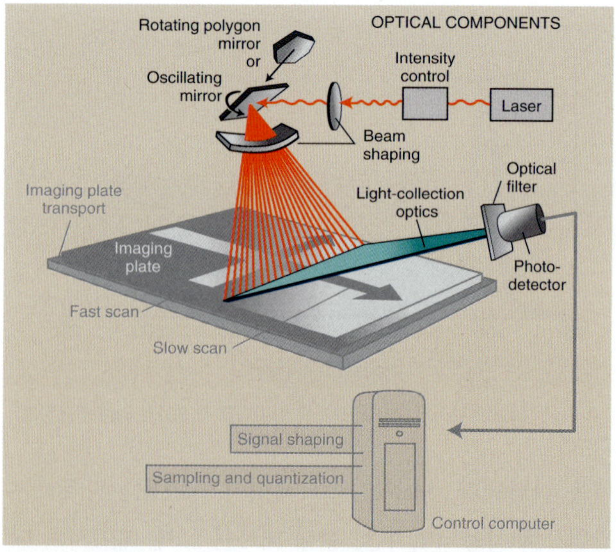

그림 11-14 전산화 방사선 영상(CR) 판독기의 광학적 구성요소와 광학경로가 강조되었다.

크기와 모양, 속도, 강도를 조절한다.

영상판에서 발생한 빛은 광증배관(PMT)이나 광다이오드(PD), 전하결합소자(CCD)와 같은 광 검출기에 연결된 광섬유 수집 장소로 이동한다. 빛은 광 검출이 일어나기 전에 파장이 긴 빛이 여과되어 도달하지 못하게 된다. 이 경우 방출된 빛은 신호가 되고 자극을 주는 레이저 광선은 노이즈(noise)가 된다. 따라서 적절한 여과는 신호 대 잡음비(SNR)를 높이게 된다.

컴퓨터 제어

광 검출기의 출력은 시간의 변화에 따른 아날로그 신호이고 그림 11-15와 같은 다양한 기능을 갖는 컴퓨터 시스템으로 전달된다.

광 검출기에서 나오는 시간 변화에 따른 아날로그 신호는 최종 영상이 생성되기 전에 진폭, 크기, 압축률에 따라 처리된다. 또한 아날로그 신호는 적절한 샘플링(시간 사이의 샘플), 양자화(각 샘플들의 값)으로 디지털화된다.

> 샘플링과 양자화는 아날로그에서 디지털로의 변환(ADC) 과정이다.

영상 버퍼는 주로 하드 디스크이며, 해석을 위한 워크스테이션이나 기록 저장 컴퓨터로 보내지기 전에 완성된 이미지가 일시적으로 저장되어 있는 장소이다.

전산화 방사선 영상(CR) 판독기의 컴퓨터는 스캔 속도를 조절하며 이를 위한 컴퓨터의 기본 속도는 기가헤르츠(gigahertz; GHz)이다.

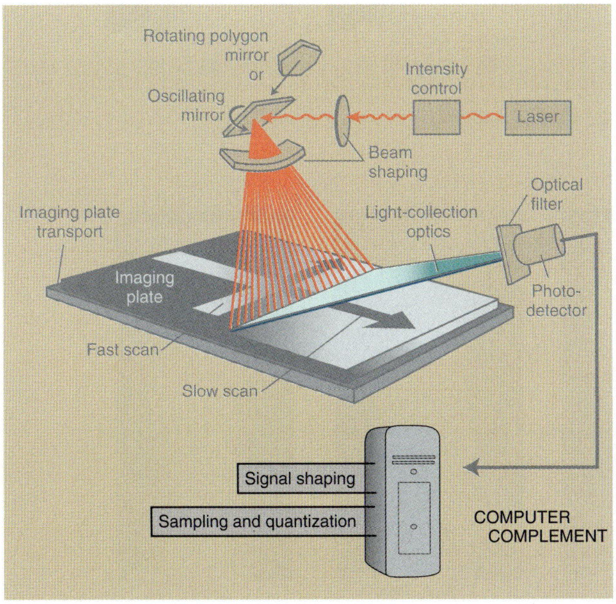

그림 11-15 CR 판독기의 컴퓨터는 신호 증폭, 신호 압축, 스캔 제어, 아날로그-디지털 전환, 이미지 버퍼링 등을 담당한다.

영상 특성

CR은 증감지-필름 영상화와 크게 다르지 않다. 카세트는 잠상을 생성하기 위해 기존의 X선 영상 시스템으로 촬영한다. 카세트는 판독기에 들어가고 잠상이 가시화된다. 유사한 점은 이것이 전부이다.

의료영상에서의 4가지의 주요 특성은 공간 분해능과 대조도 분해능, 노이즈(noise), 인공물(artifact)로 구성되어 있다. 이러한 특성들은 CR을 포함하며 모든 디지털 방사선 촬영에서 증감지-필름 영상과 다른 차이점을 나타낸다. 이것에 대한 논의는 다른 장에서 다루어질 것이다.

영상 수용체 응답 함수

증감지-필름 영상의 특성 곡선은 제10장에서 자세하게 설명하였다. 그림 11-16은 CR 영상 수용체의 특성 곡선을 나타낸다. CR과 DR에서는 특성 곡선보다는 **영상 수용체 응답 함수(image receptor response function)**라고 한다.

그림 11-16은 CR과 증감지-필름 영상 수용체의 몇 가지 차이점을 나타낸다. 증감지-필름의 응답은 광학밀도(OD)가 3차수(1,000)의 대수함수이므로 0~3의 광학밀도 영역을 나타낸다. 증감지-필름 영상은 뷰 박스에서

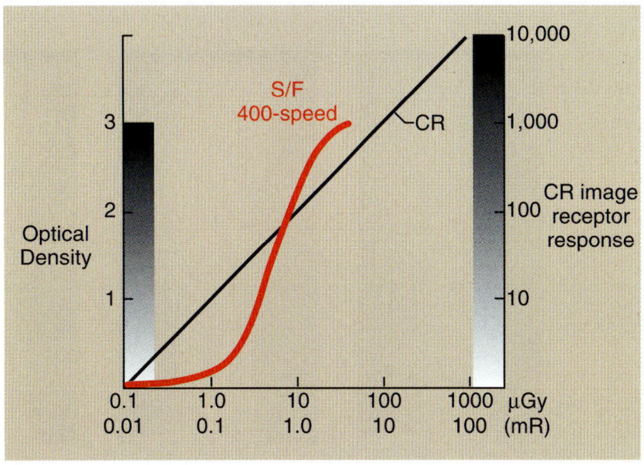

그림 11-16 CR 영상 수용체의 응답이 증감지-필름형 방사선 촬영의 특성 곡선과 함께 표시되었다.

약 30단계의 명암만을 표시할 수 있는 반면, 매우 넓은 관용도의 전산화 방사선 영상은 10,000개의 명함값(gray scale)을 가질 수 있으며 후처리를 통해 가시적으로 표현된다.

증감지-필름 방사선 영상을 위해서는 적절한 방사선 촬영 기술과 조사조건이 필수적이며, 그림 11-17과 같이 과조사와 저조사는 원하지 않는 영상의 결과로 나타날 수 있다.

CR에서 방사선 촬영 기술이 크게 요구되지 않는 이유는 40단계의 방사선 조사조건에서 대조도가 거의 변하지 않기 때문이다. 그림 11-18은 그림 11-17과 같은 조건에서 획득한 CR 영상을 나타낸다.

> 14비트 전산화 방사선 영상은 16,384개의 명암을 표현할 수 있다.

영상 노이즈

증감지-필름이나 CR 영상 수용체에서와 마찬가지로 방사선 영상에서 노이즈의 원인은 산란선이다. 상자 11-1에 증감지-필름 영상의 노이즈(image noise) 원인을 나열하였다.

CR에서의 영상 노이즈는 상자 11-1의 모든 원인을 포함하고 상자 11-2에 나타낸 원인도 추가된다.

CR 노이즈 원인은 매우 낮은 조사선량에서만 문제가 된다. 새로운 CR 시스템은 좀 더 낮은 잡음 수준을 가지고 있고 부가적으로 환자 선량을 줄일 수 있다.

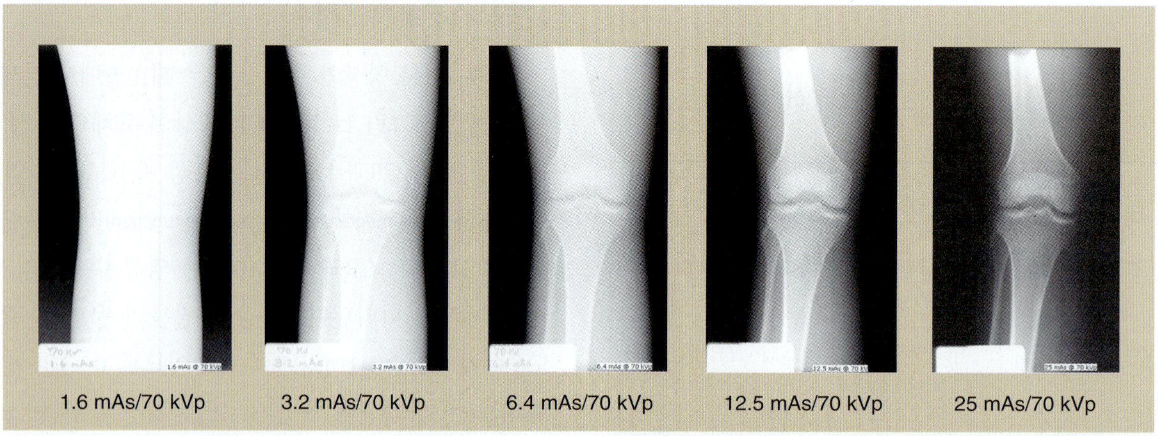

그림 11-17 증감지-필름형 영상 수용체의 부적절한 방사선 사진 기술은 부적절한 영상으로 나타난다.

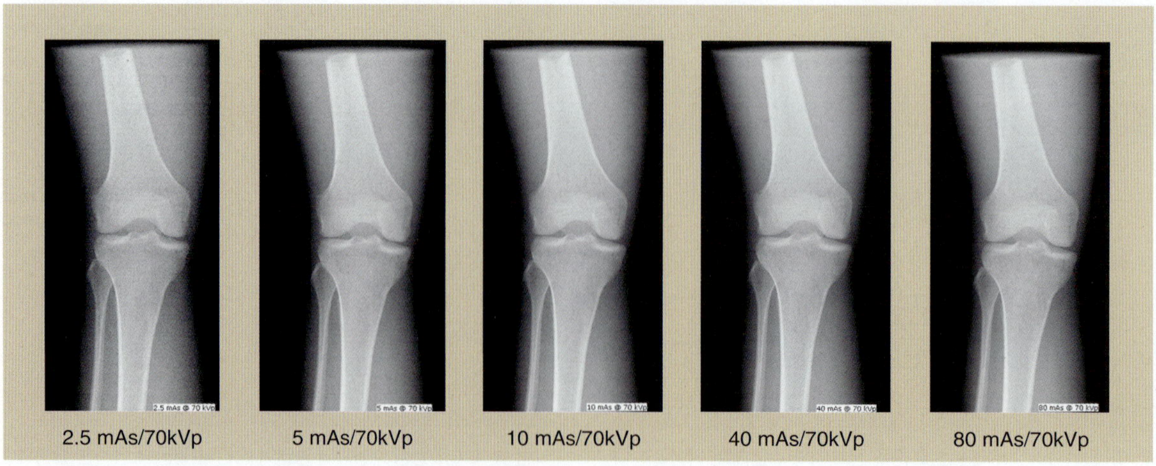

그림 11-18 그림 11-17과 같은 기법으로 촬영한 CR 영상이다.

상자 11-1 증감지-필름 시스템에서 영상 노이즈의 근원

- 양자 노이즈
- X선 양자 흡수
- X선 양자 산란
- 시간에 따른 잠상의 감소
- 영상 수용체 노이즈
- 형광체 구조
- 형광체 입자 크기
- 형광체 입자 크기의 분포
- 보호층, 반사층, 차단막

상자 11-2 CR에서 영상 노이즈의 근원

기계적 결함
- 느린 스캔 드라이버
- 빠른 스캔 드라이버

광학적 결함
- 레이저 강도 조절
- 자극 레이저 광선의 산란선
- 스크린으로부터 나오는 광자
- 광자 수집

컴퓨터적 결함
- 전자적 노이즈
- 부적절한 샘플링
- 부적절한 양자화

환자 특성

방사선 선량

그림 11-16의 좌측 낮은 영역의 선량에 대한 응답 특성은 그림 11-19와 같다. 약 0.5 mR(5 μGy_a) 이하의 조사선량에서 감도 400 증감지-필름 시스템과 비교했을 때 CR은 좀 더 우수한 감도를 갖는다. 따라서 전산화 방사선 영상에서는 더 낮은 환자 선량이 가능하다.

저선량에서 영상의 노이즈가 없다면 CR로 환자 선량을 감소시킬 수 있다. 즉 "kVp는 대조도를 결정한다"와 "mAs는 광학적 감도(OD)를 결정한다"는 기존의 접근은 CR에서는 적용되지 않는다. CR 영상은 방사선의 노출에 거의 관계없이 일정하기 때문에 높은 kVp와 낮은 mAs에서 부가적으로 환자 선량을 감소시킬 수 있다.

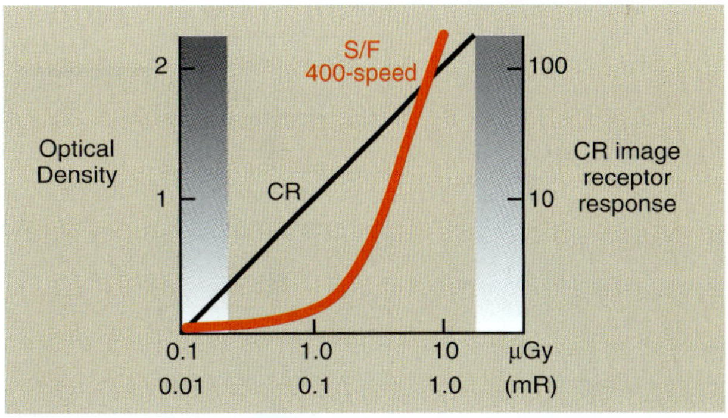

그림 11-19 위 영역의 영상 수용체 응답곡선(image receptor response curve)은 CR을 이용할 때 환자 피폭선량을 감소시킬 수 있는 가능성을 보여준다.

표준 작업량

전산화 방사선 영상은 증감지-필름에 비해 넓은 노출 관용도를 갖기 때문에 재촬영 검사가 거의 없으며, 대조도 분해능이 향상되어 환자 조사선량도 줄어든다.

> CR은 증감지-필름 영상에 비해 더 낮은 선량 기술을 구사할 수 있다.

그림 11-20과 같이 CR 촬영에서 방사선사들은 그림 11-1에 나타난 작업과정 중 하나의 단계를 줄일 수 있다. 즉 CR 판독기가 자동이고 영상판의 재사용이 가능하기 때문에 필름을 교체할 필요가 없다.

요약

디지털 방사선 영상(DR)은 1980년대 초에 전산화 방사선 영상(CR)의 등장으로 처음 소개되었다.

CR은 광자극 발광(PSL) 현상을 이용하는 것으로 X선이 저장형 광판(SPS)과 상호작용하여 전자들을 준안정 상태로 여기시켜 잠상을 형성한다. CR 판독기에서는 레이저 광선 자극을 통해 준안정 상태의 전자들을 방출하여 잠상을 가시화한다.

기저 상태로 돌아간 전자들은 X선의 세기에 비례하여 단파장의 빛을 방출하는데, 이 방출된 빛신호가 디지털화되어 의료영상으로 재구성된다. 각 CR 픽셀 값은 선형적 특성 곡선과 10,000단계의 명암도를 나타낸다. 넓은 관용도는 환자 선량을 줄이고 대조도를 향상시킨다.

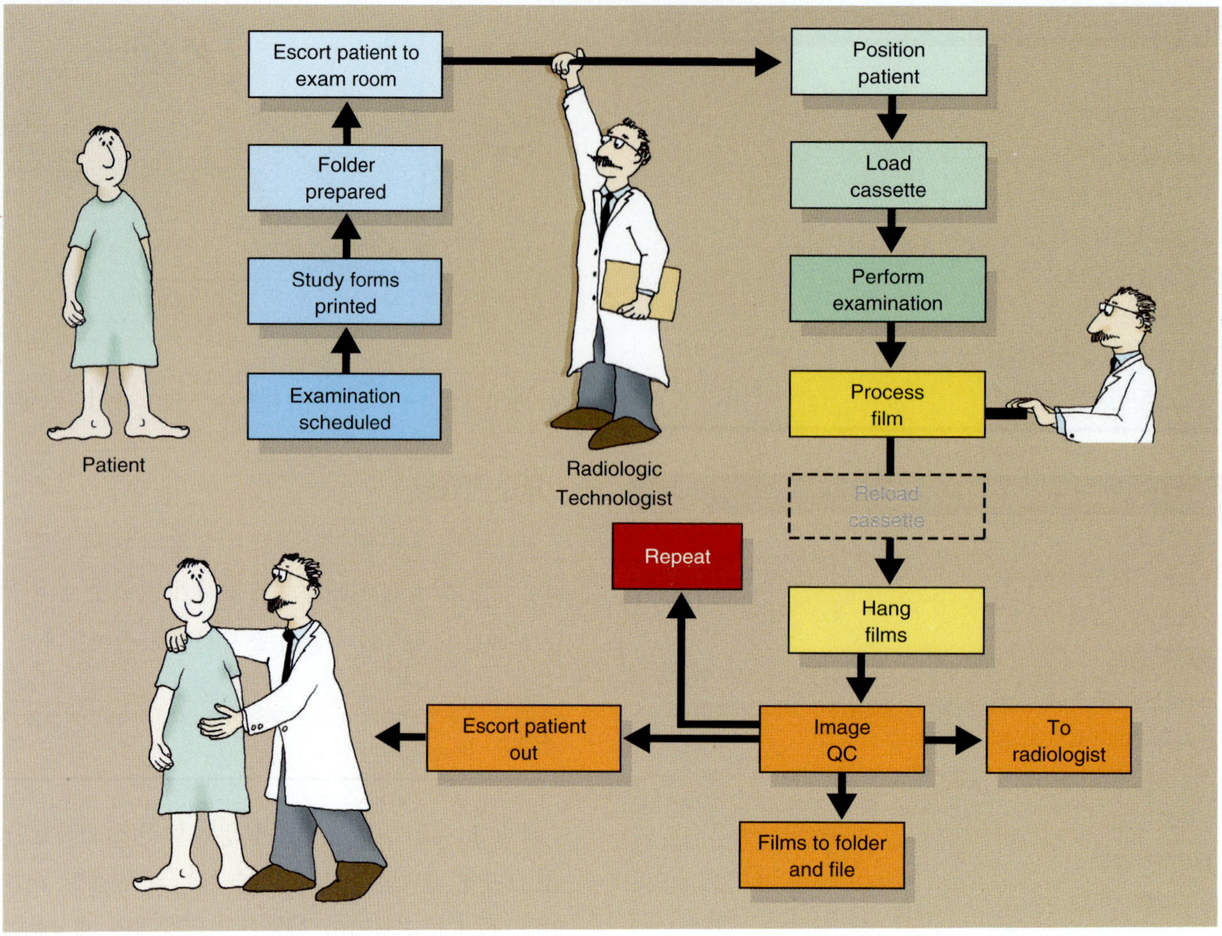

그림 11-20 증감지-필름에서 전산화 방사선 영상(CR)으로의 변화는 촬영 과정에서 한 단계를 줄일 수 있다.

CHAPTER 12

디지털 방사선 촬영(DR)

Digital Radiography

학습목표

1. 5가지의 디지털 방사선 촬영 모드를 알 수 있다.
2. 직접 및 간접 방식의 디지털 방사선 촬영 기술을 비교할 수 있다.
3. 다양한 종류의 디지털 방사선 영상 시스템에서 광자 검출, 결합, 수집의 단계를 설명할 수 있다.
4. 디지털 방사선 영상 검출기에 사용되고 있는 실리콘, 셀레늄, 요오드화 세슘, 황산 가돌리늄 등에 대해 설명할 수 있다.

최근 방사선 의료영상은 기존의 증감지-필름 방식에 비해 많은 장점을 갖는 디지털 영상 촬영기술로 전환되고 있다. 증감지-필름 방식은 화학적 작용이 필요하기 때문에 검사 완료까지 많은 시간이 소요되며, 필름에 영상이 기록된 후에는 영상을 개선할 수 없는 단점이 있다.

즉 방사선 검사가 완료되면 필름 영상은 이후에 다시 이용할 수 있도록 하드 카피 필름으로 분류되어 옮겨져 저장되며, 이러한 필름 영상은 동일한 시간, 장소에서만 다시 확인할 수 있다.

이 문제점들은 디지털 방사선 영상(digital radiography; DR)을 통해 해결할 수 있다. 본 장에서는 DR의 다양한 방법에 대해 알아보고, 다음 장에서는 DR에 관한 최신 정보와 영상 획득 방식, 품질관리 평가에 대해 알아볼 것이다.

앞장에서 디지털 영상을 만들기 위한 다양한 방법들이 소개되었으며, 디지털 방사선 촬영에 대한 특징과 분류는 그림 12-1과 같다.

> 디지털 방사선 촬영(DR)은 시간적, 공간적, 사용자 측면에서 아날로그 영상보다 효과적이다.

다양한 종류의 디지털 방사선 영상 시스템은 획득요소, 결합요소, 수집요소로 구분하여 분류할 수 있다.

획득요소는 X선 에너지를 검출하는 것과 관련 있으며, 전산화 방사선 촬영(CR)에서는 광자극 형광체가 획득요소로 사용되는 반면, 디지털 방사선 촬영(DR)에서는 주로 요오드화 나트륨(NaI), 요오드화 세슘(CsI), 황산 가돌리늄(GdOS), 비정질(armorphous) 셀레늄(a-Se)이 사용된다.

결합요소는 X선 발생 신호를 수집요소에 전달하는 방법으로 렌즈나 광학섬유결합, 결합층 또는 비정질 셀레늄 등을 들 수 있다.

수집요소로는 광다이오드, 전하결합소자(CCD), 박막트랜지스터(thin film transistors; TFT) 등이 사용된다. 광다이오드와 CCD는 빛에 반응하는 소자로 광자를 수집하고 전하 반응 소자인 TFT 소자는 전자를 수집한다.

스캔 투영 방사선 영상

그림 12-2와 같은 스캔 투영 방사선 영상(SPR)은 3세대 CT가 개발된 직후 환자의 위치잡이를 좀 더 용이하게 할 목적으로 CT 제조업체에 의해 개발되었다. 현재 SPR은 모든 다채널 나선형 전산단층촬영(multislice spiral CT) 장치에서 사용되고 있다.

전산단층촬영(CT) 장치 제조업체에서는 이러한 과정을 다양한 상표 이름으로 제공하고 있다. X선관이 회전하는 동안 환자는 CT 검사대에서 자세를 잡게 되고 그 후 갠트리로 이동된다. 이때 X선관과 검출기 배열은 서로 고정된 상태에서 회전한다. 그 결과 그림 12-3과 같은 DR 영상이 생성된다.

1980년대부터 1990년대 초까지 SPR은 그림 12-4와 같이 흉부 DR로만 발전되었다. SPR의 주요 장점은 펜빔(fan-beam)과 산란선을 제거하기 위한 조준기를 이용하여 영상의 대조도를 향상시킬 수 있다는 점이다.

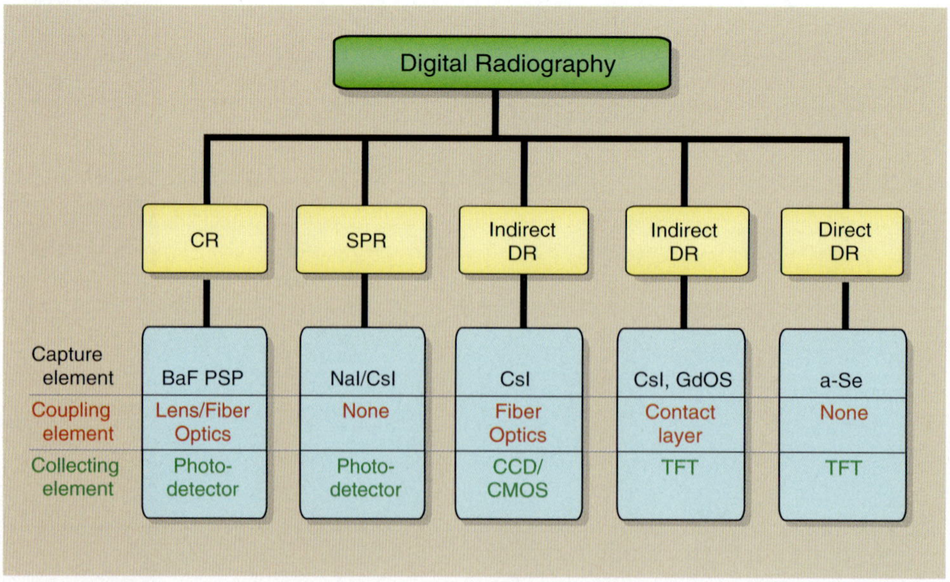

그림 12-1 디지털 방사선 촬영(DR)의 분류

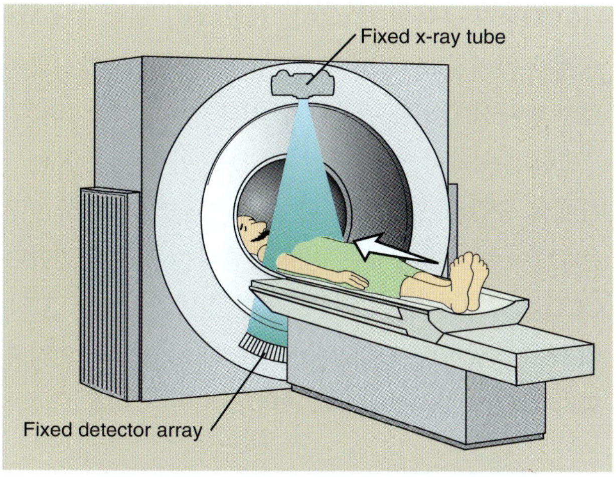

그림 12-2 전산단층촬영(CT)에서 스캔 투영 방사선 영상은 X선관과 검출기 배열이 고정된 상태로 환자가 갠트리 안으로 이동하면서 얻어진다.

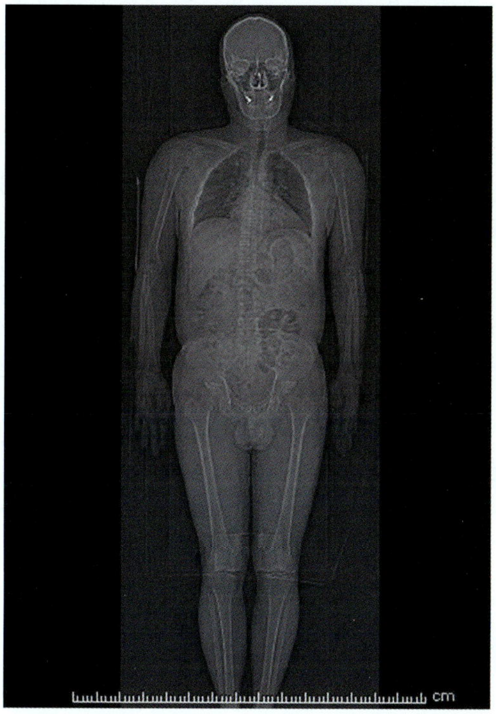

그림 12-3 전산단층촬영에서 얻어진 몸 전체의 스캔 투영 방사선 영상

SPR에서 X선은 환자를 통과하기 전 조준기에 의해 펜 모양으로 만들어진다. 조준기를 통과한 X선은 환자를 투과한 후 CsI로 구성된 섬광 형광체 검출기 배열에 도달하며, 이때 형성된 광자는 광섬유를 통해 선형 CCD 배열로 전달된다.

그러나 흉부는 대조도 차이가 큰 장기로 구성되어 있어 산란선 제거는 크게 중요하지 않으며, 많은 시간이 소요되는 촬영은 결과적으로 움직임에 의해 영상이 뿌옇게 되는 결과를 초래하기 때문에 이 방법은 그다지 효과적이지 않다.

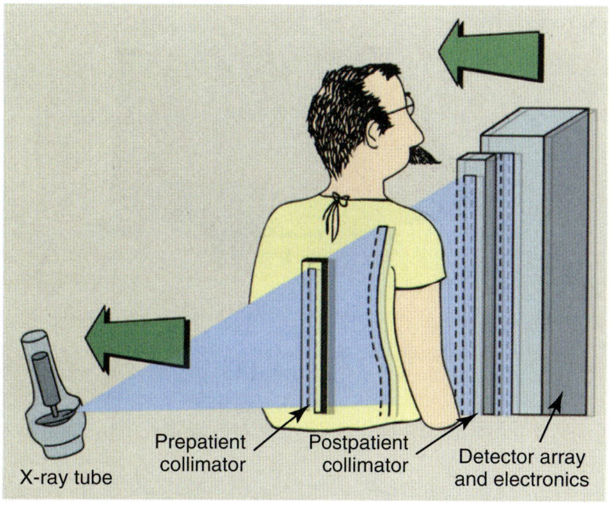

그림 12-4 흉부 스캔 투영 방사선 촬영 구성

최근 SPR은 형태가 일부 변형되어 영상 합성 디지털 유방 단층촬영(DMT) 분야에서 다시 활용되고 있다. 모든 형태의 단층촬영이 그러하듯 DMT의 최종 목적은 영상의 대조도를 향상시키는 것이다.

낮은 관전압, 압박, 방사선 촬영용 격자 사용 등 유방 X선 촬영의 모든 기술적인 특성은 연부조직에 대한 해부학적 구조의 영상 대조도를 향상시키기 위해 설계되어 있다. 먼저 디지털 영상과 여러 방면에서 밀접한 관련이 있는 CCD에 대해 알아보도록 하자.

전하결합소자

전하결합소자(CCD)는 1970년경 군사학적으로 높은 민감도의 광검출 장치로 개발되었으며, 주로 천문학과 디지털 촬영에 적용되었다.

디지털 카메라에 빛을 검출하는 소자로 사용되는 CCD는 민감도, 동적 영역, 크기의 3가지 관점에 있어서 장점을 가진다. CCD는 실리콘을 기반으로 한 반도체로서 그림 12-5와 같은 작은 조각을 파일 형태로 부착하여 영상검출기로 만들 수 있다.

CCD의 검출능력으로서, 민감도는 매우 낮은 준위의 가시광선에 대한 검출 및 반응도를 나타낸다. 이러한 민감도는 망원경으로 천체 사진을 찍는 경우나 적은 선량을 이용한 디지털 영상촬영에서 중요한 역할을 한다.

동적 영역은 CCD가 매우 어두운 빛에서부터 매우 밝

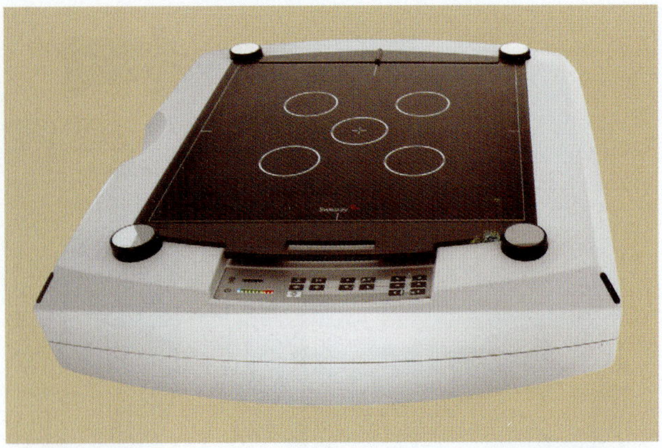

그림 12-5 타일형으로 디자인된 디지털 방사선 영상을 위한 전하결합소자(CCD)

은 빛까지 얼마나 넓은 범위의 빛의 강도에 반응할 수 있는가를 나타낸다. 그림 12-6은 CCD와 감도 400의 증감지-필름 영상 수용체의 동적 영역을 비교한 것이다.

> CCD는 증감지-필름 영상 수용체보다 방사선에 대해 높은 민감도와 더욱 넓은 동적 영역(dynamic range)을 가지고 있다.

그림 12-6을 보면 CCD의 민감도는 직선성을 가지는 반면 증감지-필름 영상 수용체는 H&D(hurter & driffield) 감도 특성 곡선을 나타낸다. 증감지-필름 영상 수용체는 광학농도(OD) 0~3에 해당하는 1,000가지의 방사선 응답을 가지고 있지만 사람의 눈은 30개 정도의 그레이 음영만을 지각할 수 있다. 일반적으로 감도 특성 곡선 직선부의 아래를 최대 영상 대조도로 나타낸다.

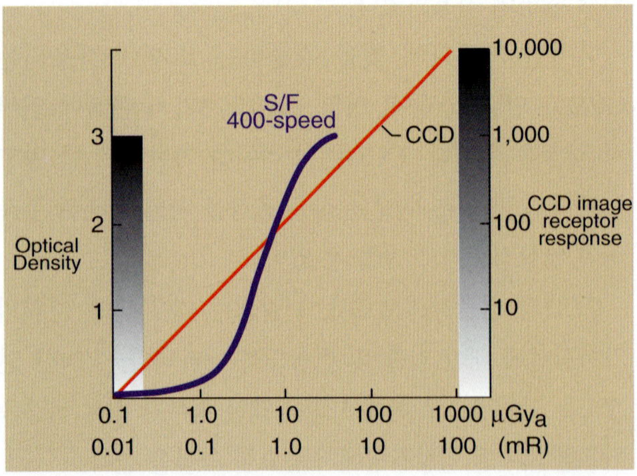

그림 12-6 전하결합소자(CCD)와 400 감도의 증감지-필름 영상 수용체의 방사선 응답의 비교

CCD를 사용하면 대조도는 X선 조사 영상 수용체와 관계가 없어지고, 영상 후처리를 통해 10,000가지의 다양한 방사선 감도를 관찰할 수 있다.

또한 주목해야 할 점으로 CCD는 아주 적은 X선 조사에서 증감지-필름보다 더 좋은 반응을 가진다. 이것은 DR이 환자에게 적은 선량을 준다는 것을 의미한다. CCD는 크기가 매우 작아 다양한 형태의 DR을 만드는 데 매우 적합하다. CCD의 크기는 1~2 cm^2 정도이지만, 화소 크기는 100 × 100 mm^2 이다.

요오드화 세슘/ 전하결합소자

한 가지 성공적인 DR의 방식은 그림 12-7과 같다. 타일 모양의 CCD는 광역 X선으로부터 나온 빛을 받아들일 수 있기 때문에 SPR과 달리 조사시간이 짧다. 이러한 형태의 영상 수용체는 그림 12-5에 나타내었다.

요오드화 세슘(CsI)에서 방출된 형광 빛은 광섬유다발을 통하여 효과적으로 CCD 배열에 전달된다. 따라서 높은 X선 검출효율과 5 lp/mm 이상의 뛰어난 공간 분해능을 가지게 된다. 그림 12-8은 CsI와 CCD 기술을 적용한 간접방식의 디지털 영상 시스템을 보여준다.

> CsI/CCD는 간접방식의 DR 기술로서 X선이 전기 신호 대신 빛으로 먼저 변환된다.

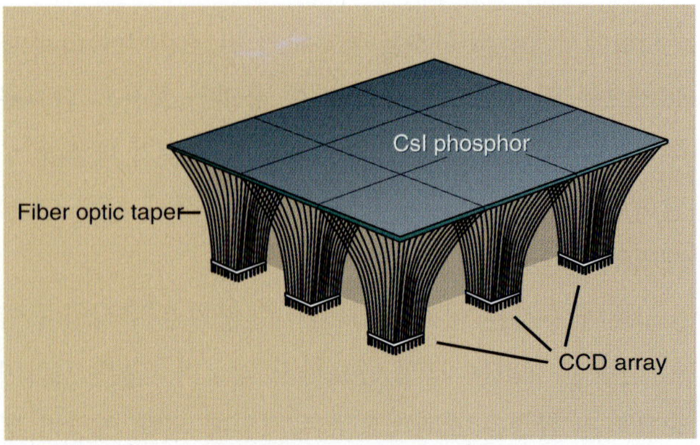

그림 12-7 넓은 영역의 X선을 수용하기 위해 CsI와 같은 섬광체를 광섬유다발로 연결한 타일형 CCD가 사용되기도 한다.

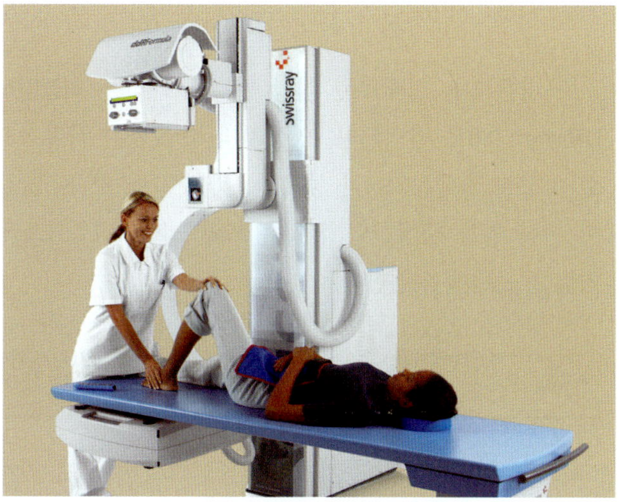

그림 12-8 CsI 기반의 평판형 디지털 방사선 영상 시스템(Courtesy Bob Millar, Swissray).

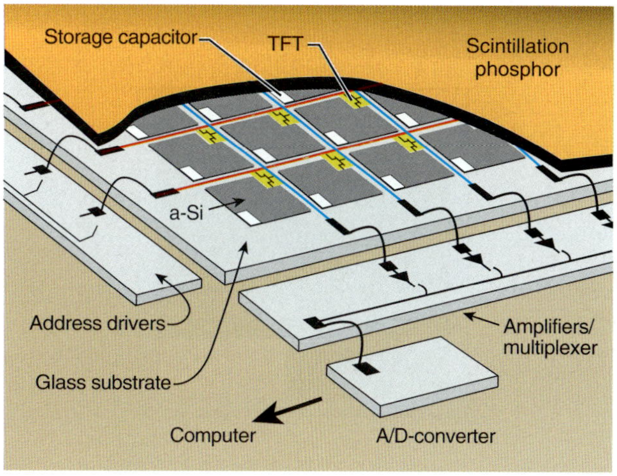

그림 12-10 디지털 방사선 촬영 영상은 CsI에서 발생된 빛을 능동형 매트릭스 배열인 실리콘 광다이오드가 검출함으로써 만들어진다.

요오드화 세슘/ 비정질 실리콘

DR은 그림 12-9와 같은 디지털 검출기는 X선을 흡수한 CsI의 형광 빛을 수용체에 효율적으로 전달하기 위해 개발되었다. 수집요소는 TFT 배열이고, 일반적으로 실리콘은 결정형태의 반도체이다. 비결정 실리콘의 경우, 실리콘이 결정의 형태가 아니기 때문에 지지물질의 표면 위에 도포될 수 있다.

세슘은 원자번호가 55이고, 요오드는 53이므로 CsI는 높은 광전 검출효율을 가진다. 이러한 높은 X선 검출효율은 환자 피폭선량의 감소로 이어진다. DR 영상 수용체는 그림 12-10과 같이 각각 화소의 형태로 제조되는데, 각 화소는 저장 캐패시터와 TFT가 내장된 a-Si 감광면으로 구성되어 있다.

> CsI/a-Si는 간접방식 DR으로 X선이 가시광선으로 변환된 후에 전기 신호로 전환된다.

그림 12-11은 a-Si 배열의 현미경 사진으로 a-Si는 각각의 화소값을 전달하기 위해 어드레스 드라이버와 데이터 라인에 접촉되어 있다. 단일 화소를 확대한 그림을 보면 화소면의 많은 부분이 CsI 형광체에서 나온 빛에 반응하지 않는 전자 부품과 금속선으로 이루어져 있다는 것을 알 수 있다. 그림 12-12와 같이 단일 화소에서 기하학적 구조는 매우 중요하다. 화소면의 많은 부분을

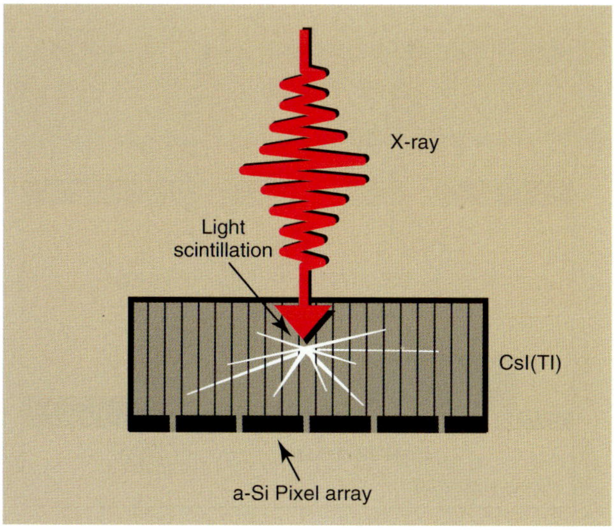

그림 12-9 디지털 방사선 촬영 영상 수용체 안의 CsI 형광체는 가는 실의 형태로 제작되어 X선 흡수를 증가시키고 빛의 확산을 감소시킬 수 있다.

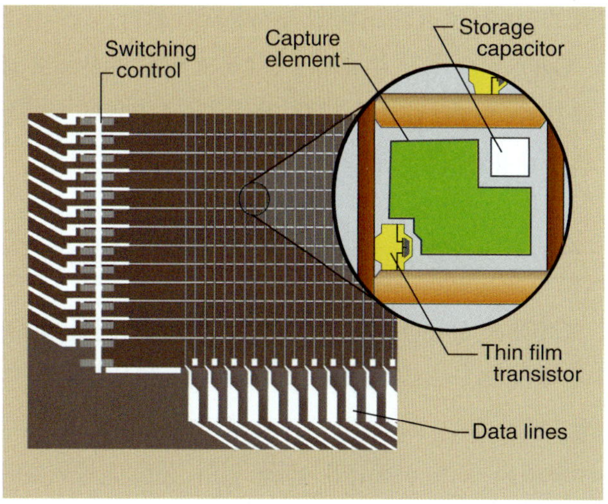

그림 12-11 능동형 매트릭스 배열 TFT 디지털 방사선 촬영(DR) 영상 수용체의 단일 픽셀 중 가장 중요한 부위의 현미경 사진

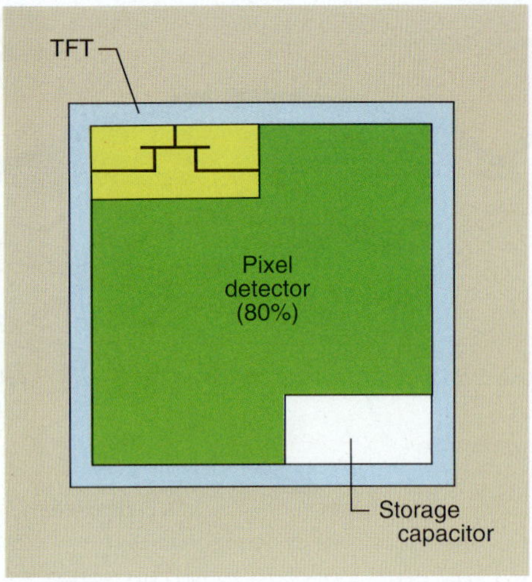

그림 12-12 개구율(fill factor)은 한 픽셀에서 반응하는 영상 수용체가 얼마나 되는가를 의미한다.

컨덕터, 커패시터, TFT 등이 차지하고 있어 모든 영역이 입사 X선에 반응하지는 않는다.

X선에 반응하는 화소면의 백분율을 *개구율(fill factor)*이라 하고, 일반적인 개구율은 약 80%이다. 즉 약 20%의 방사선은 영상 생성에 기여하지 못하게 된다는 것을 의미한다.

이것이 바로 DR의 단점 중 하나이다. 화소 크기가 줄어드는 것은 공간 분해능이 좋아지는 것을 의미하나, 화소가 작을수록 개구율은 줄어들고 충분한 신호 강도를 유지하기 위해 X선량이 증가해야 하기 때문에 환자 피폭선량이 증가하게 된다.

CsI는 오랜 기간동안 영상증배관에서 영상획득 부품으로 사용되어 왔으며, 그와 더불어 희토류계 방사선 증감 스크린인 GdOS 또한 널리 사용되어 왔다.

GdOS/a-Si 영상 수용체는 CsI/a-Si 영상 수용체로 대체될 수 있다. 증감지-필름 영상에서 GdOS의 두께는 영상 수용체의 감도를 좌우한다.

> DR 영상의 공간 분해능은 화소의 크기에 의해 제한된다.

GdOS를 사용한 증감지의 경우 감도를 높이면 GdOS 내 빛의 확산으로 인해 공간 분해능은 감소한다. 하지만 DR의 경우, GdOS의 두께가 증가하더라도 DR 영상 수용체의 공간 분해능은 변화 없이 감도가 증가하게 된다.

비정질 셀레늄

또 다른 DR 형태로는 섬광 형광체가 없는 **직접방식 DR(direct DR)**로 정의된다. 영상처리 중 X선은 직접적으로 비정질 셀레늄(a-Se)과 상호작용하고 그림 12-13과 같이 전하 쌍을 생성한다. a-Se는 포획요소와 결합요소의 역할을 동시에 수행한다.

> 직접방식 DR 과정에서 a-Se는 X선을 전기 신호로 변환한다.

a-Se는 약 200 μm 두께로 대전된 전극 사이에 위치한다. 전체의 영상 수용체는 그림 12-10의 CsI/a-Si와 TFT의 능동형 매트릭스 배열과 같이 설명될 수 있다.

X선이 비정질 셀레늄 층에 조사되면 직접적인 전리로 인해 전자정공이 쌍으로 만들어진다. 만들어진 전자는 저장공간에 수집되고 TFT의 스위칭을 통해 신호로 읽혀진다.

디지털 유방촬영

디지털 방사선 촬영은 1990년 후반부터 **디지털 유방촬영(digital mammography;DM)**이라 불리는 DR의 유방 방사선 촬영 적용으로 많은 관심을 받게 되었다. 한 가지 중요한 점은 그림 12-14와 같이 DR이 증감지형 유방 X선 촬영에 비해 높은 공간 분해능을 갖는다는 것이다.

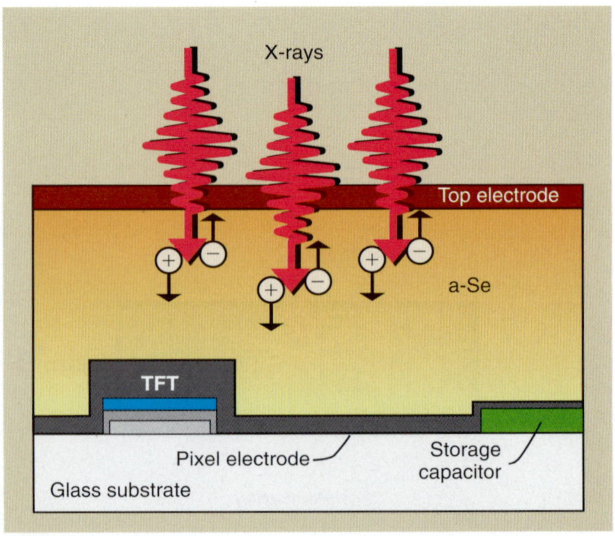

그림 12-13 비정질 셀레늄을 영상 수용체의 획득요소로 사용하면 형광체가 불필요하게 된다.

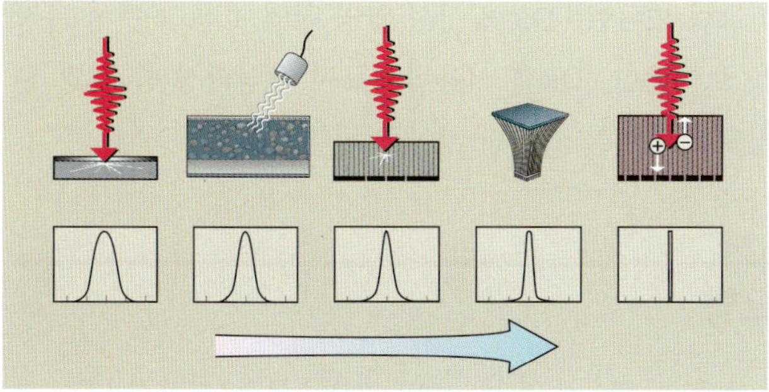

그림 12-14 LSF는 증감지-필름 유방촬영에서 가장 크고 a-Se 디지털 유방촬영에서 가장 작다.

방사선 증강 영상에서 빛의 형태는 퍼지기 때문에 방사선을 조사하는 크기보다 큰 영역을 노광시키게 되고, 결과적으로 공간 분해능을 제한하게 된다. CR에서 발생되는 신호 역시 확산 현상을 일으켜 공간 분해능을 제한하게 된다. 그림 12-14의 곡선은 *LSF(line spread functions)*로 불리며 공간 분해능의 상대적인 정도를 나타낸다.

그림 12-14와 같이 비정질 셀레늄(a-Se)을 DR에 사용하게 되면 최상의 공간 분해능을 가질 수 있다. 하지만 DR 시스템의 공간 분해능은 화소 크기에 의해 제한되기 때문에 어떠한 DR 시스템도 증감지-필름의 공간 분해능보다는 높지 않다.

그림 12-15의 디지털 유방 X선 촬영은 a-Se 기술이 기반된 것이다.

디지털 유방 X선 촬영은 2006년 초반기부터 디지털 유방영상연구시도(DMIST: Digital Mammography Imaging Study Trial)에 의해 크게 부각되기 시작하였다. 그림 12-16과 같이 여성의 증감지형 유방 X선 촬영과 DM 영상에 맞춰 디자인된 판독장치를 통하여 약 50,000명에 가까운 여성의 영상을 분석하였다.

DMIST의 목적은 디지털 유방 X선 촬영이 증감지형 유방 X선 촬영과 유사한 기능을 가지고 있는지의 여부를 판단하는 것이다. 하지만 DM의 공간 분해능은 5 lp/mm로 증감지형 유방 X선 촬영의 공간 분해능인 15 lp/mm보다 훨씬 낮기 때문에 유사한 기능을 가지지는 않다는 것이 밝혀졌다.

DMIST 조사 보고에 의해 유방 X선 촬영에서 공간 분해능보다 대조도가 더욱 중요하다는 것이 알려지게 되었다. 이 결과는 모든 의료영상에서 확대 적용될 수 있다. 제14장에 더욱 자세한 내용을 설명하였다.

> 연부조직에 대한 방사선 영상에서는 공간 분해능보다 대조도가 더욱 중요하다.

디지털 유방 단층촬영 기술(DMT)은 최근 들어 진보된 DM 촬영 방식으로 이로 인해 디지털 유방 X선 영상이 만들어진다. 이러한 디지털 유방 X선 촬영은 그림 12-17과 같이 다른 각도에서 수초 동안 반복 촬영 된다.

디지털 형태로 이용 가능한 각각의 영상은 삼차원 영상으로 재구성되며 삼차원 공간 안의 수치는 복셀로 표현된다. 이것은 낮은 환자 선량을 구현하는 CT와 다

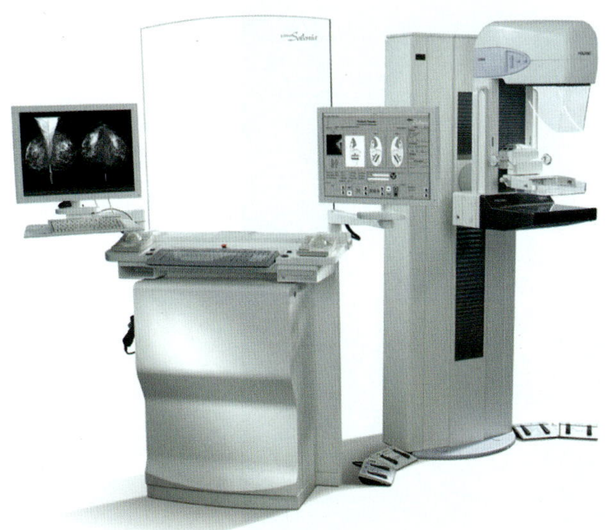

그림 12-15 비정질 셀레늄(a-Se) 기술을 기반으로 한 디지털 유방촬영 시스템

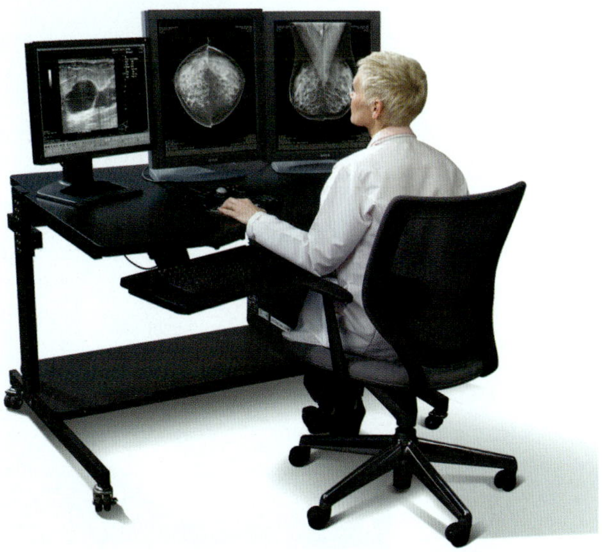

그림 12-16 유방 X선 촬영으로 얻은 영상을 판독하고 있는 모습

르지 않다. 이러한 디지털 정보를 이용함으로써 그림 12-18과 같이 스크린-필름 맘모그라피와 동일한 피폭선량(2 mGy 이하)으로 향상된 대조도를 가지는 단면 영상이 재구성될 수 있다.

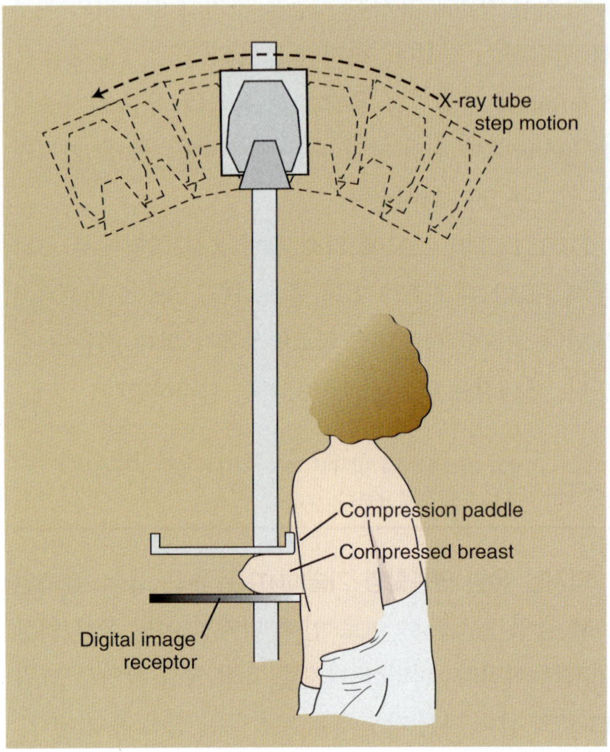

그림 12-17 디지털 유방 단층촬영법의 조사/재구성의 과정

그림 12-19는 DR 방사선 촬영 작업 흐름의 전체 과정을 보여준다. DR을 사용함으로써 작업과정 중 몇몇 불필요한 단계를 거치지 않아도 된다.

요약

증감지형 방사선 영상은 100년 전부터 의료용으로 사용되어 왔지만, 최근 DR 기술이 빠르게 소개되고 있다.

초창기 DR은 회전하지 않는 CT와 같았고 조준된 부채형 X선 빔을 사용하였다. 스캔 투영 방사선 영상(SPR)은 X선 빔을 조준함으로써 산란선을 제거한다는 장점을 가지고 있다. 결과적으로 DR은 공간 분해능의 제약을 받지만 대조도 측면에서 증감지-필름보다 많은 이점을 가지고 있다.

DR의 공간 분해능이 화소 크기의 제약을 받는다는 점은 최근까지 DR의 발전을 제한하는 요소가 되었다. 하지만 의료영상에서 대조도가 공간 분해능보다 중요하다는 것이 밝혀지면서 DR이 보급되기 시작하였다.

일반적으로 디지털 영상을 만드는 방법은 4가지이다. 전산화 방사선 영상(CR)은 X선에 의해 광자극 형광체에 잠상이 형성되면 레이저 빔을 조사하여 가시광으로 변환한다. 이때, 이 가시광을 전기신호로 변환하여 디지털 영상을 획득한다.

CsI 섬광 형광체는 X선 영상의 획득요소로 사용되며 이때 생성된 신호는 광섬유 채널을 통해 CCD로 전달된다.

GdOS나 CsI는 X선 검출에 사용되고 섬광체로부터 나온 빛은 TFT의 능동형 매트릭스 배열로 전달된다. TFT의 반응 소자로는

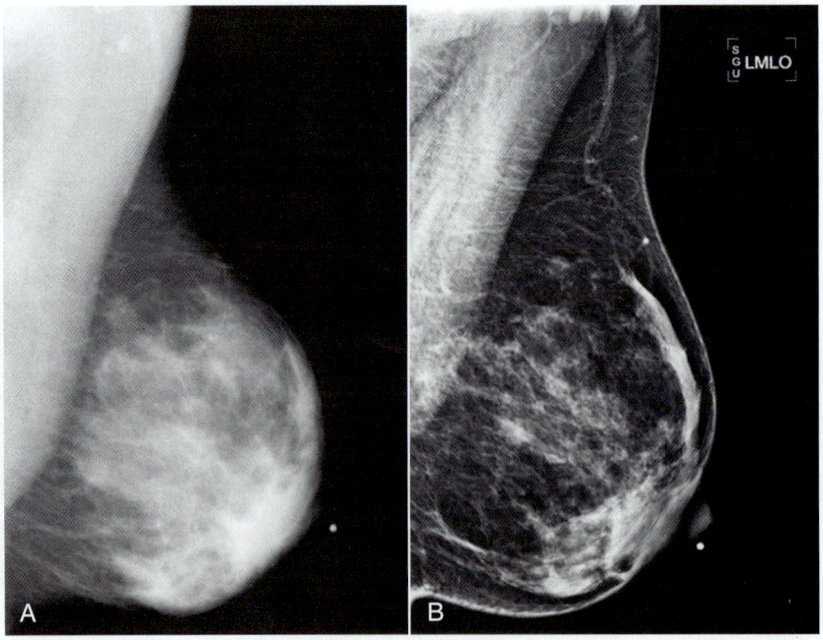

그림 12-18 A(유방 X선 사진)와 B(A와 같은 부위의 디지털 유방 단층촬영)의 비교

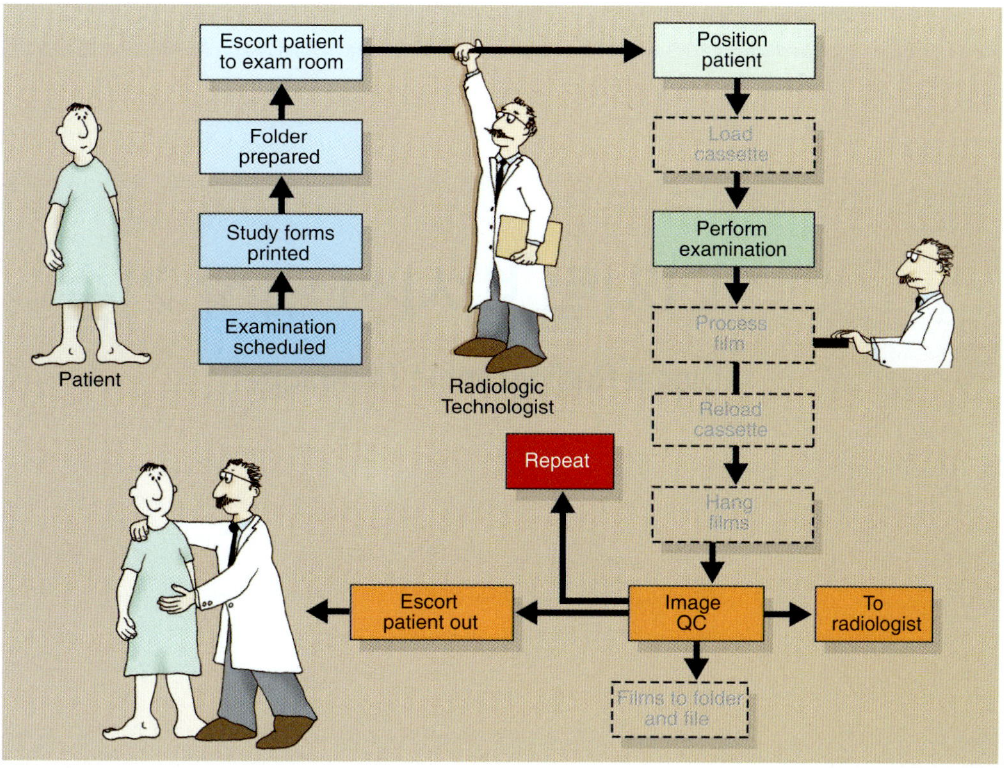

그림 12-19 CR에서 DR을 사용할 경우 증감지-필름 방사선 촬영을 할 때보다 몇몇 작업과정이 줄어든다.

비 정질 실리콘(a-Si)을 사용한다.

마지막으로, 비정질 셀레늄(a-Se)은 다른 형태의 직접방식 DR의 획득 요소로 사용된다.

최근 디지털 유방영상연구시도(DMIST)는 DR이 증감지형 유방 X선 촬영에 비해 연부조직에 대한 대조도가 우수하다는 것을 증명하였다.

CHAPTER

13

디지털 방사선 영상 기술

Digital Radiographic Technique

학습목표

1. 공간 분해능과 대조도 분해능을 구별할 수 있다.
2. 공간 주파수의 단위와 사용에 대해 설명할 수 있다.
3. 변조전달 함수곡선을 해석할 수 있다.
4. 후처리를 통해 넓은 동적 영역을 시각화하는 방법을 토의할 수 있다.
5. 대조도-해상도 곡선(contrast-detail curve)의 특징을 설명할 수 있다.
6. 디지털 영상의 특성이 어떻게 환자 피폭선량을 감소시키는지에 대해 토의할 수 있다.

전통적인 아날로그 방식의 증감지-필름 방사선 영상은 다음의 몇 가지 한계점에 이르기 전까지 한 세기 동안 발전을 거듭하면서 향상된 진단 영상을 제공해 주었다.

즉 이러한 영상은 현상과정이 필요하기 때문에 검사시간을 지연하며, 영상을 획득한 후에는 영상 정보들의 교환이 거의 불가능하다. 검사가 끝난 후, 재검토가 가능하도록 분류와 이동, 보관을 하기 위해 하드카피 형태로 영상을 만들게 되는데, 이로 인해 동시에 여러 곳에서 영상을 볼 수 없고 오직 한 곳의 정해진 장소에서만 볼 수 있다.

또 다른 문제점은 영상 내의 고유의 잡음이다. 보통 방사선 촬영을 할 때 넓은 X선 빔 영역을 사용한다. 영상의 크기가 증가할수록 영상을 형성하는 X선의 콤프턴 산란의 비율이 증가한다. 이러한 현상으로 인해 방사선 영상에 잡음이 증가하고 대조도 분해능이 크게 감소한다.

디지털 방사선 영상 기술, 특히 kVp와 mAs의 선택은 영상 영상의 대조도 조절에 kVp가 큰 영향을 미치지 않는다는 점을 제외하고는 증감지-필름 방식과 유사하다. 적절한 디지털 방사선 영상 기술은 환자 선량을 감소시킨다.

의료영상은 질병이나 해부학적 병소의 진단을 목적으로 획득한 정보이다. 의료영상에는 공간 분해능과 대조도 분해능이라는 2가지 중요한 특성이 있다. 그 밖의 특성으로는 잡음과 인공물, 기록 시의 화질을 들 수 있다.

공간 분해능

공간 분해능(공간 해상력, spatial resolution)은 영상의 높은 대조도의 작은 물체를 분해하고 묘사할 수 있는 촬영장치의 능력을 의미한다. 그림 13-1은 흰색 바탕 위의 크기가 점점 작아지는 점들을 표현한 것이다.

밝은 바닥 위에 있는 검은색 점은 높은 대조도를 가진다. 만약에 점들이 회색의 음영이었다면, 검은색의 점보다 낮은 대조도를 나타내었을 것이다.

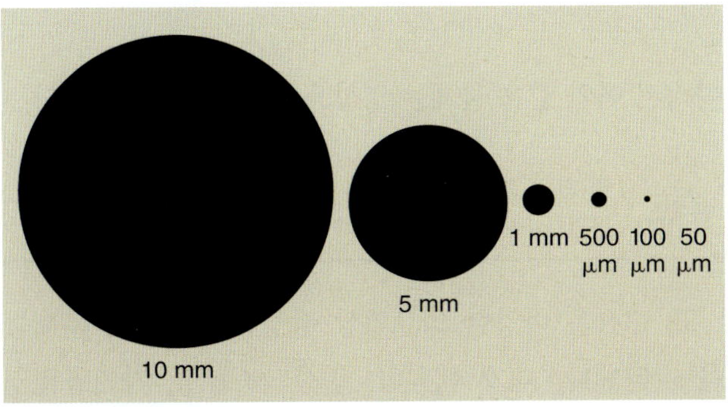

그림 13-1 공간 주파수는 영상 내에서 볼 수 있는 물체의 크기가 얼마나 작은지를 나타내는 측정값이다.

이 점들은 10 mm~50 μm의 범위를 갖는다. 보통 대부분의 사람들은 200 μm까지 작은 물체를 식별할 수 있다. 따라서 눈의 공간 분해능은 200 μm라고 할 수 있다. 만약 대조도가 높지 않은 점을 보고 싶다면 눈의 공간 해상도는 좀 더 큰 점을 필요로 할 것이다.

공간 분해능은 식별할 수 있는 물체의 크기를 의미한다. 의료영상에서 공간 분해능은 공간 주파수의 크기를 이용하여 표현한다. 공간 주파수는 제9장에 소개되었으나 의료영상과 의료영상 촬영장비를 설명하기 위한 아주 중요한 특성이기 때문에 이 장에서 좀 더 자세히 논의하도록 한다.

공간 주파수

기본적인 공간 주파수의 개념은 크기의 개념이 아닌 **선 쌍(line pair)**의 개념이다. 하나의 선 쌍은 그림 13-2와 같이 흰색 바탕 위의 하나의 검은색 선이다. 그리고 하나의 선 쌍은 하나의 선과 이와 폭이 같은 하나의 선 사이 공간으로 이루어져 있다. 6개의 선 쌍 패턴들이 그림에 나타나 있는데, 각각의 선과 그 사이의 공간들은 그림 13-1의 점들의 크기를 표현하고 있다.

> 공간 주파수는 밀리미터당 선 쌍으로 표현된다(lp/mm).

공간 주파수는 센티미터(cm)나 밀리미터(mm) 단위로 표현된 특정 길이에서의 선 쌍의 수와 관계가 있다. 의료영상에 있어서 공간 주파수의 단위는 주로 밀리미터당 선 쌍으로 표현된다. 그림 13-3은 6가지 선 쌍들을 공간 주파수로 나타낸 것이다.

질문: 어떤 디지털 방사선 영상장치는 3.5 lp/mm의 공간 분해능을 가지고 있다. 이 장치는 얼마나 작은 물체를 분석할 수 있는가?

해답: 3.5 lp/mm는 1 mm 안에 7개의 물체가 있다는 것을 의미하고 7/ mm을 뜻한다. 따라서 그 역수가 정답이 된다. 즉 1/7 mm = 0.143 mm = 143 μm이다.

명확한 것은 공간 주파수가 커질수록 물체는 작아진다는 것이다. 즉 공간 주파수가 높아진다는 것은 공간 분해능이 좋아진다는 것을 의미한다.

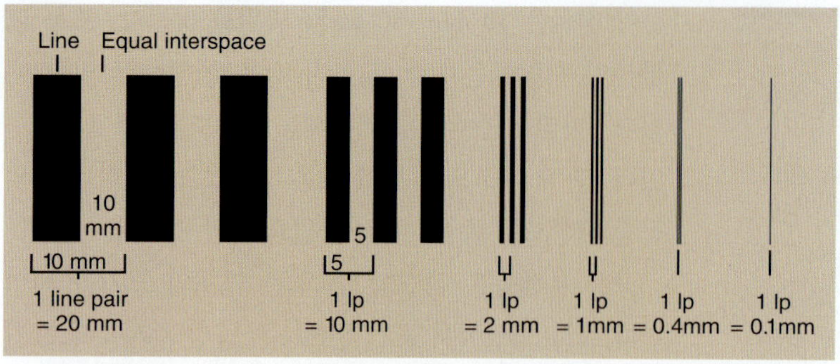

그림 13-2 하나의 선 쌍은 높은 대조도의 선을 말하는데 이 선들은 같은 너비의 공간으로 분리되어 있다.

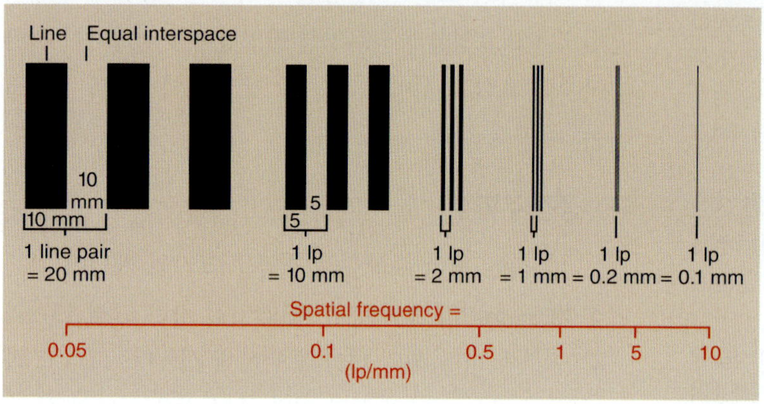

그림 13-3 그림 17-2에 표시한 각각의 선 쌍에 해당하는 공간 주파수

질문 : 증감지-필름 유방 방사선 촬영 영상장치의 확대 모드는 높은 대조도를 가진 50 μm의 작은 석회질 물질도 영상으로 표현할 수 있다. 이것을 표현하기 위한 공간 주파수는 얼마인가?

해답 : 하나의 선 쌍을 표현하기 위해서 50 μm에 2를 곱한다. 즉 답은 1 lp=100 μm 또는 1 lp/100 μm=1 lp/0.1 mm= 10 lp/ mm이다.

공간 주파수의 개념은 그림 13-4에 나타나 있는 3명의 회사원의 옷차림으로 설명될 수 있다. 기업가의 민무늬 검정 정장은 공간 주파수가 '0'이다. 왜냐하면 정장의 한 부분에서 다른 부분에 이르기까지 어떠한 변화도 나타나지 않기 때문이다.

은행원의 줄무늬 정장은 수직 방향으로는 '0'의 공간 주파수와 수평 방향으로는 높은 공간 주파수를 나타내고, 중고 자동차 판매원의 코트는 모든 방향에서 높은 공간 주파수를 나타낸다.

해부학적 구조 역시 공간 주파수를 가지고 있다고 말할 수 있다. 간, 신장, 뇌와 같이 크고 무른 조직은 낮은 공간 주파수를 나타내기 때문에 쉽게 영상을 획득할 수 있다. 하지만 뼈, 유방의 작은 석회화된 덩어리 그리고 조영제로 채워진 혈관들은 높은 공간 주파수를 갖는다.

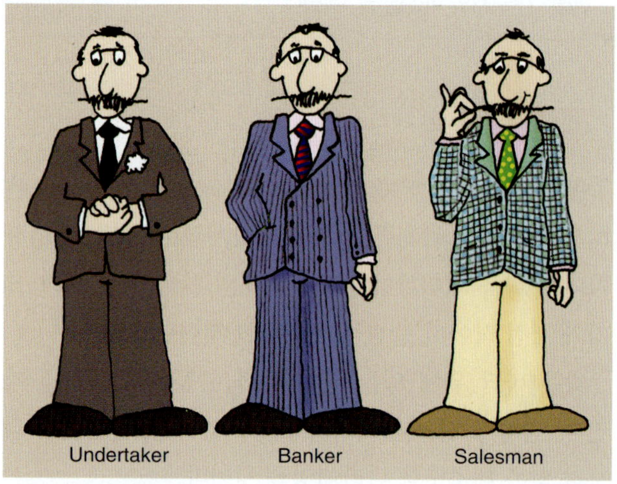

그림 13-4 3명의 직장인과 그들의 옷차림은 공간 주파수의 개념을 나타내고 있다.

따라서 이와 같은 물체는 영상을 얻기가 좀 더 어렵다.

> 좀 더 높은 공간 주파수를 가진 영상 촬영장치는 더 좋은 공간 분해능을 가지고 있다.

표 13-1은 다양한 의료영상 촬영장치의 공간 분해능을 나타낸다. 대개 핵의학, 전산단층촬영, 자기공명영상 촬영을 위한 공간 분해능은 lp/mm 대신 lp/cm 단위로 표현된다.

표 13-1 다양한 의료 촬영장치에서 사용하는 대략의 공간 분해능

영상 시스템	공간 분해능(lp/mm)
감마 카메라	0.1
자기공명영상(MRI)	1.5
전산단층촬영(CT)	1.5
진단 초음파	2
투시촬영술	3
디지털 방사선 촬영(DR)	4
전산화 방사선 촬영(CR)	6
방사선 촬영	8
유방 방사선 촬영	15

질문 : 핵의학의 감마 카메라로부터 얻은 영상은 1/4 inch까지 분해할 수 있다. 이것은 얼마의 공간 주파수에 해당하는가?

해답 : 1/4 inch×25.4 mm/in=6.35 mm, 하나의 선 쌍을 형성하기 위하여 6.35 mm 두께의 두 개의 선이 필요하다. 따라서 한 선 쌍의 두께는 12.7 mm/lp이다. 이것의 역수는 1lp/12.7 mm, 즉 0.08 lp/mm=0.8 lp/cm가 된다.

방사선 촬영상의 공간 분해능은 장치의 기하학적인 형태에 의해 결정된다. 특히 초점의 크기에 의해 좌우되는데, 유방 방사선 촬영 초점의 크기는 0.1 mm로 다른 영상장비와 비교하면 가장 작은 값이다. 이와 같은 작은 초점을 사용하는 이유는 확대 영상을 얻기 위해서이다.

> 디지털 영상 촬영에서 픽셀의 크기가 공간 분해능을 제한한다.

질문 : 진단 영역이 30 cm인 512×512의 전산단층촬영상의 공간 분해능은 얼마인가? 그리고 이에 해당하는 공간 주파수는 얼마인가?

해답 : 512 pixels/30 cm=512 pixels/300 mm
300 mm/512 pixels=0.59 mm/pixels
하나의 선 쌍을 형성하기 위해서는 두 개의 픽셀이 필요하다.
2×0.59 mm=1.2 mm/lp
1lp/1.2 mm=0.83 lp/mm=8.3 lp/cm

모든 디지털 영상에서 픽셀 크기가 공간 분해능을 제한한다. 어떠한 디지털 영상장치도 픽셀 크기보다 작은 물체를 표현할 수는 없다. 보통 전산단층촬영장치의 공간 분해능은 0.59 mm(8.3 lp/cm)의 한계를 갖는다.

변조전달함수

변조전달함수(modulation transfer function; MTF)는 전파공학에서 차용한 용어이다. 이 용어는 각기 다른 크기의 물체들을 영상으로 표현하는 장비의 성능을 나타낸다. 높은 공간 주파수를 가진 물체들은 낮은 공간 주파수를 가진 물체보다 표현하기 어렵다. 이 말은 작은 크기의 물체는 영상을 얻기 어렵다는 것을 의미한다.

MTF를 평가하기 위해서는 물체의 크기를 고려하지 않으며 물체는 높은 대조도를 가졌다고 가정한다. 높은 대조도는 흰색 바탕 위에 검은색이 있는 상황을 상상하면 된다. 이상적인 영상 촬영장치는 촬영한 물체와 정확하게 같은 모양의 영상을 만들어 낼 것이다. 이와 같은 영상장치의 MTF 값은 '1'이다.

> 변조전달함수는 공간 주파수 함수로서 실제 물체에 대한 영상의 비율로 생각할 수 있다.

그러나 이상적인 영상장치란 존재하지 않는다. 그림 13-3의 선 쌍들은 공간 주파수가 증가함에 따라 흐려진다. 흐려지는 정도는 그림 13-5와 같이 표시된 주파수의 진폭이 감소하는 형태로 나타난다.

영상 품질관리 검사용 물체와 도구들은 공간 주파수에 대해 흐려지는 정도를 함수로 나타낼 수 있도록 설계되어 있다. 그림 13-6은 20 lp/mm에 이르는 공간 주파수를 가진 두 개의 막대 패턴의 검사도구를 보여주고 있다. 이와 같이 미세 농도계와 함께 사용되는 도구들은 각각의 공간 주파수에 해당하는 신호의 변조를 측정할 수 있다. 그리고 이렇게 얻은 자료는 MTF 곡선을 만드는 데 사용한다.

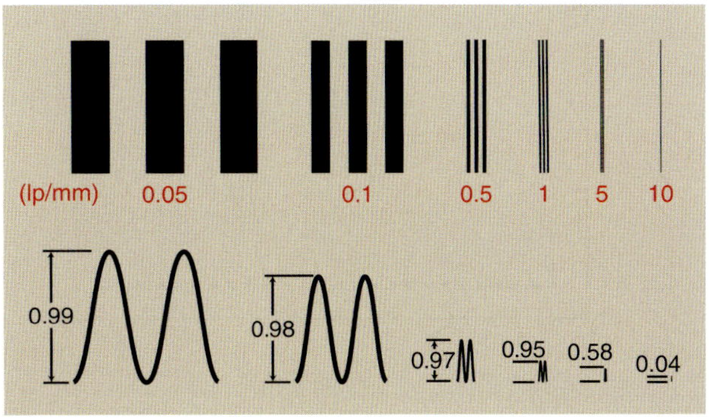

그림 13-5 선 쌍 형태를 영상화할 때 감소된 변조로 인해 높은 공간 주파수의 물체는 흐려진다.

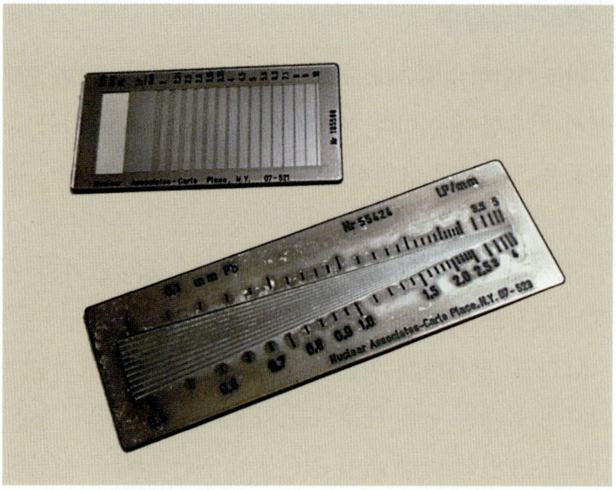

그림 13-6 플라스틱으로 밀봉된 납 막대 패턴을 촬영하여 변조전달함수(MTF)를 구성한다.

그림 13-7에서와 같이 막대 형태 패턴의 공간 주파수에 대한 변조 크기를 그래프로 나타내면 MTF 곡선을 얻을 수 있다. 이와 같은 방법으로 영상장치를 평가할 때 10%의 MTF가 장치의 공간 해상도를 나타내는 값이 된다.

> 영상장치의 공간 분해능은 MTF의 10%에 해당하는 공간 주파수이다.

그림 13-7의 곡선은 증감지-필름의 대표적인 MTF 곡선 형태이다. 큰 물체, 즉 낮은 공간 주파수의 물체(크기가 큰 물체)에서는 재현한 영상의 질이 높게 나타난다. 그러나 공간 주파수가 증가한다면, 다시 말해 물체의 크기가 작아진다면 화면에 나타나는 화질을 신뢰할 수 있는 수준이 낮아진다. 이 MTF 곡선은 약 8 lp/mm가 공간 분해능의 한계임을 보여주고 있다.

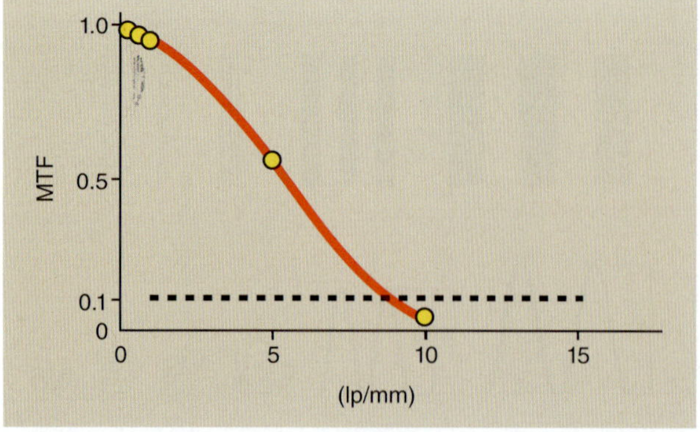

그림 13-7 그림 17-5의 변조 데이터를 그래프로 그려 나타낸 변조전달함수(MTF)

낮은 공간 주파수에서는 물체의 대조도가 유지되지만 높은 공간 주파수에서는 대조도의 일부가 소실된다. 결국 이러한 현상으로 인해 영상장치 공간 분해능의 한계가 결정된다. 그림 13-8은 증감지-필름 유방 방사선 촬영장치와 일반 증감지-필름 방사선 촬영장치를 비교한 것이다.

낮은 공간 주파수에서는 일반 방사선 촬영상의 MTF가 두 개의 증감지를 사용하기 때문에 유방 방사선 촬영상의 MTF보다 높아야 한다. 두 개의 증감지를 사용하면 번짐을 적게 하면서도 큰 물체의 대조도를 향상시킬 수 있다. 그러나 이러한 기법은 낮은 관전압을 사용하고 유방조직을 압축하여 검사하는 유방 방사선 촬영에서는 적용될 수 없다.

공간 주파수가 증가하면 방사선 촬영상의 번짐효과는 증가한다. 유방 방사선 촬영상에서도 공간 주파수가 증가함에 따라 번짐효과가 발생하지만 일반 방사선 촬영보다는 느리게 진행된다. 하나의 증감지를 사용하는 유방 방사선 촬영은 작은 물체의 영상 정보를 획득하는 데 더 나은 성능을 나타낸다.

일반 방사선 촬영상은 그림 13-8과 같이 약 8 lp/mm의 공간 분해능을 갖지만 유방 방사선 촬영상의 공간 분해능은 약 15 lp/mm이다. 하나의 증감지와 작은 초점은 유방 방사선 촬영상이 더 좋은 공간 분해능을 나타내도록 한다.

그림 13-9를 통해 MTF의 변화가 실제 영상의 표현에 어떠한 영향을 나타내는지를 더 쉽게 이해할 수 있다. 이 사진은 그림 13-8의 MTF 곡선을 적용한 영상이다.

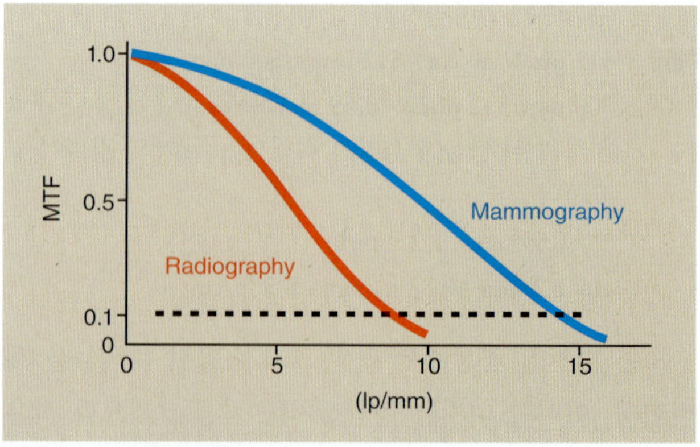

그림 13-8 증감지-필름 유방 방사선 촬영은 낮은 공간 주파수이든 높은 공간 주파수이든 상관없이 증감지-필름 방사선 촬영 영상보다 높은 변조전달함수(MTF)를 나타낸다.

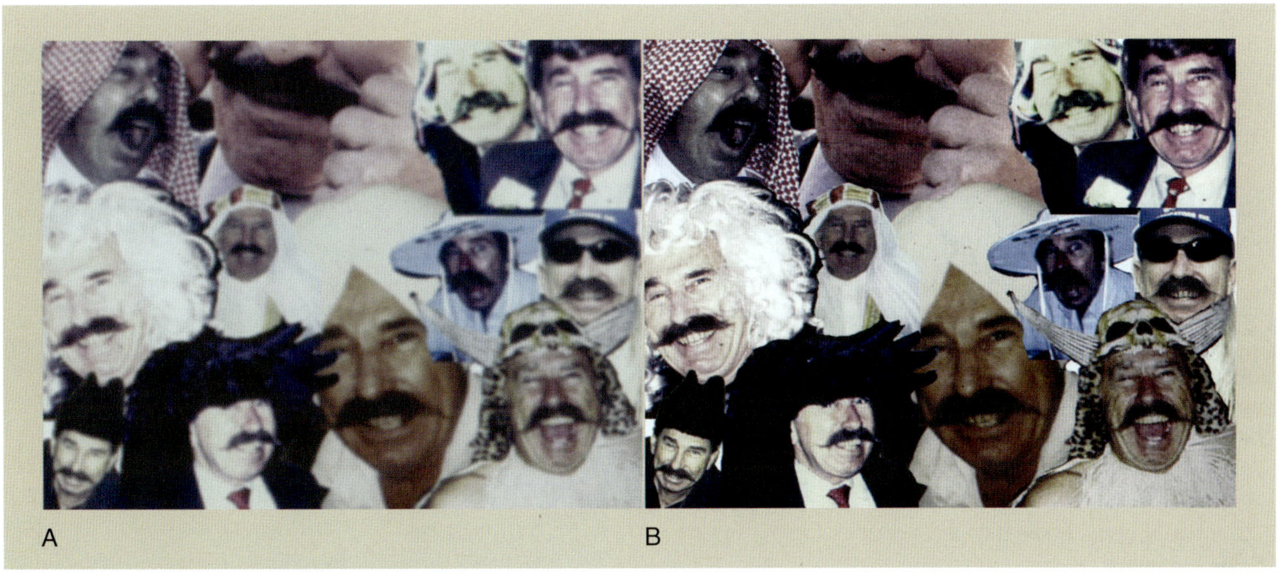

그림 13-9 위의 사진은 일반 방사선 촬영(A)과 유방 방사선 촬영(B)의 MTF의 차이가 화질에 어떠한 영향을 주는지 나타낸다.

A 사진은 일반 방사선 영상을 표현한 것이다. 반면에 *B*는 더 좋은 공간 분해능과 대조도 분해능을 갖는 유방 방사선 영상을 나타낸다.

그림 13-10의 디지털 방사선 영상의 MTF 곡선은 차단 공간 주파수의 특성을 잘 나타내고 있다. 어떠한 DR 영상장치도 픽셀의 크기보다 작은 물체를 표현해 낼 수는 없다.

질문: 그림 13-10은 4 lp/mm의 차단 공간 주파수를 나타낸다. 픽셀의 크기는 얼마인가?

해답: 4 lp/mm = 8o bjects/mm = 8 pixels/mm
픽셀의 크기는 1/8 mm = 0.125 mm = 125 μm이 된다.

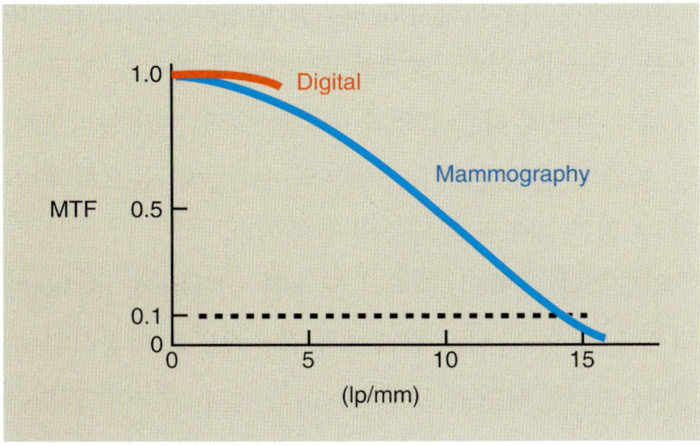

그림 13-10 디지털 방사선 촬영장치의 변조전달함수 곡선은 픽셀 크기에 따른 차단 주파수로 그 특성이 결정된다. 이 그림에서 차단 주파수는 4 lp/mm이며 이는 125 μm의 픽셀 크기에 해당한다.

DR은 낮은 공간 주파수에서 높은 MTF를 가지고 있음을 염두에 두자. 이는 주로 DR의 확장된 동적 범위(dynamic range)와 더 높은 양자검출효율(detective quantum efficiency; DQE)로 인한 것이다.

대조도 분해능

100% 대조도는 검은색과 흰색의 대조도를 의미한다. 이 페이지의 글자들은 매우 높은 대조도를 보여준다. 일반적으로 대조도 분해능(대조도 해상력, contrast resolution)은 검은색에서 흰색에 이르는 음영을 구별해 내는 능력을 말한다. 모든 디지털 촬영 영상은 증감지-필름 영상보다 좋은 대조도 분해능을 나타낸다. 대조도 분해능을 표현하는 용어로 명암도(grayscale) 혹은 동적 범위(dynamic range)를 사용하기도 한다.

동적 범위

증감지-필름 방사선 영상의 동적 범위는 그림 13-11과 같이 0~3.0의 광학밀도(optical density; OD)를 나타낸다. 이것은 동적 범위가 1,000임을 의미한다. 그러나 관찰자는 약 30단계의 음영만을 구별해 낼 수 있다.

특별히 영상의 관용도를 증가시킬 수 있도록 고안된 방사선 영상 기법을 통해 좀 더 많은 정보를 눈으로 볼 수 있게 명암도를 조작할 수 있다. 그러나 여전히 인간의 눈은 약 30단계의 음영만을 구별할 수 있다.

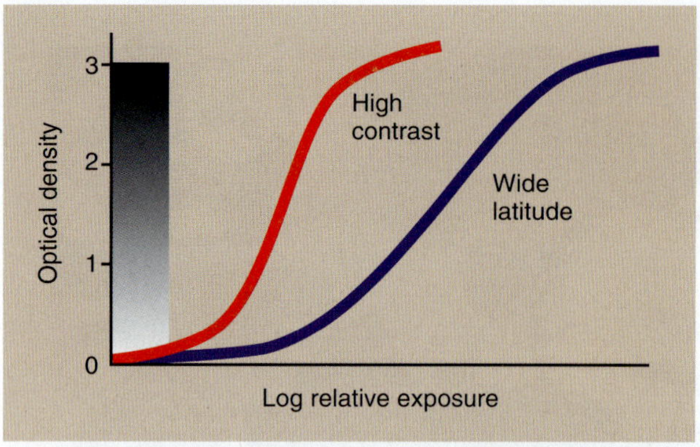

그림 13-11 방사선 촬영상의 대조도는 어느 정도 조절할 수 있다. 그러나 인간의 눈으로 볼 수 있는 범위는 여전히 약 30단계의 음영으로 제한된다.

> 동적 범위는 영상장치가 만들어 낼 수 있는 음영의 개수를 의미한다.

디지털 영상장치의 동적 범위는 각 픽셀의 비트에 의해 결정된다. 전산단층촬영장치와 자기공명영상장치는 일반적으로 12비트의 동적 범위($2^{12}=4,096$ 음영단계)를 가지고 있다. 디지털 영상 촬영장비는 약 14비트의 동적 범위($2^{14}=16,384$ 음영단계)를 갖는다. 대조도 분해능은 유방 방사선 촬영에 있어 매우 중요하기 때문에 이와 같은 디지털 장비는 16비트의 동적 범위($2^{16}=65,536$ 음영단계)를 가지고 있다. 표 13-2는 다양한 영상장비의 동적 범위를 정리한 것이다.

증감지-필름 방사선 영상의 노출범위를 넘어 디지털 영상장치의 응답은 그림 13-12와 같이 10^4~10^5의 차수를 갖는다. 그러나 사람의 눈은 이와 같은 음영을 구별해 낼 수 없다. 각각의 명암도는 윈도우(window)와 레벨(level)에 대한 후처리를 통해 약 30단계의 명암으로 시각화할 수 있다.

표 13-2 디지털 의료영상 촬영장치의 동적 영역

영상장치	동적 영역	
	비트 깊이	음영단계
진단 초음파 영상	2^8	256
핵의학	2^{10}	1,024
전산단층촬영(CT)	2^{12}	4,096
자기공명영상(MRI)	2^{12}	4,096
디지털 방사선 촬영	2^{14}	16,384
디지털 유방촬영	2^{16}	65,536

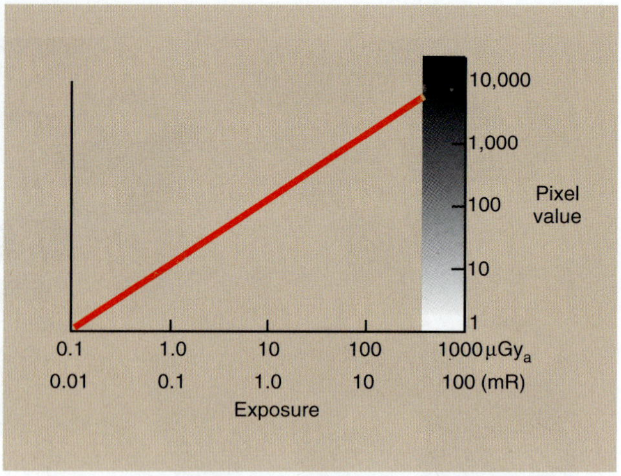

그림 13-12 디지털 영상 촬영장치는 10^4보다 큰 크기 차수의 넓은 동적 범위를 갖는다.

후처리

디지털 영상의 중요한 장점은 전처리와 후처리를 통해 좀 더 많은 정보를 추출해 낼 수 있다는 점이다. 그러나 증감지-필름 방사선 영상에서는 보이는 그대로가 얻는 정보가 된다. 따라서 보이는 것 이상의 정보를 얻는 것은 불가능하다.

디지털 영상과 관련된 여러 가지 영상 후처리에 관한 내용은 중요한 내용이며, 이 장에서는 윈도우와 레벨에 관련된 후처리를 학습하도록 한다. 왜냐하면 이와 같은 후처리는 전체 동적 범위의 명암도를 볼 수 있는 것과 관련이 있기 때문이다.

그림 13-13의 명암도를 생각해 보자. 이 그림은 14비트의 동적 범위를 나타내고 있다. 16,384개 각각의 값에 대응하는 명암도는 사람의 눈이 구분할 수 있는 범위를 넘어선다.

흰색에서 검은색까지의 범위를 일정한 크기의 10개의 영역으로 나누었다. 경계선 중 하나에 연필을 놓고 그 경계선 주변의 다른 음영과 구분할 수 있는지 살펴보자. 약 30개의 음영단계가 대부분의 사람들이 눈으로 확인할 수 있는 대조도 분해능의 한계이다.

윈도우와 레벨의 후처리 도구를 이용하여 16,384개의 모든 음영 단계를 흰색에서 검은색으로 확장시킬 수 있다. 이러한 내용은 그림 13-14와 같다. 후처리 기법은 특히 연부조직을 검사하는 데 도움을 준다.

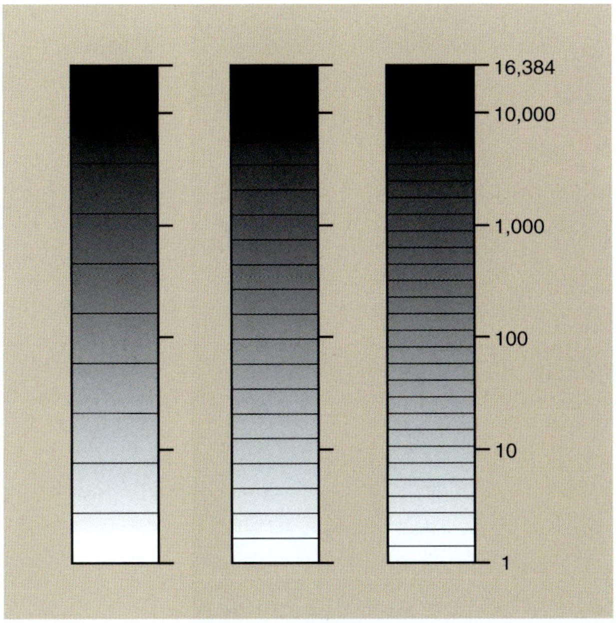

그림 13-13 14비트의 동적 범위는 16,384단계의 음영을 가졌음에도 불구하고 사람의 눈은 이들 중 약 30단계 정도만을 구별할 수 있다.

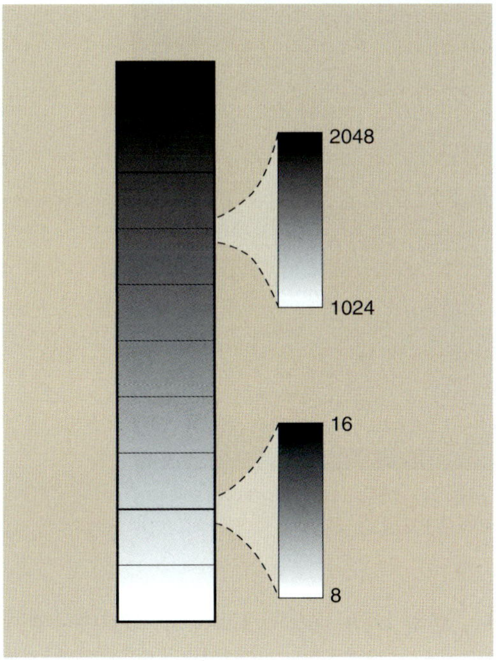

그림 13-14 윈도우와 레벨 후처리 도구를 이용하여 16,384단계 중 어떠한 영역이나 범위에서라도 30단계의 음영으로 표현할 수 있다.

> 후처리는 모든 단계의 음영을 눈으로 볼 수 있게 해준다.

유방은 거의 모든 부분이 연부조직이기 때문에 영상을 얻기 어렵고 전체적인 대조도가 좋지 않다. 따라서 광전효과 상호작용을 높이기 위해 낮은 관전압을 사용한다.

그림 13-15(A)는 증감지-필름을 이용한 좋은 화질의 유방 방사선 영상을 보여준다. 그림 13-15(B)는 유방에 대해 다소 높은 대조도를 나타내는 디지털 유방촬영영상이다. 그림 13-15(C와 D)는 윈도우와 레벨을 후처리함으로써 훨씬 좋은 대조도를 나타낸다.

2006년 초에 디지털 유방 방사선 영상 조사위원회(the digital mammography imaging screening trial; DMIST)는 연구 보고서를 발표했다. 이 연구는 미국의 방사선학과(the American college of radiology; ACR)들과 미국립보건원(the national institutes of health; NIH)에 위탁하여 진행되었다. 총 50,000명의 여성을 대상으로 증감지-필름과 디지털 유방촬영을 실시하여 나이가 어리고 고밀도의 유방조직을 가진 여성일수록 디지털 유방촬영을 하는 것이 더 좋다는 결론을 얻었다.

보통 나이 든 여성은 유방조직의 밀도가 낮아 디지털 방사선 촬영과 증감지-필름 유방 방사선 촬영에서 차이점을 보이지 않았다. 이러한 내용은 연부조직 영상을 얻을 때는 공간 분해능보다 대조도 분해능이 더 중요하다는 것을 의미한다.

신호 대 잡음비

방사선 영상의 신호는 해부학적인 모습을 형성할 수 있는 X선의 일부를 뜻한다. 방사선 영상에서 X선의 수는 매우 많다. 여기에서 신호란 영상 수용체에 도달하는 투과된 X선과 광전흡수된 X선의 차이를 표현한 말이다. 그림 13-16은 이러한 내용을 잘 나타내고 있다.

산란 방사선을 제외한 잡음의 또 다른 원인은 디지털 방사선 촬영이나 증감지-필름 방사선 촬영의 형태에 관계없이 영상 수용체와 관련이 있다. 신호 대 잡음비(signal to noise ratio; SNR)는 어떤 의료영상에서든 중요한 값이다. 왜냐하면 잡음은 대조도 분해능을 제한하기 때문이다. 그래서 방사선사는 '합리적으로 달성할 수 있는 한 낮게(as low as reasonably achievable; ALARA)'의 원칙을 지키면서 가능한 한 높은 SNR을 추구하고 있다.

> 영상의 잡음은 대조도 분해능을 제한한다.

일반적으로 관전류가 증가할 때 SNR 역시 증가한다. 하지만 환자의 피폭선량 또한 증가한다. 또 다른 SNR 증가방법은 디지털 감산 혈관조영술(DSA)에서 확인할

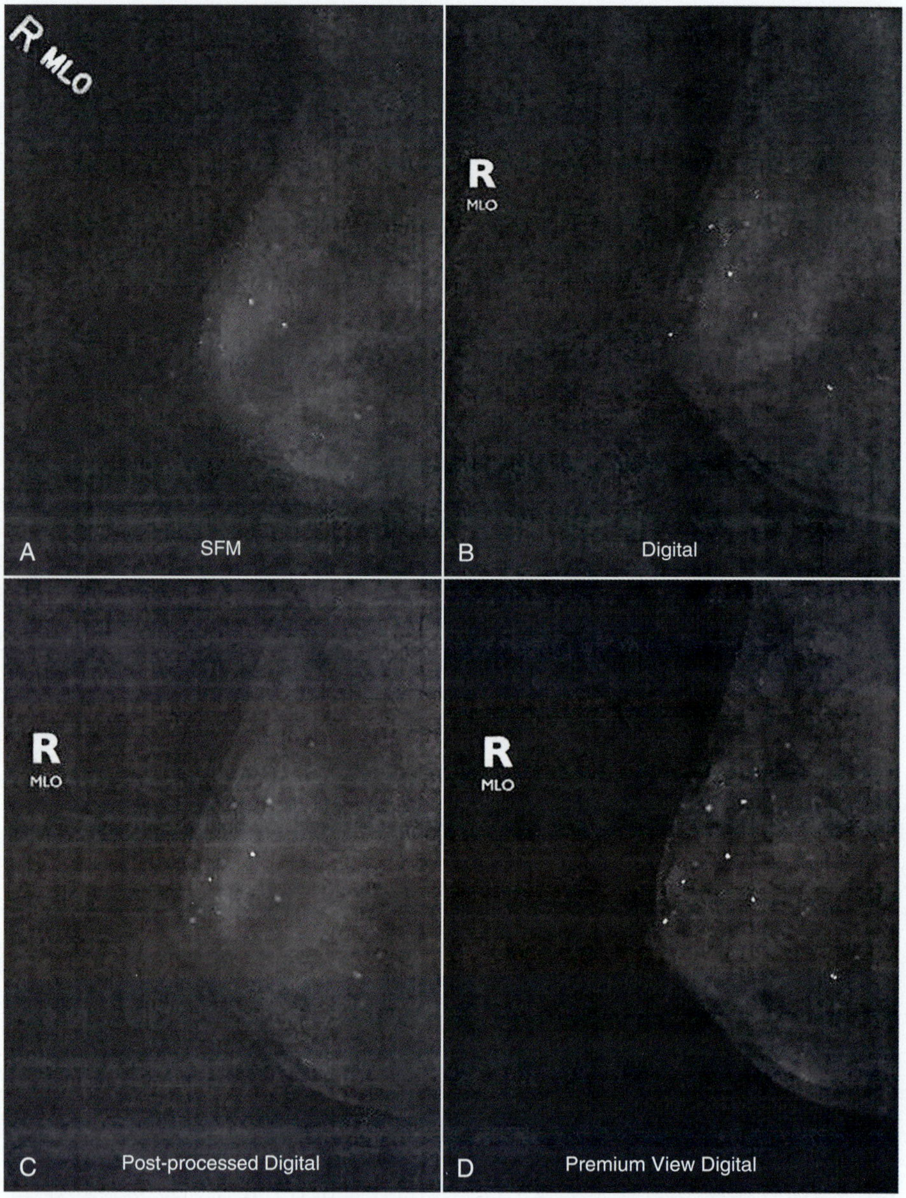

그림 13-15 (A) 증감지-필름 유방 방사선 촬영상에서는 보이는 것이 바로 얻는 정보가 된다. (B) 디지털 유방촬영상에서는 대조도가 강화된다. (C)와 (D)는 디지털 영상을 후처리함으로써 대조도를 좀 더 강화할 수 있다.

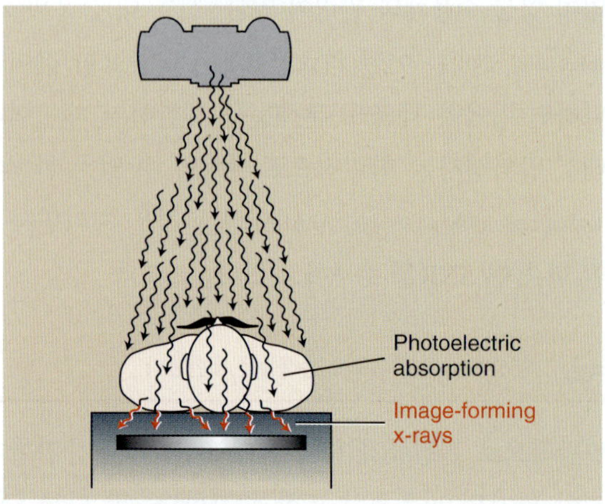

그림 13-16 영상을 형성하는 X선은 환자를 그대로 통과한 X선(신호)과 콤프턴 산란된 X선(잡음)의 집합이다.

수 있다. 단일 DSA 영상이 1:1의 SNR을 나타낸다고 생각해 보자. 여기에서 두 개의 연속된 DSA 영상을 합치면 다시 말해 서로 더한다면 신호는 두 배가 되지만 잡음은 제곱근 2, 즉 약 1.414에 비례하여 증가한다. 따라서 SNR은 2/1.414=1.414가 된다.

신호는 합친 영상 수에 비례하여 증가하는 것에 반해 잡음은 더해진 영상 수의 양의 제곱근에 비례하여 증가한다.

4개의 DSA 프레임을 합할 때 신호는 4배가 되며 잡음은 2배(4의 양의 제곱근)가 된다. 그래서 4개의 영상을 합한 후의 SNR은 4/2, 즉 2가 된다.

대조도-해상도 곡선

영상 시스템의 공간 분해능과 대조도 분해능을 평가하기 위한 또 다른 방법은 대조도-해상도 곡선(contrast-detail curve)이다. 이 방법은 MTF 곡선과 유사한 정보를 포함하지만 더 쉽게 해석할 수 있다.

그림 13-17과 같은 품질관리 검사도구들은 어떠한 영상 시스템에서든 대조도-해상도 곡선을 간단하게 구성할 수 있도록 만들어져 있다. 이와 같은 도구들은 플라스틱이나 알루미늄 재질의 박판에 각 행마다 크기를 달리하여 구멍을 뚫어 놓은 것이다. 각 행은 가로 방향으로 깊이를 다르게 하여 구멍을 파 놓았다. 이와 유사한 검사도구는 그림 13-18(A)과 같다. 이것의 영상은 그림 13-18(B)에서 확인할 수 있다. 이는 다양한 크기와 대조도를 가진 구멍에 의한 영상의 패턴을 보여준다(*화살표*).

그림 13-18(B)의 영상을 좀 더 자세히 관찰하면서 눈에 보이는 구멍을 찾아 이에 대응하는 곡선을 그릴 수 있다. 그 결과가 그림 13-19에 곡선으로 나타나 있다. 이 대조도-해상도 곡선은 시각적으로 인지할 수 있는 크기에 대한 물체의 대조도 함수를 그려 놓은 것이다.

> 영상의 해상도(공간 분해능)는 시스템의 MTF에 의해 결정된다.

대조도-해상도 곡선은 물체의 대조도가 높으면 작은 물체를 영상에서 눈으로 구별할 수 있다는 것을 나타내

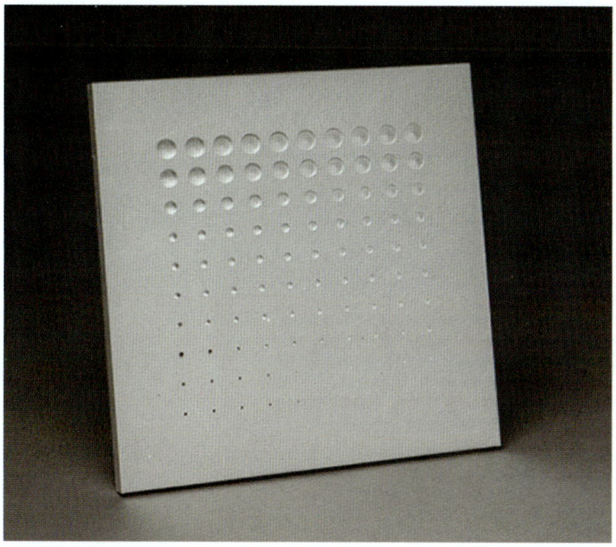

그림 13-17 대조도-해상도 곡선을 구성하기 위한 대조도 분해능 검사도구

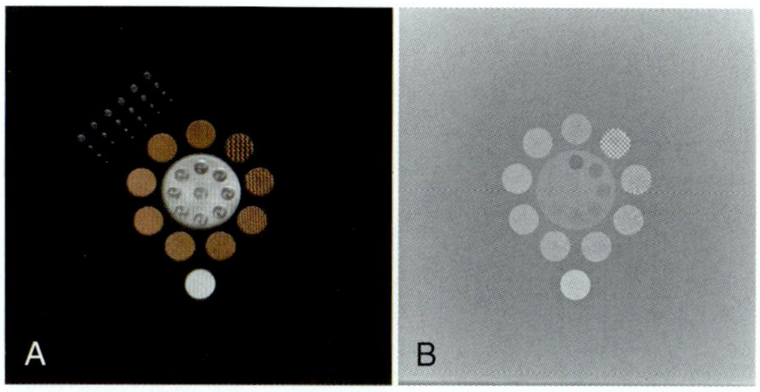

그림 13-18 대조도-해상도 도구(A), 그리고 이를 통해 얻은 영상(B)을 이용하여 대조도-해상도 곡선을 그릴 수 있다.

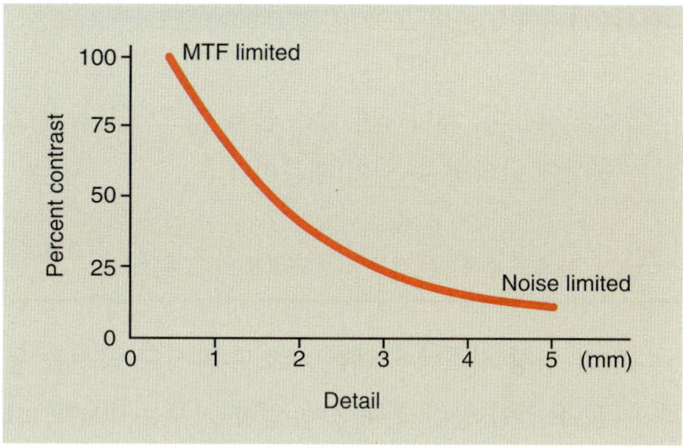

그림 13-19 대조도-해상도 곡선은 대조도 함수이며, 눈으로 볼 수 있는 최소한의 크기를 좌표 위에 나타낸 것이다.

고 있다. 영상에서 물체를 눈으로 확인하기 위해서는 대조도가 낮은 물체는 크기가 커져야 한다.

대조도-해상도 곡선의 왼쪽, 즉 높은 대조도의 물체들은 영상 시스템의 MTF에 의한 한계로 불린다. 공간 분해능은 영상 시스템의 MTF에 의해 결정된다.

이 곡선의 오른쪽은 낮은 대조도의 물체와 관계가 있으며 잡음에 의한 한계로 불린다. 잡음은 대조도 분해능을 감소시킨다.

대조도-해상도 곡선의 사용 예는 그림 13-20과 같다. 이 그림은 두 개의 디지털 방사선 영상 시스템을 비교한 것인데, 각 시스템은 다른 크기의 픽셀을 가지고 있다. 더 작은 크기의 픽셀을 가진 시스템은 더 좋은 공간 분해능을 갖지만, 같은 영상기법을 사용했다면 동일한 대조도 분해능을 나타낸다.

디지털 방사선 촬영에서 관전류가 증가해도 공간 분해능은 변하지 않는다. 그림 13-21과 같이 관전류가 높아질수록 대조도 분해능이 좋아진다. 높은 관전류에서의 영상은 더 낮은 위치에서 곡선을 그리는 것이 이상하게 보일 수 있으나 낮게 그려진 곡선이 더 좋은 대조도

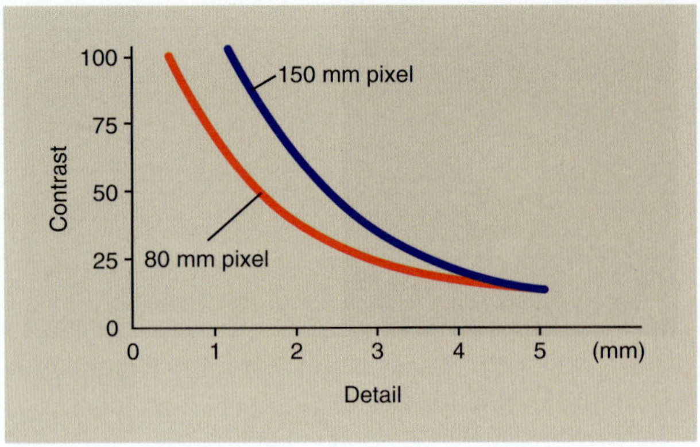

그림 13-20 다른 픽셀 크기를 갖는 2가지 영상장치의 대조도-해상도 곡선

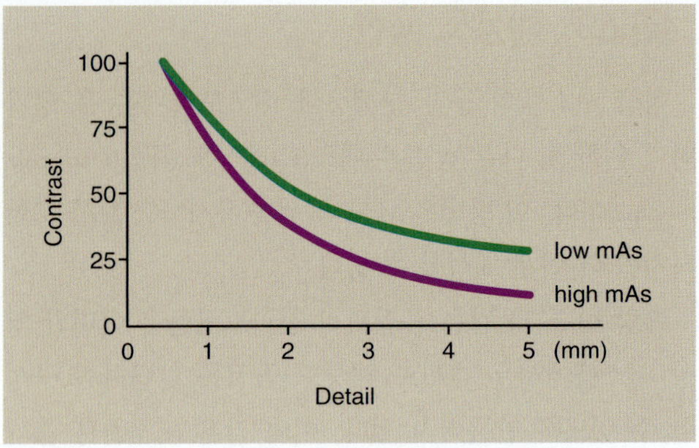

그림 13-21 단일 디지털 영상장치에서 다른 관전류의 대조도-해상도 곡선

분해능을 갖는다. 왜냐하면 낮은 물체 대조도를 가진 조직을 영상에 나타낼 수 있기 때문이다.

> 대조도 분해능은 잡음 또는 SNR에 의해 제한된다.

다양한 영상 시스템에 대한 대조도-해상도 곡선을 통해 어떤 요인이 공간 분해능에 영향을 주는지(MTF) 그리고 대조도 분해능에 영향을 주는지(SNR)를 좀 더 쉽게 이해할 수 있다. 공간 분해능과 대조도 분해능에 대한 기술적인 요인과 영상 시스템의 요인의 영향을 이해하는 것은 매우 유용하다.

그림 13-22는 다양한 의료영상 시스템에 대한 상대적인 대조도-해상도 곡선을 나타낸다. 일반적으로 유방방사선 촬영상은 초점의 크기 때문에 가장 좋은 공간 분해능을 가지고 있다.

자기공명영상은 조직의 양전자 밀도와 T1 여기시간 그리고 T2 여기시간의 범위 때문에 좋은 대조도 분해능을 가진다. X선을 이용한 모든 영상 시스템 중에서는 전산단층촬영상이 가장 좋은 대조도 분해능을 나타낸다. 왜냐하면 X선 조준기의 특성과 이로 인한 산란선의 감소 때문이다.

환자 피폭선량에 대한 고려사항

모든 영상들이 디지털화되면서 방사선사는 환자가 받는 선량을 검사에 따라 20%~50% 줄일 수 있게 되었다. 그러나 이와 반대되는 현상이 많이 발생하는데, 이것을 '선량 크리프(dose creep)'라고 한다.

디지털 영상은 정확하지 않은 촬영조건에도 좋은 영상을 만들어 내는 것이 가능하기 때문에 증감지-필름 방식 촬영 시와 같이 조사량을 자주 조정하지는 않는다. 측면상과 AP상을 연속적으로 촬영할 때 촬영조건을 바

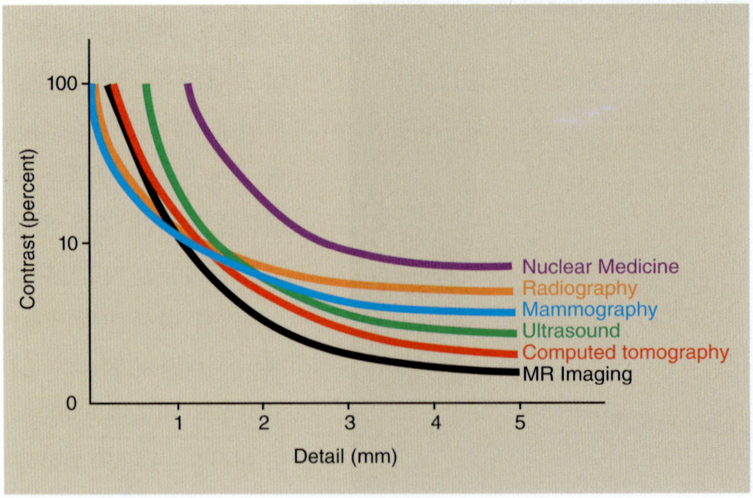

그림 13-22 다양한 의료영상장비에서 측정한 대조도-해상도 곡선

꾸지 않는 것을 예로 들 수 있다. 결과적으로 이러한 검사는 전체적으로 환자의 피폭선량을 증가시킬 수 있다.

앞에서 소개했듯이 DQE로 알려진 디지털 영상 수용체의 특성과 디지털 영상 수용체의 X선에 대한 반응방식을 적용한다면 환자의 피폭선량을 줄일 수 있다.

영상 수용체의 반응

그림 13-23의 증감지-필름 영상 수용체와 디지털 영상 수용체의 반응성(image receptor response)을 다시 한번 생각해 보자. 이들 곡선들은 각각의 영상 시스템의 대조도 분해능과 관계가 있으나 공간 분해능과는 관계가 없다. 증감지-필름 방사선 영상에서의 공간 분해능은 대부분 초점의 크기에 의해 결정된다. 그러나 디지털 영상에서 공간 분해능은 검출기 픽셀의 크기에 의해 결정된다.

> 증감지-필름 방사선 촬영상의 공간 분해능은 대부분 초점의 크기에 의해 결정된다.

디지털 영상 수용체의 반응성은 방사선 선량에 선형으로 비례하기 때문에 영상의 대조도는 선량요인의 변화와 무관하다. 따라서 디지털 영상에서는 노출과다나 노출과소의 의미가 없다.

디지털 영상은 노출량에 의한 반복 측정이 전혀 필요없다. 증감지-필름 방사선 영상에서는 약 5 %가 노출량에 의해 반복 촬영된다. 결국 이러한 요인은 디지털 영상장비로 측정하는 환자의 피폭선량 감소로 직결된다.

그림 13-23은 감도 400의 증감지-필름 방사선 촬영의 적정 조사량의 범위를 나타낸 것이다. 결국 노출 과다와 노출 과소는 영상의 대조도를 감소시킨다. 하지만 이와 같은 사항은 디지털 영상장치에서는 의미가 없기 때문에 환자의 피폭선량을 감소시킬 수 있다.

> 디지털 영상에서 대조도 분해능은 선량에 관계없이 보존된다.

그림 13-24는 발 모형의 증감지-필름 방사선 영상을 나타내며 그 위에 각각 사용된 촬영조건을 표시하였다. 증감지-필름 방사선 영상은 노출 과다나 노출 과소가 쉽게 나타나지만 디지털 촬영에 있어서는 이와 관련이 없다.

그림 13-25는 같은 발 모형을 그림 13-24의 촬영조건과 동일하게 디지털로 촬영한 영상이다. 각각의 조사량에 따른 영상은 디지털 방사선 촬영이 환자 피폭선량을 감소시킬 수 있다는 점을 명확히 나타내고 있다.

증감지-필름 방사선 촬영을 위한 촬영조건에는 다음과 같은 사항들이 충족되어야 한다. (1) 촬영할 부위의 해부학적인 내용을 바탕으로 적절한 관전압이 선택되어야 한다. (2) 영상에 적절한 광학밀도(OD)를 형성하기 위한 관전류가 선택되어야 한다. 증감지-필름 방사선 촬영에서는 관전압으로 대조도를 조절하고 관전류로 광학밀도를 조절한다.

상자 13-1 디지털 방사선 촬영으로 인한 선량 감소

- 디지털 방사선 촬영에서는 밝기와 대조도를 이유로 재촬영하지 않아야 한다.
- DR 시스템은 양자 반점(quantum mottle)으로 인한 과도한 잡음을 보상할 수 없다.
- 과다 노출하여 영상을 촬영했을지라도 다시 촬영할 필요는 없다. 또한 그러한 행동을 습관화해서는 안 된다.

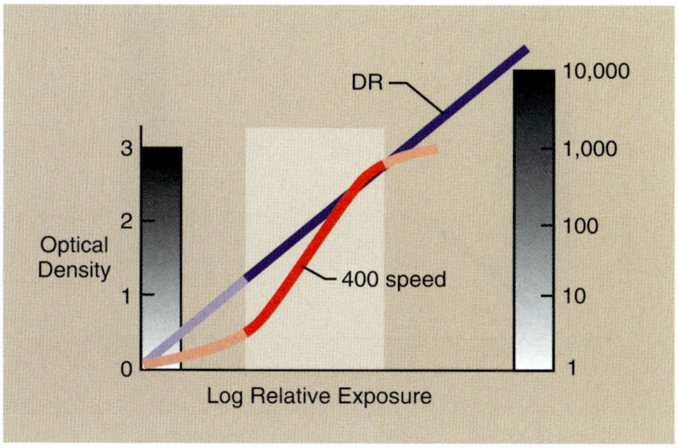

그림 13-23 증감지-필름과 디지털 영상 수용체의 반응성

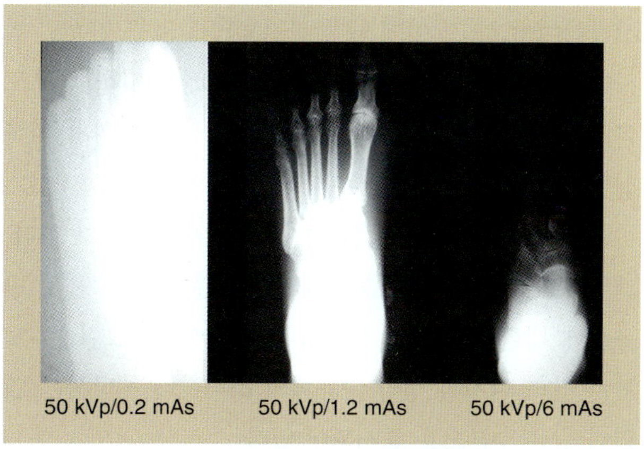

그림 13-24 발 모양의 증감지-필름 방사선 촬영상에서는 넓은 범위의 촬영조건으로 인해 노출 과다와 노출 과소가 나타난다.

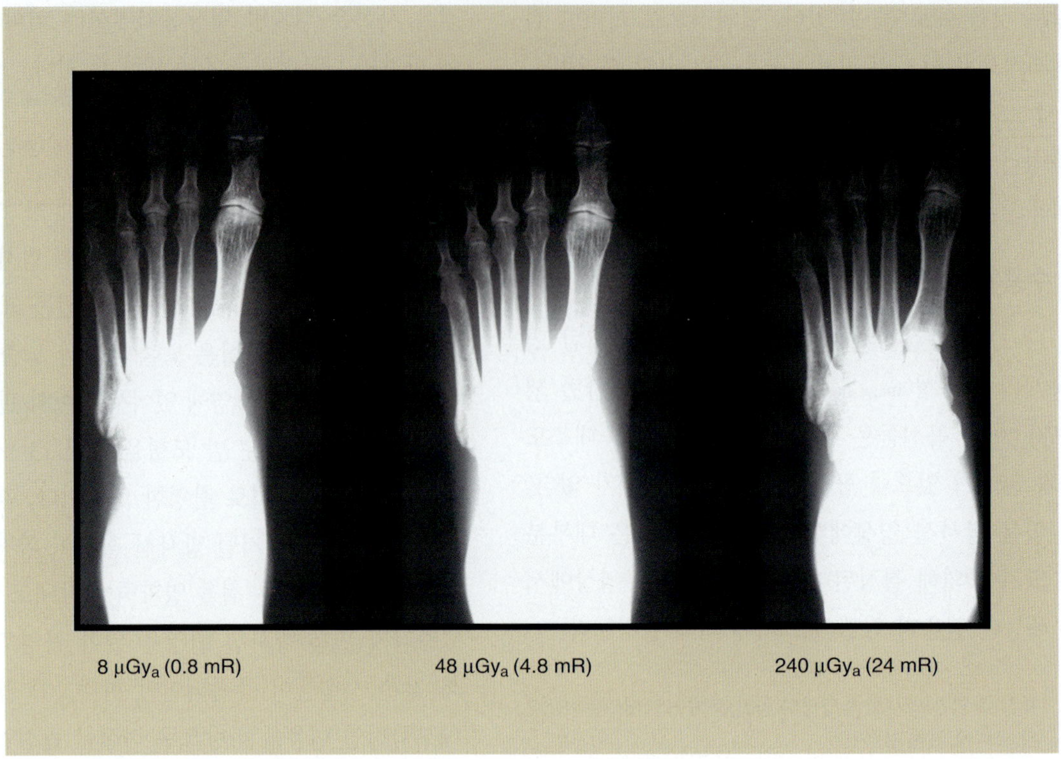

그림 13-25 그림 13-24와 같은 방사선 촬영 기법을 적용하여 얻은 발 모형의 디지털 영상은 넓은 조사선량 영역에 걸쳐 대조도가 유지됨을 보여준다.

> '촬영조건 변경(technique creep)'으로 '선량 크리프(dose creep)'를 제거하여야 한다.

디지털 촬영 기법은 다르게 접근하여야 한다. '선량 크리프(dose creep)' 대신 '촬영조건 변경(technique creep)'을 다양한 디지털 촬영 시스템에 맞게 사용하여야 환자의 피폭선량을 줄일 수 있다.

디지털 영상 대조도는 선량과 관계없기 때문에 관전압은 중요한 요인이 되지 못한다. 특정 인체 부위에 대한 디지털 방사선 촬영 시 관전압을 증가시킨 상태에서 시작하여야 하고, 이에 따른 관전류의 감소를 연속된 검사에 따라 기록하여야 한다. 이로 인해 적당한 대조도 분해능과 일정한 공간 분해능 그리고 감소된 환자 피폭선량이라는 결과를 얻을 수 있다.

환자 피폭선량이 감소할 수 있는 범위는 한계가 있다. 그림 13-26에는 그림 13-23에서 보여준 영상 수용체 반응성에 대한 추가적인 설명이 나타나 있다. 그림 13-26과는 달리 디지털 영상 수용체의 조사량에 해당하는 영역이 밝은 부분으로 표시되어 있다.

디지털 촬영에 있어서 낮은 촬영조건의 문제점은 낮은 SNR이다. 잡음은 연부조직의 해부학적인 판독에 영향을 미치고 잘못된 판단을 하게 한다.

양자검출효율

X선이 영상 수용체와 반응할 가능성은 원자의 구성이나 두께에 따라 결정된다. 이를 기술하는 용어로 양자검출효율(detective quantum efficiency; DQE)이 사용되는데, 이는 흡수계수 및 공간 주파수와 관련이 있다.

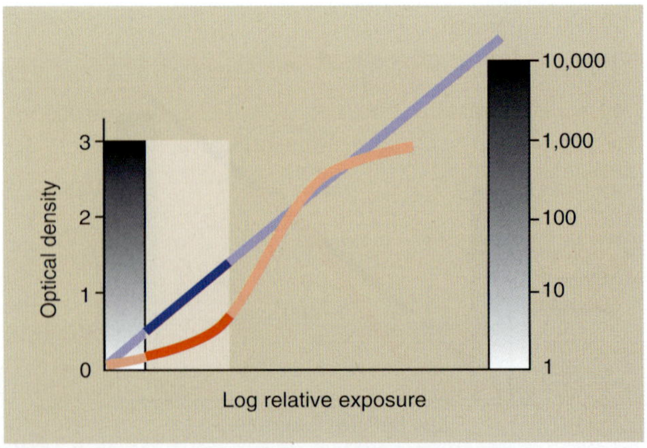

그림 13-26 디지털 영상 수용체의 미량의 조사량에 의해서도 공간 분해능과 대조도가 유지된다. 하지만 잡음이 문제가 될 수 있다.

DR에서 높은 DQE를 사용하여 환자의 피폭선량을 낮춘다.

사실상 DQE는 흡수계수로 취급된다. 이는 X선 에너지의 의존성이 크다는 것을 의미한다. 표 13-3은 디지털과 증감지-필름 영상 수용체에 사용되는 다양한 원소들을 나열해 놓은 것이다. 또한 가장 반응성이 좋은 원소에 대한 K각 흡수단도 함께 나열하였다.

LaOS와 GdOS는 주로 방사선 촬영용 증감지에 사용하는 2가지 주요 영상 포획 원소이다. BaFBr, CsI, a-Se은 디지털 영상 수용체에 사용된다. 이들 원소들의 DQE 값은 X선의 에너지에 크게 의존한다. 그림 13-27은 이와 같은 내용을 나타낸다.

DQE는 X선 흡수 효율을 측정한 것이다.

그림 13-28은 그림 13-27을 단순화한 것이다. 그림 13-28은 증감지-필름, 컴퓨터 방사선 촬영, DR 영상 수용체에 대한 DQE를 관전압 90kVp일 때의 X선 방출 스펙트럼으로 나타낸 것이다. DR에 대한 DQE가 CR이나 증감지-필름보다 높다는 점을 기억하자. 또한 CR은 증감지-필름보다 약간 높은 DQE 값을 나타낸다.

다양한 영상 수용체에 의해 상대적 DQE 값이 변한다

표 13-3 다양한 영상 수용체의 원자번호와 K각 결합에너지

영상 수용체	포획 원소	원자번호	K각 결합에너지(KeV)
GdOS	Gd	64	55
LaOS	La	57	39
BaFBr	Ba	56	37
CsI	Cs	55	35
	I	53	33
a-Se	Se	34	12

는 것은 더 적은 X선에서도 높은 DQE를 가진 수용체를 사용함으로써 동일한 품질의 영상을 얻을 수 있는 것을 의미한다. 이러한 사항의 적용은 환자 피폭선량의 감소로 이어질 수 있다. 그림 13-28의 추가적인 정보는 대부분의 X선이 K각 결합에너지와 일치한다는 점을 나타낸다. 이는 그와 같은 에너지에서 X선의 흡수가 쉽게 일어나는 것과 관련이 있다.

산란된 X선은 1차선보다 에너지가 작다.

DQE 분석의 마지막 특징과 환자의 피폭선량의 관계는 입사되는 X선과 관련이 있다. 관전압 90 kVp의 X선이 환자에게 조사되었을 때 대부분은 산란되고 그림 13-28과 같이 에너지가 감소하며, 이로 인해 영상을 형

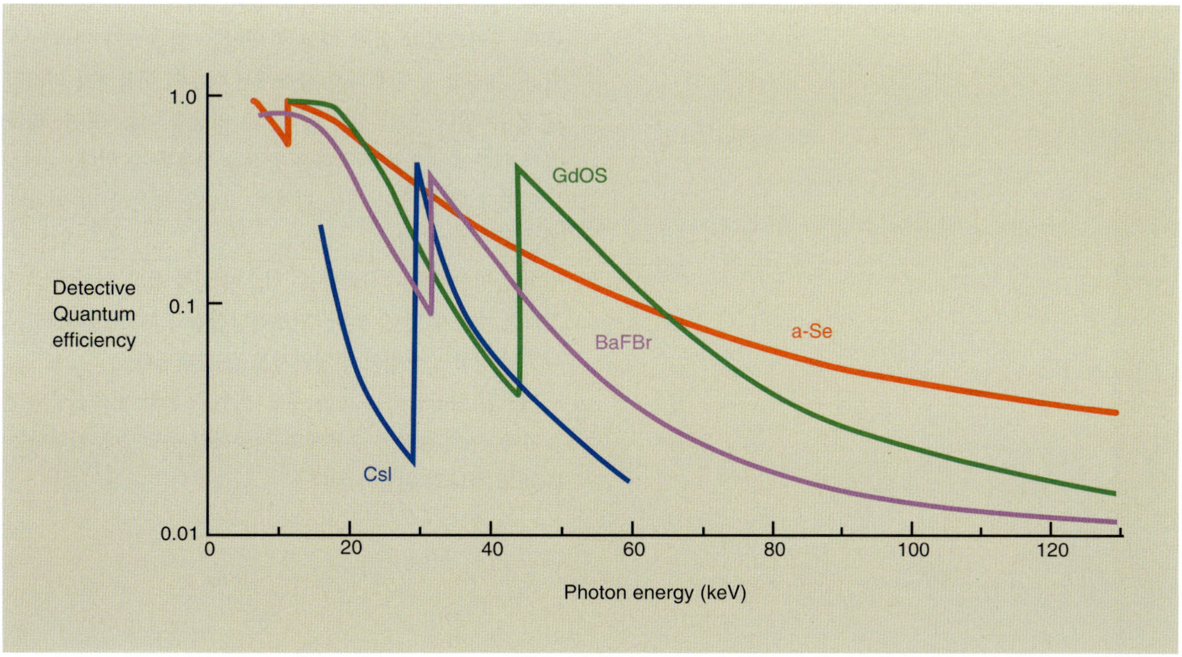

그림 13-27 다양한 영상 수용체의 포획 원소에 대한 X선 에너지별 DQE 값의 변화 그래프

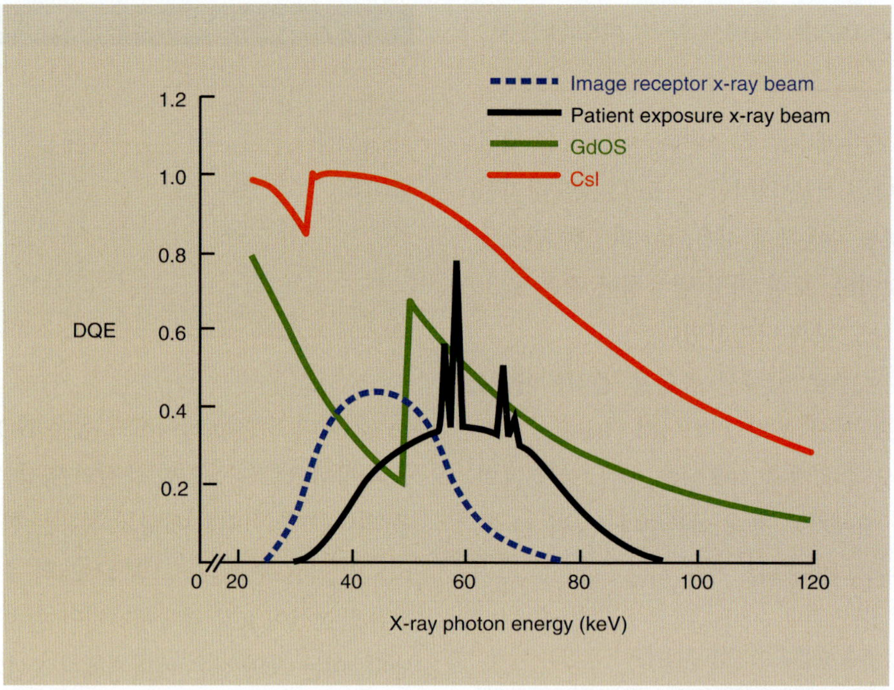

그림 13-28 영상 수용체에 조사된 X선은 환자에 조사된 X선의 에너지보다 작다. 그리고 수용체 원소의 X선 흡수와 부합한다.

성하는 X선은 매우 크게 감소한다.

영상 수용체의 반응성과 DQE를 분석하면 2가지 특성 모두 디지털 방사선 촬영이 증감지-필름 방사선 촬영에 비해 환자의 피폭선량을 줄일 수 있다는 것을 알 수 있다. 결론적으로 증가한 관전압과 감소한 관전류에 기초한 방사선 조사 기법에 대한 새로운 접근과 조합은 디지털 영상이 환자의 피폭선량을 줄이는 데 기여할 수 있다.

요약

디지털 의료영상은 증감지-필름 방사선 촬영상과 비교하였을 때 공간 분해능이 작다는 하나의 단점이 있다. 공간 분해능은 작고 높은 대조도의 물체를 영상화하는 능력을 말하며 디지털 영상 시스템의 픽셀의 크기에 의해 제한된다.

그러나 중요한 것은 기존의 증감지-필름 방사선 촬영 방식에 비해 여러 가지 장점을 가지고 있다는 점이다. 우선 화학적인 필름의 처리과정이 없기 때문에 영상을 얻기까지 걸리는 시간이 짧다. 그리고 동시에 다른 장소에서 다수의 이용자가 디지털 영상을 볼 수 있다. 또한 전자 방식으로 영상을 이동, 보관, 획득할 수 있기 때문에 필름을 저장하는 공간을 활용할 수 있다.

이보다 더 중요한 것은 디지털 영상은 넓은 동적 범위와 보다 좋은 대조도 분해능을 가진다는 것이다. 또한 후처리를 통해 수천의 음영단계를 가시화할 수 있으며 이를 통해 영상에서 더 많은 정보를 추출해 낼 수 있다. 변조전달함수와 대조도-해상도 곡선은 디지털 영상의 장점이 무엇인지를 잘 나타낸다.

디지털 영상을 선호하는 주요 원인은 환자 피폭선량의 감소일 것이다. 이것은 X선 수용체의 선형적인 응답성에 기인하며 높은 DQE도 하나의 원인이 된다.

CHAPTER 14

디지털 방사선 영상의 이해

Viewing the Digital Radiographic Image

학습목표

1. 측광학(photometry)에서 사용되는 양과 단위를 설명할 수 있다.
2. 디지털 표시장치의 휘도 세기의 변화(variation)를 설명할 수 있다.
3. 하드 카피와 소프트 카피의 차이점과 각각의 판독에서의 차이점을 설명할 수 있다.
4. 능동형 매트릭스 액정 표시장치(AMLCD)의 특징에 대해 설명할 수 있다.
5. 전처리와 후처리의 특징에 대해 설명할 수 있다.
6. 영상획득 전송 시스템(PACS)의 적용에 대해 설명할 수 있다.

의료영상에서 방사선과 에너지의 물리적 개념과 이와 관련된 양(quantity)의 물리적 개념들을 이해하는 것은 중요하다. 디지털 영상의 도입과 디지털 표시장치에서 영상에 대한 "소프트 판독(soft read)"에는 "측광학(photometry)" 분야의 이해가 요구된다.

측광학은 가시광선에 대한 인간의 시각 반응을 연구하는 분야이다.

광도측정의 양

사람의 시각 반응은 매우 복잡하여, 심리학, 생리학, 물리학 등을 포함한다. 사람의 눈을 정량화하려는 시도는 1924년에 국제조명위원회(Commission Internationale de l'Éclairage; CIE)에 의해 처음으로 시도되었다. 이 시기에 CIE는 빛의 강도와 캔들(candle), 피트캔들(footcandle), 캔들파워(candlepower)와 같은 단위를 정의하였다.

눈의 반응

CIE는 추상체(cones)가 작용하는 명소 시의 밝은 빛 시각과 간상체(rods)가 작용하는 암소 시의 어두운 빛 시각 간의 차이를 인식하고, 그림 14-1과 같이 표준 CIE 명소 시 및 암소 시 반응곡선을 만들었다. 명소 시와 암소 시에서 가장 잘 보이는 파장은 각각 555 nm, 505 nm이다.

측광단위

오늘날 방사선 기술자들은 측광의 양들을 표현하기 위해 사용되는 모든 단위를 알아야 한다. 측광학의 기본 단위는 **루멘(lumen; lm)**인데, 이것은 555 nm에서 최대 명소 시의 눈의 반응에 해당한다.

> 기본적인 측광단위는 루멘(lumen)이다.

측광학의 기본 양에 해당하는 **광속(luminous flux)**은 루멘(1umens; lm)으로 표시된다. 광속은 광원으로부터의 빛의 총 세기(intensity)이다. 가정용 램프의 제원 설명서에서 루멘 단위로 광속을 표현한 것을 볼 수 있다.

조도(illuminance)는 표면에 입사되는 빛의 세기를 말한다. 피트(foot)의 제곱에 해당하는 면적에 조사된 1루멘의 광속을 피트캔들(footcandle; fc)이라 한다. 영국 단위인 피트캔들은 현재까지도 사용되고 있다. 미터 환산 단위는 1루멘/제곱미터, 즉 럭스(lux; lx)이다(1fc= 10.8lux).

발광강도(luminance intensity)는 뷰박스나 디지털 영상 표시장치와 같은 광원의 특성으로 전체 시각 영역으로 방출되는 광속이다. 단위는 스테라디안(steradian)당 루멘 또는 **칸델라(candela)**이다.

휘도(luminance)는 발광 강도와 유사한 양이며, 제곱 미터당 칸델라 또는 **니트(nit)** 단위로 표현되는 디지털 표시장치와 같은 광원의 밝기에 대한 또 다른 측정단위이다.

표 14-1은 측광의 양과 이와 관계된 단위를 요약한 것이다.

표 14-2는 여러 가지 친숙한 주위 환경에 대한 조도의 범위이다. 대부분의 실내 영역에서는 100~200 피트캔들(fc)의 조도를 나타낸다.

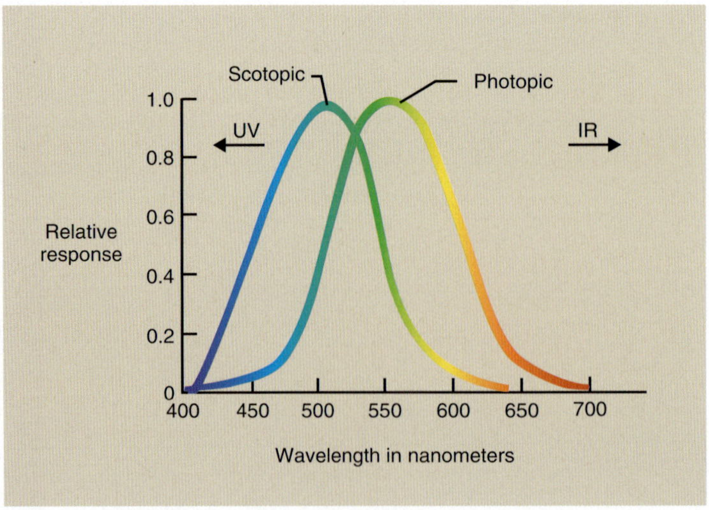

그림 14-1 사람의 시각에 대한 측광 반응곡선

표 14-1 측광의 양과 단위

양	단위	약자
광속	Lumen	lm
조도	*Lumen/ft*^{2}	fc
	Lumen/m^2	lx
발광강도	Lumen/ steradian	cd
휘도	*kandela/m*^{2}	nit

표 14-2 다양한 광원 환경에서의 조도 범위

광원 환경	조도(FC)	(LUX)
디지털 영상 판독실	1	10.8
해 뜨기 전후	5	0.54
복도	20	216
대합실	30	324
실험실	100	1,080
테니스 코트	200	2,160
흐린 날	1,000	10,800
수술실	3,000	32,400
맑은 날	10,000	108,000

코사인 법칙

측광 분야에 두 가지 기본적인 법칙이 적용된다. 발광 강도가 광원과의 거리의 제곱에 반비례하는 것이 '**역자승 법칙**'이다(제3장 참조).

코사인 법칙(cosine law)은 디지털 영상 표시장치의 발광 강도를 표현할 때 중요하다. 모니터를 정면에서 바라볼 때 광도는 최대가 되고, 비스듬한 각도로 모니터를 보면 대조도와 광도가 그림 14-2와 같이 감소한다.

> 디지털 영상 표시장치의 가장 좋은 시각화는 정면(수직)으로 보는 것이다.

감소된 투영 표면적은 코사인(cosine)이라 불리는 수학 함수를 따른다. 디지털 영상 표시장치를 관찰할 때 발광 강도는 법선에 대하여 각이 커질수록 급격하게 감소한다.

하드 카피-소프트 카피

1990년대 중반까지 모든 의료영상은 기본적으로 "하드 카피(hard copy)" 형태였으며, 영상의학과 의사들은 필름 형태의 영상을 전달받았다. 영상은 뷰박스를 통해 필름을 판독하였다.

전산단층촬영(CT: 1974)과 자기공명영상(MRI: 1980)은 처음으로 널리 사용된 디지털 의료영상이다. 그러나 최근까지 이와 같은 디지털 영상도 뷰박스 위에서 필름을 통하여 판독되었다.

오늘날에는 모든 디지털 의료영상이 디지털 표시장치

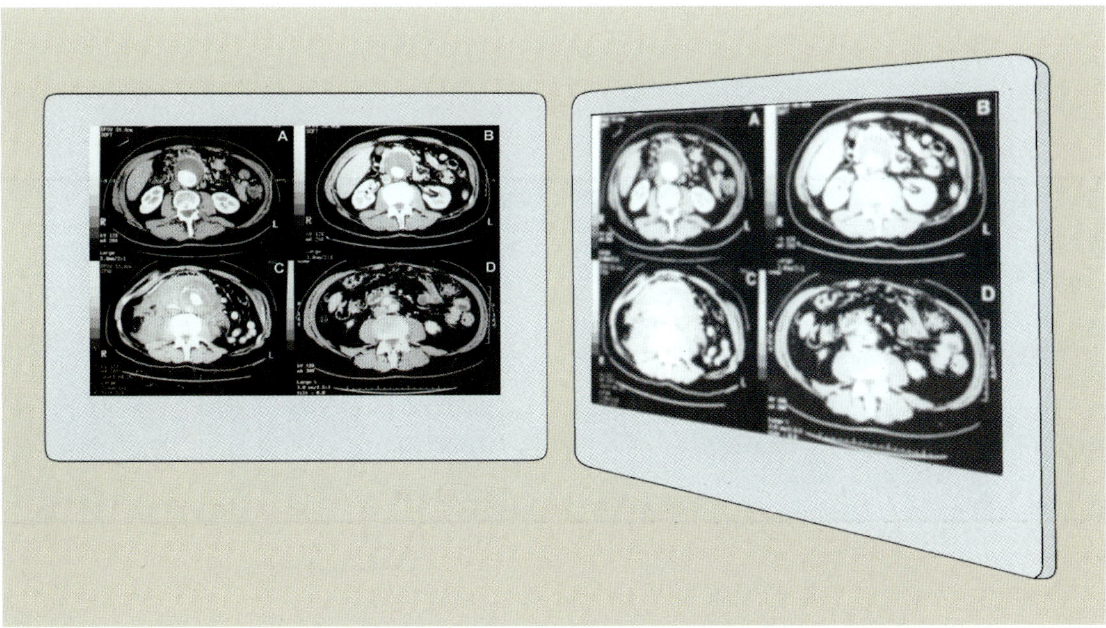

그림 14-2 디지털 영상장치를 측면에서 관찰했을 때 조도와 영상의 대조도가 감소한다.

를 통해 판독된다. 뷰박스에서 필름을 통해 영상을 관찰하던 때와 비교해보자면 방사선사들이 알아야 할 지식의 양은 좀 더 줄어들었다고 할 수 있지만 디지털 표시장치의 소프트 카피를 이해하기 위한 지식은 기존의 지식과 다를 뿐 아니라 좀 더 어려워졌다.

소프트 카피 판독은 디지털 음극선관(CRT)이나 능동형 매트릭스 액정 표시장치(active matrix liquid crystal display; AMLCD)에서 이루어진다.

능동형 매트릭스 액정 표시장치

우리는 모든 물질이 가스, 액체, 고체의 형태를 가지고 있다는 것을 알고 있다. 액정은 액체와 고체의 중간 상태에 있는 물질을 말한다.

> 능동형 매트릭스 액정 표시장치(AMLCD)는 음극선관(CRT) 모니터보다 우수하다.

액정은 매우 잘 정렬된 분자 구조(결정, crystal)를 가지며 점성(viscosity)이 있는 물질이다. 액정물질은 그림 14-3과 같은 선형의 유기분자이며, 이 분자들은 자연적으로 분자 극성을 형성하면서 전기적으로 전하를 띤다. 이로 인해 액정은 외부에서 전기장을 걸어 정렬시킬 수 있다.

표시 특성

AMLCD는 픽셀×픽셀의 매트릭스 형태로 만들어지며, 각 픽셀을 비추는 매우 강한 백색 백라이트(back light)를 갖는다. 각 픽셀은 픽셀을 통과하는 빛의 세기와 컬러를 조절하기 위한 편광 필터와 필름으로 구성되어 있다.

컬러와 흑백 AMLCD의 차이점은 필터와 필름의 설계와 관련이 있다. 즉 컬러 AMLCD는 각 픽셀 내에 하위 픽셀 형태로 빨간색, 초록색, 청색의 필터가 있다. 하나의 픽셀은 3개의 하위 픽셀이 모여 만들어지는데, 이 하위 픽셀에 필터가 위치한다.

의료용 평판 디지털 표시장치는 흑백 AMLCD이다. 그림 14-4는 하나의 픽셀이 구동되는 모습과 설계된 형태를 보여준다. 백라이트는 픽셀이 빛을 내도록 하며 액정의 정렬 방향에 따라 빛을 통과시키거나 차단한다.

픽셀은 두 개의 유리판으로 구성되어 있는데, 이 두 판의 간격을 띄우는 역할을 하는 스페이서(spacer)라고 하는 직경 수 마이크로미터의 유리 구슬에 의해 분리된다. 또한 전도체인 버스 라인(bus lines)은 박막 트랜지스터(thin film transistor; TFT)를 가진 각 픽셀을 조절한다.

> 공간 분해능은 백만 픽셀 이상의 디지털 표시장치를 사용함으로써 향상될 수 있다.

의료용 평판 디지털 표시장치는 AMLCD의 픽셀 수로 구별된다. 1메가픽셀(megapixel; MP)의 표시는 1,000×1,000 픽셀이며, 이보다 높은 해상도의 모니터는 5 메가

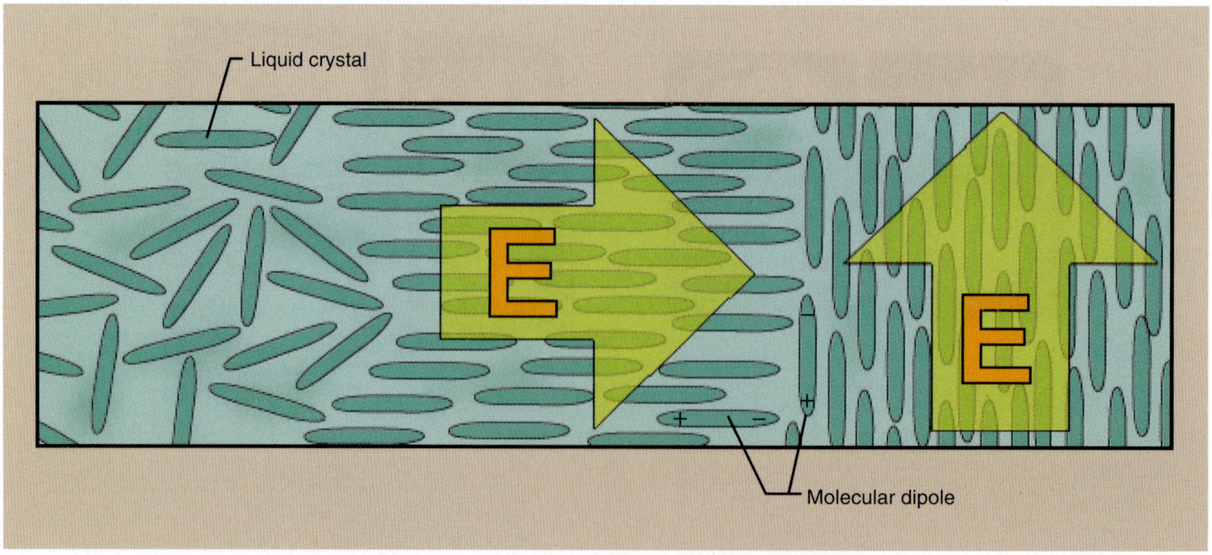

그림 14-3 액정은 자연상태에서는 임의의 방향으로 위치한다. 그러나 외부 자기장의 영향을 받을 경우 일정한 방향으로 정렬된다.

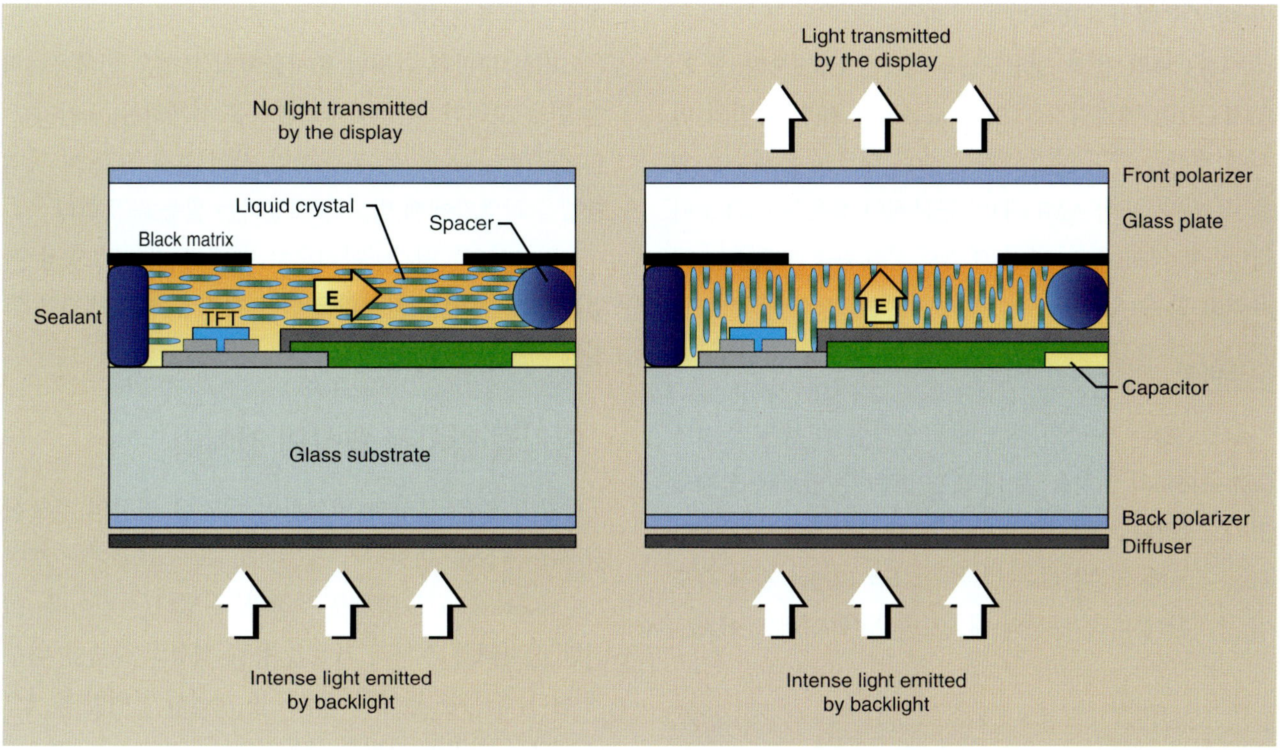

그림 14-4 능동형 매트릭스 액정 표시장치(AMLCD)의 픽셀 단면

픽셀, 즉 2,000×2,500 픽셀을 갖는다. 표 14-3은 가장 널리 사용되는 의료용 평판 영상 표시장치의 매트릭스 배열을 나열한 것이다.

표 14-3 의료용 평판 디지털 표시장치의 표준 크기	
크기(MP)	매트릭스 배열(pixels)
1	1,000 × 1,000
2	1,200 × 1,800
3	1,500 × 2,000
5	2,000 × 2,500

영상의 휘도

AMLCD는 매우 비효율적인 장치이다. 흑백 모니터는 백라이트에서 나오는 10%의 빛만을 통과시키고 컬러 모니터는 약 50%의 빛을 통과시킨다. 이러한 비효율성은 필터와 편광자(polarizers)에 의한 빛의 흡수 때문이다. 또한 각 픽셀의 상당 부분이 TFT와 배선에 의해 가려져 있기 때문에 투과 효율성은 좀 더 감소한다.

빛을 통과시킬 수 있는 픽셀 표면의 비율을 '개구율(aperture ratio)'이라고 한다. 개구율은 디지털 표시장치에서 이용되며 디지털 방사선 영상 검출기에서는 '충전율(fill factor)'이라는 용어를 사용한다. 의료용 AMLCD의 개구율는 약 50~80%에 이른다.

> 개구율은 AMLCD의 영상 휘도의 측정단위이다.

AMLCD에 있어 *능동적(active)*이란 용어는 디지털 영상장치의 각 픽셀을 개별적으로 조정할 수 있는 능력을 말한다. 이것은 한 라인씩 읽어 들이는 디지털 영상 수용체와는 다르다. 이와 같은 방식을 '수동적(passive)' 읽기라고 한다. TFT는 '능동적' 읽기에 필수적인 요소이다.

디지털 CRT와 AMLCD의 몇 가지 차이점은 표 14-4와 같다. 표에서와 같이 AMLCD의 장점으로 인해 CRT

표 14-4 CRT와 AMLCD 디지털 표시장치의 주요 차이점	
CRT	AMLCD
광 방출	밝기 조절
곡면	평면
전자선 주사	능동 매트릭스 어드레싱
베일링 글레어에 의한 왜곡	픽셀 간의 간섭에 의한 왜곡
점 픽셀	정사각형 픽셀
형광체의 불균일성	액정 불균일성

*AMLCD: 능동형 매트릭스 액정 표시장치, CRT: 음극선관

가 빠르게 대체되고 있다.

AMLCD의 음영 명암도(gray scale)는 CRT보다 좋고, AMLCD는 베일링 글레어(veiling glare)나 유리 표면의 반사에 제한을 받지 않기 때문에 좋은 대조도 분해능을 얻을 수 있다. 또한 AMLCD의 근본적인 잡음은 CRT보다 작다. 이 역시 좀 더 좋은 대조도 분해능을 보여주는 이유라고 할 수 있다.

주변광

AMLCD는 영상의 대조도에 영향을 미치는 주변광(ambient light)의 영향을 좀 더 적게 받을 수 있도록 설계되었다. 그러나 AMLCD의 중요한 단점은 관찰자가 바라보는 각도에 의존한다는 것이다. 그림 14-5는 관찰 각도가 증가함에 따라 영상의 대조도가 눈에 띄게 떨어지는 것을 보여주고 있다.

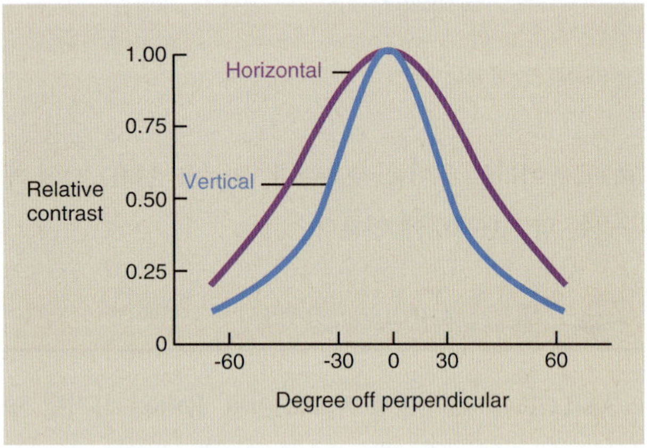

그림 14-5 능동형 매트릭스 표시장치의 시야각 증가에 따른 영상의 대조도 손실 곡선

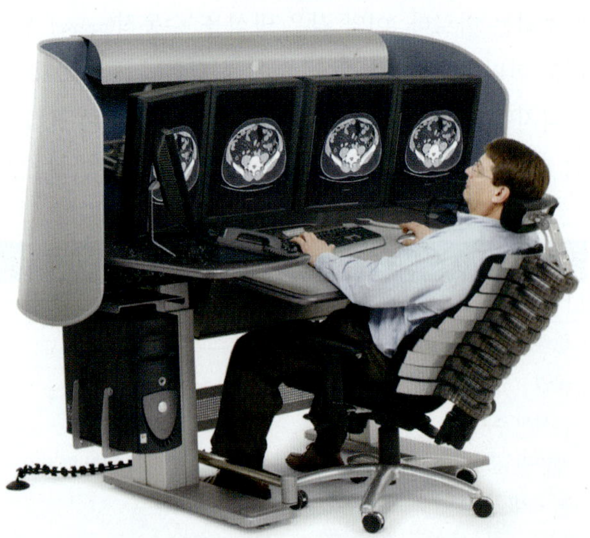

그림 14-6 인간공학적으로 디자인된 디지털 영상 워크스테이션(Courtesy Anthro Co).

이러한 평판형 디지털 표시장치의 특성은 인체공학적인 면을 고려한 디지털 작업환경을 설계하는 요인이다. *인체공학*(ergonomics)은 최대한의 작업 효율을 위해 작업환경을 작업자에게 맞도록 개선하는 활동을 뜻한다.

그림 14-6은 인간공학적으로 설계된 디지털 영상 작업환경의 예이다. 최적의 진단을 하기 위해 주변광은 암실에 가까워야 한다.

디지털 방사선 영상의 전처리

증감지-필름 영상과 비교하여 디지털 영상의 주요한 장점은 영상을 표시하기 전(전처리, preprocessing)이나 후(후처리, postprocessing)에 영상을 조작할 수 있다는 것이다. 이러한 전처리와 후처리 과정을 통해 영상의 모습을 바꾸게 된다. 대부분 영상의 대조도를 개선하기 위한 목적으로 대부분 이러한 기법을 사용한다.

> 디지털 영상의 전처리는 대부분 자동으로 이루어진다.

표 14-5는 전처리의 대략적인 항목이다. 전처리는 인공물(artifact)이 없는 디지털 영상을 만들도록 고안되었다. 전처리는 이러한 점을 고려하여 픽셀과 픽셀, 열과 열, 행과 행 간의 응답의 차이를 감소시키기 위해 보정을 실시한다. 픽셀의 내삽 과정과 지연 교정, 잡음 교정은 대부분의 장치에서 자동적으로 적용되는 항목이다.

오프셋(offset) 영상과 **이득(gain) 영상**은 영상 수용체의 응답을 균일화하기 위한 자동 보정이다. 즉 이득 영상은 매달 한 번씩, 오프셋 영상은 하루에 여러 번 자동적으로 만들어진다.

이와 같은 전처리 보정방법들을 **평활화(flat-fielding)**라고 하는데, 그림 14-7은 앞의 내용을 잘 나타내고 있다.

표 14-5 디지털 영상 전처리

문제	해결방법
픽셀 결함	인접 픽셀 신호를 내삽
영상 지연	오프셋(offset) 보정
회선 잡음	어두운 영역을 참조한 보정

그리고 평균화 기법(averaging techniques) 역시 잡음을 감소시키거나 명암을 개선하기 위해 적용되는 방법이다.

디지털 영상 수용체와 표시장치는 수백만 개의 픽셀을 가지고 있다. 따라서 몇 개의 픽셀들은 결함이 있거나 반응성이 다르고 전혀 반응하지 않는다고 생각하는 것이 옳다. 보통 이와 같은 결함은 주변의 **신호를 내삽**하여 교정한다. 즉 결합 픽셀 주변의 픽셀들의 반응성을 평균하여 결함이 있는 픽셀의 값에 넣어주는 것이다.

다양한 종류의 디지털 영상 수용체는 완전히 보이지는 않지만 전기적으로 잠재된 영상을 형성한다. 남아 있는 신호들은 **영상의 지연(lag)**으로 나타나기 때문에, 디지털 감산 혈관조영촬영(DSA)에서 투시촬영으로의 전환하는 것과 같이 높은 선량에서 낮은 선량으로의 전환될 때 문제가 된다. 그 해결책으로는 다음 영상을 얻기 전에 **오프셋 전압**을 인가하는 것이다.

전압의 변화는 각 픽셀을 조정하는 버스라인을 따라 나타나기도 한다. 이 결함은 **회선 잡음(line noise)**이라고 하며, 최종 영상에 선형의 인공물(artifact)를 만든다. 해결 방법은 암실, 즉 영상 수용체에 방사선이 조사되지 않은 상태에서 매트릭스에 있는 각각의 픽셀에 대하여 전압 교정을 실시하는 것이다.

디지털 방사선 영상의 후처리

대조도의 전처리가 대부분 자동으로 이루어지는 것에 비해 후처리는 방사선사나 의사의 조작이 필요하다. 후처리는 영상장치에 데이터가 획득된 후에 디지털 영상에 어떠한 처리를 가하는 과정을 의미한다.

> 디지털 영상의 후처리는 운영자의 조작이 요구된다.

병소를 잘 관찰하기 위해 영상을 최적화할 때 디지털 영상의 후처리를 실행한다. 표 14-6은 유용한 후처리 기능들을 나열해 놓은 것이다.

표 14-6 디지털 영상 후처리

처리과정	처리결과
주석	영상에 라벨을 넣을 수 있다.
윈도우와 레벨	디지털 명암도를 볼 수 있도록 확장
확대	가시 범위와 공간 분해능을 개선
영상 회전	영상의 방향을 조정
영상 반전	검은색을 흰색으로, 흰색을 검은색으로 바꾼다.
감산(DSA)	영상의 대조도를 개선한다.
픽셀 이동	환자의 움직임을 보정하여 영상을 재등록한다.
관심영역(ROI)	정량화된 영상을 이용할 목적으로 픽셀의 평균값을 결정한다.

*DSA: digital subtraction angiography, 디지털 감산혈관조영

그림 14-7 (A) X선만을 조사한 원 영상(raw image)에는 경사효과(heel effect)가 나타난다. (B) 평활화는 이러한 결함을 보정하며 영상 수용체의 응답 특성을 균일하게 한다. (Courtesy Anthony Siebert, University of California, Davis).

주석(annotation)은 영상에 문자를 추가하는 처리이다. 환자의 신원에 대한 주석은 환자의 해부학적 사항과 진단 내용에 대한 정보를 임상의에게 제공하기 위해 유용하게 사용된다.

디지털 영상은 16비트, 즉 65,536 음영 단계에 이르는 동적 범위를 가지고 있다. 그러나 인간의 눈은 약 30 단계의 음영만을 볼 수 있다. 방사선사은 **윈도우와 레벨**을 조정함으로써 65,536단계의 음영을 모두 살펴볼 수 있다. 이와 같이 영상의 대조도를 확장하는 것은 디지털 영상에서 가장 중요한 특징이다.

행과 열의 수가 많은 배열을 가진 디지털 표시장치는 더 작은 픽셀 크기를 가지고 있기 때문에 더 우수한 공간 분해능을 나타낸다. 또다른 특성 중에서 영상의 일부 영역을 **확대**하는 기능이 있는데 이를 통해 아주 세밀한 부분도 시각화할 수 있다.

디지털 영상들을 수평 방향이나 수직 방향으로 회전시켜야 할 때가 있다. 이는 **영상 회전** 처리를 통해 수행할 수 있으며 영상을 기준 뷰 방향으로 위치시킬 수 있다.

대부분의 디지털 영상들은 증감지-필름 영상의 대조도 특성에 맞게 변환되어 관찰한다. 예를 들어, 뼈가 흰색이면 연부조직은 검은색이다. 그러나 어떤 병소는 **영상 반전**을 통해 더 쉽게 관찰할 수 있는데, 그림 14-8과 같이 뼈가 검은색으로, 연부조직이 흰색으로 나타나는 것을 말한다.

영상 감산은 DSA에서 사용된다(제16장 참조). 몇 달에 걸쳐 얻은 디지털 방사선 영상들을 감산(시간적 감산)하면 해부학적인 형태 및 병소의 변화를 명확하게 확인할 수 있다. 영상 감산의 목적은 대조도를 향상시키기 위한 것이다. 위치 정보를 표시하지 않고 감산할 경우 환자가 연속적인 촬영을 하는 동안 움직이면 문제가 된다. 이때 **픽셀 이동**이라는 기법을 이용하여 영상에 위치 정보를 다시 등록하여 보정하게 된다.

영상을 정량화하면 더 유용하게 활용할 수 있는데, 픽셀들의 수치를 이용하여 진단하는 것을 말한다. 이를 위해 **관심영역**(region of interest; ROI)을 설정하고 ROI 내의 픽셀 수치의 평균을 계산한다. 이와 같은 방법은 디지털 영상에 있어서 정량화 방사선 영상에 해당하는 영역으로, 뼈의 무기물 분석이나 폐 결절의 석회화 검출, 신장 결석의 식별을 위한 응용방법 등의 예를 들 수 있다.

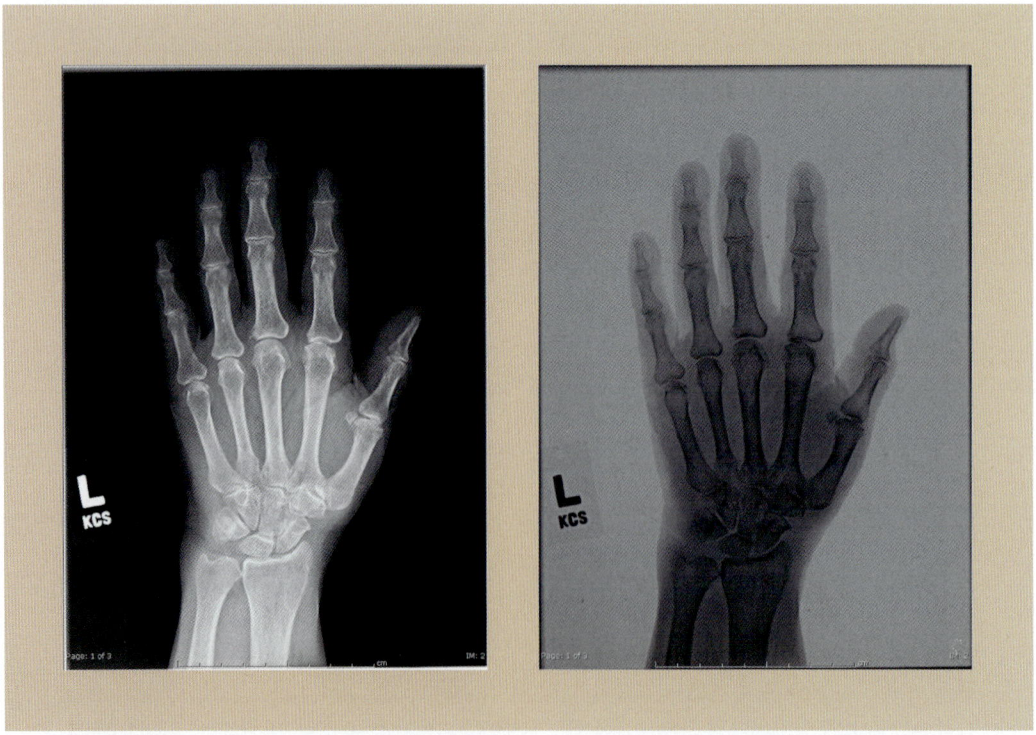

그림 14-8 디지털 영상 반전을 통해 특정 질병을 쉽게 관찰할 수 있다. 손을 촬영한 디지털 영상 등이 이러한 예이다.

경계면 강화(edge enhancement)는 작고 조각나 있어서 대조도가 높은 조직을 관찰하는 데 효과적이다. **강조**(high-lighting)는 확산되거나 고정되지 않은 질병의 식별에 용이하다. **팬**(pan), **스크롤**(scroll), **확대**(zoom)는 영상의 세밀한 부분을 꼼꼼하게 시각화하도록 돕는다.

영상획득 전송 시스템(PACS)

방사선학은 디지털 영상을 빠르게 적용하였고 이로 인해 디지털화된 영상은 현재 70%에 이르는 것으로 추정된다.

디지털 영상은 의료영상의 모든 영역(핵의학, 진단초음파, 일반 촬영, 투시촬영, 전산단층촬영(CT), 자기공명영상(MRI))에서 만들어진다. 증감지-필름 방식의 방사선 영상은 그림 14-9의 장비를 통해 디지털화할 수 있다. 이와 같은 필름 디지타이저(film digitizers)는 레이저 빔 기술을 이용한 것이다.

영상획득 전송 시스템(PACS)이 완전히 구현된다면 영상 획득뿐 아니라 필름(하드 카피)을 저장할 필요 없이 디지털 형태로 각각의 의료영상을 변환하여 저장할 수 있다. 이 방법을 사용하면 시간과 비용면에서 효율성이 크게 높아진다.

> PACS는 영상의 변환, 처리, 판독, 저장, 재검토의 효율을 향상시킨다.

PACS의 4가지 주요 요소는 영상 획득장치, 영상 표시장치, 통신장치, 저장장치이다. 제12장에서 디지털 영상의 획득을 다루었으며, 이 장의 앞부분에서는 디지털 영상 표시장치에 대해 학습하였다.

통신망

실제적인 효율의 향상을 위해서는 영상처리 과정의 각 단계가 빠르게 진행되어야 하고 이용하기 쉬워야 한다. 이를 위해 각각의 워크스테이션(workstation)은 고성능의 마이크로 프로세서에 의해 작동되어야 하고, 각각의 영상장치와 중앙 컴퓨터가 상호작용할 수 있어야 한다. 이와 같은 상호작용을 위해서는 통신망이 요구된다.

컴퓨터 전문가들은 많은 컴퓨터들이 서로 상호작용하기 위해 연결되어 있는 방식을 표현하기 위해 **통신망**(network)이라는 용어를 사용한다. 예를 들면, 비서들은 사무실에서 마이크로프로세서를 기반으로 한 워크스테이션을 사용하고 있는데 이 컴퓨터들은 중앙 메인 컴퓨터에 연결되어 있으며 어떠한 정보를 다른 컴퓨터나 중앙 컴퓨터 혹은 서버로 옮길 수 있다.

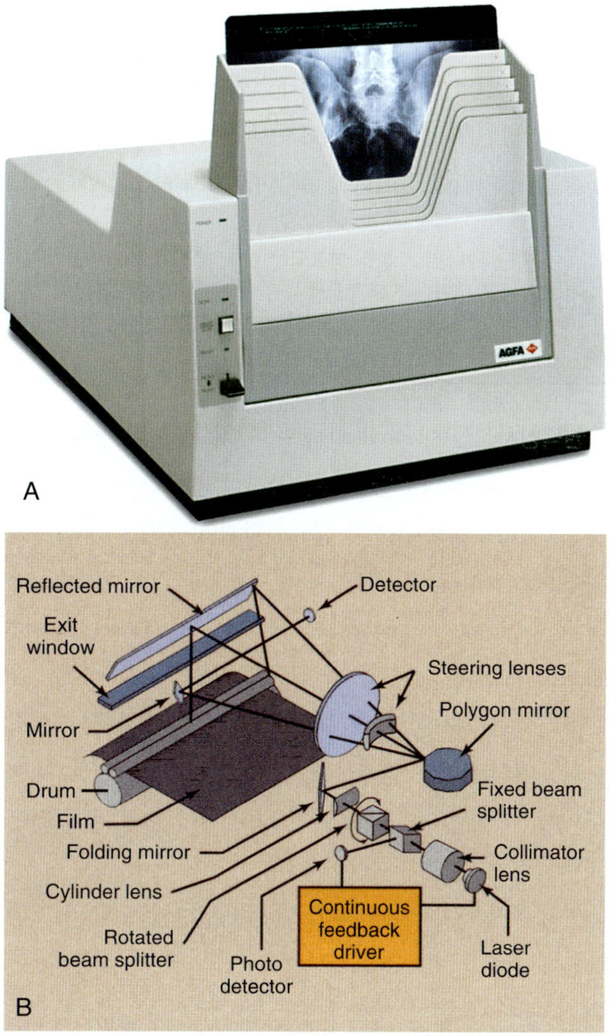

그림 14-9 (A) 얇은 필름 디지타이저는 아날로그 방사선 영상을 레이저 빔을 이용하여 디지털 영상으로 변환한다. (B) 필름을 프린트하는 것은 레이저 프린터의 원리와 유사하다. (A) Courtesy AgFa. (B) Courtesy Imation.

몇몇 국가에서는 의료 정보를 위해 국가 통신망을 사용한다. 이 경우 모든 환자들은 고유의 식별번호를 가지고 있는데, 이 번호는 오직 그들 자신이 일생 동안 사용하는 번호이다.

모든 병원에서 환자의 해당 고유 식별번호를 입력하면 환자에 대한 의료 기록에 접근할 수 있다. 이러한 정보는 문자로 제한되지만 PACS 통신망으로 확장된다면 영상도 포함될 수 있다.

방사선 영상에서 통신망은 실무자의 워크스테이션 외에 그림 14-10과 같이 저장과 복구, 영상 보기, PACS 워크스테이션, 원격 조작 PACS 워크스테이션, 부서 단위 메인 컴퓨터, 병원 메인 컴퓨터와 같은 다양한 종류의 장비들로 구성된다. 이러한 장비들을 **클라이언트(client)**라고 한다.

> 클라이언트는 상호 연결되어 있다. 일반적으로 빌딩 안에서는 장비들을 원격 조정하기 위해 케이블을 이용하며, 다른 건물 간의 통신을 위해서 전화선 또는 케이블 TV 선과 마이크로파, 위성 송신을 이용한다.

원격방사선진료(teleradiology)은 원격 전송과 영상 검토의 과정으로 구성된다. 다른 영상장치들 간의 호환성을 유지하기 위하여 미국의 방사선학과(ACR)와 미국전기공업협회(NEMA)가 협력하여 표준 영상과 의료 디지털 영상과 통신(digital imaging and communications in medicine; DICOM)이라 하는 표준 인터페이스 포맷을 만들었다.

통신망은 데이터를 얻는 디지털 영상장치에서 시작한다. 데이터로부터 재구성된 영상은 영상장비의 제어부에서 처리되거나 PACS 워크스테이션으로 전송되어 처리된다.

언제든지 병원 안과 밖의 다른 클라이언트와 처리된 영상을 주고 받을 수 있다. 수술실에 있는 뷰박스 위로 필름을 나르는 대신 수술실 안에 있는 PACS 워크스테이션으로 간단하게 디지털 영상을 전송받는다.

영상의학과 의사가 영상 판독을 즉시 실시할 수 없을 경우에는 집에 있는 PACS 워크스테이션으로 영상을 전송할 수 있다. 사실상 필름 사용이 필요한 모든 곳으로 디지털 영상을 전송할 수 있다. 이렇게 영상을 처리하기 위해서는 시간이 필수적인 요소가 된다. 따라서 높은 대역폭을 가진 빠른 컴퓨터와 통신망이 요구된다.

이러한 요구사항들은 PACS의 일부인 정보관리와 데이터베이스에 의해 완화될 수 있는데, 그것이 바로 방사선과 정보 시스템(radiology information system; RIS)이며, 중요도가 떨어지는 메시지와 메일 유틸리티, 일정 알림, 문자 데이터 저장, 금융 회계 및 계획도구들 기능을 다루도록 한다.

RIS 워크스테이션으로부터 나오는 진단 보고서들이 아무리 많더라도 리포트를 형성하기 위하여 초기화되거나 실무자의 워크스테이션으로 전송될 수 있다. 실무자는 환자의 신원 확인과 청구서 전송, 회계, 그리고 다른 부서와의 상호 소통을 위하여 워크스테이션으로 병원의 메인 컴퓨터와 순차적으로 의사소통할 수 있다.

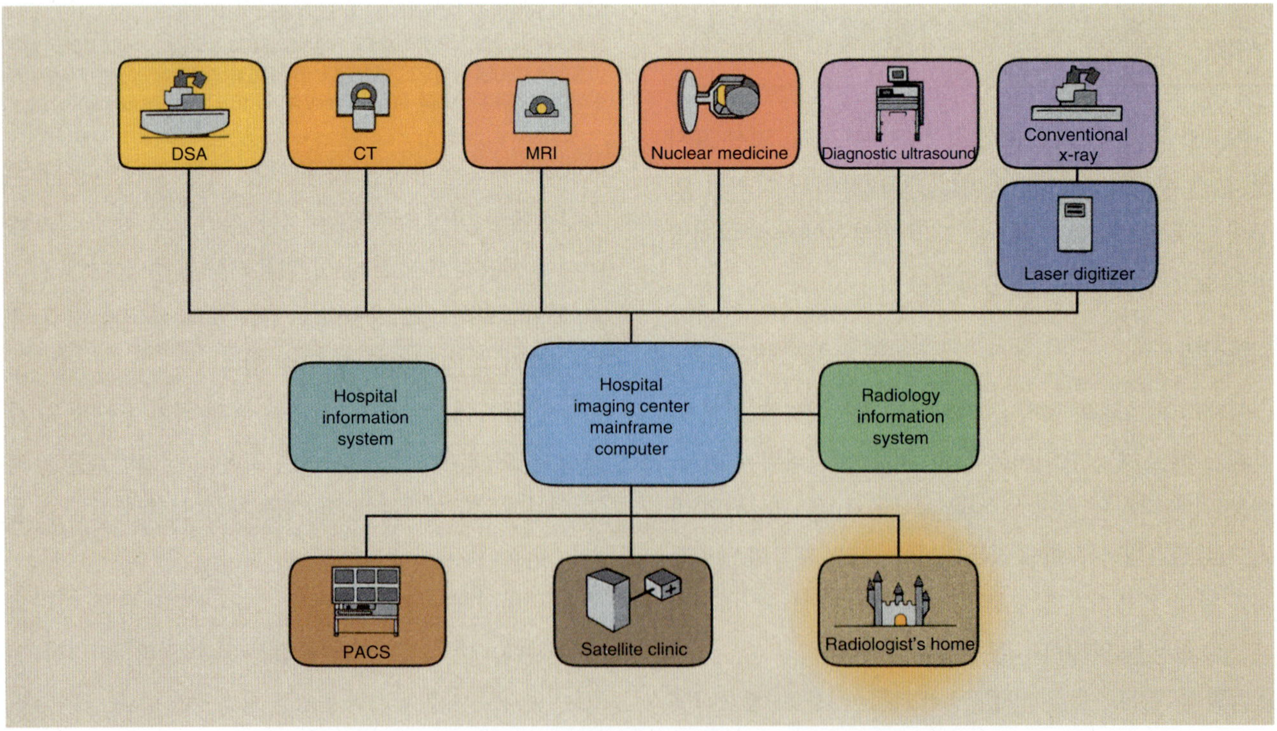

그림 14-10 PACS 통신망은 데이터 획득과 영상 후처리, 그리고 영상 기록의 다양한 방법들 사이의 상호작용을 가능하게 한다.

이와 같이 상호 간에 연결된 상태에서는 저장된 정보로부터 영상을 '선반입'할 수 있도록 한다. 환자가 시설 내의 접수처에 접수하는 순간, 자동적으로 이전에 획득한 기록들을 불러들이는 과정이 시작되며, 환자가 검사실에 도착하는 동시에 이전의 모든 영상들과 진단서를 활용할 수 있게 된다.

이와 유사하게 부서의 접수처에 있는 실무자의 워크스테이션은 환자와 방사선사 그리고 영상의학과 의사의 일정 관리와 부서 통계 분석을 위해 각 부서의 컴퓨터와 상호작용할 수 있다. 결론적으로, PACS는 검사를 시행함에 있어서 좀 더 효율적으로 영상을 보관할 수 있도록 한다.

저장장치

PACS를 필요로 하게 된 계기는 정보의 저장 때문이다. 필름 보관소에서 얼마나 자주 필름들을 점검해야 하며 얼마나 많은 분실이 발생하는가? 얼마나 많은 필름들이 봉투에서 사라지겠는가? 또한 얼마나 많은 봉투들이 사라지겠는가? 얼마나 자주 필름들이 임상의를 위해 복사되겠는가?

> 필름 보관을 위해 공간을 운영하는 비용만을 생각하더라도 PACS의 사용을 합리화할 수 있다.

영상 저장을 위한 요구사항은 영상의 수와 영상 파일의 크기에 의해 결정된다. 영상 파일의 크기는 영상의 가로, 세로 크기와 명암도 비트 깊이에 의해 결정된다. 아래의 예들은 이를 이해하는 데 도움을 줄 것이다.

질문 : 각각의 영상들이 256 × 256 그리고 256개의 음영단계를 가진다. 이와 같은 120개 MRI 영상을 저장하기 위해서는 얼마나 많은 용량이 필요한가?

해답 : 256 × 256 × 256
256 × 256 × 8비트
65,536 × 1바이트
=65,536바이트
120 × 65,536=7,864,320바이트, or ≈ 8MB

질문 : 4,096 × 4,096의 가로 및 세로 크기와 12비트(대부분 12비트를 최소값으로 생각하고 있음)의 동적 영역을 가진 단일 흉부 영상을 저장하기 위해서는 얼마의 저장 용량이 필요한가?

해답 : 4,096 × 4,096 12비트
16,777,216 1.5바이트
=25,165,824바이트,
or ≈ 25MB

필름 보관실은 PACS를 이용함으로써 자기 또는 광학 저장장치로 대체되었다. 그러나 미래의 PACS는 광학 디스크의 지속적인 발전에 의존하게 될 것이다.

광학 디스크는 수십 기가바이트(GB)를 저장할 수 있다. 그리고 '주크박스' 안에서 테라바이트(TB)까지 저장할 수 있다. 그러나 DR, 그리고 디지털 유방촬영영상의 넓은 동적 범위로 인해 파일 저장 용량이 늘어났다. 표 14-7은 다양한 의료영상의 파일 크기를 보여주고 있다.

병원 전체의 파일 저장실은 책상 크기 정도의 저장장치로도 해결될 수 있다. 또한 디지털로 몇 초 안에 파일 저장 시스템에서 워크스테이션으로 영상을 불러 들일 수 있다. 원본 파일 훼손에 대비한 파일 보호를 위해 디지털 영상 데이터 저장장치 공급업체에서 제공하는 방법에 따라 백업 영상을 만들어 놓을 수도 있다.

뿐만 아니라, 그림 14-11과 같이 디지털 영상과 함께 PACS를 운영함으로써 검사를 진행하는 과정이 간소화되었으며, 이와 같은 요인으로 인해 영상 획득의 효율성이 개선되었다.

표 14-7 다양한 의료영상에 대한 대략적인 디지털 파일 용량

의료영상	영상 용량 크기	검사용 용량 크기
핵의학	0.25	5
진단초음파	0.25	8
자기공명영상(MRI)	0.25	12
전산단층촬영(CT)	0.5	20
디지털 방사선 촬영	5	20
디지털 유방촬영	10	60

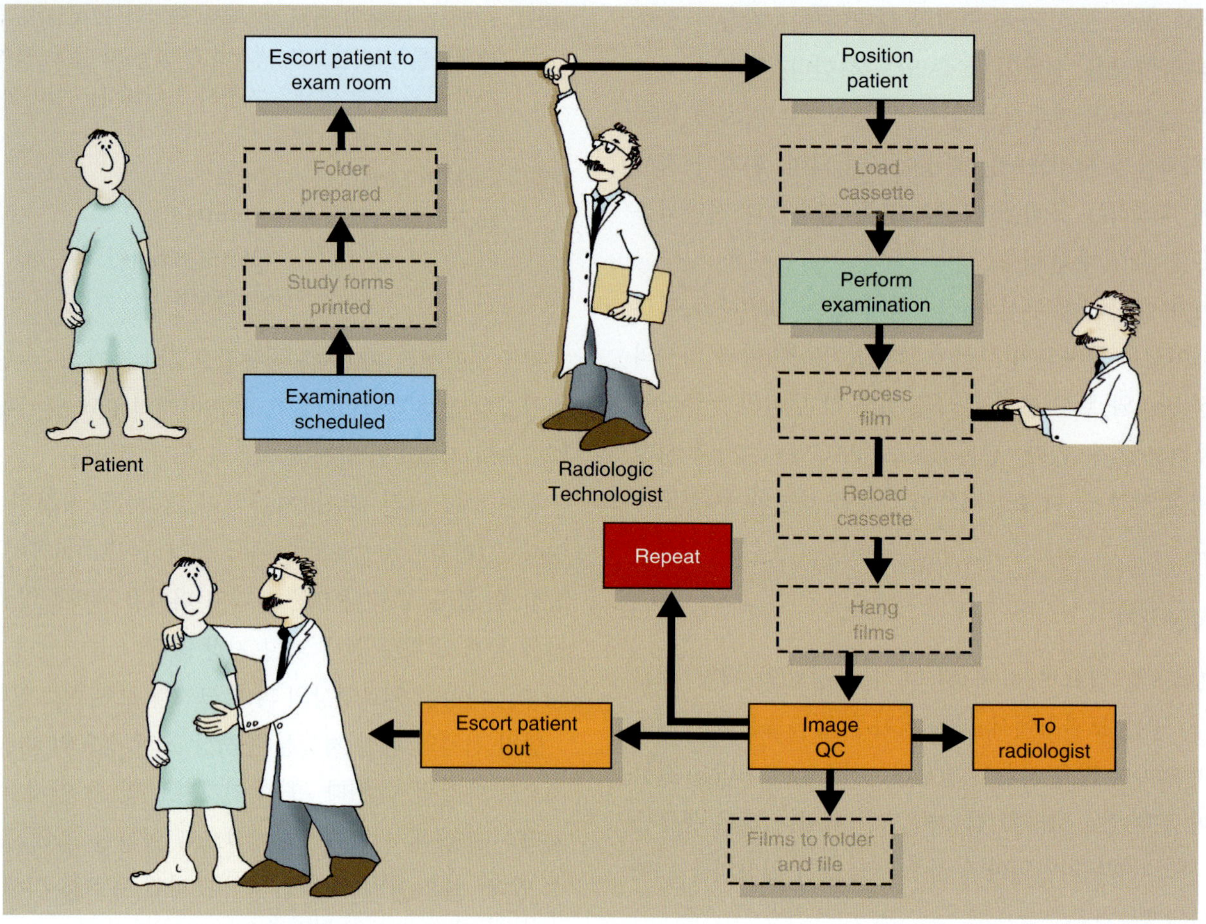

그림 14-11 PACS 통신망과 디지털 영상이 결합되어 의료영상 촬영의 작업 흐름이 간소화되고 효율성이 증대된다.

요약

영상의학과 의사는 디지털 영상을 판독하기 위해 측광학에 관련된 대략적인 지식을 갖추고 있어야 한다. 측광학과 관련된 단위와 개념에 관한 지식은 영상 판독을 위해 필수적인 요소이다. 명소 시와 암소 시가 디지털 영상을 판독하는 데 사용된다.

능동형 매트릭스 표시장치(AMLCD)는 소프트 카피 디지털 영상들을 판독하기 위한 중요한 시스템이다. AMLCD의 특성은 영상의 휘도에 영향을 준다. 주변광은 AMLCD를 사용하는 데 있어서 중요하게 고려되어야 할 요소이다.

디지털 영상의 전처리와 후처리는 디지털 영상이 아날로그 의료영상보다 우수한 중요한 부분이다.

영상획득 전송 시스템(PACS)은 보건 분야에 의료영상을 접목시킬 목적으로 고안된 것이다. 다른 여러 가지 특성 중에서도 주목할 만한 것은 상자 크기 정도의 파일 전자적인 저장장치가 필름 보관실을 대신하고 있다는 것이다. 원격 방사선 촬영은 디지털 영상을 원격으로 전송하는 것을 뜻한다.

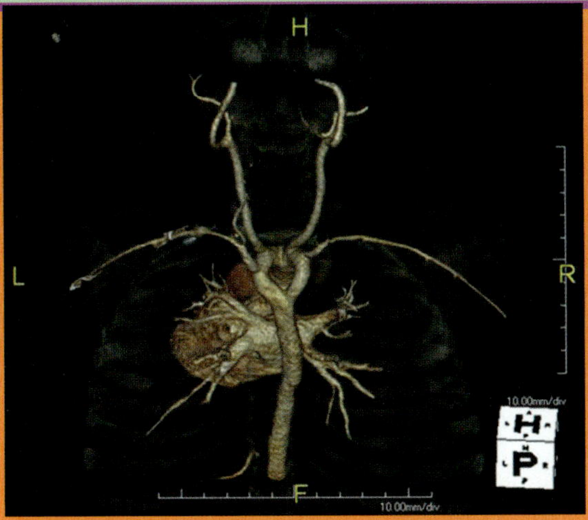

PART 4

고품질 X선 영상
Adanced X-ray Imaging

CHAPTER

15

유방촬영

Mammography

학습목표

1. 연부조직 촬영법과 기존의 촬영법 간의 차이점을 토론할 수 있다.
2. 유방의 해부학적 구조를 설명할 수 있다.
3. 유방 자가진단과 유방촬영의 검사 주기를 설명할 수 있다.
4. 유방촬영에 대한 진단과 검진의 차이를 설명할 수 있다.
5. 유방촬영 시스템 고유의 특징을 설명할 수 있다.
6. 유방촬영 시 압박의 필요성을 토의할 수 있다.
7. 증감지-필름과 디지털 유방촬영에 이용되는 영상 수용체 특징을 설명할 수 있다.
8. 방사선학에서 품질관리팀에 대해 설명할 수 있다.

유방암은 여성들에게 폐암 다음으로 치사율이 높은 악성 종양이다. 매년 21만 명의 유방암 환자들이 미국에서 발생한다고 보고되고 있다. 이는 여덟 명 중 한 명의 여성에게 유방암이 발병된다는 것을 의미한다.

유방암을 초기에 발견하면 좀 더 효율적으로 치료하고 치사율을 낮출 수 있다. X선을 이용한 유방촬영법은 유방암 진단의 정확하고 간단한 방법으로 증명되었다. 하지만 이를 시행하는 것이 간단한 방법이 아니며, 방사선사는 폭넓은 지식과 기술, 관리를 숙지해야 한다.

1992년 미국 정부는 유방촬영법의 관리기준 법규를 설정하였다. 관리기준 법규는 영상의 질, 선량, 시술 대상 환자 그리고 시술절차에 대한 기준으로 구성되어 있다.

유방촬영은 오랜 시간 동안 검진 및 진단의 방법으로 이용되어 왔으며 낮은 환자 선량으로 높은 품질의 영상을 만들기 위해서 많은 영역에서 노력해왔다. 방사선과 의사, 의학 물리학자 및 유방촬영 방사선사가 포함된 품질관리팀은 우수한 영상을 위한 품질관리(QC) 프로그램을 이용하여 함께 노력하고 있다. 팀의 각 구성원들에게는 품질관리와 관련된 구체적인 작업이 주어지며, 이 장에서는 품질관리팀의 책임에 대해 알아보도록 한다.

연부조직 방사선 촬영법

X선의 촬영은 조직 간의 방사선 흡수차를 영상으로 표현한다. 표현하고자 하는 해부학적 구조의 실질적인 차이 때문에, 연부조직의 촬영은 기존의 촬영법과는 다른 촬영법을 필요로 한다. 일반적인 촬영법에서는 뼈, 근육, 지방, 폐 조직 등의 밀도와 이것을 구성하는 원자번호의 차이가 크기 때문에 대조도 차가 크게 표현되었다.

연부조직 촬영법에는 근육과 지방의 구조가 표현되고, 이러한 조직은 유효 원자번호와 질량 및 밀도가 유사하다(표 7-1, 2 참조). 결론적으로 연부조직 촬영기술은 매우 유사한 조직에서의 감약 차이를 크게 하기 위하여 고안되었다.

대표적인 연부조직 촬영법은 **유방촬영법**이다. 유방촬영법은 1920년대에 처음으로 시도되었으며, 1950년대 말 로버트 에간(Robert Egan)은 낮은 kVp와 높은 mAs로 직접 촬영을 시행하여 새로운 유방촬영법을 성공적으로 고안해내었다.

1960년대에, 울프(Wolf)와 루지치카(Ruzicka)는 **전자 유방촬영술(xero-mammography)**을 통해 증감지를 사용하지 않고 직접 필름에 노출하는 것보다 낮은 방사선량으로 우수한 영상을 얻었으며, 선예도 및 대조도는 조직 간의 **경계부 강조(edge enhancement)**를 통해 영상이 더욱 향상되었다. 이 속성은 디지털 영상의 후처리에서 자주 사용되고 있다. 그 후 증감지-필름 유방촬영술이 훨씬 낮은 방사선량에 향상된 이미지를 제공하였기 때문에 전자 유방촬영술은 1990년 무렵에 사라지게 되었다.

ACR(American College of Radiology)의 자격 인증 프로그램과 MQSA(Mammography Quality Standards Act)의 품질관리 규칙으로 인해 유방촬영술은 많은 변화와 발전을 겪었다.

유방촬영법의 기초

유방암의 높은 발병률로 인하여, 유방촬영술은 지속적으로 개발 및 개선이 이루어지고 있다. 유방암은 여성에게 호발되는 암이지만, 여성의 흡연 증가로 인하여 폐암이 유방암보다 더욱 높은 비율의 여성 암 사망 원인을 차지하게 되었다.

유방암의 위험

2010년 미국에서 약 26만 건의 유방암이 보고되었으며, 점차 증가하는 추세를 보이고 있지만, 조기검진에 의해 90% 이상 여성의 유방암 치료가 가능하다. 여성의 유방암의 위험(risk of breast cancer)을 증가시키는 몇 가지 인자들을 상자 15-1에 요약하였다.

여성이 유방암에 걸릴 확률은 약 1/8이다.

상자 15-1 유방암의 위험요소

- 나이 : 나이 많은 사람에게 더 위험함
- 가족력 : 유방암에 걸린 어머니나 자매가 있는 경우
- 유전학 : *BRCA1* 또는 *BRCA2* 유전자의 존재
- 유방 구조 : 유방조직의 밀도가 높을수록
- 월경 : 12세 이전에 시작
- 폐경 : 55세 이후에 시작
- 에스트로겐의 장기간 복용
- 늦은 나이에 첫 출산(노산)이나 출산 경험 없음
- 교육 : 높은 수준의 교육이 위험을 증가시킴
- 사회 경제적 측면 : 높은 사회 경제적 지위가 위험을 증가시킴

유방암은 사망에 이를 수 있는 질환이다. 1995년, 미국 국립암협회는 유방암 사망률이 50년만에 처음으로 감소했다고 보고하였으며, 이러한 추세는 지속되고 있다. 초기 유방암을 진단하면 환자의 90% 이상이 완치 가능하다.

유방촬영술에서 가장 중요하게 고려되어야 할 사항은 환자의 흡수선량이다. 방사선은 유방암을 감지할 뿐만 아니라, 방사선 노출로 인해 유방암이 발생할 수 있기 때문이다. 그러나 주목할 만한 사항은 검사 연령 그룹에서 성숙한 유방일수록 방사선으로 인한 유방암 발생 확률이 가장 낮은 것으로 나타났다.

유방암이 발생하는 데 필요한 선량은 알 수 없으나, 유방촬영 시 받는 선량은 유방암 발생에 영향을 줄 수 있는 것으로 보고되고 있다. 이 장에서는 유방촬영에서 사용되는 촬영 기술, 장비 및 절차에 대해 알아보고자 한다.

유방촬영술의 종류

유방촬영 검사는 서로 다른 2가지 유형으로 시행되고 있다. 증상이 있거나 위험 요인이 높은 환자에게는 진단 목적으로 시행되며, 촬영 각도에 변화를 주거나 확대촬영하면 한쪽 유방당 2~3개의 영상을 얻을 수 있다. 증상이 없는 여성에게는 **건강검진**의 목적으로 시행하는데, 일반적으로 측면 사위 방향과 상하 방향 촬영이 이용된다. 이 경우 뜻밖의 암 발병 여부가 발견되기도 한다.

50세 이상의 건강검진 유방촬영은 암 사망률을 낮출 수 있으며, 임상시험의 결과 40~49세 연령별 사망률 감소에도 도움이 된다. 젊은 여성은 잠재 수명기간이 50세 이상 그룹보다 더 높다.

미국 암협회는 여성이 매달 유방 자가진단을 수행할 것을 추천한다. 유방암 자가진단은 매월 정기적으로 자신의 유방에서 덩어리의 촉지 여부 및 크기나 모양에 어떠한 변화가 있는지 체크하는 것이다. 표 15-1은 권장하는 유방 자가검진 및 유방촬영 주기에 대한 권고안을 설명하고 있다.

또한 미국 암협회는 매년 의사의 진료 및 유방촬영 검사를 권고하고 있다. **최초의 유방촬영** 검사는 보통 40세 전에 시행되며 방사선사들은 향후 시행되는 모든 유방촬영 영상을 최초의 영상과 비교하여 시행해야 한다.

표 15-1 유방검사 주기 권고

검사	환자 나이		
	<40세	40~49세	≥50세
자가검사	월간*	월간	월간
의사 물리적 검사	연간+	연간	연간
X선 유방검사			
고위험	필요 시	연간	연간
저위험	필요 시	반년	연간

*20세부터 시작
+35세부터 시작

유방촬영은 매우 안전하고 효과적인 방법으로 인정되고 있으나, X선 유방촬영에 의해 발생한 방사선의 유방암 위험에는 많은 주의를 기울여야 한다. 하지만 위험에 비해 유방촬영으로 인해 얻을 수 있는 이득은 약 1,000 : 1이므로 이익이 매우 많은 검사방법이라 할 수 있다.

유방 해부학

그림 15-1과 같이 유방을 구성하는 연부조직의 특성상 해부학적 구조를 영상으로 나타내는 것에는 어려움

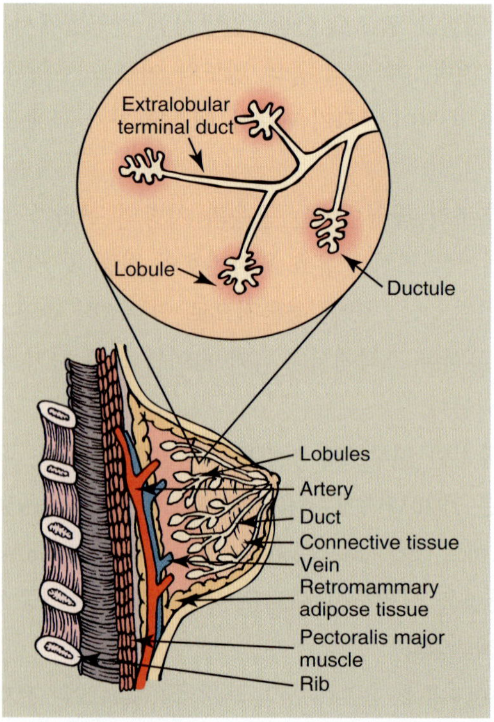

그림 15-1 유방의 구조. 이러한 구조 때문에 특별한 X선 시스템이 필요하다.

이 따른다. 특히 젊은 여성의 유방은 치밀한 유선조직 때문에 영상으로 나타내기 어려운 반면, 중장년층 여성의 유방은 지방이 많이 분포되어 있어 젊은 여성에 비해 영상의 표현이 용이하다.

정상 유방조직은 섬유질(fibrous), 유선(mammary glandular), 지방(fat)의 3가지의 주요 조직으로 구성되어 있다. 폐경 전 여성의 섬유질과 유선조직은 여러 개의 다양한 관(ducts), 선(glands), 결합조직(connective tissue)으로 구성되어 있으며 바깥쪽으로부터 얇은 층으로 둘러싸여 있다. 선과 결합조직은 방사선 영상에서 높은 밀도로 나타난다.

폐경 후의 유방은 섬유질과 유선조직의 퇴화와 지방조직의 증가를 보이는 것이 특징이다. 지방조직은 광학상의 밀도가 작기 때문에 적은 방사선 노출이 요구된다.

> 낮은 X선 에너지에서 광전흡수 산란은 콤프턴 산란보다 우세하다.

악성종양은 정상적인 관 및 결합조직이 변형된 형태로 나타나며, 약 80%의 유방암에서 유관 및 미세 석회화(micro-calcification) 병변의 크기 변화를 관찰할 수 있다. 또한 50μm 크기보다 작은 **미세 석회화 병변**에 관심을 가져야 한다. 유방암은 유방을 그림 15-2와 같이 크게 4개 영역으로 구분하였을 때 상외부에서 많이 발생하는 경향이 있다.

유방의 종양 및 연부조직의 원자번호가 유사하므로 이를 관찰하기 위해서는 일반적인 방사선 촬영에서 사용되는 70~100 kVp의 에너지 범위가 유용하지 않다. 이 에너지 영역에서는 콤프턴 산란이 주로 발생되며 연부조직의 방사선 흡수 차이가 점차 감소한다. 그러므로 낮은 kVp를 사용하여 최대한의 광전효과를 발생시켜 흡수차를 높이는 방법을 사용하여야 한다.

X선의 광전효과 및 콤프턴 효과에 대한 원리는 제7장에 기술하였다. X선의 흡수 차이는 조직을 구성하고 있는 원자번호와 비례하여 나타난다.

구성된 조직의 원자번호 차이와 광전 및 콤프턴 상호작용에 따라 흡수차가 발생하기 때문에, 밀도가 다른 조직에서 광전효과 및 콤프턴 효과에 의해 X선 흡수가 나타난다.

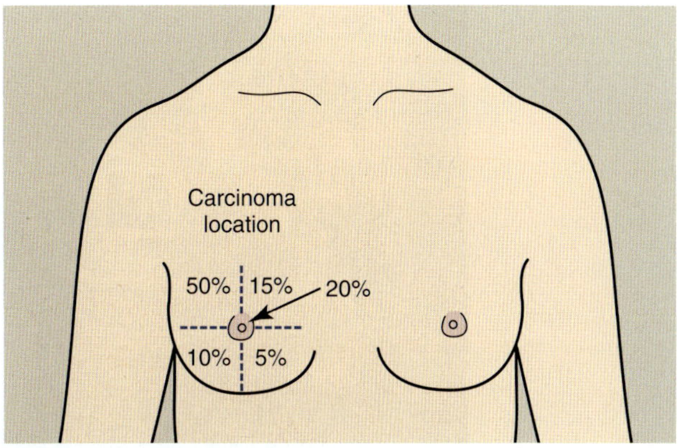

그림 15-2 유방 내에서 발생할 수 있는 유방암의 위치

> 방사선에 의해 암이 발생할 수 있는 가장 민감한 조직은 *선(샘, gland) 조직*이다.

X선 유방촬영은 저관전압 기술을 사용하여 투과도를 줄인 반면 관전류를 증가시킨다. 그러나 매우 낮은 관전압을 사용할 경우에는 관전류가 매우 높게 설정되므로 환자에게 필요 이상의 방사선 피폭이 발생할 수 있다. 기술적으로 23~28 kVp가 사용되며 이보다 낮은 관전압에서는 환자 선량이 증가하고 높은 관전압에서는 영상의 질이 저하된다.

유방촬영 영상 시스템

X선을 이용한 유방촬영에서 표적과 필터 물질로 몰리브덴(Mo)이 사용되었다(1966). 그리고 유방촬영 전용인 단일 유제로 이루어진 증감지-필름 카세트(IR, 1972)가 사용되었으며, 1990년대에는 격자의 사용, 유방 압박장치, 고전압 발생기, 자동노출제어장치(AEC)의 사용 등으로 우수한 유방 영상을 얻을 수 있게 되었다.

기존의 X선 영상 시스템은 유방촬영법에서 적용할 수 없었고, 특별히 고안된 전용 시스템을 필요로 하였다. 현재 대부분의 X선 제조업체들은 유방 전용 장비를 제조하고 있다. 그림 15-3은 서로 다른 두 개의 유방촬영 장비 모델을 보여주고 있다.

유방촬영 전용 시스템은 환자 자세의 유연성을 위해 특별히 고안되었으며, 필수적으로 압박장치, 낮은 비율의 격자, 자동노출제어장치, 소초점 X선관으로 구성되어 있다. 유방촬영 전용 시스템에 요구되는 특징은 표 15-2에 명시되어 있다.

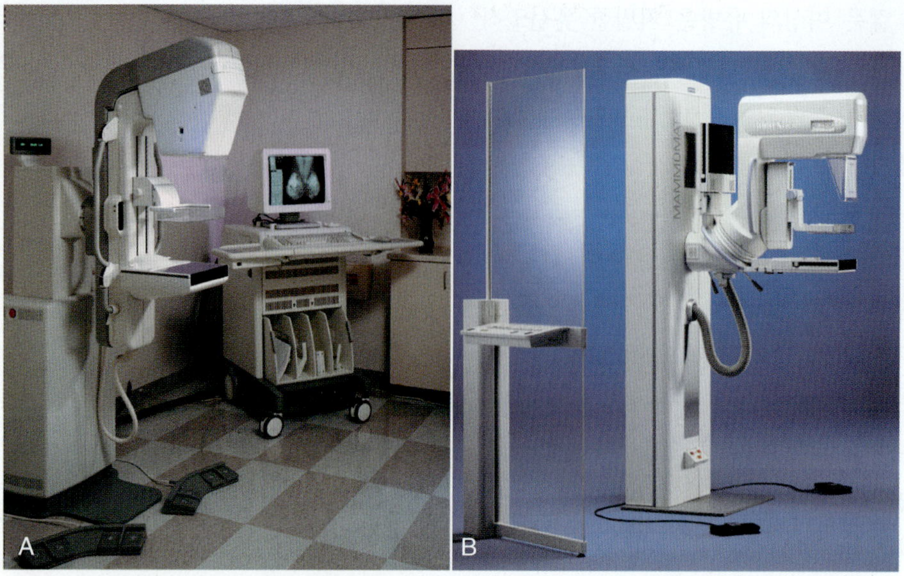

그림 15-3 대표적인 유방촬영 전용 영상 시스템. (A) General Electric Senograph. (B) Siemens Mammomat.

표 15-2 증감지-필름을 사용한 전용 유방촬영 시스템의 특징	
고전압	고주파수, 5~10 kHz 발생기
저지체/필터	W/60 μm Mo
	Mo/30 μm Mo
	Mo/50 μm Rh
	Rh/50 μm Rh
관전압	20~35 kVp, 1 kVp씩 조정
압박	낮은 원자번호, 자동 조정하고 풀어줌
그리드	3 : 1~5 : 1의 비, 30 lines/cm
노출 제어	조직 두께, 압박, 그리고 상반법칙 불궤(failure)에 의해 자동으로 제어(AEC)
초점	0.3 mm/0.1 mm(대/소)
확대	≤2
SID	50~80 cm

* kVp: kilovolt peak, SID:Source-to-image receptor distance, 선원에서 영상 수용체까지의 거리.

고전압 발생장치

모든 유방촬영 영상 시스템은 고주파 발생기가 결합되어 있다. 발생기는 입력 측에서 직류를 받아들여 정류시키고, 콘덴서에서 직류 전압 파형을 평활하게 만든다.

이 직류 전원은 인버터 회로에 공급되는데, 고주파의 전원으로 변화시키고(일반적으로 5~10 kHz) 콘덴서에서 평활해진다. X선관에서 전압 맥동률은 약 1%이며 본질적으로 지속 가능성이 있다.

유방촬영장치에서 사용되었던 단상 발생기, 3상 발생기와 비교할 때 고주파 발생기는 크기가 더 작고 제조비용도 저렴하다. 제조업체들은 영상의 질 향상에 기여하는 우수한 재현성을 제공하도록 노력하고 있다.

불필요한 환자의 피폭을 방지하기 위한 최대 용량한도는 600 mAs로 설정되어 있다.

표적 구성물질

유방촬영 X선관은 텅스텐(W), 몰리브덴(Mo) 또는 로듐(Rh) 등으로 제조된다. 그림 15-4는 30 kVp의 조건에

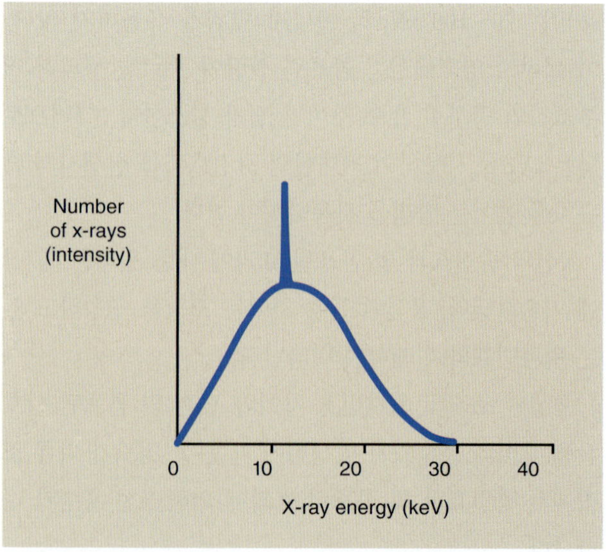

그림 15-4 30 kVp의 조건에서 0.5 mm 알루미늄으로 여과된 텅스텐 표적 X선관에서의 X선 방출 스펙트럼

서 0.5 mm Al-여과된 텅스텐 표적 X선관으로부터의 X선 방출 스펙트럼을 보여주고 있다. 그림에서는 제동 복사 스펙트럼이 우세하게 나타나 있으며 특히 12 keV에서는 L각으로부터 특성 X선에 의해 발생한다.

> 12 keV의 에너지는 유방을 투과하기에는 매우 낮기 때문에 텅스텐 L각에서 방출된 X선은 유방촬영에서는 유용성이 없고 모두 피사체에 흡수되므로 영상 형성에 기여하지 않고, 불필요한 환자 선량 증가에만 영향을 준다.

유방조직 간의 흡수차를 높이기 위해서는 적합 에너지 범위 내에서 X선을 주어 대조도 차이를 최대화시키는 것이 X선을 이용한 영상 기법으로 가장 유용한 방법이다.

그림 15-5는 26 kVp의 조건으로 Mo의 표적에 조사 후 30 μm Mo으로 여과된 방출 스펙트럼이다. 가장 두드러진 X선은 17~19 keV 에너지의 특성 곡선이고 이는 K각 상호작용으로부터 발생되었다. Mo은 원자번호 42로 텅스텐의 원자번호 74와 비교했을 때의 차이점은 방출 스펙트럼에서 찾을 수 있다.

그림 15-6의 로듐으로 여과된 28 kVp 로듐 표적의 방출 스펙트럼은 Mo 표적의 방출 스펙트럼과 유사하게 나타난다. 그러나 Rh은 Mo에 비해 원자번호가 약간 높기 때문에(원자번호 45), K각(23 keV)에서 더 많은 전자기파 X선이 발생한다.

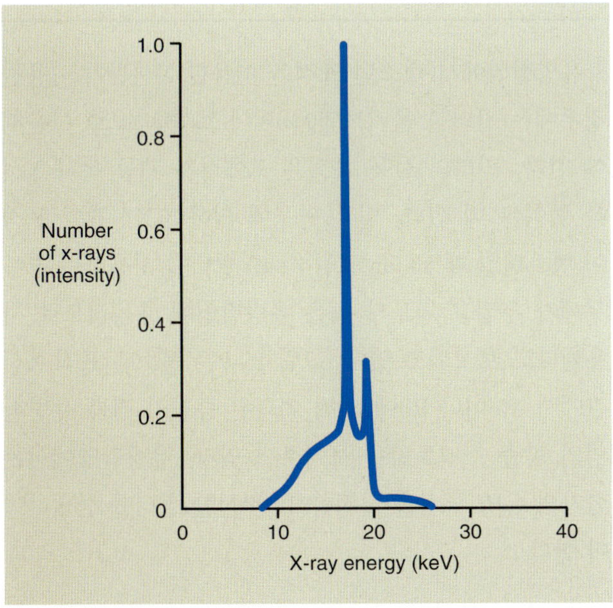

그림 15-5 26 kVp의 조건에서 30 μm 몰리브덴으로 여과된 몰리브덴 표적 X선관에서의 X선 방출 스펙트럼

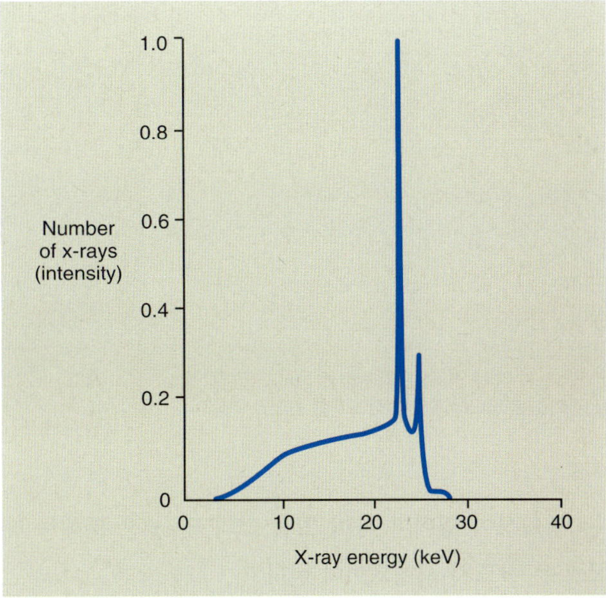

그림 15-6 28 kVp의 조건에서 50 μm 로듐으로 여과된 로듐 표적 X선관에서의 X선 방출 스펙트럼

전자기파 X선은 원자번호가 낮은 표적 물질보다 높은 표적 물질의 원자에서 발생하기 쉽다.

표 15-3 유방촬영 기술 차트

압박된 유방 두께(cm)	저지체/필터	관전압
0~2	Mo-Mo	24
3~4	Mo-Mo	25, 26
5~6	Mo-Rh	28
7~8	Mo/Rh	32
7~8	Rh-Rh*	30*

*Rh: 저지체 시스템

초점 크기

유방촬영은 더욱 높은 해상도를 요구하기 때문에 초점 크기(focal-spot size)는 유방촬영장치의 X선관에서 매우 중요한 특징이다. 유방촬영 X선관의 일반적인 초점 크기는 대초점 0.3 mm, 소초점 0.1 mm이며 미세 석회화의 영상은 소초점을 사용하여야 한다.

일반적으로 초점의 크기는 작을수록 우수하지만 그림 15-7과 같이 초점의 모양 또한 중요한 요소이다. 주로 원형 초점을 선호하지만 직사각형 모양 초점도 많이 사용되고 있다. 제조사별로 음극으로부터 초점의 모양 및 전압의 집속방법 등의 차이는 있으나 명시된 초점 크기

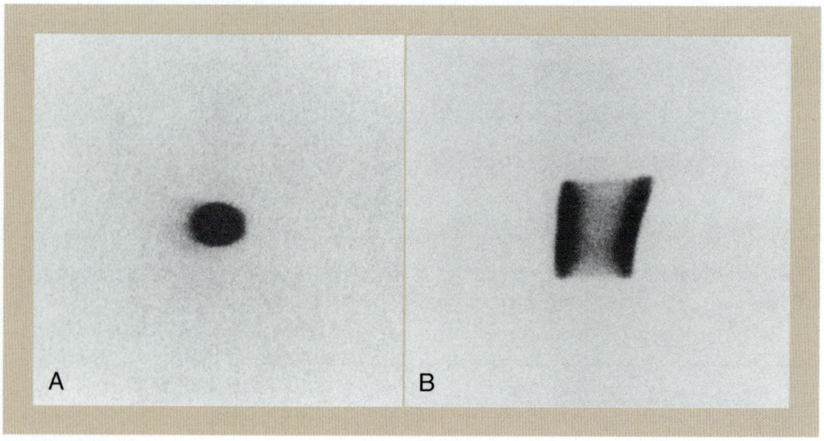

그림 15-7 유방촬영 X선관의 원형 초점(A)과 일반적인 X선관의 더블 바나나 모양 초점의 핀홀 카메라 영상(B)

는 정확성이 있어야 하며 초점 크기 및 공간 분해능 테스트는 반드시 시행되어야 한다.

제조업체들은 유방을 전체적으로 영상화하기 위한 방법으로 소초점의 크기와 적절한 X선 강도를 측정에 필요한 선 초점(line-focus) 원리를 이용하며, 그림 15-8과 같이 X선관에 경사각을 준다. 유효 초점은 0.3/0.1 mm로 약 23°의 양극 각도와 6°의 X선관의 경사를 주며 일반적으로 음극 방향에 흉벽을 위치시킨다. 이것은 환자의 자세 잡기와 양극에서 발생하는 경사효과(heel effect)를 적용하기 위해서이다.

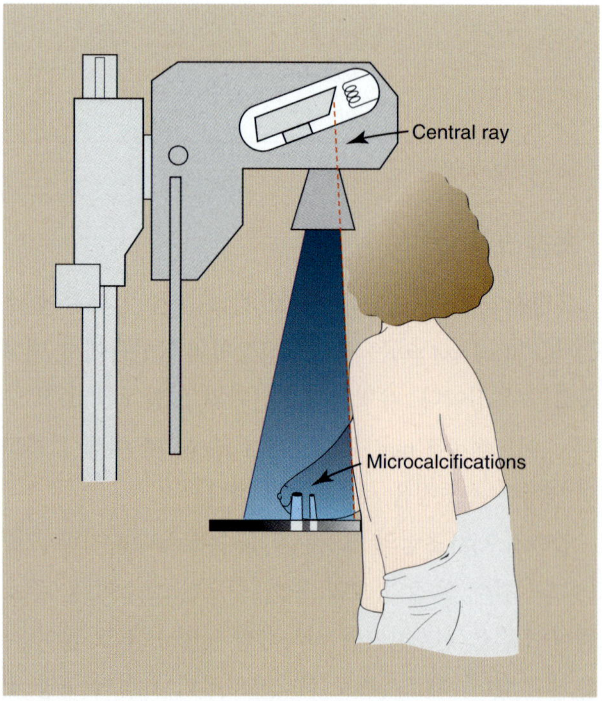

그림 15-8 X선관에 경사각을 주었을 때, 유효 초점이 작아지며 동일한 X선 강도를 이루는 장점이 있기 때문에 흉부에 근접한 조직도 영상화할 수 있다.

X선관에 경사각을 주면 중심 X선이 흉벽과 평행하게 되어 그 조직을 고정하는 장점이 있으며 더 작은 소초점과 X선관의 경사는 흉벽 옆 조직의 영상을 확실하게 보여줄 수 있다(그림 15-8 참조).

여과

유방촬영에서 사용하는 낮은 kVp에서는 튜브 창에서 X선의 감쇠, 즉 고유 여과(filtration)가 작게 발생하여야 한다. 따라서 전용 유방촬영 X선관은 베릴륨 창(원자번호 4) 또는 아주 얇은 붕규산염 유리창을 사용한다. 대부분 유방촬영 X선관은 약 0.1 mm Al의 고유 여과를 하며, 부가 여과가 적합하게 설치되어 있어야 한다.

> 어떠한 경우에도 0.5 mm Al보다는 적게 여과되어야 한다.

유방촬영에서 텅스텐 표적을 이용한 X선관이 사용될 경우에는 필터를 몰리브덴(Mo)이나 로듐(Rh)으로 사용해야 한다. 필터의 사용 목적은 고에너지 제동 복사 X선을 줄이는 데 있다. 일부 연구에 의하면 X선관의 표적이 텅스텐일 때 50 μm 로듐(Z=45) 필터를 사용하는 경우 두께가 두껍고 밀도가 높은 유방촬영에 효율적으로 사용된다고 보고되고 있다. 그림 15-9는 텅스텐 표적 X선관에서 Mo이나 Rh에 의해 여과된 증감지-필름 유방촬영의 방출 스펙트럼을 보여주고 있다. 유방촬영에서는 환자의 유방 특징을 결정한 후 적절한 필터를 선택하여야 한다.

> 유방조직이 특성 방사선을 흡수할 수 없다(필터 사용).

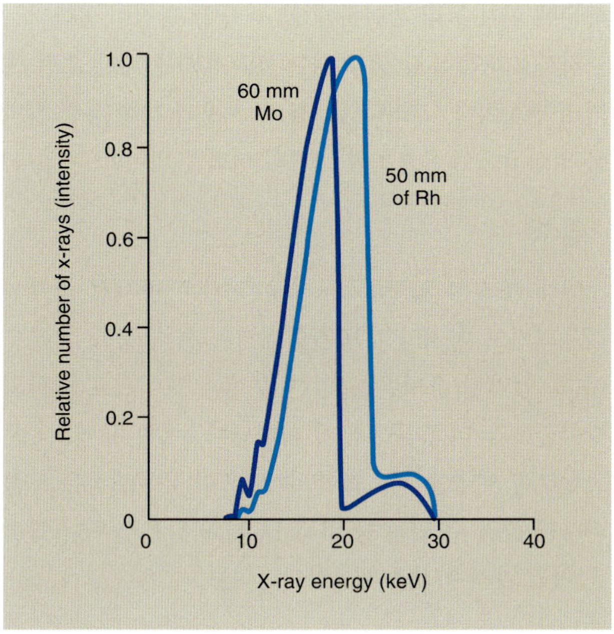

그림 15-9 텅스텐 표적 튜브에서 Mo(molybdenum)와 Rh(rhodium) 필터를 사용한 스펙트럼

X선관 표적과 동일 물질의 필터를 사용하면 고 · 저에너지 제동 복사 X선을 저지하는 동안에 K-특성 X선이 유방에 노출된다. 그림 15-10은 선택적인 여과과정에서 Mo/Mo이 X선 빔 모양으로 만들어지는 것을 보여주고 있다.

그림 15-10(A)과 같이 여과된 Mo 빔은 특성 X선과 제동 복사 X선을 방출하며, Mo 필터는 그림 15-10(B)와 같이 K-특성 X선이 방출되는 K-흡수단 에너지를 가지고 있다. 또한 Mo/Mo 표적/필터의 결합에서는 그림 15-10(C)와 같이 억제된 제동 복사와 특성 X선의 방출 스펙트럼을 얻을 수 있다.

Mo 표적 X선관을 사용하는 경우, 30 μm의 Mo 또는 50 μm의 Rh 필터의 사용을 권장하며, 이러한 조합은 억제된 제동 복사 X선 방출 스펙트럼과 함께 Mo이 특성 X선을 방출한다.

Rh 표적 X선관을 사용하는 경우에는 25 μm의 Rh으로 여과시켜야 한다. 이 조합에서는 더 큰 투과성을 가진 고에너지의 X선 빔이 방출되며 두껍고 밀도가 높은 유방에 사용된다. 반가층은 X선관의 표적 또는 필터의 조합과 관계없이 항상 매우 낮게 측정된다.

유방촬영에서 대부분의 X선관은 고정된 양극을 가지고 있으나 최근에는 두 개의 경사각과 두 개의 궤도 양

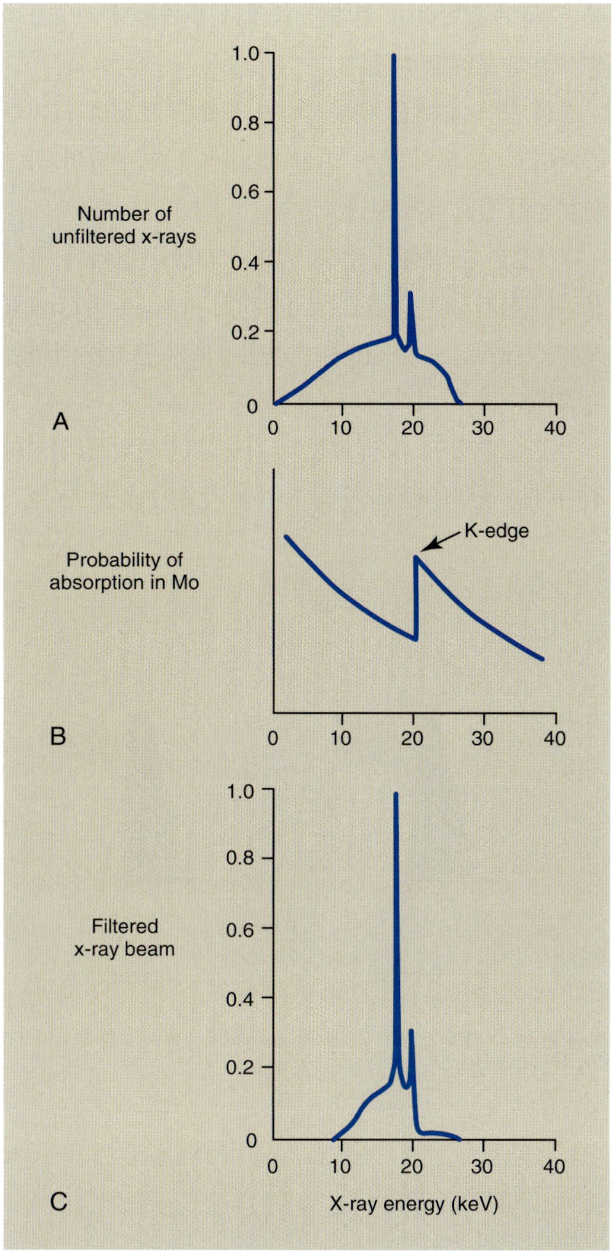

그림 15-10 (A) 여과되지 않은 Mo 표적으로부터의 X선 방출 스펙트럼. (B) Mo에서 X선 흡수의 가능성. (C) Mo 표적에 Mo으로 여과되었을 때, 제동 복사 X선이 억제되고, 특성 X선 방출은 두드러진다.

극(하나는 Mo이고, 다른 하나는 Rh)을 가진 회전 양극이 사용되기도 한다.

경사효과

경사효과(heel effect)는 유방촬영에서 매우 중요하다. 유방의 원뿔 모양에서 IR(카세트)의 균일한 노출을 위해 흉벽 근처의 방사선 강도가 유두 측보다 높아야 하며 그림 15-11과 같이 음극 쪽에 흉벽을 위치시킴으로써 해결될 수 있다. 그러나 이것이 절대적인 방법은 아니다. 유방

을 충분히 **압박**하여 최대한 균일한 두께를 유지함으써 방사선을 보존할 수 있다.

경사 측에 흉벽을 위치시키면 유효한 초점의 크기가 증가하고, 초점의 번짐 현상 때문에 흉벽 주변의 공간 분해능이 감소하게 된다.

대부분의 유방촬영 전용 영상 시스템은 음극에 흉벽을 위치시키지만, X선관을 경사지게 하고 60~80 cm 정도의 상대적으로 긴 SID를 사용함으로써 단점을 극복할 수 있다.

이것은 초점이 작기 때문에 가능한 최선의 방법이며 검사하는 동안 머리를 항상 X선관 가까이에 둘 수 있기 때문에 환자를 더 편안하게 할 수 있는 장점이 있다.

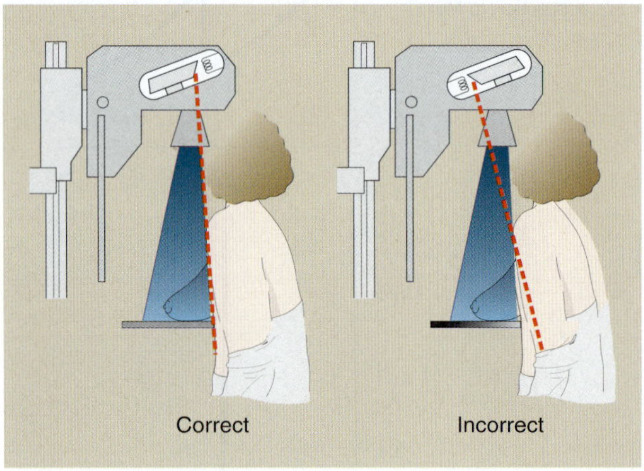

그림 15-11 유방촬영법에서 경사효과(heel effect)는 흉벽을 음극에 위치시킴으로써 광학 농도가 더욱 균일하게 나타난다.

경사효과의 특징 중 하나는 IR(카세트)에 대한 초점 크기의 변화이다. 그러나 긴 SID의 사용과 강한 유방 압박은 임상적으로 유효초점 크기의 변화를 의미할 수 없다.

압 박

인체 조직의 압박(compression)은 기존 방사선 검사에 적용되기도 하지만 유방촬영에서는 특히 중요한 부분이다. 압박된 유방은 균일한 두께를 보이므로 영상의 광학밀도가 더욱 균일하게 나타난다. 특히 흉벽조직은 노출부족 현상을 최소화할 수 있으며 유두조직은 노출과다를 줄일 수 있는 등 그림 15-12와 같은 강력한 압박은 여러 가지 이점을 제공한다.

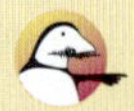
X선 유방촬영에서 강력한 압박을 적용하여야 한다.

유방을 강하게 압박하는 경우 모든 유방조직은 IR(카세트) 가까이로 모이게 되어 초점 흐림 현상이 감소하게 되며, 산란선으로 인한 흐림 현상을 감소시킬 수 있다. 모든 전용 X선 유방촬영 시스템은 IR 표면에 평행하고 견고한 압박장치가 설치되어 있다. 강한 유방 압박은 최고의 영상을 얻는 데 필수적이다.

표 15-4에 요약한 대로, 강력한 압박은 영상의 질을

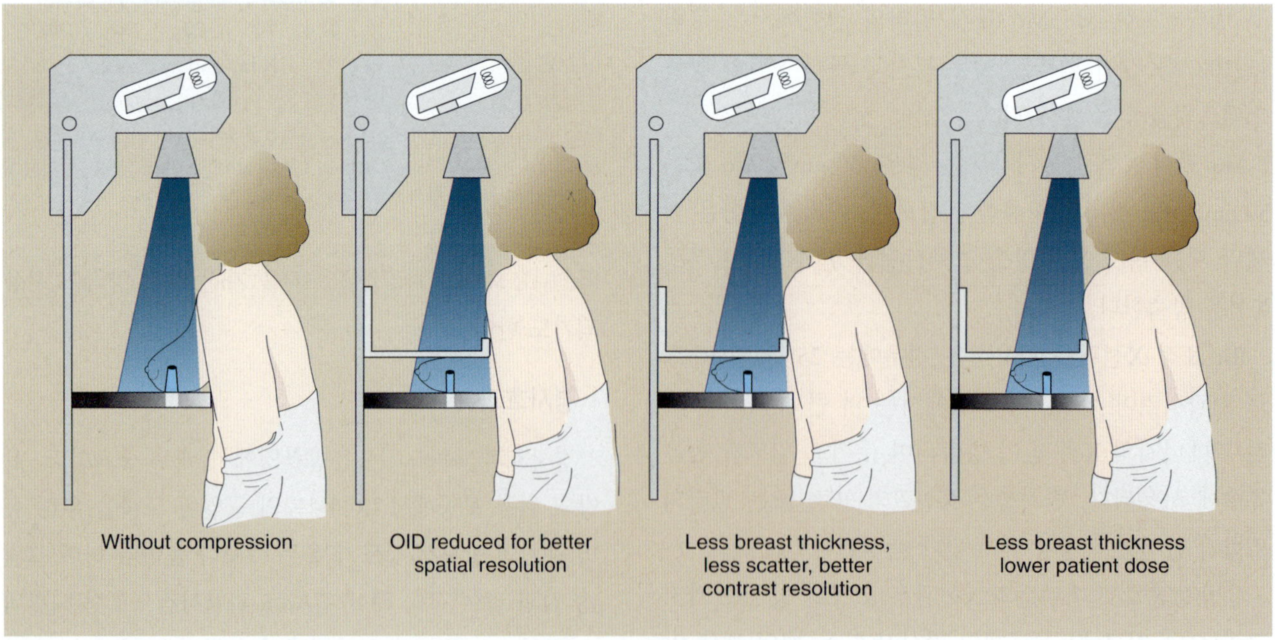

그림 15-12 유방촬영법에서 압박은 기본적으로 3가지 장점이 있다: 공간 분해능 개선, 대조도 분해능 개선, 환자 선량 감소.

표 15-4 강한 압박의 장점

효과	결과
유방의 고정	움직임에 의한 흐림 감소
균일한 두께	유방영상에서 동일한 광학 농도
산란 감소	대조도 분해능 개선
짧은 OID	공간 분해능 개선
얇은 조직	선량 감소

*OID: object-to-image receptor distance, 피사체에서 영상 수용체까지의 거리

향상시키며 유방을 고정시키므로 조직의 겹침을 감소시킬 수 있다.

얇은 조직에서의 압박은 방사선을 적게 산란시키며 대조도 분해능을 향상시킨다. 유방 영상에서 질적 향상에 의해 낮은 대조도를 가진 병변과 **높은 대조도**를 가진 미세 석회화를 식별하는 능력이 향상된다. 또한 강한 압박은 환자에게 **낮은 선량**을 제공한다.

> 압박은 공간 분해능과 대조도 분해능을 향상시키고 환자 선량을 감소시킨다.

환자에게 이해시키기 어려울 수 있지만 유방 압박은 유방촬영의 질적 향상을 위해서는 필수적으로 시행하여야 한다. 최적의 압박 정도는 알 수 없지만 강한 압박일수록 더 좋은 영상과 더 낮은 선량을 기대할 수 있는 반면 환자의 불편 정도는 더 높아진다. 숙련된 유방촬영 방사선사는 약간의 통증을 느낄 정도로 유방 압박을 시행하여 환자가 심한 고통을 호소하지 않도록 되어야 한다.

격자

격자(grids)는 유방촬영법에서 일반적으로 사용되고 있다. 낮은 kVp를 사용하기 때문에 유방촬영 영상의 대조도가 높기는 하지만 영상의 대조도를 향상시키기 위하여 대부분의 시스템에서 4:1~5:1 비율의 이동형 격자를 사용하고 있다.

격자의 사용은 공간 분해능보다는 환자 선량과 관계가 많다. 유방촬영 시 4:1 격자비를 사용하면 격자를 사용하지 않았을 때보다 환자 선량이 두 배 정도 증가한다. 하지만 격자의 사용으로 선량을 가능한 한 낮추고 대조도를 향상시켜야 한다.

유방촬영법을 위해 특별히 개발된 격자는 그림 15-13과 같은 고진동 셀룰러 격자(HTC)이다. 이 격자는 교차 격자의 장점을 갖고 있기 때문에 평행 격자의 한 방향보다는 두 방향으로 방사선 산란 정도를 감소시킨다. HTC 격자는 격자 물질로서 구리를 사용하고 빈 공간에는 공기가 채워져 있으며, 3.8:1 격자비를 가지고 있다.

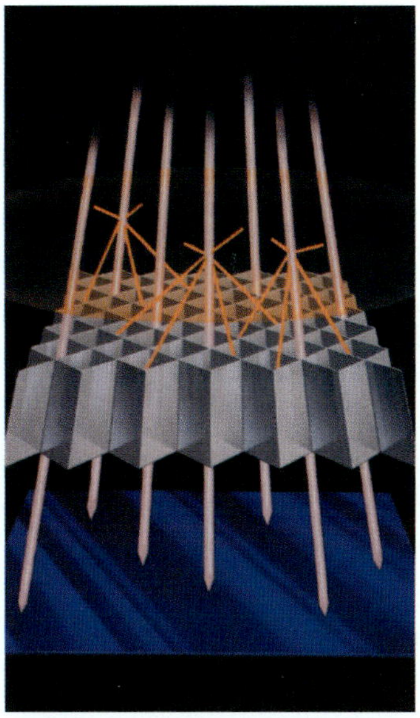

그림 15-13 고진동 셀룰러 격자는 유방촬영법을 위해 특별히 개발되었다.

자동노출제어장치

유방촬영법에서 포토타이머는 X선 강도뿐만 아니라 X선의 선질까지 측정하기 위해 고안되었다. 이러한 포토타이머를 자동노출제어장치(automatic exposure control; AEC)라고 한다. 그리고 그림 15-14와 같이 피사체와 IR(카세트) 거리(OID)를 최소화시키기 위해 피사체를 IR 위에 위치시키고 공간 분해능을 향상시킨다. 전리조와 고체상태 다이오드 두 종류가 사용되고 있다. 각 유형은 하나의 검출기나 여러 개의 검출기를 가질 수 있는데, 흉벽/유두 축을 따라 위치시키며 일부 자동노출제어장치는 유방 전체를 검사하기 위해 많은 검출기를 통합하기도 한다.

각 검출기는 다른 방법으로 여과하기 때문에 AEC는 유방을 통과한 후 빔의 질을 측정할 수 있으며, 유방조직 평가와 적합한 표적/필터 구성의 선택을 결정할 수 있다. 두껍고 밀도가 높은 유방은 Rh/Rh에서 좀 더 우수한 영상을 얻을 수 있으며, 얇고 지방이 많은 유방은 Mo/Mo에서 영상이 향상된다. 이러한 자동노출제어장

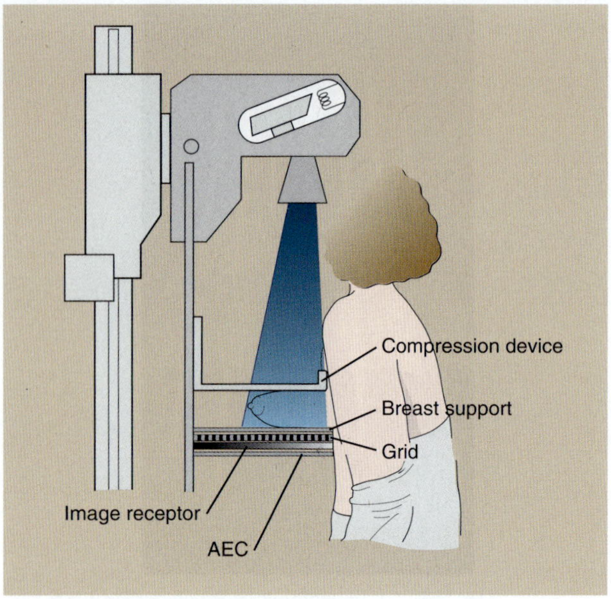

그림 15-14 자동노출제어장치의 상대적인 위치

치를 보상된 자동노출제어장치(AEC)라고 한다.

자동노출제어장치는 낮은 선량으로 이미지를 재현하는 데 있어서 정확해야 하며 자동노출제어장치는 광학밀도 0.1 이내에서 23 kVp에서 32 kVp까지 관전압을 변화시킬 수 있고 유방 압박과 관계없이 2~8 cm 유방 두께에서 시행할 수 있어야 한다.

유방 확대 촬영술

확대 기법은 유방촬영법에서 정상 크기의 두 배로 영상화할 때 자주 사용되며, 유방 확대는 소초점 X선관, 적절한 압박, 환자 자세 고정장치와 같은 특수장비를 필요로 한다. 효과적인 초점 크기는 0.1 mm를 초과해서는 안 된다.

> 유방 확대는 일상적으로 사용되어서는 안 된다.

기본 유방 X선 촬영은 대부분의 환자에 대해 적절히 시행되어야 하고 유방 확대가 항상 필수적으로 요구되지 않는다. 유방 확대의 목적은 기본 유방 X선 사진에서 관찰되는 작고 의심스러운 병변이나 미세 석회화를 확인하는 것이다. 확대 촬영 시 환자 선량은 약 두 배가 된다.

증감지-필름 유방촬영법

X선을 이용하는 유방촬영법은 직접 조사 필름(direct-exposure film), 전자 방사선 영상 촬영법(xeroradiography), 증감지-필름(screen-film) 및 디지털 검출기(digital detector)를 사용하는 4가지 방법이 있으나, 최근에는 증감지-필름 및 디지털 검출기가 주로 사용되고 있다.

유방촬영을 위하여 증감지와 필름이 특별히 제작되었다. 증감지와 필름은 모두 단면에 유제가 도포되어 있으며 이러한 배열을 통해 중복 노광 현상을 피할 수 있다. 대부분의 필름에서 얇은 층의 입자형 유제는 그림 15-15와 같이 입방 입자형 유제로 대체되었다. 그 결과 족부의 대조도가 높아져 특히 유방촬영에서 유용하게 사용되었다.

> 필름의 감광 유제의 표면은 항상 증감지 방향에 위치해야 하며, 필름은 증감지의 X선관 쪽에 있어야 한다.

증감지-필름 결합은 낮은 감약을 위해 낮은 원자번호의 전면 커버를 갖는 카세트를 이용해야 한다. 또한 AEC 이용을 위해서는 저흡수 후면 커브가 요구된다.

이러한 증감지의 사용으로 영상 시스템의 감도가 증가하여 영상의 대조도가 향상되었으며 환자에게는 피폭선량을 줄이는 결과를 가져오게 되었다. 그림 15-16과 같이 카세트에서 증감지와 필름 위치 또한 중요하다.

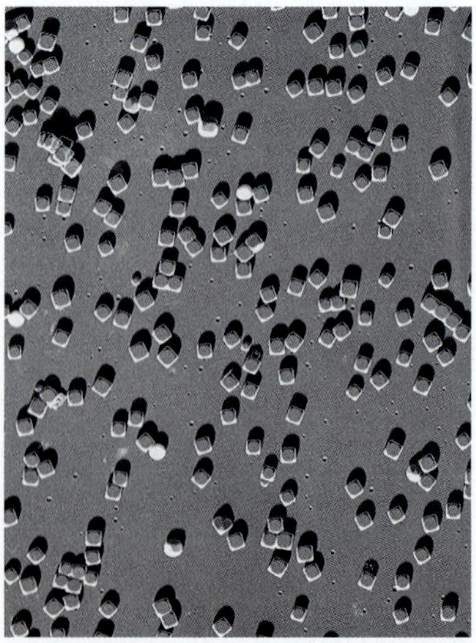

그림 15-15 유방 X선 사진에 사용되는 필름 유제에서 입방 입자 사진. 입자 크기는 0.5~0.9 μm로 높은 대조도를 나타낸다.

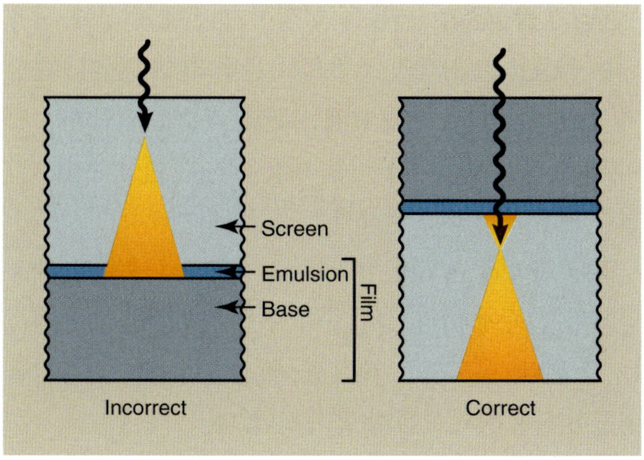

그림 15-16 유방촬영용 필름을 올리고 카세트를 위치시키는 올바른 방법. X선 필름을 유방에 가까이 위치시키고 X선관과 증감지 사이에 위치시킬 때 공간 분해능이 향상될 수 있다.

X선은 주로 증감지의 입구 표면과 상호작용한다. 증감지가 X선관과 필름 사이에 있다면 증감지의 흐림 현상이 증가하며, 반면 필름이 X선관과 유제면이 있는 증감지 사이에 있다면 공간 분해능이 향상될 것이다.

> 대부분의 증감지-필름 유방촬영 영상은 X선관의 초점 크기 때문에 우수한 공간 분해능을 나타낸다.

유방 X선 촬영의 과정과 처리는 유방촬영법의 중요한 단계로 볼 수 있다. 이러한 단계는 적절하게 시행된다면 IR(카세트)의 속도가 약 200에 이를 수 있으며, 이는 평균 유선선량(2 mGy_t)에 해당한다. 영상 수용체의 대조도(평균 계조도)는 약 3.5이다. 격자를 사용한 2가지 X선 유방촬영은 4.5 cm 두께의 50% 지방 조직과 50% 유선조직에서 6 mGy_t를 초과해서는 안 된다.

디지털 유방촬영 영상

증감지-필름과 디지털 유방촬영에 동일한 X선 촬영 시스템의 이용이 가능하다. 그러나 2006년 DMIST의 권고 이유로 전용 디지털 유방촬영 시스템의 도입과 이용이 증가하였다.

> 디지털 유방촬영 영상에서 공간 분해능은 픽셀 크기에 의해 제한된다.

Digital Mammographic Imaging Screening Trial(DMIST)는 증감지-필름 유방촬영 시스템보다 디지털 유방촬영에 더욱 효과적이다. 그 결과 성숙한 지방질의 유방에 대해서는 증감지-필름 영상과 거의 동일한 성능을 나타나지만, 작고 치밀한 유방을 영상화할 때 더욱 효과적이다.

> 디지털 유방촬영 영상은 후처리를 통해 우수한 대조도 분해능을 얻을 수 있다.

CR를 포함하여 전용 디지털 유방영상 시스템에 이용되는 영상 수용체는 제11장에서 기술되어 있는 수용체와 동일하다.

향후 다양한 영상 수용체 물질(예: CsI, GdOS, Se, BaFl halide)이 보급될 것으로 예상하고 있다. 제12장에서 언급한 것과 같이, K-흡수단 에너지와 두께를 결정하는 원자번호는 양자검출효율을 결정하고 영상 수용체와 환자 선량에 영향을 미친다.

2011년 진보된 디지털 유방 단층촬영(tomosynthesis) 시스템이 FDA에 의해 승인되었는데, 이러한 시스템은 대조도 분해능을 크게 향상시켰다.

증감지-필름 품질관리

유방촬영 방사선사의 일상적인 작업은 각각의 권장되는 시술 기준에 따라 명확하게 정의되어 있다. 방사선사는 철저하고 정확한 QC 프로그램을 유지하기 위하여, 모든 작업의 시행 이유를 정확히 숙지하고 있어야 한다.

매일 측정 항목

암실 청결도. 매일 수행해야 할 첫 번째 업무는 암실을 깨끗하게 닦는 것이다. 암실을 가장 깨끗한 상태로 유지하는 것은 그림 15-17과 같은 유방 방사선 촬영에 대한 인공물을 최소화하기 위함이다.

만약 패스박스를 사용한다면, 이것 또한 매일 깨끗이 청소해야 한다. 손은 지문이 묻는 것과 작업 중 인공물을 최소화하기 위해 깨끗하게 유지해야 한다. 환기구와 안전등도 닦아야 하며, 다른 청소를 하기 전에 매주 진공청소기를 사용하여 청소를 한다. 암실에서의 흡연, 식사, 또는 음주는 금지되어 있다.

> 매일 암실에서의 청소는 영상 인공물을 감소시킨다.

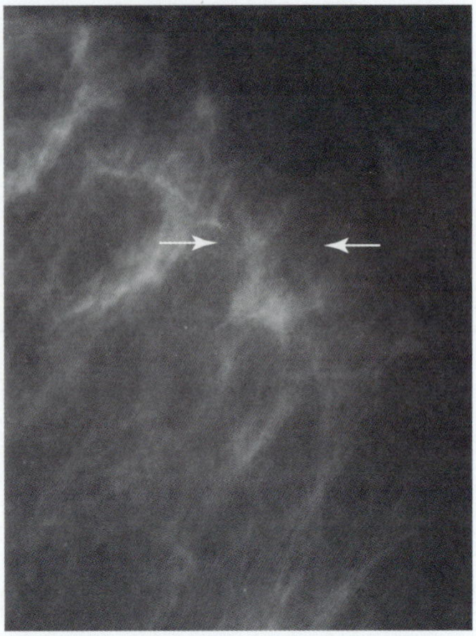

그림 15-17 이러한 반점은 필름과 증감지 사이에서 벗겨지는 현상에 의해 만들어질 수 있다.

현상기 품질관리. 필름을 현상하기 전에 현상에 사용되는 약품들은 최적의 조건으로 준비되어야 한다. 현상기 품질관리의 첫 번째 단계는 관리 기준을 확립하는 것이다. 현상기 탱크와 롤러를 깨끗이 하고 현상기에는 적절한 현상 보충액과 정착제를 공급한다.

또한 현상액 온도와 현상액 및 정착액 보충량은 제조업체의 기준에 따라 설정하며 수은 온도계를 사용해서는 안 된다. 온도계는 깨질 수 있으며 수은이 현상기를 영구히 사용하지 못하게 할 수도 있다.

우선 현상기 온도가 적정 온도로 상승하는 동안 암실에서 그림 15-18과 같은 품질관리 테스트용 필름에 감광계를 이용하여 감광을 시행한다. 감광된 스트립은 항상 정확하고 동일한 방법으로 처리되어야 한다. 가장 적게 노출되는 부분을 먼저 현상기에 넣고 현상을 시행하는데, 이때 필름 유제가 도포된 부분을 아래로 향하게

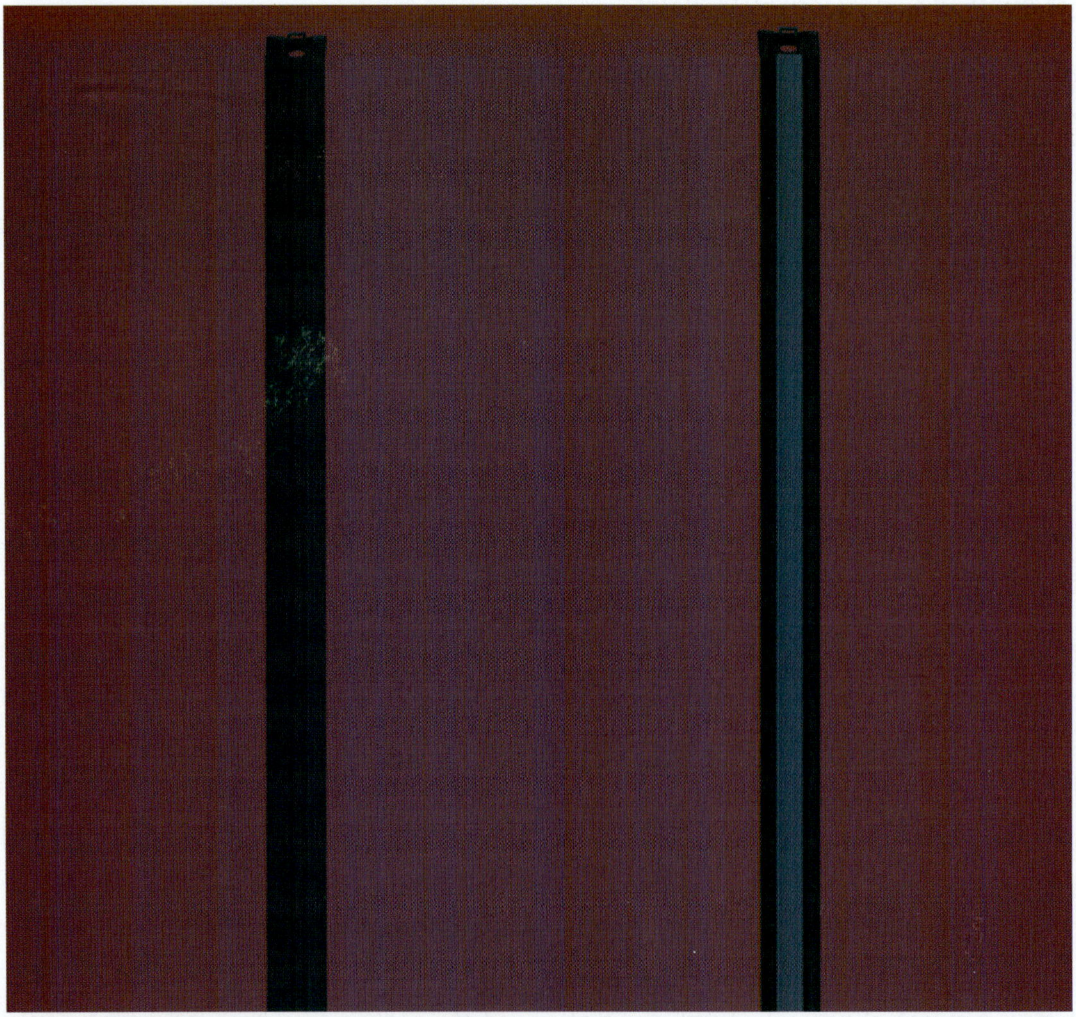

그림 15-18 품질관리 테스트용 필름

한다. 감광계 조사시간 및 현상시간은 매일 동일하여야 한다(현상 온도, 현상 조건).

다음으로 농도계는 감광된 스트립의 각 단계의 밀도(OD)를 측정하고 기록하는 데 사용되며 이 과정은 스트립마다 반복적으로 시행한다.

일단 평균값이 결정되면 광학밀도가 1.2보다는 작지 않지만 1.2에 가까운 단계를 중간밀도(middle density; MD)의 단계라 하며 이것을 보통 **감도지수(speed index)**라고 한다.

다음으로 2.2에 가장 가까운 평균 광학밀도의 단계(HD)와 0.45에 가장 가깝지만 그보다 작지는 않은 평균 광학밀도(LD)의 단계를 찾아서 비교한다. *대조도 지수(contrast index)*라고 불리는 두 단계의 차이를 밀도 차이(density difference; DD)로 기록한다.

DD = HD 농도 − LD 농도

마지막으로, 노광되지 않은 스트립의 평균 광학밀도는 베이스 + 포그(B + F)로 기록된다. 결정된 3개의 값은

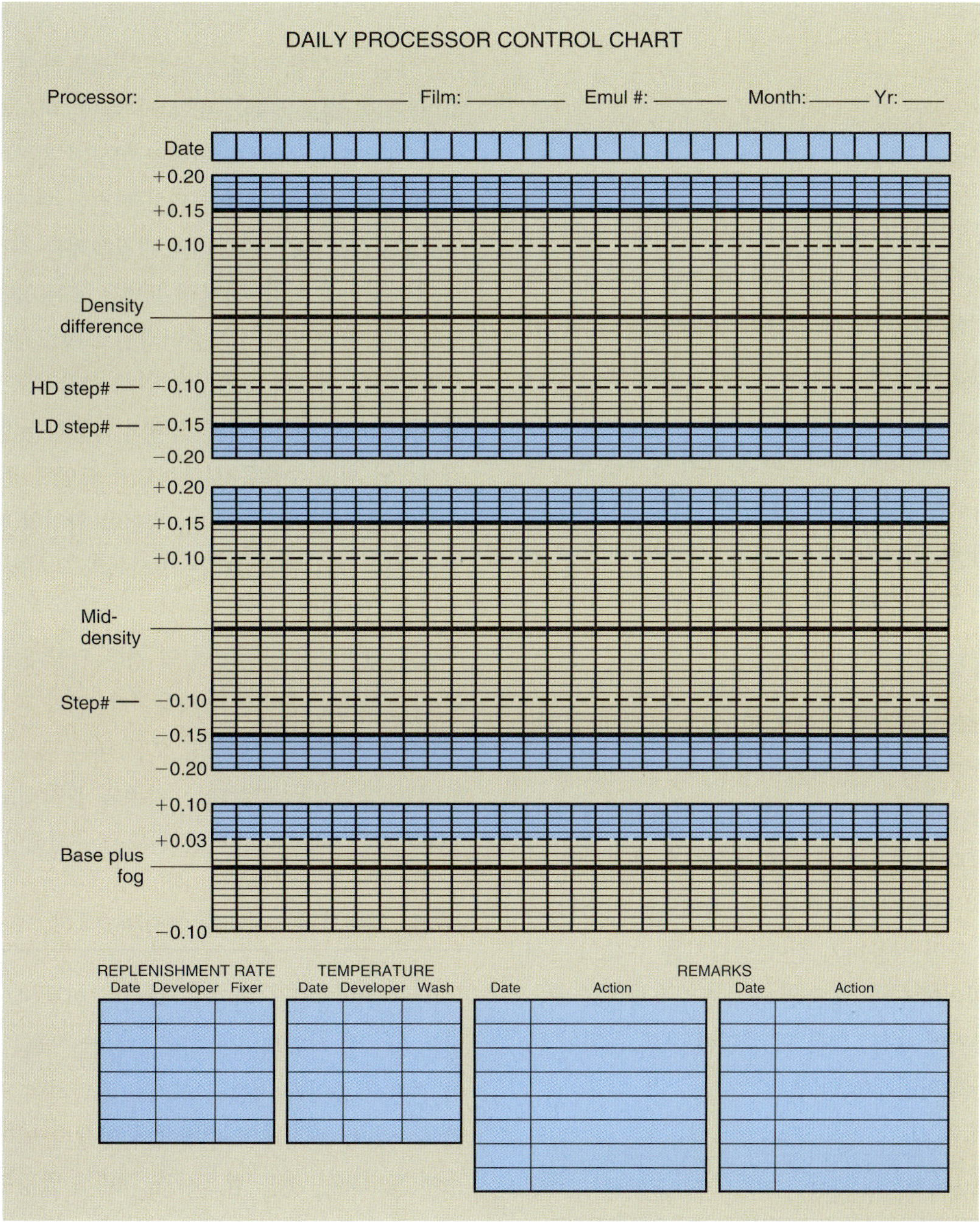

그림 15-19 현상기 품질관리용 기록지의 예

컨트롤 차트의 중앙에 기록하여야 하며 컨트롤 차트의 예는 그림 15-19와 같다.

일단 컨트롤 값이 결정되면, 매일 현상기 품질관리가 시작된다. 매일 아침에 필름이 처리되기 전에 감광계로 스트립을 노출시켜야 하며 지침에 따라 처리되어야 한다. 중간밀도(MD), 대조도 지수(DD)와 베이스 + 포그 값을 평가하여 컨트롤 차트에 기록한다.

중간밀도(MD)는 IR(카세트) 감도의 변화를 평가하며, 대조도지수(DD)는 영상의 대조도 변화를 평가하게 된다. 허용 범위는 0.15 이내이며 허용 범위를 벗어난 경우에는 문제의 원인을 교정하고 테스트를 반복해야 한다.

> MD 또는 DD의 값이 0.15 범위를 벗어나면 *임상 영상을 현상해서는 안 된다.*

컨트롤 값의 ±0.1 허용 범위 이상이 되면 테스트를 계속 시행하여야 하며, 그 값들이 이 범위 밖에서 계속 유지된다면 현상기는 임상 영상처리에 사용될 수는 있으나 문제점을 파악하는 동안 계속적인 평가를 수행하여야 한다.

현상기 품질관리에서 베이스 + 포그의 평가는 포그의 수준을 평가하는 것으로, 이 값은 컨트롤 값의 0.03 이내로 변화될 수 있다(B+F가 0.03 이내). 이러한 한계를 초과하는 값은 항상 MD와 DD 값에 영향을 줄 수 있다.

매주 측정 항목

증감지 청결도. 오진을 내리게 할 수 있는 유방촬영용 카세트와 증감지의 미세 석회화와 유사한 먼지를 제거하고 청결을 유지해야 한다. 증감지는 제조업체에 의해 제안된 물질과 방법을 사용하여 깨끗하게 유지해야 하며, 액체 클리너를 사용할 경우에는 카세트를 닫거나 그림 15-20과 같이 사용하기 전에 증감지를 수직으로 세워 충분히 말려야 한다. 압축된 공기를 사용할 경우에는 공급되는 공기에 수분, 기름 또는 다른 오염 물질이 존재하지 않는지 확인해야 한다.

> 먼지 또는 오물에 의한 인공물이 발견되는 경우에는 증감지를 즉시 청소해야 한다.

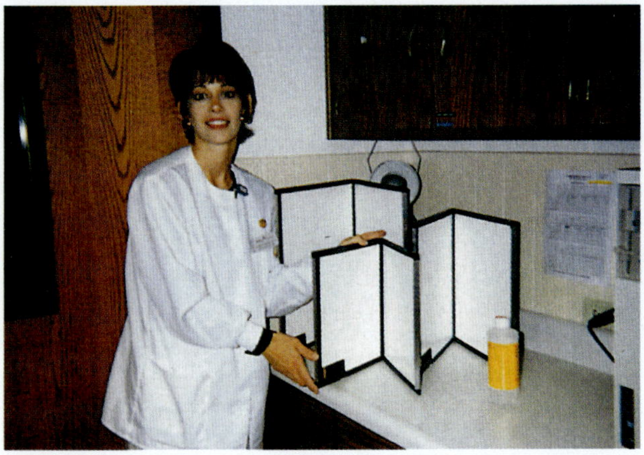

그림 15-20 증감지를 세척한 후 건조할 때에는 수직으로 위치시킨다.

각각의 증감지/카세트 조합은 명확하게 표시되어야 하며, 식별 정보는 카세트의 외부뿐만 아니라 증감지의 측면 테두리에도 배치되어야만 현상된 필름에서 인공물이 발견된 경우 이를 찾아 조치를 취할 수 있다.

관찰대 상태 측정. 관찰대와 관찰상태는 최적의 수준에서 유지되어야 한다. 관찰대 표면은 모든 표시가 지워지도록 세정제와 부드러운 종이타월로 청소해야 한다.

관찰대는 휘도의 균일성을 위해 시각적으로 점검되어야 하고 모든 차폐장치가 적절히 작동하는지 확인한다. 검사실의 휘도 수준은 시각적으로 확인될 뿐 아니라 검사실에 반사가 없도록 하며, 필름을 확인할 때의 유방촬영 방사선사의 관찰상태는 방사선과 의사와 동일한 조건에서 시행한다.

쉽게 제거되지 않는 마킹의 경우 관찰대에 손상을 주지 않는 적절한 클리너를 사용한다. 만약 관찰대 휘도가 균일하지 않게 나타난다면, 모든 내부 램프를 교체해야 하며 유방촬영용 관찰대는 기존의 관찰대보다 적어도 3,000 NIT(candela/m^2)의 높은 휘도를 유지해야 한다.

> 필요한 경우, 한번에 viewbox/amps를 바꾸어야 한다.

유방촬영 영상을 관찰할 때에는 외부에서 들어오는 빛은 완전히 차폐되어야 하며, 차폐는 그림 15-21과 같이 검정색 종이를 적절한 크기로 절단하여 간단히 제작할 수 있다. 관찰대의 주변에서 발생한 빛이 관찰자의 눈에 도달되는 것을 감소시키기 위해 발광원은 제거되어야 하고 표면 반사도 없어야 한다.

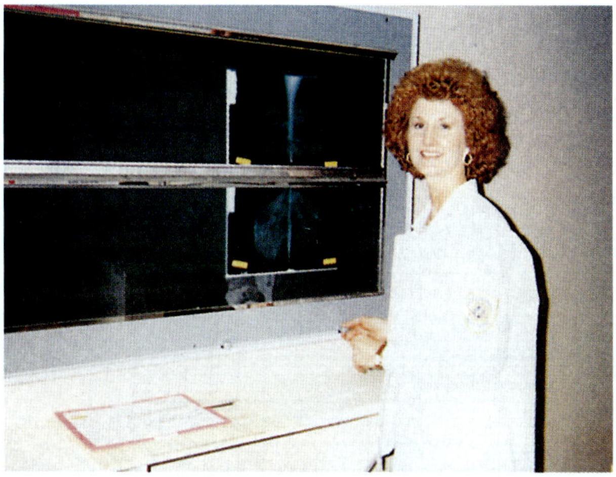

그림 15-21 유방 방사선 촬영 영상은 적절한 판독을 위해 빛을 차폐해야 한다.

팬텀 영상. 팬텀의 영상(test object images)은 광학 농도, 대조도, 균일성 그리고 X선 영상 시스템의 영상의 질과 필름 현상기의 최적화를 이루기 위하여 시행한다. MQSA 인증 팬텀으로 영상을 얻기 위해서는 컨트롤을 위해 고안된 기본 필름과 *카세트* 또는 팬텀 카세트를 사용한다.

팬텀은 그림 15-22와 같이 흉벽 방향 필름 가장자리에 위치시키며 압박장치는 팬텀에 밀착시킨다. 그리고 자동노출장치 센서는 팬텀 영상을 얻기 위해 정해진 자리에 위치시킨다.

팬텀을 영상화하는 데 선택하는 조건은 50%의 지방조직 및 50%의 선(gland)조직, 4.2cm로 압박된 유방 두께로 임상에서 활용되는 촬영 조건을 사용한다. 노출시간이나 mAs 값은 기록되어야 하며, 필름은 임상의 유방 방사선 촬영과 유사하게 처리되어야 한다.

농도계는 팬텀 내 농도판과 농도판 주변에 대한 OD를 결정하는 데 사용된다. 노출시간이나 mAs 값을 기록하고 그림 15-23과 같이 OD의 배경과 DD는 팬텀 영상 컨트롤 차트에 표시한다.

노출시간이나 mAs 값은 ±15%의 범위 내에 있어야 한다. 필름의 OD 배경은 ±0.2의 허용 범위를 두고 약 1.4가 되어야 하며 목표 값은 약 1.6이다. DD는 ±0.05의 허용 범위를 두고 약 0.4이다. 하지만 이것은 28 kVp에서 정의된 것이므로 다른 kVp 값에서는 약간의 차이가 있을 수 있다.

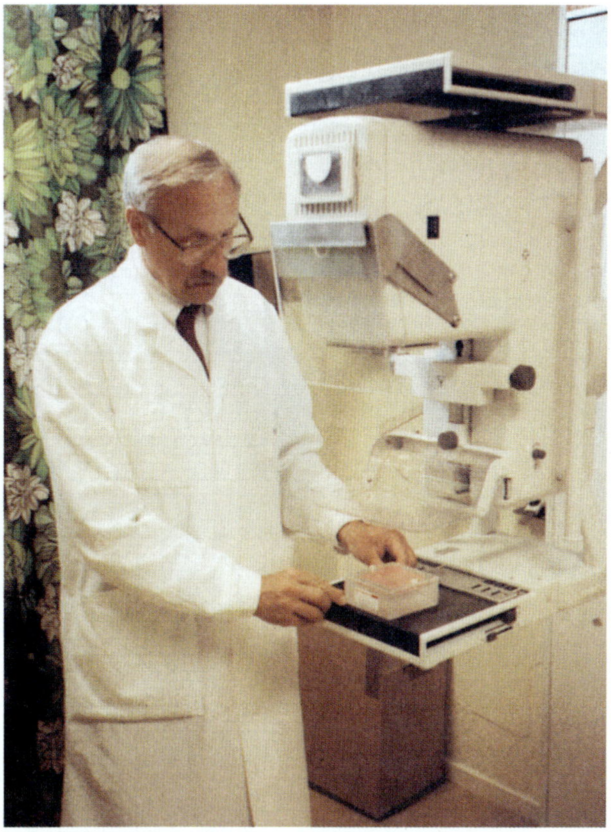

그림 15-22 ACR 유방촬영 팬텀의 영상에 대한 평가 분석은 원섬유, 미세 석회화, 결절을 확인하는 것이다.

> 매일 QC에 관심을 가지는 것과 팬텀 영상 컨트롤 차트는 유방촬영에 필수적이다.

다음 단계는 팬텀 영상을 관찰하는 것으로 팬텀 영상 내에서 섬유조직, 반점, 종양의 수를 확인하며, 확인된 내용은 차트에 표시한다. 그림 15-24는 ACR 인증 팬텀 영상을 나타내고 있다.

팬텀 영상의 점수는 1.0, 0.5, 0점으로 표시되며 측정은 가장 큰 구조물에서 가장 작은 구조물의 가시화로 평가된다. 정확한 위치에서 섬유소가 전체 길이로 보인다면 이것은 1.0에 해당한다. 올바른 위치와 방향에서 그 길이의 반이 보인다면 섬유조직은 0.5의 점수에 해당하며 섬유조직이 절반 이하의 길이만 보이면 0점으로 평가한다.

반점의 관찰 시에 4개나 6개의 반점 이상이 돋보기를 이용하여 관찰된다면 1.0점, 6개 반점 중에서 최소한 2개가 보인다면 0.5점이며, 2개의 반점보다 적게 보인다면 점수는 0이 된다.

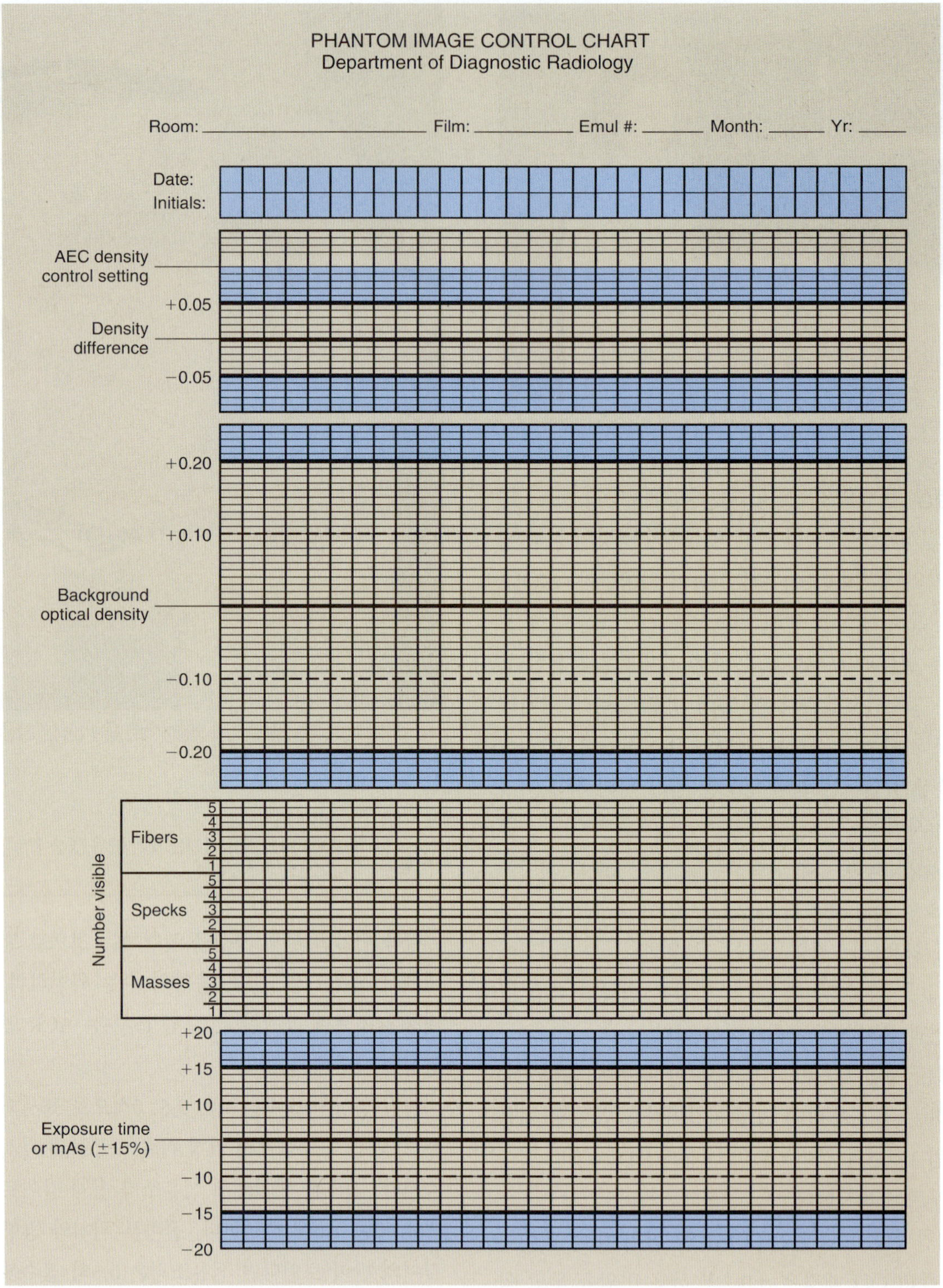

그림 15-23 팬텀 영상 컨트롤 차트

만약, 일반적인 **원형 테두리**를 가진 올바른 위치에서 농도 차이가 가시적이고 전체가 완전한 점으로 관찰되면 1.0점, 올바른 위치이나 모양이 원형이 아니면 0.5점이며, 오직 농도 차이만 있다면 점수는 0이 된다.

돋보기는 그림 15-25와 같은 불균일한 부분이나 인공물이 있는 영상을 확인하는 데 사용된다. 팬텀 내 구조물과 유사한 인공물이 발견되면 팬텀 영상에 주어진 점수를 차감하여야 한다. 이때 그 다음 정수 아래로 차감해서는 안 된다. 예를 들면, 3.5나 4점이 주어진다면 3 이하로는 차감할 수 없다.

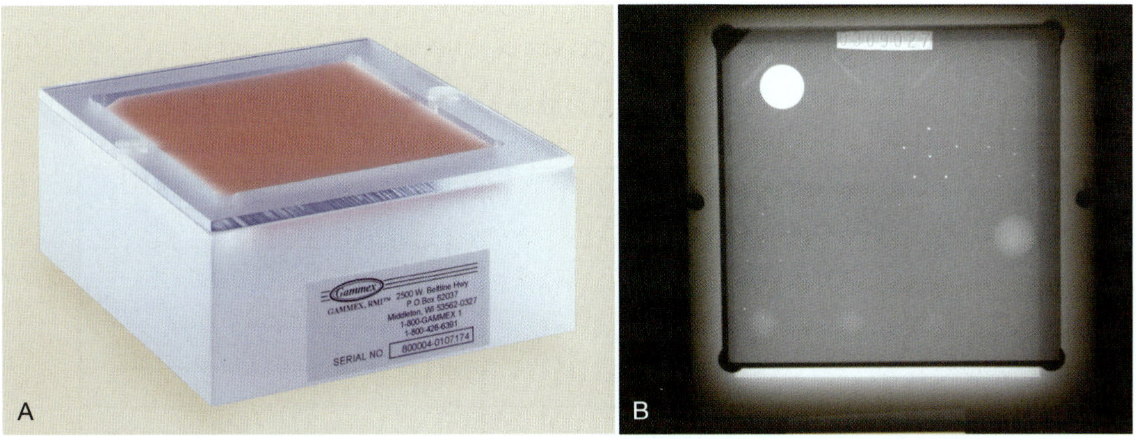

그림 15-24 (A) ACR 인증 팬텀. (B) 팬텀 영상.

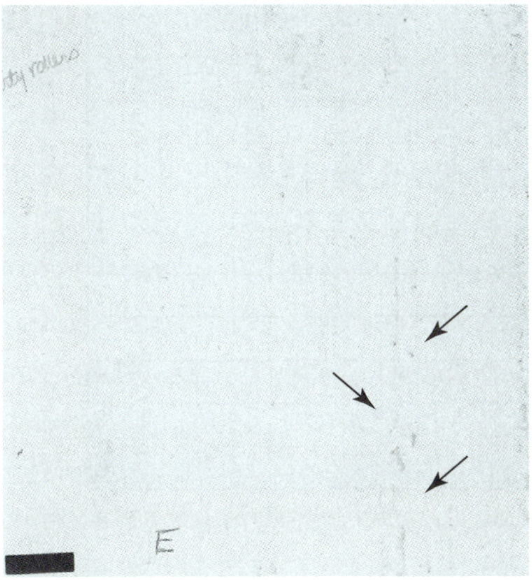

그림 15-25 실제의 현저한 인공물은 깨끗하지 않았던 현상기 롤러에 의해 발생한다.

각 유형 물체의 인접 팬텀 영상에 대해 검사 물체의 점수는 0.5 이하가 되어서는 안 된다.

> ACR 인증을 통과하는 데 요구되는 피사체의 최소 개수는 섬유소 4개, 반점 3개, 원형 테두리 3개이다.

장비 설치 후에 팬텀 영상의 컨트롤 값을 구한 후 장비 사용 중 또는 유지 보수를 시행한 후에 영상을 평가한다. 팬텀 영상이 컨트롤 값의 범위를 벗어난 경우에는 원인을 조사하여 시정하여야 한다. 팬텀 영상의 관찰은 항상 동일한 관찰자, 동일한 유방촬영 관찰대, 동일한 관찰 조건, 동일한 유형의 유방 방사선 촬영 확대, 동일한 시간에 의해 관찰되어야 한다.

매달 측정 항목

육안 점검. 육안으로 점검해야 할 요소는 그림 15-26과 같이 (1) 영상 시스템 조명, 배열, 기계적인 잠금장치, 적절한 정지 기능, (2) 장비의 기계적인 정밀성과 안정성의 최적화 수준 확인이다.

유방촬영 방사선사는 목록의 모든 항목을 검토해야 하고 각각의 상태를 표시해야 한다. 장비의 특정 부분이 점검 목록에 나타나지 않는 특징을 가지고 있다면 그 특징 또한 추가해야 한다. 이는 환자의 안전과 높은 영상의 질, 작업의 편의를 보장하는 데 도움이 된다. 목록의 어느 항목이 육안 점검(visual checklist)에 실패하였다면 즉각적으로 문제를 교정하여야 한다. 점검표는 처음 시행한 일시부터 기입한다.

분기별 측정 항목

재촬영 분석. 이 절차는 재촬영된 유방 방사선 촬영의 횟수와 이유를 설명하는 것이다. 재촬영률 분석(repeat analysis)은 또한 효율성을 개선하는 방법을 제시하고, 비용을 절감하며 불필요한 환자 선량을 감소시킨다. 이러한 평가는 최소한 250명 이상의 촬영 결과에서 유효하다.

분석을 시작하려면 현재 재촬영된 모든 필름은 폐기되어야 하며 분석은 0부터 시작한다. 재고된 모든 필름의 목록을 만들고 재촬영된 모든 필름은 다음 분기까지 보관해 둔다. 작업량이 낮은 경우에는 환자 250명을 검진할 때까지 계속 재촬영 분석(repeat analysis)이 이루어질 것이다. 재촬영된 필름은 잘못된 환자의 자세 및 움직

MAMMOGRAPHY QC VISUAL CHECKLIST

Room #: ____________ Tube: ________________

	Month:	J	F	M	A	M	J	J	A	S	O	N	D
C-ARM	SID indicator or marks												
	Angulation indicator												
	Locks (all)												
	Field light												
	High-tension cable/other cables												
	Smoothness of motion												
CASSETTE HOLDER	Cassette lock (small and large)												
	Compression device												
	Compression scale												
	Amount of compression: automatic, manual												
	Grid												
CONTROL BOOTH	Exposure control												
	Observation window												
	Panel switches/lights/meters												
	Technique charts												
OTHER	Cones												
	Cleaning solution												
	Pass = √ Month:												
	Fail = X Date:												
	Not applicable = NA R.T.												

그림 15-26 유방촬영 방사선사가 매달 점검해야 하는 점검표

임, 노광량 부족 등 각각 다른 범주로 분류되며, 각각의 범주는 그림 15-27에 분석 양식으로 나타나 있다.

다음으로, 촬영된 필름의 총 개수를 계산해야 한다. 재촬영률은 다음과 같이 계산한다.

재촬영률 분석

$$재촬영률(\%) = \frac{재촬영된\ 필름\ 수}{전체\ 촬영된\ 필름\ 수} \times 100$$

각 범주에 대한 재촬영률은 특정 범주 안에서 재촬영된 필름의 수를 전체 필름으로 나눔으로써 결정된다. 전반적인 재촬영률이 높거나 하나의 범주가 다른 경우보다 높으면 문제를 조사하여야 하며, *방사선과 의사*에 의해 제외된 *모든 재촬영된 필름도* 분석에 포함되어야 한다.

질문 : 2011년 3분기에 327명의 환자에게 719매의 필름을 조사하여 8매가 재촬영되었다. 이때의 재촬영률은?

해답 : $재촬영률 = \frac{8}{179} \times 100 = 1.1\%$

필름에서 정착액 보존상태 분석. 이 작업은 처리된 필름에서 남겨진 정착액의 양으로 결정하며 그 결과는 필름 보관에 대한 지표로서 사용된다.

노출되지 않은 필름의 유제면에 티오황산나트륨(hypo) 용액을 한 방울 떨어뜨리고, 2분 동안 기다린다. 필요 이상의 용액은 닦아내고 남은 얼룩은 티오황산나트륨 추정량과 비교하며, 필름 후면에 하얀색 종이를 이용한다. 티오황산나트륨 추정량과 일치하는 숫자는 기록하여야 하며 측정이 지연되면 얼룩이 진해질 수 있기 때문에 얼룩이 생기면 즉시 비교해야 한다.

MAMMOGRAPHY REPEAT ANALYSIS

From ______________ To ______________

Cause	Number of films	Percentage of repeats
1. Positioning		
2. Patient motion		
3. Light film		
4. Dark film		
5. Black film		
6. Static		
7. Fog		
8. Incorrect patient ID, or double exposure		
9. Mechanical		
10. Miscellaneous		
11. Good film (no apparent problem)		
12. Clear film		
13. Wire localization		
14. QC		

	Totals	
Rejects (all; 1-14)	%	
Repeats (1-11)	%	

Total film used	

그림 15-27 재촬영 분석 검사표

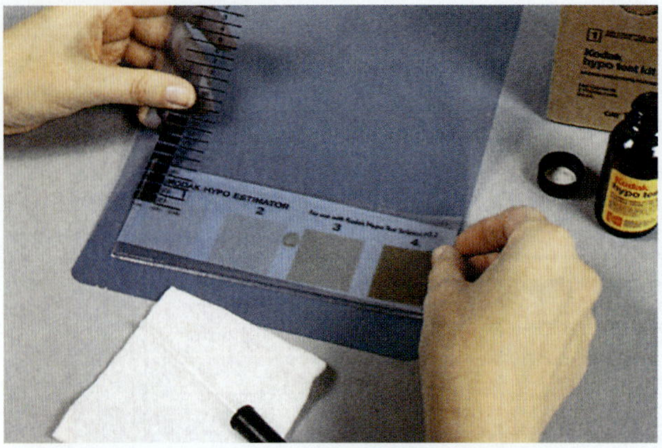

그림 15-28 필름에 유지되고 있는 정착액의 양을 결정하는 분석

티오황산나트륨 추정량은 평방미터당 티오황산나트륨의 양이 몇 그램 잔류하는지를 측정하며, 0.05 g/m^2 이상으로 추정된다면 테스트를 반복하여 시행한다. 그림 15-28은 테스트의 결과를 보여준다.

반년별 측정 항목

암실 포그 측정. 암실 포그에 대한 분석은 암실 안전등과 암실 안팎의 다른 빛의 유방촬영 필름에 대한 흐림 현상을 평가하는 것이다. 필름 포그는 영상 대조도의 손실을 야기한다.

안전등의 필터는 필름 제조업체들이 권장하는 방법으로 흐림 또는 균열의 여부를 확인해야 한다. 또한 암실등과 작업대와 전구 사이의 거리도 평가하여야 한다.

다음으로, 모든 조명을 5분 동안 소등하여 눈이 어둠에 적응할 수 있도록 한 후, 출입문, 패스박스, 현상기 및 천장에서의 빛의 누출을 점검해야 한다. 빛 누설은 종종 특정 위치에서만 보일 수 있으므로 관찰자는 암실 내부를 움직이며 관찰하는 것이 바람직하다.

> 모든 빛 누설은 진행 전에 보정하여야 한다.

형광등이 설치되어 있는 경우에는 최소한 2분 동안 점등한 후 소등을 시행한다. 필름 한 장은 어둠 속에서 팬텀 카세트 안에 넣어두고, 앞에서 설명한 것처럼 팬텀 영상 테스트를 시행한다. 필름은 암실로 가지고 와서 필름 유제면이 위로 가도록 작업대 위에 위치시킨다. 필름의 절반(왼쪽 또는 오른쪽)을 빛이 통과하지 않는 물체로 차폐한 후 안전등을 2분간 점등한다.

2분 후, 필름을 현상하고 농도계로 필름의 가려진 선 부분과 가장 가까운 양쪽 면의 OD 농도를 측정한다. 두 OD 농도 차이는 안전등이나 형광등에 의해 형성된 포그 양을 나타내는 것이며 이 값은 기록되어야 한다.

포그 측정값의 차이는 0.05를 초과해서는 안 된다. 과도한 포그 수준의 근원을 찾아 조사해야 하고 시정 조치해야 한다. 팬텀의 주변 OD는(포그가 없는) 이전에 지정된 범위 안에 있어야 한다(1.4~1.6).

증감지-필름 밀착. 증감지-필름 밀착은 각 카세트의 증감지와 필름 사이의 밀착을 평가하는 것이다. 낮은 증감지-필름 밀착은 영상 흐림 현상의 발생 원인이 되고 유방 방사선 촬영에서 진단 정보의 손실을 유발한다.

새로운 카세트는 촬영에 사용되기 전에 모두 테스트를 시행해야 하며, 모든 카세트와 증감지는 완벽한 청결 상태를 유지하고 필름을 올리기 전에 최소한 30분 동안 건조되어야 한다. 필름을 카세트에 장착한 후에는 카세트 안의 공기를 제거하기 위해 카세트를 15분간 똑바로 세워두어야 한다.

테스트 준비가 완료된 카세트는 *장치의 카세트 홀더에 위치시킨 후* 테스트 도구를 카세트 위에 올려놓는다. 테스트 도구로는 그림 15-29와 같이 40 line/inch 이상의 격자 밀도로 제작된 구리선을 사용하는 것이 가장 적합하다. 압박대는 최대한 위로 올리고 약 26 kVp의 관전압에 흉벽부의 광학 농도가 0.7~0.8이 되도록 노출시간을 500 msec 이상으로 수동 조절한다.

명시된 조건을 충족시키지 못한다면 아크릴 조각을 X선관과 카세트 사이에 위치시켜야 한다. 아크릴을 사용할 때 카세트에 도달하는 산란선을 감소시키기 위하여 가능한 한 X선관에 근접하여 위치시킨다.

필름은 정상적인 방법으로 최소한 3 피트(90 cm)의 거리에서 확인을 시행하여야 한다. 그림 15-30의 필름의 어두운 영역은 낮은 증감지-필름 밀착을 나타낸다. 낮은 증감지-필름 밀착을 나타내는 카세트는 깨끗이 청소한 후 다시 테스트를 시행한다. 낮은 밀착의 결과가 지속된다면 문제를 조사하며 시정될 때까지 카세트 사용을 중단한다.

압박. 압박(compression)의 관찰은 유방촬영 시스템이 적절한 시간 안에 수동과 자동으로 수행하는 압박의 정도

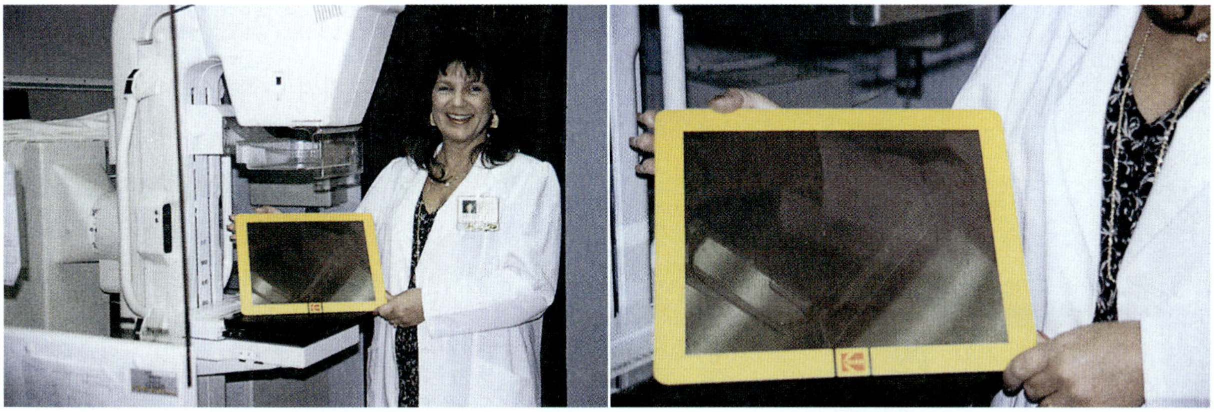

그림 15-29 유방촬영 증감지-필름 밀착을 평가하는 테스트 도구

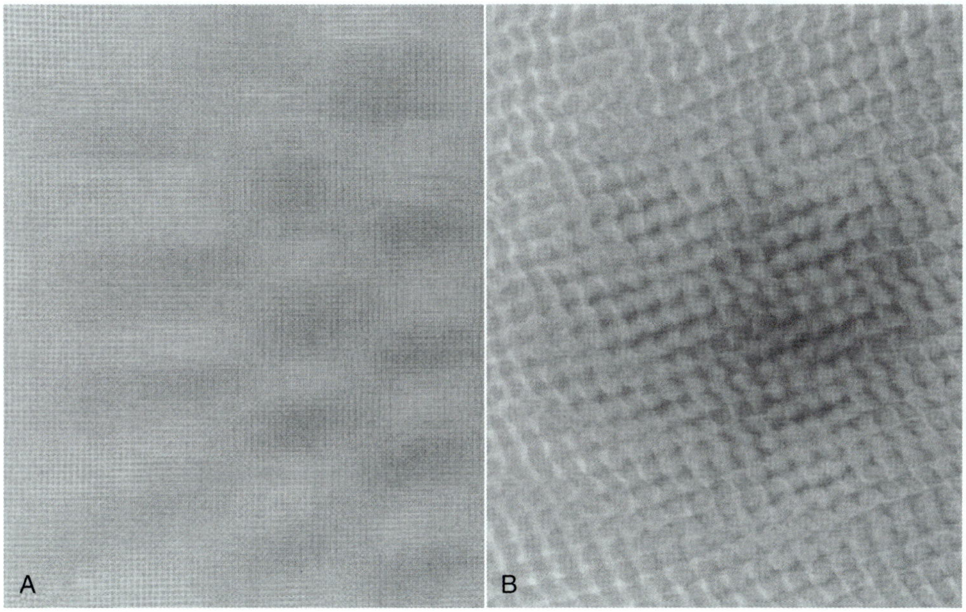

그림 15-30 팬텀의 영상은 높고(A) 낮은(B) 증감지-필름 밀착을 보여준다.

와 과도한 압박 여부를 평가하는 것이다.

압박장치를 평가하기 위한 방법으로 그림 15-31과 같이 일반적으로 사용하는 욕실 저울을 카세트 홀더 위에 위치시킨 후 저울 위에 수건 또는 쿠션 등을 올려 놓는다. 그 후 압박장치를 작동하여 자동으로 압박장치가 정지할 때의 압력을 기록한다.

압박 후에 압박장치는 자동으로 압력이 제거되어야 한다. 자동식에서 압박은 40파운드를 초과해서는 안 되며(18 kg 또는 9 N) 40파운드를 초과하였다면 장비는 재측정되어야 한다.

두 모드 모두 25~40파운드 사이에서 압축할 수 있다(11~18 kg 또는 5.6~9 N). 그리고 이러한 압박은 적어도 15초 동안 지속된다. 두 모드에서 압박 수준에 도달하지 못한다면 장비는 적절히 조정되어야 한다. 압박장치의 사용은 많은 환자들의 불만에 원인이 되므로 이러한 장치를 점검하고 기록된 결과를 활용하여야 한다.

적절한 압박은 유방촬영 영상의 질을 높이기 위해 절대적으로 필요하다. 압박은 X선이 투과해야 하는 조직의 두께를 감소시키고 그 결과 산란선 감소, 환자 선량의 감소, 영상 대조도 증가를 야기한다. 또한 압박은 초점의 번짐과 환자의 움직임을 줄이기 때문에 공간 분해능을 향상시킨다. 마지막으로 압박은 좀 더 균일한 유방의 두께를 제공하여 균일한 광학 농도와 중복이 적은 영상으로 판독에 큰 도움을 준다.

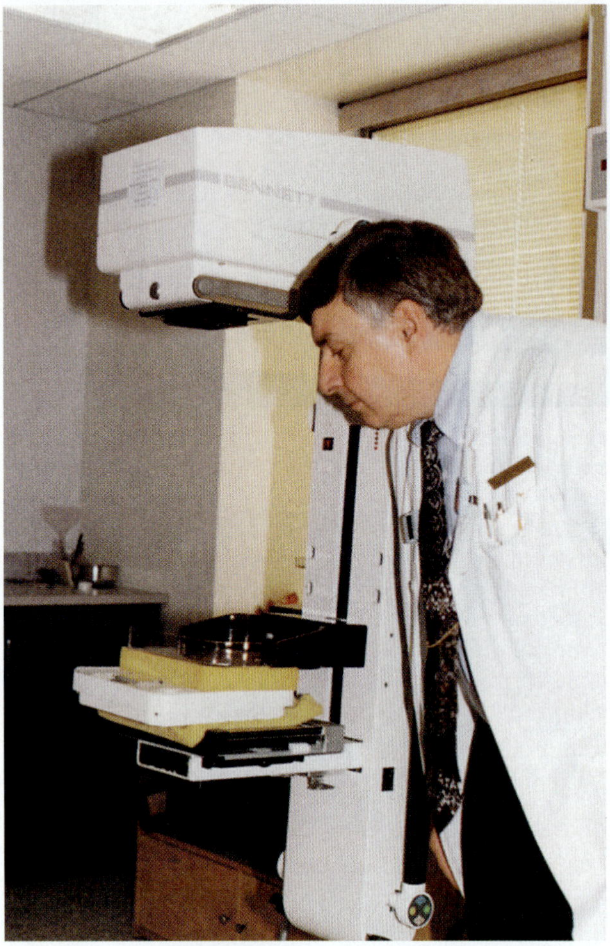

그림 15-31 기존의 욕실 체중계로 시행한 유방 압박 테스트

비정기적 측정 항목

필름 교차. 현상기 품질관리를 시행하기 전에는 새로운 필름 박스를 개봉하여 새로운 필름과 그 전에 사용하였던 필름 모두 품질관리 테스트를 시행한다.

사용하였던 필름과 새로운 필름에 감광계로 5개의 스트립 노출을 시행한 후 베이스+포그를 측정한다. 그리고 MD와 DD 값을 측정하여 컨트롤 차트에 기록한다.

기존에 사용되던 기준치와 차이가 있는 경우에는 문제점을 확인하여 개선 방안을 마련한다.

감광계로 노출시키는 노광된 필름은 노광 후 현상 전까지 1~2시간 경과하여 감도가 저하될 수 있으므로 사용되어서는 안 된다. 필름, 현상기, 현상 온도, 현상시간 및 용액의 보충량 등은 제조업체의 권고에 따라 시행되어야 하며, 적절한 품질관리를 위하여 사용되는 농도계, 감광계 및 온도계의 정확성에 대한 평가가 시행되어야 한다.

디지털 유방촬영 품질관리(DM QC)

디지털 유방촬영장치의 품질관리 절차는 증감지-필름에 비해 간소화될 수 있다. 즉 암실, 필름 현상기, 필름, 증감지, 뷰박스와 관련된 업무들은 고려하지 않는다.

유방영상 테스트 물체와 관련된 QC는 증감지-필름과 함께 수행되어야 하며, 시각적인 체크리스트와 반복 촬영 또한 수행되어야 한다.

재촬영으로 인해 원하지 않는 영상들이 삭제될 수 있기 때문에 더욱 주의를 요구한다. 원하지 않는 디지털 유방영상들은 'repeat analysis' 폴더에 보관하고 평가되어야 하고 재촬영률이 1% 미만의 0에 가까워야 한다. 부적절한 촬영조건은 영상 수용체의 응답곡선, 특성곡선으로 인해 증감지-필름 재촬영의 원인이 될 수 있다. 디지털 영상 수용체는 방사선량에 선형적으로 응답하고 영상 대조도가 후처리될 수 있다.

> DM 재촬영률이 1%를 초과하지 않아야 한다.

증감지-필름 유방영상의 뷰박스 QC는 주간 점검이 요구된다. DM 표시장치는 매일 평가하여야 하는데, 이것이 대부분 요구되는 디지털 QC 업무이다.

디지털 유방영상 시스템은 일반적인 영상 시스템과 같은 QC로 처리될 수 없으며, 전용 DM 영상 시스템 모두에 적용할 수 있는 프로토콜이 정립되어 있지 않다. 영상 수용체는 각 디지털 유방 영상 시스템에 따라 다양하게 나타나며, QC 분석 평가를 포함하는 특별한 디지털 컴퓨터 플랫폼이 있다. 각 회사는 알맞은 QC 테스트를 개발하여야 하고, QC 방사선사는 제시된 일정 안에 이러한 업무를 수행하여야 한다.

표 15-5는 QC 방사선사가 수행하는 몇 가지 업무를 나타내었다.

> 공급업체는 품질관리 방사선사가 수행할 업체의 영상 시스템에 대한 특정한 작업을 지정한다.

디지털 시스템의 QC 방사선사에게 요구되는 시간은 증감지-필름 시스템의 약 절반에 해당한다. 이것은 DM의 또 다른 중요한 장점이다.

표 15-5 디지털 유방촬영장치 QC 프로그램의 요소

직무	최소 주기	절차를 수행하기 위한 대략적인 시간 [min]⁺
시스템 확인 목록*	매일	5
디지털 표시장치	매일	5
평판 조사야 시험*	주별	5
신호 대 잡음비*	주별	5
피사체 영상 시험	주별	30
기계적 안전 및 기능 확인*	월별	10
전체 조사야 잡상*	월별	5
반복 분석	분기별	30
방사선사 회의	분기별	30
압박	반년별	10
영상판 확인(CR에서만)*	반년별	10

*디지털 유방촬영 영상에서 특정 직무

⁺품질관리에 대해 요구되는 총 연간 시간

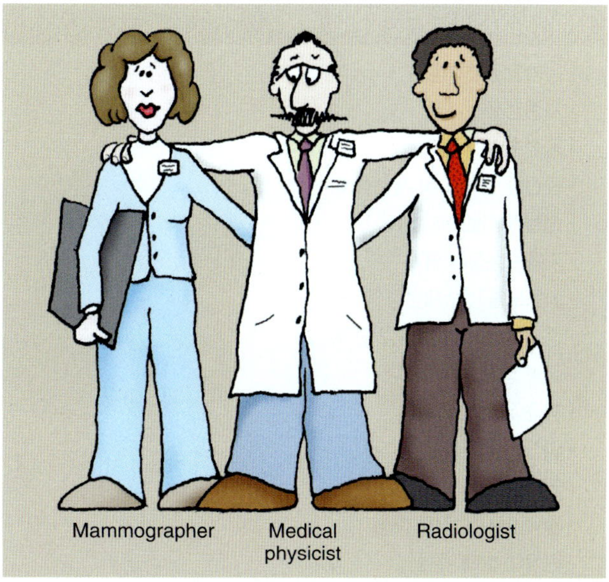

그림 15-32 유방촬영 품질관리(QC)팀의 세 명의 팀원

품질관리팀

미국 대학 방사선과 연합(ACR)과 유방촬영 품질 기준법(MQSA)은 그림15-32와 같이 **방사선과 의사**, **의학 물리학자** 및 **유방촬영 방사선사**에게 직종에 따라 구체적인 QC(품질관리) 프로그램을 설정하고 있다. 직종은 다르지만 가장 적은 방사선의 이용으로 가장 우수한 영상을 획득하는 환자를 진료하기 위한 목적은 동일하며, 이 장에서는 특히 방사선사의 의무 및 책임 사항에 대해 설명하고자 한다.

방사선과 의사

유방촬영의 품질관리에 대한 궁극적인 책임은 방사선과 의사(radiologist)에게 있으며 이러한 책임은 **품질보증(QA)**보다 광범위한 영역에 속하기도 한다. 품질보증은 품질관리의 다른 면을 융합하도록 고안된 행정적인 프로그램이다. 또한 모든 활동이 높은 단계로 수행될 수 있도록 보장하는 역할을 한다. 방사선과 의사는 의학 물리학자, 유방촬영 방사선사의 선택에 책임이 있어야 하고 팀원의 활동을 정기적으로 감독하여야 한다.

> 방사선과 의사의 주요 책임은 전체 품질보증 프로그램을 관리한다.

방사선과 의사의 또 다른 책임은 환자와의 의사소통을 관리하는 것이다. 환자 진료의 질을 향상시키는 것은 모든 유방촬영을 시행하는 병원의 궁극적인 목표이고 방사선과 의사는 이 목표를 위한 최종 책임자이다. MQSA는 방사선과 의사에게 '임상 영상의 평가'를 매일 요구하고 있다. CQI(continuous quality improvement)는 유방촬영 영상의 꾸준한 질적 향상을 위해 행정상의 양식을 포함한 QA/QC 프로그램의 확대이다.

의학 물리학자

유방촬영 품질관리팀의 일원으로서 의학 물리학자(medical physicist)의 역할은 여러 가지인데, 그 중 하나는 유방의 영상을 얻는 데 사용되는 물리적인 장비의 품질관리 평가이다. 이 평가는 매년 또는 주요 부품을 교체할 때마다 실시되어야 하며, 상자 15-2에 요약되어 있는 수많은 측정 및 검사를 포함한다.

의학 물리학자는 다양한 기술적 영상을 얻기 위한 방법을 이해하며 잠재적인 영상의 특성적인 문제들을 확인할 수 있어야 한다. 또한 서비스 엔지니어에게 직접 정보를 제공하여야 하고 병원과 서비스 엔지니어 간의 중간자 역할을 해야 한다. 품질관리 부분의 목표는 환자에게 가장 낮은 선량으로 최상의 영상을 제공하기 위한 장비 기능을 유지하는 것이다.

상자 15-2 유방촬영 품질관리 항목

- 유방촬영장치 점검
- 시준검사
- 공간 분해능 평가
- 관전압 정확도 및 재현성 평가
- 선질 평가(반가층 평가)
- 자동노출장치 평가
- 자동노출장치 재현성 평가
- 증감지 감도의 균일성 평가
- 유방 입사선량 측정
- 평균 유선선량 측정
- 임상 영상 평가
- 인공물 측정
- 출력 방사선 강도 측정
- 판독대 상태 측정

의학 물리학자의 주요 책임은 영상 시스템의 연간 실적 평가를 실시하는 것이다.

추가적인 책임은 적어도 매년 QC 프로그램을 평가하는 것이며, 현재의 권고사항과 표준을 준수하기 위해 모든 절차를 검토해야 한다. 또한 준비에 대한 책임을 가져야 하고, 필요한 모든 정보를 포함할 수 있는 차트와 기록을 철저히 검토한다.

의학 물리학자는 다른 구성원들과 협력해야 하며, 목표는 유능한 유방촬영 방사선사에 의한 최고의 품질관리 프로그램의 유지를 포함하는 것이다.

유방촬영 방사선사

유방촬영 방사선사(mammographer)는 유방촬영 품질관리 프로그램에서 매우 중요한 역할을 수행한다. 품질관리 팀에서 가장 실제적인 일원인 **방사선사**는 매일 품질관리에 책임을 가져야 하고, 문제점을 나타내는 경향에 따라 컨트롤 차트와 기록을 만들고 모니터링해야 한다.

방사선사가 책임질 수 있는 특정한 품질관리 작업은 범위가 매우 넓다. 표 15-6은 12가지 품질관리 작업에 따라 필요한 시간을 요약한 것이다. 현재 국내에는 의학 물리학과의 업무를 방사선사가 담당하고 있다.

표 15-6 유방촬영 QC 프로그램의 구성요소

평가 항목	최소 시행 주기	작업 소요시간 [min]
암실 청결도	매일	5
현상기 품질관리	매일	20
증감지 청결도	매주	10
판독대 상태 측정	매주	5
팬텀 영상	매주	30
시준검사 점검	매달	10
재촬영률 분석	분기 또는 250 환자마다	60
필름에서 정착액 보존상태 분석	분기	5
방사선과 의사와 회의	분기	45
암실 포그 측정	반기	10
증감지-필름 밀착도	반기	80
압박장치 측정	반기(최소한)	10

요약

유방암은 40~50세 사이의 여성들에게 호발되는 질병으로, 사망의 주요 원인이다. 이로 인해 유방촬영장치와 기술이 매년 향상되고 있으며 유방촬영의 기본 규정이 제정되었다.

해부학적으로 유방은 섬유조직, 선조직, 지방조직 3가지의 조직으로 구성되어 있다. 폐경 전 여성의 유방은 주로 섬유와 선조직 및 얇은 층의 지방조직으로 구성된다. 이러한 유방은 밀도가 높기 때문에 영상화하기 어렵다. 폐경기 이후 여성의 선조직은 지방으로 바뀌므로 지방 성분 때문에 중장년층 여성의 유방은 영상화하기 쉽다.

유방진단을 위해서는 유방의 자가진단 방법, 병원 검사의 권고 주기를 알고 있어야 하며 진단 X선 유방촬영법은 종종 유방암, 또는 알려진 병변의 위험이 높은 여성에게 6개월마다 시행하여야 한다.

유방 압박은 우수한 유방 X선 영상을 위한 중요 인자이며 유방촬영 시스템은 유방 검사를 위해 특별히 고안되었다. 유방 X선관 표적은 낮은 kVp를 사용하여 연부조직의 방사선 대조도를 극대화시키기 위해 텅스텐, 몰리브덴 또는 로듐으로 구성되어 있다. X선빔은 특성 X선 방출을 가속화하기 위해 Mo이나 Rh의 30~60 μm의 파장을 여과시켜야 한다.

소초점은 공간 분해능을 향상시킬 수 있기 때문에 미세 석회화를 영상화하는 데 주로 사용된다. 이동 격자 및 단일 유제 증감지-필름 시스템의 사용으로 대조도와 선예도를 증가시킬 수 있다. AEC 장치는 다양한 크기의 유방조직을 영상화하는 데 유용하다.

DMIST 이후로 디지털 유방촬영은 빠른 속도로 증감지-필름 유방촬영을 대체하고 있다.

유방촬영에서의 품질관리는 전반적인 평가 분석으로 모니터링, 기록, 결과 및 평가를 포함한다. 유방촬영의 품질관리를 수행하는 팀의 구성은 행정 및 진단을 총 책임하는 방사선과 의사와 영상장치를 검사하고 모니터하는 의학 물리학자 및 장비와 현상기 등을 검사 및 평가하는 방사선사로 구성되어 있다.

암실 청결 유지 및 현상기 품질관리를 포함한 감광계, 농도계를 사용하고 매일 특성 곡선을 그리는 것은 방사선사가 품질관리에서 행하여야 할 내용이며 주기별 업무 내용은 별도의 표로 규정되어 있다.

매주 시행되어야 하는 일은 증감지 청결과 관찰대 조명, 팬텀 영상 분석을 통한 장치 점검을 포함한다. 최소 250명의 유방촬영 검사를 기반으로 한 재촬영률 분석은 분기별로 시행되며 2% 미만의 재촬영률이 요구된다.

암실 포그 점검 및 증감지-필름 밀착 테스트는 반기마다 이루어져야 한다. 또한 압박 테스트는 욕실용 체중계를 이용하여 시행하며 압박 압력은 40파운드를 초과해서는 안 된다. 자동식과 수동식은 15초 동안 25~40파운드로 압박해야 한다(11~18 kg 또는 5.6~9 N).

디지털 유방촬영 QC 작업은 계획적으로 수행되어야 하고 재촬영과 압박 체크와 같은 몇 가지 업무는 증감지-필름 QC와 유사하다. 그러나 많은 추가적인 QC 체크 리스트가 각 영상 시스템 제조사로부터 제공된다. 디지털 표시장치는 일일 QC 평가를 요구한다.

CHAPTER

16

디지털 투시촬영

Digital Fluoroscopy

학습목표

1. 디지털 투시촬영 시스템의 구성요소를 기술하고 각각의 기능을 설명할 수 있다.
2. 디지털 투시촬영의 화소 크기를 계산할 수 있다.
3. TV 카메라를 대신하는 CCD의 특징과 이용을 설명할 수 있다.
4. 평판형 영상 수용체를 이용하는 장점을 이해할 수 있다.
5. 시간 감산과 에너지 감산의 절차를 개략화할 수 있다.

고식적인 투시촬영은 투과된 X선 빔으로부터 직접적으로 생성되는 수용체 위에 쉐도우 그래프(shadow graph) 형태의 영상을 형성한다. 영상증배관은 투시영상 수용체로 사용된다. 이러한 영상증배관은 일반적으로 원격 관찰을 위해 TV 모니터와 전기적으로 결합되어 있다. 그림 16-1은 고식적인 투시촬영에서 이용되는 구성요소를 도식화하였다.

디지털 투시촬영(DF)은 단면 X선 빔으로부터 연속적으로 영상을 획득하는 디지털 X선 영상 시스템이다. 고식적인 투시촬영과 DF의 차이는 영상의 본질과 디지털화하는 방법에 있다.

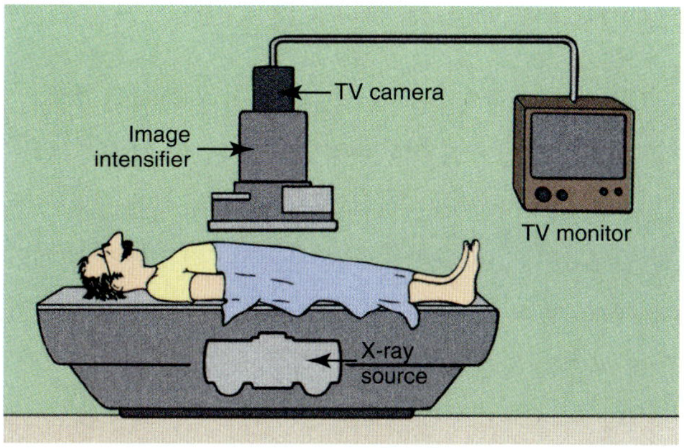

그림 16-1 전통적인 투시촬영에서 영상의 연결

위스콘신(Wisconsin) 대학과 애리조나(Arizona) 대학의 의료물리 그룹은 1970년 초부터 독립적으로 디지털 투시촬영을 연구하기 시작했다. 이러한 연구는 대부분의 X선 영상 시스템 제작회사의 연구와 발전으로 계속되었다.

초기 단계는 투시촬영 장비가 사용되는 동안 TV 카메라 촬상관(pick up tube)과 TV 모니터 사이에서 컴퓨터가 작동하도록 하는 것이었다. TV 카메라에서 출력되는 영상 신호는 컴퓨터를 통해 다양한 방법으로 활용되고 TV 모니터로 전달되기 때문에 육안으로 가시화된다.

디지털 투시영상(DF)의 이점은 고식적인 투시촬영보다 영상 획득 속도가 빠르고 후처리를 통한 영상 대조도의 증가를 가져올 수 있다는 것이다.

디지털 투시영상을 처음 연구한 사람들은 디지털 투시영상이 조영제 정맥주사 후 감산 영상으로 촬영과 동시에 높은 대조도의 영상을 얻을 수 있다는 사실을 발견하였다. 정맥주사 방식은 여전히 여러 방면에서 사용되고 있고 동맥내 주사 또한 디지털 투시영상에서 사용되고 있다.

1,024 × 1,024 영상 매트릭스는 1,000-line 시스템으로 알려져 있다. 디지털 투시영상에서 공간 분해능은 영상 매트릭스와 영상증배관의 크기로 결정된다. 즉 이러한 공간 분해능은 화소 크기에 의해 제한된다.

디지털 투시영상의 화소 크기

$$\text{픽셀 크기} = \frac{\text{영상증배 크기}}{\text{매트릭스의 화소 수}}$$

질문 : 12 cm 모드에서 1,000-line 디지털 투시영상 시스템의 화소 크기는 얼마인가?

해답 : 12 cm=120 mm, 그러므로 각각의 화소 크기는 120 mm/1,024 pixels=0.117 mm/pixel 또는 117 ㎛/pixel

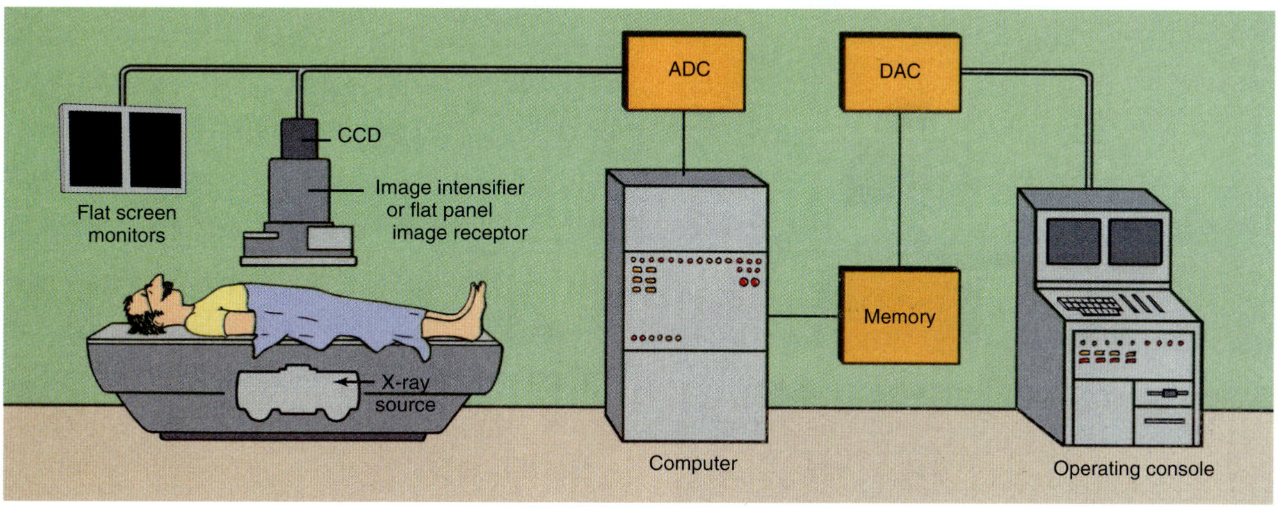

그림 16-2 디지털 투시촬영 장치의 구성

디지털 투시촬영 영상 시스템

디지털 투시촬영(DF) 검사는 고식적인 투시촬영의 검사와 같은 방법으로 이루어지고, 일반인이 보기에는 동일한 장비를 사용하는 것처럼 보인다. 하지만 실제로는 그림 16-2와 같이 구성요소가 다르고, 컴퓨터가 추가되어 여러 개의 모니터와 그림 16-3과 같은 더욱 복잡한 운영 콘솔을 갖추게 된다.

그림 16-4는 디지털 투시촬영 전용 영상 시스템의 대표적인 운영 콘솔이다. 이것은 환자 정보를 입력하고 컴퓨터 통신을 위한 모듈과 특별한 기능의 모듈 키를 가지고 있다. 콘솔의 일부는 정보 획득과 영상 표시를 위한 특별한 기능의 키를 추가로 가지고 있다.

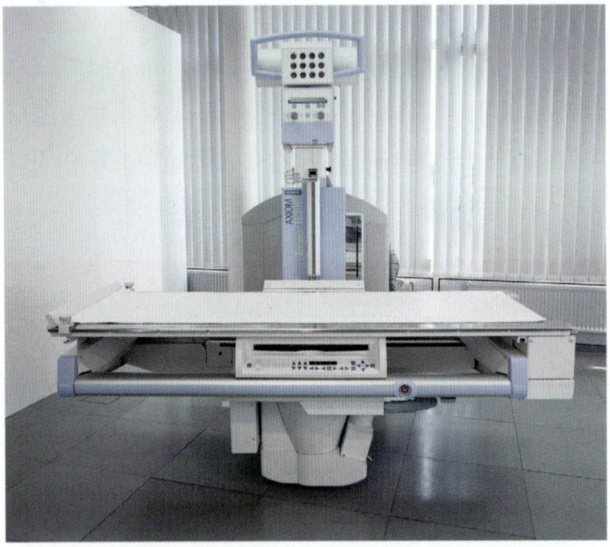

그림 16-3 테이블 위에 튜브를 위치하고 아래에 영상 수용체를 설치한 원격조정 디지털 투시촬영장치

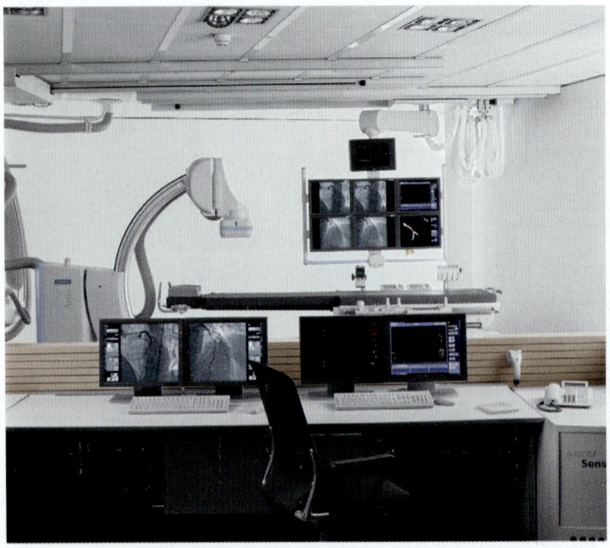

그림 16-4 디지털 투시촬영장치의 운영 콘솔

또한 오른쪽의 모듈에는 컴퓨터의 커서와 관심영역(region-of-interest; ROI)을 조정하기 위한 영상 콘트롤러와 패드가 포함되어 있다. 다른 시스템은 패드 대신에 조이스틱이나 트랙볼 마우스 등을 사용한다. 적어도 2가지의 모니터가 사용되는데, 오른쪽 모니터는 환자나 조사 정보를 수정하고 최종 영상에 주석을 달기 위해 사용하며, 왼쪽 모니터는 감산 영상의 결과를 나타낸다.

디지털 투시촬영을 하는 동안 테이블 아래쪽의 X선관은 방사선 촬영 모드로 작동한다. 관전류는 대부분의 투시촬영 측정 결과인 5 mA 이하의 값이 아니라 수백 mA 단위로 나타난다.

하지만 이것은 전혀 문제되지 않는다. 하지만 튜브가 계속해서 작동한다면 튜브가 과열되거나 환자 선량이 극도로 높아져서 문제가 생길 수 있다. 디지털 투시촬영 영상은 그림 16-5와 같이 *연속펄스투시(pulse-progressive fluoroscopy)*라고 불리는 X선 빔의 작동방법을 통해 얻을 수 있다.

> 디지털 투시촬영 사용 중 X선관은 방사선 촬영 모드로 작동한다.

많은 검사에서 영상 획득률은 초당 약 1~10장이 일반적이다. 단일 비디오 프레임을 얻기 위해서는 33 ms가 필요한데, 이것보다 X선 조사가 길다는 것은 결과적으로 환자가 불필요한 선량을 받게 된다는 것을 의미한다.

영상증배관 대신 평판형 검출기(flat panel)를 투시영상 수용체로 사용할 경우 환자 선량이 감소하게 되어 X선 조사시간은 연속적으로 다양해질 수 있다. 평판형 투시영상 수용체에 조사된 각각의 시간은 즉시 수용되고 다음 영상획득까지의 영상이 계획된다.

그 결과 전원을 신속하게 전환하고 X선 투시를 발생시킬 수 있다. 그림 16-5에서 X선관이 선택한 관전압과 관전류까지 도달하는 데 걸리는 시간을 **호출시간**(interrogation time)이라고 하고, 완전히 꺼질 때까지의 시간을 **소광시간**(extinction time)이라고 한다. 디지털 투시촬영장치는 호출시간과 소광시간을 1 ms 이하로 만들어야 한다.

X선관이 작동하는 시간을 *펄스 폭(duty cycle)*이라고 한다. 그림 16-5는 X선관이 100 ms마다 작동하는 것을

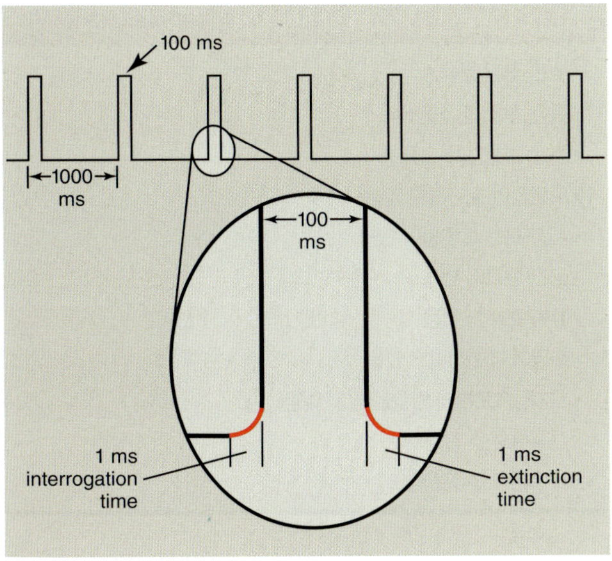

그림 16-5 펄스-진보적 투시는 펄스 폭(duty cycle), 정보 획득시간(interrogation time), 소멸시간(extinction time)과 같은 조건을 포함한다.

보여주며 이것은 10% **펄스 폭**을 나타낸다. 이러한 연속 펄스형 디지털 투시촬영의 특징은 결과적으로 환자 선량 감소에 중요한 역할을 한다.

영상 수용체

전하결합소자

고식적인 투시촬영에서 디지털 투시촬영으로 바뀌면서 일어난 가장 큰 변화는 TV 카메라 촬상관 대신에 전하결합소자(CCD)를 사용했다는 것이다. 그림 16-6과 같은 CCD는 1970년대에 야간 투시경용으로 군에서 개발되었다. CCD는 가정용 캠코더, 일반적인 TV, 보안 감시장치, 천문학 등에 사용된다.

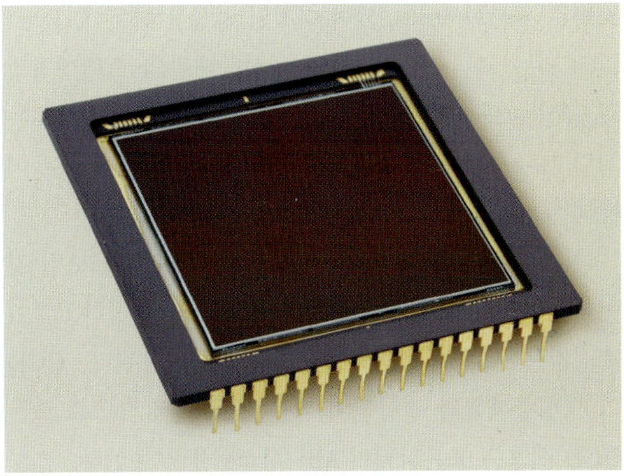

그림 16-6 CCD(charge-coupled device)는 2,048 × 2,048 매트릭스에 14 μm 픽셀 배열로 구성되어 있다. 이것은 영상증배관의 광출력을 보여준다.

의료영상은 다른 영상에 비해 정밀함이 요구되는데, 최근에는 CCD의 투시영상용으로서의 유용성이 부각되고 있다.

CCD에서 X선과 반응하는 부분은 그림 16-7과 같은 중첩되어 있는 실리콘 결정체이다. 실리콘 X선에 의해 빛이 조사되었을 때 전하가 발생되고 발생한 전하는 화

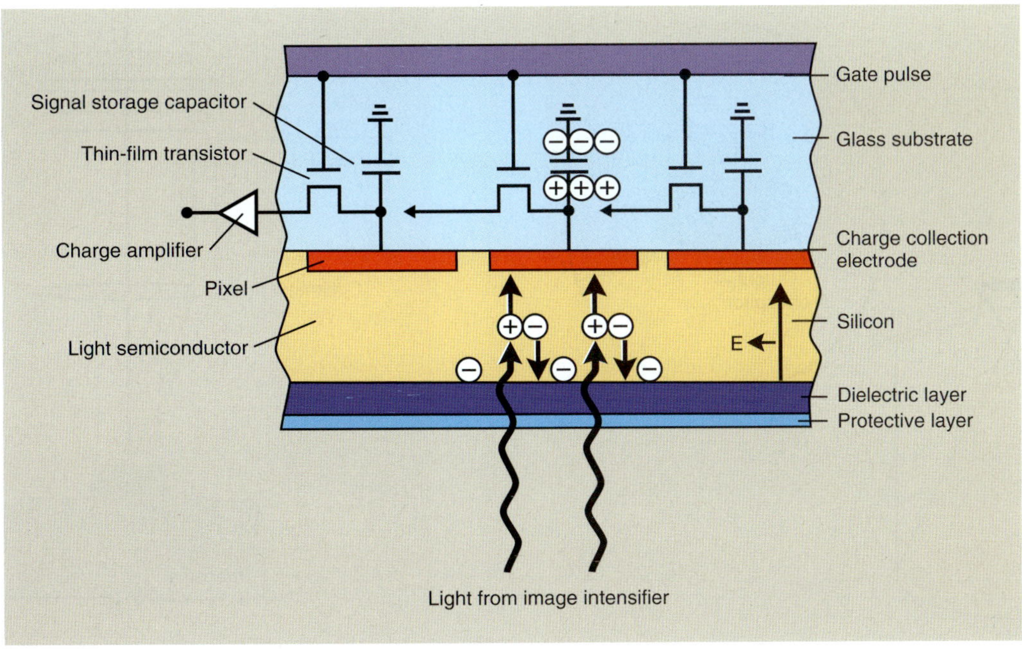

그림 16-7 CCD(charge-coupled device)의 단면적을 보여준다.

소별로 표본화(sampling)되며 디지털 영상을 만든다.

CCD는 그림 16-8과 같이 영상증배관의 출력형광면과 광섬유 또는 렌즈 시스템을 통해 결합하며, 실제로는 그림 16-8보다 복잡하게 연결되어 있다. 상업적으로 이용되는 CCD 결합 하우징은 그림 16-9와 같다.

이 그림에 ABS 센서라고 부착되어 있는 표가 보일 것이다. 렌즈와 결합한 CCD는 표본광을 측정하고, 이 측정값은 ABS 시스템을 구동하는 데 사용된다. CCD가 영상증배관과 결합되어 있을 경우 결과적으로 모든 CCD 신호는 표본화되어 ABS 시스템을 구동한다.

CCD가 영상증배에 직접적으로 결합하면 전체적인 CCD 신호는 표본화되고 ABS 시스템을 구동한다.

캠코더와 같은 대부분의 장치에서 CCD의 최대 장점은 작은 크기이다. 의료영상에서 CCD의 사용에 관한 다양한 장점은 상자 16-1과 같다.

CCD의 공간 분해능은 물리적인 크기와 화소의 수로 정의된다. 1,024개 매트릭스의 통합 시스템에서의 영상 공간 분해능은 10 lp/mm이다. TV 카메라 튜브의 공간 왜곡은 핀 쿠션(pin cushion)이나 바렐(bareel) 인공물로 나타난다. 하지만 CCD에서는 이러한 인공물이 나타나지 않는다.

상자 16-1 의료영상에 대한 CCD의 장점

- 높은 공간 분해능
- 높은 신호 대 잡음비
- 높은 검출양자 효율
- 워밍업이 요구되지 않음
- 지연 또는 블루밍이 없음
- 공간 왜곡이 없음
- 유지 보수가 없음
- 수명이 제한적이지 않음
- 자기장으로부터 영향을 받지 않음
- 선형적 응답 특성
- 낮은 환자 피폭선량

CCD는 TV 카메라 촬상관보다 높은 광 민감도를 가지며(양자검출효율, DQE) 낮은 농도의 전자 노이즈가 나타난다. 이로 인해 높은 신호 대 잡음비(SNR)와 높은 대조도를 얻을 수 있다. 이러한 특징은 환자 선량을 감소시키는 결과를 가져온다.

CCD의 빛에 대한 응답은 매우 안정적이며, 별도의 준비가 필요하지 않고, 잔상이나 반점 또한 나타나지 않는다. CCD는 본질적으로 영구적 수명을 가지고 있으며 유지 보수를 필요로 하지 않는다.

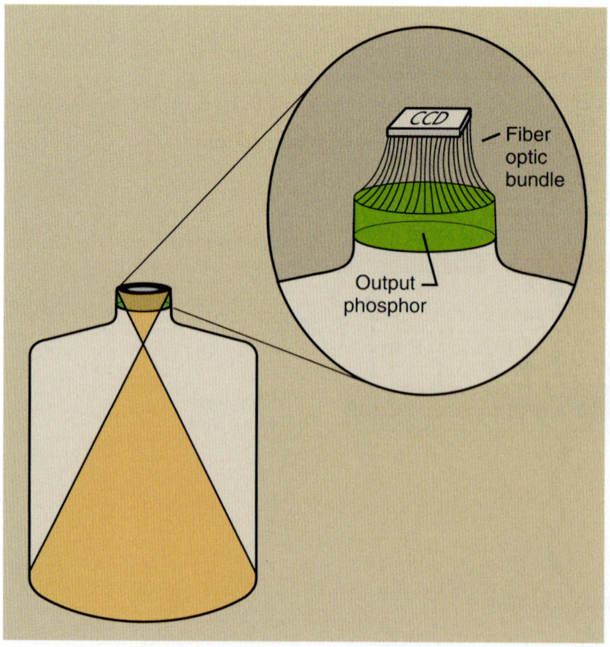

그림 16-8 CCD를 영상증배관에 결합할 수 있는 방법

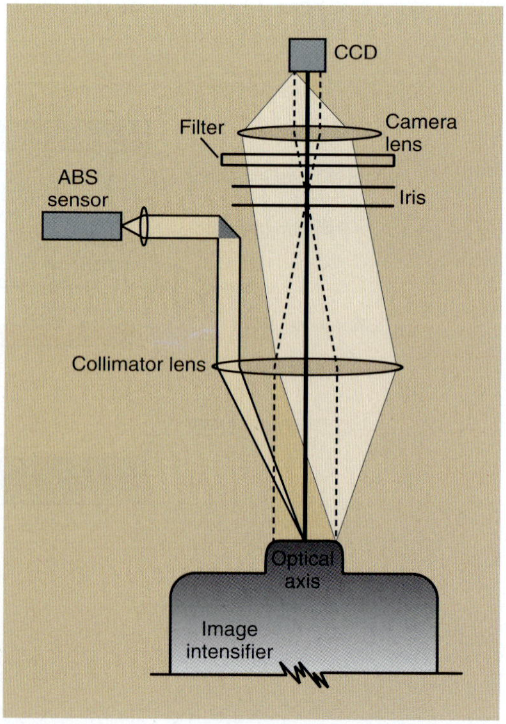

그림 16-9 영상증배에서 CCD에 대한 렌즈 결합 시스템의 예시

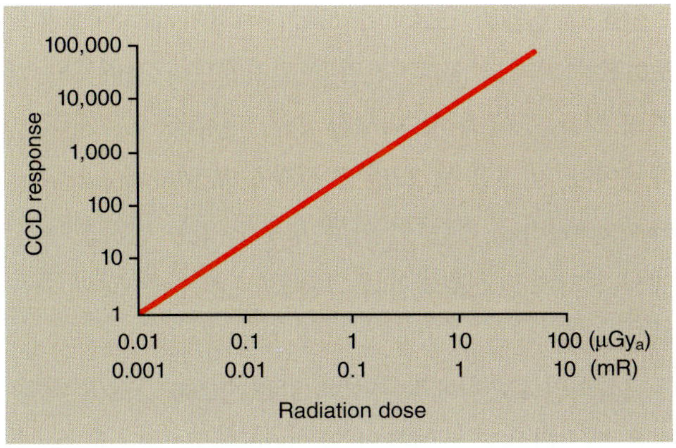

그림 16-10 전하결합소자의 광반응은 선형적이며 전기적으로 조정할 수 있다.

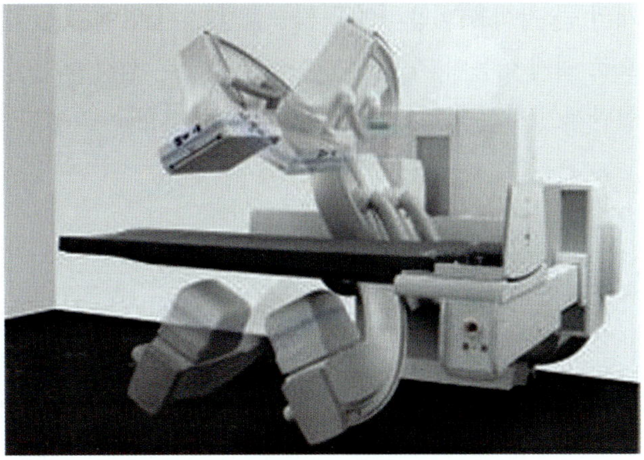

그림 16-11 평판 영상 수용체를 사용한 디지털 투시촬영장치

CCD의 큰 특징은 그림 16-10과 같은 선형 응답성이다. 선형 응답성은 특히 감산 영상에 유용하며 동적 영역을 증가시키고 영상 대조도를 향상시킨다.

> DF와 CCD의 결과, 기존의 투시촬영보다 우수한 대조도 분해능과 넓은 동적 범위를 가질 수 있다.

평판형 영상 수용체

평판형 영상 수용체(flat panel image receptor; FPIR)의 개발에 의해 디지털 투시영상장치는 더욱 발전하게 되었다. 이와 같은 평판형 영상 수용체(FPIRs)는 CsI/a-Si으로 구성된다.

설치된 FPIR 투시촬영장치는 그림 16-11과 같다. FPIR는 영상증배관에 비해 더 작고 밝으며 제작이 용이하며, 방사선 촬영 카세트가 필요없어 방사선 종사자, 기술자가 더욱 쉽게 사용할 수 있다.

하지만 이러한 쉬운 사용성은 디지털 투시촬영에서 FPIR이 부각되는 이유로 작용하지 않는다. 영상증배 투시촬영과 비교한 FPIR의 장점은 상자 16-2와 같다.

상자 16-2 디지털 투시촬영에서 CCD 영상증배관과 비교한 평판형 영상 수용체의 장점

- 왜곡 없는 영상
- 전체 영상에서 변함없는 품질을 유지한다.
- 영상의 대조도 분해능 증가
- 모든 피폭선량 수준에서 높은 검출양자 효율(제16장 참조)
- 직사각형 영상 조사야는 유사한 영상 모니터에 연결
- 외부 자기장에 의해 영향을 받지 않음

영상증배관은 중심에서 둘레까지의 거리가 일정하지 않아 공간 분해능과 대조도 분해능의 균일도가 떨어진다. 영상증배관의 수명과 함께 광막 글레어(veiling glare)과 핀 쿠션(pin cushion) 왜곡은 증가한다. 그러나 FPIR은 전체적으로 균일한 응답 특성을 가지고 있고 이러한 균일도는 세월이 흘러도 감소하지 않는다.

FPIR에 의한 영상획득은 정사각형이나 직사각형 형태로 평판형 모니터와 유사하다(제14장 참조).

따라서 FPIR은 영상증배관과 다르게 외부 자기장에 거의 반응하지 않는다. 이는 인터벤션 시술을 위한 영역에서 그림 16-12와 같은 영상 유도 카테터 내비게이션이라는 새로운 장을 열었다.

자성 꼭지가 달려 있는 특별한 카테터는 환자의 혈관 구조로 안내한다. 이러한 카테터는 환자 옆에 위치한 두

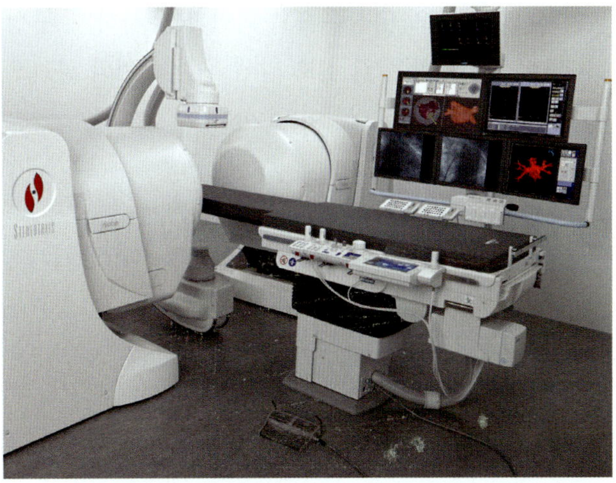

그림 16-12 평판 영상 수용체 투시촬영은 자기장의 조정을 가능하게 만들었다.

개의 큰 자석을 이용하여 구불구불한 혈관 안에서 원격으로 쉽게 이동이 가능하다. 이러한 기술은 심장학과 심혈관계 방사선 촬영에 진보된 방식으로 적용할 수 있다.

영상 디스플레이

비디오 시스템

고식적 투시촬영에 이용된 비디오 시스템(video system)은 보통 525라인인데, 이 시스템은 디지털 투시촬영에 적합하지 않다.

고식적인 비디오를 디지털 기술에 적용하는 것에는 2가지 제한점이 있다. 먼저 TV 카메라의 인터레이스 주사 방식으로 피사체를 읽어들이는 것은 디지털 영상에서는 상당한 질 저하를 유발한다. 둘째로 TV 카메라 튜브의 상대적으로 낮은 SNR이다. TV 카메라 튜브의 SNR은 약 200 : 1인데, DF는 약 1,000 : 1의 SNR이 필요하다.

비월주사 대 연속주사 모드. 고식적인 TV카메라 튜브의 피사체를 읽는 방식이 *비월주사 방식*이라고 불리며, 262-1/2라인을 1/60 s(17 ms)마다 읽는 방식과 525라인 비디오를 1/30 s(33 ms) 프레임으로 읽는 2가지 방식이 있다.

DF에서 TV 카메라 튜브는 연속주사 방식으로 정보를 획득하였다. 비디오 신호가 연속주사 방식으로 읽혀질 때 TV 카메라 튜브의 전자 빔은 33 ms 동안 그림 16-13과 같이 제일 위부터 아래까지 화면을 연속적으로 판독한다.

이 때의 비디오 영상은 TV 화면과 유사하게 구성된다. 비디오 영상은 각 신호 발생 구간 사이의 공간으로 TV 화면에 비해 깜박임이 덜 하다.

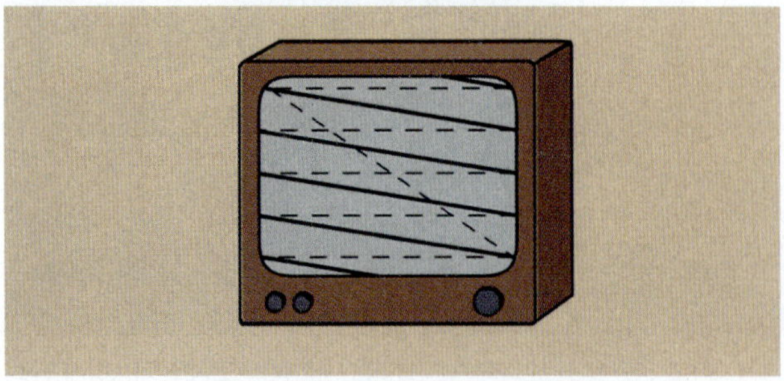

그림 16-13 연속 모드로 비디오 신호를 처리하는 모습

신호 대 잡음비. 모든 아날로그 전자기기들은 고유의 **노이즈**를 가지고 있다. 가열된 필라멘트나 전위차가 기기의 모든 곳에 항상 미세한 전기 전류를 흐르게 하기 때문이다. 이것을 ***백그라운드 전자 노이즈****(background electronic noise)*라고 하는데, 아무 정보도 없는 방사선 사진에서 전기적인 **신호**들이 포그(fog)로 나타나는 것과 유사하다.

고식적인 TV 카메라 튜브의 SNR은 200 : 1로 최대 출력은 백그라운드 노이즈의 약 200배이고, 눈으로 볼 수 있는 최저 SNR은 약 5 : 1이다.

하지만 200 : 1의 SNR은 DF에서는 적합하지 않다. 비디오 신호는 대부분 최대 수치에 이르지 않고 낮은 신호는 대부분 노이즈로 처리되어 사라지기 때문이다. 이것은 특히 감산 영상 기술을 사용할 때 나타난다. 낮은 SNR에서 영상 시스템의 성능은 심각하게 저하된다.

그림 16-14는 200 : 1의 SNR 출력을 갖는 TV 카메라 튜브와 1,000 : 1의 SNR 출력을 갖는 튜브를 비교하여 설명하였다. 200 : 1 튜브의 동적 영역은 약 2^8이며, 1,000 : 1 튜브의 동적 영역은 약 2^{10}이다. 1,000 : 1 튜브는 200 : 1 튜브보다 약 5배의 유용한 정보를 가지고 있어 컴퓨터를 이용하여 영상을 더욱 향상시킬 수 있다.

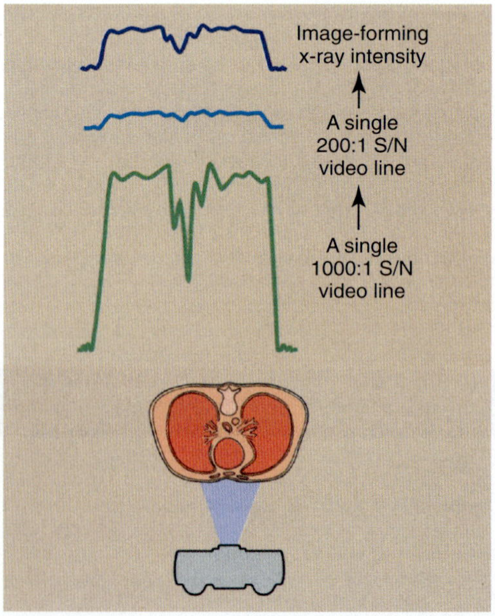

그림 16-14 비디오 시스템의 정보 내용은 높은 신호 대 잡음비로 인하여 매우 크게 증가한다. 이 그림에서는 200 : 1과 1,000 : 1 신호 대 잡음비일 때 물체를 통과한 비디오 신호의 결과 신호를 나타낸다.

평판 영상 디스플레이

평판 디스플레이 기술은 급격하게 음극선관(CRT)을 대체하고 있다. 평판 디스플레이는 TV 기기의 가격이 낮아지면서 대중화되었다. 현재 개인용 컴퓨터 또한 CRT와 함께 판매되지 않는다.

이와 유사하게 평판 디스플레이는 방사선 사진과 투시에서도 CRT로 빠르게 대체 사용되고 있다.

> 평판 모니터는 쉽게 보고 조작할 수 있어 더욱 우수한 영상을 제공한다.

최근에는 평판 디스플레이 기술이 투시영상에서 CRT보다 많은 이점이 있다. 평판 디스플레이는 무게가 가벼워 혈관촬영실에 모니터를 설치하는 것이 쉽기 때문이다.

디지털 감산 혈관촬영

미니 컴퓨터와 마이크로프로세서는 디지털 투시촬영(DF)에서 사용된다. 컴퓨터의 성능은 영상의 질, 영상획득 방식과 속도, 영상처리 방법을 결정하는 데 중요한 요소가 된다. DF 시스템의 중요한 특징은 **영상의 매트릭스 크기**, **시스템의 동적 영역**, **영상획득률**을 컴퓨터로 조절하는 것이다.

영상증배형 디지털 영상 수용체로부터 나오는 출력 신호는 **아날로그-디지털 변환기(ADC)**로 전달된다. ADC는 계속해서 다양한 신호를 받고 아날로그 신호를 디지털 신호로 변환한다. FPIR에서 출력된 신호는 이미 디지털화된 신호이다.

ADC는 컴퓨터와 DF 시스템이 호환 가능하도록 동일한 동적 영역을 가져야 한다. 8 bit의 ADC는 아날로그 신호를 0에서 255까지 높이고, 10 bit의 ADC는 아날로그 신호를 0에서 1,023까지로 변화시킨다. ADC의 출력은 주기억장치로 전달되고 디지털 영상 매트릭스 형태로 저장된다.

> 각 화소의 동적 영역과 화소의 개수는 영상의 저장속도, 획득시간, 영상을 만드는 시간, 출력기구에 전달되는 시간을 결정한다.

영상 저장이 1차 저장장치에서 일어날 경우 데이터 획득과 전달은 초당 30개 정도이다. 일반적으로 영상 매트릭스가 2배(512→1,024)가 되면 영상획득 속도는 4배로 증가한다.

대표적인 시스템에서는 512 × 512 매트릭스 방식의 영상을 초당 약 30장으로 획득할 수 있어야 한다. 하지만 1,024 × 1,024로 높은 분해능(해상력)을 갖는 영상은 초당 약 8장의 획득시간이 요구된다. 영상 전송에 있어서 이러한 제한은 메모리의 한 부분으로부터 다른 곳으로 큰 용량을 전송하는 데 요구되는 시간으로 부과된다.

영상 형성

디지털 투시촬영 검사의 큰 장점은 영상 감산 기술이 가능하여 조영제의 정맥 주입을 통해 혈관의 시각화 향상이 가능한 것이다. 다만, 이러한 감산 촬영은 넓은 X선 빔을 사용하기 때문에 산란선에 의해 대조도가 감소하는 단점이 있다.

그러나 영상의 대조도는 전자적으로 향상시킬 수 있으며 조영제가 통과하는 동안 감산된 영상을 즉시 볼 수 있게 하는 감산 기술에 의해 향상될 수 있다.

> 디지털 투시촬영은 영상 감산 후처리를 통해 높은 대조도 분해능을 가질 수 있다.

디지털 투시촬영에서 시간 감산법과 에너지 감산법에는 2가지 방법이 있다. 각각의 장점과 단점은 표 16-1에 설명하였다. 에너지 감산방법이 고전압 발생기를 사용

표 16-1 시간 감산과 에너지 감산의 비교

시간 감산	에너지 감산
단일 관전압을 사용한다.	빠른 관전압 전환이 요구된다.
일반적인 X선 빔 여과가 적합하다.	X선 빔 필터 전환이 우선시된다.
1 mm에서 1%의 대조도 분해능을 갖는다.	좋은 대조도 분해능을 위해 높은 강도의 X선이 요구된다.
간단한 계산의 영상 감산이 필요하다.	복잡한 영상 감산이 필요하다.
움직임 인공물의 문제가 있다.	움직임 인공물이 많이 감소한다.
동일 구조의 모든 감산이 가능하다.	몇몇 뼈 잔여물은 감산되지 않는다.
영상 개수에 의해 감산 가능성이 제한받는다.	더욱 많은 형태로 감산 영상을 만드는 것이 가능하다.

할 경우 받게 되는 제한성 때문에 시간 감산 기술이 많이 이용된다. 이 2가지 기술이 결합된 것을 **하이브리드 감산**이라 한다. 하이브리드 감산은 두 개의 감산 영상 사이의 환자 움직임을 줄이기 때문에 영상 대조도를 증가시킨다.

시간 감산. 시간 감산법(temporal substraction)은 먼저 얻어진 영상에서 나중에 얻어진 영상을 컴퓨터로 감산하는 것을 말한다. 인터벤션 시술을 하는 동안 조영제가 혈관계로 계속해서 유입된다면 감산 영상은 조영제가 들어간 혈관의 정보만을 가지게 된다. 이때 **마스크 모드**와 **시간 간격차 모드**(*time-interval difference mode; TID*), 2가지 방식이 일반적으로 널리 사용된다.

마스크 모드. 전형적인 마스크 모드(mask mode)로의 이미지 획득은 그림 16-15와 같다. 조사야(field of view; FOV) 안에 조사하고 싶은 해부학적 부위가 확실히 위치할 수 있도록 환자를 투시촬영 제어기 아래에 위치시킨다.

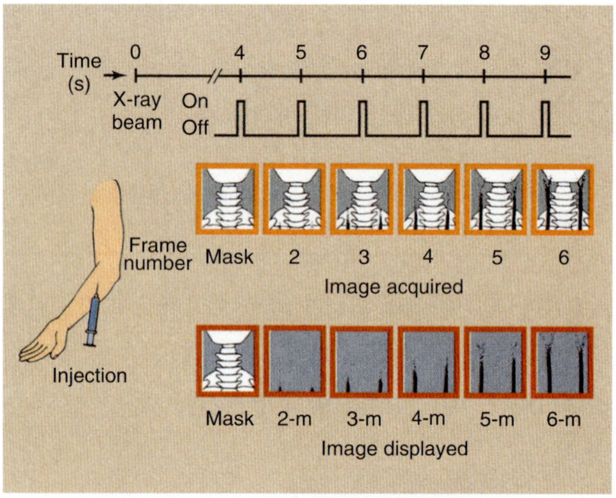

그림 16-15 마스크 모드 디지털 투시촬영의 대표적인 개략도

주입기는 팔에 연결되어 30~50 mL의 조영제가 초당 약 15~20 mL/s의 비율로 정맥에 주입되도록 한다. 동맥에 주입할 경우 10~25 mL의 조영제를 약 10~12 mL/s 주입하는 것이 일반적이다.

영상기구는 DF 방식을 위해 투시모드로 변환된다. X선관의 관전류가 투시 모드나 맥박에 따른 영상획득 프로그램일 경우 20~100배가 요구되기 때문이다.

> 마스크 모드는 조영제가 들어 있는 혈관 영상을 연속적으로 감산한 결과이다.

조영제를 주입하고 촬영하고자 하는 부위에 조영제가 통과하는지를 추적하기 전에 4~10초 동안 X선 순간촬영 영상을 만든다. 이 영상은 1차 기억장치에 저장되고 비디오 모니터 A에 표시된다. 이것을 **마스크 영상**이라고 한다.

마스크 영상은 일련의 과정을 따라 근접한 공간의 메모리 안에 저장된다. 추가 영상을 획득하면 마스크 영상은 1차 기억장치에 저장된 영상과 감산된다. 동시에 이 감산된 영상은 모니터 B에 표시된다.

그림 16-16의 A는 조영제를 주입하기 전 마스크 영상이고 B는 조영 증강된 영상이다. C는 감산된 영상을 보여준다.

정적인 물체(두개골 같은)의 디지털 감산으로 동맥이 불투명하게 되어, 특히 말단 부분을 분석하는 데 도움이 된다.

감산된 영상은 즉시 나타나며 저장된다. 검사 종료 후에도 각각의 감산 영상은 언제든지 다시 확인할 수 있다.

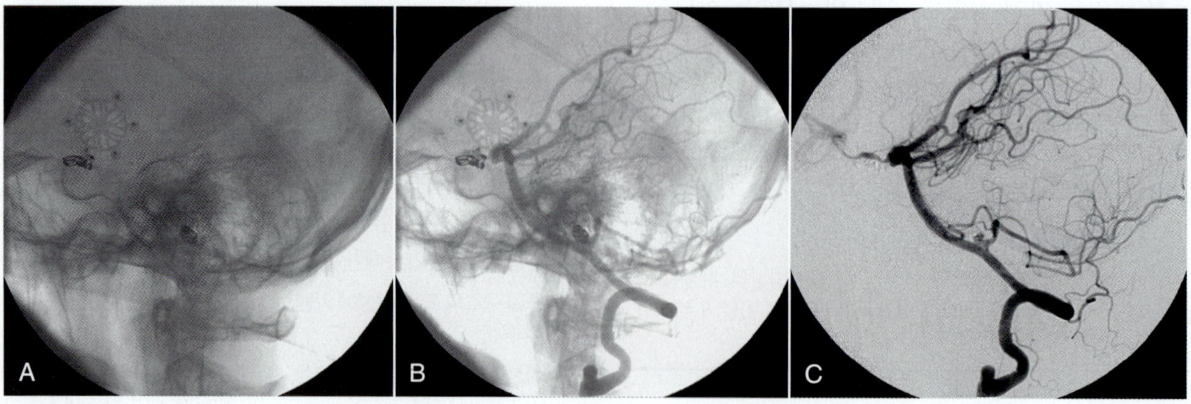

그림 16-16 (A) 조영제 주입 전 마스크 영상. (B) 조영제 주입 후 영상. (C) 조영제 주입 후 영상에서 주입 전 마스크 영상을 감산한 영상.

여기에서 묘사된 각각의 영상은 33 ms의 X선 펄스(pulse)로 얻어진 것이다. 하나의 비디오 영상을 만들기 위해 요구되는 시간은 33 ms이다. 비디오 시스템이 상대적으로 느린 응답과 높은 비디오 노이즈를 가지고 있기 때문에 여러 장의 영상(약 4~8장)을 합쳐 한 장의 영상을 만든다. 이 과정을 **영상 적분**이라 한다. 이는 많은 영상 획득을 필요로 하기 때문에 영상 대조도가 증가하지만 환자 조사선량 또한 증가하는 단점을 가지고 있다.

DF의 마스크 모드에서 마스크 획득 후의 계속되는 영상은 매뉴얼이나 사전에 프로그램이 완료된 상태로 조정된다. 사전에 프로그래밍되어 있으면 컴퓨터의 데이터 획득 조정은 검사의 요구와 관련하여 변화한다.

예를 들어, 경동맥 혈류의 평가를 위한 상완정맥 주입 시 검사자는 조영제 주입 2초 후 두 개의 마스크 영상을 획득한다. 2초 지연 후 초당 영상 2개를 얻는 속도로 3초 동안 영상을 획득하고, 초당 1개의 속도로 획득할 경우 5초간 영상을 획득한다. 또한 초당 1개의 영상을 최대 14초 동안 획득할 수 있다. 영상획득을 위한 컴퓨터의 영상 수용 능력이 충분하다면 다양한 영상획득률과 지연시간을 결합함으로써 다양한 속도로 영상을 획득하는 것이 가능하다.

재 마스킹. 연속 검사에서 환자의 움직임이나 부적절한 기술 또는 다른 이유로 인해 처음에 획득한 마스크 영상의 사용이 적절하지 않을 경우 나중에 찍은 영상이 마스크 영상으로 사용될 수 있다. 전형적인 검사는 마스크 영상을 포함하여 초당 30개의 영상을 촬영한다.

만약, 사용하려고 했던 마스크 영상이 기술적으로 부적합하고, 5번째까지의 영상 중 최대 대조도를 갖는 영상이 나타날 경우, 5번째 영상을 사용하여 영상을 만드는 것이 1번째 영상으로 만드는 것보다 더 나은 감산영상을 만들 수 있다. 또한 검사자는 여러 영상을 적분하여(약 4~8개) 적절한 마스크 영상을 얻어낼 수도 있다. 적합하지 않은 마스크 영상은 노이즈, 움직임, 기술 요소 등에 의해 나타난다.

시간 간격차 모드(TID). 몇 가지 검사는 그림 16-17과 같이 특정 주기에 특정 마스크를 지정하여 감산 영상을 만든다. 예를 들어, 심장 영상을 획득할 경우를 생각해 보자. 영상은 정맥주사 후 5초부터 획득을 시작하고 이

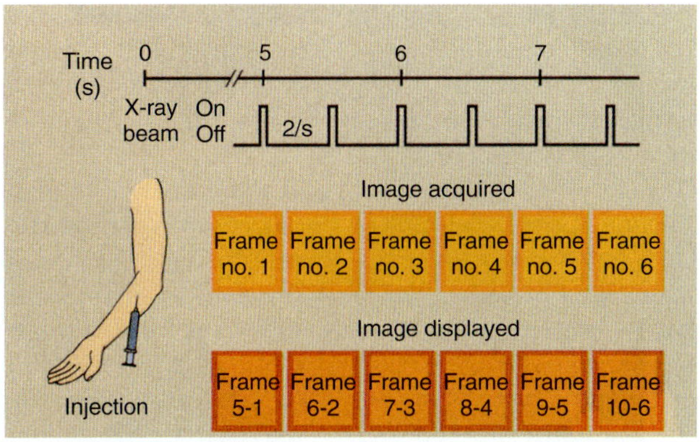

그림 16-17 시간 간격을 둔 촬영의 영상이 순서대로 감산되는 방법

때의 영상의 획득 비율은 초당 11장으로 4초 동안 지속된다. 이러한 검사에서는 총 60개의 영상을 얻게 된다. 각각의 영상은 1번부터 60번까지 자신의 고유한 프레임 번호를 갖게 되고 각각의 영상은 분리된 메모리에 저장된다.

4장의 TID 영상(268 ms)을 선택한다면 1번째 영상은 5번째 영상에서 1번째 영상을 뺀 것으로 나타난다. 마찬가지로 2번째 영상은 6번째 영상에서 2번째 영상을 뺀 것으로 나타나고, 3번째 영상은 7번째 영상에서 3번째 영상을 뺀 것으로 나타난다. 4번째 영상 역시 위의 공식으로 얻을 수 있다.

> TID 모드는 단계적 마스크와 다음에 나오는 프레임으로 감산 영상을 생성한다.

영상은 실시간으로 조영제의 흐름에 따른 역동적 움직임을 관찰한다. 각각의 TID 영상 간격이 좁기 때문에 움직임 인공물로부터 큰 영향을 받지는 않지만 마스크 모드 영상보다는 적은 대조도를 가지게 된다. 결과적으로 TID 영상은 심장 평가의 방법으로 제공된다.

그림 16-18은 전형적인 디지털 감산 혈관 촬영(DSA)을 나타낸다.

잘못된 영상 정합. 마스크 영상과 계속되는 영상 사이에서 환자의 움직임이 발생하였다면 감산 영상은 그림 16-19와 같은 **잘못된 영상 정합(misregistration) 인공물**을 만들 것이다. 이것은 같은 화소에 다른 해부학적 구조물이 영상 정합된 것이다. 이러한 유형의 인공물은 몇 화소 **이동**된 영상 정합 마스크를 **겹침**으로써 제거할 수 있다.

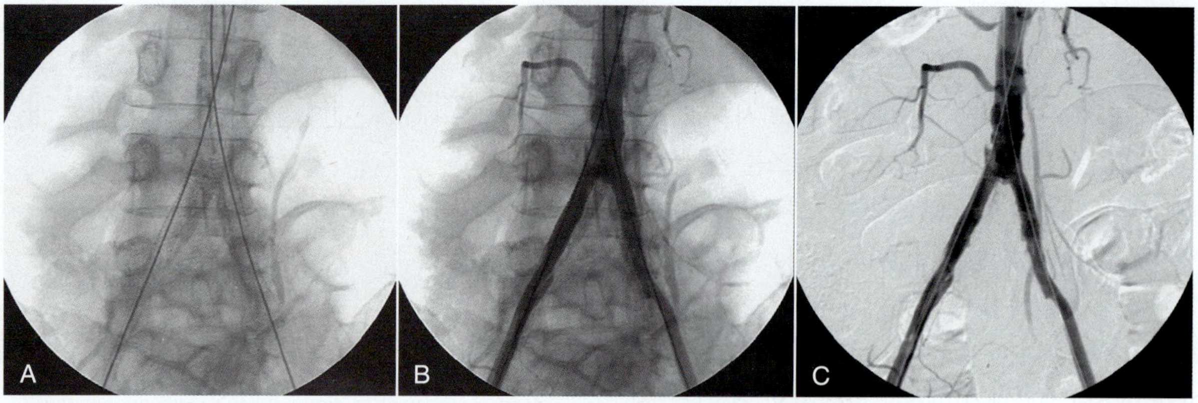

그림 16-18 복부 대동맥 부근의 교차 이상을 발견하기 위한 디지털 감산 혈관 촬영(DSA). (A) 마스크 영상. (B) 조영제를 주입한 후 영상. (C) 최종적으로 감산한 영상.

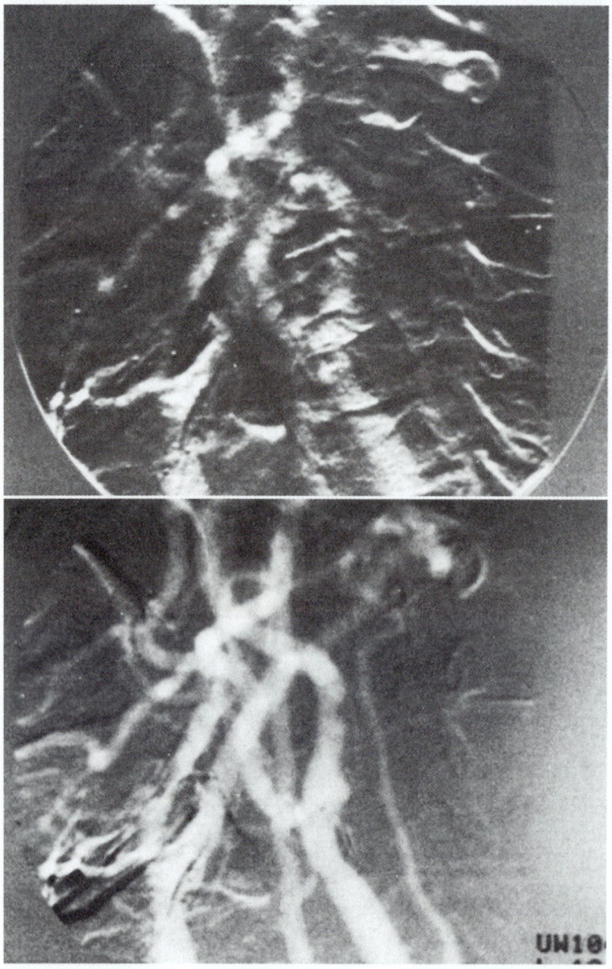

그림 16-19 잘못된 영상 정합으로 인한 인공물

에너지 감산. 시간 감산 기술은 검사 도중 조영제를 교체할 수 있고, 고전압 발생기가 필요 없다는 장점이 있다. 에너지 감산은 두 개의 다른 에너지를 가진 X선 빔이 서로 다른 광전효과를 일으킨 결과로 감산 영상을 형성한다.

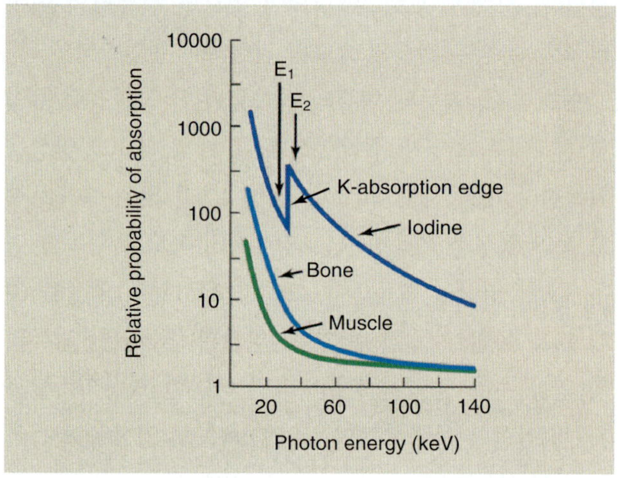

그림 16-20 요오드, 뼈, 근육의 광전흡수

이것은 조영제가 인체의 다른 조직과는 달리 갑작스런 K각 광전흡수 변화를 나타낸다는 것에 기초한다.

그림 16-20은 X선의 에너지에 따라 X선이 요오드, 뼈, 근육과 상호작용할 확률을 보여준다. 광전흡수의 확률은 X선의 에너지가 증가할수록 감소한다. 하지만 33 keV에서 요오드는 다른 조직과 달리 급격한 흡수의 증가를 나타낸다.

이러한 에너지는 요오드의 K각 결합 에너지와 일치한다. 조사된 X선의 에너지가 요오드의 K각 결합에너지보다 클 경우에는 흡수가 급격하게 증가한다. 표에서와 같은 증가를 K 흡수단이라고 한다.

그래프에서 증가하는 것은 K 흡수단으로 알려져 있다.

32 keV와 34 keV의 2가지 단일 X선 빔이 사용된다면 요오드에서 각각의 빔 흡수는 큰 차이를 보일 것이다.

이러한 결과는 감산 영상에서 매우 큰 대조도를 나타낸다. 하지만 X선 빔은 넓은 에너지의 스펙트럼을 가지고 있기 때문에 위와 같은 경우가 거의 나타나지 않는다.

에너지 감산은 다른 스펙트럼을 가지고 있는 두 개의 X선 빔이 제공되어야 한다는 단점이 있다. X선을 생성하는 방법은 2가지인데, 첫 번째는 70 kVp와 90 kVp X선을 교체하여 이용하는 것이고, 두 번째는 두 개의 다른 필터를 사용하여 서로 다른 빔이 번갈아 나오게 하는 것이다.

하이브리드 감산. 몇몇 DF 시스템은 에너지 감산과 시간 감산을 함께 결합하여 사용하는데, 그림 16-21과 같은 기법을 **하이브리드 감산**(hybrid subtraction)이라 한다. 이전에 설명한 바와 같이 마스크 모드 방식으로 영상을 획득하는데 마스크와 각각의 계속되는 영상들은 에너지 감산 기술에 의해 변화한다. 환자 움직임을 제한할 수 있다면 하이브리드 감산법은 이론적으로는 매우 높은 질의 DF 영상을 생성할 수 있다.

로드맵핑

로드맵핑(roadmapping)은 DSA의 특수 적용 분야이고 마스크 영상이 획득 저장된다. DSA와 같이 조영제를 주입하고 그림 16-22(A) 감산 영상의 획득에 이용한다. 하지만 여기에는 추가적인 단계가 필요하다.

카테터가 투시촬영에 적합하게 발전함에 따라 영상은 두 번째 마스크에 의해 감산하여 변화한다. 결과적으로 그림 16-22(B)와 같이 검은 가이드 와이어나 카테터가 하얀 혈관 안에서 보이게 되는 것이다.

최종 DSA 영상은 좋은 대조도로 완벽한 혈관계를 보여준다. 이 영상은 반전되어 추가적인 DSA 영상의 마스크로 사용된다.

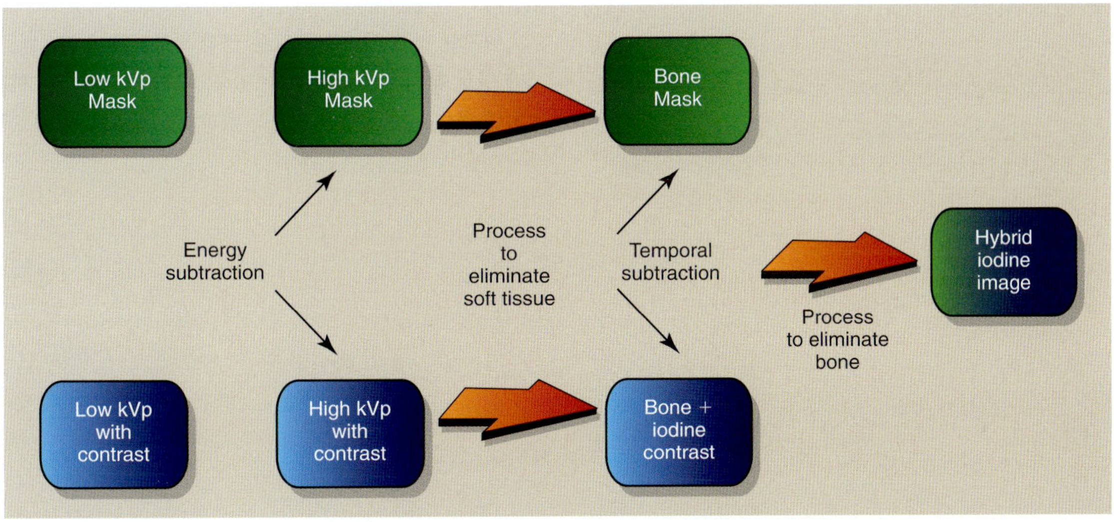

그림 16-21 하이브리드 감산은 시간과 에너지 감산 기술을 모두 포함한다.

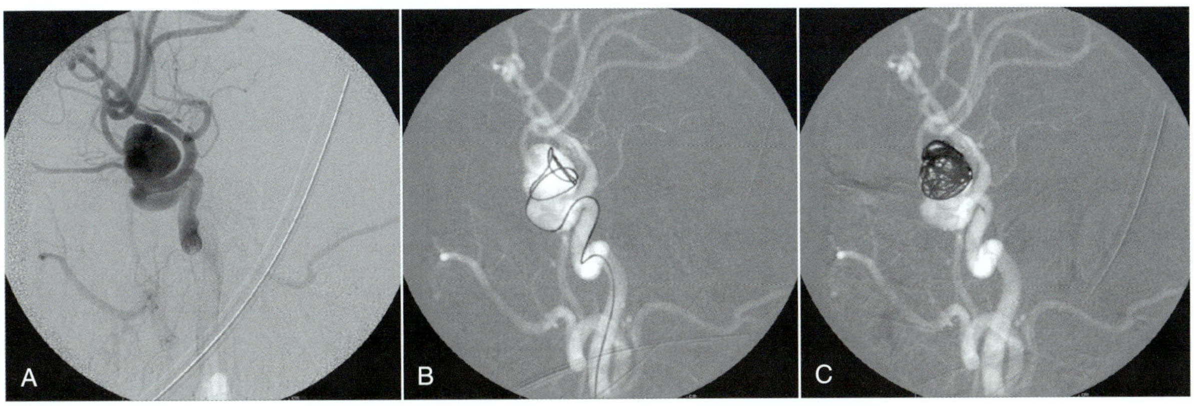

그림 16-22 로드맵핑(roadmapping) 뇌혈관 영상

환자 선량

디지털 투시촬영의 또 다른 장점은 환자 선량(patient radiation dose)을 줄일 수 있다는 것이다. DF 영상은 연속적인 것처럼 보이지만 실제로는 이산적이다. 대부분의 DF 시스템의 X선 빔은 하나 이상의 33 ms 비디오 프레임을 채우기 위해 펄스 형태로 발생한다. 따라서 관전류 설정치가 더 높다 하더라도 아날로그형 연속 투시촬영에 비하여 투시 선량비가 낮아진다.

DF를 사용한 정적 영상 또한 100 mm 스팟 필름 카메라보다 프레임당 낮은 선량으로 만들어진다. TV 카메라 튜브나 CCD가 스팟 필름 카메라보다 높은 민감도를 나타내기 때문이다. 표 16-2는 고식적인 투시촬영과 디지털 투시촬영의 대표적인 차이점을 나타낸 것이다.

디지털 스팟 영상은 쉽게 영상을 얻을 수 있기 때문에 필요한 것보다 많은 선량을 조사할 수 있다. 투시 촬영자가 이것을 예방할 수만 있다면 환자 선량의 누적을 감소시킬 수 있을 것이다.

표 16-2 대표적인 투시촬영 조사 시의 대략적인 환자 선량

영상 모드	환자 선량	
	고식적 방식	디지털 방식
5분 투시촬영	200 mGy_t(20 rad)	100 mGy_t(10 rad)
3 스팟 필름–일반 모드	6 mGy_t(600 mrad)	2 mGy_t(200 mrad)
3 스팟 필름–확대 1모드	10 mGy_t(1.0 rad)	3 mGy_t(200 mrad)
총 선량	216 mGy_t(21.6 rad)	105 mGy_t(10.5 rad)

요약

디지털 투시촬영장치는 고식적인 투시촬영 장비에 컴퓨터, 최소한 두 개의 모니터, 복잡한 제어부를 추가한 것이다. 미니 컴퓨터에 의해 영상 매트릭스 크기, 시스템 동적 영역, 영상획득 속도가 조절된다. 이러한 디지털 투시촬영은 영상 매트릭스 모드에 의해 초당 8~30개의 영상을 촬영할 수 있다.

감산은 영상으로부터 모든 불필요한 해부학적 구조를 제거 또는 마스킹하여 관심영역의 해부학적 구조를 향상시키는 처리과정이다. 이러한 감산은 디지털 투시촬영에서 시간적 또는 에너지 감산으로 처리된다.

디지털 영상 처리는 의료용 영상 정보 · 저장 시스템을 위해 진단 영상 부서에서 이용될 수 있다. 원격 방사선학은 원격으로 디지털 영상을 타 병원이나 기타 기관으로 전달할 수 있도록 한다.

인터벤션 방사선 영상학

Interventional Radiography; IR

CHAPTER 17

학습목표

1. 인터벤션 방사선 시술이 진행되는 동안 환자와 시술자에 대한 방사선 보호대책을 설명할 수 있다.
2. 기존의 외과적 수술보다 최소한의 침습적인 인터벤션 방사선 시술이 선호되는 이유를 설명할 수 있다.
3. 이온성 조영제보다 비이온성 조영제가 가지고 있는 장점에 대해 설명할 수 있다.
4. 동맥조영술의 위험성에 대해 설명할 수 있다.
5. 인터벤션 방사선 시술을 위해 사용되는 장비들에 대해 설명할 수 있다.

최근 혈관 인터벤션(intervention) 방사선 시술이 빠르게 발전하고 있으며 이를 시행하기 위해서는 검사실과 여러 복잡한 장비들이 필요하다. 이 장에서는 인터벤션 방사선 시술과 장비에 대해 학습하고자 한다.

기술의 발전에 따른 용어의 변화를 확인하는 것은 흥미롭다. 최초로 뢴트겐이 명명한 X선은 뢴트겐의 발견에서 볼 수 있듯이 '알 수 없는' 수학적인 기호를 대신한다.

현재 영상기술은 나날이 발전하고 있다. 방사선 기술자에 대한 명칭도 X선 기사에서 방사선사로 변화하였으며, 그림 17-1과 같이 핵의학 담당 방사선사 또는 영상 담당 방사선사 등이 될 수 있다.

방사선 기술은 보다 정확하고 다양한 학문으로 분류되어 있으며, 방사선사는 공기뇌사진법, 척수조영술, 신경혈관조영술 등과 같은 특수한 검사들의 영상처리를 담당하고 있다. 혈관조영술 및 인터벤션 방사선 시술은 빠르게 발전하고 있으며, 이러한 시술을 위해서는 특별히 고안된 검사실과 장비가 필요하다. 인터벤션 방사선을 담당하는 방사선사들은 인터벤션 방사선 시술을 시행하는 팀의 일원으로 시술에 참여하고 있다.

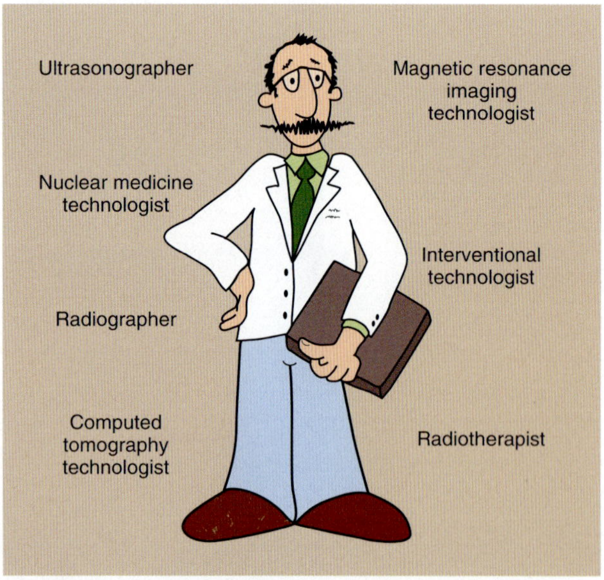

그림 17-1 근무하고 있는 전문 분야에 따라 여러 가지 호칭으로 불린다.

인터벤션 방사선 촬영의 종류

인터벤션 방사선 촬영은 1930년대 바늘(needle)과 조영제(contrast media)를 이용한 **혈관조영술**로 시작되었다. 1960년대 초에 마손 조네스(Mason Jones)가 팔의 동맥을 통해 선택적 관상동맥으로 유입하는 **상지 선택적 동맥혈관조영술(transbrachial selective coronary angiography)**을 시도했다.

또한 1960년대에 선택적 내장, 심장 및 두개골 동맥이 가능한 뇌혈관조영술(transfemoral cerebral angiography; TFCA)이 개발되었다. 멜빈 주드킨스(Melvin Judkins)는 관상동맥 혈관조영술(coronary angiography)을 소개했고, 찰스 도터(Charles Dotter)는 내장 혈관조영술(visceral angiography)을 소개했다.

*혈관조영술*은 혈관 내에 조영제를 주입하여 혈관 영상을 획득하는 것이다. 인터벤션 방사선 시술의 종류에는 혈관성형술, 혈전용해술, 혈관색전술, 혈관 스텐트 삽입술 및 조직생검술, 비혈관 인터벤션 시술 등이 있으며, 인터벤션 방사선 시술은 혈관을 통해 혈관 내부에서 시행한다. 표 17-1은 인터벤션 방사선 분야에서 시행되는 시술을 정리한 표이다.

표 17-1 인터벤션 방사선 시술실에서 시행되는 주요 시술

진단목적의 조영술	인터벤션 방사선 시술
혈관조영술	스텐트 삽입술
대동맥조영술	색전술
동맥조영술	대정맥 필터 설치술
심장혈관조영술	혈전용해술
척수조영술	혈관성형술
정맥조영술	죽상제거술
카테터를 이용한 조영술	비혈관계 인터벤션 시술

기본 원리

동맥천자

1953년에 쉘딩거(Sven Ivar Seldinger)는 카테터를 이용하여 동맥에 삽입하는 방법을 발표하였다. 쉘딩거 바늘은 두 개의 부분으로 구성된 18 G의 구멍이 뚫린 바늘이다. 쉘딩거 바늘을 대퇴동맥에 천자(삽입)하고 맥동을 확인한 후 내부 바늘을 제거하고 외부 바늘을 이동하여 동맥혈이 역류하면 유도철심의 바늘을 동맥 내강으로 통과시켜 삽입한다.

혈관 내에 있는 유도철심을 두고 쉘딩거 바늘을 제거한 후 혈관집(초, sheath)을 유도철심을 따라 혈관 내에 위치시킨다. 그 후 투시영상을 관찰하며 카테터를 유도철심을 따라 전진하여 원하는 혈관을 선택한다.

혈관조영술에서 대퇴동맥은 동맥으로의 접근을 위해 가장 많이 활용되는 혈관으로 치골(두덩)결합과 상전장골극(위앞엉덩뼈가시) 사이를 지나는 서혜부(샅굴부위) 쪽 인대 아래의 서혜에서 맥박이 촉지되어야 한다.

유도철심

유도철심(guidewires)은 혈관으로의 카테터 삽입을 안전하게 유도하는 기능을 하며 카테터의 삽입이 이루어지면 투시영상으로 유도철심을 확인한다.

유도철심은 여러 가지 재질로 이루어져 있으나 공통적으로 혈관 내벽에 대한 자극을 감소시키기 위해 끝부분이 부드럽고 유연하다.

> 유도철심은 혈관의 카테터의 소개로 안전하다.

유도철심은 사용되는 카테터의 길이에 따라 선택되는데 100 cm 카테터를 사용하는 경우 145 cm 이상의 유도철심을 선택하여야 안전하게 시술을 시행할 수 있다. 유도철심은 끝부분의 굵기, 재질, 강도 및 코팅 정도에 따라 분류되며, 코팅의 종류에 따라 코팅 정도가 달라지기도 한다. 또한 표면을 헤파린으로 코팅한 경우에는 시술 중의 혈전 발생 정도를 줄일 수 있다.

J형 유도철심에는 죽상판이 있고 동맥경화가 진행된 혈관에서 사용되도록 고안되었다. 이 유도철심의 끝부분이 J형으로 되어 있기 때문에 동맥의 내막박리 예방에 도움을 준다. 코팅은 마찰을 줄이기 위해 고안된 것으로 코팅의 종류에는 테프론, 헤파린이 사용되고 있으며, 최근에는 친수성의 고분자를 사용한 글라이드 철심도 사용되어 인터벤션 방사선 시술의 발전에 기여하고 있다.

카테터

카테터(catheters)도 유도철심과 마찬가지로 여러 가지 모양과 크기에 따라 구분된다. 일반적으로 카테터 지름은 French(Fr) 단위를 사용하며 1F = 0.33 mm이고, 3 Fr은 1 mm에 해당된다. 그림 17-2는 4가지의 일반적인 카테터 모양을 보여주는 것으로 팁 모양에 따라 특정한 혈관을 선택하는 용도로 사용된다.

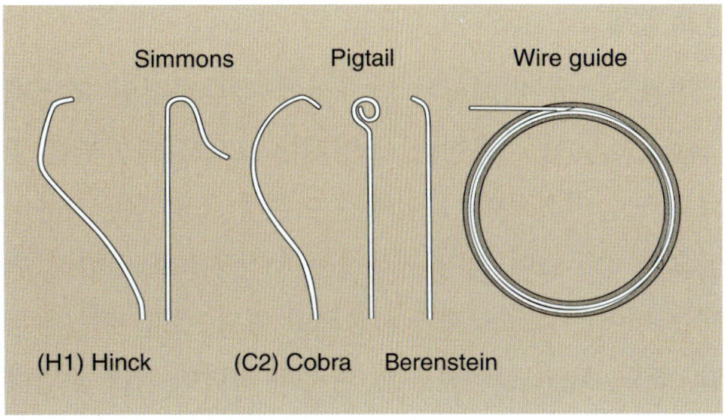

그림 17-2 일반적인 카테터의 모양

> 카테터의 끝 모양은 특정 동맥에 대한 선택적인 카테터 삽입을 위해 요구된다.

빈센트 힌크(Vincent Hinck)에 의해 만들어진 H1 또는 헤드헌터 카테터는 넙다리부위에서 목동맥으로 접근하는 데 사용되며 시몬스(Simmons) 카테터는 급격하게 각도가 있는 혈관에 도달할 수 있도록 굴곡이 있으며, 신경계 혈관조영술을 목적으로 제작되었지만 복부 혈관조영술에서도 사용되고 있다. C2 또는 코브라(Corba) 카테터는 적당한 굴곡의 팁을 가지고 있어 복강, 신장, 장간막동맥에 사용된다.

피그테일(Pigtail) 카테터는 짧은 시간 동안 다량의 조영제를 주입하기 위해 사용되며 카테터 측면의 여러 개의 구멍은 조영제 주입 시 카테터 끝의 압력 및 자극을 감소시킨다.

카테터를 혈관 안에 삽입할 때 유도철심을 제거해야 하며 카테터 내의 혈액응고를 방지하기 위해 계속적으로 지혈세척을 해야 한다. 일반적으로 헤파린이 함유된 식염수는 카테터를 씻어내는 데 사용한다.

카테터가 목적하는 혈관에 위치하면 주사기로 조영제를 테스트 주입하여 혈관상태를 확인한 후 목적 장기에 해당할 경우 촬영을 실시한다. 혈관조영을 위해서는 조영제가 있는 자동주입장치에 연결하며 혈관의 굵기와 혈류속도에 따라 조영제의 양을 결정하여 주입한다. Frame/sec는 혈류속도에 따라 결정된다.

조영제

혈관조영을 위해서는 방사선에 불투과성인 조영제(contrast media)를 사용한다. 조영제는 요오드 화합물을 원료로 만들어졌으며, 초기에는 이온성 조영제를 사용하였으나 삼투압이 높아 발생하는 부작용으로 인하여 현재는 비이온성 조영제가 사용되고 있다. 조영제는 삼투압, 점도, 요오드의 농도 및 환자의 병력에 따라 주입량을 결정한다.

환자 전처치 및 모니터링

방사선과 의사는 혈관 조영을 시행하기 전에 신뢰감을 형성하고 시술방법 및 위험성을 설명하기 위하여 환자를 면담하여 환자가 인터벤션 시술을 받기에 적절한 상태인지 평가해야 한다. 병력 및 병리검사의 확인은 환자가 보유하고 있는 알레르기나 그 밖의 상태를 확인하는 것으로 바람직한 시술 절차와 최적의 경로를 결정하는 데 필수적이다.

검사 전 정맥을 통한 수분공급과 금식이 필요하며, 시술에 따라서는 전신마취가 필요한 경우도 있다. 시술자가 확인할 수 있도록 시술 중에 심박동수, 혈압 및 혈액 내 산소포화도를 반드시 측정하여야 하고, 응급사항에 대처하기 위한 장치 및 약품이 준비되어 있어야 한다.

시술이 종료되면 카테터를 제거하고 천자부위의 지혈을 실시한다. 환자는 출혈을 방지하기 위해 모래주머니를 천자부위에 올린 채로 4~6시간 동안 침상안정을 취한다. 침상안정 시에도 환자 모니터링을 실시하며 수시로 천자부위의 출혈 여부를 확인해야 한다.

동맥혈관조영술의 위험

혈관조영술로 인한 합병증으로 조영제나 국소마취에 의한 알레르기 반응이 있을 수 있고, 삽입부위의 지혈이 적절하게 이루어지지 않거나 피하에 혈종이 생길 수 있으며, 다리의 혈류가 나빠지는 경우도 있다. 조영제와 관련된 질병은 신부전(콩팥기능상실) 등이다. 이러한 위험 요인을 최소화하기 위해서는 시술 전에 환자의 검진과 외과적 수술 및 알레르기 등의 병력 확인이 필요하다. 드물게는 카테터 또는 유도철심으로 인한 혈전이 형성되는 부작용이 발생하기도 한다.

인터벤션 방사선 시술실

인터벤션 방사선 시술은 그림 17-3과 같이 일반 촬영실 및 투시조영촬영실과는 다른 검사실이 필요하다. 검사실 자체는 20 ft(6 m)보다 작으면 안 되며 전체 크기는 500 ft^2 이상이 되어야 한다. 이 크기는 전체 장비와 시술에 필요한 공간 및 사람을 수용할 수 있다.

시술실은 접근할 수 있는 최소한 3개의 통로가 필요하다. 환자의 이동을 위해서는 침대가 출입할 수 있는 충분한 크기가 필요하며, 시술 준비실 및 조작실에서 시술실로 이동하는 곳의 일반적인 문 형태의 출입문은 시술자의 이동에 방해가 되므로 특별한 장치가 있는 자동문이 설치되어야 한다.

또한 시술실은 수술실과 유사한 무균상태를 유지해야 하며 바닥, 벽 등의 표면은 청소하기 쉬운 재질을 사용해야 한다.

시술자

인터벤션 방사선을 담당하는 방사선사는 인터벤션 방사선 시술의 팀원으로 각종 시술의 기술적 정보 제공 및 이에 따른 전문적인 기술 및 지식을 습득하여 시술에 임한다. 촬영을 위한 장비점검이 필요하며 적합한 촬영조건과 촬영기술을 시행한다.

장 비

그림 17-4와 같이 인터벤션 방사선에 사용되는 방사선 장치는 일반적으로 기존의 일반촬영이나 투시조영에 사용되는 장치보다 대용량이며, 많은 기능을 필요로 하므로 고가의 장비이다. 일반적으로 천장 또는 시술실 바닥면에 설치되어 있으며 2가지를 모두 겸비한 장치도 있다. 복부 및 사지를 검사하는 장비는 C-arm의 형태이며, 신경계 및 심장조영에 사용하는 것은 C-arm 및 L-arm을 모두를 가지고 있다.

X선관. 인터벤션 방사선 시술 시 확대 및 연속촬영을 시행하므로 X선관은 작은 표적(target) 각도와 큰 지름의 양극판이 특징이다. 표 17-2는 X선관의 사양에 대해 설명하고 있다. 약 1 mm의 초점의 크기는 신경계 혈관을 관찰하기 위하여 높은 공간 분해능이 요구된다. 그러므로 0.3 mm 이하의 소초점을 사용하여야 한다.

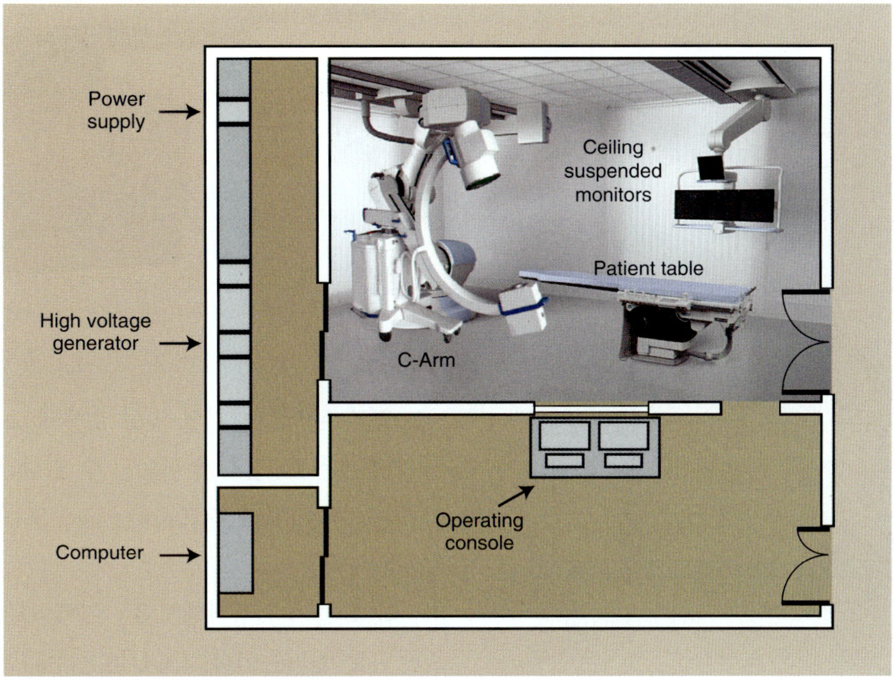

그림 17-3 인터벤션 방사선 시술실의 일반적인 배치도

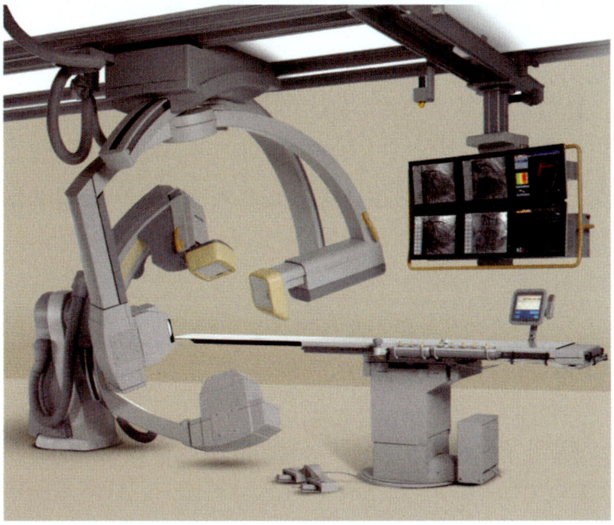

그림 17-4 인터벤션 방사선 시술에 사용되는 방사선 장치

표 17-2 인터벤션 방사선 장치 X선관의 일반적인 특징

특징	크기	이유
초점 크기	1.0 mm/ 0.3 mm	큰 초점: 높은 축열량 작은 초점: 확대 촬영
양극 크기	직경: 15 cm, 두께: 5 cm	높은 열 부하에 적응
전력	80 kW	고속 및 연속촬영
양극축열량	1 MHU	연속촬영에 의한 높은 열부하

100 cm의 SID 와 40 cm의 OID가 이용될 때, 방사선사는 영상 대조도를 향상시키기 위해 공기-갭의 장점을 이용할 수 있다. 0.3 mm 초점은 0.2 mm 초점 흐림의 결과로 나타난다.

질문: 0.3 mm 초점 크기로 SID 100 cm에서 왼쪽 대뇌동맥 조영술을 시행하였다. 이때 혈관이 검출기로부터 20 cm 높이에 있다면 확대인자(magnification factor; MF) 및 초점 흐림의 크기(focal-spot blur; FSB)를 구하시오.

해답:

$$MF = \frac{100\ \text{cmSID}}{80\ \text{cmSOD}} = 1.25$$

$$FSB = 0.3\left(\frac{20\ \text{cmOID}}{80\ \text{cmSOD}}\right) = 0.075\ \text{mm}$$

이 촬영에 대한 대략적인 공간 분해능은 초점 흐림에 2를 곱한 값이다. 그림 17-5는 1.0 mm 혈관의 0.2 mm 초점 흐림 영상의 결과인 기하학적 도식을 나타내었다. 이때 1.0 mm보다 큰 혈관이 영상화될 것이다.

인터벤션 X선관의 모든 필수적인 특징은 요구되는 관 부하에 기초하고 있다. 양극 디스크의 크기와 구조는 양극의 열용량을 결정하며 전력률(power rating)에 영향을 준다. 최소 80 kW와 1 MHU의 열용량을 가진 X선관이 요구된다.

고전압 발생기. 고주파 발생기는 IR 검사를 포함하여 모든 X선 검사에서 이용이 증가하고 있다. 그러나 몇몇 IR 검사들은 고주파 발생기보다 고전력을 요구한다. 일

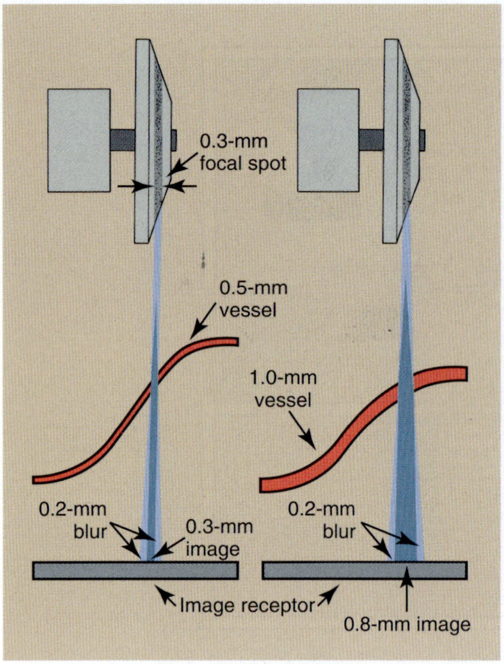

그림 17-5 초점의 크기와 혈관의 직경에 따른 초점 흐림

부 고전력 요구사항에는 최소 낮은 리플 100 kW까지 가능한 3상, 12펄스 전력을 가진 고전압 발생기(high-voltage generator)가 요구된다.

환자 테이블. 대부분의 일반 투시 영상 시스템은 기울어진 테이블을 가진 반면, IR 영상 시스템은 그렇지 않다. 일반 투시영상은 조영제 주입을 위해 환자의 머리를 아래 위로 기울일 필요가 있고, 척수촬영술과 같은 영상 기술은 기울어지는 테이블을 요구한다. 따라서 어떤 검사들은 일반 투시촬영이 일반적이다.

다른 영상화와 인터벤션 촬영은 기울어지는 테이블을 요구하지 않지만 대신에 그림 17-6과 같은 floating 또는 movable table top을 가진 고정된 환자 테이블이 이용된다. 테이블 위치 조절 장치는 테이블의 옆에 부착되어 있고 바닥 스위치로 조절된다. 바닥 스위치는 sterile field가 유지되는 동안 환자 위치를 정하는 데 필요하다.

환자 테이블(patient couch)은 컴퓨터로 조절 가능한 기능을 가질 수 있다. 이것의 특징은 조영제 주입 후 복부로부터 다리까지 영상화하는 데 필요하다. 이 장치의 추가적인 요구사항은 시간을 미리 선택할 수 있는 기능과 영상 수용체와 환자 테이블을 일치시키는 기능이다.

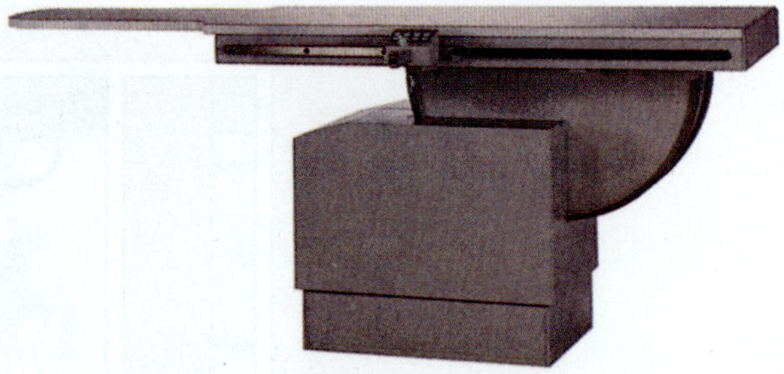

그림 17-6 인터벤션 방사선 검사와 시술을 위한 테이블. 다양한 자세가 가능하다.

영상 수용체. 디지털 영상 수용체(image receptor)의 몇 가지 종류는 IR 검사에 이용될 수 있다. 디지털 영상 수용체는 TV 카메라 튜브(pick up tube) 또는 CCD와 함께 시작되었다.

CCD는 투시영상에서 TV 카메라를 빠르게 대체하는 광민감 실리콘이다. CCD는 컴퓨터 칩과 유사하고 빛을 디지털 비디오 영상으로 변환할 수 있는 모든 곳에서 이용될 수 있다. CCD는 제17장에서 자세하게 기술하였다.

평판형 영상 수용체 또한 제13장에서 학습한 내용이며 현재 IR의 영상 수용체 중 하나이다. IR을 위한 영상 시스템의 발전은 제26장에서 다루게 되는 환자 선량을 크게 감소시켰다.

요약

혈관의 진단을 목적으로 하는 **혈관조영술**과 혈관내 치료를 병행하는 인터벤션 방사선 시술의 2가지로 구분된다. 혈관조영은 혈관내에 조영제를 주입하여 대조도가 높은 영상을 획득하는 것으로 1953년 쉘딩거에 의해 18G 쉘딩거침이 개발됨으로써 동맥천자가 가능하게 되었다. 동맥조영술을 위해서는 주로 대퇴동맥을 천자하고 카테터와 유도철심을 사용하여 목적하는 장기의 혈관을 선택한다.

카테터 팁의 모양은 목적하는 혈관에 따라 다양하며 조영제는 비이온성 조영제를 사용하여야 부작용을 줄일 수 있다. 시술이 진행되는 동안 환자 상태를 주의 깊게 관찰하며, 동맥조영술 후에 가장 많이 발생하는 부작용은 천자부위의 출혈이다.

인터벤션 방사선에 사용되는 X선관은 확대, 고분해능 및 높은 축열량을 위해 고안되었으며, 환자 테이블에는 조영제 주입 후 복부에서 발목까지 이동이 가능한 스테핑 기능을 가진 장비도 있다.

전산단층촬영술(CT)

Computed Tomography

CHAPTER 18

학습목표

1. CT 영상 시스템의 다양한 발전 세대를 나열하고 설명할 수 있다.
2. CT 시스템의 구성요소와 기능을 연관 지을 수 있다.
3. 보간법과 역투행법을 통하여 영상 재구성에 관하여 토의할 수 있다.
4. 영상 매트릭스, HU(Hounsfield unit)와 감도 형태(sensitivity profile)에 대한 영상 특징을 설명할 수 있다.
5. CT에서 촬영조건 선택을 알 수 있다.
6. 피치(pitch), 인덱스(index), 선량 형태(dose profile), 환자 선량(patient dose)과 나선형 영상기법과의 관계에 대해 설명할 수 있다.
7. 공간 분해능, 대조도 분해능, 노이즈, 직선성, 균일도의 관계와 영상의 질의 관련성을 기술할 수 있다.

전산단층촬영(CT) 영상 시스템은 보통의 필름이나 영상증배관 등을 포함한 영상획득 장치와는 다르게 혁신적이다. 제한된 X선 빔을 환자에게 향하게 하고 감약된 X선이 컴퓨터에 전송하는 응답 특성을 가진 검출기에 의해 측정된다.

검출기에서 분석된 신호는 이후에 컴퓨터에서 영상을 재구성하고 모니터에 영상을 표시한다. 가로 단면의 해부학적 재구성을 한 컴퓨터는 컴퓨터 프로세싱에 최적화된 수학적 방정식(알고리즘)으로 완성된다.

진단기기 중에서 새롭게 개선된 나선형 CT는 호흡운동에 의해 제대로 구현되지 못하는 해부 구조를 개선하여 나타낼 수 있다. 나선형 CT는 부분적으로 가슴(흉부), 배(복부), 골반부위에 효과적이고, 머리(두부), 척추, 사지부위와 같은 움직임이 문제가 되지 않는 부위를 위한 고식적인 영상획득의 능력을 더욱 향상시킨다.

이 장에서는 다채널 나선형 전산단층촬영(multislice spiral CT)의 물리적 이론에 대하여 소개하고, 특별한 영상 시스템의 특징을 디자인하고 영상 특성을 살펴보기로 한다.

전산단층촬영(CT) 영상 시스템의 구성을 위한 구성요소는 1970년 하운스필드(Godfrey Hounsfield)에 의해 처음 증명된 이후로 20여 년 동안 의학 물리학자들에 의해 이용되어 왔다. 하운스필드는 비틀즈의 음악 녹음으로 영국에서 가장 유명한 EMI의 물리학자이자 엔지니어였으며, 그와 회사는 대중들에게 많은 환호를 받았다.

터프츠 대학교의 의학 물리학자인 코맥(Alan Cormack)은 CT 영상의 재구성에 사용되는 수학적 방법을 일찌감치 연구해왔기 때문에, 하운스필드와 함께 1979년에 노벨 물리학상을 공동 수상했다.

CT 영상 시스템은 방사선 진단장비 중에서 매우 중요한 장치이다. 과거 50여 년 동안 X선 영상의 발전이 충분하게 이루어지지 않았기 때문에, CT의 발전과 방사선학적 사용의 소개는 스누크 무차단변환기, 쿨리지 열음극 X선관, 포터-버키 막, 영상증배관만큼 중요한 의미를 가진다.

동작 원리

고식적인 X선 촬영기술로 복부를 촬영할 때, 영상은 증감지-필름을 이용한 영상획득 방법에 의해 생성되고, 원칙적으로 이 방법을 사용하면 컴퓨턴(Compton) 산란선의 영향으로 대조도가 떨어지게 된다. 영상에서 복부의 중첩구조가 화질 저하의 원인이 된다.

신장과 같은 복부 장기의 향상된 시각화를 위해서는 그림 18-1과 같은 고식적인 단층촬영이 사용될 수 있다. 신장단층조영술에서 조직의 윗부분과 아랫부분이 흐리게 나타나기 때문에, 신장의 테두리는 뚜렷하게 보이고 검사하는 부위의 대조도가 증가한다. 그러나 영상은 무디고 흐리게 보인다.

고식적인 단층촬영술은 영상의 평면이 몸의 긴축에 대해 평행하기 때문에 **축방향 단층촬영술**이라고 한다. 이 결과는 정중면과 이마면에서도 마찬가지이다. 가로축 단면 또는 **가로면** CT 영상은 그림 18-2와 같이 몸의 긴

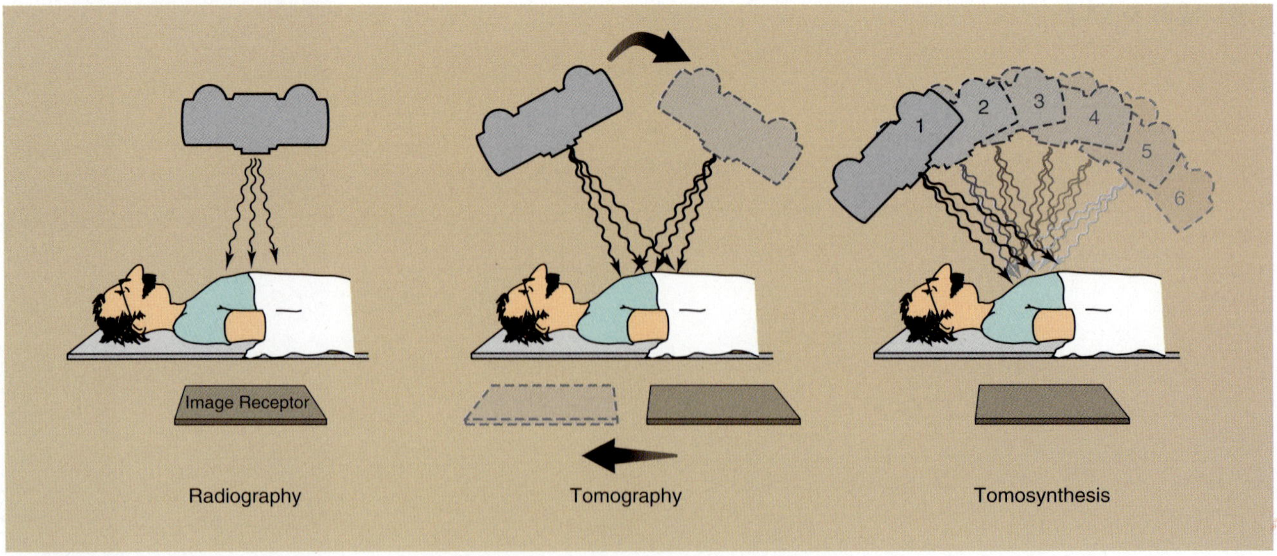

그림 18-1 일반 방사선 발생장치와 종래의 단층촬영 장비

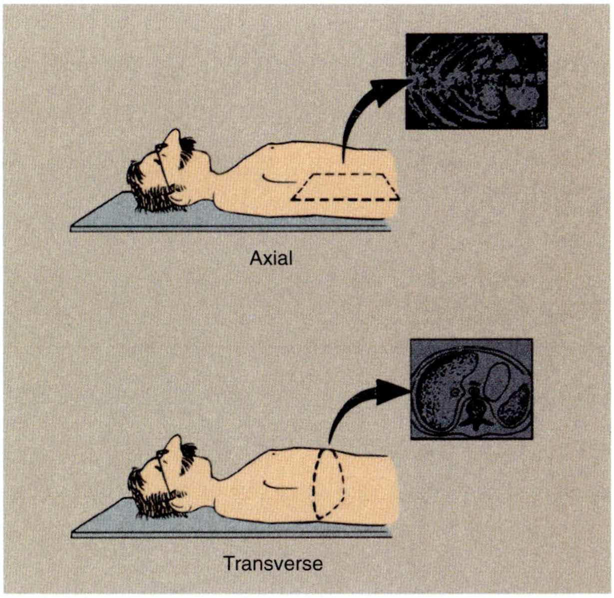

그림 18-2 위 그림은 긴 축에 평행한 이미지로 종전 단층촬영 결과이다. 아래 그림은 전산단층촬영 이미지로 몸의 긴 축에 대해 수직이다.

축을 따라 수직이다. 정중면과 이마면은 가로면 영상을 이용하여 재구성하여 얻는다.

CT 영상 시스템이 만들어내는 단면영상을 이용한 방법은 매우 복잡하고 물리적, 기계적, 컴퓨터 공학 등의 다방면의 지식을 요구한다. 기본적인 이론은 간단하게 말하면 좁게 설정된 조사야를 가진 X선 빔과 하나의 검출기로 구성되어 있다고 볼 수 있다. X선 소스와 검출기는 동시에 움직여야 한다.

선원-검출기는 환자를 따라서 한번 지나가거나 횡단할 때, 몸의 내부 장기에 의해 X선 빔이 장기의 밀도와 유효 원자번호에 따라 제7장에서 기술한 바와 같이 감약된다. 방사선의 강도는 그림 18-3과 같이 감약되는 패턴과 강도 분포 또는 **투과** 정도에 따라 다르게 검출된다.

이 변형의 마지막에는 선원-검출기는 원래 시작한 자리로 **돌아오고**, 전체가 돌아오면 두 번째 횡단이 시작된다. 두 번째 횡단이 시작되는 동안 검출기의 신호는 다시 해부학적 구조에 의한 X선 감약에 의해 비례적으로 나타나고 두 번째 입사가 묘사된다.

이 과정이 수차례 반복되면서 투사가 형성된다. 투사는 눈에 보이지 않지만 컴퓨터에서는 디지털 양식에 맞추어 저장된다. 투사의 컴퓨터 처리과정은 슬라이스 내에 해부학적 구조의 영상을 **재구성**하는 각각의 투사들

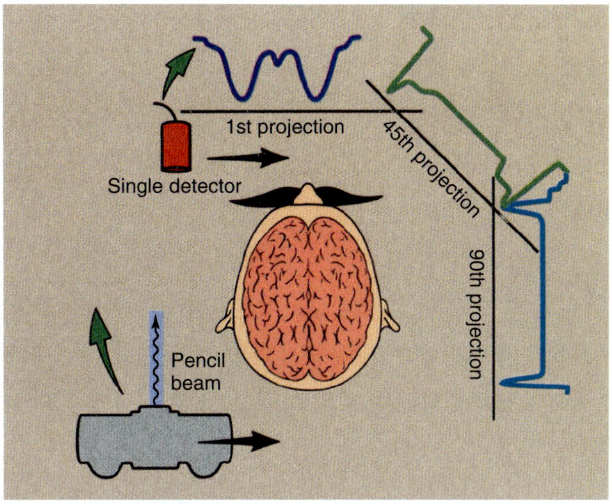

그림 18-3 하나의 검출기로 구성된 가장 간단한 형태의 단층촬영 장비이다. 이 둘은 조화롭게 연동되어 가로, 회전방식으로 움직인다. 그러므로 환자면을 검출하고 보정하는 방식을 갖는다.

의 효과적인 중복을 포함한다.

투사의 중복은 하나의 상상으로서 발생하는 것은 아니다. 각각 횡단하는 동안 검출기 신호는 12비트(4,096 gray level)의 동적 범위를 갖는다. 증가되는 값은 조직의 총 거리를 투과해서 얻어지는 X선 감약계수와 관련이 있다. 연립방정식을 통한 매트릭스(matrix)의 값은 가로단면의 해부학을 재현한다.

전산단층촬영의 세대

좁은 조사야를 가진 X선 빔과 하나의 검출기로 구성되어 환자를 따라 회전하며 움직이는 이전의 기술은 **1세대 CT 영상 시스템**으로 특정된 기술이다. 초기의 EMI 영상 시스템은 1° 회전하면서 다른 위치로 이동할 때마다 180개의 투사가 필요했다. 두 개의 검출기를 결합하고 좁게 설정된 X선 빔을 나누면서 인접한 각 처리마다 두 개의 슬라이스를 얻어낼 수 있었다.

이 시스템의 중요한 단점은 5분 이내에 하나의 영상이 완성되어야 한다는 것이었다.

> 1세대 영상 시스템: 횡단-회전, 연필형 선속 1개 검출기, 5분 검사시간

1세대 CT 영상 시스템은 시험용으로 간주되었으며, 선원-검출기 조합, 기계적인 겐트리의 움직임, 영상처리에 필요한 컴퓨터의 기능적인 결합 가능성을 개선하였다.

2세대 영상 시스템 또한 횡단(평면)/회전 타입으로 제작되었다. 이 장비들은 그림 18-4와 같이 연필 모양의 X선 빔보다 우수한 부채꼴 타입으로 변화하는 동안 하나의 검출기에서 여러 개로 구성된 검출기 조합으로 자연스럽게 결합되었다.

부채꼴 빔의 한 가지 단점은 몸의 형태로 인하여 빔의 끝으로 갈수록 방사선 강도가 증가하는 것이며, 'bow tie' 필터를 사용하여 방사선 강도를 보상한다. 1세대와 2세대의 CT 영상 시스템의 특징은 그림 18-5에서 확인할 수 있다.

2세대 CT 영상 시스템의 가장 큰 장점은 속도이다. 이 영상 시스템은 5~30개의 검출기의 조합으로 구성되어 있고 짧은 시간 내에 영상 구현이 가능하다. CT 영상 시스템은 여러 개의 검출기로 구성되어 있기 때문에 1회 투사로 수 차례의 1세대 CT 영상 시스템 투과와 동일한 데이터를 형성할 수 있다. 그 결과 한번에 10° 이내의 회전으로 18번의 투사를 통해 180°의 영상 획득이 가능하다.

> 2세대 영상 시스템: 횡단-회전, 부채꼴 빔, 검출기 배열, 연상획득 시간 30초

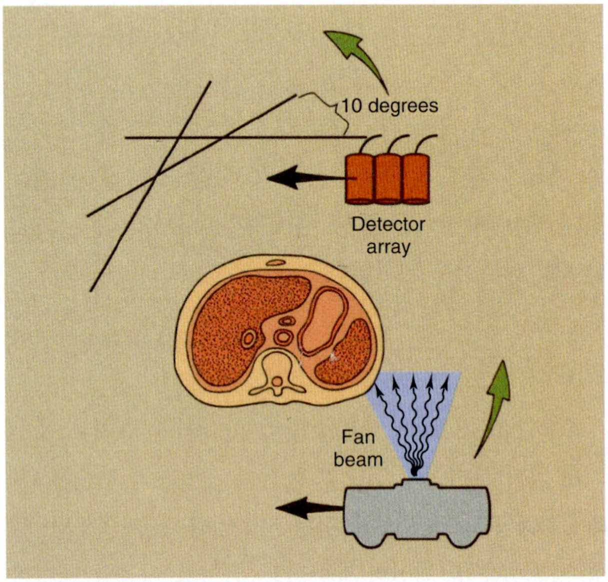

그림 18-4 2세대 전산단층촬영 시스템은 여러 개의 부채꼴 빔과 검출기로 구성되어 횡단(평면)/회전의 방식을 갖는다.

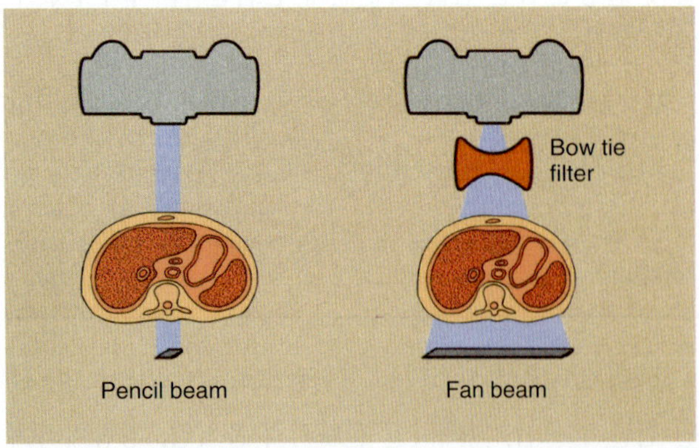

그림 18-5 CT 영상에서 사용되는 두 개의 X선 빔 1세대는 가는 빔이다. 2세대는 부채꼴 빔으로 나비 넥타이 필터를 배열하여 방사능 세기를 조절한다.

2세대 CT 영상 시스템의 중요한 단점은 검사시간이다. 겐트리 안에서 복잡한 횡단-회전의 기계적 움직임과 커다란 용적 부위 때문에 대부분의 장비는 20초 또는 그 이상의 영상 처리시간을 필요로 한다. 3세대 CT 영상 시스템을 통해 영상 처리시간의 제한점을 초과할 수 있다. 그림 18-6과 같이 **3세대 영상 시스템**에서 선원과 검출기 열은 환자 주위를 회전한다. 3세대 영상 시스템은 회전 전용의 장비로서 1초 이내에 영상 처리가 가능하다.

3세대 CT 영상 시스템은 곡선으로 이루어진 수많은 검출기 열과 부채꼴의 빔을 포함한다. 검출기의 수와 부채꼴 빔의 폭(30~60° 이내)은 모두 2세대의 CT 영상 시스템보다 크다. 3세대 CT 영상 시스템에서 부채꼴의 빔과 검출기 열을 통해 언제든지 환자 전신을 관찰할 수 있다.

곡선형의 검출기 열은 선원에서 검출기까지의 거리가 항상 일정하게 구성되어 있으며, 우수한 영상을 재구성하는 장점이 된다. 3세대 검출기 조합의 특징은 산란선

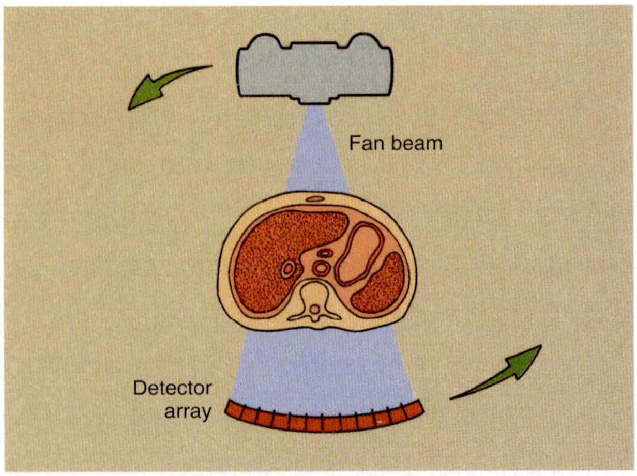

그림 18-6 3세대 CT 이미지 시스템은 회전 전용 모드에서 부채꼴 빔과 다중 검출기 배열로 환자 주위를 회전하는 모드이다.

효과를 제거한 빔 조사야를 제공하는 것이다.

3세대 CT 영상 시스템의 중요한 단점 중 하나는 원형 인공물이 생성될 수 있다는 것이다. 하나의 검출기나 검출기의 조합 중 한 부분의 기능 오류가 발생했다면, 획득한 신호나 결과 값의 부족으로 인해 영상에 그림 18-7과 같은 고리 모양이 나타난다. 소프트웨어 영상 보정 알고리즘은 이와 같은 인공물을 최소화한다.

> 3세대 영상 시스템: 회전-회전, 부채꼴 빔, 검출기 배열, 수 초의 검사시간, 고리 모양의 인공물(ring-artifact)

4세대 CT 영상 시스템은 회전-고정 구성으로 이루어져 있다. X선 선원은 회전하는 반면, 검출기 조합은 고정되어 있는 구조로 이루어져 있다.

방사선 검출은 그림 18-8과 같이 4,000여 개의 독립적인 요소를 포함하는 고정된 원형의 검출기를 통해 이루어진다. X선 빔은 3세대 부채꼴 빔과 유사한 것이 특징이다. 빠른 시간 내에 구현할 수 있는 이 장치들은 환자를 투과하기 전에 조사야를 조정함으로써 자동적으로 여러 두께의 슬라이스를 적용할 수 있고, 상대적으로 초기에 이미지를 처리할 수 있는 능력을 갖게 된다.

4세대 CT 영상 시스템의 고정된 검출기 열은 선원에서 검출기까지의 거리가 항상 일정한 것은 아니지만, 2세대 영상 시스템과 비교해서 가능한 만큼 각각의 검출기가 영상마다 신호를 보정하고 표준화하는 것을 허용한다.

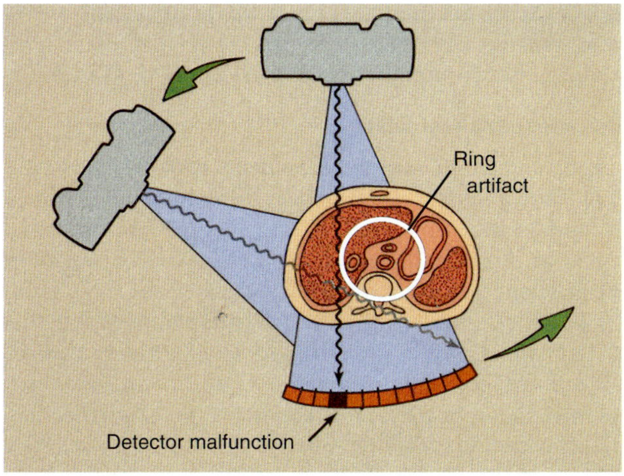

그림 18-7 각각의 검출기는 검사하는 동안 해부학적 체환을 보기 때문에 3세대 CT 이미징 시스템에서는 원형 인공물이 발생할 수 있다. 원형 인공물은 하나의 검출기 오작동의 결과이다.

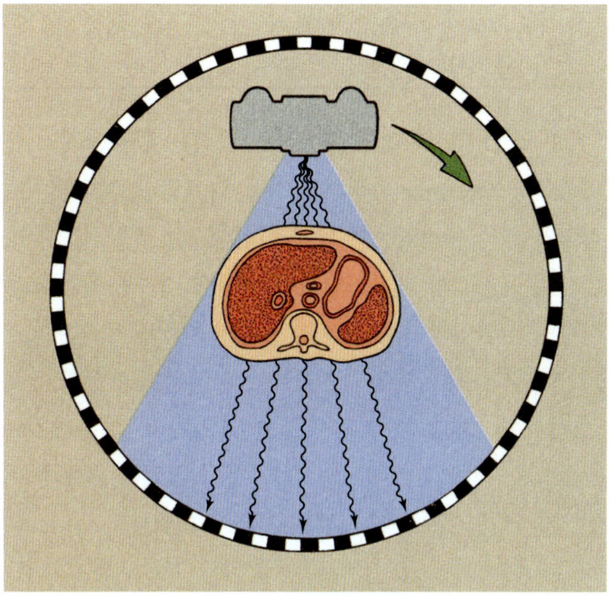

그림 18-8 4세대 CT 영상 시스템은 고정된 검출기의 X선관이 회전하는 방식이다.

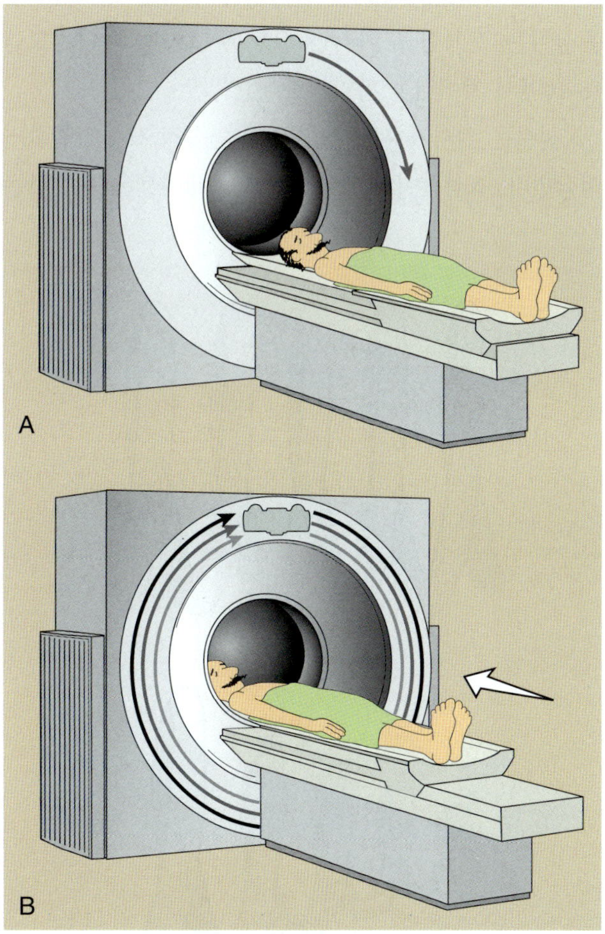

그림 18-9 (A) X선관 움직임은 비나선형. (B) 환자 움직임마다 튜브가 회전하여 즉시 영상을 확인할 수 있다.

4세대 영상 시스템: 회전-고정, 부채꼴 빔, 검출기 배열, 1초 이하의 검사시간

CT 영상 시스템에서 계속적인 발전은 환자에게 적은 피폭선량으로 높은 품질의 영상을 약속한다. X선관이나 검출기 열의 움직임은 새롭게 변화하거나 통합되었으며, 환자의 움직임까지를 포함한다. 4세대 디자인처럼 모든 디자인이 환영받는 것은 아니지만 다중절편 나선형 CT는 영상 시스템 디자인의 선두주자로 여겨지고 있다.

1세대와 2세대 사이에 큰 발전이 있었고, 마찬가지로 2세대와 3세대 사이에서도 큰 발전이 있었다. 3세대 버전은 후세대의 진화된 모델의 기본이 되었다.

다채널 나선형 CT 영상의 원리

다채널 나선형 CT에서 나선형은 장난감처럼 천천히 움직이는 것처럼 보이지만 실상은 그렇지 않다. 그림 18-10에서 차이점을 확인할 수 있다.

X선관은 검사가 시작되었을 때 연속적으로 회전하기 시작한다. X선관이 회전하는 동안, 테이블은 회전하는 X선 빔 쪽으로 환자를 이동시킨다. X선관은 연속해서 움직이고 데이터 역시 연속적으로 수집된다. 따라서 영상은 그림 18-11과 같이 환자를 따라 Z축 방향으로 재구성된다.

보간법 알고리즘

보간법(내삽법, interpolation)이라고 하는 수학적 처리과정을 사용하면 Z축 방향으로의 영상을 재구성할 수 있다. 그림 18-12는 보간법과 **외삽법**(extrapolation)을 사용하여 영상을 나타낸다. 이미 알고 있는 값 사이의 값을 추정하는 것이 보간법이고, 마찬가지로 하나의 값이 알고 있는 범위 밖에 있는 값을 추정하는 것이 외삽법이다.

나선형 CT를 사용하는 동안 영상 데이터는 그림 18-13(A)에서 보이는 것처럼 계속해서 수집된다. 그림 18-13(B)에서 영상이 재구성될 때, 영상의 면은 재구성되기 위한 충분한 데이터가 없다. 영상면을 만드는 데이터는 반드시 보간법에 의해 추정되어야만 한다.

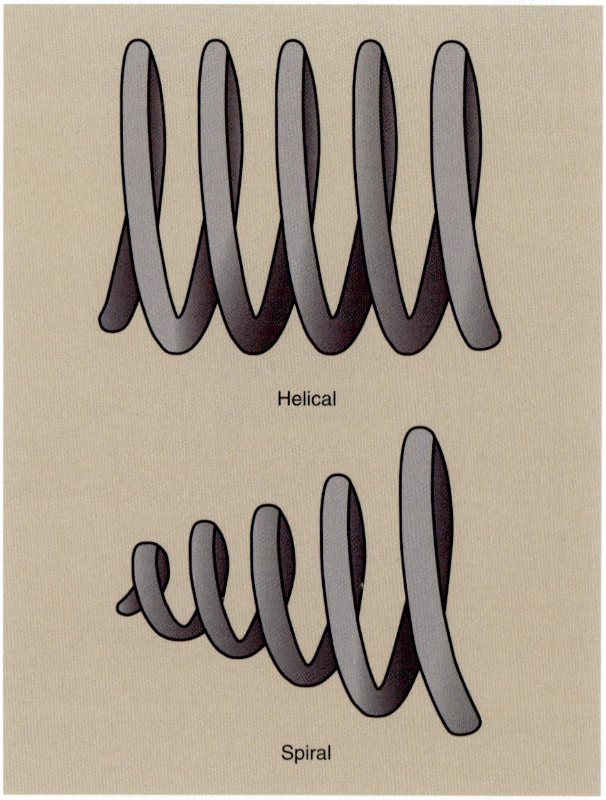

그림 18-10 나선형(spiral)과 나선(helical) 사이의 차이를 나타내었다. 이 영상은 나선 전산단층촬영이다.

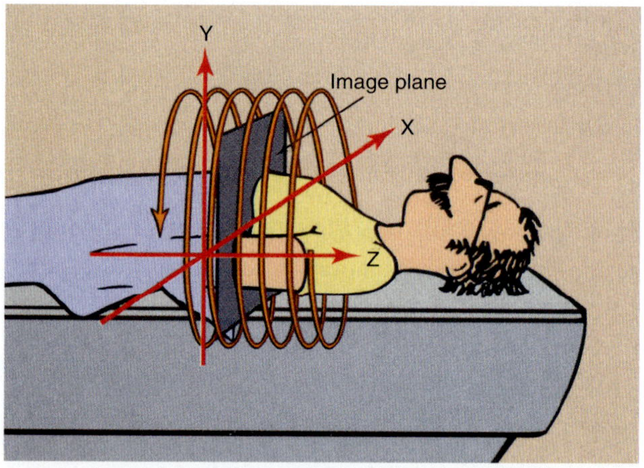

그림 18-11 횡단면 이미지는 Z축에 속한 면으로 재구성할 수 있다.

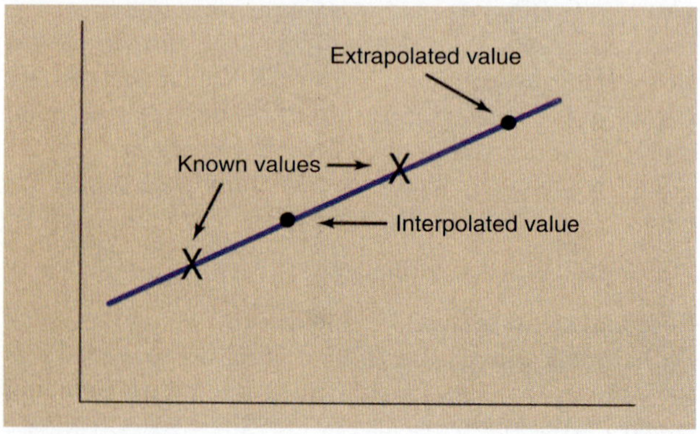

그림 18-12 보간법은 알려진 두 개의 값으로 추정한다. 외삽법은 그 외의 값으로 추정한다.

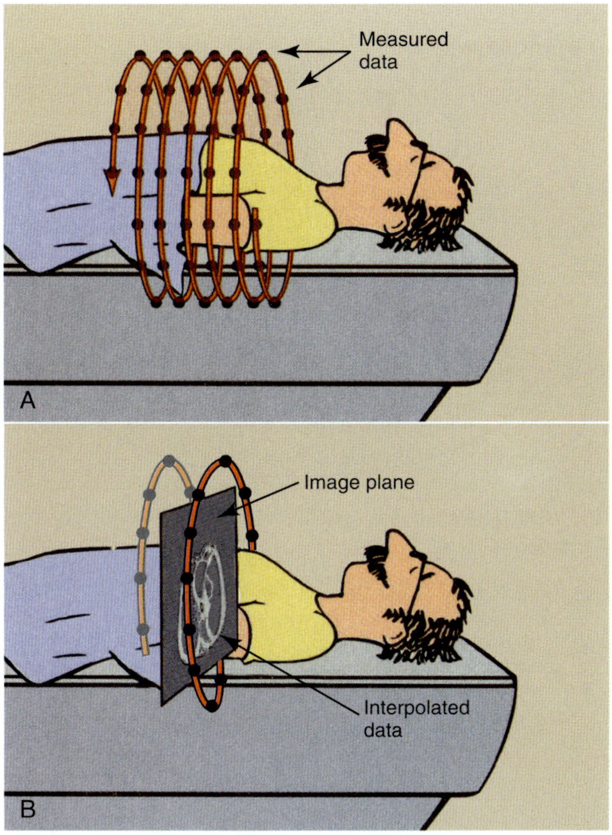

그림 18-13 (A) 여러 개의 나선형 CT 검사 동안 계속해서 표본 이미지가 생성된다. (B) 보간법 데이터는 횡단면상 이미지를 재구성한다.

데이터 보간법은 **보간법 알고리즘**이라고 하는 특별한 컴퓨터 프로그램에 의해 수행된다. 첫 번째 보간법 알고리즘은 360° 직선 보간법을 사용하였다. 재구성된 영상면은 분리된 하나의 영상 데이터를 합친 것이다.

시상면(sagittal)과 관상면(coronal)의 형식으로 구성된 영상들이 고식적인 CT 재구성 환경에서는 흐린 정도가 현저하게 나타난다. 영상의 흐린 문제를 해결하기 위해서는 180°(X선관이 반 바퀴 회전)에서 분리된 값을 합치는 방법을 사용한다. 이것은 결과적으로 Z축 분해능을 증가시키고 시상면과 관상면의 영상 재구성을 크게 향상시킨다.

> 180° 선형 보간법은 Z축 분해능을 향상시킨다.

피치

시상면과 관상면의 재구성 영상의 질을 증가시키기 위한 180° 보간법 알고리즘 영상 구성에서 피치는 매우 중요한 요소이다. 나선형 **피치**(pitch)의 비는 간단하게 피치라고 정의하고, 환자 테이블의 움직임과 X선관의 폭의 관계를 나타낸다.

> **나선형 피치 비율**
>
> $$\text{피치} = \frac{\text{테이블의 이동거리 / 360° 회전}}{\text{절편두께(빔 폭)}}$$

피치는 0.5:1, 1.0:1, 1.5:1, 2:1과 같이 표현된다. 0.5:1의 경우 영상 데이터가 중첩되고 환자 피폭선량이 증가한다. 2:1의 경우에는 영상 범위를 확장시키고 환자 피폭선량이 감소한다.

질문: X선관이 360° 회전할 때 환자 테이블이 8 mm 이동하였고, 빔의 폭이 5 mm이었다면 피치는 얼마인가?

해답: $\frac{8\text{ mm}}{5\text{ mm}} = 1.6:1$

피치가 1:1 이상으로 증가하면 주어진 시간 내에 더 많은 범위를 검사할 수 있다. 이것은 한번 호흡 참기로 더 많은 조직의 볼륨을 촬영하는 능력을 구현할 수 있는 다채널 나선형 CT의 장점 중 하나이다. 특히 CT 혈관조영술, 방사선 치료계획, 비협조적인 환자를 촬영할 때 매우 유용하다.

예상되는 조직의 볼륨과 피치 사이의 관계는 아래와 같이 나타낼 수 있다.

> **부피 영상(검사범위)**
>
> 조직 영상 = 빔 폭 × 피치 × 영상획득 시간

표 18-1은 고정된 영상회득 시간과 빔 폭 사이의 관계를 보여준다.

표 18-1 피치 변화에서 조직 영상

빔 폭(mm)	10	10	10	10
영상획득 시간(s)	30	30	30	30
피치	1.0:1	1.3:1	1.6:1	2.0:1
조직 영상(cm) (검사범위)	30	39	48	60

질문: 빔의 폭이 8 mm로 설정되고 촬영시간은 25초, 피치는 1.5:1이라면 촬영이 가능한 검사범위는 얼마인가?

해답: 조직 영상 = 8 mm × 25초 × 1.5
= 300 mm
= 30 cm

겐트리의 회전이 1초당 360° 회전이 아니라면, 조직의 볼륨은 아래와 같이 계산할 수 있다.

> **부피 영상(검사범위)**
>
> $$조직\ 영상 = \frac{빔\ 폭 \times 피치 \times 영상시간}{겐트리\ 회전시간}$$

겐트리 회전시간이 0.5초로 감소한다면, 표 18-1은 표 18-2로 교체해야 한다. 이렇듯 빠른 다채널 나선형 CT의 유용성은 한번의 호흡 정지로 전신촬영이 가능한 것이다.

표 18-2 0.5초의 겐트리 회전시간과 피치 변화에서 조직 영상

빔 폭(mm)	10	10	10
스캔 시간(s)	30	30	30
겐트리 회전시간(s)	0.5	0.5	0.5
피치	1.0:1	1.5:1	2.0:1
조직 영상(cm)	60	90	120

질문: 5 mm의 빔의 폭, 1.6:1 피치, 겐트리 회전시간 2초, 영상을 만드는 데 20초라면 어느 정도의 조직을 촬영할 수 있는가?

해답: $조직\ 영상 = \frac{5\ mm \times 1.6 \times 20\ s}{2\ s}$

$= 80\ mm$

$= 8\ cm$

질문: 25초 내에 8 mm 빔의 폭으로 40 cm의 조직을 촬영하고, 겐트리 회전시간은 1.5초라고 하면 피치는 얼마인가?

해답: $피치 = \frac{조직\ 영상 \times 겐트리\ 회전시간}{빔\ 폭 \times 영상시간}$

$= \frac{400\ mm \times 1.5\ s}{8\ mm \times 25\ s}$

$= \frac{600}{200}$

$= 3.0 : 1$

다채널 나선형 CT의 검출기 열의 전체 폭(또는 적어도 검출기 열에서 영상을 만드는 부분적인 검출기)은 그림 18-14와 같이 제한된 X선 빔을 받는다. 예를 들어, 폭이 0.5 mm인 16개의 검출기 열을 모두 사용하고, 환자 테이블이 8 mm 진행한다고 했을 때, 피치는 1.0이다. 왜냐하면 그림 18-15와 같이 빔의 폭 역시 8 mm이기 때문이다.

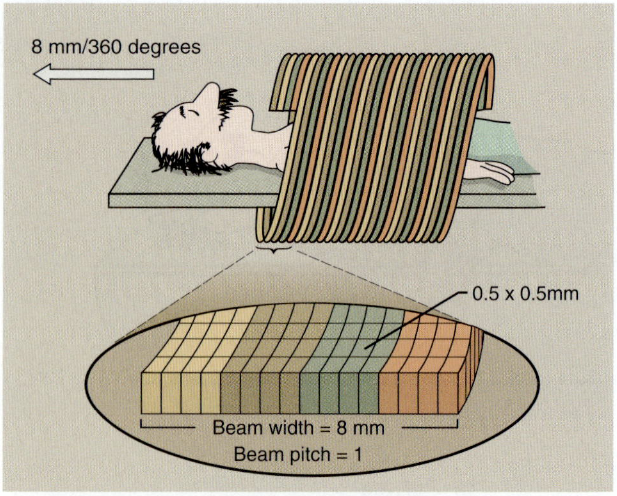

그림 18-14 16 검출기 배열은 각 배열마다 0.5 mm 폭을 가지며, 1.0 피치에 8 mm 콜리메이터 넓이를 갖는다.

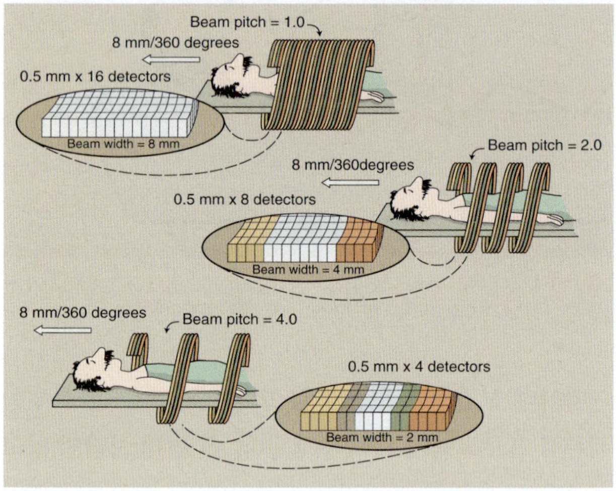

그림 18-15 피치는 X선 빔 폭에 의하여 환자 테이블 움직임을 나눈다.

검출기의 가운데 열만을 사용한다면, 빔의 폭은 4 mm으로 제한한다. 또한 환자 테이블이 8 mm 진행한다고 하면 2.0의 빔 피치와 나선형으로 확장될 것이다.

질문: 64 슬라이스 나선형 CT에서 빔의 폭이 32 mm이다. 환자 테이블이 회전당 16 mm 이동한다면, 빔 피치는 얼마인가?

해답: 빔 폭=0.5:1.0, 피치=환자 이동/360°

=16 mm/32 mm

=0.5:1.0, 확장 영상

실제로 다채널 나선형 CT의 피치는 보통 1.0이다. Z축 위치와 폭의 재구성을 포함하는 여러 개의 슬라이스는 촬영 후에 선택할 수 있기 때문에 겹쳐지는 영상이 필요하지 않기 때문이다.

CTA는 예외적으로 1.0:1보다 적은 피치를 요구한다.

여러 개의 슬라이스를 얻는 능력이 크다고 해서 시간당 얻어지는 슬라이스가 많은 것은 아니기 때문이다. 결과적으로는 예상했던 조직의 볼륨보다 큰 데이터를 얻게 된다.

불행하게도 빔 피치가 약 1.0:1을 초과하게 되면, Z축 분해능은 넓은 단면 감도 윤곽(section sensitivity profile) 때문에 감소한다.

감도 면(sensitivity profile)

단계별 조사(step and shoot) 방식의 CT 영상 시스템에서 그림 18-16과 같이 5 mm 부분에 대한 감도 면이 있다고 가정하자. 정확하게 조사야를 제한하였다면, 5 mm의 **반치폭(FWHM)**을 가질 것이다. FWHM은 최대값의 절반에 해당하는 값으로 감도 면의 폭이다.

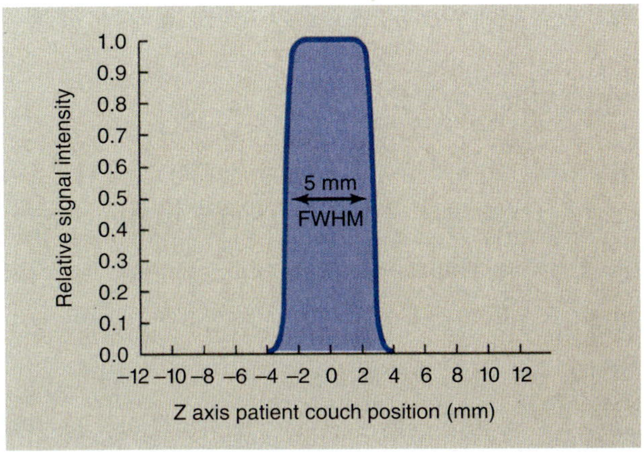

그림 18-16 고식적인 CT의 SSP 영상 시스템은 사각형이고 반치폭도 동일하다.

영상 시스템 설계

운영 콘솔, 발생기, X선관으로 구성되는 3개의 중요한 하부조직에서 고식적인 X선 영상 시스템을 분류하는 것이 용이하다. 마찬가지로 그림 18-17과 같이 CT 영상 시스템에서 운영 콘솔, 컴퓨터, 겐트리 3개의 구성요소로 정의할 수 있다. 각각의 중요한 구성요소들은 여러 개의 하부조직을 갖는다.

운영 콘솔

CT 영상 시스템은 2~3개의 콘솔로 구성될 수 있다. 영상 시스템을 동작시키기 위해 CT를 운용하는 방사선사가 콘솔 하나를 사용하게 된다. 방사선사는 현상과 정리의 후처리 영상을 위해 다른 콘솔을 사용할 수도 있다. 의사가 영상을 확인하고 영상의 대조도, 크기, 일

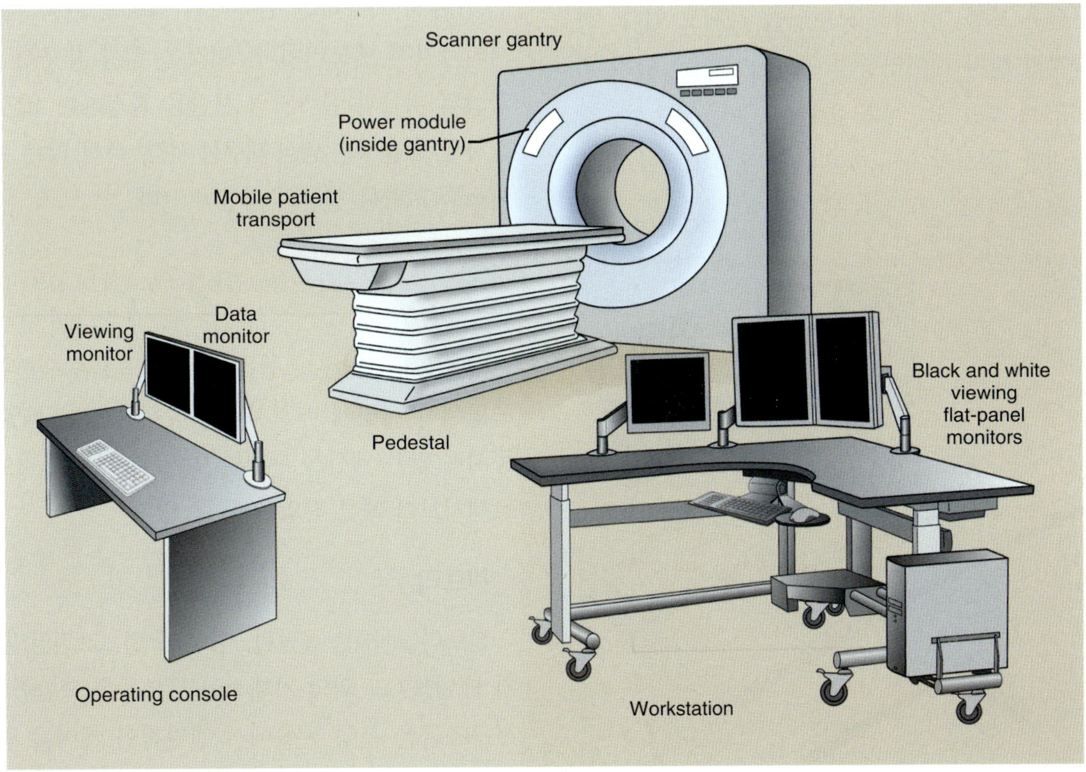

그림 18-17 CT 영상 시스템의 전체 구성도

반적으로 눈에 보이는 모습을 처리하기 위해 세 번째 콘솔을 사용하게 된다.

운영 콘솔(operating console)은 알맞은 영상 기술을 위한 적당한 환자 테이블과 겐트리의 기계적인 움직임, 컴퓨터를 사용하면서 영상을 재구성하고 전하는 것과 같은 요소를 선택하기 위해 계량기와 조정기를 포함하고 있다. 콘솔은 기술자의 관점에서 작업자의 제어와 보고 진단을 위해 표시장치에 영상을 재구성할 수 있다.

일반적인 운영 콘솔은 여러 가지 기술적 요소를 위해 그림 18-18의 예처럼 제어장치와 모니터를 포함한다. 촬영은 보통 120 kVp를 초과하여 사용한다. 최대 관전류는 보통 400 mA이고, 환자의 두께에 따라 최소선량으로 가능할 수 있도록 상황에 따라 알맞게 설정한다.

슬라이스의 두께는 조절할 수 있으며, 일반적으로 사용하는 두께는 0.5~5 mm이다. 또한 자동으로 조정하는 조리개와 검출기 조합의 여러 가지 배열에 따라 선택할 수 있다.

이와 마찬가지로 제어장치도 자동적인 움직임과 환자를 지지하는 테이블을 제어하기 때문에, 기술자가 Z 축 방향으로 움직이는 프로그램을 조절하고, 나선형 피치를 이용해서 조직의 볼륨을 영상화할 수 있다.

운영 콘솔은 보통 두 개의 모니터를 가지고 있다. 하나는 기술자가 환자 데이터상의 영상에 주석을 달기 위해 사용하고(예: 병원 정보, 이름, 환자 번호, 나이, 성별 등), 각 이미지에 대한 정보(예: 숫자, 테크닉, 테이블 위치 등)를 제공하는 데 사용한다. 두 번째 모니터는 기술자가 의사에게 전송하기 전에 영상을 살펴보는 데 사용한다.

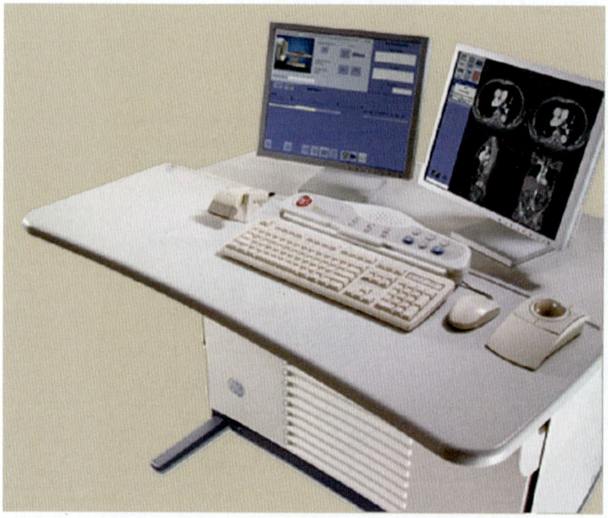

그림 18-18 다채널 CT 영상 시스템 콘솔

의사의 워크스테이션. 콘솔은 의사가 이전의 영상을 불러오거나 진단 정보의 최적화를 위한 영상처리에 사용한다. 이때 사용하는 제어장치는 대조도와 밝기 조정, 확대, 관심영역, 온라인상의 컴퓨터 소프트웨어를 사용하기 위해 제공된다.

소프트웨어는 미리 결정한 축의 CT No.값을 계산하고, 평균값, ROI 내에 CT No.값의 표준편차, 감산 테크닉, 평면적인 혹은 볼륨을 가진 양적계산 등을 포함하고 있다. 영상의 재구성은 관상면, 시상면, 사상면까지 가능하다.

의사의 콘솔은 보통 영상을 받아서 디지털 영상(제14장 참조)을 위한 후처리 작업을 하게 된다. 이것은 PACS 네트워크 시스템과도 연결되어 있다.

컴퓨터

컴퓨터(computer)의 CT 영상 시스템은 독특한 하부구조를 가지고 있으며, 약 250,000개의 등식을 동시에 이용하는 영상 포멧을 기반으로 이루어져 있다. 그렇기 때문에 커다란 컴퓨터 저장 공간이 요구된다.

CT에서 사용하는 컴퓨터의 심장은 마이크로 프로세서와 1차적 메모리이다. 이것은 영상 재구성 과정에서 영상의 처음과 끝까지의 시간을 결정하는 요인이 된다. 검사의 효율성은 **영상 재구성 시간**, 특히 많은 수의 슬라이스를 포함한 영상의 영향이 크다.

재구성 시간은 영상 끝부분이 보여질 때 시작된다.

많은 CT 영상 시스템은 영상 재구성을 위한 마이크로 프로세서 대신에 배열처리기를 사용한다. **배열처리기**는 동시에 많은 계산을 수행할 수 있기 때문에 마이크로 프로세서보다 빠른 작업을 할 수 있다.

겐트리

겐트리(gantry)는 X선관, 검출기 열, 고전압발생기, 환자 테이블, 그 외의 기계적인 부분들을 포함한다. 이 하부구조들은 운영 콘솔에서 전자적인 제어를 받고 영상의 구성을 위해 컴퓨터로 데이터를 전송하고 영상 후처리까지 담당한다.

X선관. X선관(x-ray tube)은 다채널 나선형 CT 영상 시스템에서 특별하게 요구되고, 다채널 나선형 CT는 X선관에서 적당한 온도로 유지되어야 한다. X선관에는 60초 동안 연속적으로 전원이 공급된다. X선관이 상대적으로 낮은 조건을 사용하더라도 용량은 항상 높게 유지되어야 한다.

고속의 회전축은 온도를 떨어뜨리는 데 가장 중요하게 사용된다. X선관 고장은 CT 영상 시스템의 중요한 원인이고, 고장이 자주 발생하면서 장비 사용의 제한이 생긴다는 것을 경험적으로 보여준다.

CT 영상에서 가장 중요한 디자인 중의 하나는 초점 크기이지만 직접조사 영상의 이론에 기반을 두지는 않는다. CT 영상 시스템은 작은 초점을 이용한 X선관을 사용하고 높은 공간 분해능 영상을 위해 디자인되었다.

다채널 나선형 CT의 X선관은 매우 크고 양극 쪽의 열용량은 8 MHU이거나 그 이상의 능력을 가지고 있다. X선관이 열을 식히는 능력은 분당 약 1 MHU인데, 양극회전판의 직경이 크고, 두껍고 상당히 크게 제작되어져 있기 때문이다.

이러한 부분에 있어서 걸림돌은 초점의 디자인과 열의 감소 능력이다. 작은 초점은 반드시 튼튼하게 제작되어야 한다. **초점냉각 알고리즘**은 초점의 온도상태를 예측하고 이에 따라 관전류 설정을 조정하기 위해 만들어졌다. 그림 18-19의 X선관은 나선형 CT를 위해 고안되었다. 이 X선관은 고식적인 CT의 X선관 수명에 비추어 볼 때 최소한 50,000번 조사할 수 있도록 설계되었다.

> CT X선관은 최소한 50,000번의 노출을 지속할 수 있어야 한다.

한 회사는 관의 회전축이 기름에 잠긴 혁신적인 X선관을 제작해왔다. 전자선은 음극관에서 보이던 것과 마찬가지로 양극으로 휘어져 들어온다. 그 결과 X선관은 30 MHU의 능력을 가지게 되었고 냉각률도 분당 5 MHU의 효과를 나타냈다(그림 4-16 참조).

검출기 열. 다채널 나선형 CT 영상 시스템은 그림 18-20과 같이 여러 개의 검출기를 수십에서 수천 개의 열로 맞추어 세웠다. 이전에는 가스를 채운 검출기를 사용하였지만, 현재는 모두 고체상태로 제작된 섬광체를 사용한다.

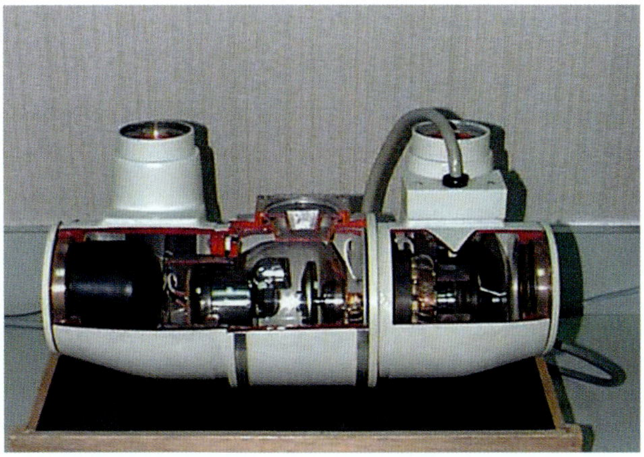

그림 18-19 나선형 CT를 위해 특별히 설계된 X선관이다. 직경 15 cm 디스크를 가지고 7 MHU이며 양극 열용량은 5 cm 두께이다.

초기의 섬광 검출기 열(detector array)에는 섬광체인 결정체-광전자증배관으로 구성되었다. 이 검출기들은 아주 좁게 배열할 수 없었다. 그리고 이 방식에는 각 광전자증배관마다 높은 전원공급이 필요하였으며, 그 결과 결정체-광다이오드 방식으로 대체되었다.

광다이오드는 빛을 전자신호로 변환시키는 데 크기를 더 작고 조밀하게 할 수 있으며, 전원공급이 필요하지 않았다.

NaI(sodium iodide)는 영상 시스템의 초기에 사용되는 섬광체였다. 이것은 후에 $Bi_4Ge_3O_{12}$ 또는 BGO(bismuth germinate)와 CsI(cesium iodide)로 대체되었다. 최근 $CdWO_4$(Cad-

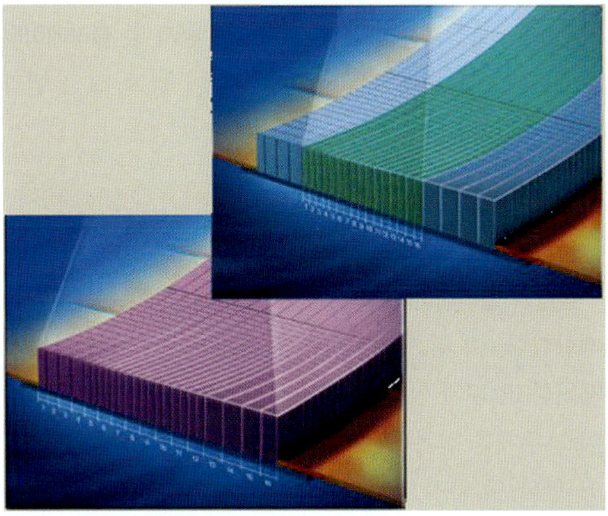

그림 18-20 1,824개 검출기, 폭 0.6 mm 64행으로 구성된 멀티 다중 검출기이다.

mium tungstate)와 특별한 세라믹 소재는 섬광체 선택의 하나로 주목받고 있다. 섬광 검출기의 선택은 CT 영상 시스템에서 영상의 공간 분해능 향상을 위한 가장 중요한 특징이다.

섬광 검출기는 높은 X선 검출효율을 가지고 있다. 입사된 X선의 약 90%를 검출기에서 흡수하고 신호로 변환한다. 이것은 검출기 사이에 공간이 거의 존재하지 않을 때 가능하며, 그 결과 90% 이상의 검출효율을 만들어낼 수 있었다. X선 검출기 열의 효율은 환자의 피폭선량을 줄이고, 빠른 영상 구현시간, 신호 대 잡음비를 증가시켜 영상의 질을 향상시킨다. 검출기 열은 특히 다채널 나선형 CT에서 중요한 요소로 받아들여지며 디자인된다.

콜리메이션. 콜리메이션(collimation)은 고식적인 CT 영상 시스템과 같이 다채널 나선형 CT 영상 시스템에서 필요로 하는 요소이다. 알맞은 콜리메이션은 조사되는 조직의 범위를 제한하여 환자 피폭선량을 감소시키고, 산란선을 제거해서 영상의 대조도를 증가시키는 중요한 효과를 얻게 된다.

고식적 방사선 촬영에서 X선관 하우징에 단 하나의 콜리메이터만 설치되어 있다. 다채널 나선형 CT 영상 시스템에서는 그림 18-21과 같이 보통 두 개의 콜리메이터가 사용된다.

하나의 콜리메이터는 X선관 하우징 또는 그 주변에 설치된다. 이 콜리메이터는 유용하게 사용할 수 있는 빔을 만들어 환자에게 피폭되는 부위를 제한하고, 환자 피폭선량을 결정하는 데 사용된다. 이 **환자 앞 콜리메이터**는 보통 여러 개의 부분으로 구성되어 있고, X선 빔과 평행하게 설치된다.

> 콜리메이션은 총 선량과 환자 선량을 결정한다.

검출기 콜리메이터는 검출기 열에 도달하는 X선 빔을 제한한다. 이 검출기는 검출기 열에 입사되는 산란선을 제거하고, 환자 앞 콜리메이터와 동시에 움직일 때 슬라이스 두께를 결정하는 역할을 하기 때문에 *감도 면*이라고 한다. 검출기 콜리메이터는 검출기 열에 닿기 전에 산란선을 제거하므로 영상 대조도가 개선되는 결과를 만들어 낸다.

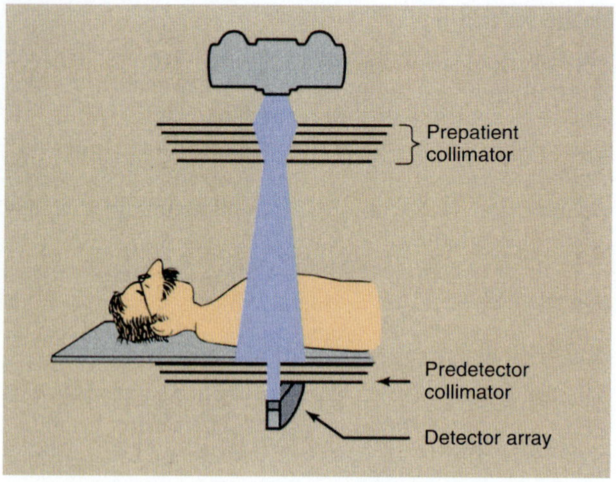

그림 18-21 다중단면 나선형 CT 영상 시스템은 환자 앞 콜리메이터와 검출기 앞 콜리메이터를 모두 포함한다.

> 검출기 조리개는 감도면(sensitivity profile)과 슬라이스 두께를 결정한다.

고전압 발생기. 모든 다채널 나선형 CT 영상 시스템은 고주파 동력으로 작동한다. 고주파 발생기는 고전압 승압기가 작기 때문에 고전압 발생기(high-voltage generator)의 크기가 작다. 따라서 회전 겐트리 내에 설치할 수 있다.

고전압 발생기는 X선관과 같은 위치에 있어야 하기 때문에 공간상의 제약을 받는다. 다채널 나선형 CT 영상 시스템에서 적절하게 디자인하여 이 두 개가 함께 위치할 수 있도록 최대한의 공간을 확보해야 한다. 사용전력은 약 50 kW이다.

환자 자세와 지지하는 테이블. 환자가 편안하게 누울 수 있도록 지지해야 하고, 환자 테이블은 카본 섬유(carbon fiber)와 같은 재질을 사용하여 선의 흡수가 감소될 수 있도록 제작되어야 한다. 따라서 X선 빔의 투과가 방해되어 환자의 영상에 악영향을 끼쳐서는 안 된다.

환자의 테이블에서 자세가 정확하지 않으면, 같은 부위를 재촬영해야 하므로 선량이 두 배로 증가하거나 누락되는 부분이 발생할 수 있다. 환자 테이블은 자동적으로 작동하므로 기술자가 촬영 중에 검사실 내로 들어갈 필요가 없다. 이것은 환자마다 걸리는 검사시간을 줄이는 데 도움이 된다.

슬립링 기술

슬립링(slip-ring)은 전력과 전기적 신호가 고정된 위치 위에서 회전하는 부위에 부착된 링과 브러시를 이용해서 통하게 하는 전자기기 장치이다. 그림 18-22의 한쪽 부분은 부드러운 링이고, 다른 부분은 부드러운 링을 쓸어내리는 브러시로 이루어진 링이다. 나선형 CT는 슬립링 기술(slip-ring technology)을 이용 가능하도록 만들어졌다. 이것은 겐트리의 회전이 중단 없이 계속해서 움직이게 할 수 있게 하는 역할을 한다.

초기의 CT 영상은 겐트리 회전과 회전 사이에 멈추는 시간이 있었다. 멈추어 있는 동안 환자 테이블은 겐트리 방향으로 움직이고 처음 위치로 되돌아온다.

슬립링 겐트리 시스템에서는 전력과 전자신호가 겐트리 내에 고정된 링을 통하여 전송되므로 전기 케이블과 이전에 발생하였던 회전 움직임을 제거할 수 있다.

> 슬립링은 다중 슬라이스 나선 CT를 가능하게 한다.

겐트리 구성요소인 브러시는 고정된 슬립링의 홈에 밀착하여 미끄러지면서 전력을 공급한다. 전도성 물질(예: 은과 흑연의 합금, silver graphite alloy)로 제작된 브러시 합금은 접촉되어 미끄러지면서 사용된다. 링은 영상 시스템의 수명까지 사용되고, 브러시는 매년 또는 정기점검 중에 교체해야만 한다.

그림 18-23은 회전 겐트리가 어떻게 설치되어 있는지 나타낸다.

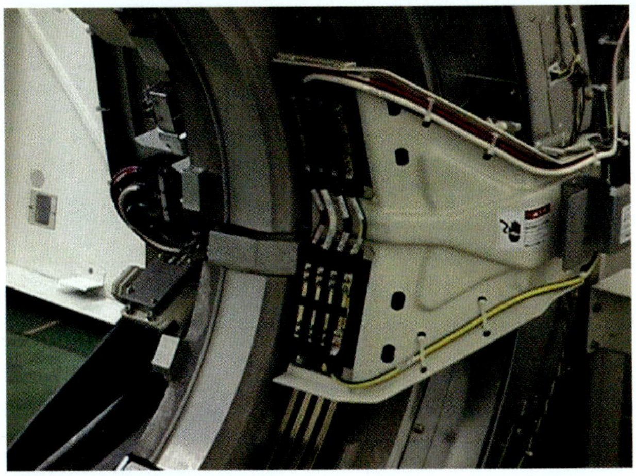

그림 18-22 슬립형과 브러시가 다중면 나선형 CT 영상 시스템의 겐트리에 있는 나머지 부분 요소를 연결한다.

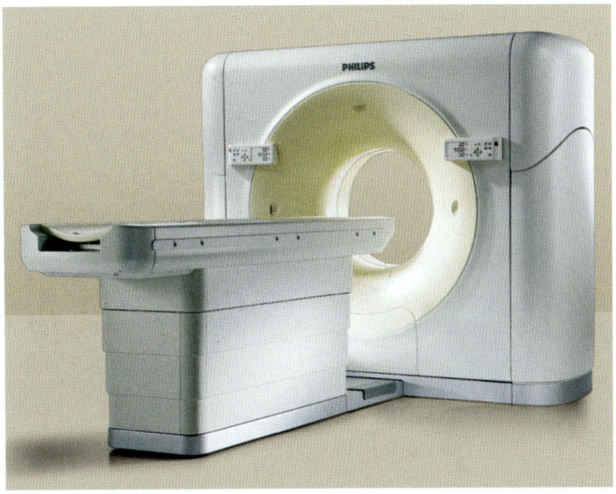

그림 18-23 다중단면 나선형 CT 영상 시스템은 받침대, 제어 시스템, 고전압 발생기, X선관, 검출기 열을 포함하고 있다.

영상 특성

CT에서 획득한 영상은 고식적인 방사선 촬영과는 다르게 획득한 데이터를 받아서 인위적으로 만들어낸 합성 영상이다. 방사선 촬영에서 X선이 영상 수용체에 직접 영상을 형성한다. CT 영상 시스템에서는 X선이 저장된 강도에 따라 매트릭스 구조로 표시된 컴퓨터 영상으로 나타난다.

영상 매트릭스

CT 영상 포맷은 모니터에 광학밀도 또는 밝은 수준이 할당된 수의 셀 타입으로 구성되어 있다. 원래의 EMI 포맷은 80 × 80, 총 6,400개의 독립적인 셀의 정보를 가진 매트릭스(matrix)로 구성되어 있고, 최근의 영상 시스템은 512 × 512, 결과적으로 262,144개 셀의 정보를 가진 매트릭스를 제공한다.

정보를 가진 각각의 셀을 **픽셀(사진요소)**이라고 하고, 픽셀마다 가지고 있는 정보를 CT No. 또는 **Hounsfield unit(HU)**라고 한다. 픽셀은 그림 18-24와 같이 조직의 부피에 해당하는 2차원적인 표시이다.

재구성된 영상의 직경은 **관심영역(field of view; FOV)**이라고 한다. 고정된 매트릭스 크기에서 FOV가 증가하면, 예를 들어, 12 cm에서 20 cm으로 증가한다고 가정했을 때 각 픽셀의 크기는 비례적으로 증가한다. 고정된 FOV 상태에서 매트릭스 크기가 512 × 512에서 1,024 × 1,024로 증가하면 픽셀 크기는 작아진다.

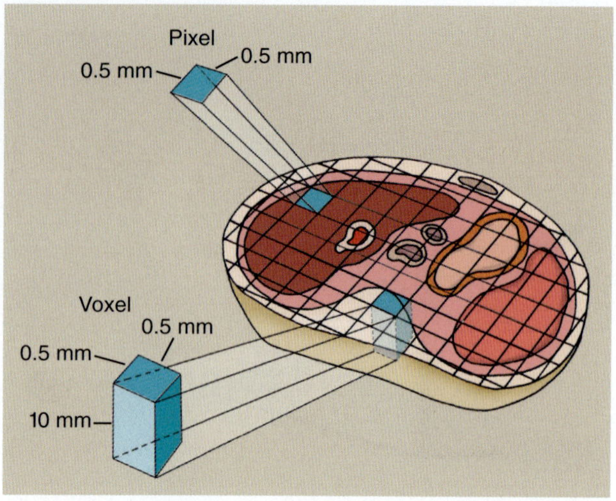

그림 18-24 CT 매트릭스는 각각 픽셀을 볼륨이 있는 2차원으로 표현한다.

> **픽셀 크기**
>
> $$\text{Pixel size} = \frac{\text{FOV}}{\text{Matix size}}$$

질문 : CT 이미지 특성이 다음과 같을 때 픽셀값은?

a. FOV 20 cm, 128 × 128 matrix

b. FOV 20 cm, 512 × 512 matrix

c. FOV 36 cm, 512 × 512 matrix

해답: a. $\frac{200 \text{ mm}}{128 \text{ pixels}} = 1.6 \text{ mm/pixel}$

b. $\frac{200 \text{ mm}}{512 \text{ pixels}} = 0.4 \text{ mm/pixel}$

c. $\frac{360 \text{ mm}}{512 \text{ pixels}} = 0.7 \text{ mm/pixel}$

조직 부피는 **복셀**(부피요소, voxel)이라고 하고, 픽셀의 크기와 CT 영상의 두께에 의해 결정된다.

> **복셀 크기**
>
> 복셀 크기(mm^3)=픽셀 크기(mm^2) × 단면 두께(mm)

질문 : 앞 문제의 조건으로 5 mm 단면 두께로 세 번의 스캔을 진행했을 때 복셀 크기는?

해답 : a. $(1.7 \text{ mm})^2 \times 5 \text{ mm} = 14.5 \text{ mm}^3$

b. $(0.4 \text{ mm})^2 \times 5 \text{ mm} = 0.8 \text{ mm}^3$

c. $(0.7 \text{ mm})^2 \times 5 \text{ mm} = 2.5 \text{ mm}^3$

CT Numbers

각 픽셀은 모니터에 밝은 수준으로 표시된다. 이 레벨은 픽셀당 -1,000에서 +3,000까지의 CT No.(CT Numbers) 범위에 해당한다. -1,000에 해당하는 CT No.는 공기이고 +3,000에 해당하는 CT No.는 조밀한 조직의 뼈이다. CT No.에서 0은 물 성분이다. 표 18-3은 선감약계수에 따른 여러 가지 조직의 CT 값을 보여준다.

어떤 값이 주어진 CT No.는 복셀의 개념을 가진 조직의 X선 감약계수와 관련이 있다. 제9장에 기술하였듯이 X선이 감약되는 정도는 X선 빔의 평균 에너지와 흡수체의 유효 원자번호에 의해 결정되고, 감약계수로 표현된다.

CT No.값은 다음과 같다.

표 18-3 다양한 조직에 대한 CT No.와 4개 관전압에서 X선 감약계수

조직	CT No.	선 감약계수(cm^{-1})			
		75 kVp	100 kVp	125 kVp	150 kVp
밀집한 뼈	3,000	0.604	0.528	0.460	0.410
근육	50	0.273	0.237	0.208	0.184
백질	45	0.245	0.213	0.187	0.166
회백질	40	0.243	0.212	0.184	0.163
혈액	20	0.241	0.208	0.182	0.163
뇌척수액	15	0.240	0.207	0.181	0.160
물	0	0.239	0.206	0.180	0.160
지방	−100	0.213	0.185	0.162	0.144
폐	−200	0.111	0.093	0.081	0.072
공기	−1,000	0.0005	0.0004	0.0003	0.0002

CT No.

CT No. $K=\left(\frac{\mu_t-\mu_w}{\mu_w}\right)$

μ_t: 측정된 조직의 감약계수
μ_w: 물의 감약계수
K: 장치의 확대상수

이 공식은 물에서 CT No. 값은 물의 경우 조직의 감약계수 $\mu_t=\mu_w$이므로 $\mu_t-\mu_m=0$이기 때문에 항상 0의 값을 갖는다. 정확하게 CT 영상 시스템을 작동하기 위해서는 검출기의 반응이 계속해서 교정되어야만 하며, 물의 값이 항상 0을 나타낼 수 있어야 한다.

K는 1,000이고 CT No.는 *하우스필드* 단위와 ±1,000 범위이다.

실질적인 영상의 동적범위가 4,096으로 표현될 때 모니터나 필름에는 32색조의 회색조 이상으로 표현되지는 않기 때문에 막대한 정보의 양이 불필요하게 사용된다. 그러나 윈도우와 레벨 조정을 이용한 완벽한 처리과정은 확인할 수 있는 동적 범위를 전체 영역으로 넓힐 수 있다.

영상 재구성

CT 촬영 중에 각 검출기에 의한 데이터의 수집은 컴퓨터 메모리에 저장된다. 영상은 여과 후 **역투행법**이라고 하는 처리과정을 통해 재구성된다.

여과조건을 금속 필터를 사용한 경우보다 우수한 수학적 함수로서 아래의 표를 제시한다. 처리과정은 이 장에서 논의하기에는 매우 복잡하지만, 간단한 예로서 진행과정을 이해할 수 있다.

그림 18-25와 같이 각 면마다 두 개의 구멍을 낸 박스를 상상해 보자. 박스는 4개의 방으로 나뉘어져 있고, 방마다 a, b, c, d라고 이름을 붙인다. 텍사스의 커다란 바퀴벌레를 c에 넣는다. 박스의 뚜껑을 닫고 구멍이 있는 4세트의 방향에서 바퀴벌레의 각 부분을 정확하게 관찰할 수 있다.

각 관점에서 **바퀴벌레**의 모양을 1이라고 한다. 만약 두 개의 구멍 중 하나의 구멍에서 반대쪽 구멍이 보이

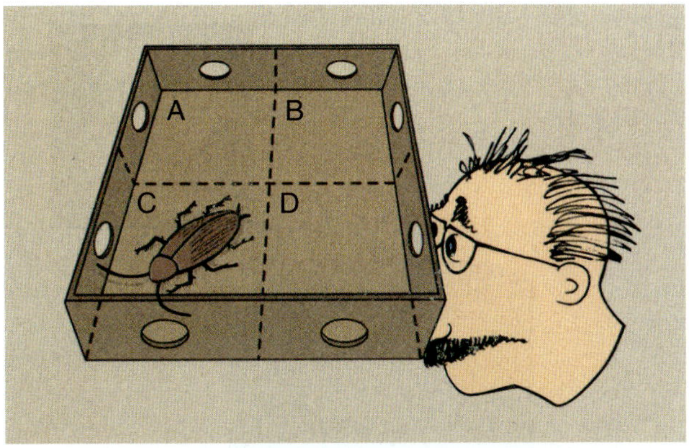

그림 18-25 4개의 픽셀과 매트릭스를 재구성하여 CT 영상을 만든다.

고, 바퀴벌레가 그곳에 없다는 것을 알게 되었다고 하자. 우리가 바퀴벌레가 없다는 걸 알았을 때 0이라고 표시한다. 그림 18-25와 같이 관찰하는 방법을 $c+d=1$처럼 간단하게 표현할 수 있다. 구멍을 통한 모든 검사는 다음과 같이 나타낼 수 있다.

$$a+b=0$$
$$c+d=1$$
$$a+c=1$$
$$b+d=0$$

4개의 방정식의 결과는 $c=1$이고 a, b, d는 0이다.

CT의 경우, 우리는 4개의 방(픽셀)은 없지만 250,000 이상의 것을 가지고 있다. 결과적으로, CT 영상 재구성에는 250,000개 이상의 방정식이 동시에 필요하다.

다평면 재구성

3차원 **다평면 재구성**(multiplanar reformation; MPR)에서 다채널 나선형 CT의 능력은 탁월하다. 가로 단면 영상은 3차원적인 데이터 집단으로 중첩하면, 여러 방향으로 관찰한 것과 같은 영상을 재현할 수 있다. **최대강도투사**(maximum intensity projection; MIP), **그림자 단면 표시**(shaded surface display; SSD), **그림자 부피 표시**(shaded volume display; SVD)와 같은 3차원에서의 MPR 알고리즘이 빈번하게 사용된다.

그림 18-26의 MIP 재구성은 데이터 집단에서 임의의 선을 따라 가장 높은 값을 가진 픽셀을 선택하면, 이 픽셀들만이 표시된다. MIP 영상은 CT 혈관조영술에서 폭넓게 사용되며 영상을 매우 빠르게 재구성할 수 있다.

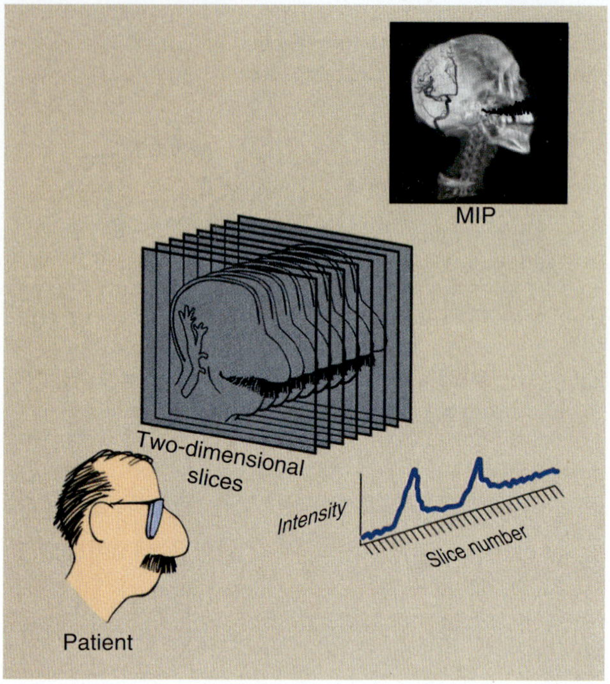

그림 18-26 최대 강도의 다중단면 재구성 프로젝션에서 2차원 데이터 세트를 이용하여 3차원 영상을 생성한 결과는 CT 혈관 촬영 영상이다.

3차원 영상에서 약 10% 사용되고, 이 방식은 높은 대조도를 가진 혈관의 3차원적 영상을 얻어낼 수 있다. 대부분의 컴퓨터 작업장에서 영상은 그림 18-27과 같이 3차원 환경에서 확인할 수 있다.

MIP는 3차원 영상에서 가장 손쉬운 양식이다. 중첩된 혈관은 표시되지 않기 때문에, 혈관구조가 주변 조직으로부터 손실 없이 훌륭하게 제공된다. 또한 이 방식은 영상의 회전을 허용한다. 복셀을 가로질러 비스듬하게 횡단하는 작은 혈관은 공간 볼륨의 평균값으로 표현하기 때문에 표시되지 않을 것이다.

SSD는 컴퓨터가 디자인하고 만들어낸 프로그램 기반의 기술을 사용한다. 초기에는 뼈의 영상에 적용하였지만, 현재는 그림 18-28과 같은 가상 대장내시경에까지도 사용될 수 있다. SSD의 본질은 영상에서 표현되는 조직에 대한 좁은 동적 범위를 설정하는 데에 있다. 좁은 범위를 가지게 되면 기술자에 의해 설정된 값에 따라 장기 표면을 표시할 수 있다.

표면의 경계는 매우 특이하고 그림 18-29와 같은 3차원상의 영상으로 나타나게 할 수 있다. 이와 같은 영상 기법을 *볼륨 렌더링*(*volume rendering*)이라고 한다.

SSD는 기술자에 의해 설정된 픽셀의 범위에 매우 민

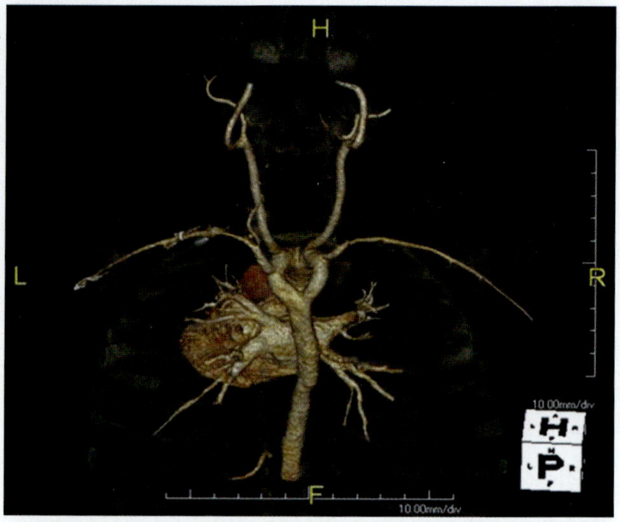

그림 18-27 64 슬라이스 나선형 CT로 재구성한 경동맥 CT 검사이다.

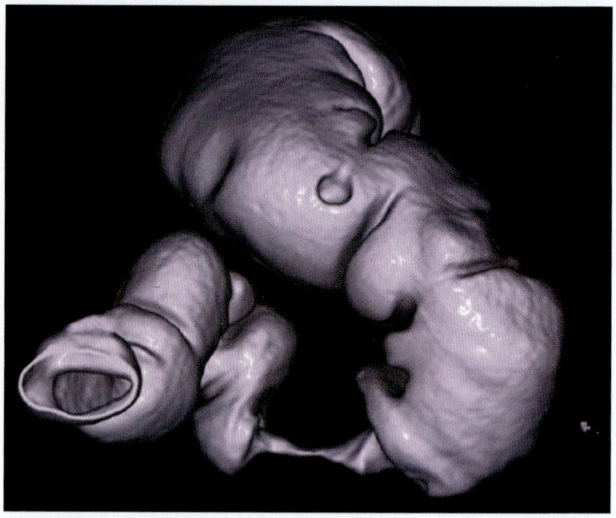

그림 18-28 가상 결장경 검사법으로 얻은 64 슬라이스 나선형 CT 데이터를 재구성하여 얻은 음영 표면 영상이다.

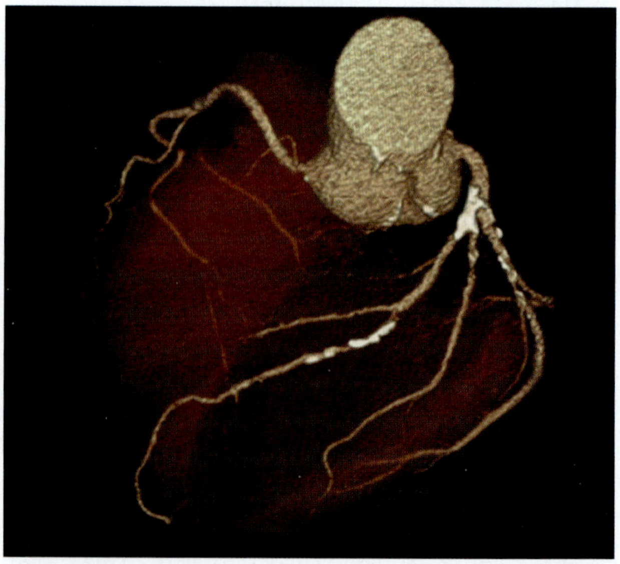

그림 18-29 CCTA 과정에서 구성한 심장 볼륨 렌더링이다. 이 영상은 3차원 시각화를 위하여 회전하였다.

감하기 때문에, 실제 해부학적 구조를 영상으로 표현하는 것이 어렵다.

영상의 질

고식적인 방사선 촬영을 통한 영상의 질은 공간 분해능, 대조도 분해능, 노이즈에 의해 결정된다. 이 특징들은 상대적으로 묘사하기는 쉬운 반면 측정하거나 정량적으로 표현하기에 어려운 면이 있다.

CT 영상은 분리된 픽셀 값을 구성하기 때문에 화질의 특징과 양적 표현이 용이하다. 몇 가지 방법을 이용하여 CT 영상의 질을 측정하고 다섯 개의 원리적인 특징을 수의 개념으로 나타낼 수 있다. 또한 공간 분해능, 대조도 분해능, 노이즈, 직선성, 균일성을 확인할 수 있다.

공간 분해능

보통의 기하학적 구조를 가진 영상의 균일한 표면을 보면, 그림 18-30과 같이 표면의 영상이 약간 흐릿한 것을 확인할 수 있다. 흐린 정도는 시스템의 공간 분해능(spatial resolution)으로 측정할 수 있고, 약간의 조건을 이용해서 조정할 수 있다. 영상의 표면은 픽셀 값을 시각화하기 위해 변환한 것이기 때문이다. 이 값들은 공간 분해능의 측정에서 표면을 분석할 수 있다.

영상은 CT 영상 시스템의 한계로서 약간 흐리게 나타난다. CT 값에서 날카로운 표면의 끝은 표면을 따라 CT 값을 부드럽게 대체하여 표현한 것이다.

공간 분해능은 픽셀 크기의 능력을 나타낸 것이다. 더 작은 크기의 픽셀 크기는 공간 분해능이 더욱 향상된다. CT 영상 시스템은 후처리과정을 거친 영상을 재구성하므로 공간 분해능에 있어서는 매우 좋은 방법이다.

슬라이스 두께 역시 얇을수록 공간 분해능이 뛰어나다. 슬라이스 두께 내에 들어가지 않는 해부학적 구조는 *부분 용적*(*partial volume*)이라는 인공물로 나타나지 않을 것이다. CT에서 복셀 크기도 CT 공간 분해능에 영향을 준다. 환자 앞과 검출기 앞에 위치한 조리개의 모양은 산란선의 발생 정도에 영향을 주고, 시스템의 대조도에 영향을 미치는 공간 분해능에 작용한다.

높은 대조도를 표현하는 경계 부분의 정확성을 재현하기 위한 CT 영상 시스템의 능력은 **경계응답함수**(edge response function; ERF)라는 수학적 방식으로 표현할 수 있다. ERF의 측정은 **변조전달함수**(modulation transfer function; MTF)라고 하는 다른 수학적 기법으로 변환할 수 있다. MTF와 이를 이용한 영상의 재현은 CT 영상 시스템의 공간 분해능 표현에 가장 흔히 사용되는 방식이다.

MTF가 복잡한 수학적인 형식이라고 하더라도, 이해하는 것은 그렇게 어렵지 않다. 그림 18-31과 같은 막대기의 패턴을 보이는 CT 영상의 경우를 살펴보자.

똑같은 경계 표시로 나타난 하나의 막대를 라인 쌍(line pair; lp)이라고 한다. 단위길이당 라인 쌍을 **공간 주파수**라고 하고, CT 영상 시스템에서는 센티미터당 라인 쌍으로 표현한다(lp/cm).

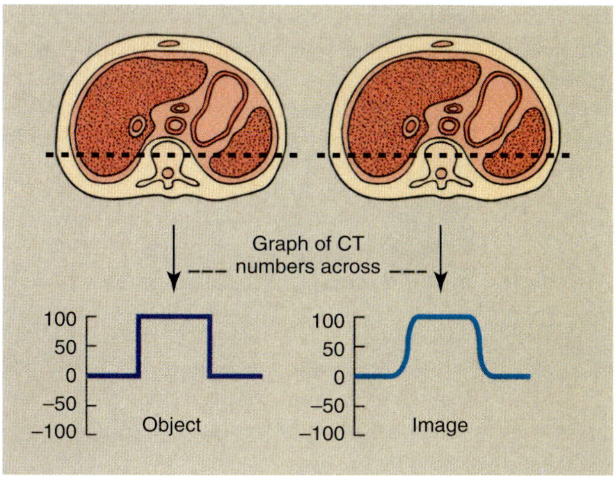

그림 18-30 CT 검사에서 명확하게 나타나는 경우와 약간 흐리거나 번져 보이는 경우가 있다. 이러한 경우는 사실상 CT 계수값의 갑작스런 변화 때문이므로 그것을 부드럽게 변화시킬 수 있다.

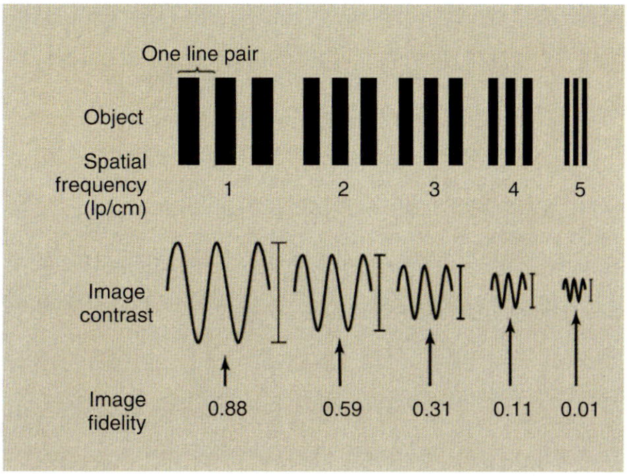

그림 18-31 공간 분해능이 주파수가 증가하는 패턴의 영상일 때 영상 주파수가 감소하고, 그 결과 광학적 감도값이 상대적으로 감소한다.

질문: 1 lp/cm를 1 p/mm로 어떻게 변화하는가?
해답: 1 lp/cm = 1 lp/10 mm = 0.1 lp/mm

> 낮은 공간 주파수는 큰 개체를 나타내고, 높은 공간 주파수는 작은 개체를 나타낸다.

낮은 주파수의 막대 패턴을 가진 영상은 고주파의 막대 패턴을 가진 영상보다 대상을 더 명확하게 표현할 수 있다. 영상 시스템의 한계 때문에 공간 주파수가 증가하면서 정확한 재현성의 손실이 발생한다. 조사야 제한, 검출기 크기와 집적도, 기계적 · 전기적인 겐트리 조절, 재구성 알고리즘과 같은 CT 영상 시스템의 특징은 영상의 질을 떨어뜨린다.

MTF는 이와 같은 조건에 따라 공간 주파수로 대상의 영상을 표현하는 방법이다. 대상을 정확하게 표현하는 영상에서 CT 영상 시스템의 MTF가 1의 값을 나타낼 것이다. 영상이 단순하게 검거나 어떤 대상에 대한 정보를 가지고 있지 않다면, MTF는 0의 값을 나타낼 것이다.

그림 18-32에서 영상의 충실도는 영상의 축과 영상 대조도에 따라 측정된다. 1 lp/cm의 공간 주파수의 경우에, 영상의 광학밀도의 변화는 0.88을 나타낸다. 4 lp/cm에서는 대상에서 약 0.11 또는 11%이다. 그림 18-32와 같이 MTF 곡선에서 각 공간 주파수의 결과는 영상 대조도와 피사체 대조도의 비로 표현된다.

그림 18-33은 두 개의 서로 다른 CT 영상 시스템의 MTF와 곡선에 대한 설명을 나타낸다. 영상 시스템에서 매우 작은 대상 또한 높은 재현성을 나타내는 만큼, MTF 곡선이 오른쪽으로 더 멀리 진행할수록 공간 분해능이 높다. 또한 MTF 곡선은 그림 18-34와 같이 낮은 공간 주파수에서 높게 나타나고 대조도 분해능이 높은 것을 확인할 수 있다.

MTF는 여러 크기의 물체를 시스템에 저장하기 위한 영상 저장공간과 관련이 있는 복잡한 관계이다. 대부분의 CT 영상은 0.1에서 시작하며 **제한적 분해능**(**제한적 해상력, limiting resolution**)이라고도 하는 MTF의 공간주파수에 의해 결정된다. 그림 18-33에서도 볼 수 있듯이, 영상 시스템 A는 5.2 lp/cm에서 0.1 MTF를 나타내고, B는 3.5 lp/cm의 수치만을 나타낸다. 하지만 A는 B보다 우수한 공간 분해능을 가지고 있다.

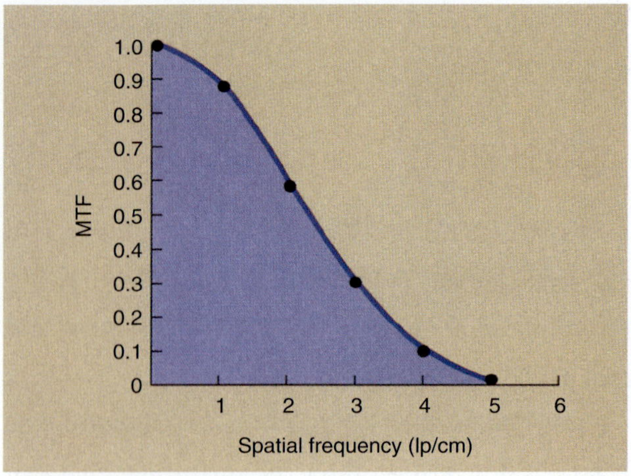

그림 18-32 MTF는 공간 주파수에 대한 영상을 작성한 것이다. 6 포인트는 그림 27-31에서 설명한 부분이다.

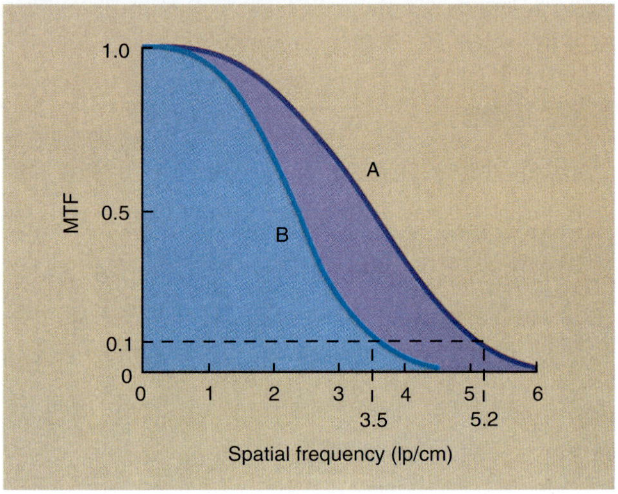

그림 18-33 CT 영상 시스템 표본 2개의 MTF 곡선이다. B보다 A가 더 높은 공간 분해능을 나타낸다.

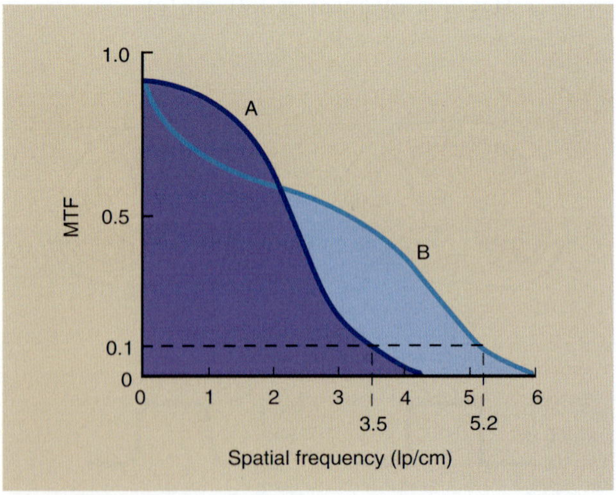

그림 18-34 영상 시스템은 대조도 분해능이 높고(A), 공간 분해능이 높다(B).

CT 영상 분해능의 대부분이 제한적 분해능의 공간 주파수에 의해 표현되었다고 할지라도, 대상의 크기를 재현했다고 생각하기 쉽다. CT 영상 시스템에서 결정되는 원래의 대상 크기는 제한적 분해능에서 공간 주파수에 절반에 해당된다.

> **공간 분해능/공간 주파수**
>
> $$SR(cm)=\frac{1}{2}\left(\frac{1}{SF(lp/cm)}\right)$$
>
> $$SF(1p/cm)=\frac{1}{2}\left(\frac{1}{SR(1cm)}\right)$$
>
> SR=공간 분해능, SF=공간 주파수

질문: CT 영상 시스템이 5 lp/cm을 나타낼 수 있다고 한다. 표현되는 대상의 크기는 얼마인가?

해답: 5 lp/cm에 대응하는 값은 $=(5\ lp/cm)^{-1}$

$$=\frac{1}{5\ lp/cm}$$
$$=\frac{1\ cm}{5\ lp}$$
$$=\frac{10\ mm}{5\ lp}$$
$$=\frac{2\ mm}{lp}$$

라인 쌍은 막대 모양과 같은 폭의 공간으로 구성되어 있기 때문에 2 mm/lp는 1 mm의 공간이 있으므로 1 mm로 대상을 분리하여 나타낸다. 따라서 시스템의 분해능은 1 mm가 된다.

질문: 가장 좋은 다채널 나선형 CT 영상 시스템이 약 20 lp/cm의 제한적 분해능을 가지고 있다고 할 때, 대상을 얼마까지 표현할 수 있는가?

해답: $(20\ lp/cm)^{a-1}$에 대응하는 값은 =1

$$=\frac{1}{20\ lp/cm}$$
$$=\frac{1\ cm}{20\ lp}$$
$$=\frac{10\ mm}{20\ lp}$$
$$=\frac{0.5\ mm}{lp}$$

질문: CT 영상 시스템이 0.65 mm의 고대조도를 가지고 있다면 공간 주파수는 얼마인가?

해답: 0.65 mm+ 0.65 mm=1.3 mm/lp

$$\frac{1}{1.3\ mm/lp}=0.77\ lp/mm$$
$$=7.7\ lp/cm$$

테스트 작업으로 평가될 수 있는 영상 시스템의 중요한 측정은 인공물의 발생, 대조도 분해능과 공간 분해능을 좌우한다.

그림 18-35은 몇 가지의 CT 영상의 질을 판단하는 요소를 평가하기 위해 미국 대학방사선학과위원회(Physics commission Of the American College Of Radiology)에 의해 디자인된 팬텀의 4가지 시험방법을 보여준다.

> CT 영상의 공간 분해능은 픽셀 크기에 의해 제한된다.

MTF와 공간 주파수가 CT의 공간 분해능을 묘사할지라도, 픽셀 크기보다 영상 시스템을 측정할 수 있는 방법은 없다. 라인 쌍의 경우에는 하나의 선과 같은 폭의 공간을 표현하는데 적어도 2개의 픽셀이 필요하다.

대조도 분해능

모양이나 크기와 관계없이 하나의 연한 조직과 다른 조직을 구분하는 능력을 **대조도 분해능(contrast resolution)**이라고 한다. 이것은 다채널 나선형 CT에서 두드러지는 특징이다.

조직에서 X선의 흡수는 X선의 선감약계수에 의해 영향을 받는다. 우리가 알다시피 선감약계수는 X선의 에너지와 조직의 원자번호와 관련이 있다. CT의 경우, 환자에 의한 X선 흡수 역시 몸의 밀도에 의해 결정된다.

그림 18-36과 같이 지방-근육-뼈의 구조가 있다고 가정하자. 원자번호는 하나로 정의되지 않고 조금씩 다르게 나타나며(각각 Z=6.8, 7.4, 13.8), 밀도의 경우도 이와 다르지 않다(p=0.91, 1.0, 1.85 kg/m^3). 이 차이점이 측정되었다 할지라도 고식적 방사선 촬영에서는 분명하게 나타나지 않는다.

CT 영상 시스템은 이 차이점을 증폭시켜 영상의 대조도를 향상시킬 수 있다. 조직 각각의 CT No.값의 범위는 약 -100, 50, 1,000이다. CT에서 만들어진 증폭된 대조도는 인접한 부위에서 나타나기 쉽다.

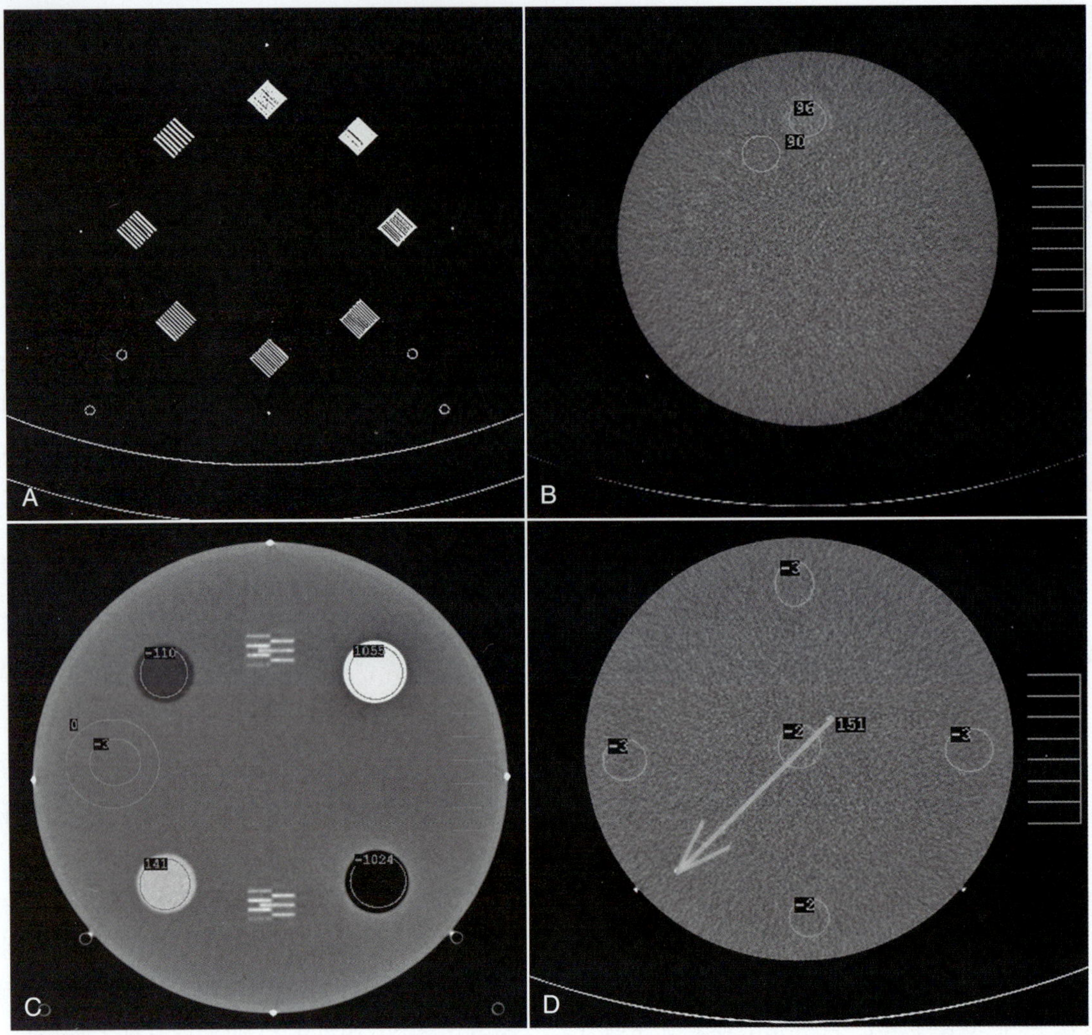

그림 18-35 CT 이미지의 질적 평가를 위한 팬텀 테스트. (A) 공간 분해능. (B) 대조도 분해능. (C) 직선성. (D) 그 외 요소들.

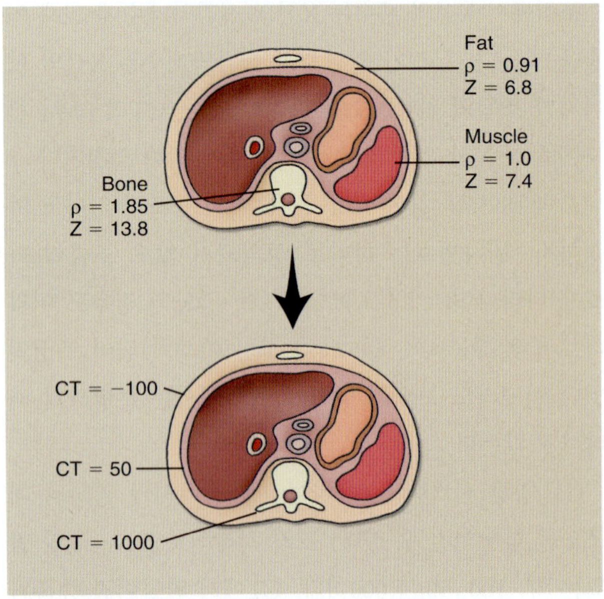

그림 18-36 암세포의 농도와 조직의 원자번호 효과는 큰 차이가 없으나 증폭된 CT 영상에서는 큰 차이가 나타난다.

> 대조도 분해능은 X선 조리개 때문에 기본적인 CT보다 우수하다.

CT에서 대조도 분해능은 고식적인 방사선 촬영보다 영상을 쉽게 활용할 수 있도록 돕는다. 환자 앞과 검출기 앞의 조리개로부터 산란선을 제거하기 때문이다. 낮은 영상 대조도를 가진 대상을 확인할 수 있는 능력은 크기와 대상의 균일도와 **시스템의 노이즈**에 의해 제한될 수 있다.

노이즈

물과 같은 중간 정도의 균일성을 가진 물체를 촬영하면 각 픽셀은 0의 값을 가지게 될 것이다. 물론 시스템의 대조도 분해능은 완벽하지 않기 때문에 이러한 상황은 발생하지 않는다. CT No.는 평균적으로 0을 나타내지만, 실제로는 0보다 높거나 낮은 값의 범위를 갖는다.

CT No. 높거나 낮은 변화는 시스템의 노이즈에 의한 영향이다. 모든 픽셀 값이 동일하다면 **노이즈(noise)**는 발생하지 않을 것이다.

> 영상잡음이 많은 것은 픽셀 값의 큰 변화를 나타낸다.

노이즈는 물 팬텀 영상에서 픽셀의 큰 수에서 백분율에 따른 표준편차로 나타낸다. 노이즈는 아래와 같은 요소에 의해 좌우된다는 사실을 이해해야 한다.

- kVp와 여과
- 픽셀 크기
- 슬라이스 두께
- 검출기의 효율성
- 환자 선량

결국 검출기에 도달하는 환자 선량이 노이즈를 좌우하여 영상을 형성한다.

> **노이즈**
>
> $$노이즈(\sigma) = \sqrt{\frac{\sum (x_i - \bar{x})^2}{n-1}}$$
>
> 여기에서 x_i는 각 CT 값, x는 최소한 100개 값의 평균, n은 평균화된 CT 값의 수

통계적으로 노이즈는 **표준편차**로 표시하고 σ로 정의한다.

노이즈는 영상에 반점으로 나타난다. 노이즈가 적은 영상은 눈으로 볼 때 매우 부드러워 보이고, 노이즈가 많은 영상은 얼룩덜룩하거나 반점 등이 나타난다.

> 낮은 대조도를 갖는 대상의 분해능은 CT 영상 시스템의 노이즈에 의해 결정된다.

노이즈는 직경 20cm의 팬텀을 이용하여 매일 평가해야 한다. 모든 CT 영상 시스템은 디지털 영상에 ROI를 결정할 수 있는 능력을 가지고 있고, ROI 내의 CT No.값의 평균과 표준편차를 계산할 수 있다. 방사선사가 노이즈를 측정할 때, ROI는 최소한 100개의 픽셀을 포함해야 한다. 노이즈 측정은 다섯 개의 측정방법(주변에서 4개와 중앙에서 1개)을 포함한다.

직선성

물의 CT No.는 0으로 나타나고, 다른 조직들은 그에 따른 CT No.로 표현되므로 CT 영상 시스템이 자주 교정되어야 한다. 매일 확인하는 교정방법은 그림 18-37과 같이 AAPM에서 사용하는 다섯 개의 핀을 이용한 테스트 방법이다. 다섯 개의 각각의 핀은 표 18-4와 같이 물리적 특성과 X선의 감약 정도가 확인된 서로 다른 플라스틱 물질로 제작되어 있고 물 팬텀 내에 장착한다.

테스트 장비를 설치한 후에 그림 18-38과 같이 각 핀의 CT No.를 기록하고, 평균값과 표준편차를 표시한다.

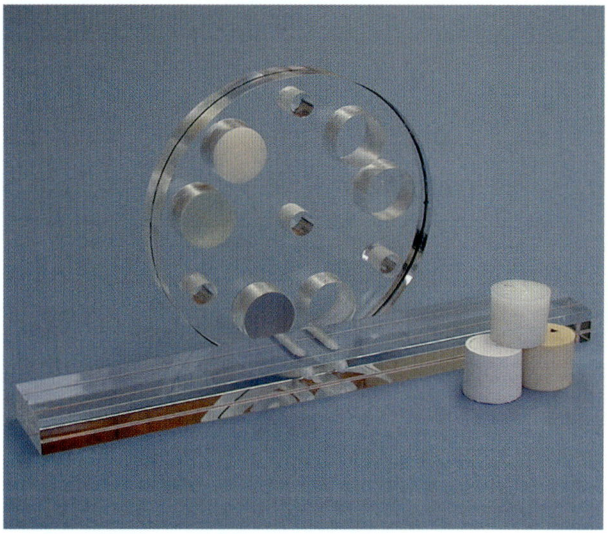

그림 18-37 미국 의학물리협회가 제작한 5-핀 테스트기이다. 각 핀의 보정계수값을 정확하게 알고 있으면 CT 넘버를 계산할 수 있다.

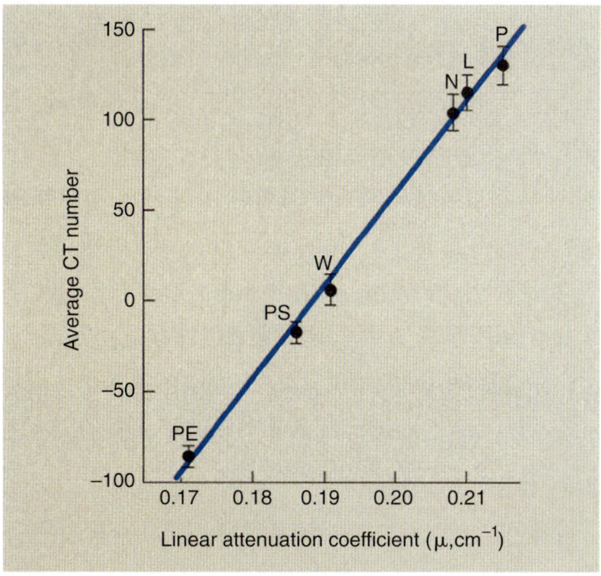

그림 18-38 CT No.의 평균 그래프와 대비하여 직선성 보정계수가 물 계수 0을 통과하여 직선으로 보이면 CT 직선성은 적절하다.

CT No.의 점과 선 감약계수를 비교할 때 물의 CT No.인 0을 향해서 직선으로 통과되어야 한다.

균일성

팬텀과 같은 균일한 대상을 촬영할 때, 각 픽셀은 동일한 대상에 대해 같은 값으로 정확하게 나타나야 한다. CT 영상 시스템이 알맞게 조정되었다면 그 값은 0이고, 전기적 · 기계적으로 상당히 복잡한 장비이므로 정확성이 항상 일정하지 않다. 물에서 CT 값은 매일, 매 시간마다 이동한다.

임의의 시간에 팬텀을 촬영하면 픽셀 값은 재구성된 영상의 모든 구역에서 동일해야 한다. 이것이 **공간 균일도(spatial uniformity)**라고 하는 특징이다.

공간 균일도는 그래프나 히스토그램으로 영상의 축을 따라 CT No.를 내부 소프트웨어 패키지로 쉽게 검사할 수 있다. 히스토그램이나 그래프의 모든 값이 평균값의 $\pm 2\sigma$ 이내라고 한다면, 시스템은 공간 균일도가 적합하다고 할 수 있다. X선이 경화되는 이유는 주변 조직보다 어두워진 영상에서 중간의 CT No.값이 감소하기 때문이다. 이것을 'cupping artifacts'라고 하고, 뼈를 대신하는 테플론 링 안에서 물 팬텀을 촬영하면 증명할 수 있다.

영상화 기술

다단면 검출 어레이

11세기 말 무렵, 모든 CT 공급업체는 CT 영상 시스템을 발전시켜 판매하고 있다. 다채널 나선형 CT 영상 시스템은 두 가지 주요한 특징을 가지고 있다. 첫 번째, 검출기 어레이(detector array) 대신에 다채널 나선형 CT는 수천 개의 독립적인 검출기를 포함한 여러 개의 평행한 검출기 어레이를 요구한다(그림 18-20 참조). 두 번째, 큰 볼륨을 가진 영상과 큰 검출기 어레이와 같은 빠른 속도를 위해서 빠르고 큰 용량을 가진 컴퓨터를 필요로 한다.

1990년대 초, 검출기 어레이는 두 개의 슬라이스 영상을 초기 시험한 후에 동시에 320개의 영상을 제공할 수 있는 검출기로 교체되었다.

다채널 나선형 CT 영상으로 쉽게 접근하는 방법은 동일한 크기의 4개의 검출기 어레이를 사용하는 것이다. 이 디자인은 빔 피치 2.0:1(X선 빔의 폭은 환자 테이블의 움직임의 절반)로 설정된 그림 18-39에서 확인할 수 있다. 각 검출기 어레이의 폭은 0.5 mm이다.

다채널 영상 시스템과 동일한 디자인은 그림 18-40과 같이 1~2 mm 폭의 두 개의 슬라이스를 합치기 위해서 인접한 열에서 검출된 신호를 사용한다. 넓은 슬라이스 영상은 검출된 신호가 크기 때문에 같은 관전류에서 더 좋은 대조도 분해능을 보여준다.

대조도 분해능의 개선은 복셀의 크기가 증가하기 때문에 공간 분해능의 소폭 감소를 동반한다. 양자택일로, 큰 조직 볼륨의 경우 관전류 설정을 감소시키면 원래의 대조도 분해능으로 촬영할 수 있다.

작은 크기의 검출기는 공간 분해능이 향상된다.

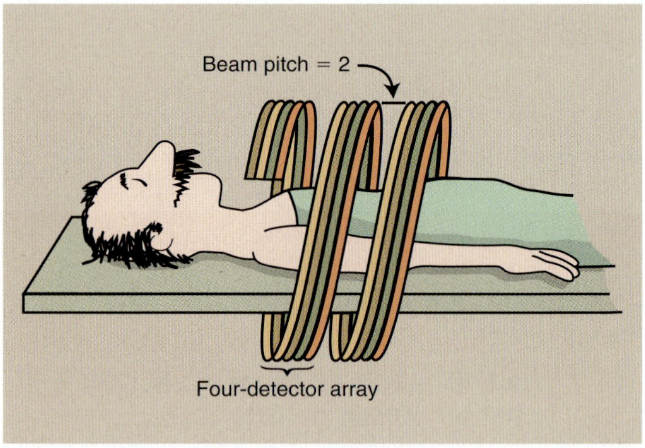

그림 18-39 2.0 피치 4 슬라이스 나선형 CT는 1 슬라이스 나선형 CT 8회 검사범위를 포함할 수 있다.

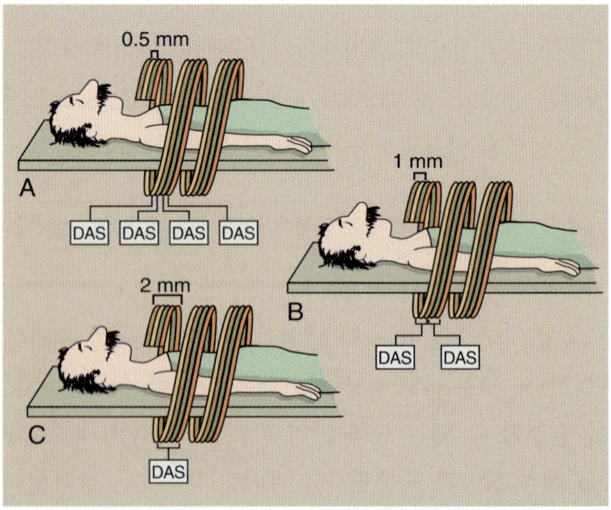

그림 18-40 (A) 4 슬라이스 나선형 CT는 슬라이스 두께를 변화시킬 수 있다. (B) 4개의 슬라이스는 각각 0.5mm이다. (C) 두 개의 0.5 슬라이스는 1 mm 두 개 슬라이스에 포함된다. 4개의 0.5 mm 슬라이스는 하나의 2 mm 슬라이스에 포함된다. (DAS: data acquisition system, 데이터 실행 시스템)

다단면 검출기는 넓은 범위를 검사할 수 있다.

하나의 예로서 다채널 나선형 CT는 간단하게 4개의 슬라이스를 사용해왔다. 사실 다채널 나선형 CT는 4에서 16, 64, 320로 진화되어 매우 짧은 시간 내에 촬영이 가능하게 되었다.

두 개의 X선관을 가진 다채널 CT 영상 시스템은 그림 18-41에서 나타난다. 이 시스템은 두 개의 X선관과 두 개의 검출기 어레이를 회전하는 갠트리에 설치되었고, 중요한 장점은 영상 구현속도로 80 ms가 가능한 것이다.

데이터 획득률(data acquisition rate)

다채널 나선형 CT의 경우 같은 시간 내에 여러 개의 슬라이스에 대한 데이터를 수집한 결과는 한 개의 슬라이스를 구하는 시간과 정확하게 일치한다. 슬라이스 수집률(SAR)은 다채널 나선형 CT 영상 시스템의 효율성의 한 척도이다.

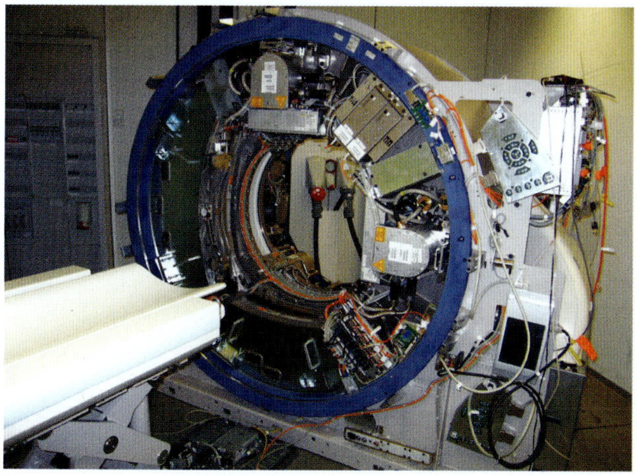

그림 18-41 두 개의 소스 다채널 나선형 CT 영상 시스템

슬라이스 수집률(SAR)

SAR=360° 회전당 획득된 슬라이스 수/회전시간
=(64/0.5)=128

질문 : 64개의 여러 개의 검출기 열이 0.5초의 시간 동안 영상을 만들어 낸다면 SAR은 얼마인가?

해답 : SAR = 360°/회전시간당 슬라이스 수집
SAR = 64/0.5 = 128

다채널 나선형 CT의 중요한 장점은 한번에 넓은 범위를 촬영할 수 있다는 점이다. 이제는 한 번의 호흡참기로 머리부터 발끝까지 몸 전체를 촬영하는 것이 가능해졌다. 조직 볼륨이 영상화되더라도 아래와 같이 Z축 방향의 범위로 표시될 것이다.

Z-축 적용범위

$Z=(N/R)\times W\times T\times B$

Z-축 적용범위

$Z=SAR\times W\times T\times B$

질문 : 64 슬라이스 검사는 32 mm X선 빔 폭과 회전당 0.5초가 소요되는 검사에서 20초의 조건으로 수행되었다. Z축 범위는 어느 정도인가? 환자 테이블은 회전당 32 mm 이동하였다.

해답 : $Z=(N/R)\times W\times T\times B$
N = 64, R = 0.5s, W = 0.5 mm(64 ÷ 32 = 0.5 mm)
T = 20 s, B = 1.0
$Z=(64/0.5)\times 0.5\times 20\times 1=1{,}280$ mm
= 128 cm

다채널 나선형 CT의 장점과 한계점을 표 18-5에 요약하였다.

표 18-4 5-핀 ACR 인증 팬텀의 특징

물질		밀도[g/cm³]	선 감약계수 60 keV에서 감약계수(cm⁻¹)	CT No.
폴리에틸렌	C_2H_4	0.94	0.185	−85
폴리스티렌	C_8H_8	1.05	0.196	−85
나일론	$C_6H_{11}NO$	1.15	0.222	100
렉산	$C_{16}H_{14}O$	1.20	0.223	115
플렉시 유리	$C_5H_8O_2$	1.19	0.229	130
물	H_2O	1.00	0.206	0

표 18-5 다채널 나선형 CT의 특징

	무엇이	어떻게/왜
장점	움직임으로 발생하는 인공물이 없다.	호흡 제거 가능
	검출기 개선	일정하지 않은 Z축 간격 재구성
	불완전한 요소(볼륨) 감소	중첩되는 Z축 간격 재구성 영상 간격보다 작게 재구성
	광학적인 정맥조영	조영증강 최고 수치에 영상 데이터 확보
		조영제 볼륨 감소
	다평면 영상	고화질 재구성
	환자 투과 개선	영상시간 감소
한계점	영상 노이즈 증가	큰 X선관 필요
	Z축 분석 감소	피치 증가
	프로세싱 시간 증가	많은 양의 데이터, 영상 증가

CT 품질관리

CT 영상 시스템에서 모든 조정 불량, 교정 불량, 고식적인 X선 영상 시스템의 고장은 역시 중요한 문제이다. 추가적으로 다양한 움직임의 겐트리, 상호작용하는 콘솔, 결합된 컴퓨터의 복잡성까지 포함하고 있다.

이와 같은 하부조직은 영상의 질 하락의 결과를 야기하는 정보 손실과 불안정성의 위험을 증가시킨다. 그 결과 제작된 품질관리 프로그램(QC)은 CT 영상 시스템에서는 필수적이다. 이와 같은 프로그램은 매일, 매주, 매달, 매년 시행되어야 하고, 사용 중인 장비를 보호 관리하는 프로그램이다.

그림 18-42는 ACR CT 인증 팬텀을 사용한 CT 측정 방법을 보여주고 있다. 연례적으로 시행하는 중요한 측정은 새로운 장비를 설치하거나 중요한 부품을 수리 또는 교체했을 때에도 시행하여야 한다.

잡음과 균일성

20 cm 수조를 이용하여 0에서 ±10 HU 이내의 평균값이 나타나는지 매주 확인해야 한다. 영상을 가로질러 중심부에서 주변까지 ±10 HU 이상의 균일도의 차이가 발생하지 않도록 주의한다.

최근에 모든 CT 영상 시스템은 성능에 대한 사양을 쉽게 확인할 수 있다. 시스템이 정량적인 CT일지라도 엄격한 사양을 적용해야 하고, 평가가 수행되면 CT 스캔 파라메터, 슬라이스 두께, 직경 재구성 또는 재구성 알고리즘 중에 하나 또는 그 이상을 바꾸어야 한다.

직선성

직선성(linearity)은 AAPM에서 권고하는 5개의 핀을 사용하는 방식으로 평가한다. 다섯 핀의 값에 대한 분석은 HU와 전자밀도 사이에 직선적으로 나타나야 한다. 이

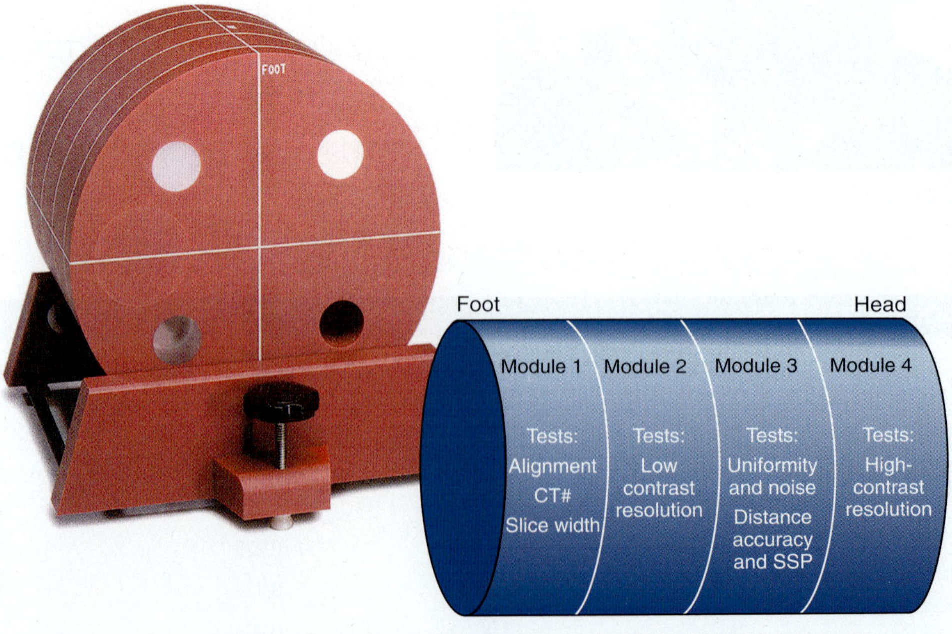

그림 18-42 이 CT 테스트 팬텀은 공간 분해능, 대조도 분해능, 슬라이스 두께, 직선성 균일도를 평가할 수 있다.

선형관계에 대한 상호계수는 적어도 0.96% 또는 ±2 σ 이어야 한다.

이 평가는 6개월에 한 번씩 시행한다. 정량적 CT 시스템에서 부분적으로 중요한 평가는 HU로 나타나는 조직값의 정확한 수치를 요구한다.

공간 분해능

공간 분해능(spatial resolution)의 관찰은 QC 프로그램에서 가장 중요한 요소이다. 일정한 공간 분해능은 검출기 열과 재구성 기법과 기계적인 요소의 절적한 수행능력을 보증한다.

공간 분해능은 와이어(wire)나 PSF(point-spread function) 혹은 각각의 ERF(edge response function)을 포함하는 경계면를 사용해서 평가한다. 이런 기능들은 MTF를 이용하여 수학적으로 변환시킨다.

하지만, MTF의 결정에 상당한 시간과 주의가 필요하다. 대부분의 의학 물리학자들은 영상의 막대 패턴 또는 구멍 패턴이 적합한지를 찾고 있다. 공간 분해능은 6개월에 한 번씩 평가되어야 하고, 제조업체의 사양에 따라 시행해야 한다.

대조도 분해능

CT는 높은 대조도 분해능(contrast resolution) 때문에 영상 장비 중에서 탁월함을 보이고 있다. 여러 가지 CT 영상 시스템의 성능사양은 회사마다, 모델마다, 영상 시스템의 디자인에 따라 다르다. 모든 CT 영상 시스템은 0.5%의 대조도에서 5 mm 물체를 분리할 수 있는 능력을 가져야 한다.

대조도 분해능은 6개월에 한 번씩 평가되어야 한다. 대조도 분해능은 그림 18-43의 예와 같이 모든 CT 영상 시스템에서 적용되는 내장된 분석방법으로 다양한 저대조도 평가도구들을 가지고 수행된다.

슬라이스 두께

슬라이스 두께(slice thickness)는 경사, 나선, 계단을 통합시켜 특별하게 디자인된 장비로 측정한다. 이 평가는 6개월에 한 번씩 측정한다. 슬라이스 두께는 5 mm 또는 그 이상의 계획된 슬라이스 두께에서 1 mm 이내가 되

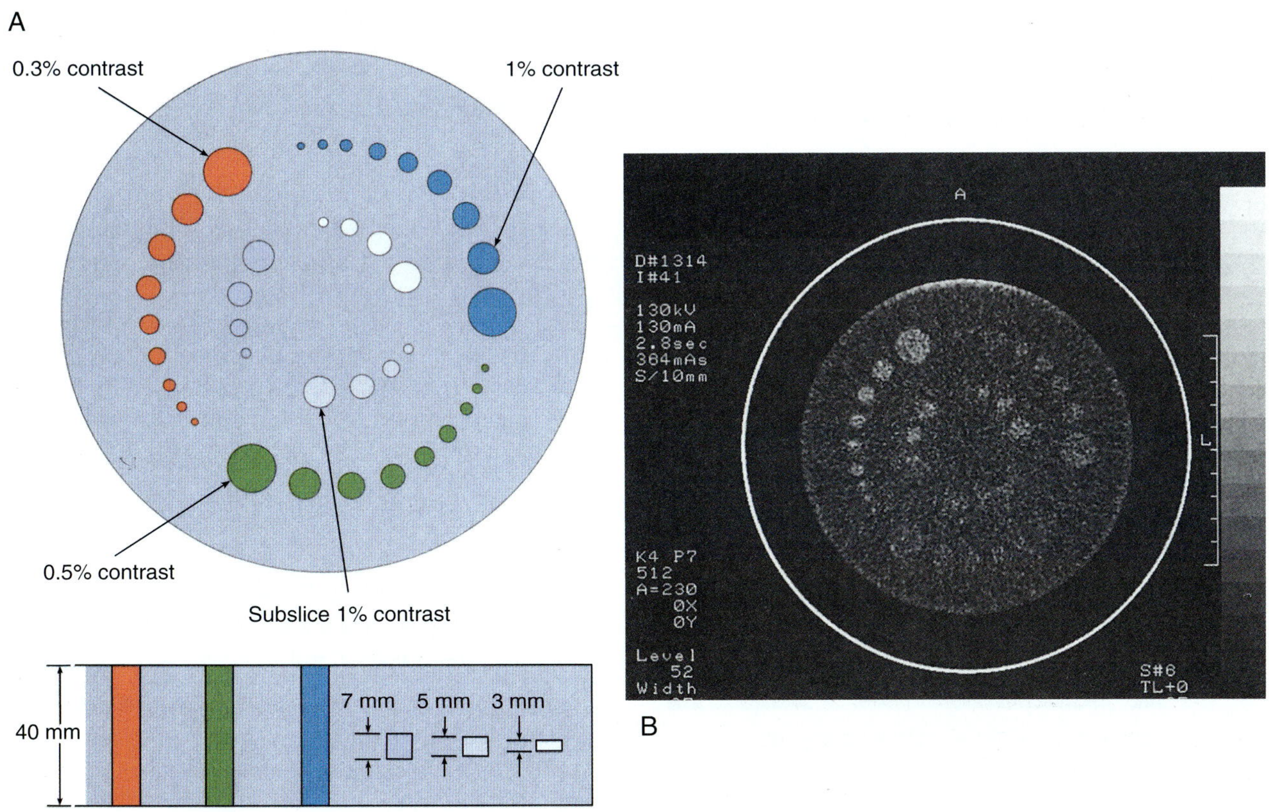

그림 18-43 테스트를 도면(A)으로 나타낸 저대조도 CT 테스트와 영상(B). 이 테스트는 다채널 나선형 CT가 가지는 특별한 것이다.

어야 한다. 5 mm보다 적은 두께에서는 0.5 mm 이내로 되어야 한다.

테이블 정확성

CT 겐트리를 통과하는 환자의 자동측정에서 환자는 자세를 정확하게 취해야 한다. 이 평가는 매달 실시한다. 환자가 위치한 테이블에서 임상시험을 하는 동안, 테이블의 궤도에서 테이프와 직선 자를 사용하여 검사의 시작부터 끝까지 테이블의 위치를 기록한다. 그리고 계획된 테이블의 움직임과 비교한다. 이때 오차는 ±2 mm 이내가 되어야 한다.

레이저 일치

대부분의 CT 영상 시스템은 내부 또는 외부에 환자의 위치 잡이를 위한 레이저를 가지고 있다. 이 레이저의 정확성은 특별하게 디자인된 많은 테스트 장비로 확인 할 수 있다. 레이저의 정확성은 적어도 6개월에 한 번씩 평가해야 한다. 이것은 보통 테이블 점검과 같이 시행한다.

환자 피폭선량

CT 검사 중에 환자 피폭선량은 특별하게 제한되지 않는다. 게다가, 선량은 스캔 파라메터에 의해 상당히 변화한다. 고분해능 영상은 높은 선량이 필요하다.

환자 피폭선량은 CTDI(computed tomography dose index) 또는 DLP(dose-length product)로 정의되고, 특별하게 디자인된 가는(pencil) 전리함 또는 열형광 선량계로 모니터링할 수 있다. 그림 18-44는 이와 같은 측정방법을 보여준다. 환자 선량에 관한 자세한 내용은 제37장에서 다룬다.

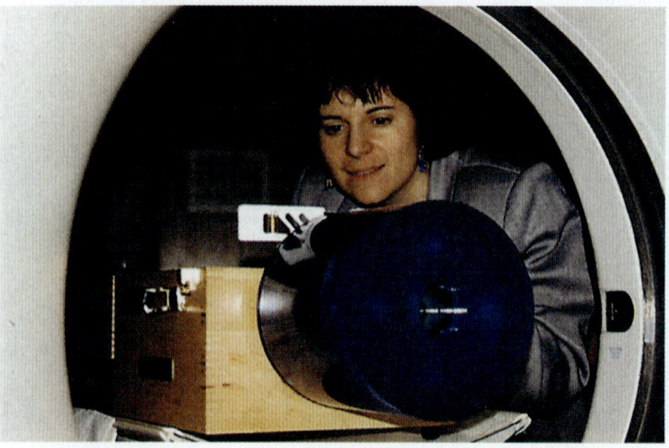

그림 18-44 임상에서 CT 검사에 필요한 수치를 테스트하는 그림

요약

다채널 나선형 CT 영상 시스템은 고식적인 방법으로 기록되지 않는다. 제한된 X선 빔은 환자에게 직접 조사하고 X선의 감약 정도에 따라 검출기 어레이(array)에서 측정한 신호를 컴퓨터에서 영상으로 재구성한다. 마지막으로 영상은 TV 모니터나 평판형 모니터에 표시된다.

다채널 나선형 CT는 환자의 긴 축을 따라 수직으로 해부학적 구조를 보여주는 가로단면 영상을 얻는다. 결과로서 생기는 컴퓨터 영상은 세기를 표시하는 매트릭스 구조로 나타난다. 매트릭스 크기는 보통 512×512 픽셀을 사용한다. 각 픽셀은 CT No.나 HU(Hounsfield unit)라고 불리는 수적 개념의 정보를 포함한다. 픽셀은 조직 두께를 나타내는 복셀의 2차원적인 표현이다.

CT 영상 시스템에서 대조도 분해능은 X선 빔의 제한으로 산란선을 줄였기 때문에 대조도 분해능이 우수하다. 낮은 대조도의 해부구조를 표현하는 능력은 시스템의 잡음으로 인해 한계가 있다. 시스템의 잡음은 영상을 만드는 검출기 열에서 사용하는 X선에 의해 결정된다.

다채널 나선형 CT는 고식적인 단계별 조사(step and shoot)의 방식을 넘는 아래와 같은 장점을 제공한다.

(1) 움직임에 따른 흐림의 감소. 그래서 움직임에 따른 인공물이 적게 기록
(2) 영상 촬영시간의 감소
(3) 부분적 볼륨 인공물의 감소
(4) 조직의 큰 볼륨의 영상화

검사를 시작할 때, X선관은 계속해서 회전하고, 환자 테이블은 회전하는 빔의 방향으로 움직인다. 수집된 데이터는 보간법에 의해 Z축 방향으로 재구성된다.

피치는 환자 테이블의 움직임과 X선 빔의 폭과의 비이다. 1:1 이상으로 피치가 증가하면 조직 볼륨은 증가하고, 환자 선량을 줄이면서 촬영할 수 있다.

나선형 CT의 X선관은 오랜 기간 동안 높은 전력수준을 공급해야 한다. 고체상태의 검출기 어레이는 전체 검출효율은 대략 90% 정도로 나타난다.

조직 볼륨 영상은 검사시간, 테이블의 이동거리, 피치, 빔 폭에 의해 결정된다. 나선형 CT에서 Z축 공간 분해능의 개선은 주목해야 한다. 왜냐하면, 데이터에 틈이 없고, 재구성 영상을 중첩시킬 수 있기 때문이다. 추가적으로 나선형 CT는 3차원적 다평면 재구성(MPR)에도 뛰어나다.

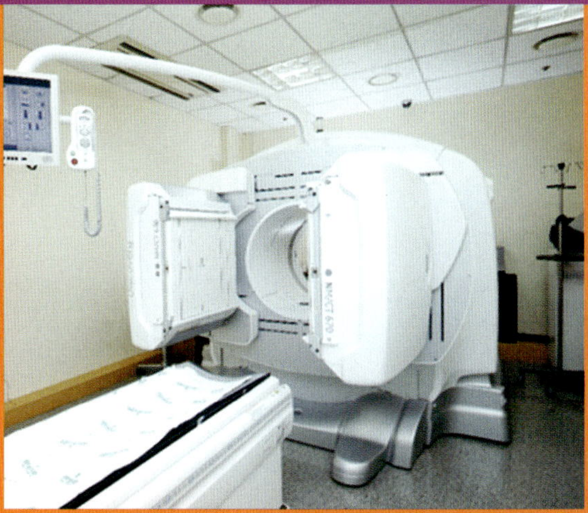

PART

5

최신 영상의학과 방사선 치료

The Latest in Diagnostic Imaging & Radiation Therapy

CHAPTER

19

초음파 영상학

Ultrasonography

학습목표

1. 초음파, 가청주파수를 설명할 수 있다.
2. 초음파의 물리적특성을 설명할 수 있다.
3. 초음파 진단의 특징을 설명할 수 있다.
4. 음향변수와 음파변수를 설명할 수 있다.
5. 음파와 물질과의 상호작용을 설명할 수 있다.
6. 탐촉자(Transducer, =프로브 =변환기)의 구조를 설명할 수 있다.
7. 거리방정식을 설명할 수 있다.
8. 초음파의 발생원리를 설명할 수 있다.
9. 영상조절기의 각 기능을 설명할 수 있다. (Gain, TGC, DR, Frame rate)
10. 탐촉자의 종류와 영상표시 방법을 설명할 수 있다.
11. 도플러 초음파의 특징을 설명하 수 있다.
12. 펄스파와 연속파 도플러를 비교할 수 있다.

X-선이 발견되고 처음 몇 년 동안에 장비의 개선과 기술적 진보가 빠르게 일어났다. 반면에 초음파는 의료에서의 진보가 느리게 일어났다. 초음파를 만드는 기술과 음파의 특성을 많은 시간동안 연구했으며, 초음파의 실제적인 적용은 1912년 북대서양에서 침몰한 타이타닉호를 찾는 것이었다.

초음파 검사(ultrasonography)는 높은 주파수의 음파(sound pulse)를 인체 내부로 보낸 후에 반사되어 되돌아오는 음파(echo) 신호를 모니터에 영상화시키는 것을 말한다. 간, 담낭, 췌장, 비장, 콩팥, 복부혈관 등의 상복부 검사나 방광, 자궁, 난소, 전립선 등의 하복부 검사 외에도 갑상선, 유방, 음낭, 근골격계, 심장, 혈관 등 다양한 인체 장기를 검사할 수 있다. 초음파검사는 실시간(real time)으로 장기의 구조뿐만아니라 움직임까지 관찰할 수 있어서, 환자의 병리, 생리학적 상태를 파악하는 질병 진단에 매우 유용하다.

인체에 해로운 방사선을 사용하지 않으며, 통증 없이 신속하게 검사를 할 수 있는 매우 쉽고 편리한 영상 검사법이다. 때문에, 소아의 진단에서는 1차적으로 초음파 검사가 매우 유용하며, 임신 연령과 태아의 건강을 확인하는 산과 초음파는 병,의원에서 빈번히 사용하는 검사이다. 흉통이나 복통을 진단하는 응급의학과 초음파는 난이도가 높은 검사이며, 긴급한 중재적 시술에서도 가이드 역할로 생명과도 직결되는 중요한 도구이다.

이 장에서는 초음파검사 시에 필요한 물리적 이론에 대하여 학습하고, 영상 표시 방법에 따른 특징을 학습하여 초음파검사 실무에서 다양하게 응용할 수 있는 기초를 제공하고자 한다.

초음파 변환기(transducer)는 압전결정을 일정한 방향으로 배열하여 전기신호를 받으면 압력파인 음파를 만들어내고, 또한 되돌아오는 반사파(에코)를 전기신호로 변환해준다(압전효과). 물속에서 음파는 일정한 속도로 진행하기 때문에 물체까지의 거리는 펄스를 송신하고 수신될 때의 시간을 알면 거리를 계산할 수 있다. 이것을 펄스-에코 거리 측정법(pulse-echo ranging)이라고 한다.

변환기에 젤을 바르고 인체 내로 투과시키면 장기의 접촉면과 장기내의 밀도차이 때문에 에코가 반사되어 되돌아온다. 각각의 에코는 되돌아온 시간에 따라 반사체의 위치와 거리를 결정하고, 되돌아온 에코 세기의 강약에 따라서 밝고 어두운 점으로 표현하면 2차원의 회색조 영상을 만들어 낼 수 있다.

정의

초음파의 짧은 펄스를 생체 내에 입사시켜 조직의 경계면으로부터 되돌아오는 반사파를 이용하여 생체 내부 구조를 화상으로 그려내어 의학적 진단을 하는 것.

압전효과

압력파를 전기신호로 변환해준다.

가청 주파수의 범위와 진단에 사용되는 초음파 주파수의 범위

단위 시간당 파동수를 주파수(f)라 한다. 하나의 파동이 지속되는 시간을 주기(T)라 한다. 주파수와 주기는 반비례하여 T=1/f 로 표시한다. 주파수의 단위는 헤르츠(Hertz)이며 Hz 로 표시한다.

1 Hz = 1 cycle/sec

1 kHz = 1,000 cycle/sec

1 MHz =1,000,000 cycle/sec

음이 처음 발생되는 진동체를 음원(acoustic source)이라 한다. 음원에서 발생되는 음의 에너지는 진동체의 에너지에 따라 일정한 주파수를 가진 파의 형태로 전달된다. 음의 주파수가 20~20000 cycles/sec, 즉 20-20000Hz 범위의 음은 사람의 귀로 들을 수 있는 주파수 영역으로 이것을 가청주파수(audible frequency)라고 한다. 20000Hz

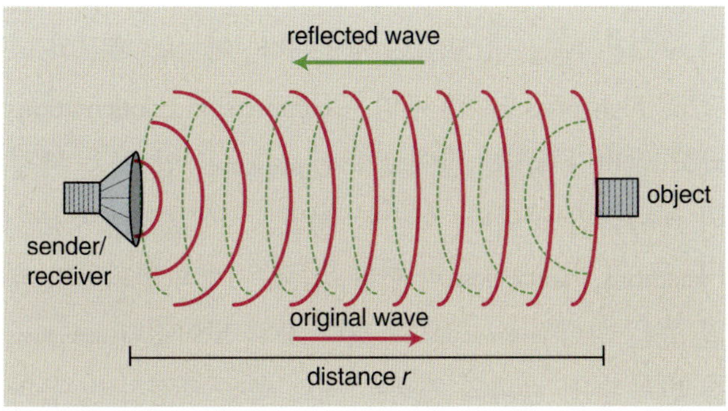

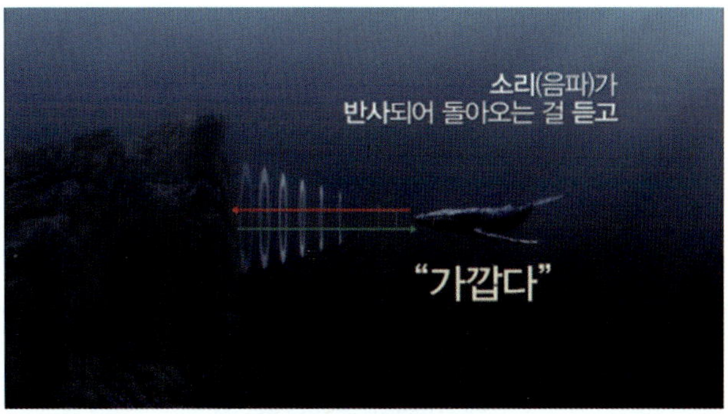

그림 19-1 돌고래는 초음파를 발사하고, 반사된 초음파를 인식해서 장애물을 피하거나 먹이사냥을 한다.

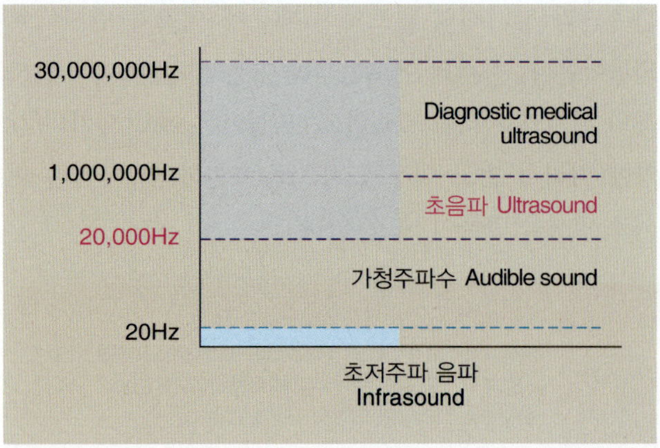

그림 19-2 음파의 범위

이상의 주파수를 가진 음은 사람의 귀로 들을 수 없으며 이것을 초음파(ultrasound)라 한다. 임상 의료분야에서 인체를 진단하는 초음파의 범위는 1~30MHz의 초음파 영역을 주로 사용한다. 가청영역보다 작은 진동수 영역을 외음역(infrasound)라 한다.

소리란 무엇인가?

소리는 기계파이다.

우리가 듣는 소리는 진동원에 의해 생기는 공기 중의 기계적인 압력의 결과이다. 물리적으로 진동원은 공기 중의 분자를 진동시킴으로서 발생한다. 기계적인 진동은 매체를 통해서 전파된다. 만약 매체에서 압력을 측정할 수 있다면 매체 내에서 진동의 주기의 감소와 증가를 볼 수 있을 것이다. 기계적인 힘의 양은 출력된 음파에 초기 에너지 양을 결정하는 음원에 의해 결정된다. 에너지 레벨은 진폭, 파워, 강도처럼 여러 조건들로 설명되는 설명되는데 이러한 조건들은 모두 음파 강도의 정확한 측정이 되도록 하지만 서로 다른 정의와 단위를 가지고 있다.

진폭은 음파의 세기에 관계가 있어, 파의 규모를 나타낸다. 진폭은 음원에 의해서만 결정되어 지는 것으로 매질에 의해 결정되는 것이 아니며, sonographer가 임의로 바꿀 수 없다.

진폭은 초음파가 매질을 투과함으로써 감쇄한다. 진폭의 단위는 dB이다.

$$\text{출력(power)} \propto \text{진폭}^2$$

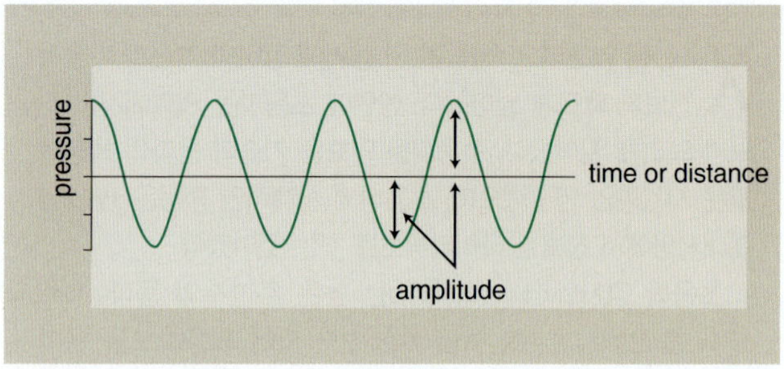

그림 19-3 음파의 진폭은 세로 축을 측정한다.

음의 강도는 음속의 면적에 대한 출력의 크기로, sound beam의 세기에 관계가 있다.

$$\text{강도 (intensity)} = \text{출력} \ / \ \text{음속면적 (beam area)}$$

음의 세기는 주파수와 상관없이 음의 진폭에 의해 결정된다.

소리는 종파이다.

전자기파(X-ray, radio 파, 빛)은 횡파이며 이런 종류의 파의 특성은 진행방향과 입자의 진동방향이 서로 수직이다. 음파는 종파이며 이 파의 특성은 매질 입자의 진동 방향이 파의 에너지 진행 방향과 일치한다. 만약 매질의 입자가 에너지로써 같은 방향에 나타나진다면 종파이다. 소리는 종파이며 횡파가 아니다.

소리는 압력파이다.

음파의 특성을 나타내기 위해 가장 흔히 이용되는 음향 변수는 압력과 밀도이다. 이 두 변수의 변동은 음파의 개념을 설명하는데 이용된다. 음은 소리가 전파되면서 그 결과로 매질은 안정기(resting)의 압력 상태에서 주기적인 변화를 나타낸다. 안정기란 매질에 sound가 전해지지 않은 상태를 말한다. 압력의 주기적인 변동은 사인파형(sine wave)과 같이 나타낸다. High pressure의 구역은 매질 내 고밀도 지역이다. 이처럼 매질의 고밀도, high pressure 인 구역은 compression condensations 라고 알려져 있다. 반대로 low pressures 인 곳은 매질의 저밀도인 곳이다. 이러한 저밀도, 저압력인 부분은 relaxations, rarefactions라 한다. 압력은 계속 변화하며 제일 높은 방향(maximum)으로 갔다 제일 낮아졌다(minimum)를 반복한다. 음파의 진폭은 세로 축을 측정하며, 음파의 진폭은 세기를 나타낸다. 가청 주파수에서 소리의 진폭은 그 소리의 크기를 나타낸다.

소리는 집속되고 분산될 수 있다.

단일소자의 트랜스듀서로부터 발생한 초음파는 일정거리까지 탐촉자의 직경크기로 진행하다가 일정거리 이후에는 발산된다. 초음파가 분산되기 전까지의 영역을 근거리 음장(near field)이라고 한다. 소자의 배열에 의하여 초음파를 한곳에 집속할 수 있다. 의료용 프로브에서 발생한 초음파 선속은 인위적으로 집속이 가능하며, 압전결정부의 직경이 클수록 근거리 음장은 증가한다.

근거리 음장의 길이(NFL) = $D^2/4\lambda$

D : 압전결정부의 직경

λ : 음의 파장

파장이 짧아질수록, 즉 주파수가 증가할수록 근거리 음장의 길이는 증가한다. 초음파 검사에서는 근거리 음장 내에서 영상의 질이 좋으며 원거리 음장(far field)에서는 초음파 선속이 확산되기 때문에 초음파 영상의 질이 좋지 않다. 또한 음속직경이 가장 작은 지점을 초점 영역(focal zone)이라 부르는데, 이 **초점영역에서 영상의 측방분해능(lateral resolution)이 가장 높다.**

초음파 에너지를 볼록렌즈처럼 한곳에 모으면 초점에서 65-100도 정도의 고열이 발생하는데 이를 이용해 조직을 태워 없애는 시술을 집속초음파치료(high intensity focused ultrasound, HIFU)라 한다.

질문 : 근거리 영역에 영향을 주는 것이 아닌 것은?

A. frequency　　B. wavelength

C. the medium　　D. crystal diameter　　E. attenuation

해답 : E. 주파수는 매질(medium)에 의해서 결정되며, 파장(wavelength)과는 반비례 관계에 있다.

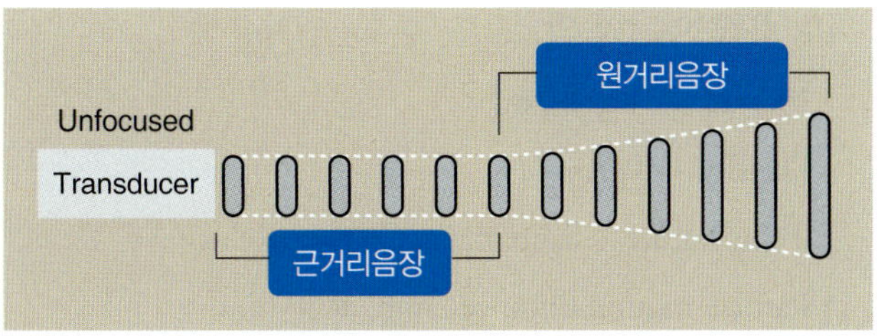

그림 19-4 초음파는 일정거리까지 집속이 가능하며 이를 근거리음장이라 한다.

질문 : unfocused 트랜스듀서의 near field의 길이에 가장 큰 영향을 미치는 것은 다음 중 어느 것인가?

A. 크리스탈 직경　　B. 주파수

C. 파장　　D. 펄스 반복 주파수

해답 : A. 근거리음장은 크리스탈 직경의 제곱에 비례한다.

> 초음파가 집속되어 음속직경이 가장 작은 초점 영역에서 초음파의 강도는 가장 크며, 이 부위는 영상의 측방분해능도 가장 좋다. 초음파 검사 시 관심영역과 초점을 일치시켜 검사하는 것이 중요.

초음파 용어의 정의

Echogenicity는 display 에코의 밝기를 설명하는 데 사용되는 용어이다. 계면의 echogenicity는 탐촉자에 수신된 에코의 강도에 정비례한다. 구조물의 echogenicity를 평가하는 것은 초음파로 얻어진 정보를 판독하는 과정 중의 하나이다. 예를 들어, 복부 스캔에서 오른쪽 콩팥 실질의 echogenicity와 인접한 간 실질의 echogenicity를 비교하여 보자. 정상 간에서 인접한 콩팥 이 밝은 경우, 이것은 신장 질환을 암시한다. 반대로, 정상 콩팥 실질보다 간 실질 에코가 월등히 밝게 보인다면 지방간을 의미한다(그림 19-5).

- Texture : 질감은 조직에 의해 생성된 에코 pattern이다. transducer frequency, dynamic range, output power, gain과 전/후처리 과정 등 기술적인 인자에 따라 다르다. 간경화의 초음파 소견은 거친 에코질감(coarse echotexture)으로 나타난다.
- Homogeneous echo : 동종 질감의 구조로 주변 조직과 균등한 밝기의 에코를 보임.
- Heterogeneous echo : 불균등, homogeneous의 반대
- Hypoechoic Echo : 주변 구조물보다 어두운(약한) 에코. 동의어 : echopoor, echopenic
- Isoechoic : 동일한 에코
- Echogenic : 반사의 강도가 높아서 밝은 에코. 동의어: reflective, echo-producing, echoic.
- Echo free : 반사가 없어서 영상에서 검게 표시되는 무에코 영역, 에코가 없는 것. 동의어 : Anechoic

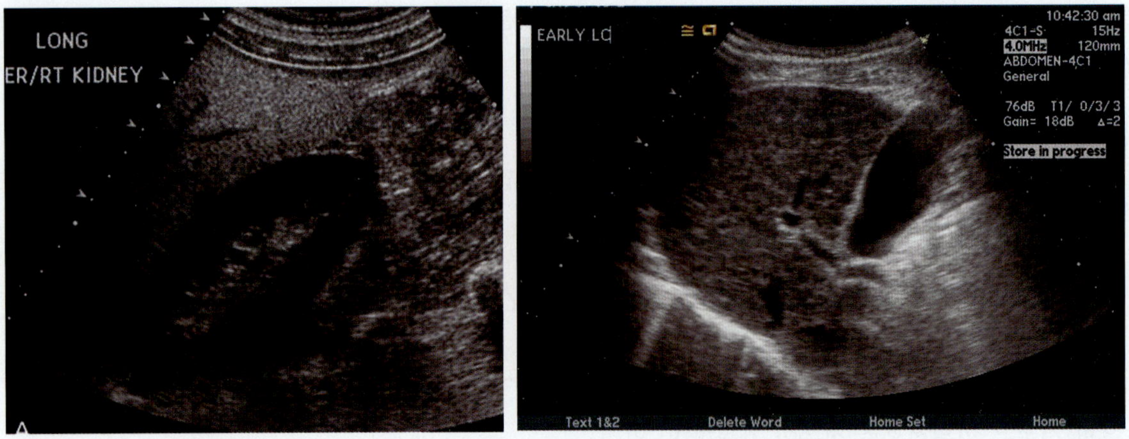

그림 19-5 간의 에코가 신장의 에코보다 밝은 지방간 소견(왼쪽). 거친 에코의 초기 간경화 소견(오른쪽)

> **지방간**
> 정상 콩팥 실질보다 간 실질 에코가 월등히 밝게 보인다.
> **간경화**
> 거친 에코 질감을 보인다.

초음파진단의 특징

장점

① 비파괴적, 비침습적이며 환자에게 고통이 없다.

② 태아, 소아, 산부인과 영역에서 신체적 장해가 없기 때문에 1차적 검사에 이용

③ 주사면과 주사방향 선택이 자유로우며 중재적 시술에 용이

- 간 종양이나 신종양 등 인체장기의 조직검사 나 치료시에 여러 방면에서 종양의 위치를 확인하고 가장 안전한 경로를 확보한 후에 초음파 가이드 하에 시술

④ 연부조직 구조와 움직이는 상에서 그 병소를 나타내는데 우수하다.

⑤ 실시간으로 혈관이나 심장판막 등 움직이는 장기의 묘사가 뛰어나다.

⑥ 임상에서 쉽게 다룰 수 있고 그 결과를 곧바로 알 수 있다.

⑦ 장치가 소형이며, 설치가 쉽고, 병실로 쉽게 이동할 수 있다.

단점

① 체내 가스와 뼈에 대한 영향이 크다.

② 전체상의 묘사가 어렵다.

③ 재현성이 저하된다. → 검사자 내 차이, 검사자 간 차이.

④ 비만 환자의 일부에서 심부장기 묘출이 어렵다.

⑤ 검사 결과의 정확성이 시술자의 능력에 의존한다.

초음파의 물리적 특징

초음파의 전달은 매질을 통한 에너지의 전달이며 매질 입자의 이동은 아니다. 진공중에서 초음파의 전달은 불가하다. 또한 인체 검사에서 공기가 존재하면 전달 속도의 차이가 심하여 대부분이 전달되지 못하고 반사된다.

음향변수(acoustic variables)

음파는 물질의 밀도에 대한 변화 없이 한곳에서 다른 곳으로 에너지를 운반한다. 소리가 전달되기 위해서는 파동의 형태로 전파가 되는데, 이런 파동은 음원에서 먼 곳으로 전파되는 특성을 가지고 있는 양의 변동으로, 질량을 가지고 있지는 않지만 한 곳에서 다른 곳으로 이동될 때 에너지를 갖는다. 이렇게 음파가 전파하기 위해서는 매질 내에서의 양적인 변화가 필요한데, 이 양적인 변화를 음향변수라 한다.

4대 음향변수: 음압, 밀도, 온도, 입자운동

- Pressure -- Pa, N/m^2
- Density -- kg/m^3
- Temperature - Fahrenheit, Celsius, Kelvin
- Particle motion distance- mm, ft/s, m/s

주파수

- 1초간에 발생되는 cycle의 수 단위: [Hz, KHz, MHz]
- 저음과 고음: 단위시간 당 진동수. 주파수에 의해 결정
- 주기의 역수

질문 : 1. 임상에서 사용되는 초음파 주파수의 단위는 무엇인가?
2. 초음파의 정의는?

해답 : 1. Megahertz.
2. 초당 20000 싸이클 보다 더 큰 주파수를 가지는 소리의 파동.

진단용 초음파 Transducer의 주파수 범위는 일반적으로 1~15MHz 정도이다. 높은 주파수를 사용할수록 화질은 향상되나 투과력이 저하되는 단점이 발생한다. 그래서 Transducer의 선택은 관심영역의 투과력과 상세한 표현과의 절충이 필요하다.

초음파 장치 회사의 기술 수준에 따라 다소 차이는 있으나, 전형적인 스캔 주파수의 범위는 표 19-1과 같다.

최근에는 고주파수의 관내 Probe의 출현으로 더 높은 고주파수를 사용할 수 있게 되었다. 이러한 Probe는 0.5cm에서 2cm정도의 깊이를 투과하는 50MHz까지 사용하는 고주파이다. Transducer는 아주 작고 유연한 카테타의 끝에 달려 혈관이나 관(Duct)에 위치할 수 있다(그림 19-7). 응용으로 혈관내 복부 동맥과 경동맥의 죽경화성 질환의 평가를 포함한다. 위와 십이지장 벽의 종양의 평가, 종양과 결석과 같은 관내 질환의 평가가 있다.

표 19-1 검사 장기에 따른 주파수의 범위. (단위: MHz)

검사 장기	주파수
일반복부	1~5
담낭	3~5
부인과	3~7.5
성인 심장	1~3
소아 심장	3~5
목, 유방, 음낭	5~15
눈	7~15
관내 초음파	15~50

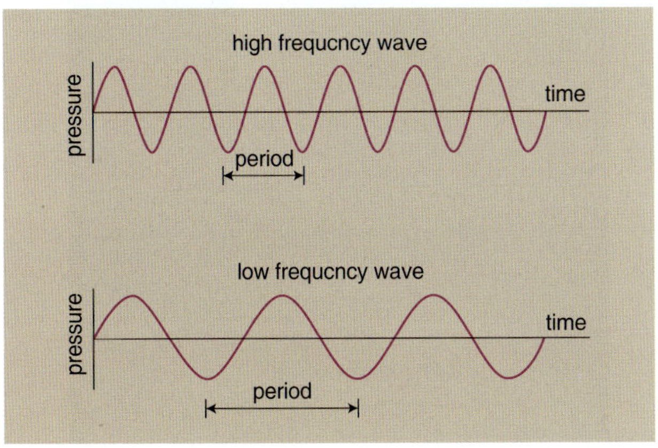

그림 19-6 고주파와 저주파 차이

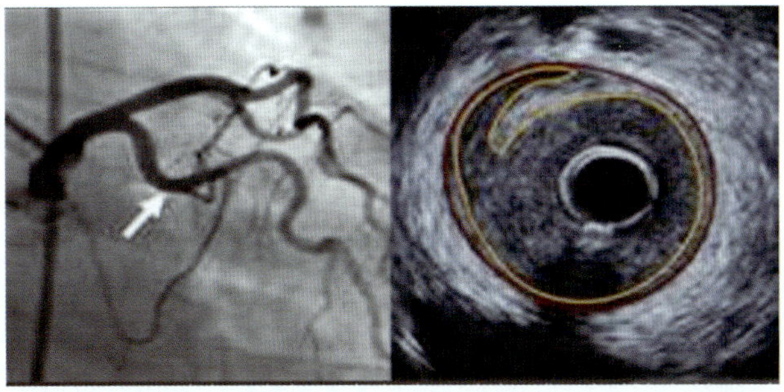

혈관조영술에서는 잘 보이지 않으나 관상동맥(3mm직경) 내에 초음파(30~50MHz) 카테터를 삽입하여 플라크를 관찰하고 있다. 주파수가 높을수록 투과력은 약해지나 고해상도를 얻을 수 있다.

그림 19-7 주파수가 매우 높으면 투과 깊이는 얕으나 연부조직 분해능은 매우 좋아진다.

전파속도

- 음파가 매질을 통과하는 속도 단위: [m/sec]

주파수, 파장 및 전파속도의 관계는 다음과 같다.

$$\text{전파속도} = \text{주파수(Hz)} \times \text{파장(m)}$$

어떤 매질에서의 음속은 매질의 특성에 의해 일차적으로 결정된다. 모든 음은 주파수와 상관없이 특정한 매질 내에서는 동일한 속도로 투과한다. 매질에서 전파속도가 일정하고 주파수가 높아진다면 파장은 짧아야 한다.

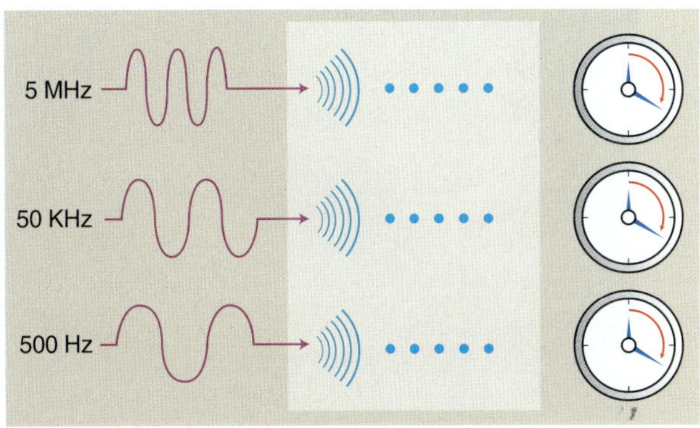

그림 19-8 주파수가 달라도 매질이 같으면 초음파 전달 속도는 같다.

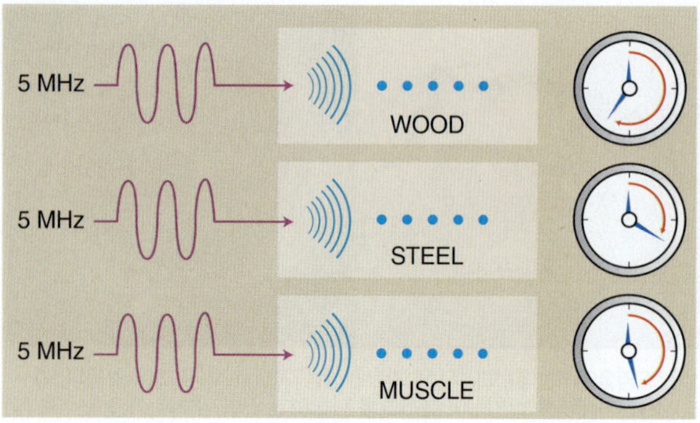

그림 19-9 주파수가 같아도 매질이 다르면 초음파 전달 속도는 다르다.

소리의 속도는 음원에 영향을 받지 않고 오로지 매질에 의해서 결정된다. 그림 19-9에서와 같이 동일한 주파수를 사용하더라도 강철에서 가장 빠르게 전달 된다. 전파속도는 매질의 경도(stiffness)와 밀도(density)에 따라 결정된다. 경도는 물질의 압력에 대한 저항을 말하며, 밀도는 농도를 나타낸다. 경도가 클수록 밀도가 작을수록 전파속도는 증가한다.

일반적으로 기체 내에서는 분자들이 넓게 퍼져 있기 때문에 전파속도가 느리고 액체는 기체보다 빠르며, 고체에서 가장 빠르게 전파된다. 매질의 온도가 높을수록 전파 속도는 빠른 비례 관계이고, 압축성(compressibility), 탄력성(elasticity), 점도(viscosity)는 반비례 관계이다.

> 매질에서의 전파속도는 고체 > 액체 > 기체 순이며, 진공에서는 소리 전달이 안 된다.

표 19-2 매질에 따른 소리의 전달 속도.

매질	속도
Air	330 m/sec
Fat	1460 m/sec
Mercury	1450 m/sec
Water 20℃	1480 m/sec
Soft tissue(average), Water(50℃) 6% saline(20℃)	1540 m/sec
Liver	1550 m/sec
Muscle	1600 m/sec
Lead	2400 m/sec
Skull bone	4080 m/sec
Aluminum	6400 m/sec

질문 : 초음파가 연부조직을 투과할 때 일반적으로 변하지 않는 것은?
A) 진폭 B) 음향 저항 C) 주파수 D) 음향 속도

해답 : C. 주파수는 변하지 않는다. 주파수 변위가 발생했다면 그것은 반사체가 움직이고 있을 때이다.

질문 : 소리의 속도가 가장 빠른 상태는?
A) 공기(air) B) 액체(liquid)
C) 고체(soild) D) 진공(vacuum)

해답 : C. 매질의 경도가 높을수록 전파속도는 빠르다.

> 일정한 속도를 가지는 인체의 연부조직에서 높은 주파수를 사용하면 파장이 짧아지며 영상의 거리분해능(axial resolution)도 짧아져, 좋은 화질의 영상을 얻을 수 있다.

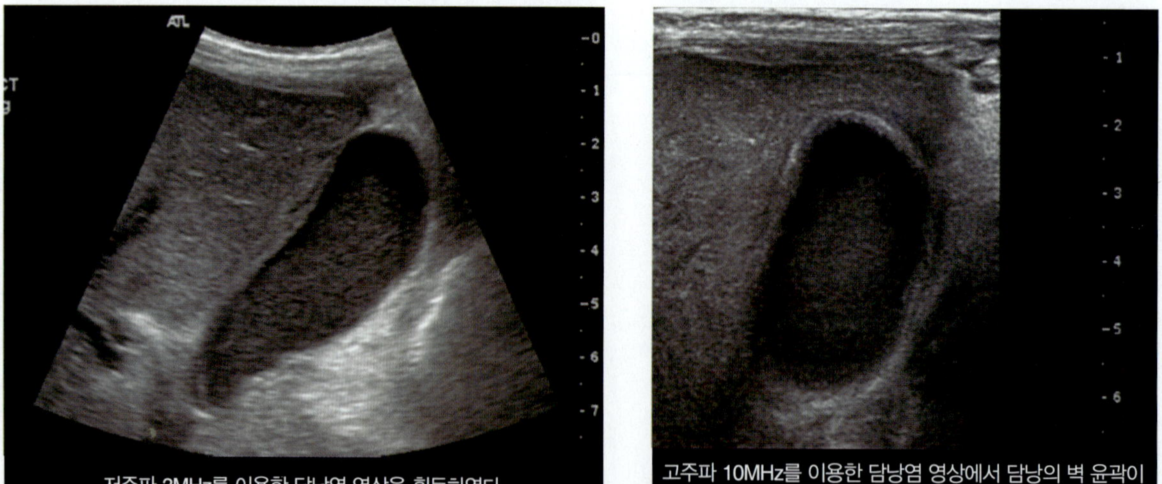

저주파 3MHz를 이용한 담낭염 영상을 획득하였다.

고주파 10MHz를 이용한 담낭염 영상에서 담낭의 벽 윤곽이 더 뚜렷하게 보인다.

그림 19-10 주파수의 변화에 따른 영상 해상도의 차이점

음파와 물질과의 상호작용

반사(Reflection)

음에 대한 매질의 저항을 음향저항(acoustic impedance)이라 한다. 서로 다른 음향저항을 가진 두 매질 사이의 경계면(interface)에서 음파의 일부는 투과하고 일부는 반사가 일어난다. 매질 경계면의 음향저항 차이가 클수록 반사가 많아지며 투과는 작아진다. 음향저항 차이에 의해 반사파 진폭의 크기가 결정되므로 밀도차가 클수록 반사파는 증가한다. 음향저항의 단위는 kg/㎡/sec[rayl]이다.

> Z(acoustic impedance) = ρC (ρ: 매질의 밀도, C: 음속)

두 매질이 다를 경우 그 경계면에서 반사가 일어나는데, 반사율은 두 매질의 임피던스의 합과 차이에 의해서 반사계수를 계산할 수 있다.

> **전반사(total reflection)**
> 두 매질의 경계면에서 임피던스 차가 클 때 초음파가 전부 반사되는 것(공기와 연부조직의 경계면에서 발생). 따라서 전반사를 방지하기 위하여 접촉 매질(coupling medium)을 사용함.

- **초음파 검사 시 gel을 바르는 이유**

Probe와 skin 사이의 계면(interface)에 의한 음향 저항을 없애기 위함이다. 즉, 초음파가 피부 모공 속의 air에 의해 발생하는 acoustic impedance를 적게 하여 전반사되는 것을 막을 수 있다. 두 매질이 다를 경우 반사율은 다음과 같다.

Soft tissue vs Soft tissue	: 1% or less
Soft tissue vs Bone	: 30~50%
Soft tissue vs Air	: 99.9%

질문 : 반사면에서 강도의 반사 계수를 계산하는데 있어 필요한 것은 무엇입니까?
A) 음향 주파수 B) 음향 저항 C) 파장 D) 펄스 길이
해답 : B. 음향저항의 합과 차이를 이용하여 계산한다.

굴절(Refraction)

경계면에 수직이 아닌 사방향으로 입사할 경우, 두 매질의 밀도 차에 의해 sound beam의 진행방향이 바뀌는 현상을 말한다.

- **굴절의 발생 요인**

① Sound beam이 사방향으로 입사할 경우
② 전파속도가 2개의 매질에서 서로 다를 경우

- Snell's 법칙: 전파속도가 다른 두 매질의 속도와 입사각을 알고 있다면 투과각을 구할 수 있는 식.

> **굴절(refraction)**
> 음이 사입사 될 때 두 매질의 경계면에서 음의 진행방향이 변하는 것.

질문 : 음향 빔이 반사면에 가로질러 굴절되었다면, 변하는 것은 무엇입니까?
A) 음향 주파수 B) 음향 속도 C) 음향 저항 D) 농도
해답 : B. 두 매질의 속도 차이에 의해서 굴절각이 결정된다.

감약(Attenuation)

음의 감쇠 : 음파가 매질을 통과 할 때 진폭과 강도의 감약현상을 말하며, 이것은 음의 흡수, 산란, 반사현상에 의해 일어난다. 음의 감쇠단위는 ㏈이다.

감쇠계수[㏈/cm]는 단위 길이당 음의 감쇠 정도를 나타내며, 주파수에 비례하여 증가한다.

> 감약(㏈) = 감쇠계수(㏈/cm) × 통과거리(cm)
> 연부조직에서의 감약(㏈) = 주파수(MHz) × 통과거리(cm)

질문 : 감약 계수의 단위는?
A) dB B) dB/cm C) bel D) MHz
해답 : B. 단위길이당 감약.

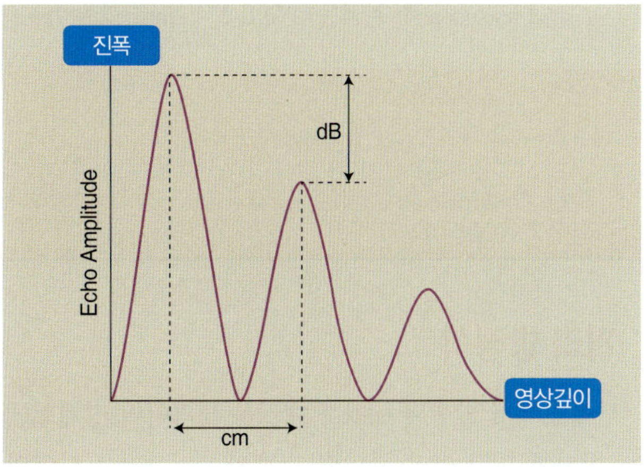

그림 19-11 영상 깊이가 증가할수록, 주파수가 높을수록 감쇠는 커진다(진폭이 작아진다).

분해능과 유효주파수 대역

분해능(resolution): 영상표시장치에서 두 조직을 구별하여 표시하는 능력. 즉, 조직으로부터 되돌아온 반사파를 분리하기 위한 두 조직 사이의 최소한의 간격을 의미한다.

음향적(acoustic) 측면에서 거리분해능은 주파수가 높을수록, 파장이 짧을수록 좋아진다. 표시(display) 측면에서는 주사선밀도(scan line density) 증가할수록 분해능은 좋아진다.

거리분해능 = 공간펄스길이(SPL) / 2

공간펄스의 길이

1. Pulse 가 시작해서 끝나는 지점까지의 거리
2. Unit : mm
3. SPL 감소하려면 – 파장을 감소시킨다(주파수를 높인다)
4. 매질내의 특성에 의해 결정된다.
5. 임상영상에서 SPL range : 0.1 -1mm.

SPL은 axial resolution을 결정하는 중요한 요인(영상의 질 측면)이다. 따라서 분해능과 투과심도를 연관시켜 적절한 유효 주파수(1 ~ 10MHz)를 선택하여 사용하는 것이 중요하다.

질문 : 연부조직에서 4사이클과 3MHz가 주어질 때, 축 방향 분해능은 얼마인가?

해답 : 파장 = 1.54mm/μs ÷ 3MHz = 0.5mm
공간펄스길이 = λ × #of cycles per pulse = 0.5 x 4 = 2mm
axial resolution(축 분해능)= SPL/2 = 2mm ÷ 2 = 1mm

소리의 전달 속도

1. 소리의 전달속도가 매질에 따라 다르다.
2. 다른 매질로 진행할 때 일부의 소리는 반사(reflection)된다.
3. 움직이는 매질에서 반사될 때 소리의 주파수가 변한다(도플러 효과).

거리 방정식

탐촉자에서 발생된 pulse가 매질을 투과하여 경계면에서 반사를 일으키고, pulse와 검출된 echo signal 사이의 시간이 transducer-interface distance를 결정한다. 즉, 초음파 펄스가 발생한 시간과 반사 에코가 검출된 시간을 이용하면 펄스가 반사체에 부딪혀 탐촉자로 되돌아온 시간을 T라 하고, 반사체 까지의 거리를 D, 매질내의 음속을 C라 하면, 아래와 같은 관계식이 성립한다. 여기서 반사체까지의 거리가 2D인 이유는 펄스가 왕복한 거리를 나타낸다.

Go-return time (T) = 2D / C

이 식을 이용하면, 반사체의 정확한 위치를 monitor에 표시, 소리의 속도와 시간 정보를 거리변환에 사용할 수 있다.

Distance to reflector	go–return time
1cm	13μs
5cm	65μs
10cm	130μs
20cm	260μs

펄스파(pulsed wave)를 설명하는 용어

- 펄스반복주파수(Pulse repetition frequency, PRF) : 1초당 발생하는 펄스의 수.
- 펄스반복주기(Pulse repetition period, PRP) : 다음 펄스가 발생될 때까지의 시간. PRF의 역수.
- 공간펄스길이(Spatial pulse length, SPL): Pulse 가 시작해서 끝나는 지점까지의 거리. 단위: mm
- 펄스지속시간(Pulse duration, PD) : 동일한 펄스에서 펄스의 시작에서 끝날 때까지의 시간. 실제로 압전결정이 진동하는 시간. 초음파가 만들어지는 시간.

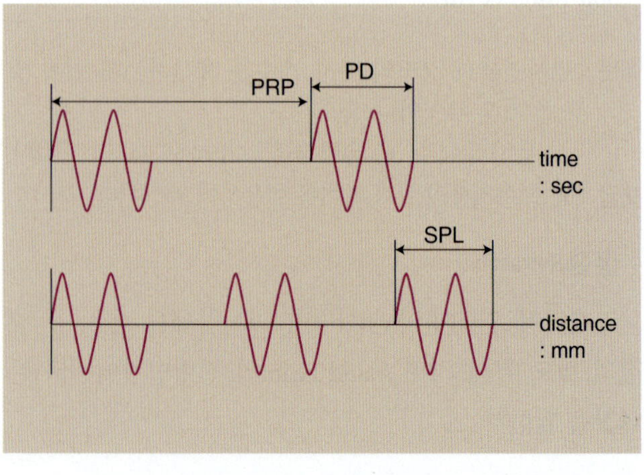

• 충격계수(Duty factor, DF) : Duty factor는 pulse duration 과 pulse repetition period의 비율로 실제로 초음파 energy를 만드는 시간을 백분율로 나타낸 것.

초음파의 발생원리

원리

진동자의 양면에 교류전압을 가하면 전류의 극성에 따라 팽창과 수축이 일어나 초음파가 발생(교류전압의 주파수에 비례)

압전효과(piezoelectric effect)어떤 결정에 압력을 가했을 때 전압이 발생

압전효과는 압력이 가해질 때 크리스탈의 표면에 전기가 전하되는 과정이다. 펄스-에코 영상은 직접적인 압전효과로 에코가 탐촉자로 되돌아오고 전기신호로 변환될 때 수신시에 발생한다.

초전효과(pyroelectric effect)

압전물질을 냉각시키거나 가열하면 결정의 한쪽 면에 +전하, 다른 한쪽에는 -전하가 발생되는 현상을 말한다.

큐리온도

압전기 특징을 지니기 위해, 모든 인위적인 크리스탈이 양극화 되어야한다. 만약 쌍극자가 망이라면, 크리스탈은 탈분극의 상태이고 압전기 속성을 지니지 않는다. 큐리온도는 크리스탈이 극성을 잃게 할 수 있는 온도이다. 큐리온도 위로 압전기 크리스탈이 뜨거워지는 것은 크리스탈을 쓸모없게 만드는 것이다. 압전 물질이 압전 물질로서의 특성을 잃게 되는 온도(결정체의 극성을 잃게 하는 온도)

> 큐리온도 이상으로 가열하면 압전현상을 잃게 되므로 프로브 고열소독은 절대하면 안된다.

공진 주파수(중심주파수)

초음파의 탐촉소자는 압전결정체의 두께에 따라 결정되는 특정 고유주파수에 최대감도를 갖도록 되어있는데, 이 고유주파수를 탐촉소자의 공진주파수라 한다.

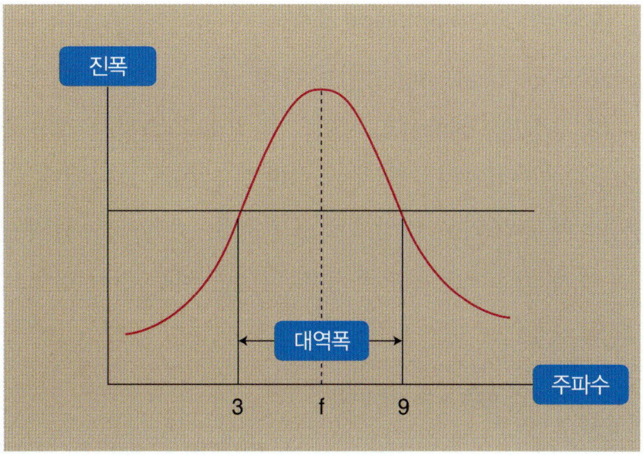

그림 19-12 중심주파수와 대역폭

> 공진 주파수(MHz)= 전파속도 / 파장

결정체의 두께가 두꺼울수록 → 저주파수
결정체의 두께가 얇을수록 → 고주파수를 발생한다.

공명주파수 용어와 공명주파수가 어떻게 계산되는지 알아야 한다. 예를 들어, 공명 주파수가 6MHz라고 한다면, 탐촉자는 3MHz에서 9MHz까지 범위까지 진폭 주파수들은 생산할 수도 있다. 이 주파수 범위를 **주파수 대역폭(frequency bandwidth)**이라 한다.

영상조절기의 각 기능

수신 강도 조절 → 증폭(Amplification, dB)

전체 gain을 이용하여 반사하여 돌아오는 약한 신호(RF signal)를 증폭한다. 검사자의 의지에 따라서 영상을 어둡게 하거나 밝게 조절할 수 있는 기능을 의미한다. 장치의 출력을 조절하는 것이 아니므로 조직에 미치는 생물학적 효과(biological effect)는 없다.

시간- 수신음 보상 Compensation, TGC(time-gain compensation)

반사체의 거리에 따른 echo 감쇠를 보정해주는 기능을 한다. 깊은 반사체에서 돌아오는 신호는 상대적으로 약하기 때문에 되돌아오는 신호의 신간에 기초하여 감쇠를 보상해준다. TGC 조절도 생물학적 효과(biological effect)는 없다.

동적 영역(Dynamic range) 조절

Echo amplitudes(dB) 범위를 측정. 즉 가장 작은 반사신호와 가장 큰 반사신호 사이의 범위를 조절하는 기능을 말한다. 동적범위를 넓게 조절하면 신호를 모니터에 표시할 때 부드러운 영상으로 표현된다. 반면에 동적범위를 좁게 조절하면 모니터 위의 영상은 매우 거친 영상으로 표시된다.

화면수 조절(frame control)

1sec 당 image 수(frame rate)를 의미한다. pulse의 기본적인 system은 주사선수(scan line)이라 불리는 echo data인 single vertical line을 얻는다. 각 frame을 얻기 위해 조직을 통해 scan 되는 sound beam은 transducer가 100번 pulse를 보내고 scan line 100개의 신호를 받아서 하나의 frame으로 구성하게 된다. 한 영상의 주사선수가 많아질수록 주사선 밀도가 높다고 하며 해상력이 높다.

탐촉자의 종류

- 선형(linear) 탐촉자 : 탐촉소자를 선상으로 나란히 배열시킨 probe, 직사각형의 초음파상을 나타내며 표재성 장기에 주로 이용된다. 유방검사와 근골격검사에 주로 이용되며, 사지 혈관 검사와 경동맥 검사 시에는 도플러 검사를 함께 이용하여 혈류의 방향과 속도를 영상과 같이 기록할 수 있어서, 검사에 대한 많은 정보를 제공한다. 탐촉소자에 가해지는 전기신호의 시간차이를 이용하면 사다리꼴(trapezoid) 형태의 영상으로 표현할 수도 있다.
- 부채꼴(sector) 탐촉자 : 초음파 음속을 부채꼴 모양으로 주사하는 probe(탐촉자 수:32~96개, 각도: 45~100°). 탐촉자가 인체의 좁은 접촉 공간을 통해 넓은 영상을 표현할 수 있어서 소아의 대천문을 통한 뇌(brain) 초음파와 갈비뼈 사이를 통한 심장초음파 검사에 주로 이용된다. 특히 Motion mode와 병행하여 심장의 근육이나 판막의 움직임을 동영상으로 B-mode와 함께 저장하여 의료진에게 제공하는 검사법을 임상에서 많이 사용하고 있다.
- 콘벡스(convex) 탐촉자 : 복부 검사에 가장 많이 사용. 탐촉소자를 완만한 곡선 모양으로 배열시킨 probe. linear scan과 sector scan 영상 넓이의 중간정도에 해당하며, 피부의 contact이 좋으며 상복부와 하복부장기 검사에 주로 이용된다.
- 특수 probe : 천자용(puncture) probe, 수술용 probe, 직장용(rectal) probe, 내시경(endoscopic) probe, 혈관삽입용(intra vascular) probe 등이 있다.

질문 : 좁은 접촉 공간을 통해서 넓게 검사하는데 효율적인 탐촉자(probe)는?

A) Linear B) Sector C) Convex D) Trapezoid

해답 : B. 갈비뼈 사이 공간을 통해서 심장검사에 사용된다.

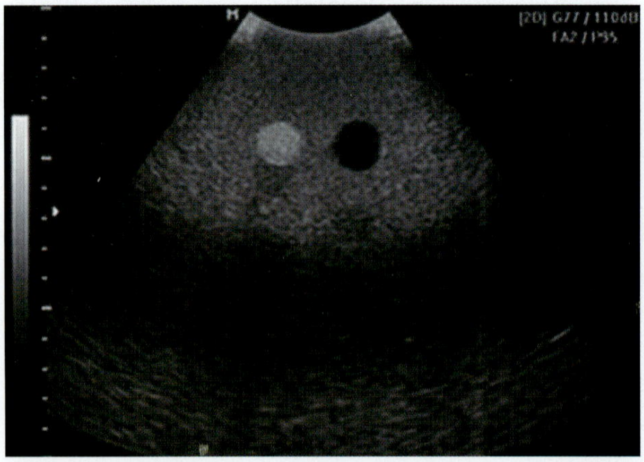

그림 19-13 TGC 조절을 잘 못한 경우에 영상의 중간 부분이 어두워져 있다.

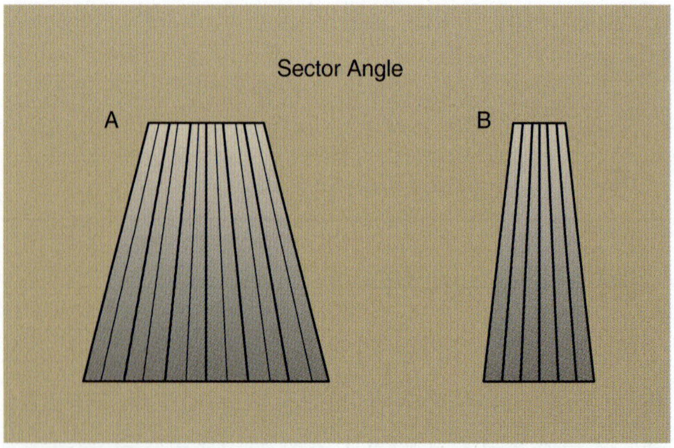

그림 19-14 A, B의 주사선밀도가 같다면, 디스플레이 영역이 작은 B가 초당 처리할 수 있는 영상의 수가 많아지므로 frame rate가 증가하고 시간분해능(temporal resolution)이 좋다.

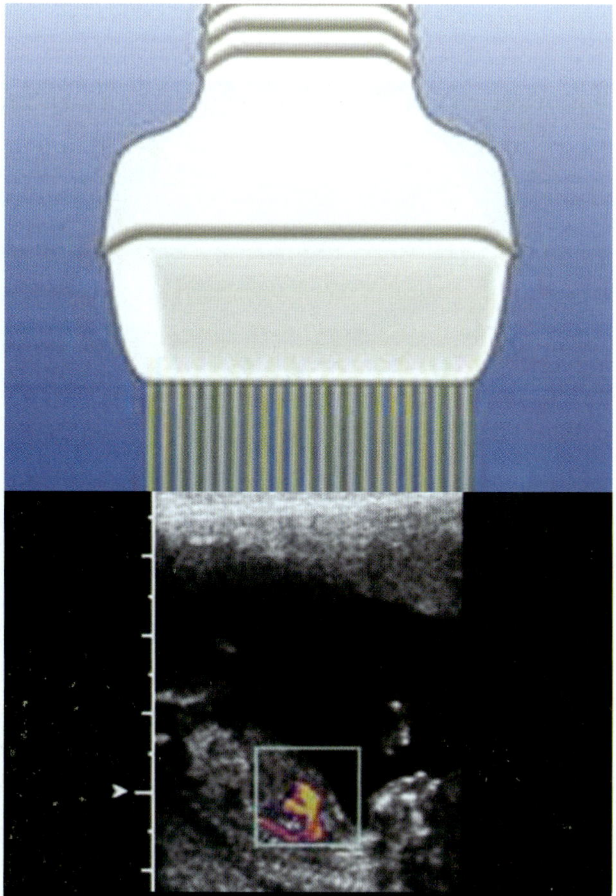

선형(linear) 탐촉자를 이용한 태아초음파 검사. Extend field of view-off

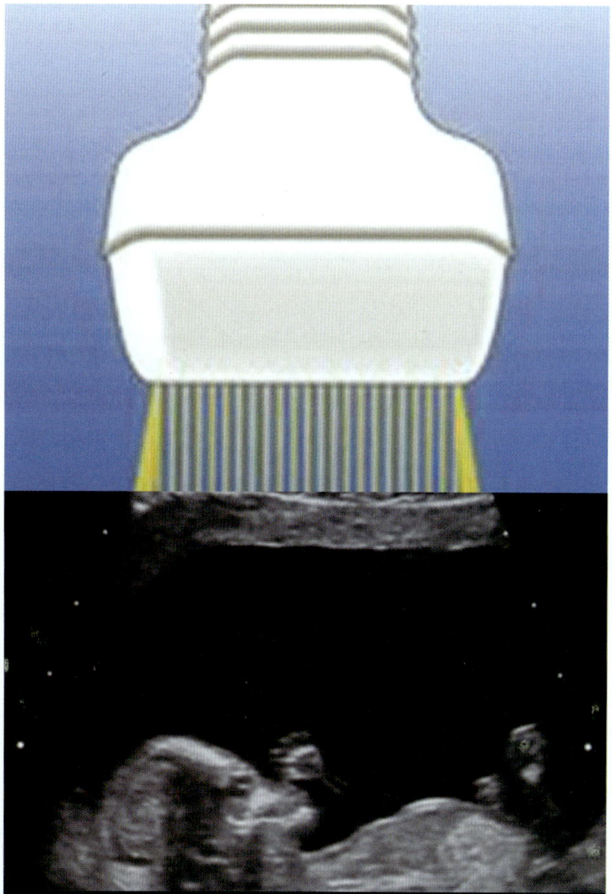

선형(linear) 탐촉자 사다리꼴 영상. Extend field of view - on

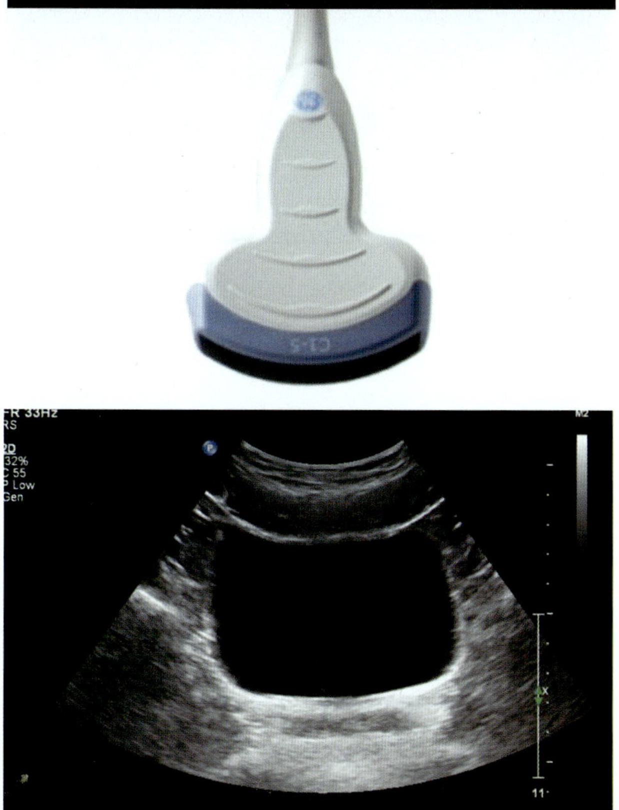

콘벡스(convex) 탐촉자를 이용한 방광영상

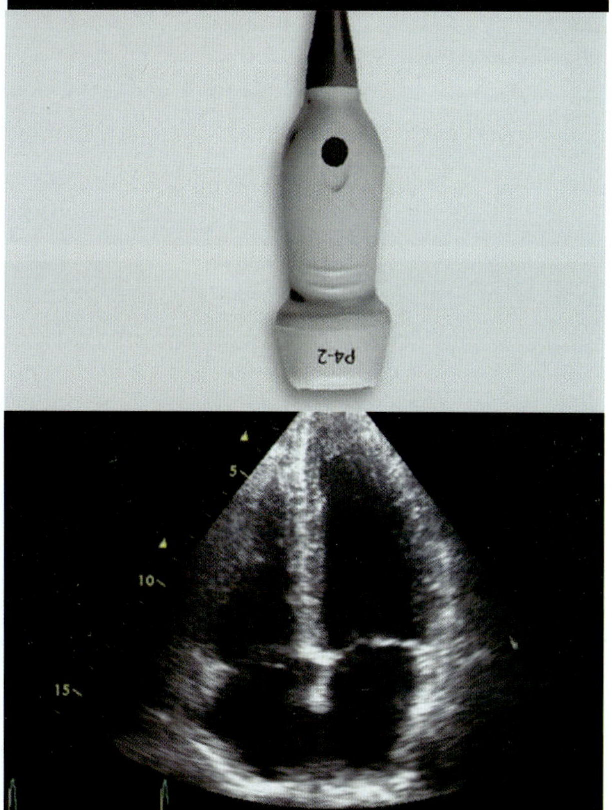

부채꼴(sector) 탐촉자를 이용한 심장4방도 영상

초음파 영상표시방법

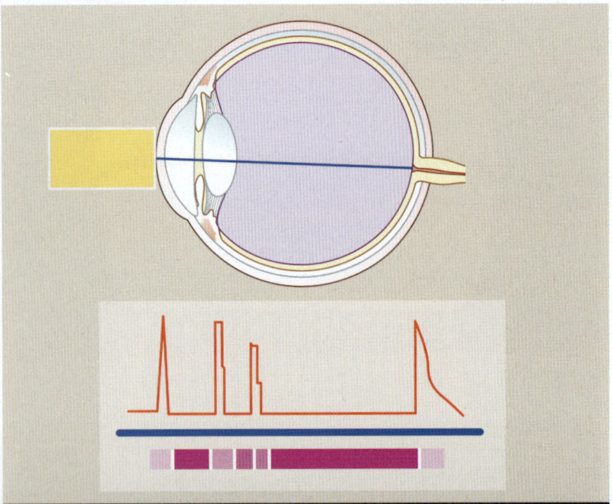

A mode

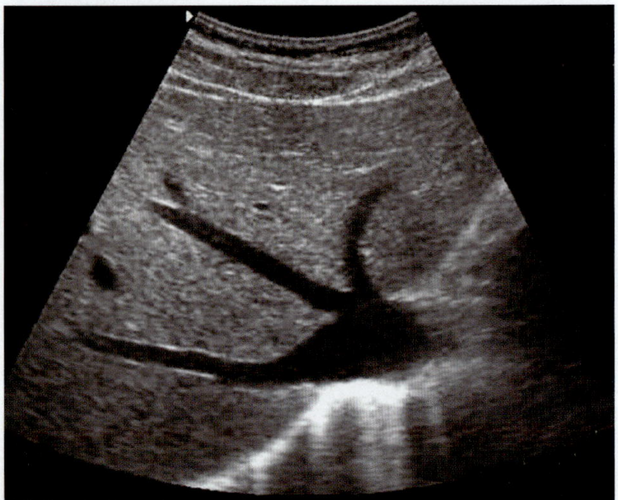

B mode를 이용한 간정맥 영상

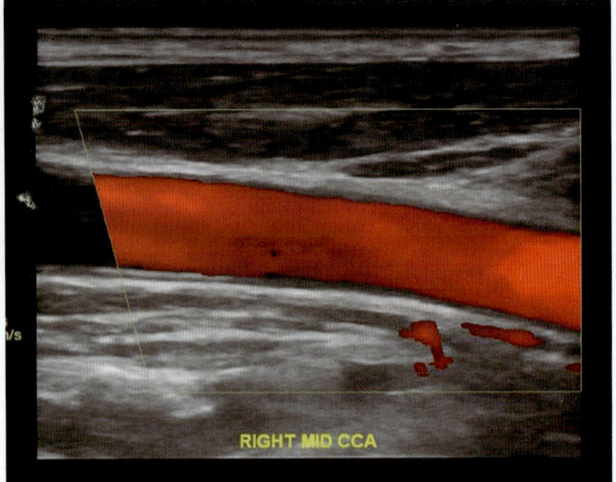

C mode 경동맥 영상

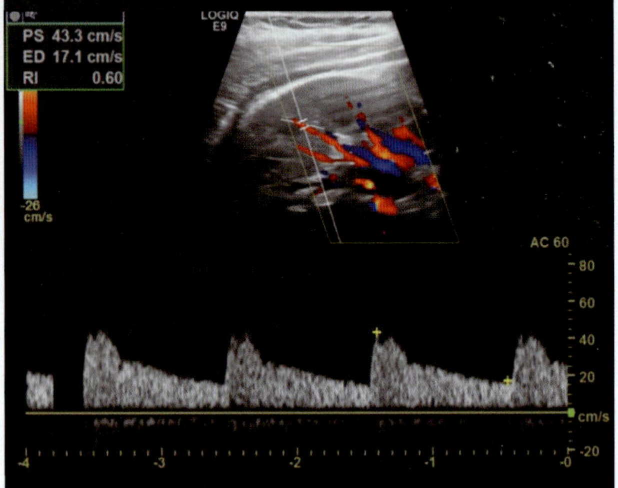

D mode 신장 동맥에 대한 혈류속도 측정 영상

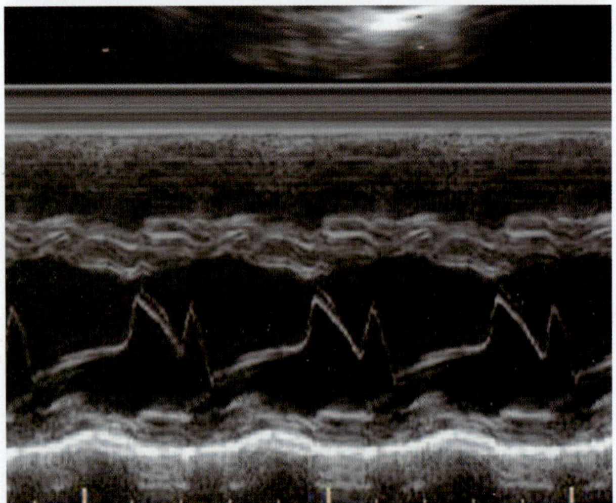

M mode. 심장 이첨판의 움직임을 영상화

A 모드(Amplitude mode)
반사음의 강도나 양을 진폭으로 표현

B 모드(brightness mode)
초음파 에코신호의 반사계수를 2차원 영상으로 표현

C 모드(color Doppler mode)
도플러 효과를 이용하여 대상체의 속도를 컬러로 표현

D 모드(Doppler mode)
도플러 효과(Doppler effect)를 이용하여 움직이는 혈류 등 대상체의 속도를 도플러 스펙트럼으로 표현

M 모드(motion mode)
심장 등 대상체의 움직임을 주기적으로 표현

도플러 효과(Doppler effect)

1842년 오스트리아 수학자 Christian Andreas Doppler는 지구로부터 멀어지는 별과 다가오는 별과 같이 움직이는 별은 방출하는 빛의 색깔과 파장이 변한다고 하는 도플러 효과 제시하였으나 이시기에 증명할 수 있는 방법이 없었다. 1845년 네덜란드 기상학자, 화학자 Christophorus Henricus Diedericus Buys Ballot는 기차위에 경적을 설치하여 소리를 울리고, 기차길 옆에 음악가를 배치하여 움직이는 기차에서 나오는 경적소리와 같은 톤을 연주. 다가오는 기차에서 들리는 경적은 주파수(톤)가 높아지고, 멀어지는 기차에서 들리는 경적소리는 주파수가 낮아지는 것으로 도플러 효과를 증명하였다.

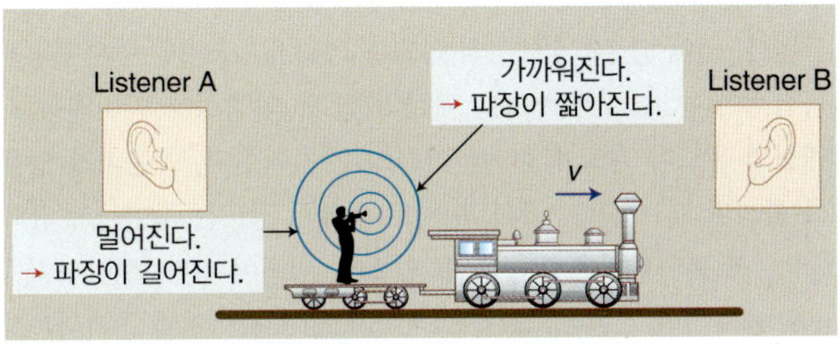

- 반사 대상 물체의 움직임 때문에 일어나는 반사된 음파의 주파수 변화
- 움직이는 물체에서 방출되는 음의 주파수는 변환되며 물체의 속도에 비례한다.

따라서 탐촉자에서 입사되는 초음파가 멀어지는 적혈구에 부딪힌 후 반사되어 돌아오는 에코의 주파수는 감소하고, 다가오는 적혈구에 반사되어 돌아오는 주파수는 증가한다. 움직이는 반사체에 의해 변형된 주파수를 "변위 주파수(shifted frequency)" 라 한다.

변위 주파수(Doppler shift) = 수신주파수 − 송신주파수

$$\text{변위 주파수} = \frac{2 \times F_{o} \times V \times \cos\theta}{C}$$

2 : constant

F_o: transmitted doppler frequency

V : velocity of red blood cells

θ : angle of incidence

C : velocity of in tissue

반사체가 음원에 가까워질 경우 (+)

반사체가 음원에 멀어 질 경우 (−)주파수 변위가 발생한다.
→ 변위주파수는 인체의 동맥, 정맥의 흐름에 대한 다양한 정보 제공한다.

펄스파와 연속파 도플러

아래의 그림 a에서 보는 것처럼 연속파(continuous wave)는 두개의 압전결정체로 구성되어 있으며, 하나의 압전결정체는 계속하여 초음파를 전파하고, 다른 하나는 반사되어 돌아온 변위주파수를 감지하여 혈류의 흐름을 측정한다.

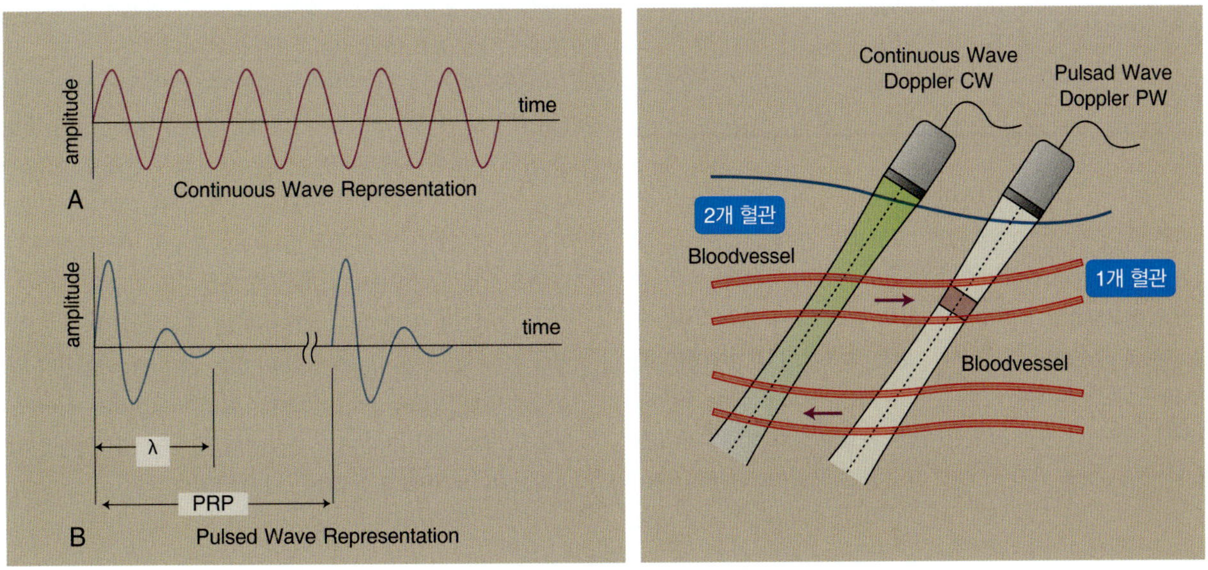

그림 19-15 펄스파는 하나의 혈관에서만 속도가 측정되나, 연속파는 2개의 혈관 모두에서 속도가 합하여져 측정된다.

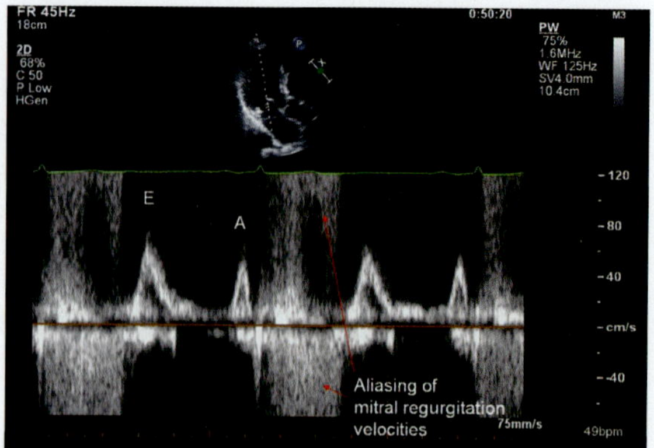

펄스파를 이용한 이첨판 혈류검사에서 매우 빠른 역류 혈류가 발생하여 스펙트럴 도플러로 측정할 수 있는 120cm/s를 초과하는 반접현상이 발생하였다.

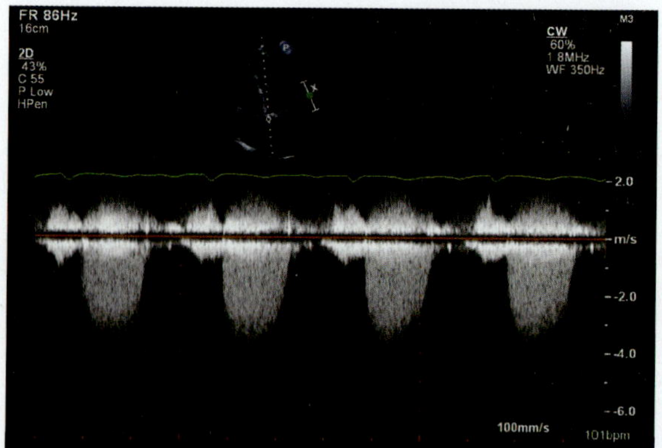

반접현상을 해결하기 위해서 연속파 도플러로 전환하면 측정할 수 있는 속도 범위가 6m/s로 증가한 것을 볼 수 있다.

펄스파(Pulsed wave)는 축분해능을 향상시키기 위해 2~3 사이클로 하나의 펄스를 전파하고 반사되어 돌아온 변위주파수를 감지하여 혈류의 흐름을 측정하고, 반사되어 돌아오는 변위주파수를 정확하게 감지하기 위해 5~30사이클로 좀 더 많은 펄스를 발생시킨다.

연속파 도플러의 장점은 초음파를 연속적으로 입사/감지하기 때문에 반접허상(Aliasing artifact)이 발생하지 않으므로 심장 판막에서의 역류와 같이 high velocity flow 평가에 이용된다. 단점은 위 그림과 같이 두 개의 혈관이 감도부에 존재할 때 각각의 혈류를 구분할 수 없고, 측정하고자 하는 깊이를 조절할 수 없다.

펄스파 도플러의 장점은 샘플용적의 깊이와 위치를 조절하여 두 개의 혈관이 존재할 때 선택적으로 깊이를 조절할 수 있다. 단점은 초음파가 간헐적으로 전파되어 반접허상이 발생할 수 있다.

요약

초음파는 주파수가 20,000 Hz 이상일 때를 의미한다. 의료분야에서는 1MHz~20MHz의 주파수가 주로 이용된다. 이런 높은 주파수는 압전크리스탈에 매우 짧은 시간 동안에 전압을 가할 때 진동에 의해서 발생한다. 압전크리스탈은 탐촉자의 전면에 위치하고 있으며, 외부 충격에 의해 파손되기 쉬우므로 각별한 주의가 필요하다. 또한 압전크리스탈은 임계 온도 이상에서 압전효과를 잃게 되는 열손상을 받기 쉬우며, 이 온도를 큐리온도(Currie temperature)라 부른다.

진단용 초음파는 종파의 형태이며 매질내에서 에너지형태로 전달된다. 인체 연부조직에서의 속도는 1540 m/sec이며, 주파수와는 독립적이다. 소리의 속도는 매질의 밀도, 압축성에 반비례하고, 매질의 온도와 경도에 비례하여 속도는 증가한다. 초음파가 인체를 통과할 때는 흡수, 굴절, 반사로 인해서 강도는 줄어들고 감쇄된다. 초음파의 빔은 집속할 수 있으며, 빔폭이 가장 좁은 영역을 focal zone이라고 한다. 탐촉자로부터 focal zone까지를 근거리음장이라고 하며, 근거리음장의 길이는 탐촉소자 직경의 제곱에 비례하고 파장에 반비례한다. Focal zone 영역을 지나면 빔은 퍼지게되며 급속하게 감쇄된다. Focal zone 영역에서 측방향 분해능은 가장 좋다. 축방향 분해능은 거리분해능이라고도 하며 두 물체를 구분할 수 있는 능력을 말하며 공간펄스길이에 의존한다. 공간펄스의 길이는 파장 곱하기 싸이클 수이다. 공간펄스길이를 짧게 할수록 거리분해능이 개선되므로 높은 주파수를 사용하는 것이 좋으나, 높은 주파수는 단점으로 감쇄에 의한 투과심도가 낮아진다는 것이다. 좋은 영상을 얻기 위해서는 돌아오는 에코가 존재하는 범위내에서 가장 높은 주파수를 사용하는 것이다.

도플러 효과는 발신주파수가 움직이는 반사체에 부딪치면서 수신주파수의 변위가 발생하는 것이다. 발신주파수에서 수신주파수를 빼서 + 변위가 발생하면 이것은 반사체가 탐촉자 쪽으로 이동하는 것이며 - 변위는 탐촉자로부터 멀어지는 것이다. 도플러 장치는 이 움직임을 검출하여 반사체의 속도를 계산하게 된다. 반사체의 속도와 방향에 따라서 칼라 도플러로 영상을 표현할 수도 있고, 스펙트럴 도플러로 시간에 따른 속도 변화를 표현할 수도 있다. 연속파 도플러는 측정할 수 있는 최대 속도 범위가 넓으나 깊이에 대한 정보를 알 수 없으며, 펄스파 도플러는 깊이에 대한 정확한 정보를 알 수 있으나 반사체의 최대속도가 큰 경우에는 에일리어싱 아티팩트가 발생하는 단점이 있다.

자기공명영상학(MRI)

Magnetic Resonance Imaging

CHAPTER

20

학습목표

1. 자기공명영상(MRI)의 정의를 설명할 수 있다.
2. 자석의 성질과 자화를 이해할 수 있다.
3. 자석의 역할과 공명을 이해하고 세차주파수를 기술할 수 있다.
4. 자기공명영상에서 신호가 나오는 과정을 알 수 있다.
5. T1, T2, Proton 강조 영상을 설명하고 구분할 수 있다.
6. 자기공명영상에서 발생하는 인공물(Artifact)의 종류를 구분할 수 있고 인공물을 줄이는 방법을 알 수 있다.
7. 주자장에 영향을 미치는 물체와 안전을 설명할 수 있다.

대부분의 방사선학과 학생들이 가장 어렵게 생각하는 분야가 자기공명영상(MRI)학이다. 그 이유는 이제껏 배워왔던 방사선과는 다른 분야인 자기장과 공명의 원리를 처음부터 다시 시작해야 하기 때문일 것이다.

한마디로 자기공명영상(MRI)은 인체에 존재하는 수소 원자핵이 자기장 안에서 상호작용하며 특정 주파수를 가지며 이를 흡수, 방출하는 에너지를 측정함으로 영상을 구성한다.

이번 자기공명영상(MRI)학 개론에서는 그 원리를 쉽게 풀어 방사선학과 학생들이 암기 보다는 이해를 하는데 중점을 두었다. 다소 어려고 생소한 용어와 원리가 나오지만 차분히 읽다보면 충분히 이해하리라 본다.

자기공명영상(MRI)이란?

자기공명영상(MRI: Magnetic Resonance Imaging)이란 자기장을 발생하는 커다란 자석 통 속에 인체를 들어가게 한 후 고주파를 발생시켜 신체부위에 있는 수소원자핵을 공명시켜 각 조직에서 나오는 신호의 차이를 측정하여 컴퓨터를 통해 재구성하여 영상으로 만드는 기술이다. 다시 말해 '자장과 비전리 방사선인 라디오파(전자기파)를 이용하여 체내의 원자핵에 자기 공명현상을 일으켜 수소원자핵 밀도 및 물리화학적 특성을 영상화 한 것'이라고 정의할 수 있다.

> 자기공명영상은 자장과 비전리 방사선인 라디오파(전자기파)를 이용하여 체내의 원자핵에 자기공영현상을 일으켜 수소원자핵 밎도 및 물리화학적 특성을 영상화 한 것.

자화(Magnetization)

자석(Magnet)

철을 당기는 성질을 자성이라 하고 자성의 근본적인 원인을 자기라고 한다. 자기를 가지고 있는 물체, 즉 자성을 가지고 있는 물체를 자석이라고 한다. 자기는 전기에 의해 발생하고 자석의 강도는 자장의 세기에 비례한다. 자석의 성질은 같은 자극(磁極) 간에는 서로 반발하고 다른 자극(磁極) 간에는 서로 흡인한다.

자화(Magnetization)

자화는 물체가 자성을 지니는 현상 즉 물체가 자석이 되는 것이다. 자기공명영상(MRI) 신호는 자화, 정렬, 공

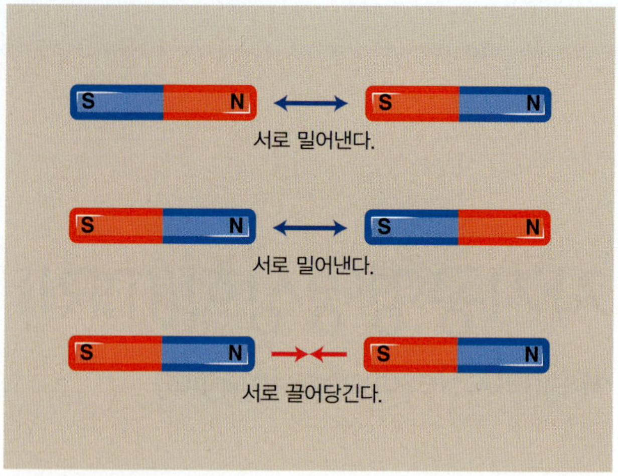

그림 20-1 자석의 성질

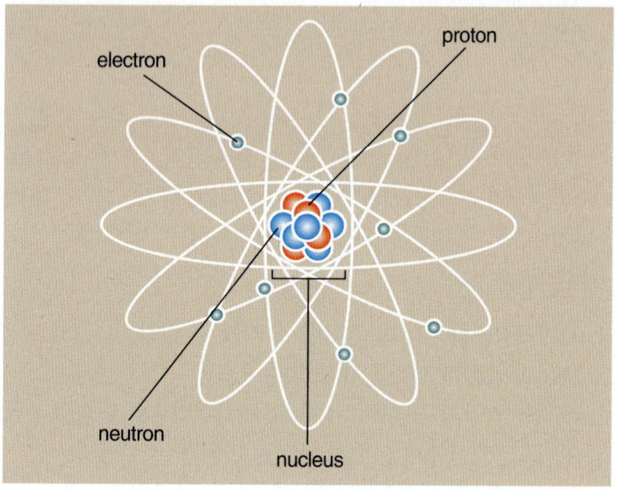

그림 20-2 원자모형

명, 이완의 과정을 거쳐 신호가 되는데 이중 자화의 과정이 없으면 어떠한 물체도 외부적인 자석의 힘에 의해 정렬할 수 없기 때문에 자기공명영상을 얻을 수 없다. 따라서 자화는 매우 중요하다.

모든 사물은 원자로 이루어져 있으며 인체 또한 그러하다. 원자는 분자를 이루고, 인체에서 가장 많은 원자는 수소이다. 원자는 핵과 궤도전자로 이루어져 있고 운동을 한다. 원자내부의 운동은 세 가지 운동을 하는데 핵의 자전과 전자의 자전과 공전이다. 자기공명영상(MRI)은 전자의 자전과 공전과는 상관없고 핵의 자전운동을 이용한다. 원자핵은 양전하를 띠고 원자의 중심에 위치하며 원자핵의 양전하를 가진 소립자인 양성자와 원자핵에서 전하를 띠지 않은 입자인 중성자로 구성되어 있고, 원자의 질량 대부분을 차지한다. 이러한 원자

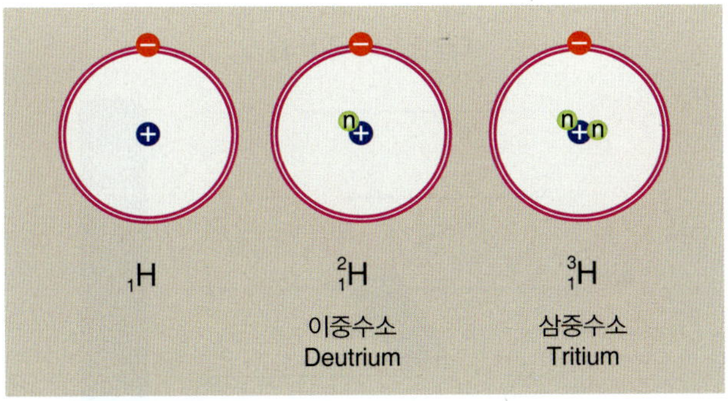

그림 20-3 수소의 동위원소

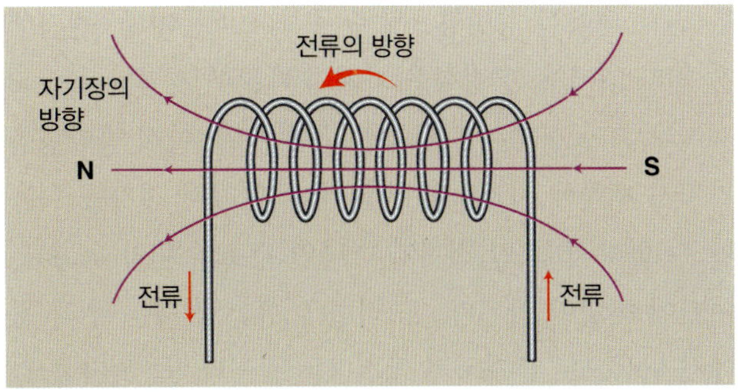

그림 20-4 자기유도

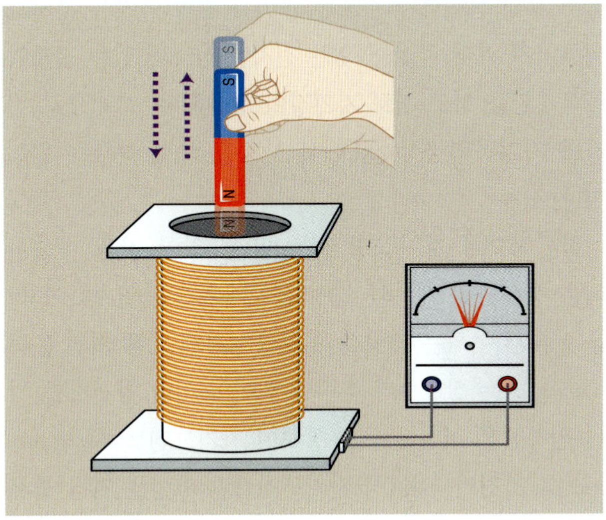

그림 20-5 유도전류

핵의 구성입자를 핵자라고 하며 양성자와 중성자의 개수 즉 핵자의합이 바로 질량수이다. 자기공명영상(MRI)은 이 질량수에 따라서 가능여부가 가려지기 때문에 매우 중요한데 일반적으로 원자핵은 양성자와 중성자수가 같기 때문에 짝수이다. 그렇지만 어떤 원자는 양성자수는 같지만 중성자가 많거나 적기 때문에 이들을 일컬어 동위원소라고 하며, 화학적 성질은 같고 물리적 성질은 다르다. 자기공명영상(MRI)는 질량수가 홀수인 원소만 가능하기 때문에 동위원소만을 이용한다.

동위원소에 관해 예를 들면 수소를 살펴보면 경수소는 양성자수 1, 중성자수 0이며 99.98% 존재한다. 이중수소는 양성자수 1, 중성자수 1, 0.02% 존재한다. 삼중수소는 양성자수 1, 중성자수 2 극미량 존재한다. 여기에서 경수소와 삼중수소는 동위원소인 것이다. 질량수는 경수소 1 이중수소 2 삼중수소3 으로 자기공명영상(MRI)에는 질량수가 홀수인 경수소와 삼중수소가 가능하다.

질량수가 홀수인 원소만 자기공명영상(MRI)가 가능한 이유는 원자핵이 스핀(spin)을 하기 때문이다. 자기공명영상(MRI)을 얻기 위해서는 양성자들을 정렬 시켜야 한다. 무작위 상태에서는 외부의 힘을 가해도 서로 상쇄되기 때문이다. 자기공명영상(MRI)에서 이 정렬시키는 힘이 바로 강한 자장이다. 따라서 강한 자석이 정렬을 시키기 위해서는 정렬이 되어야 하는 대상도 자성을 띄고 있어야 한다. 자성은 전류가 흐르면 즉 전하가 운동을 하면 그 주변에 자장이 발생한다. 반대로 자장이 변화하면 전류가 발생한다.

수소의 원자핵은 양성자와 중성자로 이루어져 있는데 양성자에 의해 양전하를 가지며 회전운동을 하고 있으므로 자성을 띄게 된다. 결국 수소의 원자핵은 자석인 것이다. 따라서 수소의 원자핵은 외부자장에 정렬이 가능한 것이다. 원자핵은 양성자 혹은 중성자가 각각의 회전을 가지는데 짝수의 잘량수를 가진 원자핵은 각각의 회전이 상쇄되어 회전운동을 하지 않게 되므로 자기공명영상(MRI)에서 이용할 수 없게 되는 것이다. 홀수 원자핵에서 남는 것이 중성자이던 양성자이던 중요하지는 않는데 이는 원자핵은 양성자에 의해 양전하를 가지기 때문에 회전운동을 하기만 하면 되고 남는 것이 하나만 있으면 되기 때문이다.

그럼 일정한 궤도를 돌고 있는 전자는 공전과 자전을 크게 하여 오히려 큰 자성이 발생할 텐데 왜 원자의 핵만 이용하는 것일까? 실제로 전자의 공전과 자전은 원자핵 보다 큰 자성을 가지고 있다. 이 때문에 자성체, 상자성체, 반자성체라는 물질 분류의 기준은 전자가 어떠한 상태로 놓여져 있나에 따라 분류한 것이다. 자기공명영상(MRI)에서 전자를 이용하지 않는 가장 큰 이유는 원자 내에서 양방향으로 운동하기 때문이다. 원자핵은 원자 내에서 한 방향을 가지기 때문에 자기장이 상쇄되지 않지만 전자는 원자궤도 내에서 위, 아래 양방향을 가지기 때문에 자기장이 상쇄된다. 따라서 전자를 이용할 수 없다. 하지만 전자가 하나인 수소의 원자(proton)은 여기에 해당이 안된다. 또 다른 이유는 전자는 우리 몸에서 단독으로 존재하지 않는다는 것이다. 즉 원자들 간의 공유결합을 통해 물질을 이루고 있다는 것이다. 예를 들어 우리 몸속에서 수소는 물이나 지방과 같은 분자로 이루어져 있다. 수소에 있는 전자는 산소에 있는 전자와 공유결합을 하고 서로 자기장이 상쇄된다. 그러므로 전자를 자기공명영상(MRI)에서 사용을 하지 못하는 원인이다.

결론적으로 자기공명영상(MRI)에 있어 이용 가능한 핵은 중성자의 개수와 양성자의 개수가 불일치하여 짝을 이루지 못하는 양성자 혹은 중성자에 의해 회전 운동(spin)을 하는 질량수가 홀수인 핵이며 이런 양전하를 지닌 원자핵은 회전 운동을 통하여 자기모멘트(magnetic moment)를 가진다. 여기서 자기모멘트란 자성을 지닌 물체가 외부 자기장에 반응하여 회전의 힘을 받는 정도이다. 대표적으로 자기공명영상(MRI)에 이용되는 원소는 수소(1H), 탄소(^{13}C), 질소(^{15}N), 산소(^{17}O), 불소(^{19}F), 나트륨(^{23}Na), 인(^{31}P) 등이 있다. 이중 가장 많이 사용되는 원자는 수소이다.

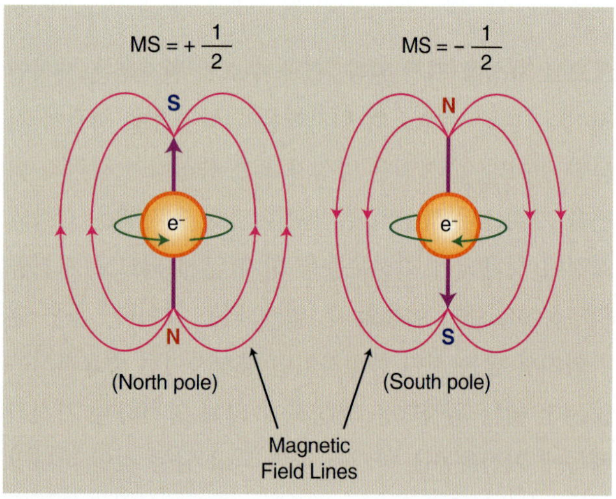

그림 20-6 전자의 운동방향

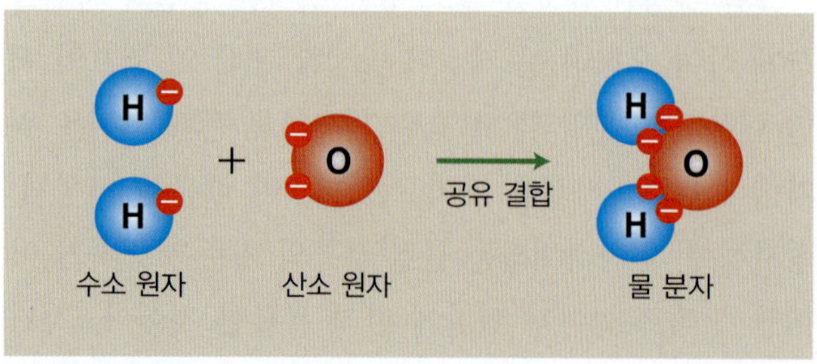

그림 20-7 물의 공유결합

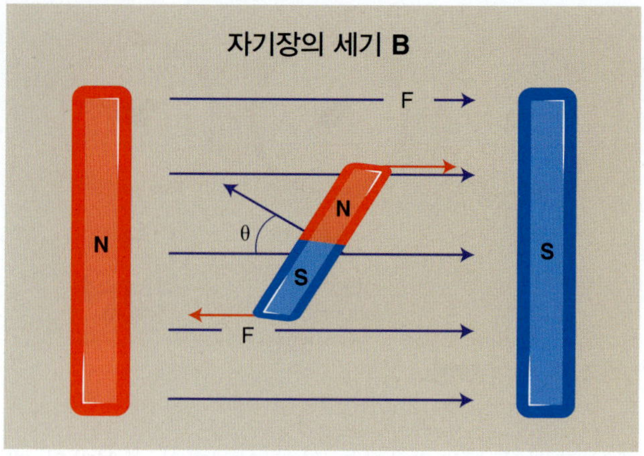

그림 20-8 외부 자기장에 의한 자기 모멘트

그럼 자기공명영상(MRI)에 수소가 가장 많이 사용되는 이유는 무엇일까? 가장 큰 이유는 인체에 가장 많이 존재하여 다른 원소에 비해 풍부하며, 양자가 하나라서 큰 자기모멘트를 가지고 있기 때문이다.

- 자화는 물체가 자성을 지니는 현상 즉 물체가 자석이 되는 것이다. 자기공명영상(MRI) 신호는 자화, 정렬, 공명, 이완의 과정을 거쳐 신호가 되는데 이중 자화의 과정이 없으면 어떠한 물체도 외부적인 자석의 힘에 의해 정렬할 수 없기 때문에 자기공명영상을 얻을 수 없다.
- 자기공명영상(MRI)는 질량수가 홀수인 원소만 가능하기 때문에 동위원소만을 이용한다.
- 자기공명 영상에서 수소 원자핵이 사용되는 이유는 인체에 가장 많이 존재하여 다른 원소에 비해 풍부하며, 양자가 하나라서 큰 자기모멘트를 가지고 있기 때문이다.

정렬(Alignment)

무작위 방향으로 인체에 흩어져 있는 수소 원자핵은 외부의 에너지 즉 RF(Radio Frequency)를 통하여 에너지를 받아도 무작위 상태로 된다. 따라서 존재하는 물질에 에너지 혹은 자극을 주어 어떠한 반응을 얻으려면 정렬이 중요하다. 이때 정렬시키는 방법은 외부에서 자장을 걸어 주는 것이며 자화를 가진 즉 자석의 성질을 가진 수소의 원자들이 정렬을 하게 된다.

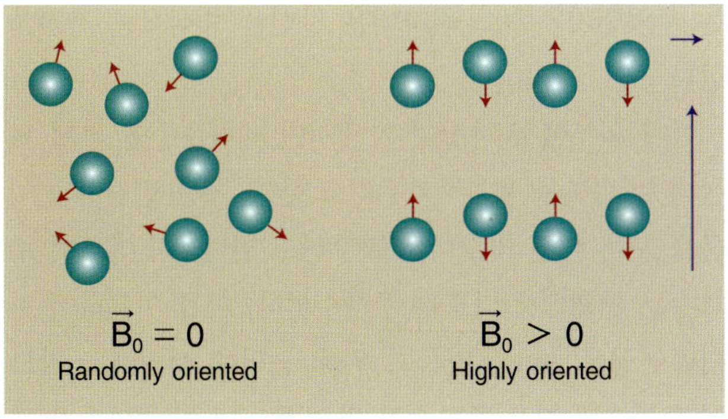

그림 20-9 원자핵의 무작위상태와 정렬상태

여기서 나침판과 다른 점은 나침판은 한방으로 정렬을 하는 반면 수소의 원자핵은 에너지가 높은 상태와 낮은 상태 두 방향으로 정렬을 한다는 것이다. 그럼 원자핵은 왜 양방향으로 정렬을 할까? 이는 원자핵이 양자화(quantized) 되어 있기 때문이다. 즉 원자의 물리량이 연속적인 값을 갖지 못하고 특정한 값을 갖게 되는 것이다. 평소에는 나타나지 않다가 외부의 자장이 가해지면 수소의 원자는 두가지 에너지 즉 위, 아래의 핵자기 에너지 준위로 분리되고 이때 서로 반대방향의 원자핵이 제거되고 남아 있는 원자핵을 합산하게 되면 최종적으로 에너지 준위가 낮은 원자핵들만 남아 순자화(Net Magnetization)가 생기는 것이다.

> 수소의 원자핵이 양방향으로 정렬 하는 이유는 원자핵이 양자화(quantized) 되어 있기 때문이다.

공명(Resonance)

외부 자장에 의한 원자핵의 정렬로 순자화가 생겨도 그 힘은 외부자장과 나란한 방향으로 발생하기 때문에 측정이 불가능하다. 따라서 순자화를 교란시켜 신호를 얻어야 하는데 이 원리가 바로 공명(resonance)인 것이다. 공명은 특정 진동수(주파수)에서 큰 진폭으로 진동하는 현상을 말한다. 이때의 특정 진동수를 공명 진동수라고 하며 공명 진동수에서는 작은 힘의 작용에도 큰 진폭 및 에너지를 전달할 수 있게 된다. 또한 진동체가 서로 연결되어 있는 경우 양쪽 진동수가 같으면 공명에 의해 에너지의 교환이 쉽게 이루어진다. 자기공명영상(MRI)도 공명현상을 이용한다. 즉 외부에서 RF(Radio Frequency) pulse를 가하면 무언가에 의해 연결되어 에너지가 전달되고 강력한 현상이 일어난다는 것이다.

그렇다면 RF pulse 즉 전자파를 사용하는 이유는 무엇인가? RF pulse는 전자기파이다. 전자기파란 전기장과 자기장을 함께 가지고 있는 파로 우리가 인지해야 할 것은 자기장을 가지고 있다는 점이다. 수소의 원자핵은 자성을 띄고 그로인해 자기장에만 반응을 하기 때문이다.

따라서 RF pulse를 이용하여 인체에 존재하는 수소를 공명시키는 경우 RF pulse의 전기파가 서로 연결하는 고리가 되고 자기파가 수소에게 에너지를 전달한다. RF pulse는 수소 원자핵을 공명시키는 pulse로 라모어 주파수와 동일한 진동수를 가지고 있다.

$\omega_0 = \gamma \cdot B_0$	$\omega_1 = \gamma \cdot B_1$
ω_0: 세차주파수(라모어주파수)	ω_1: RF pulse주파수
γ: 자기(磁氣)회전비	γ: 자기(磁氣)회전비
B_0: 자장의 강도	B_1: RF pulse로 생기는 자장영역

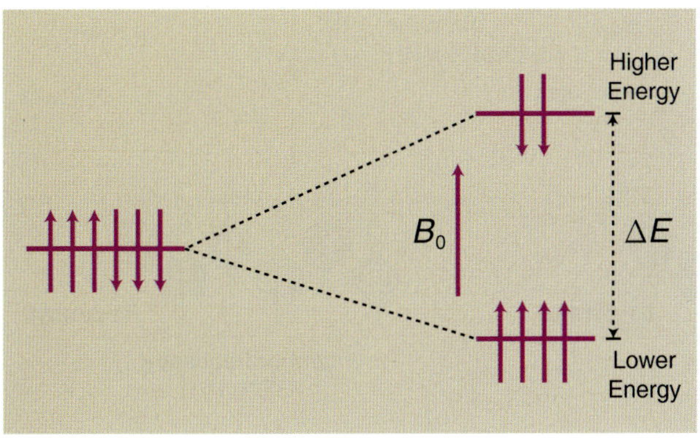

그림 20-10 지만(Zeeman) 모식도

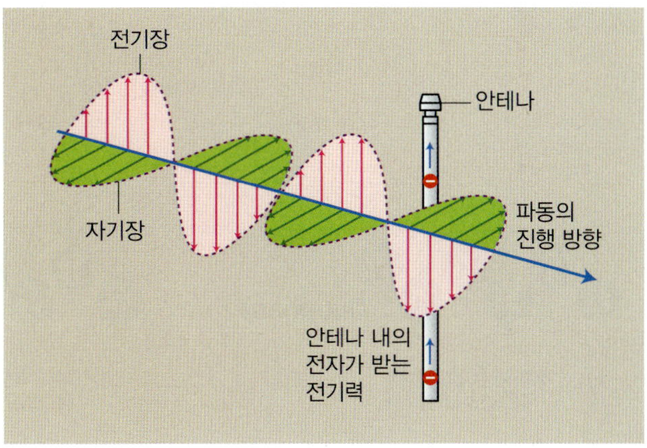

그림 20-11 전자기파의 수신

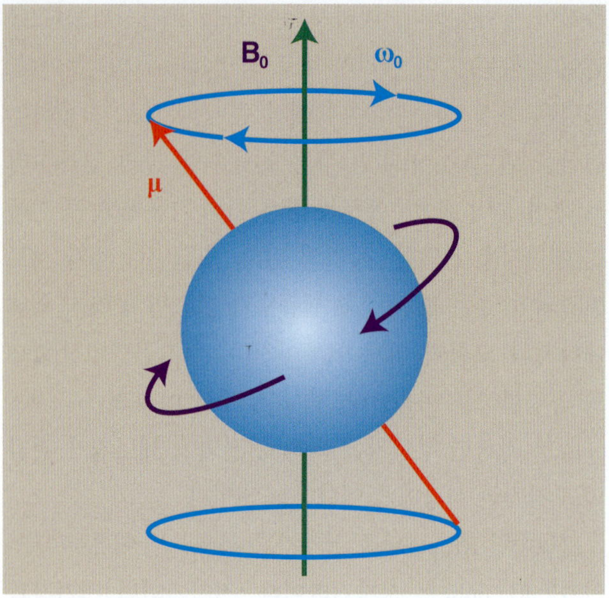

그림 20-12 수소원자의 운동
μ: 핵자기 모멘트, ω_0: 세차운동의 회전속도, B_0: 외부자장

이와 같이 RF pulse에 의해 형성되는 B1영역이 중요한 이유는 B1영역이 작동하면 주자장에 RF pulse의 자기파 만큼 자장이 가산되고 자기장에 반응하는 수소 원자핵은 같은 조건이라면 자장이 높은 방향으로 정렬을 하므로 원하는 쪽으로 수소의 원자핵의 방향을 돌릴수 있게 된다. 다시 말해 RF pulse로 인해 발생된 자장의 영역으로 순자화 되어 있는 수소원자 핵들을 임의대로 회전 시키는 것이 가능하여 신호를 만들 수 있다.

그렇다면 라모어 주파수와 RF pulse 주파수의 차이는 무엇인가? 수소 원자핵은 자신을 중심으로 자전을 한다.

이때 외부에서 자장이 가해지면 세차운동을 하게 되는데 이 속도를 세차주파수라고 한다. 처음 발견자의 이름을 붙여 이를 라모어 주파수라고 한다. 이 라모어 주파수는 인체에서 나오는 주파수이다. 이를 이용하여 자기공명영상(MRI)을 만들기 위해 공명을 시키려고 라모어 주파수와 같은 주파수가 필요 했는데 이 주파수가 전자기파에서 RF pulse 영역에 있었다 그래서 라모어 주파수와 같은 영역의 주파수를 외부에서는 RF pulse라고 했고 이는 임의대로 켰다 껐다가 가능하다. 결과적으로 공명이 일어나면 에너지가 낮은 상태에 있던 수소의 원자핵들이 에너지가 높은 상태로 되며, 흩어져 있던 수소 원자핵들이 동위상이 된다. 그렇다면 저에너지상태의 수소 원자핵이 RF 에너지를 받으면 고에너지 상태가 되는 것은 당연하지만 동위상이 되는 이유는 다음과 같다. 공명의 의미를 다시 한번 살펴보면 진동수가 같아져 에너지 교환이 최대로 일어나는 상태를 의미한다. 마찬가지로 제각각의 에너지 상태로 흩어있던 수소 원자핵도 같은 진동수를 가진 RF pulse를 맞으면 에너지 교환이 최대가 되어 에너지가 가장 높은 한곳으로 모이게 된다. 바로 이 현상이 동위상(in-phase)상태인 것이다.

RF pulse는 전자기파이다. 전자기파란 전기장과 자기장의 성질을 함께 가지고 있는 파이다.

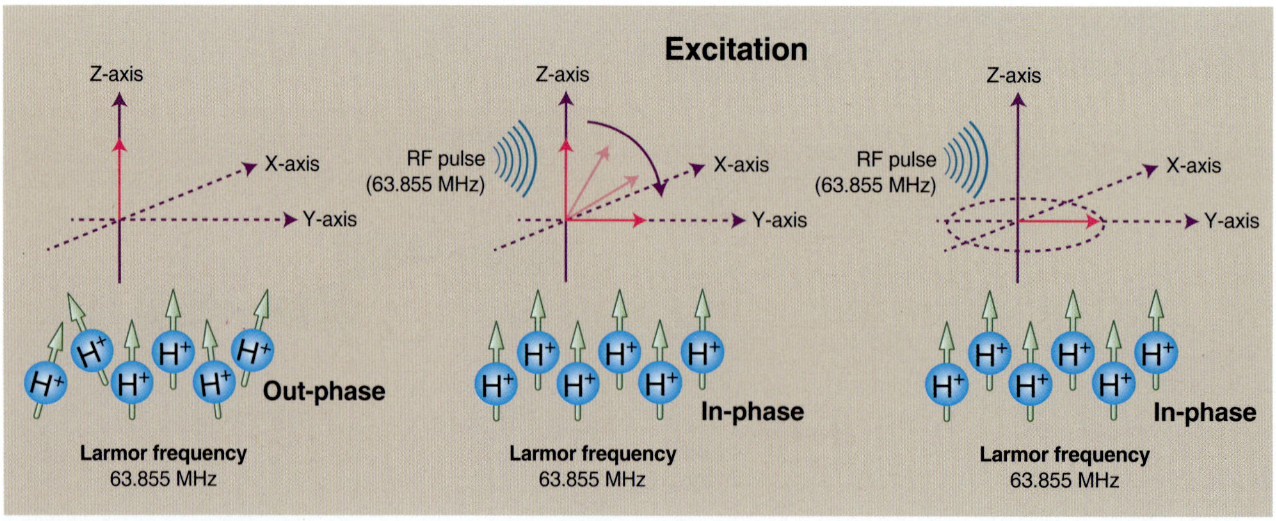

그림 20-13 수소핵 원자의 공명과정

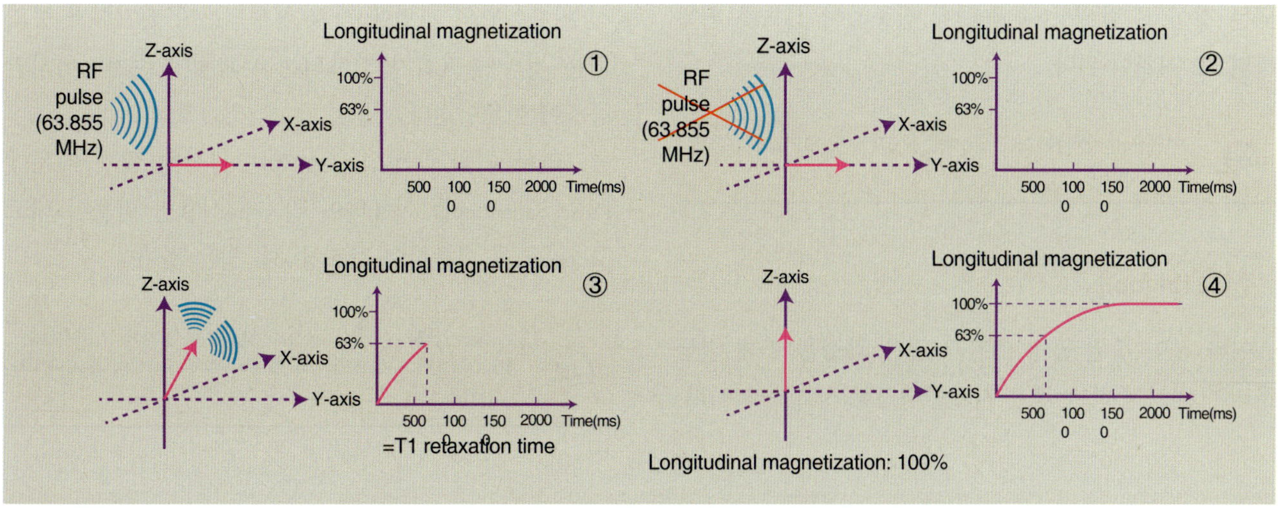

그림 20-14 T1 이완과정

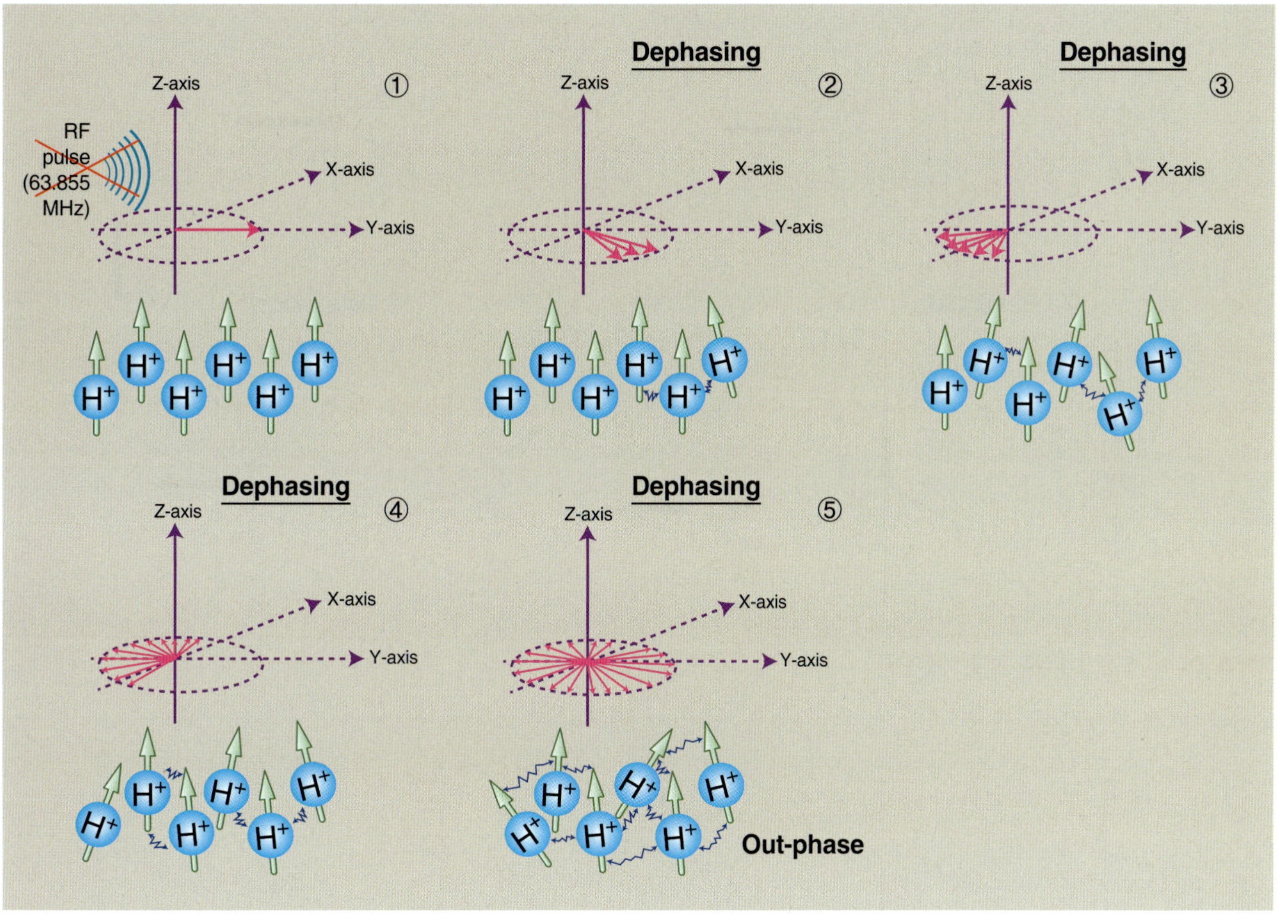

그림 20-15 T2 이완과정

이완(Relaxation)

이완(Relaxation)현상은 순자화된 수소 원자핵들은 교란시킨 RF pulse를 중단하면 나타나는 현상이다. 공명후 나타나는 현상으로 동위상(in-phase)에 있던 수소 원자핵들의 탈위상(out-phase)이 되는 것이고, 높은 에너지 상태의 수소 원자핵들이 낮은 에너지 상태로 되는 것이다. 이때 수소의 원자핵이 높은 에너지에서 저에너지 상태로 돌아가는 것에 집중하여 신호를 획득하면 T1 이완이 되는 것이고, 탈위상(out-phase)에 집중하여 신호를 획득하면 T2 이완이 된다.

> 이완은 순자화된 수소 원자핵들은 교란시킨 RF pulse를 중단하면 나타나는 현상이다.

신호(Signal)

이와 같이 정렬 공명 이완과 같은 과정을 통해 결국 우리가 얻고자 하는 것은 자기공명영상 신호(Signal)이다.

신호는 이완의 과정을 거쳐 형성되는데 횡자화가 붕괴되는 것과 종자화가 회복되는 두과정이 순차적이지만 동시에 이루어진다.

그러나 이렇게 형성된 신호는 굉장히 짧기 때문에 Pulse Sequency를 이용하여 긴 echo신호를 만들어 내고 parameter를 사용하여 강조영상을 얻는 것이다.

> 신호는 이완의 과정을 거쳐 형성되는데 횡자화가 붕괴되는 것과 종자화가 회복되는 두과정이 순차적이지만 동시에 이루어진다.

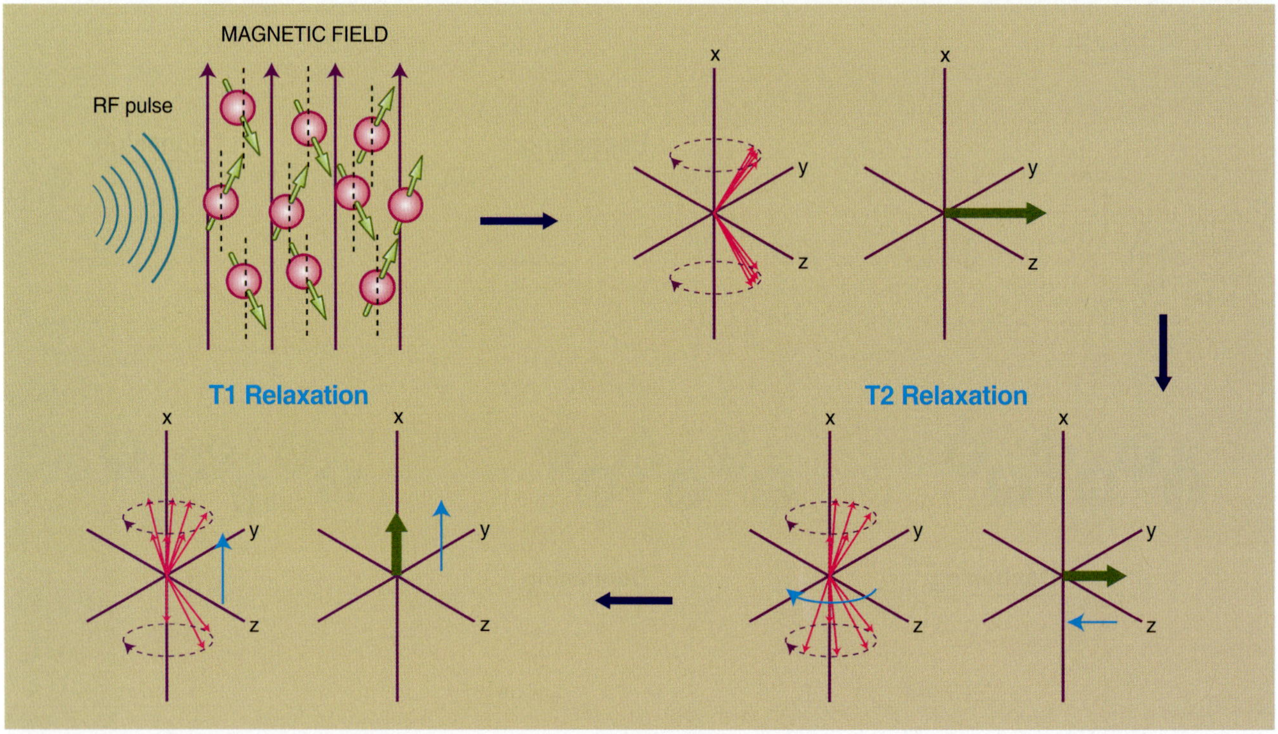

그림 20-16 수소핵 원자의 정렬, 공명, 이완과정

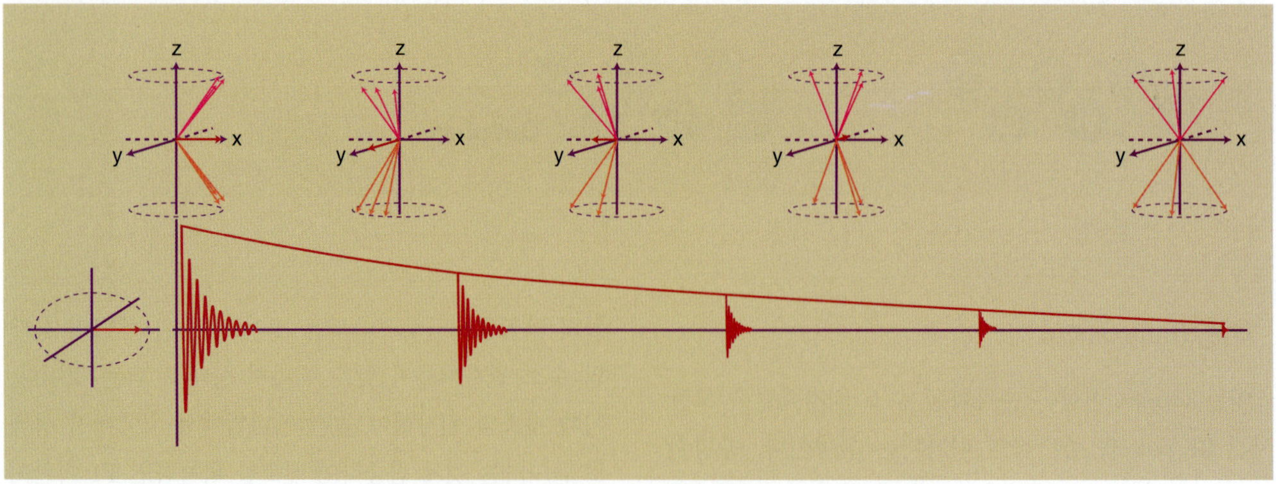

그림 20-17 자기공명영상 신호

강조영상(Weighted Image)

자기공명영상(MRI)을 T1 영상, T2 영상이라 하지 않고 T1 강조영상, T2 강조영상 이라고 부른다. 여기에서 강조는 여러 가지 중 한 가지를 돋보이게 한다는 것이다. 즉 우리가 영상으로 만들고자 하는 조직은 T1도 가지고 있고 T2도 가지고 있고 자화율도 가지고 있고 확산, 관류, 위상차 등등 많은 것을 함께 가지고 있다. 그 중 검사자가 parameter를 조절하여 한 가지 만을 강조해서 획득한 영상이 우리가 실제로 보는 자기공명영상이고 따라서 강조영상(weighted image)라고 부르는 이유가 여기에 있다.

기본적인 T1, T2, PD(Proton Density)의 분리방법과 강조는 RF pulse를 인가하는 간격과 신호를 구하는 시간을 가지고 한다. 즉 TR(Time Repeat)과 TE(Time Echo)를 조절하여 강조영상을 만드는 것이다.

> 기본적인 T1, T2, PD(Proton Density)의 분리방법과 강조는 RF pulse를 인가하는 간격과 신호를 구하는 시간을 가지고 한다. 즉 TR(Time Repeat)과 TE(Time Echo)를 조절하여 강조영상을 만드는 것이다.

T1 강조영상

T1 이완은 RF pulse를 중단하면 인접한 다른 분자 혹은 원자 즉 격자에 흡수한 에너지를 전달하면서 종축방향의 평형상태로 돌아오는 이완이다. 격자와 상호작용을 하면서 에너지를 주고받기 때문에 spin-lattice relaxation이라고 하고 종축방향으로 회복하기 때문에 longitudinal relaxation 이라고 한다. T1 이완시간이 조직마다 다르기 때문에 조직간 대조도차를 줄 수 있다. 조직간 이완시간이 다른 이유는 분자의 크기에 따라 분자 운동이 다르기 때문이다. T1 이완에서는 원자핵의 세차주파수가 주변 원자 혹은 분자의 진동수와 일치할 때 효과적으로 에너지를 교환할 수 있기 때문에 에너지를 쉽게 내보내고 이완이 되는데, 얼음과 같은 크기가 큰 분자는 수소 원자핵의 세차주파수 보다 진동수가 낮아 에너지 전달하는 속도가 느리고 물과 같이 크기가 작은 분자는 수소 원자핵의 세차주파수 보다 진동수가 높아 에너지 전달하는 속도가 느리다. 지방 분자는 수소 원자핵의 세차주파수와 일치하여 주위 분자 혹은 원자로 에너지를 효율적으로 전달할 수 있어 이완시간이 빠르다.

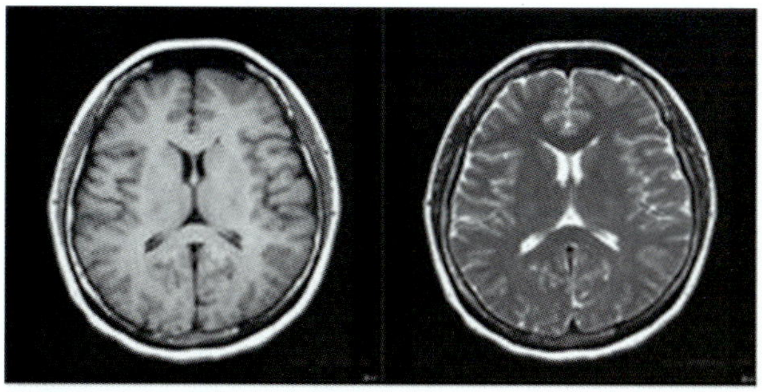

그림 20-18 T1 영상과 T2 영상

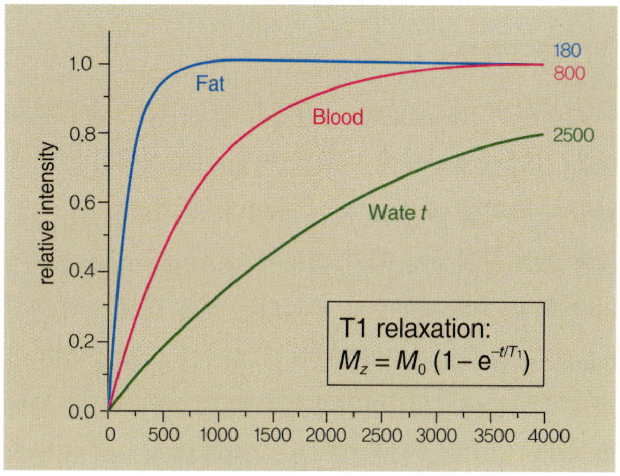

그림 20-19 조직의 T1 이완

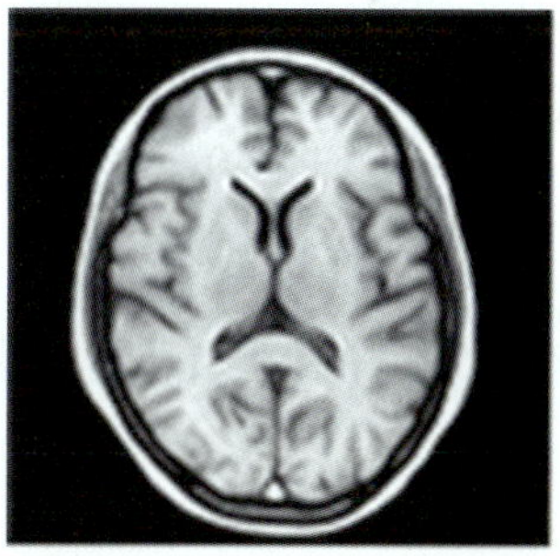

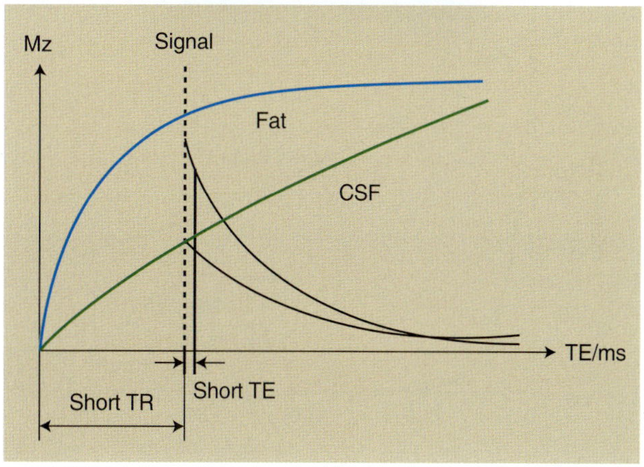

그림 20-20 조직에 따른 T1 대조도

T1 이완에서 T1 대조도는 TR에 의해 좌우되며 TR이 기어지면 지방과 CSF의 대조도가 떨어진다. 또한 T2 효과를 최소화시켜야 하는데 TE를 짧게 해야 한다.

결론적으로 T1 강조영상에서 최적의 T1 대조도 영상을 얻기 위해서는 조직간 재조도 차이가 많이 나는 짧은 TR과 T2 효과를 최소화할 수 있는 짧은 TE를 주어야 한다.

> T1 이완은 RF pulse를 중단하면 인접한 다른 분자 혹은 원자 즉 격자에 흡수한 에너지를 전달하면서 종축방향의 평형상태로 돌아오는 이완이다.

T2 강조영상

T2이완은 RF pulse를 중단했을 때 인접한 수소원자핵들 간의 상호작용에 의해 동위상(in phase) 되었던 원자핵들이 탈위상(out phase) 되는 것이다. 원자핵들 간 상호작용으로 찰위상이 되기 때문에 spin-spin relaxation이라고 하고, 횡축방향으로 붕괴되는 것을 말하기 때문에 transverse relaxation이라고 한다. 조직간 분자의 운동이 다르기 때문에 T1과 마찬가지로 T2도 이완시간의 차이가 난다. 그런데 T1과 다른점은 T1에서 분자의 운동은 크기가 큰 분자는 이완시간이 느리고 크기가 작은 분자에서도 마찬가지로 이완시간이 느린 반면 결합수에서는 이완시간에 빠르다. T2에서는 크기가 큰 분자에서 작은 분자로 갈수록 분자운동이 빨라진다. 이유는 크기가 작은 물 분자는 운동이 빨라 에너지 교환이 비효율적이어서 에너지를 오랜 시간 가지고 있고 탈위상이 느리게 되어 T2 이완시간이 길어지는 반면 분자가 구조화 되어 있는 지방은 움직임이 느려 에너지 교환이 효율적이고 따라서 에너지를 쉽게 방출하여 빠르게 탈위상이 되어 T2 이완시간이 짧아지게 된다. 결론적으로 지방과 물

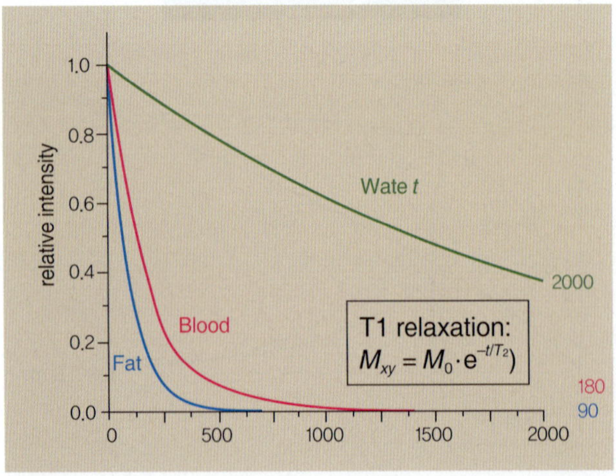

그림 20-21 조직의 T2 이완

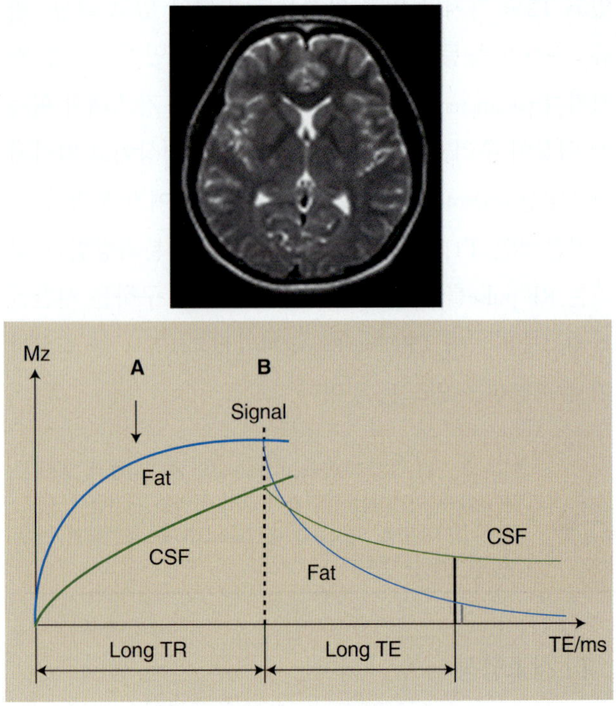

그림 20-22 조직에 따른 T2 대조도

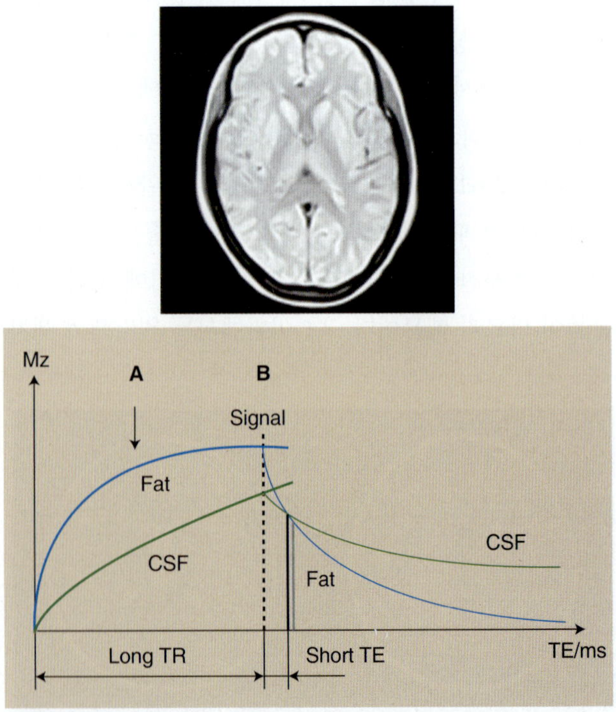

그림 20-23 조직에 따른 PD 대조도

의 T1 T2 이완시간을 비교해 보면 지방은 물에 비해 T1 T2 이완시간이 모두 짧고 물은 지방에 비해 T1 T2 이완시간 모두 길다.

T2이완에서 T2 대조도는 TE에 따라 좌우되며 TE가 길어지면 지방과 CSF의 대조도가 커진다. 또한 T1효과를 최소화해야 하는데 이는 TR을 길게 해야 한다.

> T2이완은 RF pulse를 중단했을 때 인접한 수소원자 핵들 간의 상호작용에 의해 동위상(in phase) 되었던 원자핵들이 탈위상(out phase) 되는 것이다.

PD(Proton Density) 강조영상

PD는 수소원자핵 밀도만 간조기키면 된다. 그러려면 TR을 길게 하여 T1 효과를 없애고 TE를 짧게 하여 T2 효과를 없애면 된다. 따라서 신호강도는 조직 내의 수소 농도에 비례한다.

인공물(Artifact)

자기공명 현상을 이용하여 진단에 필요한 영상을 얻었을 때 주위환경이나 장치 자체의 결함발생으로 인해 영상에 불필요한 결과를 초래하는 모든 현상을 일컫는다.

전형적으로 Phase encoding 방향과 Frequency encoding 방향 그리고 Phase encoding, Frequency encoding 두 방향 모두 발생하는 Artifact가 있다. 우선 Phase encoding 방향으로 발생하는 Artifact는 대표적으로 Motion, Flow Artifact가 있다. Frequency encoding 방향으로 발생하는 Artifact는 Chemical shift, Magnetic susceptibility, Zipper Artifact가 있다. Phase encoding, Frequency encoding 두 방향 모두 발생하는 Artifact는 Aliasing, Truncation Artifact가 있다.

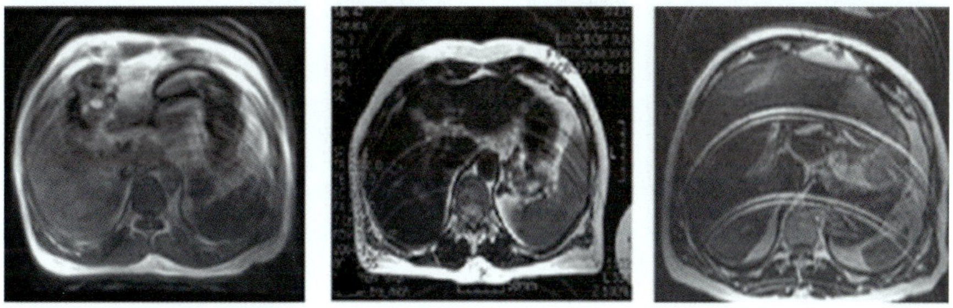

그림 20-24 환자 호흡에 의한 인공물

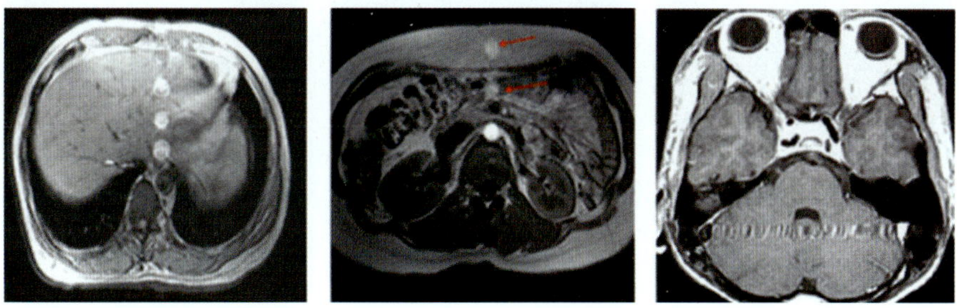

그림 20-25 혈류에 의한 인공물

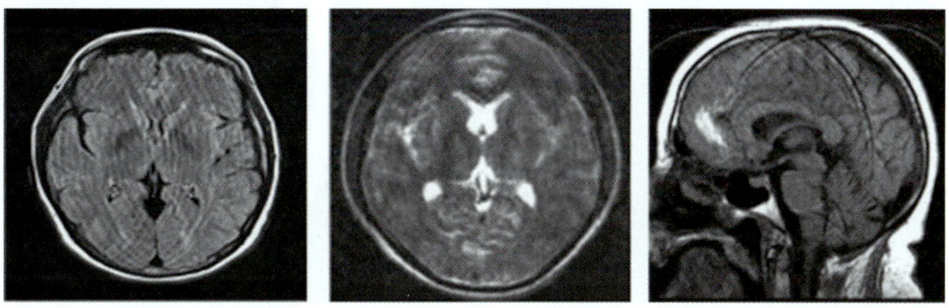

그림 20-26 환자 움직임에 의한 인공물

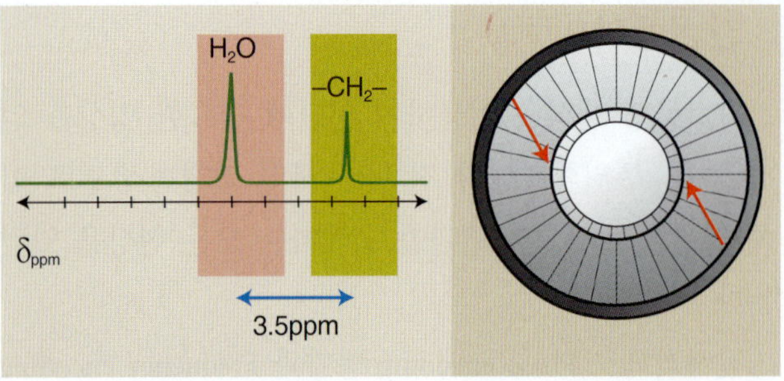

그림 20-27 화학적 이동 현상

움직임, 혈류에 의한 인공물(Motion, Flow Artifact)

환자의 상태(무의식적인 비협조)나 자세의 불안정 혹은 환자의 호흡불량 그리고 어쩔수 없는 심장의 움직임, 혈류의 흐름, 장기의 움직임에 의해 발생한다. 제거방법은 압박붕대 등의 고정기구를 이용하거나 호흡을 멈추게(Breath hold) 하거나, Phase encoding과 Frequency encoding 방향을 바꾸어(Swapping) 준다. 환자를 수면상태(Sedation)로 검사하는 방법도 있다.

경사자기장에서 신호수집 처리 과정에서 발생되는 인공물

화학적 이동 인공물(Chemical Shift Artifact), Aliasing(Wrap Around) Artifact, Truncation(Gibbs) Artifact, Zebra Stripe Artifact, Cross Talk 등이 있다.

화학적 이동 인공물(Chemical Shift Artifact)

물과 지방의 수소 양성자(Proton)의 세차주파수의 차이로 인해 발생되는 Artifact로 신호의 밝음(Signal Overlap) 현상과 신호의 어두음(Signal void)현상이 나타난다. 주로 발생되는 부위는 신장(Kidney), 시신경(Optic Nerve), 척추(Vertebral Body)등이 있다. 제거방법은 지방소거기법(Fat

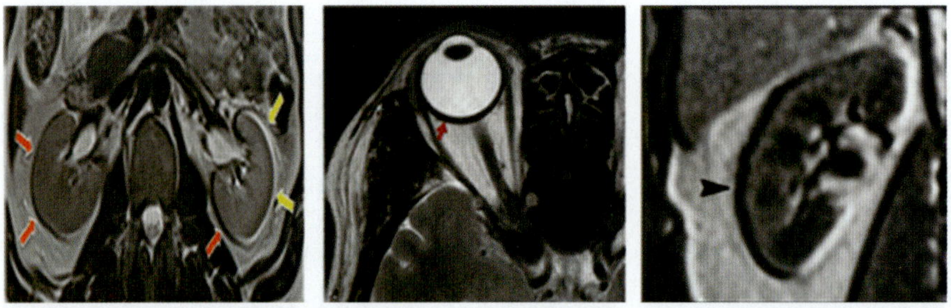

그림 20-28 화학적 이동에 의한 인공물

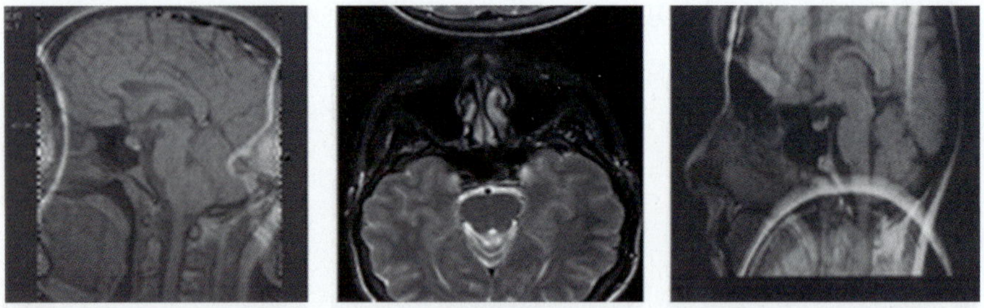

그림 20-29 Aliasing Artifact

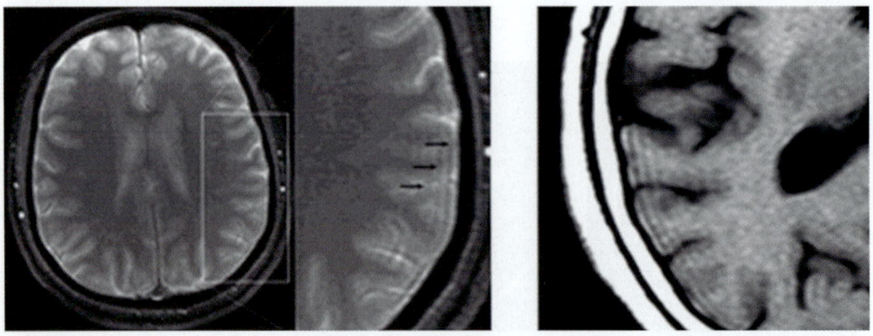

그림 20-30 Truncation Artifact

Suppression Method)을 사용하거나, Voxel 크기를 줄여 주거나 Bandwidth를 넓혀준다.

Aliasing(Wrap Around) artifact

일정한 FOV를 초과하여 검사의 대상이 커져 있을 때 발생하는 것으로 Frequency Encoding, Phase Encoding 양방향 모두 발생되나 Phase Encoding으로 많이 발생한다. 제거하는 방법으로 FOV를 증가시키거나 Frequency Encoding과 Phase Encoding 방향을 바꿔(Swapping) 준다. 또한 Pre Saturation을 사용하거나 Over Sampling을 시행한다.

Truncation(Gibbs) Artifact

대조도 차이가 큰 조직이 인접해 있을 때 평행하게 여러 개의 선이 발생하는 현상이다. 이는 Fourier 변환 과정에서 발생하는데 Sample Time 혹은 Sample 개수가 적어 일어난다. 제거방법은 Matrix수를 증가 시킨다.

Zebra Stripe Artifact

주로 Gradient echo 영상에서 적은 FOV를 사용할 때 발생되며 경사자장의 과도한 부하로 얼룩무늬 형태가 발생한다. FOV를 넓게 하여 Artifact를 제거할 수 있다.

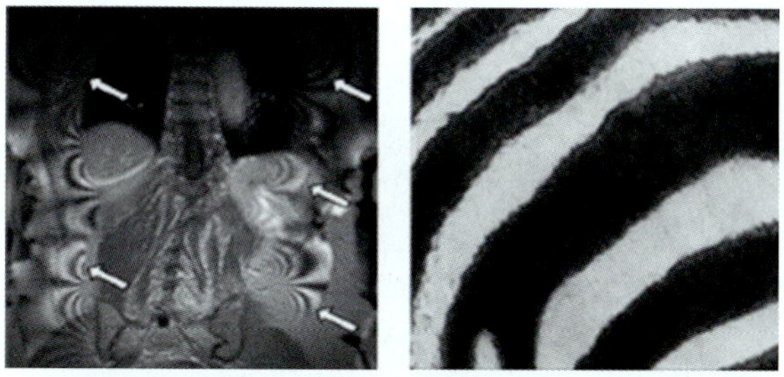

그림 20-31 Zebra Stripe Artifact

Cross Talk Artifact

검사의 계획과정에서 단면이 겹쳐서 검사가 진행되었을 경우 발생하는 Artifact로 검사계획에서 단면이 겹친 부분을 겹치지 않게 다시 계획을 수정하던지 Gap을 줌으로 인해 Artifact를 제거할 수 있다.

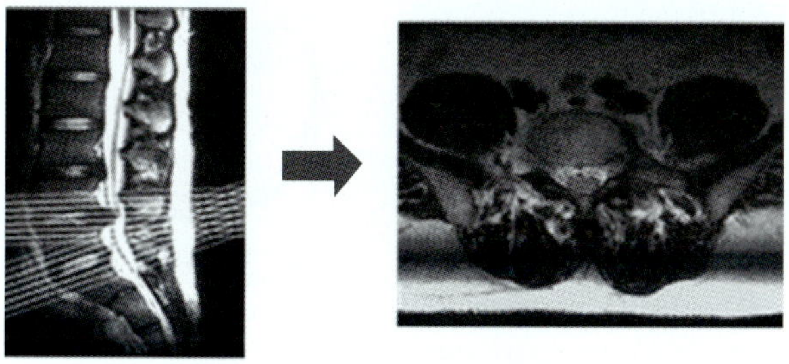

그림 20-32 Cross Talk Artifact

주자기장에서 발생되는 인공물

주자기장에서 발생되는 Artifact는 자화율에 의한 Artifact(Magnetic Susceptibility Artifact)와 강자성체에 의한 Artifact(Metallic Artifact)가 있다.

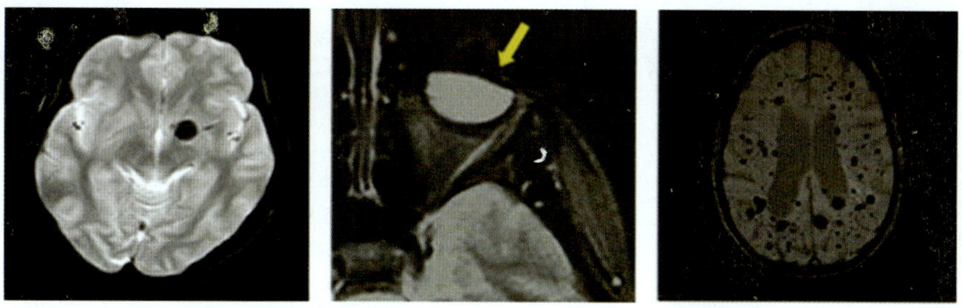

그림 20-33 자화율에 의한 Artifact

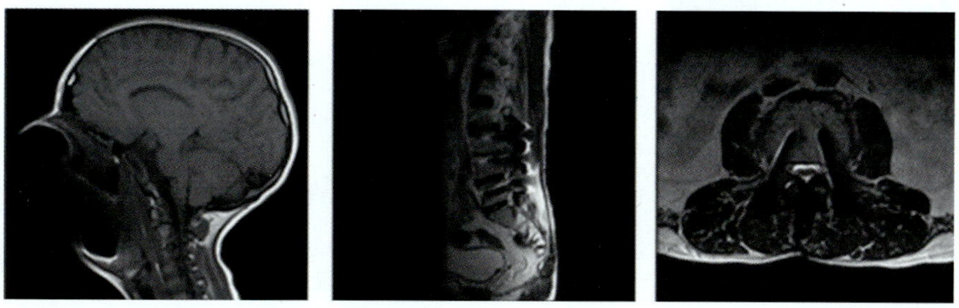

그림 20-34 강자성체(Metal)에 의한 Artifact

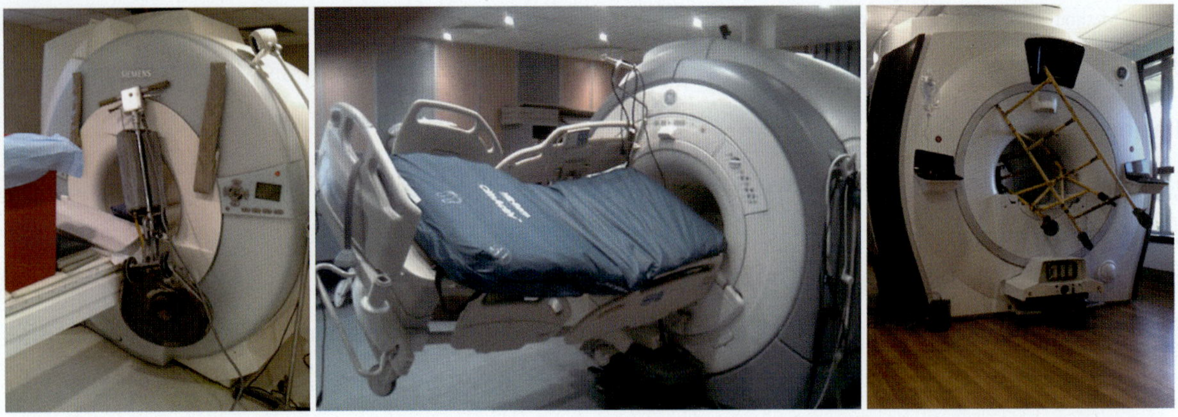

그림 20-35 주자기장에 의한 사고 사례

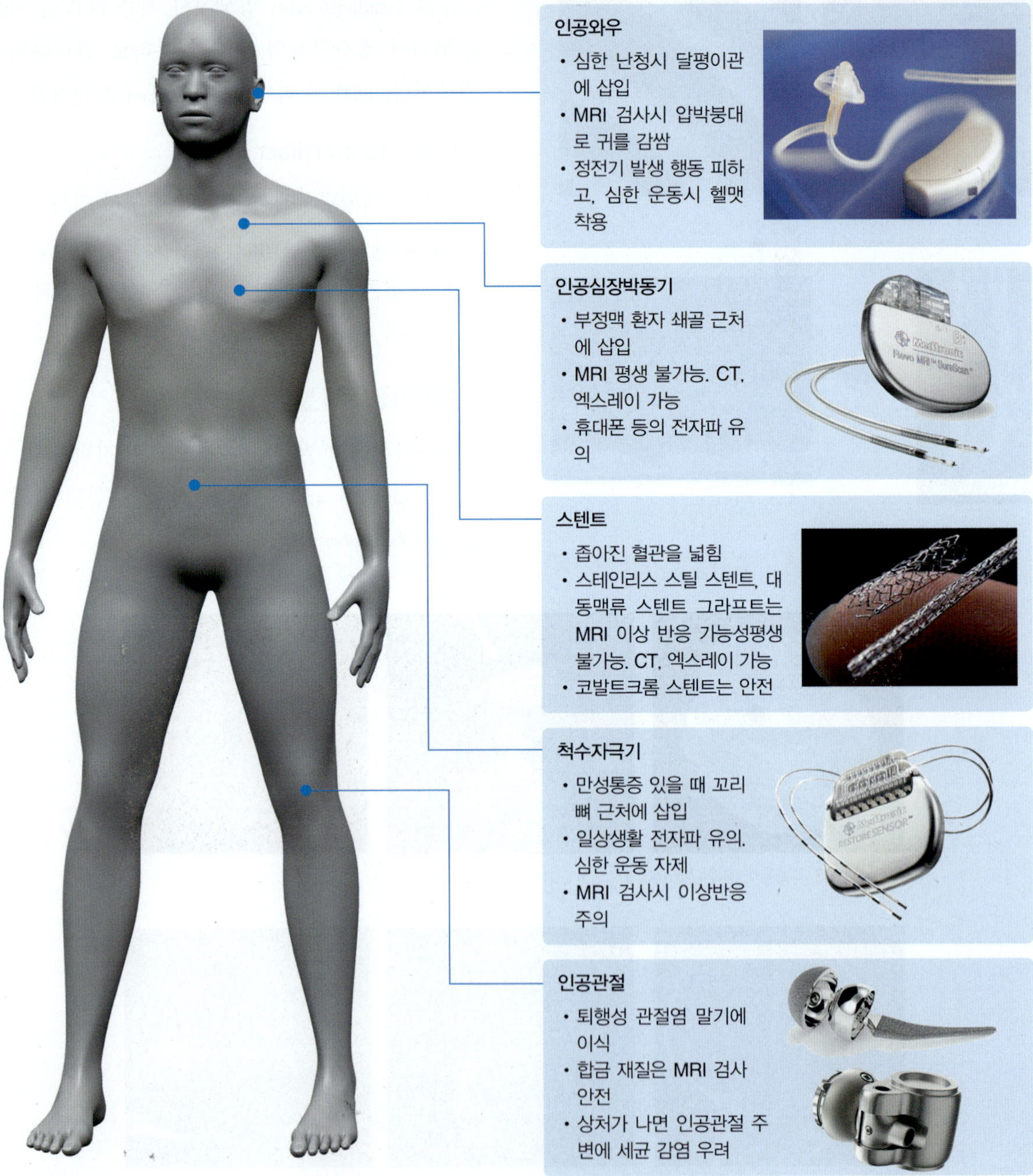

그림 20-36 주자기장에 의해 인체 내 영향을 받는 물질

인접한 물질이 자화율 민감도(Susceptibility) 차이가 클 때 발생되는 Artifact로 Gradient Echo〉 Spin Echo〉 Fast Spin Echo 순으로 발생되므로 자화율에 의한 Artifact 혹은 강자성체에 의한 Artifact를 제거하기 위해서는 Gradient echo보다는 Spin Echo를 Spine Echo 보다는 Fast Spin Echo(Turbo Spin Echo)를 사용해야 한다. 또한 Bandwidth를 넓히거나 TE를 짧게 사용하고 Matrix 크기를 작게 하고 저자장에서 검사를 시행하여 제거할 수 있다.

> Artifact의 분류는 움직임에 의한 Artifact, 경사자기장에서 신호수집 처 과정에서 발생되는 Artifact, 주 자기장에서 발생되는 Artifact로 구분되며 각각의 Artifact의 종류와 제거 방법을 숙지하여야 한다.

안전성(MR Safety)

요즈음 MRI(Magnetic Resonance Imaging)는 다양한 질병의 진단과 연구 등에서 널리 사용되고 있다. 또한 MRI의 비급여에서 급여전환은 보다 많은 검사의 양을 증가시키고 있다. 따라서 MRI의 안전성에 관하여 MRI검사에 참여하는 의사, 연구자, 방사선사들은 MRI가 정말 안전한지에 대하 의문을 가져야 하며 또한 안전에 관하여 확신을 가지고 있어야 한다.

MRI 안전에 대한 관심은 MR 장비에 대한 자장의 안전성과 검사를 받는 환자의 몸 안에 설치된 금속물질(Biomedical Implant) 혹은 질병의 조절을 위해 설치한 장치(Medical Device)에 있으며 주로 환자의 인체 내에 삽입된 물질들이 그 대상이다.

현재 MRI가 소개된 지 약 30년이 지난동안 대략 1억 5천만 건이 넘는 검사에서 MR 기계자체와 관련된 치명적인 사고 즉 자장이나 전기장에 때문에 발생된 치명적인 사고는 없는 것으로 알려져 있다. 그러나 그동안 있었던 심각한 사고들은 MR 기계자체의 문제가 아니라 주로 안전 규칙을 지키지 않았거나 인체 내에 들어 있는 금속물질이나 장치를 확인하지 않아서 발생되었다.

본 단원에서는 금속물질이나 장치에 관련된 안전문제뿐만 아니라 MRI의 안전과 관련하여 생각해야할 요소를 주자기장(Static Magnetic Field)의 안전성을 다룬다.

주자기장이 인체에 미치는 영향에 관한 다양한 연구들을 살펴보면 내이에서 반고리관(Semicircular Canal)에 영향을 미쳐 어지러움증 발생문제, 세포 성장과 형태변화, 세초재생이나 기형문제, 유전자 구조에 대한 영향, 출생 전후 아이에게 미치는 영향, 뇌안에 미치는 영향, 혈액학적 변화, 체온이나 신체리듬 변화, 면역체계에 대한 변화 등 의 보고가 있다. 그러나 대부분 특별한 영향이 없다고 보고하고 있으나 문제점을 제기 하기도 하였다. MRI 검사와 관련하여 일어난 치명적인 사건은 자성을 띠는 금속물질을 뒤틀거나 빠르게 움직여 발생한다. 예를 들어 뇌안에 설치한 뇌동맥류 클립의 경우 자장 안에 놓이면 자기장의 방향과 같은 방향으로 클립이 방향을 바꾸어 재출혈이나 주변 뇌조직을 찢어 사고가 발생한다. 심장박동조절기 또한 강한 자장의 영향으로 작동이 잘못되어 사고가 발생하기도 하였다, MR 기계 주변에서는 자장의 변화가 매우 급격하여 자성을 띄는 물체를 가까이 하면 빠르게 주자장의 중심을 향해 안쪽으로 들어간다. 가위, 산소통, 환자용 침대등이 환자를 쳐서 사망에 이르는 경우도 있었다. 최근에는 MR의 자장에 영향을 받지 않는 클립, 심장박동조절기 등이 사용되기도 한다.

요약

인체의 70%를 차지하는 물이다. 자기공명영상(MRI)는 인체에 존재하는 물의 수소원자의 원자핵인 양성자를 이용한다. 이 양성자는 저마다 임의의 방향성과 스핀을 가지는데, 강력한 자장 안에 위치하게 되면 수소 원자핵의 스핀 방향이 자장의 방향을 따라 일정한 방향으로 놓이게 된다. 이 상태에서 수직의 방향을 가지는 고주파인 전자파를 인가하면 수소 원자핵은 전자파의 에너지를 흡수하고 자기장의 방향과 수직방향으로 스핀을 바꾼다. 그 후 전자파를 끊으면 수직방향의 스핀을 가진 수소 원자핵의 양성자들은 원래 상태로 돌아가면서 에너지 즉 전자파를 방출하게 된다. 이 전자파를 검출해서 수소원자핵의 위치를 추적할 수 있고 이를 영상화 하는 것이 자기공명영상(MRI) 이다.

여기에서 수직방향 스핀을 가진 수소 원자핵이 원래의 상태로 돌아가는 시간은 그 요인들에 따라 T1, T2 두가지 값을 가진다. 수소원자핵의 스핀들이 주변에 있는 수소 원자핵과의 상호작용에 의해 발생되는 완화를 스핀-스핀 완화라 하면 이에 대한 시간상수가 T2이다. 수소 원자핵의 스핀들이 주변 조직의 격자 구조들과 상호작용에 의해 완화되는 것을 스핀-격자 완화라 하며 이에 대한 시간상수가 T1이다.

CHAPTER 21

핵의학

Nuclear Medicine

학습목표

1. 핵의학의 개념을 설명할 수 있다.
2. 영상의학과 차이점을 설명할 수 있다.
3. 체내, 체외검사, 치료를 설명할 수 있다.
4. 방사성의약품을 설명할 수 있다.
5. 감마카메라의 원리를 설명할 수 있다.
6. SPECT에 대해 설명할 수 있다.
7. PET 영상획득 원리를 설명할 수 있다.
8. 핵의학 융합영상시스템을 설명할 수 있다.

핵의학은 방사성동위원소를 특정한 의약품 형태로 사용하여 인체의 질환을 진단하고 치료할 수 있는 현대 의학의 한 분야이다. 즉 방사성의약품을 인체에 투여하고 방출되는 감마선을 수집 장비를 통해 영상을 획득하고, 정량분석하여 의학적 정보를 제공한다. 또한 목적 장기에 섭취되는 방사성의약품을 사용하여 질환별 치료가 가능하다. 핵의학은 크게 체내검사(in vivo)와 체외검사(in vitro)로 분류할 수 있으며, 진단 목적에 따라 선택하여 적용하며, 진단의 정확도를 위해 병행하여 이루어지기도 한다. 이러한 이유로 엑스선을 이용하는 영상의학과 차별되는 특수성으로 인하여 핵의학은 진단과 치료영역에서 독창적이며 전세계적인 학문으로 발전하였다. 수많은 물리학자, 화학자, 의학자 등의 노력으로 1940년 초부터 방사성동위원소를 이용한 핵의학적 접근이 의학에 시도되었으며, 오늘날 융합영상(fusion image)에서 분자영상(molecular image)에 이르기까지 핵의학은 진단영역에서 반드시 필요한 부분으로 발전하였으며, 동시에 미래 치료를 위한 영역으로 확장하고 있다. 이 장에서는 핵의학의 전반적인 개요를 통해 임상 핵의학에서 활용할 수 있는 관련 이론을 살펴보기로 한다.

역사(History)

물리학, 화학, 공학, 수학 및 의학 분야의 여러분야의 학문적 성과를 통해 핵의학은 발전하였다

1920년대 중반 Jose de Hevesy가 방사성동위원소를 실험용 쥐에 투여하고 이들 물질의 신진대사 경로를 분석한 것을 통해 의학적 가능성이 거론되었다. 1936년 John Lawrence는 형제인 버클리 대학의 핵물리학자 Ernest Lawrence의 도움으로 인공방사성동위원소인 32P (phosphorus)을 환자에게 투여하여 백혈병의 치료에 적용하였다. 1946년 Sam Seidlin이 131I (iodine)을 갑상선암 전이 환자에게 투여하여 치료한 내용으로 미국 의학 저널을 통해 보고되면서 핵의학에 대한 관심이 증가하였다. 이로 인해 131I을 이용한 갑상선 기능 항진증 치료 및 갑상선 영상에 확대 적용되는 계기가 되었다. 1951년 Benedict Cassen이 직선이동형 스캐너를 개발하여 방사성동위원소를 이용한 의학영상이 시도되었다.

이러한 가능성으로 1957년 Hal Anger에 의해 신틸레이터를 이용한 카메라를 개발되면서 방사성동위원소에 대한 관심과 함께 인체 내 생화학적 대사를 관찰하기 위한 노력이 시작되었다.

1960년대 초 Niels Lassen 등은 133Xe (xenon)흡입 후 인체의 뇌혈류 분포에 대한 연구가 진행되면서 정신분열증과 같은 뇌 질환과 뇌의 활성화된 부분의 영상을 획득하였다. 이후 1970년대에 이르러 인체 대부분의 장기를 영상으로 진단가능하였으며, 1980년대에는 표지화합물의 개발과 영상획득기법의 발전으로 불수의 장기인 심장을 영상화하였다. 이 시기에 단일광자방출전산화단층촬영(SPECT, single photon emission computed tomography) 기법이 개발되면서 3차원의 단층영상을 구현하게 되었다.

1990년 후반 의료용 소형 싸이클로트론의 보급과 함께 양전자방출단층촬영(PET, positron emission tomography)이 임상에 적용되면서 정량분석을 통한 인체 질환의 정보를 보다 정확하게 판정할 수 있게 되었다. 핵의학 영상에 영상의학의 정보를 부가할 수 있도록 PET과 CT가 융합된 PET-CT가 1998년 Townsend에 의해 개발되어 오늘날 핵의학에서 널리 이용되고 있으며, 2011년에 PET과 MRI가 일체형으로 융합된 PET-MRI가 핵의학에서 이용하고 있다. 이와같이 핵의학 영상진단 장비의

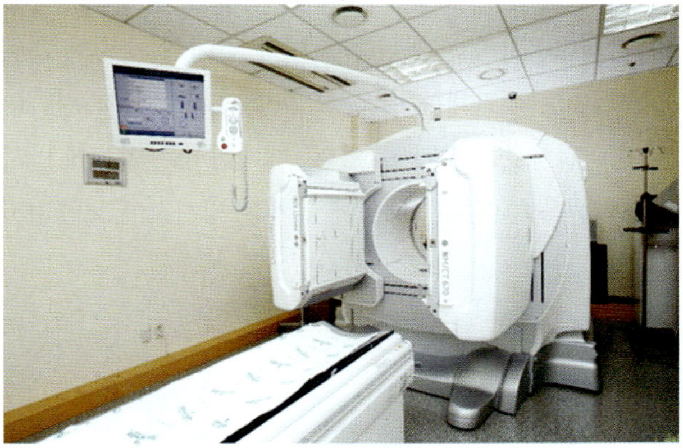

그림 21-1 Dual Head SPECT

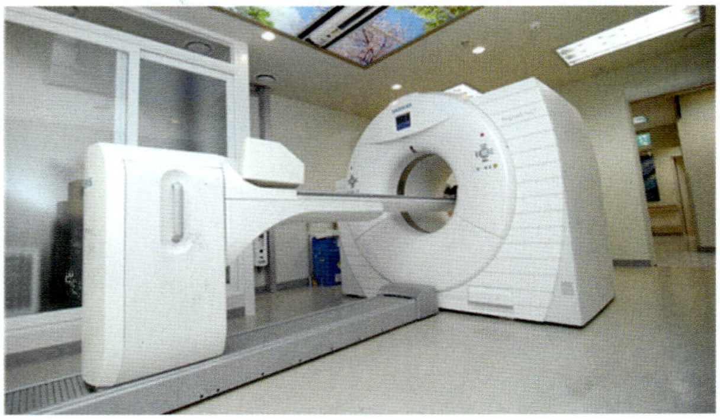

그림 21-2 PET-CT

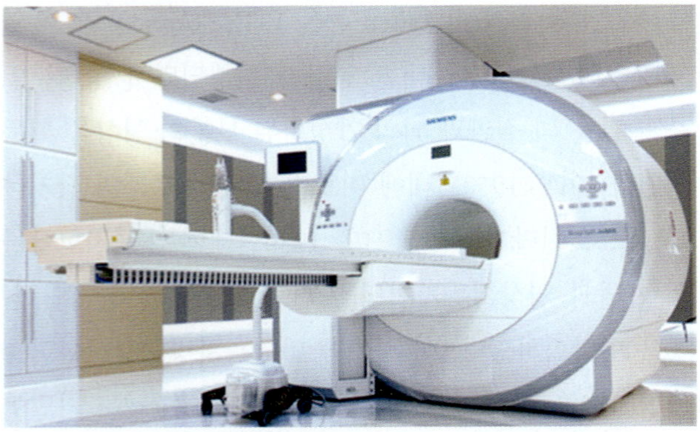

그림 21-3 Integrated PET-MRI

개발과 효과적인 방사성의약품의 개발 영상처리기술의 발전으로 인체 세포에서 일어나는 분자의 변화를 분석할 수 있는 수준에 이르면서 오늘날 핵의학은 차세대 미래 의학에서 큰 역할을 할 것으로 기대하고 있다.

개요(Overview)

> 핵의학은 방사성의약품을 이용하여 인체의 질환 정보를 진단하고 치료할 수 있는 현대 의학의 한 영역으로 목적에 따라 크게 진단과 치료로 구분할 수 있다.

핵의학 진단은 인체에 방사성의약품을 투여하여 진단하는 체내검사와 혈액이나 소변과 같이 인체에서 채취한 시료 또는 검체를 방사성의약품과 반응시켜 진단하는 체외검사로 구분할 수 있다. 체내검사는 인체에 방사성의약품을 투여하기 때문에 인체는 방사선에 노출되지만 체외검사는 방사선 노출이 없는 점이 큰 차이점이다. 체내검사는 스캔 방법에 따라 특정 장기의 형태학적 이상을 정지된 영상으로 스캔하여 진단하는 정적검사(static scan)와 연속적으로 스캔하여 방사성의약품의 이동경로를 통해 장기의 형태와 생리학적 기능을 진단하는 동적검사(dynamic scan), 일정한 시간 간격으로 스캔하여 인체의 생리적 변화를 관찰하는 경시적 검사(time changed scan), 일정 시간이 지난 후, 스캔하는 지연검사(delay scan) 등이 있다.

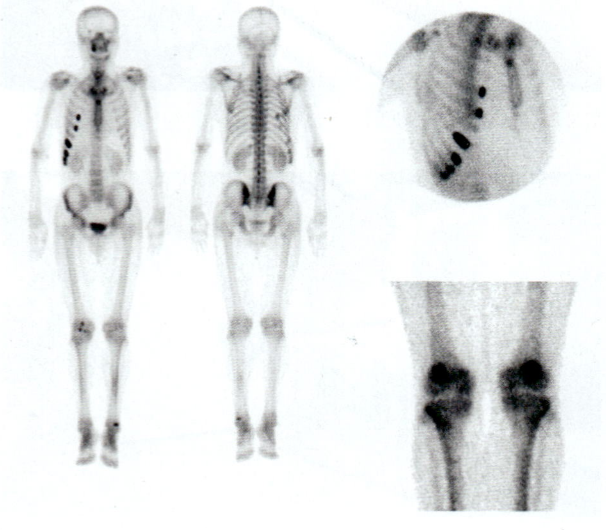

그림 21-4 정적검사의 예 (bone scan)

또한 체내검사 영상의 표현 형태에 따라 평면검사(planar scan)와 단층검사(tomo scan)로 구분할 수 있는데, 단층검사는 영상획득 원리 및 방법에 따라 단일광자방출단층스캔 (SPECT, single photon emission computed tomography)과 양

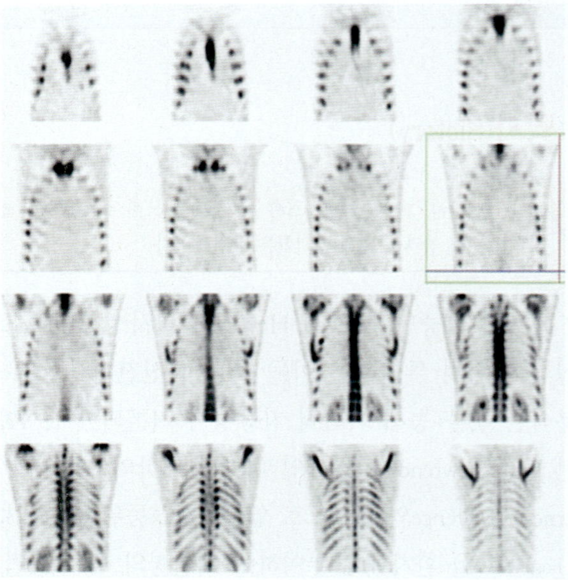

그림 21-5 단층검사의 예 (bone SPECT)

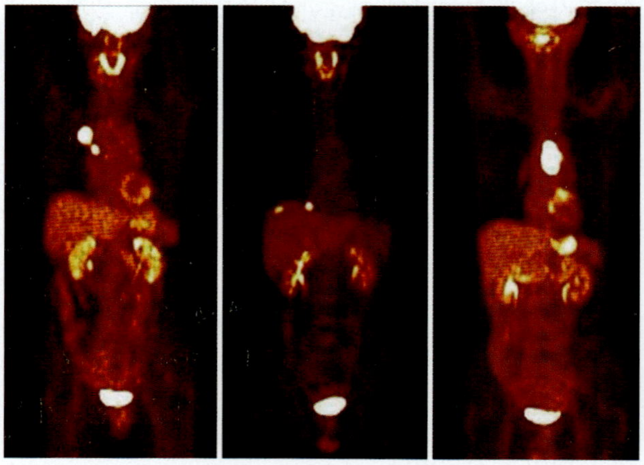

그림 21-6 단층검사의 예 (18F-FDG PET)

전자방출단층스캔(PET, positron emission tomography)의 두 종류가 있다.

한편 인체에 투여한 방사성의약품이 특정장기에 선택적으로 집적하여 전리방사선을 방출하는 원리를 이용하여 질환을 치료하는 핵의학 치료도 핵의학의 영역이며, ^{131}I을 이용한 갑상선 치료가 대표적이다. 이와 같이 핵의학은 방사성의약품을 이용하여 방출되는 감마선을 수집함으로써 영상의 형태로 진단하거나 감마선의 양을 계측하여 정량분석하여 인체의 질환을 진단할 수 있으며, 특정장기만을 선택하여 전리방사선에 의한 생물학적 영향을 통해 인체의 질환을 치료할 수 있다.

방사성동위원소(Radioisotope)

> 핵의학은 에너지 과잉상태의 불안정한 방사성동위원소를 이용한다.

모든 물질은 원자로 구성되어 있다. 원자는 양성자와 중성자로 이루어진 핵이 있으며 그 주위는 전자가 궤도내에 존재한다. 원자는 양성자와 중성자 수의 차이에 의해 물리적 성질이 달라지며, 원소의 종류에 따라 화학적 성질이 좌우된다. 같은 원소이면서 핵자 수가 다른 종류가 있는데 이러한 원소를 동위원소라고 하며, 에너지 상태가 불안정하여 방사선 형태로 에너지를 방출하는 것을 방사성동위원소(예 : ^{121}I, ^{123}I, ^{125}I, ^{131}I)라고 한다. 한편 핵이성체(nuclear isomer)는 핵자의 들뜸으로 인한 준안정 상태의 원자핵을 말하는데, 준안정상태(예 : ^{99m}Tc, m : metastable)는 들뜬 상태가 다른 들뜬 상태의 반감기보다 월등하게 긴 (10^{-9} sec 이상) 상태를 말한다.

방사성동위원소는 에너지 과잉 상태의 핵을 가지고 있으며, 원자의 상태는 불안정하다. 따라서 방사성동위원소는 붕괴(decay)과정을 통해 안정화 된다. 붕괴의 방법으로는 여러 가지가 있지만 대략적으로 무거운 핵에서 주로 일어나는 알파 붕괴이다. 양성자와 중성자 2개씩으로 이루어진 알파입자를 방출하면서 빠르게 안정화되는 과정이다. 다른 방법으로는 베타 붕괴가 있다. 베타 붕괴는 양성자 과잉 핵종에서 양성자가 감소하고 중성자가 증가하는 베타+ 붕괴와 중성자 과잉 핵종에서 양성자가 증가하고 중성자가 감소하는 베타 붕괴로 구

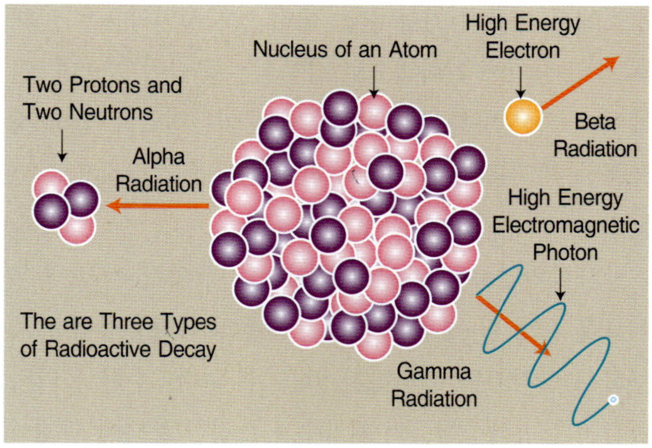

그림 21-7 자연계에 존재하는 방사성 붕괴의 3종류

분할 수 있는데 베타 붕괴는 원자의 질량수가 변하지 않는 공통점이 있다. 붕괴의 또다른 방법으로 원자의 질량수는 변하지 않고 감마선과 같은 에너지를 방출하여 안정화되는 감마전이가 있다. 결국 방사성동위원소는 시간이 지남에 따라 지수함수적으로 붕괴하며 에너지를 방출하며 안정화된다. 이와같은 붕괴를 통해 에너지를 방출하는 방사성동위원소에 의한 방사선 노출은 생성되는 방사선의 성질과 종류, 노출되는 양과 시간 등의 여러 요소에 따라 인체에 유해한 영향을 미칠 수 있다. 그러나 물리적, 화학적으로 적당한 특성의 방사성동위원소는 핵의학 진단과 치료를 위해 이용되고 있다.

방사성의약품(Radiopharmaceutical)

> 핵의학은 방사성동위원소와 특정 화합물을 표지하여 진단에 이용한다.

방사성의약품은 개봉형태의 방사성동위원소를 포함한 화합물 및 제재로 질병의 진단 또는 치료에 사용하는 것이다. 즉 방사능을 가지고 있는 원자를 포함한 물질로서 진단과 치료를 위해 정맥주사, 순간주사, 피하주사, 경구투여, 흡입 등과 같은 방법으로 인체에 투여하기에 적당한 화학물질이다. 따라서 일반의약품과 달리 방사성의약품은 원자력안전법에 의한 규제를 받는다. 방사성의약품은 방사능을 가지고 있으므로 일정한 시간이 경과함에따라 붕괴하여 감약하므로, 사용함에 있어 시간의 제약을 받게 된다. 또한 약리학적 작용이 없으며, 사용시설, 저장시설, 폐기시설 등 특수한 설비를 갖춘

장소에서 이용이 가능하다. 특히 방사성의약품은 인체의 특정 장기에 친화적으로 집적되는 특성이 있으며, 인체에 투여한 방사성의약품의 체내 이동경로와 집적 정도를 통해 추적자(tracer)로서 진단 정보를 정량적으로 분석할 수 있다.

방사성의약품을 인체에 투여하여 핵의학 검사 혹은 치료를 시행 할 경우라면 낮은 수준의 방사능임에도 불구하고 반감기를 고려하지 않을 수 없다. 우선 물리적 반감기는 방사성핵종의 원자수가 특정한 붕괴에 의해서 1/2로 감소되기까지 소요되는 시간을 말한다. 또한 생리적 대사를 통해 인체 내 투여된 방사성의약품의 생물학적 감소를 생물학적 반감기라고 한다. 따라서 핵의학에서는 인체에 방사성의약품을 투여한 직후부터 검사가 진행되어 최종적으로 인체에 잔류하는 물질의 방사능을 고려해야한다. 이러한 반감기가 짧을수록 인체에 미치는 영향이 적기 때문에 보다 많은 방사성의약품을 투여할 수 있다. 따라서 높은 방사능으로 인해 영상의 질을 향상시킬수 있고 동시에 검사 시간을 단축시킬 수 있다. 그러나 효과적인 핵의학 검사나 치료를 위해서는 지나치게 짧은 반감기를 가진 방사성의약품은 이용될 수 없다. 이러한 이유로 임상 핵의학에서 진단에는 약 6시간의 물리적 반감기를 가지고 있는 ^{99m}Tc (technetium)을 주로 이용되고 있으며, 갑상선 치료를 위해서는 약 8일의 ^{131}I (iodine)이 주로 이용되고 있다.

방사성의약품의 제조, 수급, 경제적 비용 등 여러 가지 측면에서 가장 이상적인 방사성의약품이라면 방사성

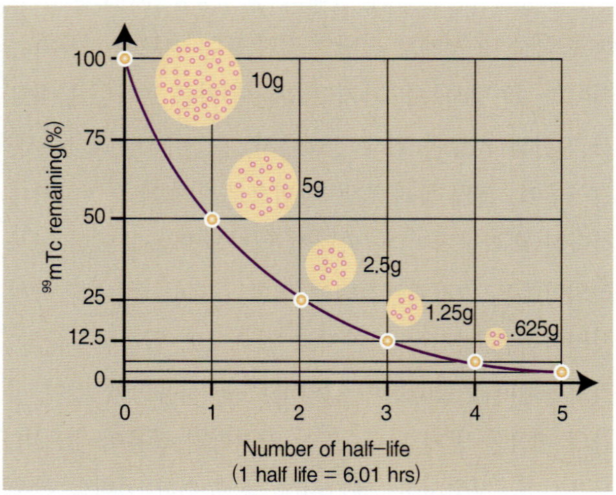

그림 21-8 ^{99m}Tc의 물리적 반감기에 따른 방사성물질의 양의 관계

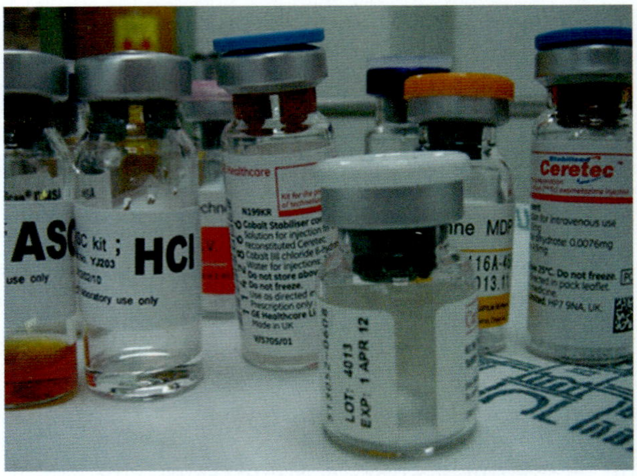

그림 21-9 목적 장기별 핵의학 진단 영상 획득을 위한 표지화합물

동위원소, 즉 방사성물질 그 자체이다. 예를 들면 오늘날 핵의학 진단에 가장 많이 이용하고 있는 ^{99m}Tc은 핵의학 영상 획득 및 인체의 방사선 영향 등의 측면에서 핵의학에 유리하다. 그러나 ^{99m}Tc은 인체에 투여할 경우 갑상선, 타액선, 위점막, 고환 등에만 선택적으로 집적하게 되므로, 이 외의 장기에 대한 진단 영상은 획득할 수 없다. 따라서 핵의학 진단 영상을 위해 방사성동위원소와 함께 특정한 화합물를 표지하여 방사성의약품을 제조하여 목적 검사에 맞게 사용하고 있으며, 이러한 표지화합물(labelling compound)이 점차 개발되면서 핵의학 진단 영상이 다양하게 발전할 수 있게 되었다.

그러므로 방사성의약품은 인체에 적정하고 진단과 치료에 유효한 양의 방사성동위원소를 미량의 화학물질을 통해 목적장기에 집적시키는 것으로, 물질 자체의 인체 독성은 거의 없으며, 방사선에 의한 인체 영향은 예측가능할 정도로 적으므로 의학에서 안전하게 사용할 수 있다. 지금 이순간에도 많은 연구진은 정확한 진단과 효과적인 치료가 가능한 방사성의약품을 개발하고 있으며, 오늘날 핵의학의 발전에 기여하고 있다.

^{99m}Tc (Technetium)

> ^{99m}Tc은 인공방사성동위원소로 발생기를 통해 용출하며, 물리-화학-생물학적 특성으로 핵의학에서 가장 많이 이용한다.

현재 핵의학 체내검사 진단영상에서 사용하는 방사성동위원소는 대략 10개 정도가 있지만, 가장 많이 사

용하는 것은 ^{99m}Tc이다. 1937년에 인공동위원소 최초로 ^{99m}Tc이 생산되었기에 인공의 뜻이 담긴 명칭으로 명명되었다. ^{99m}Tc은 단일 방사선을 방출한다. 즉, 감마선만을 방출하고, 베타선과 알파선을 방출하지 않는다. 핵의학 진단영상장비는 감마선을 수집하여 영상을 획득하게 되는데, 베타선과 알파선 등 다른 전리방사선은 영상획득에 기여하는 부분은 없으면서 인체의 불필요한 방사선 노출로 인한 생물학적 영향을 배제할 수 없다. ^{99m}Tc의 물리적반감기는 6.01시간으로 다른 동위원소에 비하면 비교적 짧은 편이다. 앞서 설명한 것과 같이 방사성동위원소의 물리적 반감기는 짧을수록 전리방사선에 의한 인체의 생물학적 영향을 감소시킬 수 있다. 물론 물리적 반감기가 보다 짧으면 이러한 현상은 더욱 두드러질 것이므로 보다 유리할 수 있지만 핵의학 진단검사의 대부분이 수 시간정도의 생리학적 대사기능의 변화를 관찰하는 경우가 많으므로 지나치게 짧은 물리적 반감기는 검사에 적합하지 못하다. 즉 ^{99m}Tc의 반감기는 다른 동위원소에 비해 비교적 짧으면서 동시에 핵의학 진단검사에 소요되는 시간에 유효하다. 핵의학 진단영상장비는 감마선을 수집하여 영상을 획득하게 되는데, 인체에 투여한 방사성의약품에서 방출되는 감마선의 에너지가 너무 낮으면 인체를 구성하고 있는 원자들과의 상호작용에 의해 감쇠가 많이 일어나게 되어 방출되는 감마선의 양이 줄어들게 되며 결국 영상의 질이 저하되거나 영상을 획득할 수 없게 된다. 반면 인체로부터 방출되는 감마선의 에너지가 너무 높으면 획득하는 감마선의 양은 많겠지만, 인체로부터 방출되는 감마선의 위치를 선별하기가 어려우므로 영상의 공간분해능이 저하된다. ^{99m}Tc은 140 keV 정도의 에너지를 지닌 감마선을 방출하는데, 이 정도 수준의 감마선 에너지는 인체로부터 방출이 쉬어 영상수집장치에 도달하는 감마선의 양이 충분하며, 감마선이 방출되는 위치를 선별하는데 필요한 콜리메이터(collimator)의 사용에 비교적 유리하다. 의료에 사용하는 방사성동위원소는 원자로(reactor), 싸이클로트론(cyclotron), 발생기의 3가지 형태의 장비로 생산할 수 있는데, ^{99m}Tc은 원자로에서 ^{99}Mo(molybdenum)을 생산한 후 발생기에 모(parent) 핵종으로 장착하여 딸(daughter) 핵종 형태로 생산하게 된다. 즉 ^{99m}Tc은 발생기를 통해 식염수와 진공 바이알(vial)을 이용하여 상대적으로 손쉽게 생산이 가능하며, 유지와 관리, 장소와 인력의 측면에서 경제적인 비용이 저렴하다.

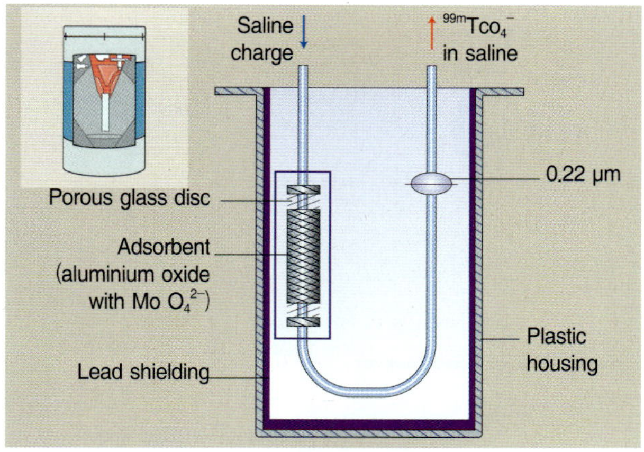

그림 21-10 ^{99}Mo-^{99m}Tc 발생기의 내부구조

한편 발생기에서 생산한 ^{99m}Tc은 $^{99m}TcO_4^-$ (pertechnate) 상태로 용출되는데, 주석(stannous) 이온을 이용하여 여러 화합물과 표지가 가능하여 다양한 종류의 핵의학 영상검사를 시행할 수 있다. 또한 인체에 투여한 ^{99m}Tc은 위장관 및 비뇨기계통으로 배설되므로 인체의 생물학적 영향이 다른 동위원소에 비해 적다. 이와 같은 ^{99m}Tc의 핵의학적 유리한 특성으로 인하여 오늘날 핵의학 진단영상검사에서 가장 많이 이용하고 있으며, 역설적으로 핵의학 진단영상장비는 ^{99m}Tc에 최적화되는 형태로 제작되어 영상기술이 발전하고 있는 경향을 보이고 있다.

영상장비(Scanner)

> 핵의학 영상장비는 방사성의약품을 인체에 투여하고 인체로부터 방출되는 감마선을 수집하여 재구성하는 것으로, 콜리메이터, 섬광체, 광전자증배관 및 영상신호분석회로 등으로 구성되어 있다.

의료방사선 진단영역은 크게 영상의학과 핵의학으로 구분할 수 있다. 영상의학은 엑스선 발생시켜 인체를 투과시키고 이 과정에서 인체를 구성하고 있는 장기, 즉 물질의 원자들과의 상호작용에 의한 감약되는 정도를 수집장치를 통해 영상을 획득한다. 핵의학은 영상의학과는 다르게 감마선을 방출하는 방사성의약품을 인체에 투여하고 인체로부터 방출되는 감마선을 수집장치를 이용하여 영상을 획득한다. 요약하면 영상의학은 엑스선

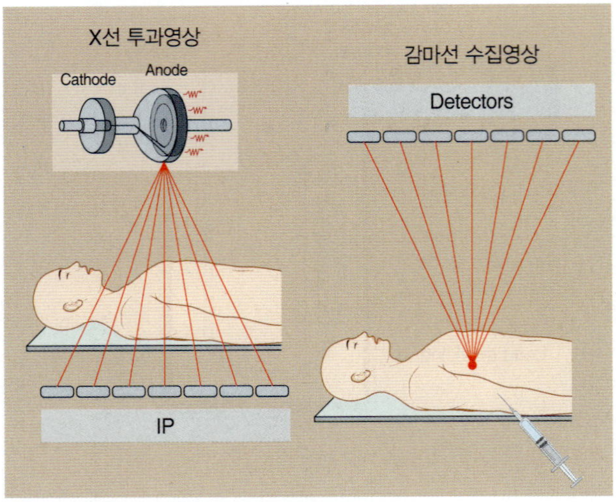

그림 21-11 영상의학과 핵의학의 영상획득 원리 차이점

발생장치를 이용한 투과(transmission) 영상이고, 핵의학은 감마선 수집장치를 이용한 방출(emission) 영상이다. 이러한 두가지 영역의 영상획득 원리의 차이로 인하여 진단 정보의 이용 목적에 따라 의료영역에서 활용하는 분야가 다르다.

핵의학의 대표적인 영상진단장비인 감마카메라(gamma camera)는 인체로부터 방출되는 감마선을 수집하여 얻은 정보를 통해 인체의 장기를 영상으로 구현할 수 있다. 감마선을 의학적 가치가 있으며, 육안으로 판독 가능한 영상으로 변환하여 활용하기까지 감마카메라에는 특수한 구성품이 필요하다. 인체와 가까운 구성품의 순서대로 나열하면 첫번째로 콜리메이터(collimator)가 있다. 단시간 동안 수많은 감마선이 인체로부터 방출되는데 이러한 감마선은 일정한 방향성 없이 무질서하게 인체의 여러 장기에서 여러 방향으로 방출된다. 따라서 목적 장기의 정보를 정확하게 영상으로 구현할 수 없다. 따라서 다른 장기에서 방출된 감마선을 제거함으로써, 목적 장기에서 방출된 감마선만으로 수집하고 일부 산란선을 제거할 목적으로 콜리메이터가 필요하다. 콜리메이터는 구멍의 길이와 직경, 격벽(septum)의 두께 등의 물리적 요인에 따라 특성이 다르므로, 진단의 목적과 검사방법의 조건등에 따라 선택하여 사용하게 된다.

콜리메이터는 인체에 투여한 방사성의약품의 방사선 에너지에 따라 저(low), 중(medium), 고(high) 에너지 콜리메이터로 분류할 수 있고, 콜리메이터를 구성하는 격벽(septum)의 형태와 배열에 따라 평행다공형(multi parallel), 집속형(converging), 확산형(diverging), 바늘구멍형(pin hole) 등으로 분류할 수 있으며, 핵의학 영상의 질과 수집되는 감마선의 상관관계에 따라 고분해능(high resolution), 고감도(high sensitivity, all purpose) 콜리메이터로 분류할 수 있다.

두 번째로 감마카메라의 구성품 중 하나로 콜리메이터 후면에는 섬광체(scintillator)가 있다. 인체로부터 방출된 감마선이 콜리메이터에 의해 선별되어도 감마선의 물리적 특성에는 변함이 없다. 감마선 자체를 영상의 신호로 변화시기키 위해 감마선의 물리적 특성을 변화시킬 필요가 있다. 따라서 섬광체를 구성하는 물질의 원자들과 입사한 감마선의 상호작용을 통해 감마선의 파장을 길게 만들어 에너지를 저하시킴으로써 감마선을 가시광선으로 변화시키는 것이 섬광체의 역할이다. 섬광체는 감마선과의 상호작용이 많이 일어날수록 가시광선의 변환 효율이 높고, 투명하게 제작함으로써 변환된 가시광선의 투과율이 향상될 수 있으므로, 대부분의 감마

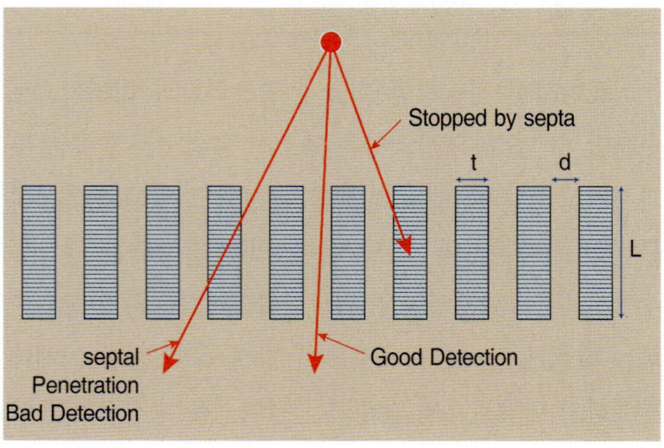

그림 21-12 콜리메이터의 단면 (L:구멍의 길이, d: 구멍의 직경, t:격벽의 두께)

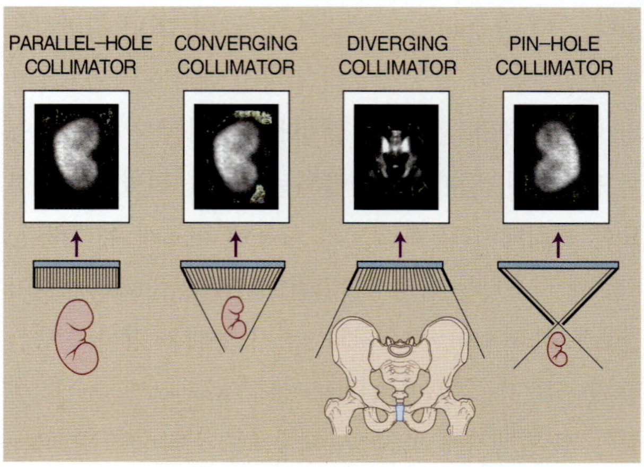

그림 21-13 다양한 형태의 콜리메이터

카메라는 NaI(sodium iodide)에 소량의 Tl(thallium)을 첨가하여 제작한 섬광체를 이용하고 있다.

세 번째로 섬광체 후면에 광전자증배관(photo multiplier tube)이 있다. 콜리메이터를 통과한 감마선이 섬광체에 의해서 가시광선으로 변환이 되어 광전자증배관에 도달하게 된다. 다시 광전자증배관은 크게 3개의 부분으로 구성되어 있다. 가시광선을 광전자로 변환시키는 광전음극(cathode), 전압차이를 통해 광전자를 증폭시키는 다이노드(dynode), 광전자를 수집하는 양극(anode)으로 구성되어 있다. 즉 광전자증배관은 가시광선을 전자로 변환하여 증폭하고 수집하여 주증폭기 및 파고분석기 등을 통해 영상신호로 인식되어 최종적으로 의료영상으로 구현될 수 있다.

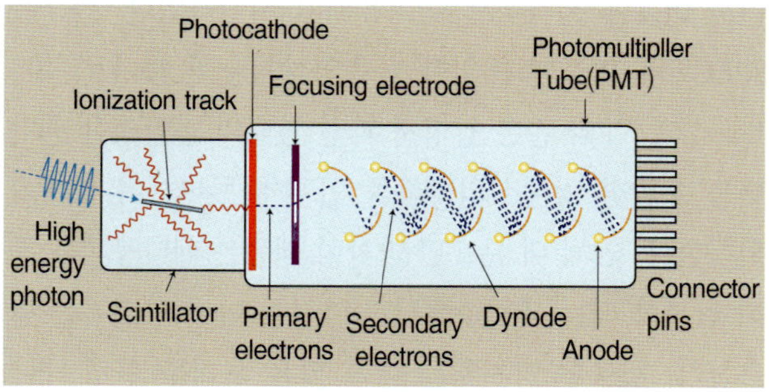

그림 21-14 광전자증배관의 구성과 원리

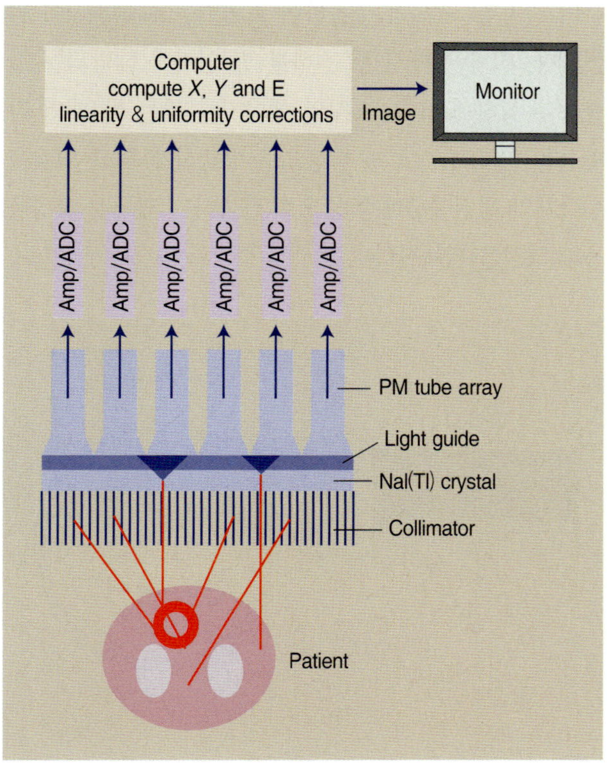

그림 21-15 감마카메라의 단면과 구성품

이와 같이 감마카메라의 여러 구성품의 유기적 관계 및 역할을 통해 인체로부터 방출된 감마선이 최종적으로 핵의학 영상으로 구현됨으로써 의료정보로 의학에 활용되고 있다.

단일광자방출전산화단층촬영(SPECT, Single Photon Emission Computed Tomography)

SPECT는 단일광자를 여러방향에서 수집하여 단층영상으로 구현할 수 있다.

일반 엑스선 영상보다 CT의 영상이 제공하는 의학적 정보가 풍부하여 진단적 가치가 높은 이유는 인체를 여러 단면으로 단층영상으로 구현할 수 있기 때문이다. 즉 평면영상에 비해 단층영상은 인체 장기의 해부학적 구조와 병소의 위치 및 크기에 대한 정보 및 인접 장기와의 위치관계 등을 보다 정확하고 풍부하게 제공할 수 있다. 핵의학에서 대표적인 단층영상기술 중 한가지인 SPECT는 인체의 해부학적 구조를 입체적인 영상으로 획득할 수 있다. 즉 SPECT는 인체내 방사성의약품의 분포를 평면영상에서 구현이 불가능한 깊이에 대한 정보를 제공할 수 있다. 다시말해 핵의학 영상은 획득하는 방법에 따라 1차원적인 평면영상과 3차원적인 단층영상으로 구분할 수 있다. 단층영상은 인체의 장기를 X, Y, Z축 방향으로 횡단면, 시상면, 관상면으로 구현하여 해부학적 구조를 크기와 부피, 양의 정보로 제공할 수 있다.

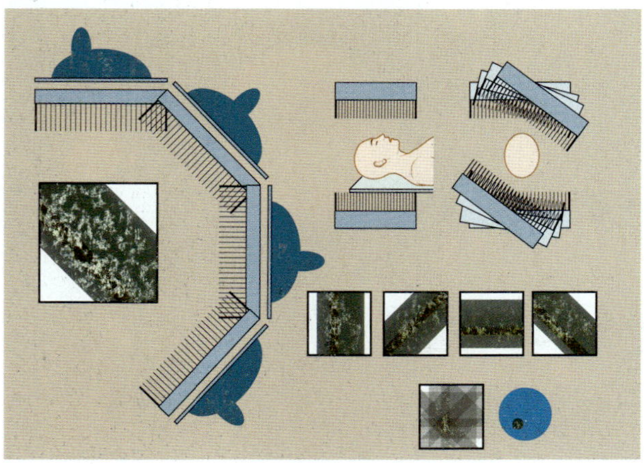

그림 21-16 SPECT의 영상획득 원리

따라서 단층영상은 평면영상에서 구현하기 어려운 공간점유물에 대한 부가적인 정보를 보다 자세하게 제공하며, 이와 동시에 주변의 해부학적 구조물과의 위치적 상관관계를 통해 병변 감별에 도움을 주기 때문에 진단의 정확도와 예민도, 특이도를 향상시킬 수 있다. 따라서 SPECT와 같은 단층영상은 뇌, 심장, 폐, 뼈 등과 같은 원자번호가 낮은 장기와 뼈와 같은 원자번호가 높은 장기를 포함해서 다양한 종양 및 염증 질환의 진단에 활발하게 이용하고 있다.

SPECT는 방사성의약품을 추적자로 이용하여 인체에서 일어나고 있는 생화학적 및 생물학적 반응과정을 영상화하고 정량적으로 분석함으로써 인체 질환의 병리학적 변화와 생리 및 해부학적 이상여부 등을 진단할 수 있다. 또한 SPECT는 단일광자방출 방사성의약품을 사용하기에 ^{99m}Tc, ^{210}Tl, ^{123}I, ^{131}I, ^{111}In, ^{67}Ga 등과 같은 여러 종류의 방사성동위원소가 적용 가능하고 이에 따라 매우 다양한 형태의 표지화합물과의 결합을 통하여 진단 목적에 따라 활용가치가 높다. SPECT는 일반적으로 두 개 혹은 세 개 이상의 감마카메라로 구성된 스캐너로 영상을 획득하는데, 스캐너 성능의 향상과 영상재구성 알고리즘의 발전 및 방사성의약품의 개발 등으로 임상에서 활용이 더욱 증가할 것으로 예상된다.

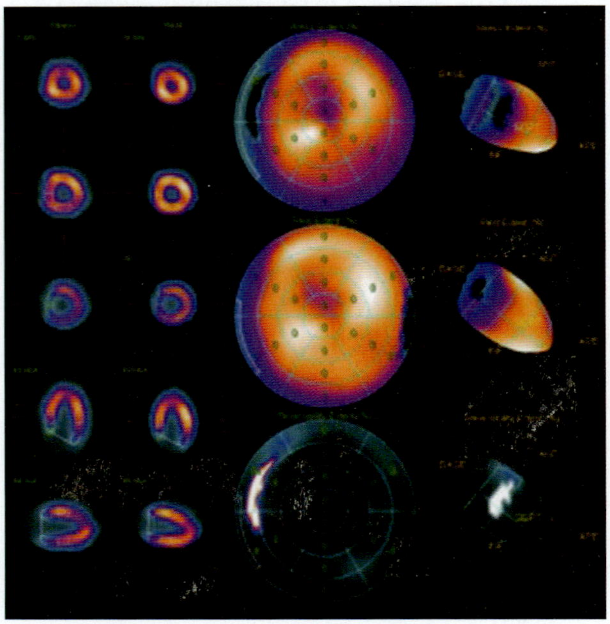

그림 21-17 Myocardial perfusion SPECT

양전자방출단층촬영(PET, Positron Emission Tomography)

PET은 양전자방출 핵종의 붕괴현상을 이용하여 단층영상을 구현할 수 있다.

버클리 대학의 핵물리학자 Ernest Lawrence는 새로운 입자를 생성하기 위해 고속으로 충돌하는 원자를 연구하였다. 그는 전기장을 진동시켜 입자의 에너지가 증가할 수 있다는 사실을 통해 지름이 4인치 정도의 사이클로트론을 최초로 제작하였다. 사이클로트론을 통해 원자세계에서 일어나는 현상을 인공적으로 이용이 가능하게 되면서 새로운 특성을 지닌 방사성동위원소가 생산되기 시작하였으며, 방사성의약품 합성기술이 발전하면서 PET에 본격적으로 이용되기 시작하였다. PET은 SPECT와 더불어 핵의학 단층영상기술의 하나로 ^{11}C, ^{13}N, ^{15}O, ^{18}F와 같은 양성자 과잉 상태의 불안정한 원자핵을 포함한 방사성의약품을 인체에 투여하여 영상을 획득한다. 인체 내 분포된 방사성 핵종은 베타붕괴를 통해 안정화 되는 과정속에서 감마선이 아닌 양전자를 방출한다. 방출된 양전자는 매우 짧은 거리를 인체 내에서 이동하면서 운동에너지를 상실하여 정지하고, 음전하의 전자 (electrom)와 충돌하여 소멸반응(annihilation)이 일어난다. 이 과정에서 두 전하를 띤 입자가 해당되는 질량을 손실하면서 511 keV의 에너지를 갖는 두 개의 감마선을 약 180° (±0.25) 방향으로 방출하게 되고 이것을 섬광체와 광전자증배관 등으로 검출하여 재구성 과정을 통해 영상을 획득한다.

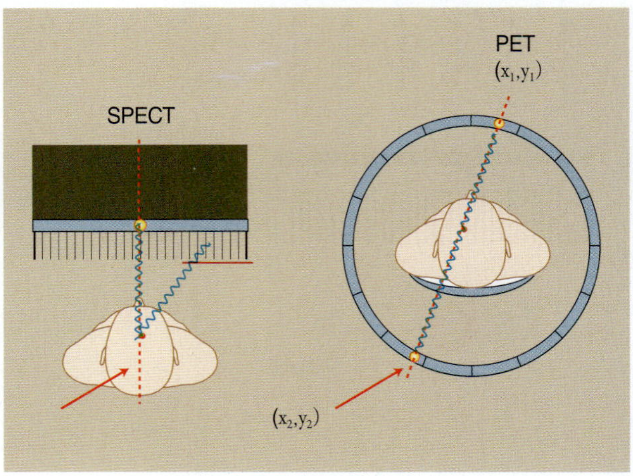

그림 21-18 SPECT와 PET의 영상획득 원리

양전자와 전자의 충돌에 의한 소멸 방사선을 동시계수회로(coincidence circuit)를 이용함으로써 SPECT에서 사용하는 콜리메이터는 장착하지 않고, 양방향으로 방출되는 소멸방사선을 검출하기 위해 한쌍의 대칭성의 검출소자가 필요하다. PET은 인체의 장기나 조직의 생화학적 변화를 관찰함으로써 목적장기의 혈류상태와 대사이상 등을 단층영상으로 구현할 수 있으므로 SPECT와 더불어 암의 진단과 각종 심장 및 뇌 질환 등 임상에서 활발하게 이용하고 있으며, 많은 연구도 진행되고 있다. 이와 같은 PET은 양전자방출에 따른 소멸방사선을 이용함으로써 SPECT에 비해 감도(sensitivity)와 분해능(resolution)이 우수하다. 또한 인체 내 각 장기의 생리 또는 화학반응에 대한 정량분석이 가능하므로, 해부학적인 변화를 나타내는 CT와 MRI(magnetic resonance imaging)보다 생리화학적인 신진대사의 변화를 정확하게 분석할 수 있다.

한편 PET에서 주로 사용하는 정량분석 지표인 SUV(standardized uptake value)는 종양에서 방사성의약품의 섭취정도에 대하여 가장 흔히 사용되는 반정량 평가 지표이다. 인체에 투여한 방사성의약품이 균일하게 분포하고, 동시에 배설되지 않은 경우의 조직 방사능을 '1'로 기준하여 관심영역(region of interest)의 방사능이 몇 배인가를 나타낸 것이다. 즉 SUV는 PET에서의 방사성의약품의 섭취를 정량화하기 위해 최대 병소 섭취값을 이용하는데, 핵의학에서 이용되는 반정량적인 방법으로 정상조직과 종양조직들 간의 방사성동위원소 섭취 비율을 측정할 수 있고, 인체 내에 주입한 방사성 의약품이 균등하게 섭취되었다는 가정 하에 종양 내의 분포가 평균보다 높게 섭취되는 정도를 평가하기 위한 하나의 지표이다.

$$SUV = \frac{(\text{조직방사능,counts})/(\text{조직중량,g})}{(\text{투여방사능,counts})/(\text{체중,g})}$$

이와 같이 PET은 핵의학에서 지속적으로 발전하고 있는 진단영상기술로서 인체의 질환에 대한 중요한 의료정보를 제공할 수 있으므로, 조기진단 및 미세한 변화를 생화학적 대사 이상의 변화를 비침습적으로 비교적

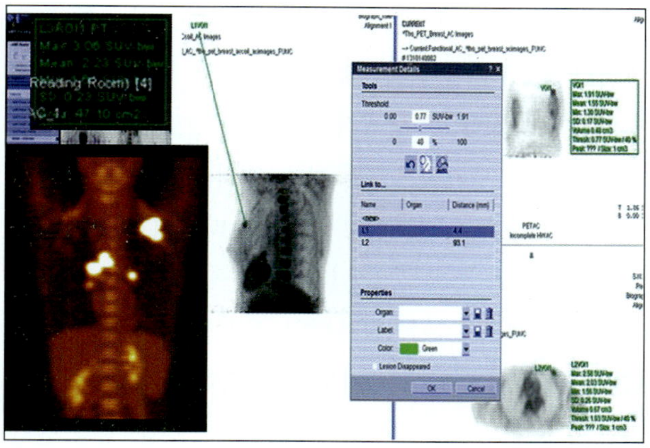

그림 21-19 SUV 분석과정

간단하고 정확하게 정량화할 수 있으며, 각종 장기의 정상 대사 분석 등을 연구할 수 있다. 최근 양전자방출 핵종 생산을 위한 의료용 소형 사이클로트론과 PET 스캐너의 섬광체 및 반도체 검출소자 등이 개발되어 임상에 적용되고 있으며, 영상재구성 알고리즘의 개발 및 의료영상 필터의 성능향상과 새로운 PET 전용 방사성의약품의 개발 등이 복합적으로 이루어지면서 핵의학에서 PET의 활용은 점진적으로 증가할 것으로 판단된다.

융합영상장비(Fusion imaging system)

핵의학은 영상의학 장비를 융합하여 진단가치가 높은 영상을 획득할 수 있다.

인체에 대한 투과력이 상대적으로 강한 전리방사선을 이용하는 SPECT, PET과 CT는 인체의 해부학적 구조와 기능 그리고 생화학적 대사 특성을 평가하는 가장 대표적인 단층영상촬영 기술로 그 동안 널리 사용되었다. 핵의학 영상 획득과정에서 필연적으로 발생하는 감마선의 감쇠를 정확하게 보정하고, 인체의 해부학적 정보를 보완함으로써 진단 가치를 향상시키기 위한 노력은 오

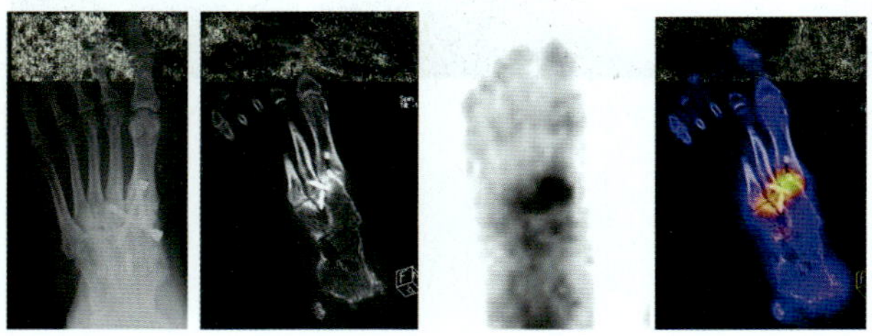

그림 21-20 SPECT-CT 융합영상

랫동안 시도되었다. 그 결과 핵의학 SPECT와 PET에 영상의학의 CT를 융합함으로써 감마선의 인체내 감쇠를 정확하게 보정하고, 생리적-생화학적 정보와 함께 해부학적 정보를 부가함으로써 보다 정확한 영상정보를 제공하는 방향으로 진보하고 있으며, 따라서 임상핵의학에서 활용도가 증가하고 있다.

한편 인체 내 수소 원자핵의 자기적 특성을 이용한 MRI는 PET이 제공하는 기능 및 생화학적 정보와 CT가 지닌 우수한 공간분해능의 장점을 고루 갖춘 영상 진단기기로서 근본적으로 방사선에 노출되지 않으며 특히 연부 조직에 대한 대조도가 우수하므로 두경부암과 유방암 등의 진단에 보편적으로 활용되고 있다. 최근 높은 자기장 내에서도 동작하는 기기들이 개발되면서 그 동안 한계로 받아들여졌던 PET과 MRI가 일체형 시스템으로 개발되면서, 기존의 영상 장비들과 비교하여 임상적용에 관한 많은 연구가 진행되고 있다.

핵의학 진단영상 장비는 영상의학 영상장비와의 융합을 통해 공간분해능의 향상과 생화학적 정보 및 해부학적 정보를 보완함으로써 검사의 예민도, 특이도 및 정확도를 향상시켜 진단적 가치가 높은 의료정보를 제공하고 있다. 앞으로 이와 같은 신의료기술이 개발되고, 임상에서의 활용이 증가함으로써 융합영상장비의 활약이 기대된다.

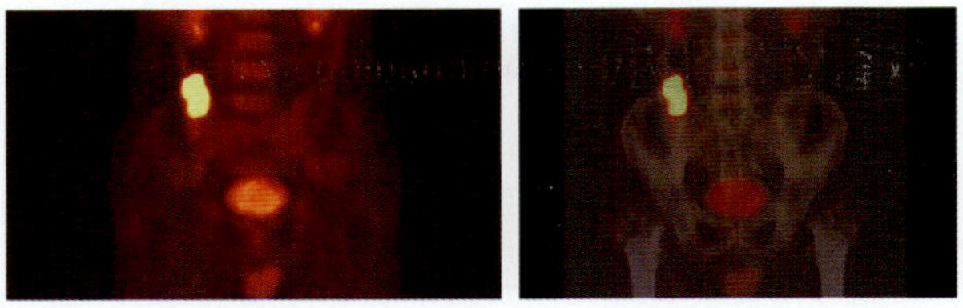

그림 21-21 PECT-CT 융합영상

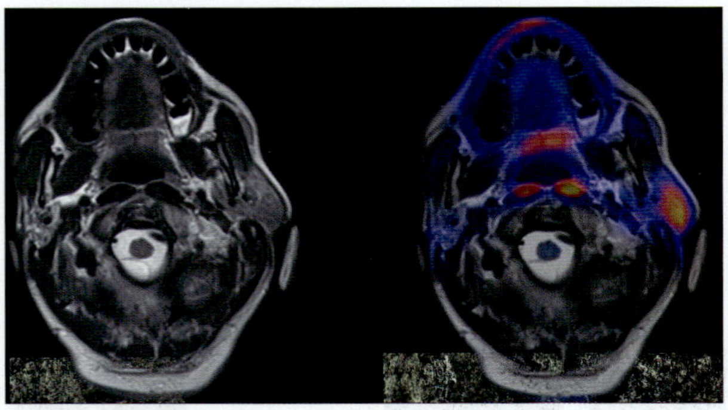
그림 21-22 PET-MRI 융합영상

요약

핵의학은 방사성동위원소를 특정한 의약품 형태로 사용하여 인체의 질환을 진단하고 치료할 수 있는 현대 의학의 한 분야로서 크게 체내검사(in vivo)와 체외검사(in vitro)로 분류할 수 있으며, 목적 장기에 섭취되는 방사성의약품을 사용하여 질환을 치료하는 영역까지 포함한다. 체내검사는 정적, 동적, 경시적, 지연검사로 분류할 수 있으며, 영상형태에 따라 평면, 단층영상으로 구현할 수 있다. 체외검사는 인체에서 채취한 시료 또는 검체를 방사성의약품과 반응시켜 진단한다. 한편 에너지 과잉 상태의 불안정한 방사성동위원소를 특수하게 제조하여 방사성의약품 형태로 핵의학에서 이용하는데, 인체의 특정 장기에 친화적으로 집적되는 특성이 있으며, 방사성의약품의 체내 이동경로와 집적 정도를 통해 진단 정보를 정량적으로 분석할 수 있다. 방사성동위원소 중 ^{99m}Tc은 물리적 반감기가 짧고, 방출하는 감마선의 에너지가 스캐너로 수집하기에 적당하며, 발생기로 비교적 간단하게 용출이 가능하므로 취급이 용이하여 핵의학에서 가장 많이 이용하고 있다. 핵의학 영상장비인 감마카메라는 콜리메이터, 섬광체, 광전자증배관 등으로 구성되어 있으며, 유기적인 관계속에서 핵의학 영상을 구현할 수 있다. 핵의학의 대표적인 단층영상기술은 SPECT는 단일광자방출 핵종을 인체에 투여하여 생화학적 및 생물학적 반응과정을 영상화하고 정량적으로 분석함으로써 인체 질환의 병리학적 변화와 생리 및 해부학적 이상여부 등을 진단할 수 있다. 또한 PET은 양성자과잉핵종을 이용하여 소멸방사선을 수집함으로써 인체의 장기나 조직의 생화학적 변화를 관찰하여 목적장기의 혈류상태와 대사이상 등을 단층영상으로 구현할 수 있으므로 SPECT와 더불어 암의 진단과 각종 심장 및 뇌 질환 등 임상에서 활발하게 이용하고 있다. 최근 핵의학은 해부학 정보 보완과 감쇠보정 등 핵의학 영상의 한계를 극복하기 위해 CT와 MRI와 같은 영상의학장비를 융합함으로써 보다 정확한 의료영상정보를 제공하고 있으며, 이를 통해 임상에서 핵의학의 중요성과 기여도가 확대되고 있다.

방사선치료

Radiation Therapy

CHAPTER 22

학습목표

1. 방사선치료의 기본원리 및 개념을 이해할 수 있다.
2. 방사선 선량측정 방법과 적용을 이해할 수 있다.
3. 모의치료 방법과 종류 그리고 전산화 치료계획의 적용을 이해할 수 있다.
4. 방사선치료장치의 구성과 장치의 사용 목적을 이해할 수 있다.
5. 광자선 치료 방법과 선량변화 인자를 이해할 수 있다.
6. 전자선의 특징과 치료 방법을 이해할 수 있다.
7. 치료 위치에 따른 근접치료 방법과 선원을 이해할 수 있다.
8. 특수방사선 치료의 종류와 특징을 이해할 수 있다.

이 장에서는 악성종양과 양성종양의 특징을 설명하고, 방사선치료가 주로 적용되는 악성종양의 조직학적 분류에 따른 방사선 감수성에 대해 알 수 있다. 방사선치료의 목적과 세포에 방사선조사 시 발생하는 물리적, 화학적, 생물학적 작용에 대해 이해 할 수 있다.

방사선치료의 개념

암

인간이라는 개체는 상피세포, 생식세포, 근세포, 조골세포, 지방세포, 적혈구, 백혈구 등 200종류 이상의 세포가 모여서 상피조직, 결합조직, 근육조직 등을 만들고 조직이 모여서 서 이체 기관을 형성되면서 하나의 인간을 만든다. 인간은 세포가 분열하고 성장하고 세포사 하면서 세포수가 균형을 유지하면서 생존한다. 그러나 세포가 자연적으로 세포사로 연결되면 문제가 없는데 세포가 여러 가지 원인에 의해서 손상을 받으면 세포의 유전자가 돌연변이를 일으켜서 비정상적으로 세포가 분열을 하게 되는데 이를 암(cancer), 악성종양(malignant)이라 한다.

암의 원인은 내적요인으로 암원 유전자와 암 억제유전자가 돌연변이를 일으켜서 본래의 역할을 할 수 없게 되면 세포는 발암을 일으킨다. 그리고 면역계의 이상이 발생해서 종양세포를 파괴할 능력이상 종양세포가 발생하면 암세포를 제거하지 못하고 암이 발생한다. 외적요인으로는 화학물질, 방사선, 바이러스 등의 영향으로 암이 발생한다.

종양은 악성종양과 양성종양으로 분류한다.

양성종양(Benign)과 악성종양(Malignant)

양성종양는 악성종양에 비해 비교적 천천히 성장하고 인체 내에서 확산, 전이하지 않으므로 생명에 위협을 미치지 않는 경우가 많다. 그래서 생명에 필수적인 위치에서 압박을 가하지 않으면 예후가 좋은 편이다. 악성종양은 양성종양에 비해 빠르게 성장하고 인체 내 여러 부위에 혈관, 림프절을 타고 침윤, 확산, 전이를 하여 생명에 위험을 초래한다.

표 22-1 종양의 특징

특성	양성종양	악성종양
성장속도	천천히 자람	빨리 자람
성장형태	확대 팽창하면서 성장함	주위조직으로 침윤하면서 성장함
피막	피막이 있어서 주위조직으로의 침윤을 막음	피막이 없어서 주위조직으로 침윤이 잘되고 수술로 종양을 제거하기가 힘듦
세포의 특성	분화가 잘되어 있고 세포가 성숙함	분화가 잘 안되어 있고 세포가 미성숙함
재발	수술로 제거하면 재발이 거의 없음	주위조직으로서 퍼지는 성질이 있어 수술 후 재발이 흔함
전이	없음	흔함
종양의 영향	인체에 거의 해가 없으나 주요기관에 압박을 가하거나 폐쇄시 문제가 됨	수술, 방사선 요법 또는 화학요법으로 치료하지 않으면 사망함
예후	좋음	진단시기, 분화정도, 전이여부에 따라 다름

악성종양은 피막이 없어서 주위조직으로 침윤하면서 빠르게 성장한다.

악성종양의 분류

악성종양은 종양이 발생한 부위, 즉 장기별로 위암, 피부암, 유방암, 간암, 백혈병 등으로 분류할 수 있다. 조직학적으로 분류하면 피부나 점막 등 상피성 조직에서 발생한 암종(carcinoma)과 근육이나 뼈, 지방 등의 비상피성 조직에서 발생한 것을 육종(sarcoma)이라 한다(표 22-2). 암중에 방사선치료에 대한 적응이 잘 되는지는 조직학적 분류에서 방사선감수성에 의해 좌우된다. 암종 중에 편평상피암은 방사성감수성이 높고, 육종 중에는 림프종이 방사성감수성이 높다(표 22-3).

방사선치료는 고감수성 암에 적용된다.

표 22-2 조직학적 분류

암종	육종
편편상피암 자궁경부암, 위암, 폐암, 피부암 선암 장암, 전립선암, 갑상선암 미분화암	골육종, 근육종, 섬유육종, 악성림프종, 백혈병

표 22-3 암의 종류에 따른 방사성감수성

고 감수성	중 감수성	저 감수성
악성림프종	자궁경부암	악성흑색종
Hodgkin's disease	유암	전립선암
윌름(Wilms) 종양	폐암	위암
림프육종	난소암	장암, 직장암
신경아세포종	갑상선암	골육종, 섬유육종

방사선치료의 개요

방사선치료의 대상은 주로 암과 같은 악성종양을 치료하지만 양성종양인 혈관종, 흉터종(keloid) 등도 방사선치료에 적용되는 경우도 있다. 방사선치료는 악성종양과 정상조직의 감수성 차이를 이용하고, 종양의 치사선량과 정상조직의 내용선량을 고려하여 치료방향과 치료 횟수를 결정한다. 그리고 방사성 감수성 외에서 종양의 크기, 진행상태, 종양의 위치에 따라서 방사선 치료가 결정된다. 방사선 치료선량의 결정은 종양의 위치와 종양의 치사선량에 의해 그림 22-1과 같이 선량이 결정되고, 종양의 치사선량과 정상조직의 내용선량에 의해 치료가능비가 결정된다.

$$\text{치료가능비(therapeutic ratio, TR)} = \frac{\text{정상조직의 내용선량(tissue tolerance dose, TTD)}}{\text{종양의 치사선량(tumor lethal dose, TLD)}}$$

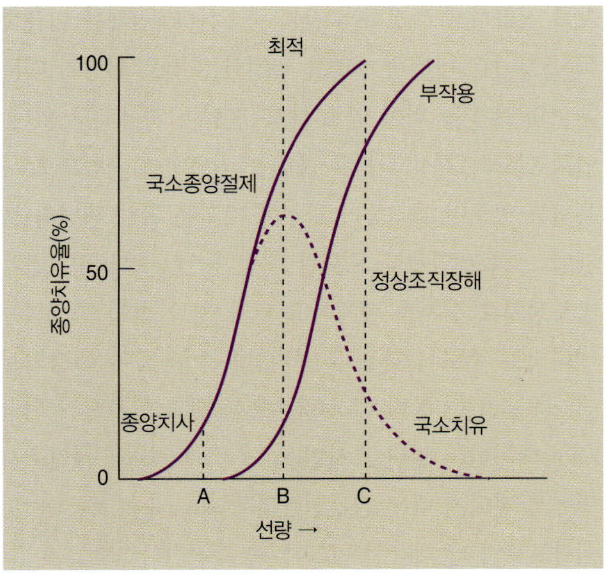

그림 22-1 최적의 선량으로 종양치사와 정상조직의 장해 최소화 결정

> 치료가능비는 정상조직의 내용선량과 종양의 치사선량에 의해 결정된다.

방사선치료의 목적

암 환자의 치료는 수술요법, 항암화학요법, 방사선치료, 조혈모세포이식, 면역요법 등이 있다. 방사선치료는 모든 암환자에게 적용되지는 않고 방사성감수성이 높은 종양과 조직에 적용된다. 방사선치료는 수술하기 전에 시행하는 수술 전 방사선치료, 수술 중 방사선치료, 수술 후 방사선치료가 있고, 많은 경우가 수술 후 방사선치료를 시행한다. 방사선치료의 목적은 종양에 치사선량을 조사하면서 주위 정상조직에는 한계선량을 넘지 않도록 보호하면서 치료하는 것을 원칙으로 하고 있다. 방사선치료는 완치를 목적으로 하는 근치적요법(curative radiation therapy)과 완화를 목적으로 하는 고식적요법(palliative radiation therapy)이 있다.

> - 방사선치료의 궁극적 목적은 정상조직에 한계선량이 넘지 않도록 보호하면서 종양에 치사선량을 조사해서 치료하는 것이다.
> - 완치를 위한 근치료 치료와 완화를 위한 고식적 치료가 있다.

세포에 대한 방사선 효과

세포가 방사선에 영향을 받으면 모든 세포가 치사되지 않고 세포내 영향을 받을 수 있는 곳에 영향을 받아야만 치사에 이르게 된다. 세포내에서 중요한 역할을 하

표 22-4 방사선치료 목적 분류

특 성	근치적 치료	고식적 치료
목 적	완치를 목적으로 한다	생활의 질을 향상시킴, 통증, 출혈, 압박, 폐쇄 등에 대한 치료
적 응	방사선감수성이 크고, 크기가 크지 않으며, 국소에 국한되어 있으며, 전신상태가 별로 나쁘지 않을 때	종양의 크기, 감수성, 전신상태 등으로 보아 치유를 기대할 수 없을 때
조사면	작다	크다
선 량	대선량	저선량(치유목적 선량의 2/3)
조사 기술	고도의 조사기술 이용	간단한 조사기술 이용
정상조직의 장애	회복가능하면 허용	허용하지 않음

는 핵에 영향을 받아야 치사에 이를 수 있다는 이론이 히트이론과 타겟이론이다. 전리방사선은 물질과 상호작용에 의해서 간접작용과 직접작용을 한다. 간접작용을 주로 하는 전리방사선은 X선, γ선, 중성자선이 있고, 직접작용을 주로 하는 방사선은 α선, 양성자선이 있다(그림 22-2). α선, 중성자선, 양성자선 등 선에너지부여(linear energy transfer, LET)가 높아서 선량에 대한 세포생존율이 급격하게 떨어지고, X선, γ선은 선에너지부여가 낮아서 선량에 대한 세포생존율이 회복을 보이면서 천천히 떨어진다.

세포에 대한 방사선의 효과를 좌우하는 요인은 여러 가지가 있는데, 방사선치료가 많이 사용되고 있는 저 LET 방사선(X선, γ선)에 영향을 미치는 인자는 세포주기, 산소, 방사선 증감제 및 감소제가 있다. 세포주기는 DNA 합성기에 방사선감수성이 가장 낮아서 G1기 후기부터 G2기 초기까지 방사선감수성이 낮다. 분열기에 방사선감수성이 가장 높고 G2기 후기부터 G1기 초기까지 방사선감수성이 높다. 저LET방사선은 산소에 대한 의존도가 높아서 종양의 크기가 큰 종양의 중심은 산소분압이 낮아서 방사선감수성이 낮다.

종양세포나 정상세포는 한 번에 고선량이 조사되면 세포가 세포사에 이르게 된다. 방사선치료에서 정상조직을 보호하고 종양에 치사선량을 조사하기 위해서는 정상세포의 회복(아치사장해회복, 잠재적치사장해 회복)이 중요하고 이를 위해서 분할조사를 해야 한다. 분할 조사를 하면 종양과 정상조직에 4R 효과를 볼 수가 있다.

4R

- 아치사장해의 회복(repair)-정상조직
- 재증식(repopulation)-종양, 정상조직
- 재산소화(reoxygenation)-종양
- 재분배(redistribution, reassortment)-종양, 정상조직

> 전리방사선이 세포와 상호작용을 하면 직접작용과 간접작용이 발생한다. 그 과정에서 물리적, 화학적, 생물학적 작용으로 DNA에 영향을 미친다. 분할조사를 하면 종양과 정상조직에 회복, 재증식, 재산소화, 재분배가 발생한다.

> 이 장에서는 방사선치료장치를 설치하고 난 후 인체내에 선량분포를 예측하기 위해 선량을 측정하기 위해 사용되는 팬텀과 측정기에 대한 설명과 측정하는 방법에 대해 알 수 있다. 환자를 치료하기 전 선량평가와 치료장치 점검을 위한 정도관리 방법에 대해 이해 할 수 있다.

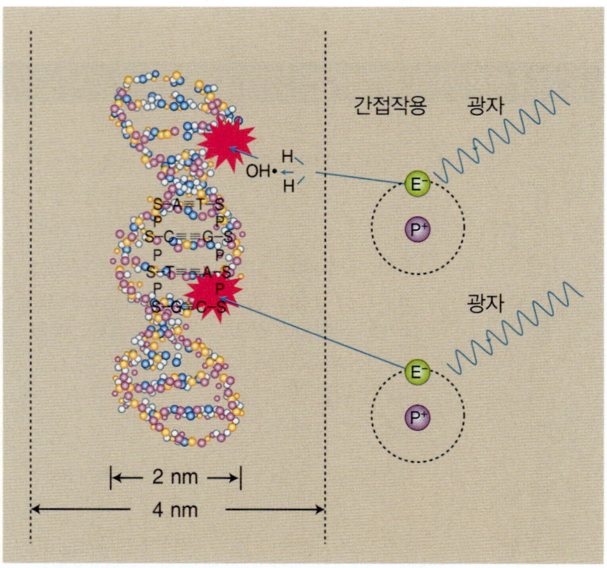

그림 22-2 DNA에 전리방사선의 직접작용과 간접작용

방사선 선량측정

진단용 방사선 발생장치는 발생된 전리방사선이 인체를 투과한 후에 나오는 에너지를 이용하여 영상을 표현하는 것이고, 방사선치료장치는 발생된 전리방사선이 인체 내에서 선량이 어떻게 분포하는지는 알아야 한다. 그러므로 방사선치료장치를 설치한 후에 방사선량이 조사면 크기와 매질 내 깊이에 따라 변하는 선량과 선량분포를 정확하게 측정하는 것이 중요하다. 인체를 이용하여 측정기로 내부에 선량을 측정하는 것은 어렵기 때문에 선량측정을 위한 인체 대용 팬텀이 사용되고 있다. 인체 밀도와 가장 가까운 재질을 이용하여 팬텀으로 사용되고 있으며 조직등가 물질에 가까운 고체 팬텀과 물 팬텀 그리고 인체를 모사한 팬텀 등이 사용되고 있다. 방사선치료 장치를 설치하고 환자 치료 전에 측정되는 데이터는 주로 물팬텀과 전리함을 이용하여 측정되어 진다(그림 22-3). 인체 내 선량분포를 미리 예측하기 위한 측정 데이터는 열린 조사면(0×0㎠ ~ 40×0㎠)과 쐐기조사면에서 깊이에 따른 심부선량분포(percent depth dose, PDD), 선량프로파일, 대각선프로파일을 측정한다(그림 22-4).

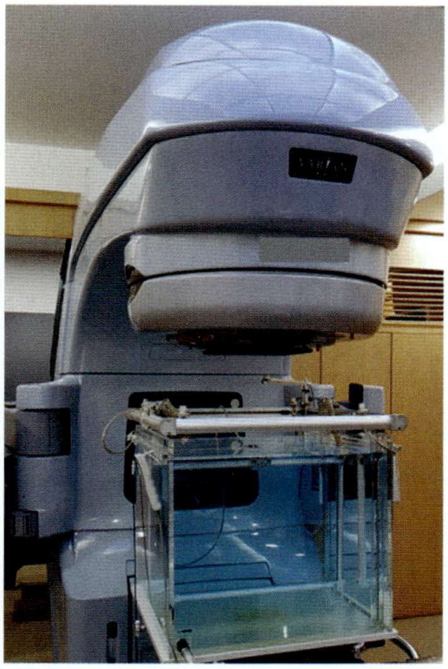

그림 22-3 물팬텀을 이용한 선량측정

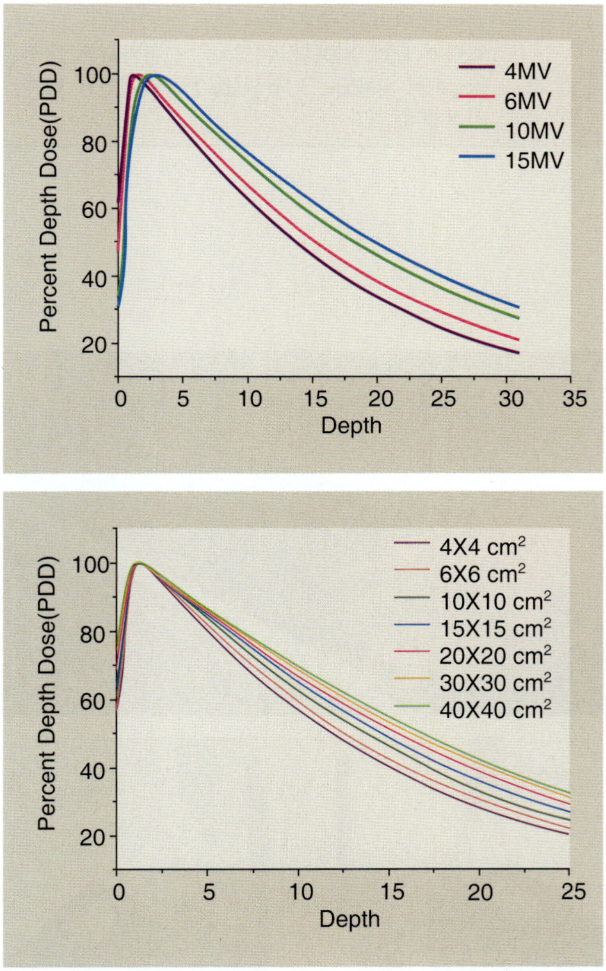

그림 22-4 에너지와 조사면에 따른 심부선량백분율

고에너지 광자선은 입사 후에 인체와 상호작용으로 전방산란을 하는 전자가 광전효과, 컴프톤산란, 이온쌍 생성에 의해 발생해서, 전자평형에 이를 때까지 선량이 증가하는 build up 현상이 발생한다. 그리고 전자평형 후에 선량이 최대가 되는 최대선량점(Dmax)이 표면 아래에 발생한다. 그러므로 고에너지 광자선은 에너지가 증가하면 표면선량이 감소한다.

> 팬텀과 측정기를 이용해서 조사면과 깊이에 따른 선량과 선량분포를 측정할 수 있다.

> **이 장에서는 투시를 이용한 모의치료와 전산화단층촬영을 이용한 모의치료과정을 설명하고, 전산화단층촬영 영상을 이용한 전산화치료계획에 대해 알 수 있다.**

모의치료 및 치료계획

방사선치료 과정

암 진단 및 방사선치료결정 → 임상정보를 활용한 모의치료 및 치료계획 → 치료위치확인 → 방사선치료

모의치료(Simulation)

방사선치료를 하기 전에 환자의 자세와 종양의 위치 및 크기, 정상조직의 위치를 확인해서 정확한 치료를 위한 과정이 모의치료이다. 방사선치료를 위해 환자가 편하게 치료를 받을 수 있는 자세와 고정기구를 제작, 사용하고, 환자 몸에 치료위치를 확인할 수 있는 표시를 한다. 모의치료는 투시장치를 이용한 모의치료와 전산화단층촬영을 이용한 모의치료가 있다(그림 22-5). 과거의 모의치료는 투시장치를 이용한 2차원적인 치료를 시행하면서, 위치의 정확성을 위해 진단용 CT 등으로 위치의 정확성을 확인하였다. 그러나 최근의 모의치료는 전산화단층(CT) 모의치료장치를 이용하여 종양과 정상조직의 위치 확인과 조사방향, 조사면 등을 확인할 수 있는 가상 모의치료(virtual simulation)가 가능하게 되었다(그림 22-6).

종양과 정상종직의 정확한 위치확인과 고정된 자세에서 치료하기 위해서는 환자 자세의 재현성이 중요하다. 환자 자세 재현성을 높이기 위해서는 환자 자세에 맞는 적절한 고정기구를 사용해야 한다(그림 22-7).

> 모의치료는 투시를 이용한 모의치료와 전산화단층촬영을 이용한 모의치료가 있다.

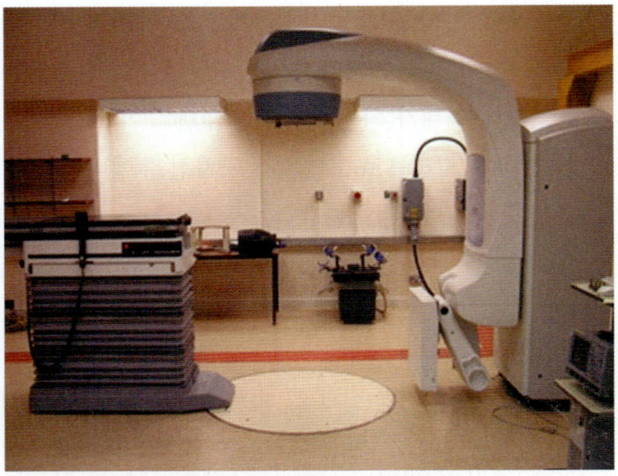

그림 22-5 투시모의치료장치

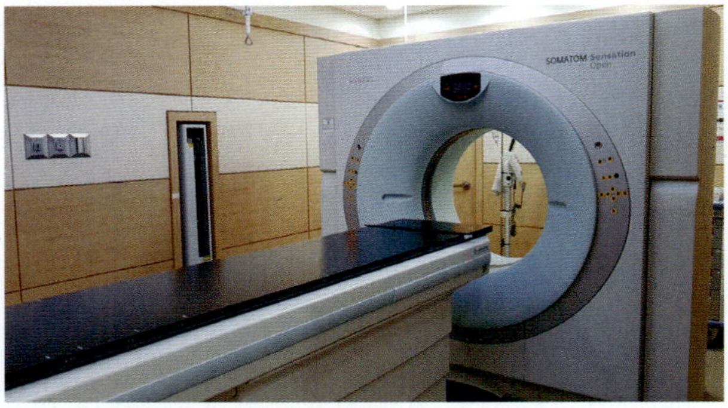

그림 22-6 전산화단층 모의치료장치

치료계획

치료계획은 치료를 하고자하는 표적에 치사선량을 정확히 조사하면서 주위 정상조직에는 한계선량을 초과하지 않도록 조절하는 과정이다. 과거 전산이 발달되지 않았던 시기에는 환자의 체표윤곽을 획득해서 2차원적인 선량분포만을 표현할 수 있었지만, 전산화단층촬영 장치 및 모의치료장치가 발달하면서 단층영상에 선량분포 미리 예측이 가능하게 되었다. 치료계획 컴퓨터는 방사선치료장치를 설치하고 측정된 데이터를 저장해서 전산화단층 모의치료 횡단면 영상에 선량분포, 부피-선량 그래프(dose volume histogram, DVH)로 종양과 정상조직의 선량평가를 할 수 있다(그림 22-8).

> 이 장에서는 방사선치료장치를 분류하고, 방사선치료에서 가장 많이 사용되고 있는 선형가속기의 구조 및 역할에 대해 이해할 수 있다. 선형가속기 외에 임상에서 사용되는 방사선치료장치의 특성에 대해 이해 할 수 있다.

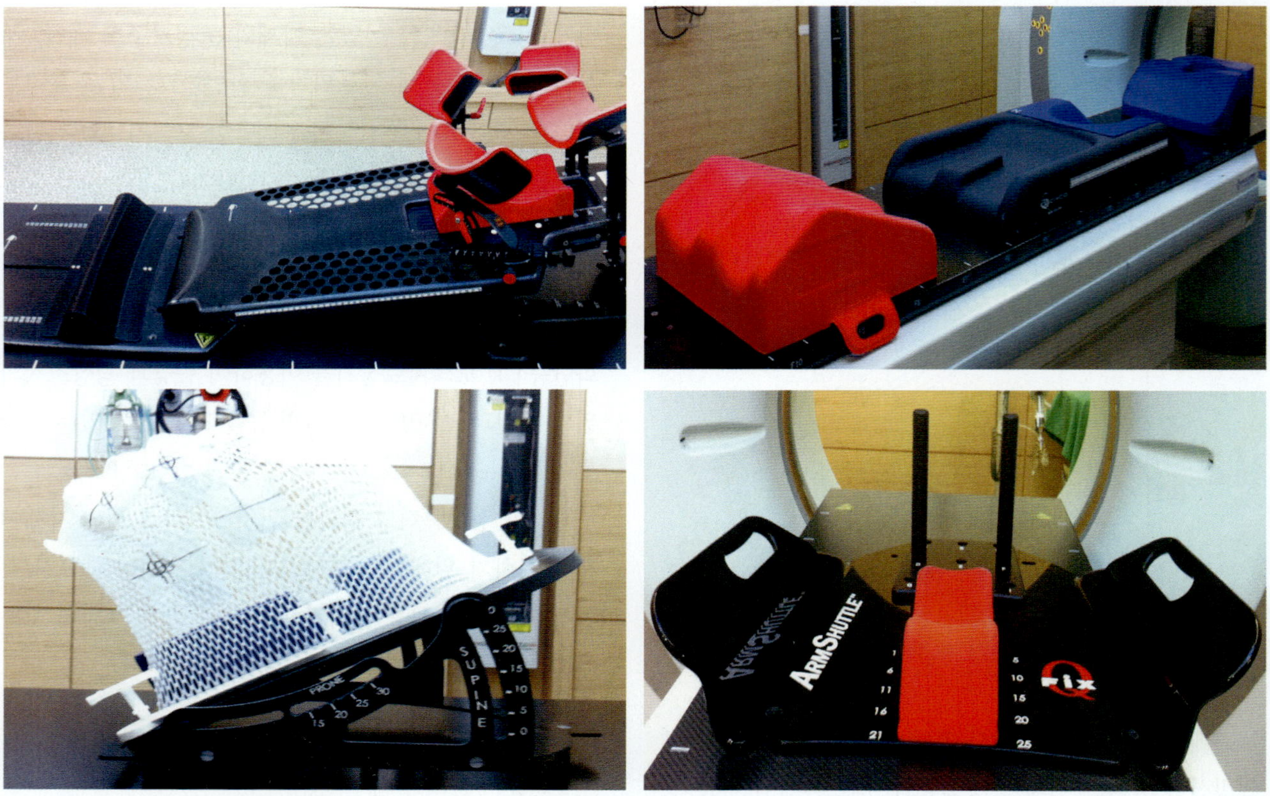

그림 22-7 치료자세 고정기구

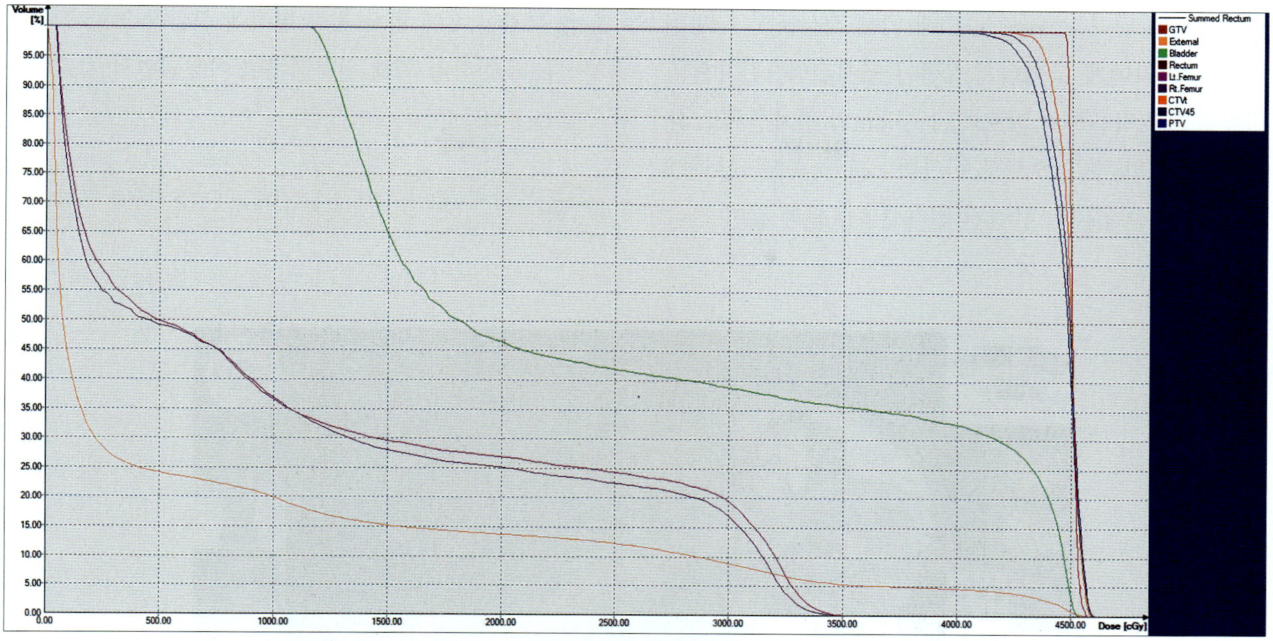

그림 22-8 부피-선량 그래프(DVH, dose volume histogram)

방사선치료 장치

방사선치료장치 분류

방사선치료장치는 원격(외부)치료장치(teletherapy, external therapy unit)와 근접(내부)치료장치(brachy, internal therapy unit)로 나눌 수 있다. 원격치료장치는 저에너지(kV)를 이용하는 장치와 방사선동위원소, 고에너지(MV)를 이용하는 장치로 구분되어 지고, 고에너지 치료장치가 최근 임상에서 방사선치료로 많이 사용되고 있다. 근접치료장치는 방사성동위원소를 사용한 고선량률 치료가 많이 시행되고 있다(표 22-5).

> 방사선치료장치는 근접(내부) 치료장치와 원격(외부) 치료장치로 구분된다.

선형가속기 발생원리 및 구성

선형가속기는 전자와 같은 하전입자를 가속관을 통해 고주파를 이용하여 가속하는 장치이다. 전자총에서 발생된 전자는 낮은 저에너지가 발생된다. 고주파발진기인 클라이스트론(klystron)이나 마그네트론(magnetron)에서 발생된 고주파가 도파관을 통하여 가속관에 공급된 후에 전자총에서 발생된 전자는 고주파에 의해 가속된다. 가속관은 이온펌프에 의해 고진공도를 유지하면서 전자를 고에너지로 가속한다. 가속된 전자는 90° 또는 270°로 방향을 바꾸어 타겟에 충돌 후 X선이 발생한다. 발생된 X선은 중심부가 강하게 분포되므로 선속평탄여과판(flattening filter)에 의해서 선량분포를 평탄하게 만든다. 그리고 듀얼로 위치하는 이온전리함을 통과하면서 평탄도, 대칭도, 선량값이 측정된다. 1차선 면적은 콜리메이터에 의해 $0 \times 0cm^2$~ $40 \times 40cm^2$까지 조절되고, 다엽콜

표 22-5 방사선치료장치의 분류

근접(내부) 치료장치	원격(외부)치료장치		
	kV X선 치료장치	방사성동위원소 치료장치	입자가속치료장치(MV 장치)
Cs-137 Ir-192	Granz-ray therapy unit Contact therapy unit Superficial therapy unit Orthovoltage therapy unit Supervoltage therapy unit	Co-60 원격치료장치 Cs-137 원격치료장치	선형가속기 마이크로트론 베타트론 반데그라프가속기 양성자치료장치

리메이터(Multileaf collimator, MLC)에 의해 정상조직 차폐를 하면서 환자에게 고에너지 X선이 조사된다. 전자선은 타겟과 상호작용하지 않으며, 1~3mm의 전자선으로 환자 치료를 할 수 없으므로 산란박(scattering foil)을 투과하면서 넓게 산란된다. 산란된 전자선은 X선과 같이 전리함을 투과한 후에 환자 치료 면적에 적합한 모양으로 전자선을 조절하기 위해 전자선콘이 이용되면서 치료한다(그림 22-9, 22-10).

선형가속기는 고에너지 X선과 전자선을 발생할 수 있다.

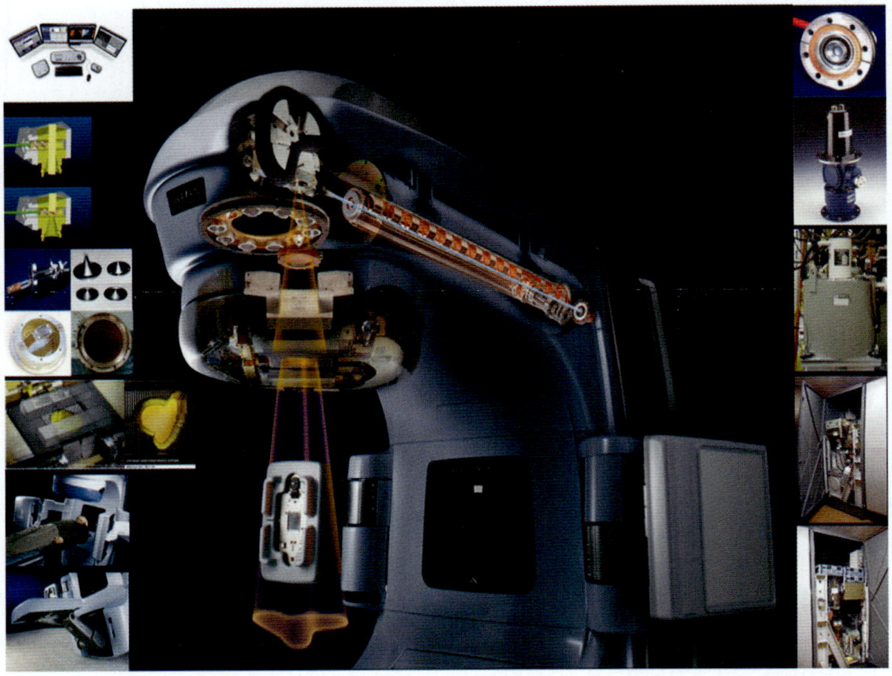

그림 22-9 선형가속기의 구성

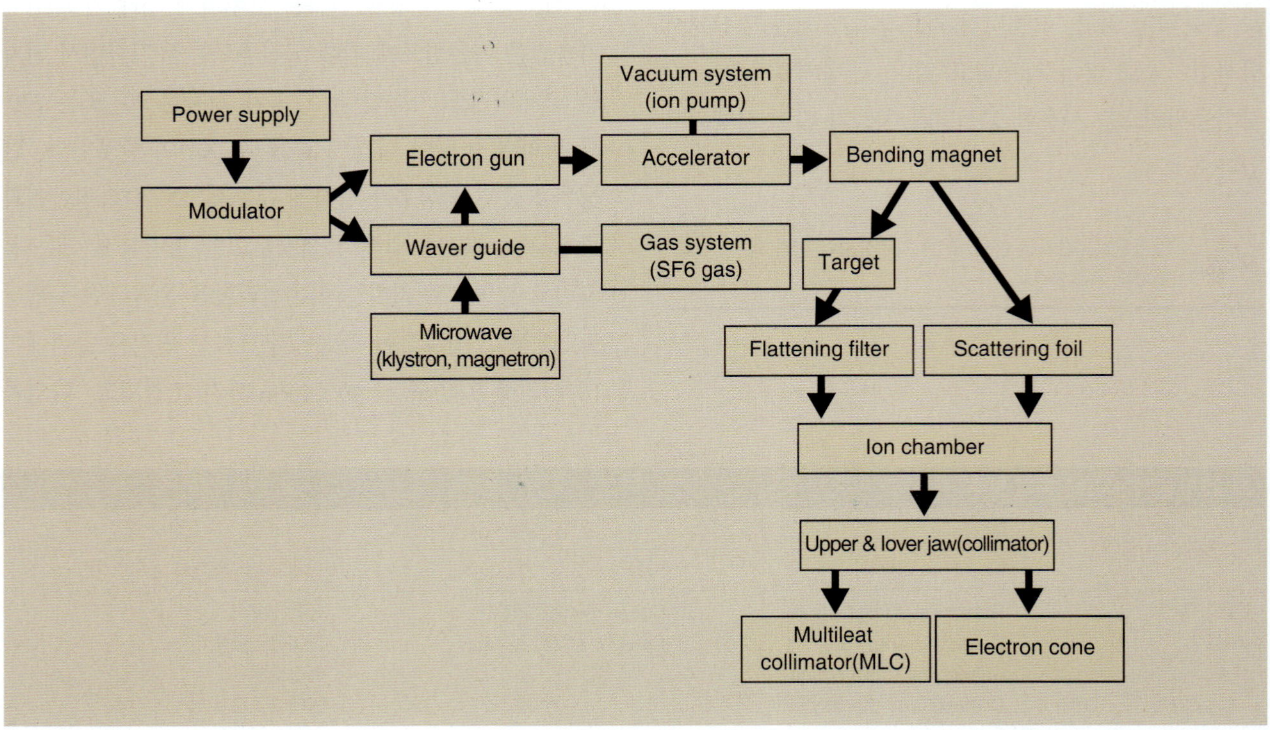

그림 22-10 선형가속기의 X선, 전자선 발생 순서도

감마나이프

고에너지 감마선(Co-60)을 이용하여 뇌 종양이나 뇌 혈관 기형에 선량을 1회 대선량을 조사하기 위해 사용되는 정위적방사선수술(stereotactic radiosurgery, SRS)이 이다. 초창기에는 종양의 크기에 따라 201개의 헬멧에 구멍이 있는 콜리메이터를 통해 정상조직에 선량을 최소화하고 종양에 고선량을 조사였다. 최근에는 헬멧 모양의 콜리메이터가 아닌 장치 내에 방향과 크기가 조절되는 시스템을 이용하여 치료하고 있다(그림 22-11).

> 감마나이프는 뇌종양에 1회 대선량을 조사한다.

토모테라피

전산화단층촬영장치의 촬영과 같은 원리로 환자 테이블이 이동하면서 동시에 갠트리가 회전하는 치료하는 장치이다. 고에너지 광자선이 사용되고 치료 조사면이 전산화단층촬영장치와 같이 위아래는 좁고, 좌우로 넓은 조사면이 사용된다(그림 22-12).

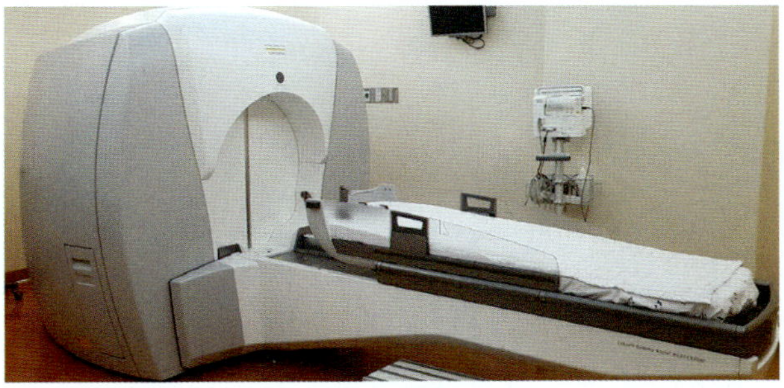

그림 22-11 감마나이프

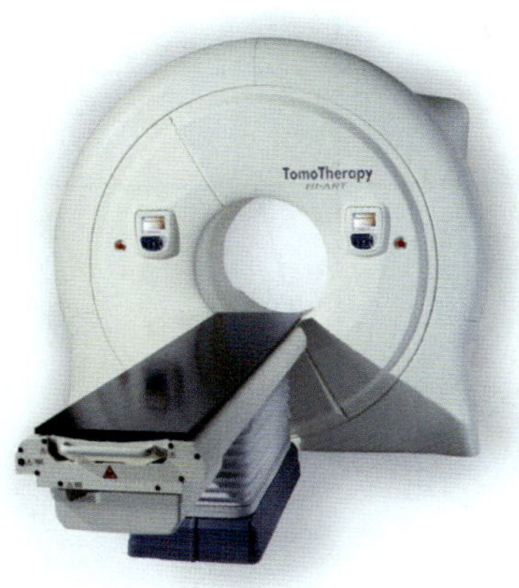

그림 22-12 토모테라피

> 토모테라피 장치는 6MV X선을 회전하면서 치료한다.

양성자 치료장치

양자를 사이클로트론이나 씽크로사이클로트론을 이용하여 자장속에서 입자를 회전하면서 150~250MeV 에너지 범위까지 가속한다. 양성자선은 광자선, 전자선과 다르게 매질 내에서 선량분포를 변화시킬 수 있고 브래그 피크(bragg peak)를 이용하여 종양에 선량을 증가시키고 주변조직에 선량을 급격하게 감소시킬 수 있는 특징이 있다(그림 22-13).

> 양성자치료장치는 브래그피크를 이용하여 종양을 치료하고 정상조직을 보호한다.

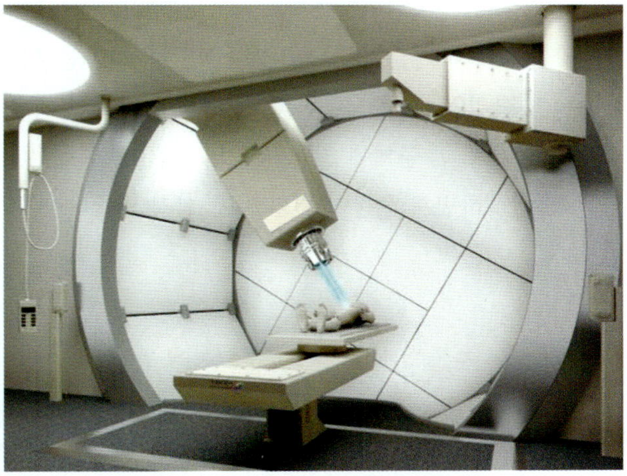

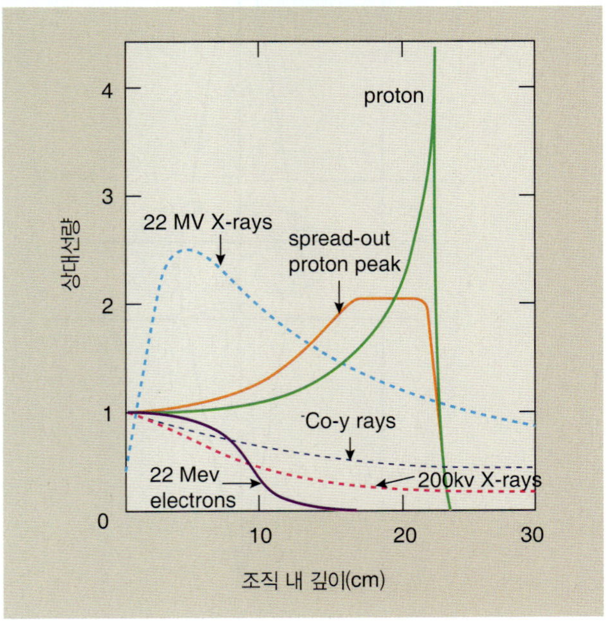

그림 22-13 양성자 치료장치 및 브래그 피크

이 장에서는 고에너지 광자선치료 방법에 대해 알 수 있다. 조사면과 깊이에 따라 1차선과 2차 방사선이 변화하는 선량을 보정하기 위한 방법을 알 수 있다.

광자선치료

치료방법

광자선을 이용한 외부 방사선치료에서 치료 거리 기준은 피부 표면이나 회전중심에 따라 다르게 치료한다. 그러므로 선원-피부 간 거리(source skin distance, SSD)를 이용한 치료방법과 선원-회전축 간 거리(source axis distance, SAD)를 이용한 치료방법이 있다(그림 22-14).

환자표면을 기준으로 치료하는 SSD법과 회전중심축을 기준으로 치료하는 SAD법이 있다.

종양을 치료하기 위해 종양에 주어지는 처방선량은 흡수선량 단위인 Gy를 사용한다. 광자선이 방사선 치료 장치에서 발생 후 인체에 입사하게 되면 흡수, 산란, 투과 등이 발생하면서 선량이 변화한다. 장치 및 인체에서 흡수되고 산란된 후에 보정된 1차, 2차 방사선의 선량 단위를 모니터 유니트(monitor unit, MU)라고 정의 한다(그림 22-15).

최대선량점(Dmax)에 1cGy가 조사되는 선형가속기 단위는 MU(모니터유니트) 이다.

광자선이 종양 위치까지 도달하는 동안 장치에서 발생된 산란선과 인체와의 상호작용으로 발생된 흡수와 산란에 대한 보정이 필요하다. 그러므로 조사면 크기와 인체의 깊이에 따른 1차선과 2차선(산란선)에 대한 보정은 SSD법과 SAD법에 따라 다르게 보정된다. SSD법에서 조리개(collimator) 크기와 깊이에 따른 보정은 심부선량백분율(percent depth dose, PDD)로 보정한다. 심부선량백분율은 선원피부간거리(SSD)가 일정할 때, 기준 조사면(10×10㎠)과 최대선량점(Dmax) 깊이를 기준으로 조사면의 크기와 깊이가 변함에 따른 보정을 위해 사용된다(그림 22-16).

$$PDD(\mathrm{d}, r_0) = \frac{D_d(d,\ r_0)}{D_{\max}(d_{\max},\ r_0)} \times 100$$

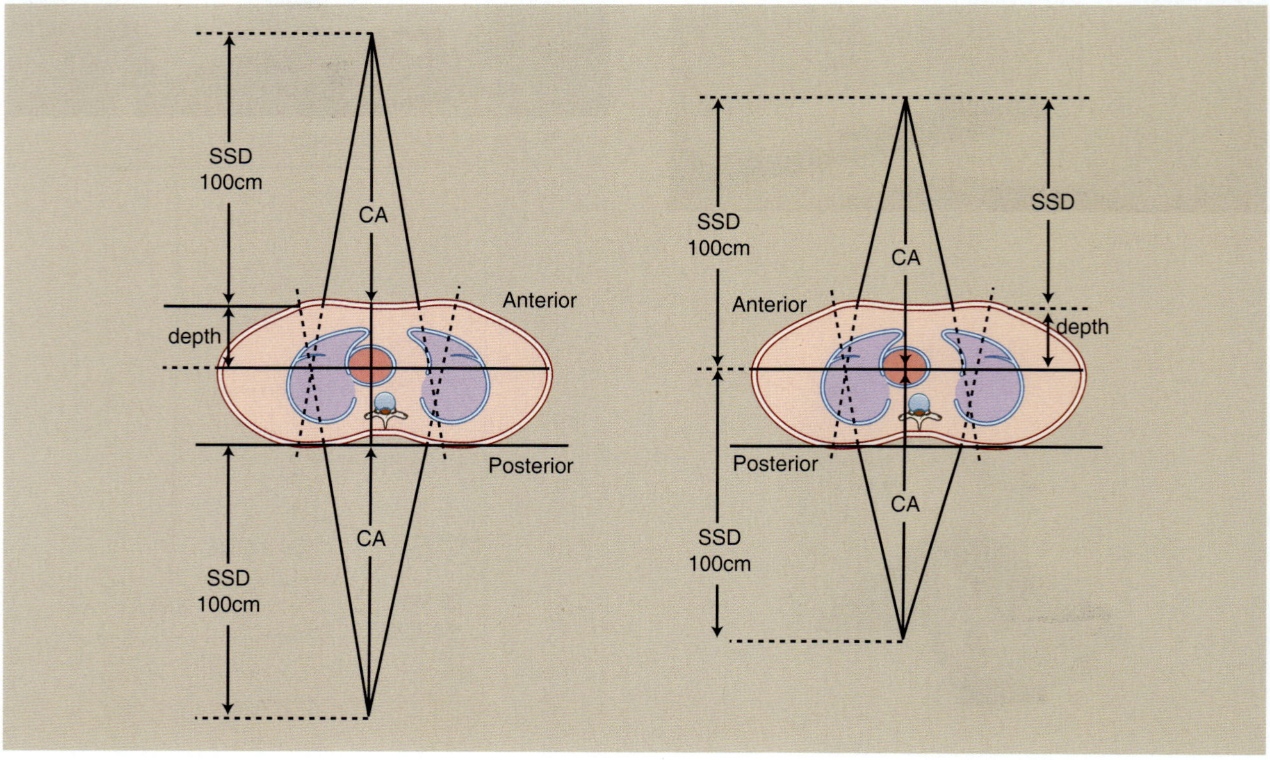

그림 22-14 SSD법과 SAD법

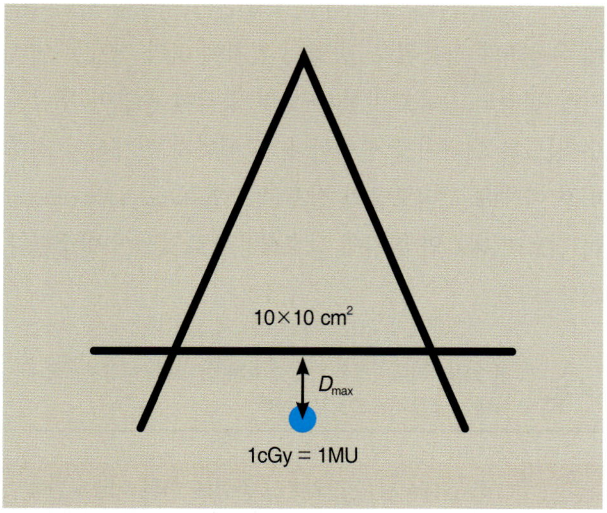

그림 22-15 선형가속기 단위 MU 정의

> 최대선량점(Dmax)에 1cGy가 조사되는 선형가속기 단위는 MU(모니터유니트)이다.

SAD법에서 조리개(collimator) 크기와 깊이에 따른 보정은 3MV 이상 에너지는 조직공기중선량비(tissue air ratio, TAR)로 보정하고, 3MV 이상 에너지는 조직최대선량비(tissue maximum ratio, TMR)로 보정한다. 최근에는 고에너지 광자선 치료는 3MV 이상 에너지를 사용하므로 조직최대선량비를 사용한다. 조직최대선량비는 선원회전중심축거리(SAD)가 일정할 때, 기준 조사면(10×10㎠)과 최대선량점(Dmax) 깊이를 기준으로 조사면의 크기와 깊이가 변함에 따른 보정을 위해 사용된다(그림 22-17).

$$TMR(\mathrm{d}, r_0) = \frac{D_d(d, r_d)}{D_{\max}(d_m, r_d)}$$

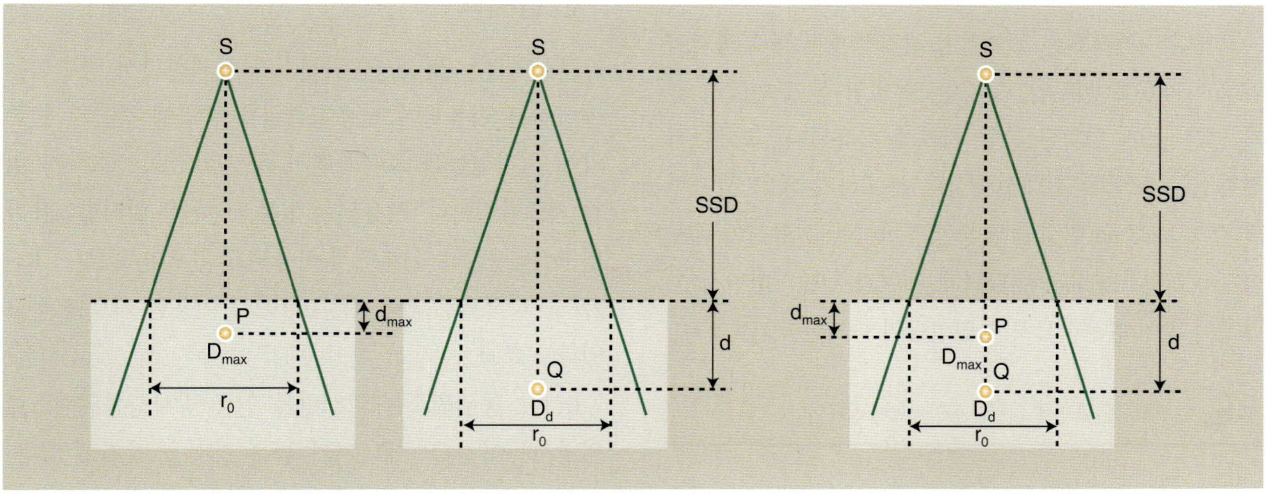

그림 22-16 심부선량백분율(percent depth dose, PDD)

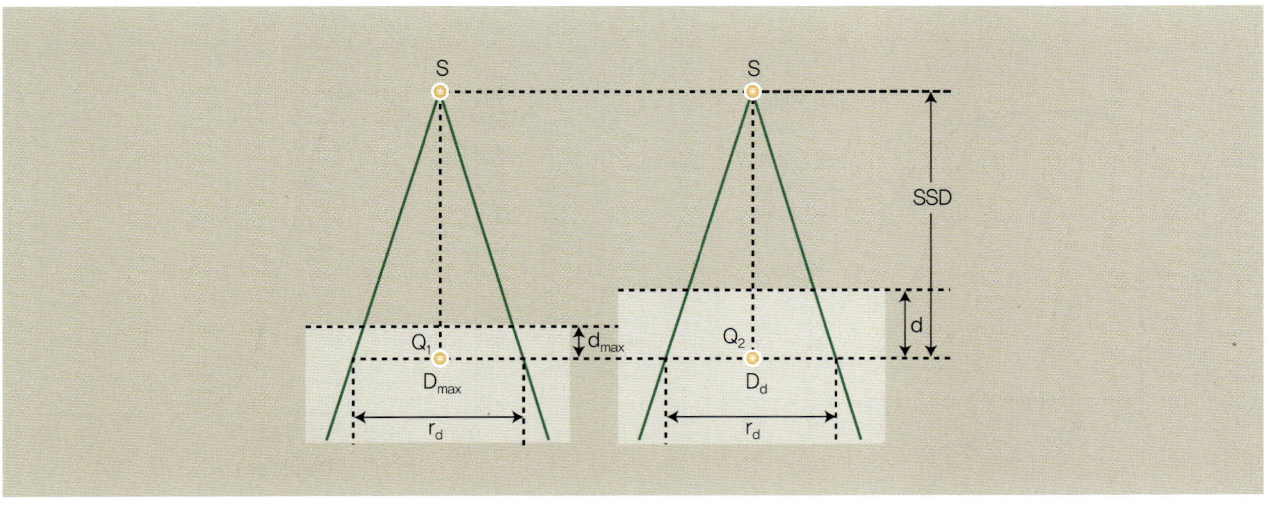

그림 22-17 조직최대선량비(tissue maximum ratio, TMR)

SSD법에서 조사면과 깊이의 보정은 심부선량백분율을 이용한다.

조리개 크기와 깊이에 대한 보정뿐만 아니라 조리개와 매질에서 산란선량(collimator scatter, phantom scatter factor, Sc Sp)에 대한 보정과 그 외에 선량 변화 인자에 대한 보정이 이루어 져야 한다.

고에너지 광자선이 장치 및 인체 내부에서 흡수, 투과, 산란선량을 심부선량백분율, 조직최대선량비 등으로 보정한 후에 계산된 MU값이 방사선치료 시에 조사된다.

이 장에서는 전자선에너지의 특징인 최대비정, 유효비정과 전자선의 선량분포에 대해 이해 할 수 있다.

전자선치료

고에너지 전자선는 고에너지 광자선에 비해 투과력이 약하기 때문에 피부암, 구강암, 유방암 등 표면에서 깊지 않은 곳에 위치한 종양 치료에 사용된다. 고에너지 전자선은 표면에 최대선량점이 분포하지 않고 광자선과 같이 build up 현상이 발생한 후에 최대선량점이 존재한다. 그러나 광자선과 다르게 에너지가 증가하면서 산란선이 많이 발생하므로 표면선량이 증가한다(그림 22-18).

전자선은 표면에 위치한 종양치료에 사용된다.

전자선은 비정이 있으므로 최대비정(RP) 깊이를 지나면 깊이에 따라서 선량이 급격히 감소하므로 심부에 존재하는 정상조직을 보호하면서 표면적 종양을 치료하는데 유용하게 사용된다. 종양의 위치에 따라 전자선 에너지가 결정되고 유효비정(80~90%) 영역에 종양이 포함될 수 있도록 에너지를 선택한다. 고에너지 전자선이 최대비정 아래에 꼬리모양의 전자선 오염(electron contamination)이 갠트리 내부와 환자와 상호작용으로 X선이 발생한다(그림 22-19).

전자선의 최대비정은 E/2, 유효비정은 80% 선량분포를 나타내는 구간으로 E/3 지점이다.

이 장에서는 근접치료의 종류에 따른 치료부위에 대해 이해 할 수 있다. 근접치료에 사용되고 있는 방사성동위원소에 대해 이해할 수 있다.

근접치료

근접치료는 방사성동위원소가 붕괴하면서 방출되는 에너지를 이용하여 밀봉소선원을 종양에 접근시켜 종양에 치사선량을 조사하면서 정상조직을 보호하기 위한 치료방법이다. 사용되는 밀봉소선원은 일시삽입용과 영구삽입용으로 구분해서 사용되고 있으며, 초창기 Ra-226을 시작으로 최근에는 Ir-192를 이용한 치료를 하고 있다(표 22-6).

Ir-192 동위원소는 고선량률 인공 방사성동위원소로 비방사능이 높고 에너지가 높은 장점을 가지고 있다. Cs-137은 에너지는 높지만 반감기가 30년으로 시간당

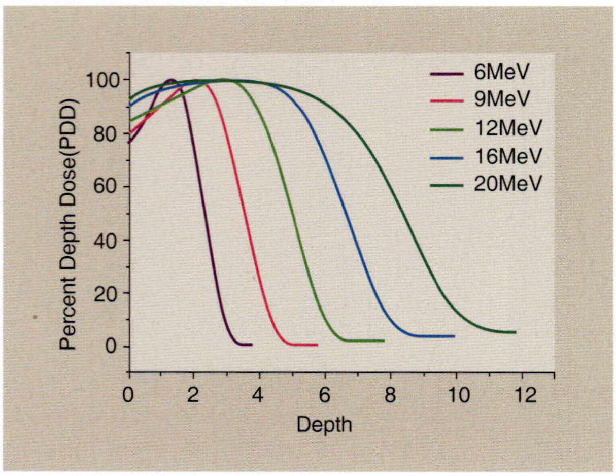

그림 22-18 전자선의 심부선량백분율

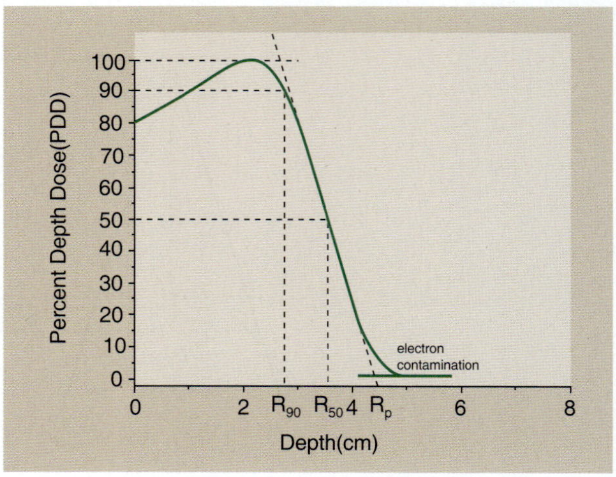

그림 22-19 전자선의 특징

표 22-6 근접치료에 사용되는 방사성동위원소

용도 구분	선원	에너지	반감기	조사선량계수(T) (Rcm^2/ mCi hr)	선원형태
일시 삽입	Co-60	1.25MeV	5.26 yr	13.07	Tube
	Ir-192	0.37 MeV	74.3 day	4.69	Seed
	Cs-137	0.66 MeV	30 yr	3.26	Tube, needle
	Ra-226	0.78 MeV	1620 yr	8.25	Tube, needle
영구 삽입	Au-198	0.41 MeV	2.7 day	2.38	Seed, grain
	Rn-222	0.83 MeV	3.83 day	10.15	Seed, grain
	I-125	0.08 MeV	60.2 day	1.46	Seed, grain

조사되는 선량율(2Gy/hr 이하)이 낮아서 환자가 몇 일 입원해서 격리치료를 받아야 하는 단점이 있었다. 그러나 Ir-192는 고선량율(12Gy/hr 이상)로 짧은 시간에 치료하기 때문에 통원치료가 가능하고, 원격후장전(remote after loading)치료를 하기 때문에 시술자의 피폭 없이 치료가 가능하다.

근접치료는 원격치료와 비교해서 정상조직에 선량을 감소하면서 종양에 대선량 조사가 가능하므로 선량분포가 우수한 장점이 있다. 그러나 수술과 같은 여러 작업이 필요하고, 외상에 따른 암세포 전이 가능성, 환자 고통 유발, 동위원소 취급 불량에 따른 사고 등의 단점을 가지고 있다. 근접치료는 치료 부위에 따라 분류할 수 있는데, 자궁경부 치료는 강내치료(intracavitary radiotherapy, ICRT), 기관 · 기관지 · 식도 · 간담도 치료는 관내치료(intraluminal radiotherapy, ILRT), 유방 · 전립선 치료는 조직내치료(interstitial radiotherapy, ISRT), 표면조사로 분류할 수 있다(그림 22-20).

> 치료방법에 따라 강내치료, 관내치료, 조직내치료 등으로 분류할 수 있다.

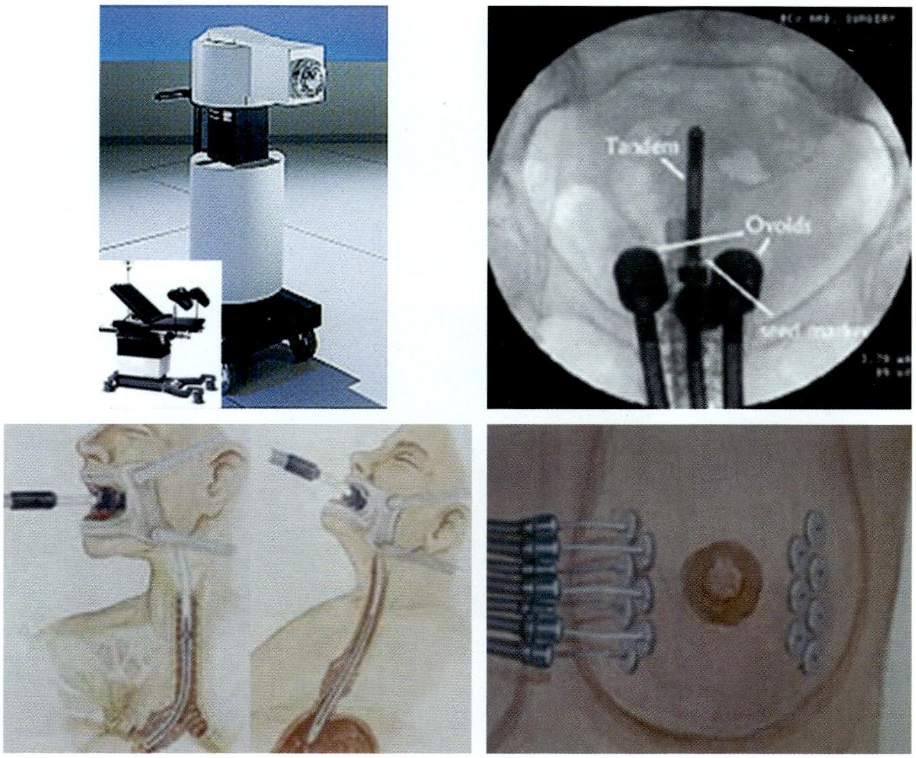

그림 22-20 원격후장전 치료장치와 근접치료의 종류(강내, 관내, 조직내 치료)

이 장에서는 일반적으로 사용되고 있는 방사선치료가 아닌 특별한 종양 치료 및 치료방법에 대해 이해할 수 있다.

특수치료

전신방사선조사(Total Body Irradiation, TBI)

전신조사는 고에너지 광자선을 이용하여 백혈병, 재생불량성 빈혈, 림프종, 골수이형성 증후군과 같은 환자에게 골수이식을 하기 전에 시행한다. 골수 이식을 제공받으면 환자가 이식된 골수를 병원체로 인식하고 공격하므로 환자가 가지고 있는 조혈세포에 방사선을 조사하므로 면역력을 억제해서 골수 이식에 문제가 발생하지 않도록 한다. 전신에 방사선을 조사하기 위하여 조사면의 크기를 최대(40×40㎠)로 하고 거리를 300~400㎝ 정도에서 치료한다. 그리고 고에너지 광자선을 이용하면 표면선량이 감소하므로, 표면선량 향상을 위해 환자 앞에 빔 스포일러 역할을 할 수 있는 아크릴 판을 위치시켜서 산란선을 발생시킨다(그림 22-21).

전신방사선조사는 백혈병 치료에 이용된다.

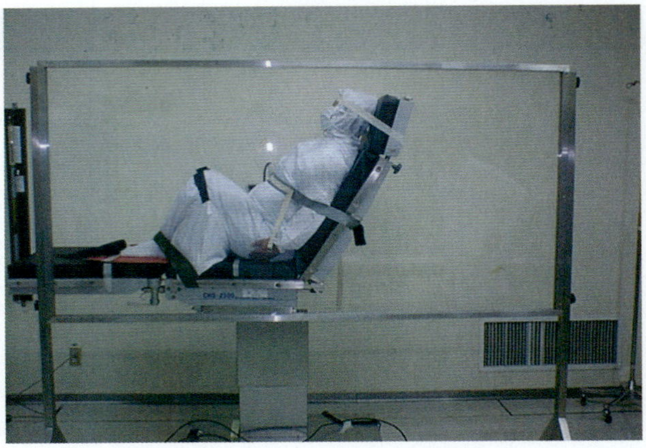

그림 22-21 전신방사선조사

강도조절방사선치료(Intensity Modulated Radiation Therapy, IMRT)

방사선치료 조사면은 사각형으로 되어 있어서, 치료 조사면 내에 정상조직을 차폐하기 위해 차폐블럭이나 다엽콜리메이터(multileaf collimator, MLC)를 고정해서 치료하였다. 그런데 치료 조사면 내에 선량분포를 다양하게 변화시키기 위해 조사하는 도중 다엽콜리메이터를 움직이면서 조사면내 강도를 조절해서 치료하는 방법이 강도조절방사선치료이다(그림 22-22). 조사면 내에 조사되는 강도를 조절하므로 종양에 최적화된 선량을 조사하면서 인접한 정상조직에는 최소한의 선량을 조사할 수 있는

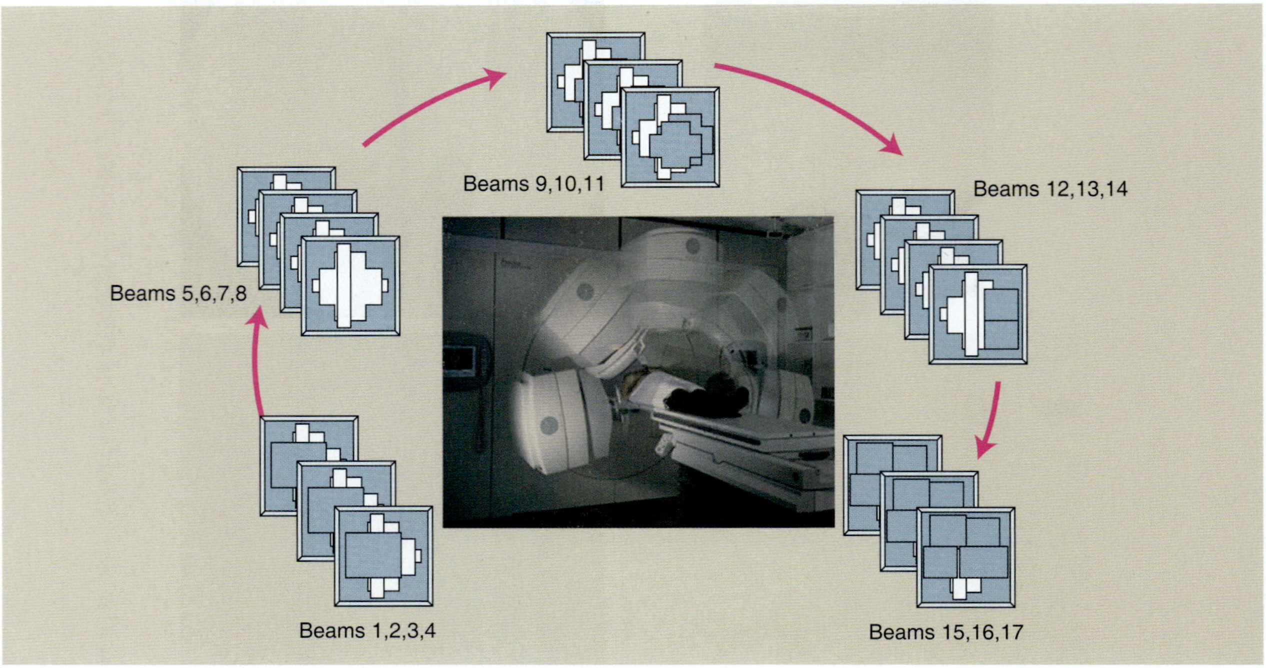

그림 22-22 강도조절방사선치료

기술이다. 종양의 위치가 정상조직과 인접해 있어서 종양에 치사선량을 조사할 때 정상조직의 한계선량이 초과할 수 있는 치료에 유용하게 사용된다.

> 강도조절방사선치료는 다엽콜리메이터를 움직여서 조사면 내에 선량분포를 변화시킨다.

4차원 방사선치료

입체조형방사선치료나 강조조절방사선치료는 호흡에 의해 움직이는 종양을 치료할 때 움직임이 고려되지 못하고 치료용적을 넓게 포함시켜서 치료하였다(그림 22-23). 4차원 방사선치료는 호흡에 따른 종양의 움직임을 고려하여 치료하는 방법으로 호흡이 변화하면서 호흡주

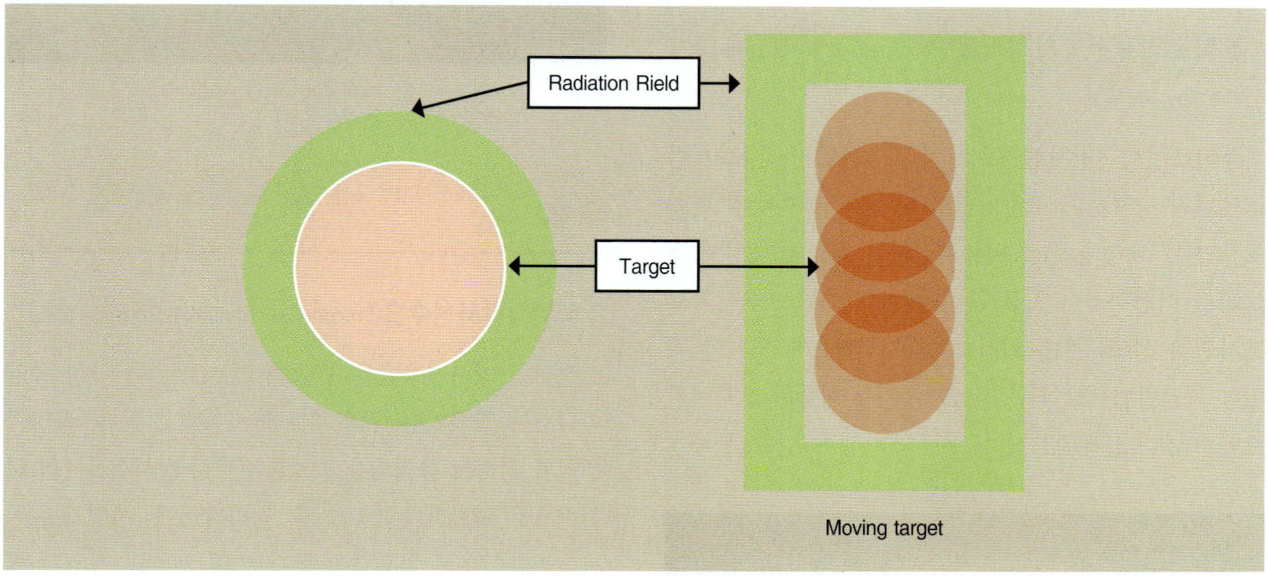

그림 22-23 고정 종양과 움직이는 종양의 조사용적

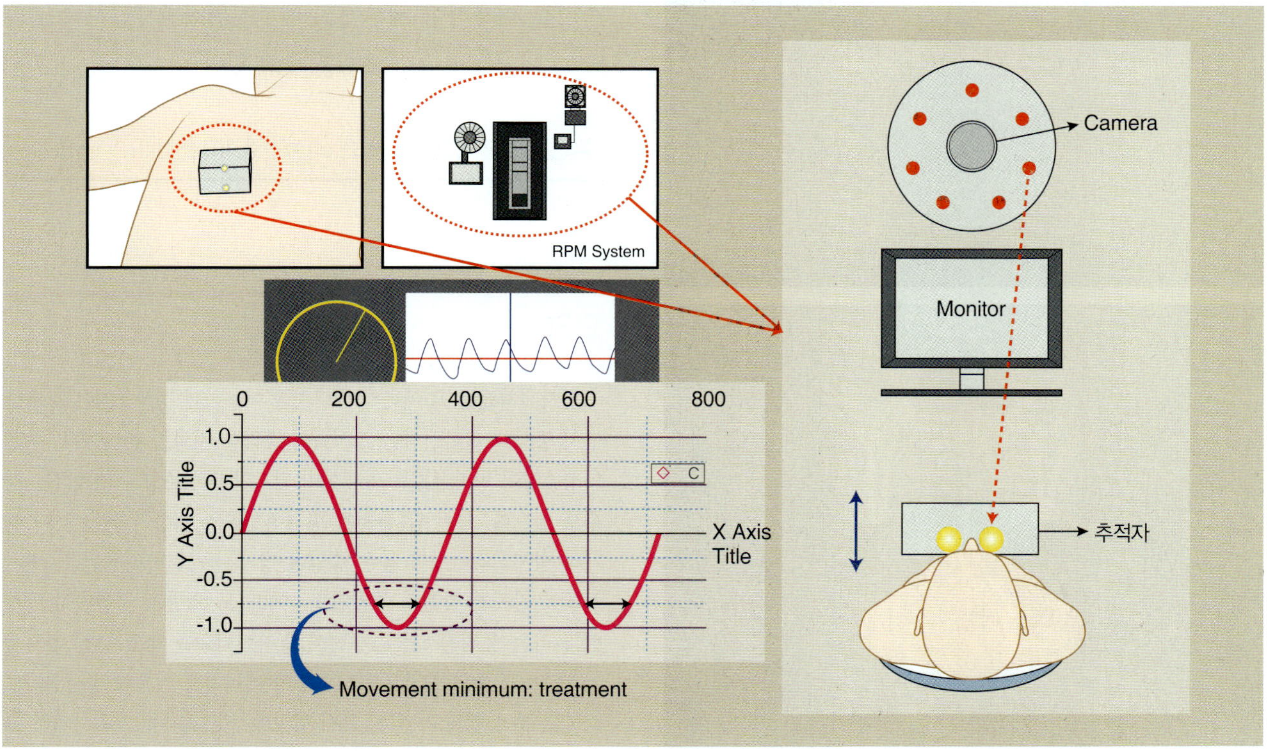

그림 22-24 호흡동조방사선치료

기를 이용하여 방사선을 조사하는 치료 방법이다. 환자 표면에 센서를 부착하거나 호흡주기를 이용하는 호흡동조방사선치료(respiration gated radiation therapy, RGRT)와 영상을 이용하여 환자의 호흡을 관찰하면서 치료하는 영상유도방사선치료(image guided radiation therapy, IGRT)가 있다(그림 22-24).

> 움직이는 종양 치료에 4차원 방사선치료가 이용된다.

부피조절회전방사선치료(Volumetric Modulated Arc Therapy, VMAT)

부피조절회전방사선치료는 강도조절방사선치료처럼 고에너지 광자선이 조사되면서 다엽콜리메이터의 변화로 조사면 내에 선량분포를 조절하는 치료와 동시에 갠트리를 회전시켜서 치료하는 방법이다(그림 22-25). 치료 조사면내 선량분포를 최적화 하면서 빠르게 치료할 수 있는 치료방법으로 최근 선형가속기를 이용한 방사선치료에서 많이 사용되고 있다.

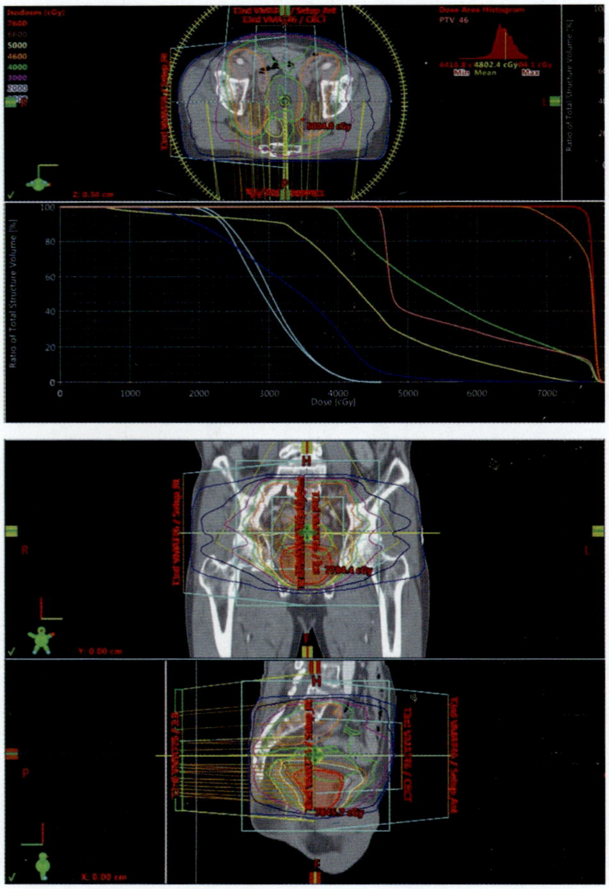

그림 22-25 부피조절회전방사선치료 계획

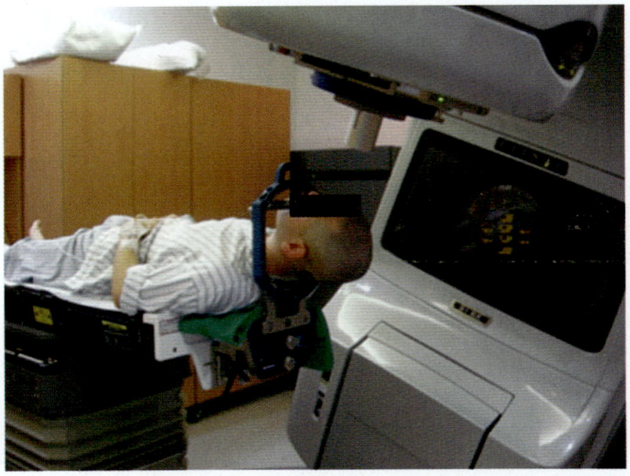

그림 22-26 선형가속기를 이용한 정위적방사선수술

> 부피조절회전방사선치료는 일정 각을 회전하면서 치료한다.

정위적방사선수술(Stereotactic Radiation Surgery, SRS)

정위적 방사선수술은 주로 두경부 부위에 악성 종양이나 뇌동정맥기형 등의 치료에 사용되고 있다. 종양의 위치를 정하고 움직임을 최소화시켜서 방사선을 1회 대선량으로 치료한다(그림 22-26). 감마나이프, 선형가속기, 사이버나이프를 이용하여 두경부 및 체부의 정위적 방사선 치료가 이루어지고 있다. 그리고 최근에는 선형가속기를 이용하여 체부에도 체부정위적방사선치료(stereotactic body radio therapy, SBRT)를 하고 있다.

> 정위적방사선수술은 1회 대선량 치료를 한다.

요약

방사선치료는 고 에너지 에너지를 이용하여 정상조직은 보호하면서 종양에 치사선량을 조사하여 종양을 치료는 분야이다. 주로 악성종양이 방사선치료의 대상이 되지만 양성종양도 치료하는 경우도 있으며, 모든 암 환자가 방사선치료의 대상이 되는 것이 아니라 방사선감수성이 높은 종양에 방사선치료가 적용된다. 방사선치료 장치가 발전되지 않았던 1900년도 초반은 저에너지 방사선과 라듐 동위원소를 이용하여 방사선치료를 하였으나, 전자를 가속하는 기술의 발전으로 MV의 고 에너지를 이용한 방사선치료가 대부분 시행되고 있다. 현재 임상에서는 전자를 가속시켜서 고 에너지 광자선과 전자선 치료가 주로 이용되고, 최근 양성자, 중

입자 등의 치료가 치료효율을 높이기 위해서 사용되고 있다. 방사선치료의 궁극적인 목적인 종양선량 증가와 정상조직을 보호하기 위한 장비 및 선질의 개발이 주를 이루고 있다. 정확한 종양과 정상조직의 위치 확인을 위한 전산화단층 모의치료는 방사선 치료의 정확성과 정밀성을 한단계 높여 주게 되었다. 그리고 선량분포를 변화시키기 위한 다엽콜리메이터는 조사면 내에서 종양과 정상조직의 선량을 최적화시킴으로 치료의 효율성을 높이고 있다. 그리고 호흡에 의해 움직이는 종양을 치료하기 위한 4차원 방서선 치료인 영상유도방사선치료, 호흡동조방사선치료가 적용되면서 움직임에 의한 선량의 보정이 가능하게 되었다. 양성자치료는 인체 내에서 bragg peak을 변화시킬 수 있으므로 정상조직을 보호하면서 종양의 선량을 극대화 시킬 수 있고, 중입자 치료는 양성자치료의 장점과 생물학적효과를 높일 수 있는 치료로 사용되고 있다. 방사선치료는 방사선분야에서 다른 분야보다도 빠르게 발전하고 있으며, 점점 높아져 가는 암 발생율에 인류의 생존을 향상시키는 중요한 역할을 지속적으로 할 것이라 예상할 수 있다.

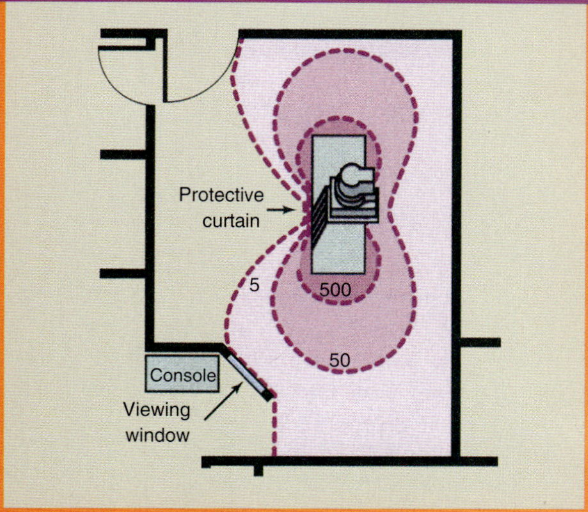

PART 6

방사선 방호
Radiation Protection

CHAPTER 23

보건물리학

Health Physics

학습목표

1. 보건물리를 정의할 수 있다.
2. 방사선 방호의 핵심 원리를 나열하고 ALARA 개념을 논의할 수 있다.
3. 선량 한도와 NCRP의 의미를 설명할 수 있다.
4. 종사자와 일반인에 대해 권고된 선량 한도를 설명할 수 있다.
5. 임신 단계의 방사선 감수성을 논의할 수 있다.
6. 임산부 환자와 임산부 종사자에 대한 권고된 관리 절차를 기술할 수 있다.

X선은 발견되자마자 의학적 치료 분야에 적용되었다. 그러나 방사선이 인체에 해로운 영향을 준다는 사실이 알려지기까지는 꽤 오랜 시간이 걸렸다.

방사선 피폭으로 인한 미국인의 첫 번째 사망자는 에디슨(Thomas Edison)의 조수 델리(Clarence Dally)였다. 이 사건 이후로, 방사선 준위를 조절하고 종사자와 일반인에게 불필요한 방사선 피폭을 줄이기 위한 장치와 기술 및 절차를 개발하는 데 많은 노력을 기울여 왔다.

방사선 방호의 핵심 원리는 방사선 작업 종사자들에 대하여 방사선 구역에서 안전을 보장하기 위해 설계된 단순화된 법칙들로 이루어져 있다. 1931년 선량을 제한하는 첫 번째 권고안이 만들어졌다. 오늘날 방사선 방호 및 측정에 관한 위원회(national council on radiation protection and measurements; NCRP)는 지속적으로 권고된 선량 한도를 검토하고 있다.

종사자와 일반인에 대한 방사선 방호를 제공하는 것이 보건물리의 행위이다. 보건물리사들은 장치를 설계하고 장벽을 설치하며, ALARA(합리적으로 달성 가능한 한 낮게)로 방사선 피폭을 관리하는 관리상의 규약을 개발한다. 이것이 이 장의 요지이다.

*보건물리(health physics)*라는 용어는 원자폭탄을 개발하기 위한 비밀 전시 작전인 맨해튼 프로젝트의 초기 과정에서 만들어졌다. 원자폭탄의 생산과 관련된 사람들의 방사선 안전을 책임진 물리학자 및 의사들 그룹이 첫 번째 보건물리사였다. 그러므로 보건물리사는 방사선 방호의 연구, 교육 및 운영관점에 관련된 방사선 과학자이다.

보건물리는 직무상의 방사선 방호를 제공하고 일반인의 방사선량을 최소화하는 일에 관련된다.

방사선과 보건

밀레니엄으로 나아가는 2000년에 미국 국립과학원(national academy of sciences)은 20세기에 이루어진 20개의 위대한 과학적이고 기술적인 성과들을 확인하였다. 의학 영상은 이 리스트에서 14번째였다.

이는 특히 방사선에 대한 염려를 가지고 있는 많은 환자들에게 중요한 점이다. 신문이나 잡지에서 '방사선'이란 단어는 대부분 '해로운', '죽음의', '위험한' 등의 수식어가 함께 사용된다.

우리는 확률적 영향(암, 백혈병, 유전 영향) 문턱값이 없는 방사선 선량-반응 관계(linear non-thresholod radiation dose-response relationship; LNT)로 ALARA를 수행해야 한다. 이와 더불어 진단 영상에서 낮은 수준의 방사선을 사용된다는 것을 인지해야 한다.

물어볼 필요 없이, 이러한 방사선의 적용은 우리의 수명 연장과 건강에 큰 영향을 주었다. 만약 당신이 1900년도에 미국에서 태어났다면 당신의 예상 수명은 47세였을 것이다. 한 세기 동안 X선 진단 영상은 생명 연장을 고취시켰다. 그림 23-1과 같이 현재의 예상 수명은 78세이다.

그럼에도 불구하고 LNT로 인해 우리는 환자와 종사자의 피폭선량에 대해 지속적으로 인지해야 하며 ALARA를 이행하기 위한 절차들을 수행해야 한다.

방사선 방호의 핵심 원리

방사선학에 있어 모든 보건물리 행위는 환자와 개인의 피폭 선량을 최소화하는 데 목적을 두고 있다. 핵 활동에 대해 개발된 방사선 방호의 세 가지 핵심 원칙(**시간, 거리, 차폐**)은 전리방사선학에서도 똑같이 적용된다. 이 세 가지 핵심 원칙이 준수된다면 방사선 피폭은 최소화될 수 있다(상자 23-1).

상자 23-1 방사선 방호의 핵심원리

- 피폭시간을 가능한 한 최소화하도록 유지
- 방사선원과 피폭받는 개인의 거리를 가능한 한 최대로 유지
- 방사선원과 개인 사이에 차폐물을 설치

시간의 최소화

개인에 대한 선량은 피폭 기간과 직접적으로 관련된다. 만약 피폭시간이 2배가 된다면 피폭 선량 또한 2배가 될 것이다.

시간
피폭 = 피폭 선량률 × 피폭시간

질문: 방사선 작업자가 방사선원으로부터 2.3 mGy_a/hr(230 mR/h)로 피폭된다. 만약 36분 동안 작업을 했다면 총 직무 피폭 선량은 얼마가 될 것인가?

해답: 직무 피폭 선량 $= 2.3\ mGy_a/hr\ \dfrac{36\ min}{60\ min/hr}$

$= 1.38\ mGy_a$

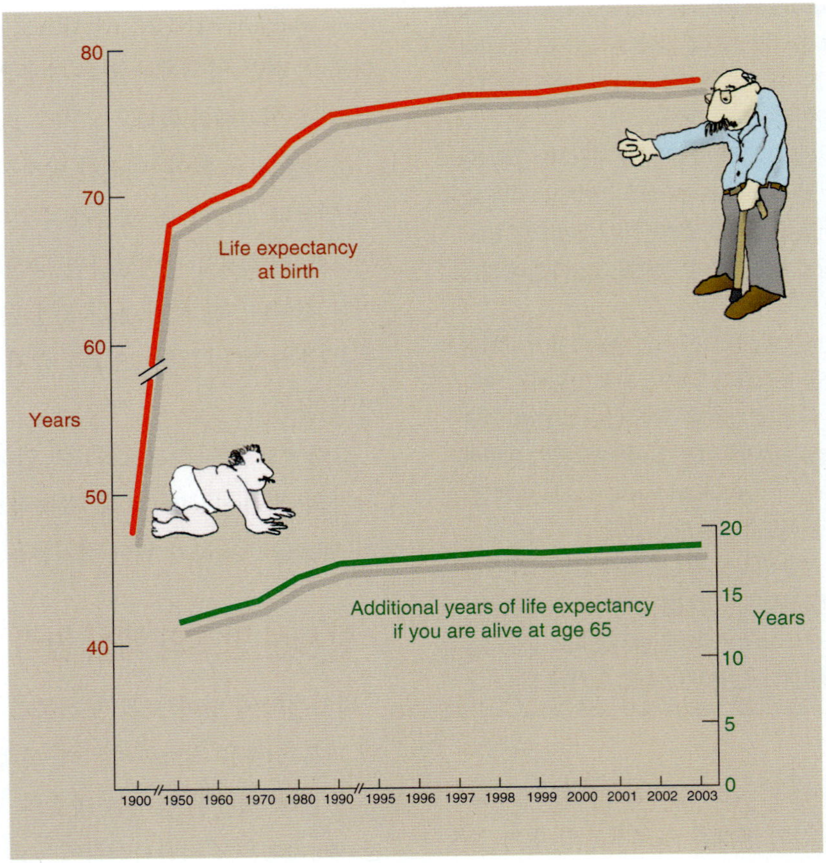

그림 23-1 출생년도에 따른 평균 수명 그래프

질문 : 방사선 피폭 선량률이 6 mGy_a/hr(600 mR/hr)인 곳에서 환자의 부모가 X선 투시촬영 검사 동안 환자의 옆에 남아 있기로 했다. 허용 피폭량이 0.5 Gy_a이라면 얼마나 오래 남아 있을 수 있는가? (그림 23-2)

해답 : 시간 = 피복량÷피폭률

= 0.5 mGy_a ÷ 6 mGy_a

= 1/12시간

= 5분

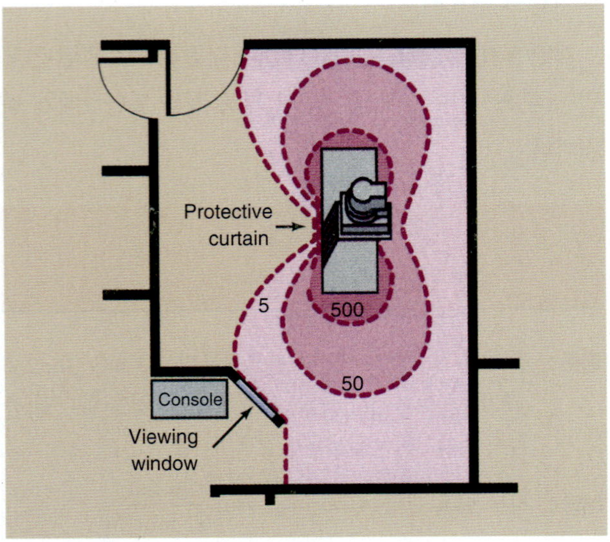

그림 23-2 일반적인 투시촬영 검사 동안의 등피폭 선량곡선(mGy_a/hr)

방사선 촬영(radiography) 동안, 피폭시간은 불필요한 동작을 줄여서 최소화해야 한다. 투시촬영술(형광투시법) 동안의 피폭시간 역시 환자와 개인의 피폭을 최소화하기 위해 노력해야 한다. 이는 방사선사에 의해 직접적으로 통제되지 않는 방사선 방호 영역이다.

방사선사는 검사과정에서 지속적으로 가동시키는 것보다 **켰다, 껐다**를 반복하는 교환되는 방식의 투시촬영 발 차단기를 누르도록 훈련받는다. 투시촬영의 발 스위치 장치에 대해 반복된 위 아래로 움직이는 동작은 환자에 대한 피폭을 상당히 줄여 주면서 고품질의 검사를 제공한다. 펄스 진행형의 투시촬영은 환자의 선량을 상당히 줄여줄 수 있다.

모든 투시촬영기에서 **5분 리셋 시간 장치**는 방사선사들에게 상당한 시간의 투시촬영 시간이 지났음을 인지시킨다. 시간 장치는 시간에 따른 X선 빔의 양을 기록한다. 대부분의 투시촬영 검사들은 5분 이하로 수행된다.

단지 어려운 중대적 방사선 검사는 5분 이상의 피폭을 받기도 한다. 몇몇 의사들이 방사선에 대한 의식이 적어 수술실에서 이동 영상 강화장비의 사용으로 특별한 해를 가져오기도 한다.

질문 : 투시 발생장치에 의해 테이블 윗면에 42 mGy_a/min(4.2 R/min)을 방사한다. 1.8 mA로 2.5분으로 X 선 투시하는 바륨 관장 검사에 있어 환자의 피폭량은 얼마인가?

해답 : 환자 피폭량

$$=\left(\frac{42\ mGy_a}{mAmin}\right)(1.8\ mA)(2.5\ min)=189\ mGy_a$$

거리의 최대화

방사선원과 사람과의 거리가 늘어날수록 방사선 피폭은 급격하게 줄어든다. 이러한 감소는 제3장에서 논의된 거리역자승 법칙을 이용하여 계산된다.

> 만약, 선원으로부터의 거리가 선원의 직경의 5배가 넘는다면 이는 점 선원으로 가정될 수 있다.

대부분의 방사선원은 점 선원이다. 예로 X선관 표적은 점 선원이다. 그러나 환자에서 생성되는 산란된 방사선은 점 선원으로부터 오는 것이 아니라 확장된 면적 선원으로부터 나타난다. 우선 원칙에 따라, 확장된 선원도 충분한 거리에서는 점 선원으로 간주될 수 있다.

초기에 피폭을 계산하기 위해 사용된 거리역자승 법칙은 다음으로 사용될 수 있다.

$$\frac{\text{새로운 농도}}{\text{원래 농도}}=\frac{\text{새로운 거리 제곱}}{\text{원래 거리 제곱}}$$

이 경우 선원(X선관)으로부터의 피폭은 필름의 광학밀도(OD)를 일정하게 유지하기 위해 변화된다.

거리역자승 법칙을 방사선 방호의 계산에서 사용할 때에는, 어떤 점에서 X선관으로부터의 일정한 방사선을 받는 선량으로 계산하는 것이 일반적이다.

그러므로 위의 식은 아래와 같이 된다.

$$\frac{\text{새로운 피폭}}{\text{원래 피폭}}=\frac{\text{원래 거리 제곱}}{\text{새로운 거리 제곱}}$$

식에서의 '거리' 부분이 바뀌었음을 주목하라.

> **거리**
> 점 선원으로 가정하고 제곱의 역 법칙을 적용하라.

질문 : 선원과 영상 수용체와의 거리(SID)가 100 cm이고, 26 mGy_a/mAs(2.6 mR/mAs)의 세기를 가진 X선관이 70 kVp에서 동작한다. 표적으로부터 350 cm에서의 피폭량은 얼마인가?

해답 :

$$\frac{I_1}{I_2}=\frac{d_2^{\,2}}{d_1^{\,2}}$$

$$I_2=I_1\frac{d_1^{\,2}}{d_2^{\,2}}$$

$$=(26\ mGy_a/mAs)\left(\frac{100\ cm}{350\ cm}\right)^2$$

$$=(26\ mGy_a/mAs)\ (0.082)$$

$$=2.1\ mGy_a/mAs)$$

방사선학에서 방사선원으로부터 환자의 거리는 검사의 종류에 의해 고정되고 방사선사들은 방호 장벽 뒤에 위치한다.

투시촬영술에서 방사선사들은 좋은 조건의 방사선 방호 절차를 사용할 수 있다. 그림 23-2는 투시촬영 검사 동안 허리 높이에서의 대략적인 방사선 피폭 준위를 나타낸다. 구획 계획에 놓여 있는 선들은 **등피폭 선량곡선**으로 불리며 투시촬영실에서의 동일한 방사선 피폭의 위치를 뜻한다. 방사선사 또는 방사선학자들의 일반적인 위치에서 피폭 선량률은 약 3 mGy_a/hr(300 mR/hr)이다.

> 방사선사들은 투시촬영 동안, 실제로 가능한 한 환자와 멀리 떨어져야 한다.

투시촬영 검사의 일부 기간 동안에, 방사선사가 환자에 가까이 갈 필요가 없는 경우 가능한 한 멀리 떨어져야 한다. 두 발자국 뒤면, 피폭선량률은 그저 겨우 50 μGy_a/hr(5 mR/hr)에 불과하다. 이러한 피폭의 감소는 거리역자승 법칙을 따르지 않는다. 이는 투시촬영 동안 환자가 신체 내에서 생성된 산란된 X선으로 인해 확장된 방사선원으로 간주되기 때문이다.

질문 : 피폭선량률이 3 mGy_a/hr인 위치와 더 떨어져서 0.2 mGy_a/hr인 위치에서 4분 15초 동안 투시촬영 검사가 수행됐을 때 방사선 기술자들의 대략적인 피폭선량은 얼마인가?

해답 : 방사선 피폭은

첫 번째 위치에서 : $(3\ mGy_a/hr)(4.25\ min)(1\ hr/60\ min) = 0.21\ mGy_a$

두 번째 위치에서 : $(0.2\ mGy_a/hr)(4.25\ min)(1\ hr/60\ min) = 14\ \mu Gy_a$

그러나 두 발자국 물러서서 '거리의 최대화'의 이득을 보는 것보다 한 발자국 옆으로 물러서서 방사선사의 뒤에 서는 것이 부가적인 차폐를 제공한다.

차폐 이용

방사선원과 피폭 개인 사이에 차폐물을 설치하는 것은 방사선량의 준위를 크게 줄여 준다. 진단방사선학에서 사용되는 차폐는 일반적인 건축 자재물도 사용되지만 보통은 납으로 구성된다.

방사선 세기를 줄여 주는 방호 장벽의 크기는 재료별로 알려진 반가층(half value layer; HVL) 또는 십가층(the tenth-value layer; TVL)으로 예측될 수 있다. 반가층은 제6장에서 정의되고 논의되었다. 십가층은 유사하게 다음과 같이 정의된다.

> 십가층은 방사선의 세기를 원래 값의 십분의 일로 줄이는 흡수체의 두께이다.

표 23-1은 40 kVp에서 150 kVp까지의 진단용 X선 빔에 대한 납과 콘크리트에 대한 십가층과 반가층의 값을 나타낸다.

> **차폐**
> 1 십가층=3.3 반가층

표 23-1 다양한 관전압에 대한 납과 콘크리트의 반가층과 십가층

반가층			십가층	
관전압	납 [mm]	콘크리트 [cm]	납 [mm]	콘크리트 [cm]
40 kVp	0.03	0.33	0.06	1.0
60 kVp	0.11	0.64	0.34	2.2
80 kVp	0.19	1.1	0.64	3.6
100 kVp	0.24	1.5	0.80	5.1
125 kVp	0.27	2.0	0.90	6.4
150 kVp	0.28	2.2	0.95	7.1

질문 : 80 kVp로 작동하는 X선 영상 시스템이 100 cm SID(선원-영상 수용체와의 거리)에서 36 $\mu Gy_a/mAs$를 방출한다. 이 방사선의 세기를 2.5 $\mu Gy_a/mAs$ 미만으로 줄이기 위해 필요한 차폐(납 또는 콘크리트)의 크기는 얼마인가?

해답 : 아래 표에서 첫 번째 및 두 번째 열(column)은 방사선의 세기를 세 번째 열로 줄여 주는 두께를 나타낸다. 마지막 행은 답이다.

납(mm)	콘크리트(cm)	빔 세기($\mu Gy_a/mAs$)
0	0	36
0.19	1.1	18
0.38	2.1	9.0
0.57	3.2	4.5
0.76	4.3	2.3

질문 : 흉부 방사선 촬영에 대해 125 kVp로 엄격하게 가동되는 X선 영상 시스템이 사용된다. 사용되는 빔은 0.8 mm의 납을 포함하고 있는 벽을 직접 투과한다. 만약 하중이 2배가 된다면 부가적인 차폐의 두께는 얼마인가?

해답 : 하중이 2배가 되면 벽의 반대편에서의 피폭량도 2배가 된다. 표 23-1로부터 0.27 mm의 납 반가층을 확인할 수 있고 이는 초기 값을 반으로 줄이는 데 필요하다.

방사선학에서 차폐 적용의 다른 예는 방호복의 사용이다. 납 치마는 보통 0.5 mm의 납을 포함한다. 이 값은 반가층의 약 2배에 해당하고 이는 직무 피폭을 25%로 줄여준다. 실제 측정에서 위의 납 치마는 비스듬한 각도에서의 산란된 X선으로 인한 값으로 인해 약 10%로 줄어드는 것으로 나타난다.

보통 방사선 방호 핵심 원리의 적용은 이 세 가지를 모두 고려한다. 일반적인 문제는 선원으로부터 주어진 거리에서 알려진 방사선량의 준위를 포함한다. 어떠한 차폐물 뒤에 어떤 다른 거리에서의 어떠한 작업시간에 대해서도 방사선 준위는 계산될 수 있다. 이 계산 순서는 결과에 영향을 주지 않는다.

질문 : 방사선 영상 시스템의 kVp는 100 kVp를 거의 넘지 않는다. 100 cm SID에서 46 $\mu Gy_a/mAs$의 방사선 세기를 나타낸다. X선 빔이 직접 투사되는 벽면의 다른 측면으로부터 책상까지의 거리는 200 cm이다. 벽이 0.96 mm의 납을 포함하고 하루 300 mAs가 예상된다. 피폭 선량이 20 $\mu Gy_a/wk$로 제한된다면 하루에 몇 시간

동안 책상에서 일할 수 있는가?

해답 : 100cm에서의 하루 X선량

$(46\ \mu Gy_a/mAs)(300\ mAs) = 13.8\ mGy_a$

200 cm에서의 하루 X선량

$(13.8)(100/200)^2 = 3.45\ mGy_a$

0.96 mm 납 또는 4 반가층 뒤에서의 하루 선량

$4\ HVLs = 0.22\ mGy_a$

$= 1.1\ mGya = 1,100\ \mu Gy_a$

허가된 시간 $= \dfrac{20\ \mu Gy_a}{110\ \mu Gy_a/wk} = 0.018$주

$= 43$분

그러나 이러한 분석은 환자에 의한 X선 빔 감쇠를 고려하지 않은 값이고, 이는 약 2 십가층 또는 0.01으로 근사된다. 그러므로

0.96 mm 납과 환자 뒤에서의 하루 선량

환자$= (1,100\ \mu Gy_a)(0.01) = 11\ \mu Gy_a$

허가된 시간 $= \dfrac{20\ \mu Gy_a}{11\ \mu Gy_a/wk}$

$= 1.8\ wk$(unlimited)

질문 : 만약 관리자가 책상에서 매주 24분 이상 머무른다면 선량 한도를 넘을 것으로 보이는 것을 가정한다. 어느 정도 두께의 부가적인 납 차폐가 필요한가?

해답 : 총 근무시간$= 40\ hr \times 60\ min/hr = 2,400\ min$

$\dfrac{24min}{2,400min} = 0.01$

즉 2 십가층 또는 1.6 mm의 납 차폐가 필요하다.

그림 23-3은 일반적인 의료 상황에서의 핵심 방호 원리의 사용을 나타내고 있다.

유효선량

의료 X선 촬영 동안 환자의 피폭량과 선량을 측정하기는 비교적 쉽다. 그렇지만 X선 영상은 부분적인 신체 피폭을 수반한다. 방사선 영상에서는 조직의 중요도에 따라 조정되어야 한다. 그러므로 몸 전체가 피폭되지는 않는다.

몸 전체에 대한 방사선 위험계수는 히로시마와 나가사키의 원폭 생존자들에 기반한다. X선 의학 영상과 같이 신체 일부만이 피폭될 때는 확률적 방사선 반응의 위험이 조직선량에 비례하기보다는 유효선량(E)에 비례한다.

> 유효선량은 전신선량과 등가이다.

등가된 전신선량은 다양한 조직과 기관에 대한 방사선량을 평균한 값이다. NCRP(국가방사선방호위원회)는 다양한 조직과 기관에 대해 각각의 상대적인 방사선 감수성을 확인하였다(표 23-2).

각 조직에 대한 가중 평균 유효선량은 표 23-2에 나타내었다.

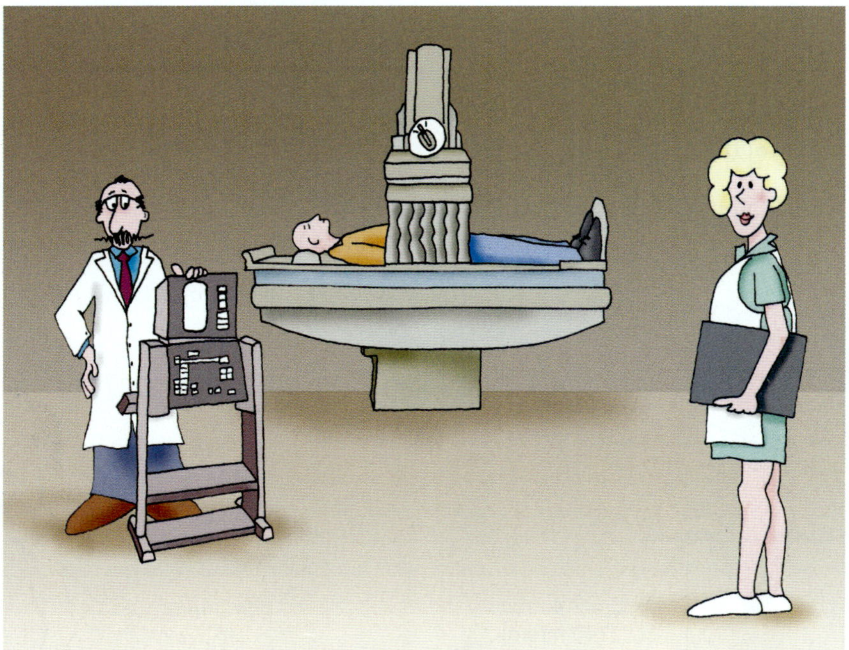

그림 23-3 방사선학에 있어서 핵심 방사선 방호 원리의 적용

표 23-2 다양한 조직에 대한 가중치

조직	조직 가중치(W_t)
생식선	0.20
골수	0.12
결장	0.12
폐	0.12
위	0.12
방광	0.05
유방	0.05
식도	0.05
간	0.05
갑상선	0.05
골 표면	0.01
피부	0.01

$E = \Sigma D_i W_t$

환자 유효선량

예를 들어, CT 촬영(그림 23-4)에서 환자 선량과 유효선량의 관계를 고려해 보자. 골반에 대한 CT 검사는 골반의 조직에 대해 20 mGy(2,000 mrad)의 일정한 선량을 야기한다. 다른 조직들은 조사되지 않는다.

상자 23-2에 나타난 실험은 환자 유효선량이 계산되는 방식을 나타낸다. 이 실험은 골반 CT의 유효선량이 7.4 mSv임을 보여준다.

다른 예로서, 그림 23-5에 나온 것처럼 후방-전방 흉부 방사선 촬영은 이러한 개념을 설명하는 데 도움을 준다. 이 검사에 대한 초기 입사선량은 약 100 μGy이다. 만약 피부 입사선량의 반인 50 μGy_a로 평균 조직선량을 가정한다면 유효선량은 0.014 mSv(14 μGy_a)로 상자 23-3과 같이 계산된다.

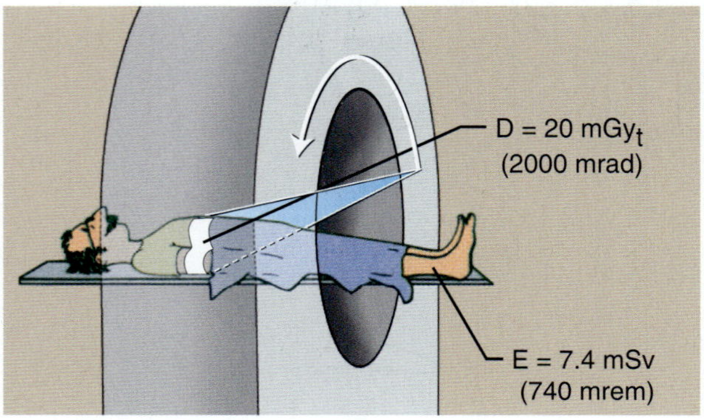

그림 23-4 CT 촬영 동안 조직 선량(D)과 유효선량(E)과의 관계

상자 23-2 CT 촬영 동안의 유효선량

복부 및 골반의 CT 촬영은 20 mGy_t(2,000 mrad)의 조직 선량을 야기한다. 유효선량은 얼마인가?

$E = \Sigma D_i W_i$
=(20) (0.2) 생식선
+(20) (0.12) 결장
+(20) (0.05) 간

표 35-2에 제시된 기타 기관들은 0의 선량을 받는다.
=4 생식선
+2.4 결장
+1 간
=7.4 mSv

상자 23-3 환자 흉부 촬영 동안의 유효선량

환자 흉부 방사선 촬영은 피부 표면 입사에서 1 μGy_t(0.001 μGy_t) 출구에서 평균 50 μGy_a(0.05 mGy_a)의 조직 선량을 야기한다. 유효선량은 얼마인가?

$E = \Sigma (D_i W_i)$
=(50) (0.12) 폐
+(50) (0.05) 유방
+(50) (0.05) 식도
+(50) (0.05) 갑상선

기타 조직들은 0의 선량을 받는다.
=6.0 폐
+2.5 유방
+2.5 식도
+2.5 갑상선
=13.5 μSv

방사선사의 유효선량

우리는 특히 투시촬영술 동안 모든 직무 방사선 피폭을 받는다. 방사선 촬영이나 유방 X선 촬영 동안, 촬영자는 방호 장벽 뒤에 위치하고 0에 가까운 직무 방사선

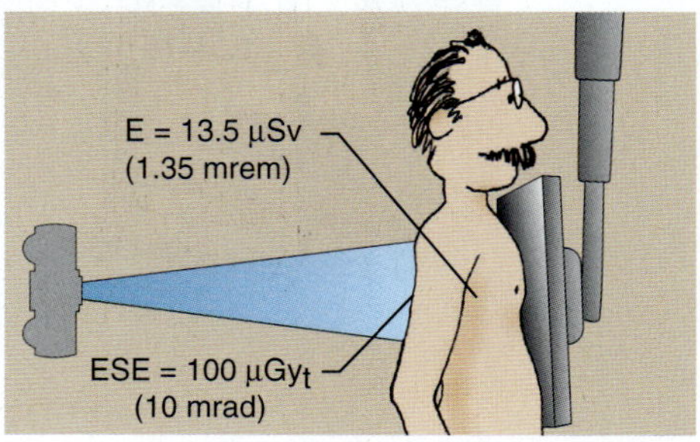

그림 23-5 흉부 촬영 전방부 및 후방부의 유효선량

피폭을 받는다.

투시촬영술 동안, 우리는 머리와 목의 조직에 대한 선량을 측정하기 위해 개인 피폭선량계(TLD)를 그림 23-6과 같이 목에 부착한다. 신체의 몸통에 대한 조직은 특히 0의 선량을 받는다. X선 방어 앞치마가 이것을 하도록 설계되어 있다.

직무 유효선량은 1 mSv 방사선 감시 반응에 대하여 상자 23-4와 같이 추정된다.

> 우리는 직무 유효선량을 감시 선량의 10%로 가정한다.

상자 23-4 직무/방사선 유효선량

직무 방사선 감시기는 1 mSv의 선량을 기록한다. 납치마를 입고 투시촬영술을 받았다면 유효선량은 얼마인가?

$E = \Sigma(D_iW_i)$
$=(1)(0.05)$ 갑상선

다른 조직들은 0의 선량을 받는다.
$=0.01$ mSv$=10$ μSv

직무 감시 선량의 10%를 유효선량으로 가정하는 것은 보수적인 방법이다. 실제로는 10%보다 적다.

유효선량의 개념은 방사선의 종류와 피폭받는 장기별로 선량을 계산하는 것이다. 유효선량이 방사선 위험 측정을 위하여 사용된다는 것을 상기하여야 한다.

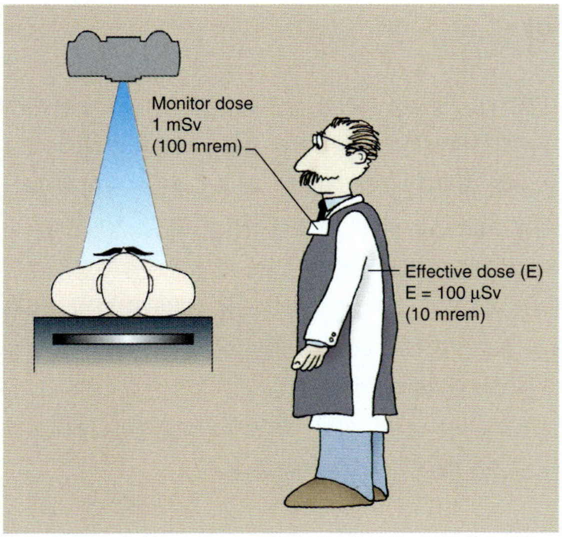

그림 23-6 직무 방사선 감시기에 기반한 직무 방사선 피폭의 유효선량

방사성 테러

예외적으로 거의 일어나지 않지만, 테러리스트에 의한 방사선 사고에 대한 긴급 대응은 생명을 구하고 환경과 재산의 손해를 막기 위해 빠르고 완벽하게 수행되어야 한다. **긴급 대응자**들은 최초의 결정을 내리고 사건의 초기 단계에서 첫 번째 작업을 수행하는 개인들이다.

최초의 긴급 대응자는 경찰, 소방관 또는 비상 의료인이 되기 쉽다. 의료 관련 시설에서는 방사선사가 최초 대응자가 될 가능성이 있다.

> 구조 및 응급환자는 방사선 문제보다 먼저 처리되어야 한다.

긴급 대응자들의 첫 번째 임무는 부상과 사망을 막고 피해자들에 대한 의료행위를 제공하는 것이다. 이러한 즉각적인 대응은 급성의 고선량 방사선 피폭을 제한하고, 만성 확률적 영향을 일으킬 수 있는 저선량 방사선을 제한하는 것을 포함한다. 이것이 ALARA 운영이며 방사선 방호의 핵심 원리의 적용을 포함하는 것이다: 피폭시간의 감소, 선원으로부터 거리 증가, 피해자와 선원 사이 차폐물 설치.

방사성 테러 장비

테러리스트에 의한 방사성 물질의 악의적 이용은 세 가지 장비 중의 하나로 기술될 수 있다. 방사선 피폭장비(radiation exposure device; RED), 방사선 확산 폭탄(radiologic dispersal device; RDD), 급조형 핵 장치(improvised nuclear device; IND). 이러한 장비들의 영향을 다루는 것에는 각각에 대한 특정한 대응 기술을 필요로 한다.

> 방사선 테러는 응급구조 장비 키트를 통해 안전하게 처리될 수 있다.

RED는 방사성 물질의 밀봉 선원으로 직접 사람들을 피폭한다. RED는 방사성 물질을 분산시키지 않는다. 그러므로 RED의 제염은 필요하지 않다.

RDD는 폭발했을 때 넓은 지역에 걸쳐 방사성 오염물을 분산시키는 폭탄이다. 비록 오염이 특별히 문제가 될 순 있지만 보통은 생명에 위험을 주지 않는다. RDD는 폭발성이 아닌 방사성 물질일 수 있다. 이는 분말 안개

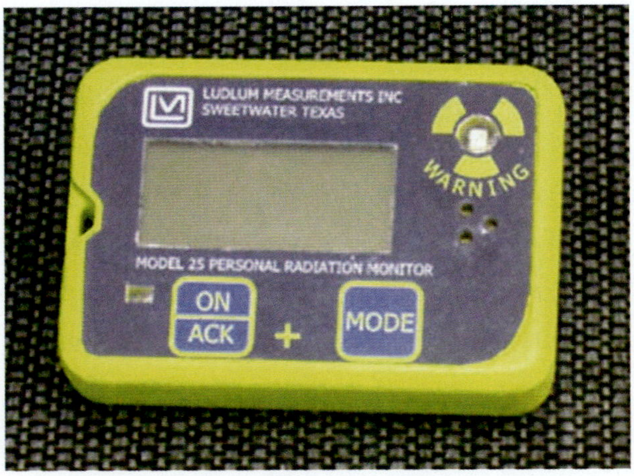

그림 23-7 방사성 테러에 대비해 특별히 설계된 방사선 검출도구

또는 환기 시스템이나 수도에서의 기체 형태를 통해 분산될 수 있다.

IND는 핵 폭발을 일으킬 수 있는 핵 물질을 포함한다. IND는 핵폭탄으로 작용한다. 그러므로 테러리스트에 의해 사용되는 일반적인 공격 형태가 아니다. 그러나 IND가 사용되면 사망자와 폐해는 끔찍할 것이다.

방사선 방호 지침서

외부 방사선에 의한 피폭, 광자 및 입자 방사선에 의한 피폭 및 방사성 오염물질 표면으로부터 전이된 내부의 방사성 오염에 대해 방호는 고려되어야 한다. 이는 방사성 오염물질과 알려진 방사선 피폭의 수준에 대하여 경계를 설립함으로써 수행될 수 있다.

방사선 감시기구의 사용과 함께 내부 경계선은 100 Gy_a/hr(10 R/hr)의 선량률로 결정된다. 경계선 안에서는 방사성 오염의 수준이 높지 않다는 것이 증명될 때까지 높다고 가정하여야 한다.

> 방사선에 노출되었다는 것이 개인을 방사화시키는 것은 아니다.

외부 경계선은 피폭선량이 100 mGy_a/hr(10 mR/hr)을 넘었거나 방사성 오염이 감지될 수 있도록 결정되어야 한다.

방사선 검출 및 측정장치

특정 용량을 가진 방사선 검출장치는 첫 대응자가 쉽게 사용할 수 있어야 한다. 이러한 장치는 핵 의료 실험실에 보관되면서 긴급 대응에 투입될 수 있는 방사선사와 방사선학자에게 위치가 확인되도록 권고된다.

> 방사선 오염이 생명을 위협하는 경우는 거의 없다.

방사선 검출도구는 방사선 수준을 500 mGy_a/hr(50 R/hr)까지 측정할 수 있어야 한다. 게다가 이러한 도구들은 모호하지 않은 분명한 차이의 경고 신호를 100 μGy_a/hr(10 mR/hr)와 100 mGy_a/hr(10 R/hr) 및 500 mGy_a/hr(50 R/hr)에서 각각 내야 한다. α 및 β 방사성 오염물의 존재를 분명하게 검출할 수 있는 부가적인 도구들이 쉽게 사용 가능해야 한다.

방사성 응급구조자들은 방사성 오염을 막기 위한 표준 방호 작업복과 신발 덮개를 사용 가능하도록 해야 한다. 방호 호흡장치는 기체 방사성 오염의 경우 필요하다. 피해자의 제염이 필요할 수도 있으며 그러한 지역은 오염-청결 간의 단계가 제공되도록 경계지어야 한다.

병원의 방사선 안전 관리자의 비상 메뉴얼과 대피장소 수립과 긴급 대응자로 요청될 수 있는 사람들에 대하여 적절하고 지속적인 교육이 제공되어야 하며, 이를 감시하는 담당자들이 정해져야 한다.

요약

보건물리는 방사선 관리의 운영 측면, 연구, 교육와 관련된다. 방사선 작업에 대한 세 가지 핵심 원칙은 다음과 같다: 피폭시간의 최소화, 선원과의 거리 최대화, 방사선 피폭을 줄이기 위한 차폐 이용. ALARA는 방사선 방호의 기본적 개념을 정의한다.

유효선량은 환자 또는 방사선사에 대한 방사선 위험을 추정하기 위해 사용된다. 목 주변 칼라(collar)에 위치하고 있는 감시기의 10%를 유효선량으로 가정하는 것은 보수적이고 확률론적 반응의 과대 평가를 야기한다.

방사성 테러는 3가지 장비, 즉 방사선 피폭장비, 방사능 확산 폭탄, 급조형 핵 장치에 의해 가능하다.

CHAPTER 24

방사선의 결정적 영향

Deterministic Effects of Radiation

학습목표

1. 3가지 급성 방사선증후군에 대해 설명할 수 있다.
2. 급성 방사선 치사작용을 이끄는 2가지 단계에 대해 설명할 수 있다.
3. $LD_{50/60}$을 정의할 수 있다.
4. 고선량 조사 후 국소 조직 장해에 대해 논의할 수 있다.
5. 방사선 조사의 세포유전학적 영향을 이해할 수 있다.
6. 결정적 방사선 영향의 3가지 특징에 대해 설명할 수 있다.

1920년대와 1930년대에는 방사선사가 혈액 실험을 위해 일주일에 한번 혈액 실험실에 방문하는 것이 이상하지 않았다. 개인 방사선 모니터의 도입 이전에는 주기적인 혈액검사만이 X선 작업자를 모니터하는 유일한 방법이었다.

그 당시에는 그들은 직업적으로 방사선 노출에 큰 위험이 있었지만, 오늘날 직업적 방사선 노출은 거의 무시할 정도이다. 불행히도, 환자의 방사선 피폭을 계속 증가하여 장해를 일으키기에 충분히 높은 선량을 피폭받고 있다. 이것이 방사선사들이 높은 방사선 선량의 결정적 영향을 이해해야 하는 이유이다.

이 장에서는 가장 심각한 장해(사망)에서부터 오늘날 가장 문제시되고 있는 장해(피부 영향)에 이르기까지의 다양한 결정적 영향에 대해 알아본다. 이 장은 또한 혈액학적 그리고 세포유전학적 영향에 대해 복습할 것이다.

며칠에서 몇 개월 안에 인체에 대한 방사선 영향을 일으키기 위해서는 선량은 상당히 높아야 한다. 이런 반응을 방사선 영향의 *급성 영향*이라 한다. 이 선량의 크기는 전리방사선학에서는 거의 드물다.

결정적 방사선 영향은 방사선량에 비례하여 심각도가 증가한다. 더구나 선량 문턱값을 가지고 선량-반응 관계가 비선형적이다.

이러한 급성 영향은 실험실의 동물 실험으로 광범위하게 연구되어 왔고, 이런 자료로부터 인체의 영향에 대한 정보를 얻어왔다. 이 장에서는 각 결정적 영향이 일어나기 위한 최소의 방사선량에 관한 표 24-1에서 기술하는 것처럼 매우 중요한 영향들에 대한 알아 볼 것이다.

급성 방사선 치사

물론 사망이 방사선 조사에 의한 가장 무서운 인체 반응이다. 진단 X선 조사 후 사망한 경우는 아직 보고되지 않았다. 하지만 초기의 X선 연구자들은 확률적 영향에 의해 사망한 경우들이 있었다. 그러나 이런 경우는 전체 방사선량이 오늘날의 표준보다 훨씬 높았다.

급성 방사선 조사에 의한 인체 치사는 전리방사선학에서는 오직 학문적 관심이다. 진단 X선 빔은 사망을 야기할 만큼 높지 않다.

표 24-1 인체 방사선 노출의 주요 이론 효과와 대략의 출발점

효과	해부학적 위치	문턱 선량
죽음	전신	2 Gy_t(200 rad)
혈액학적 질병	전신	250 mGy_t(25 rad)
피부 홍반	적은 구역	2 Gy_t(200 rad)
탈모	적은 구역	3 Gy_t(300 rad)
염색체 이상	전신	50 mGy_t(5r ad)
성 기능 장애	지역 조직	100 mGy_t(10 rad)

> 부분적인 신체 조사에서 진단 X선 빔은 항상 전신조사보다 해로운 결과이다.

핵무기와 핵 에너지 분야에서 사람들의 일부 사고 피폭은 급성 사망의 결과로 나타났지만 그런 사고들은 매우 드물다. 1986년 3월에 체르노빌에서의 불행한 사고는 매우 이례적인 것이다.

체르노빌에서 30명의 사람이 급성 방사선증후군을 경험했으며 결국 사망하였다. 또한 많은 사람의 지발적 영향들이 관찰되어 왔다.

며칠 또는 몇 주 안에 사망에 이르게 하는 고선량 방사선 조사에 의한 일련의 영향들을 **급성 방사선증후군**(acute radiation syndrome)이라 한다. 선량과 임상적 반응에 따라 이러한 증후군은 크게 3가지로 분류할 수 있다.

이러한 3가지 증후군은 **혈액증후군 사망**(hematologic death), **위장관증후군 사망**(GI death), 그리고 **중추신경계(CNS) 사망**이다. 각각의 임상적 영향과 증후군이 표 24-2에 정리하였다. CNS 사망은 50 Gy_t(5,000 rad) 이상의 선량이 요구되고 수 시간 내에 사망한다. 혈액증후군 사망

표 24-2 급성 방사선 치사의 요약

주기	대략의 선량(Gy_t)	평균 생존시간(days)	임상적 징후와 증상
전구	>1	–	구역질, 구토, 설사
잠복기	1~100	–	없음
혈액	2~10	10~60	구역질, 구토, 설사, 빈혈, 백혈구 감소증, 출혈, 발열, 감염
위장관	10~50	4~10	혈액학과 같고 *추가적으로* 무기력, 피로, 쇼크
중추신경	>50	0~3	위장관과 같고 *추가적으로* 운동 실조, 부종, 시스템 혈관염, 뇌막염

과 위장관증후군(GI) 사망은 더 낮은 선량에 의해 발생하고 사망하기까지 더 오랜 시간이 요구된다.

3가지 치사 증후군과 함께 2가지 기간이 급성 방사선 치사와 관련되어 있다. **전구 증상기**는 조사 후 몇 시간 안에 발생하는 급성적인 임상 증후군을 포함하고 1~2일 정도 계속된다. 전구 증상기 후 **잠복기**를 거치는데 이 기간 동안에는 가시적인 영향이 없다.

전구 증상기

대략 1 Gy_t(100 rad) 이상의 방사선량이 전신에 피폭되었을 때, 방사선 숙취현상이 수 분에서 수 시간 내에 나타날 수 있다. 초기 방사선 숙취 증상에는 구역질, 구토, 설사 그리고 말초혈액의 백혈구 감소(백혈구감소증) 등의 형태로 나타난다.

> 방사선 질병의 즉각적인 반응은 전구 증상기이다.

전구 증상기(prodromal period)는 몇 시간에서 며칠 동안 지속될 수 있다. 증상의 심각도는 선량에 관계하며, 10 Gy_t(1,000 rad) 이상에서 증상은 매우 심각하다. 선량이 높을수록 전구 증상기의 기간은 더욱 짧아지고 주증상 기간과 구별하기 어려워진다.

잠복기

처음 방사선 숙취반응 기간 이후에 일정기간 무반응의 기간이 이어지는데 이 기간을 *잠복기간*(*latent period*)이라 부른다. 잠복기는 수 시간(50 Gy_t 초과 선량)에서부터 몇 주(1~5 Gy_t)까지 가진다.

> 잠복기는 조사 후 방사선 증상의 징후가 없는 동안의 시간이다.

잠복기는 적당한 방사선량에 의해 초기 회복으로 오인할 수도 있다. 그러나 아직 더 심각한 방사선 반응이 뒤따른다.

주증상

증후군과 평균 생존시간에 대한 선량은 인체 방사선 치사에 대한 값들이 표 24-2에 나타나 있다. 비록 선량과 평균 생존시간의 범위가 주어져 있지만, 각 증후군과 관련하여 정확한 차이 구분의 거의 불가능하다. 매우 높은 선량에서 잠복기가 거의 나타나지 않는다. 매우 낮은 선량에서 전구 증상기가 거의 나타나지 않을 수도 있다.

혈액증후군. 대략 2~10 Gy_t(200~1,000 rad)의 선량에서 혈액증후군(hematologic syndrome)이 나타난다. 처음 환자는 몇 시간 내에 전구 증상이 나타나고 며칠 동안 지속될 수 있다.

이후 잠복기가 4주 정도 지속되고, 큰 증상이 나타나지 않을 것이다. 이 기간 동안 말초혈액에서 세포의 수가 감소하지만 명확한 증상은 나타나지 않는다.

> 혈액적 증상은 백혈구, 적혈구, 혈소판의 감소로 나타난다.

주증상(manifest illness)기에 구토, 설사, 추위, 무기력, 그리고 고열 등이 나타난다. 혈액세포들은 각각 세포 감소의 특징적인 형태를 가진다. 만약, 선량이 치사선량이 아니면 2~4주 안에 회복이 시작되지만, 완전한 회복을 위해서는 6개월 정도 걸린다.

만약, 방사선 장해가 매우 심각하면 혈액세포의 감소가 계속되어 감염에 대한 면역작용을 잃게 된다. 사망 직전에 출혈과 탈수가 나타날 것이다. 사망은 일반적인 감염, 전해질 분균형, 탈수에 의해 발생된다.

위장관증후군. 대략 10~50 Gy_t (1,000~5,000 rad)의 방사선량은 **위장관증후군**(gastrointestinal syndrome)으로 나타난다. 조사 후 몇 시간 안에 구토와 설사의 전구 증상이 나타나고 몇 시간에서 며칠 동안 지속된다. 3~5일의 잠복기에 아무런 증상이 나타나지 않는다.

주증상기가 시작되면 구역질과 구토에 의한 설사가 시작된다. 그 후 식욕부진과 무기력이 동반된다. 설사가 지속되어 더 심각해지고 탈수 등이 동반된다. 치료는 증후군의 빠른 진행을 막지 못하여 결국 조사 후 4~10일 내에 사망에 이른다.

> 위장관(GI) 죽음은 주로 창자내벽세포에 심각한 손상 때문에 발생한다.

내장세포는 일반적으로 빠른 증식을 하여 계속적으로 새로운 세포로 대체되고 있다. 이 세포가 재생산 주기는 정상적인 사람에서 약 3~5일이다.

방사선 조사는 가장 민감한 세포인 줄기세포를 치사시킨다. 이것은 사망 시까지 시간을 조절한다. 기능적 세포들의 내층이 박리되었을 때 액체들이 내장막을 통해 조절되지 않게 지나가고 전해질 균형이 파괴되어 감염을 증가시킨다.

심지어 위장관증후군 선량에서는 심각한 혈액학적 변화 또한 발생한다. 줄기세포 증식으로부터 세포가 성숙하기 위해 긴 시간이 요구된다. 그러므로 최대한 혈액학적 영향이 발생하기까지의 충분한 시간이 없다.

중추신경계(CNS) 증후군. 대략 50 Gy_t(5,000 rad) 이상의 방사선량 피폭에 의해 발생하며 몇 시간에서 며칠 이내 심각한 증상과 함께 사망한다. 먼저, 조사 후 몇 분 이내에 심각한 구역질과 구토가 시작된다.

초기에 환자는 신경이 극도로 예민해지고 피부 화상, 시력장애 등이 나타나고 1시간 안에 의식을 잃을 수 있다. 12시간까지 잠복기가 나타날 수도 있는데 이때 초기 증상들은 사라진다.

잠복기 이후 주증상기가 되면 전구 증상이 더욱 심하게 나타난다. 근육경련, 호흡곤란, 균형 상실 등이 나타나게 된다. 대부분 조사 후 며칠 내에 사망한다.

> CNS 증후군에서 죽음의 궁극적인 원인은 뇌의 액체 내용물 상승이다.

CNS 증후군(central nervous system syndrome)은 증가된 두뇌 내압, 뇌 혈관의 염증, 막의 염증 등으로 특징지을 수 있다. CNS 장해에 해당하는 선량은 인체의 다른 모든 장기에도 심각한 장해를 준다. 방사선 조사와 사망 사이에 나타날 수 있는 충분한 시간이 없기 때문에 GI와 혈액 시스템의 변화가 발생하지 않을 수 있다.

반치사선량

실험동물이 다양한 방사선량으로 조사된다면—예: 1~10 Gy_t(100~1,000 rad)—선량의 함수에 따른 치사율은 그림 24-1과 같이 나타날 것이다. 이 그림은 급성 인체 치사에 대한 선량-반응 관계를 보여준다.

> $LD_{50/60}$은 조사 대상이 60일 이내에 50%가 사망하는 전신에 방사선의 선량이다.

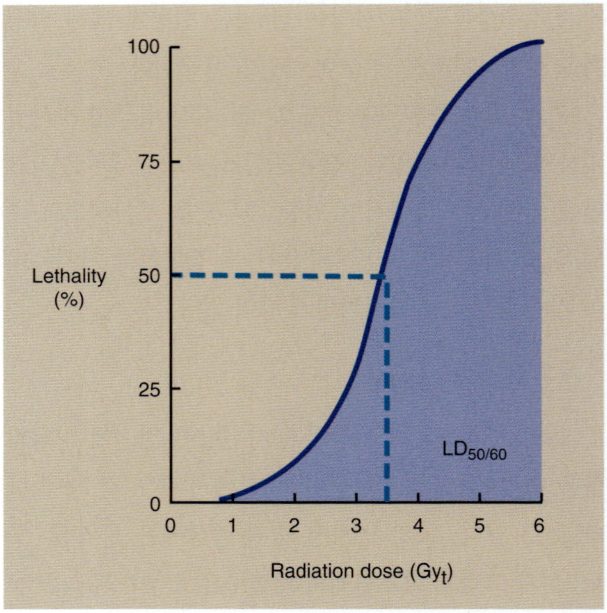

그림 24-1 인체에서 방사선에 유도된 죽음은 비선형, 문턱 선량-반응 관계를 따른다.

대략 1 Gy_t(100 rad)의 낮은 선량에서 치사되는 것은 없다. 대략 6 Gy_t(600 rad) 이상에서 조사된 모든 것이 의학적 치료가 없다면 치사될 것이다. 10 Gy_t(1,000 rad) 이상에서는 심지어 의학적 치료가 있어도 사망을 막지는 못한다.

> 급성 방사선 치사는 비선형, 문턱 선량-반응 관계를 따른다.

만약, 사망이 발생하면 조사 후 60일 이내에 보통 발생한다. 급성 방사선 치사는 $LD_{50/60}$으로 정량적으로 측정되는데 대략 사람의 경우 3.5 Gy_t(350 rad)이다. 임상적 치료에 의해 더 높은 선량까지 견딜 수 있는데 최대 8.5 Gy_t(850 rad)까지 보고되었다. 표 24-3은 다양한 표본에 대한 $LD_{50/60}$의 값을 나타내었다.

질문: 그림 24-1에서와 같이, 사람에서 60일 이내에 25%를 치사시키는 선량을 추정하여라.

해답: 먼저, S 곡선과 교차할 때까지 y 축 위의 25% 값으로부터 수평선을 그려라. 이 교차점으로부터 x 축까지 수직선을 그어라. x 축과의 교차점이 $LD_{25/60}$이 되며 이 값은 대략 2.5 Gy_t(250 rad)이다.

표 24-3 전신 방사선 조사 후 다양한 생물종에 대한 대략적인 $LD_{50/60}$

생물종	$LD_{50/60}(Gy_t)$
돼지	2.5
개	2.8
인간	3.5
기니피그	4.3
원숭이	4.8
주머니쥐	5.1
생쥐	6.2
금붕어	7.0
햄스터	7.0
쥐	7.1
토끼	7.3
게르빌루스쥐	10.5
거북	15
아르마딜로	20
영원	30
갑옷바퀴	100

*$LD_{50/60}$: 조사 대상이 60일 이내에 50%가 사망하는 전신에 방사선의 선량이다.

평균 생존시간

전신 방사선량이 증가할수록 조사와 사망 사이의 평균시간은 줄어든다. 이 시간이 **평균 생존시간**(mean survival time)이라고 알려져 있다. 평균 생존시간 대 선량 그래프가 그림 24-2에 나타내었다. 이 그래프는 3가지 방사선증후군과 관련된 3가지 구별된 영역을 나타낸다.

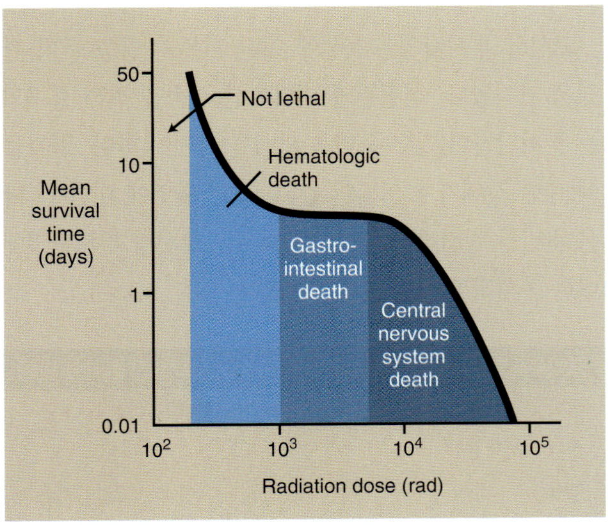

그림 24-2 방사선 조사 후 평균 생존시간은 3가지 영역으로 보여준다. 만약 사망이 혈액적 또는 중추신경 시스템(CNS) 효과에 기인한다면, 평균 생존시간은 선량에 따라 달라질 것이다. 만약, 위장관(GI) 효과에 의해 사망한다면 약 4일 이내에 발생한다.

선량이 2~10 Gy_t(200~1,000 rad)까지 증가할 때, 평균 생존시간은 대략 60에서 4일까지 줄어든다. 이 영역은 혈액증후군에 의한 사망과 일치한다. 혈액증후군에 의한 평균 생존시간은 선량에 크게 의존한다.

그러나 위장관증후군과 관련되는 선량 영역에서 평균 생존시간은 4일로 상당히 일정하다. 더 높은 선량은 CNS 증후군과 관계하며, 평균 생존시간은 다시 선량에 의존적이며, 대략 3일에서 몇 시간까지 변한다.

국소 조직 장해

몸의 한 부분이 방사선을 받을 때 전신의 방사선을 받은 것과 반대로 반응을 생성하는 데 많은 선량이 요구된다. 모든 기관과 조직은 부분적으로 영향을 받는다. 그 효과는 세포가 죽고 기관과 조직의 수축을 초래한다. 이는 기관과 조직의 전체 기능 부족을 초래하나 복구될 수 있다.

> 위축은 세포 죽음으로부터 장기 또는 조직이 줄어들어 초래된다.

피부 효과

우리가 가장 많이 경험하는 조직은 피부이다. 보통 세포는 바깥층, 연결 조직의 내부층, 지방과 연결 조직의 피하층의 세 층으로 구성되어 있다.

피부는 머리카락, 모낭, 땀샘 감각 수용체 같은 부가적 구조를 가진다(그림 24-3). 모든 세포층과 부가 구조는 방사선 노출 반응에 포함된다.

위장성과 비슷한 피부는 세포 갱신 체계를 유지한다. 위장세포에 의한 것보다 훨씬 더 느린 비율에서 말이다. 위장선세포의 50%가 매일 대체되는 반면 피부세포는 매일 대략 2%씩 대체된다.

바깥 피부층은 몇몇 세포층으로 구성되어 있고 가장 낮은 층은 기초 세포로 구성된다(그림 24-3). **바닥세포**(기저세포, basal cells)는 **순수한 줄기세포**(간세포, stem cells)로 바깥 피부의 표면으로 이동한다. 그들의 세포가 성숙세포 표면으로 이동하면 천천히 사라지면서 바닥층으로부터

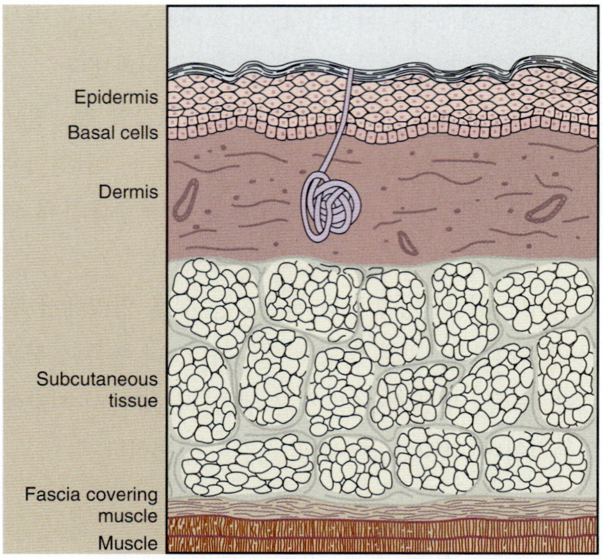

그림 24-3 피부의 해부학적 구조의 단면도. 바닥세포층은 대부분의 방사선 감수성이다.

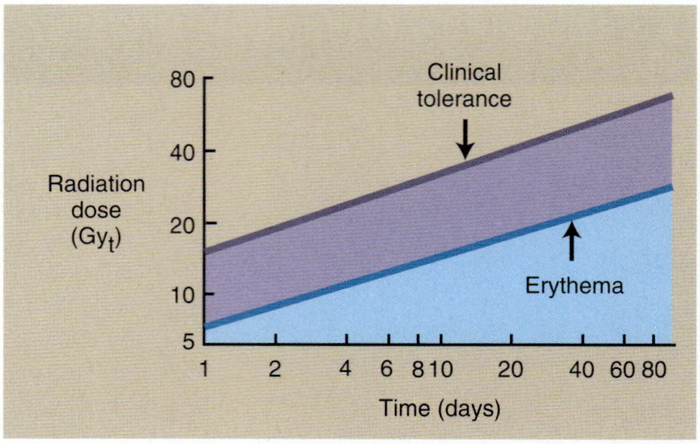

그림 24-4 이러한 중간효과 곡선은 홍반 또는 습성 박리를 일으키는 일일 선량과 전체 방사선 선량 사이의 관계를 보여준다. 선량 증가의 분류에 따라서 총 선량이 필요하다.

의 새로운 세포로 대체된다.

> 바닥세포의 손상은 피부의 가장 빠른 명백한 방사선 피해를 초래한다.

초기에는 환자의 피부에 대한 저항은 200~300 kVp X선의 **방사선종양학**의 제한을 결정하였다. X선 치료의 목적은 종양에 에너지를 조사하는 것인 반면 주변 정상조직을 보호해야 한다. X선은 피부를 통해 종양으로 지나가야 하기 때문에 피부는 종양보다 더 높은 방사선량을 피폭받는다. 결과적으로 피부 장해는 **표피박리**(desquamation)에 뒤따르는 **홍반**(erythema)으로 나타나고 종종 치료의 제한이 된다.

3~10 Gy_t(300~1,000 rad)의 단일 선량 후, 1~2일 이내에 최초의 경미한 홍반이 나타날 수 있다. 이 홍반은 약 2주 후에 가장 심하게 된다.

더 높은 선량에서 홍반 이후에 건조 박리를 이끄는 습윤 박리가 나타난다. 대부분의 박리는 방사선 치료에서 'clinical tolerance'로 알려져 있다.

방사선 치료 동안, 피부는 분할된 선량으로 노출되고 일반적으로 대략 2 Gy_t/day(200 rad/day, 주당 5일)이다. 환자 치료 계획에서 방사선종양학자를 돕기 위해 치료 후 피부 홍반 또는 임상적 허용수준까지 필요한 선량을 조사하기 위한 중간효과 곡선(isoeffect curve)이 발전되어 왔다(그림 24-4). 방사선종양학은 선형 가속기로부터 고에너지 X선을 이용하는데, 이것은 방사선 장해로부터 피부를 보호한다.

홍반은 방사선 조사에 의한 최초로 관찰 가능한 생물학적 반응이다. 뢴트겐을 포함하여 초기의 많은 X선 연구자들은 X선에 의해 야기되는 피부 화상을 경험했다.

이러한 피부영향은 비선형성을 따르며, 방사선 유발치사에 대해 기술된 문턱값이 있는 선량-반응관계 곡선과 비슷하다. 적은 X선 조사는 홍반을 유발하지 않는다. 매우 높은 X선량은 조사된 모든 사람에게 홍반을 야기한다.

홍반은 개개의 방사성 감수성, 선량률, 그리고 조사된 피부 면적의 크기에 의존한다. 50%의 홍반이 발생하는데 필요한 **피부홍반선량**(skin erythema dose; SED_{50})은 약 5 Gy_t(500 rad) 정도이다.

고선량 투시촬영은 X선에 대한 피부의 반응에 더 관심을 가져왔다. 심혈관과 인터벤션 시술을 위해 요구되는 투시시간이 길수록 더욱 관심을 가져야 한다. 환자들에 대한 장해가 보고되어 왔고, 그런 촬영에 대한 더 나은 관리를 정립하여 왔다. 표 24-4는 고선량 투시촬영에 대한 잠재적 영향들을 요약하였다.

표 24-4 고선량 투시촬영으로부터 피부의 잠재적인 방사선 반응

잠재적인 방사선 반응	문턱 선량(Gy_t)	발병의 대략적인 시간
초기 일시적 홍반	2	1시간
홍반	6	10일
임시 제모	3	3주
영구 제모	7	3주
습성 박리	15	4주

생식선에 대한 영향

인간의 생식선은 중요한 기관으로 국소 조직 효과의 예로 특히 방사선에 민감한 기관이다. 100 mGy_t의 저선량에서도 변화가 관찰되며 이는 방사선 반응과 방사선 관계에 대해 많이 알려진 수많은 동물 실험에서 유래한다.

정소세포와 난소세포는 줄기세포로, 성숙세포로부터 진행과정의 차이 때문에 방사선에서 다르게 반응한다. 그림 24-5는 이 진행과정을 설명하고 세포증식에서 가장 방사선에 민감한 관계를 나타낸다.

> 난소 및 고환은 난자와 정자로 성숙하는 난원세포와 정조세포를 각각 생산한다.

생식세포는 정소와 난소에 의해 생성되지만, 이들은 줄기세포 단계까지 각기 다른 형태로 발육한다. 이 진행과정을 **생식자발생(gametogenesis)**이라 한다. 난소의 줄기세포를 **난원세포(oogonia)**라 하는데, 난원세포는 출생이전 단계인 태아기에 세포의 수적 증가를 유도한다.

표 24-5 방사선에 대한 난소와 고환의 반응

대략적인 선량(mGy_t)	반응
100	최소 검출반응
2,000	임시 불임
5,000	불임

> 여성의 기원세포가 성숙하는 동안 대부분 방사선 감수성 세포는 성숙 난포에서 난자이다.

난소와 관련된 방사선 효과는 연령에 따라 다르며 태아기와 어린이들의 난소는 특히 방사선에 민감하다. 그들은 20~30살의 나이에서 방사선 감수성이 줄어들고 점차 나이가 들면서 증가한다.

동물 실험에서 방사선에 피폭된 난소는 유전적 변화를 가져오며, 0.25~0.5 Gy 같은 저선량에서도 유전적 변화의 증가와 관련이 있다. 난소와 비슷한 정소는 고선량의 방사선 조사 후에 위축된다.

정소 성숙세포(spematocytes)가 방사선 조사 후에도 상대적으로 방사선에 저항하게 되고 세포 본성을 그대로 유

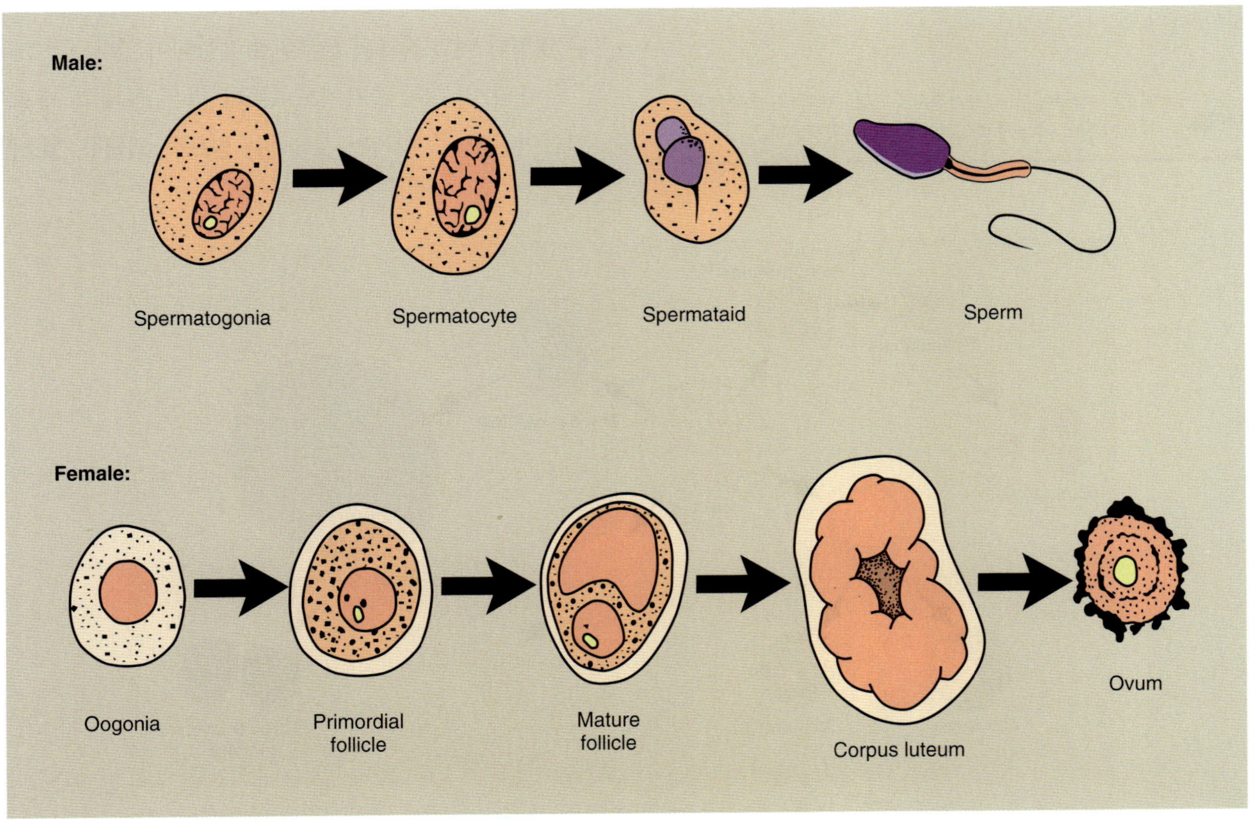

그림 24-5 줄기세포 단계에서 성숙한 세포로 생식세포의 진행. *별표*는 대부분의 방사선에 세포를 나타낸다.

지하게 된다. 따라서 성숙 정자로 발생되는 정조세포가 방사선을 받는 시간 동안 수정능력이 유지된다. 선량이 증가함에 따라 정조세포의 고갈은 증가하고 세포주기는 상대적으로 늘어나게 된다. 방사선에 조사된 정조세포(spematogonal)와 후기 정조세포(postsprmatogonal)는 줄어들지만 줄기세포의 저항으로 유전적 변화는 나타나지 않는다. 동물 실험으로부터 얻은 자료에 의하면, 방사선 조사 후 일부 줄기세포가 유전적 변화가 나타난 것으로 밝혀졌다.

혈액학적 효과

만약 당신이 1920~1930년대의 방사선 종사자였다면 피검사를 위해 일주일에 한번 혈액 실험실을 방문할 것이다. 개인 방사선 모니터의 도입 이전에는 정기적인 혈액검사가 X선과 라듐 작업자에 대해 수행되는 유일한 모니터링이었다. 이 검사는 전체 세포와 백혈구 계수를 포함한다.

대부분의 기관은 방사선 안전 규정을 마련하고 있으며, 만약 백혈구가 정상 수치보다 25% 이상 감소되면 종사자는 원래 상태로 회복되기까지 다른 업무가 주어져야 한다.

> 어떠한 상황에서도 정기적으로 모든 현재의 방사선 방호 프로그램의 기능에 따라 혈액검사를 권장한다.

그때까지만 해도 측정 가능한 혈액학적 감소에 필요한 최소한의 전신선량이 대략 250 mGy_t(25 rad) 정도였다. 이러한 작업자들의 조사선량은 현재의 작업자들의 허용선량의 기준이 되었다.

조혈세포 기관

조혈세포 기관(hemopoietic system)은 골수, 순환 혈액, 그리고 림프조직으로 구성되어 있다. 림프조직은 림프절, 비장, 그리고 흉선으로 되어 있다. 이 기관에서 방사선의 영향은 말초순환계에서 혈액세포의 감소된 수치이다. 다양한 형태의 순환 혈액세포에 대한 시간 및 선량-관계 영향들이 이러한 세포들의 정상적인 성장과 분열에 의해 결정된다.

조혈기관의 모든 세포들은 한 형태의 줄기세포로부터 생성된다(그림 24-6). 이 줄기세포는 상당히 다른 형태의 성숙세포들로 성장하기 때문에 **미분화 줄기세포**라 한다.

비록 비장과 흉선은 한 형태의 백혈구(림프구)를 만들지만 림프구를 포함하여 대부분의 순환 혈액세포는 골수에서 만들어진다. 초년기에 골수는 골격계 전반에 고루 분포되어 있다. 성년기에는 순환 혈액세포를 생성하기 위해 활동적인 골수는 늑골(갈비뼈), 흉추, 그리고 두개골과 같은 평평한 뼈와 장골의 끝부위로 제한되어 있다.

하나의 미분화 줄기세포로부터 많은 형태의 세포가 만들어진다. 즉 이러한 것들에는 **림프구**, **과립구**, **혈소판**,

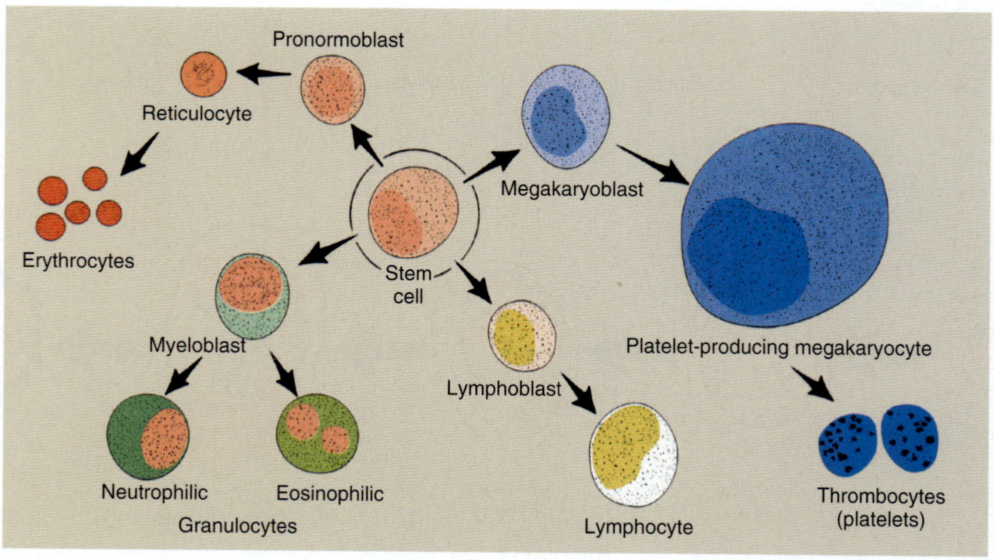

그림 24-6 림프구, 과립구, 적혈구, 그리고 혈소판과 같은 혈액세포의 가장 일반적인 종류 4가지. 단일 기능성 줄기세포에서 분화와 성숙.

그리고 **적혈구**가 있다. 이러한 세포종들은 골수에서 다른 비율로 만들어지며 성숙 세포로서 말초혈액에 공급된다.

조혈세포 생존

방사선 조사에 의한 조혈기관의 반응은 말초혈액 내 모든 종류의 혈액세포들의 감소로 나타난다. 줄기세포의 치사는 이러한 성숙한 세포들의 감소를 초래한다.

그림 24-7은 3가지 세포 형태의 방사선 반응을 보여준다. 즉 증가된 선량에 비례하여 세포 감소폭이 높아진다. 이러한 그림들은 실험 동물, 방사선 치료 환자 그리고 방사선 사고 희생자들에 대한 조사의 결과이다.

조사 후, 처음으로 영향을 받는 세포는 림프구이다. 이러한 세포는 조사 후 몇 분 또는 몇 시간 이내에 **림프구 수의 감소**로 나타나고 회복이 매우 느리다. 반응이 즉시 나타나기 때문에 방사선 영향은 줄기세포라기보다는 림프구 자신에 대한 직접적인 영향으로 나타난다.

> 림프구와 정조세포는 인체에서 가장 방사선 감수성이 높은 세포이다.

과립구는 처음에 일시적으로 증가하였다가 바로 급격히 감소하고 난 이후 느리게 계속 감소한다. 만약, 방사선량이 적당하다면 과립구의 비정상적인 증가는 조사 후 15~20일까지 일어날 수 있다. 과립구 수치의 최소는 조사 후 대략 30일 정도 걸리며, 회복되려면 약 2개월 정도 소요된다.

혈소판의 감소는 매우 느리다. 혈소판은 약 30일 후에 최소로 되고, 회복되려면 과립구와 마찬가지로 약 2개월 정도 소요된다.

적혈구는 매우 긴 수명을 가지기 때문에 다른 혈액세포에 비해 감수성이 낮다. 이러한 세포들의 장해는 몇 주 동안 명확하지 않다. 완전히 회복하는 데 약 6개월에서 1년 정도 걸릴 수 있다.

세포유전학적 영향

1950년 초기에 발전된 기술은 사람 유전자 분석과 방사선을 받은 유전자의 연구에 크게 공헌했다. 세포 염색체를 준비하고 돌보는 인체 세포의 배양 기술은 쉽게 관찰된다. 그림 24-8의 사진은 방사선 치료 후 사람의 암세포의 염색체를 보여준다. 많은 염색체 변형들은 장해의 높은 정도를 나타내고 있다.

방사선에 의한 세포유전학적 연구들은 거의 모든 형태의 염색체 변형이 방사선에 의해 야기될 수 있다는 것을 보여주었고, 특히 몇몇 변형들은 방사선에 의해 특이적으로 발생될 수 있다.

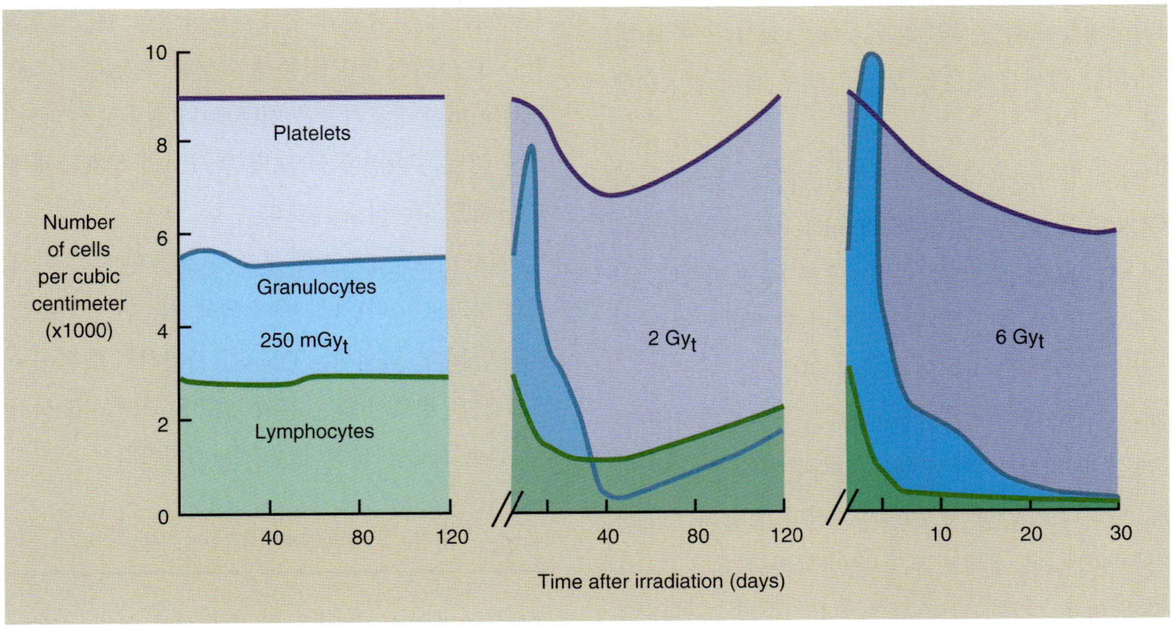

그림 24-7 주요 순환 혈액세포의 방사선 반응을 나타내는 그래프. (A) 25rad. (B) 200rad. (C) 600rad.

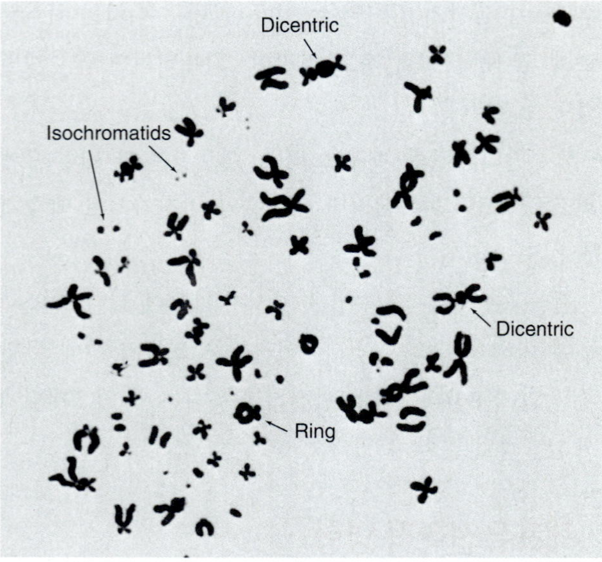

그림 24-8 조사된 인체 암 세포에서 염색체 손상

> 세포유전학은 세포의 유전학, 특히 세포 염색체의 연구이다.

염색체 변형으로 야기되는 선량의 비율은 매우 복잡한 방식으로 관여하고 있으며 다양한 형태의 변형들 사이에서 매우 다르게 나타난다.

> 방사선에 의한 염색체 이상은 비문턱 선량-반응 관계를 따른다.

진단 X선 검사 후에 환자에서 염색체 변형을 측정하기 위한 시도는 매우 성공적이지 못하였다. 그러나 고선량 투시촬영을 포함한 몇몇의 연구들은 검사 후 바로 방사선에 의한 염색체 변형을 보였고 연구 결과들이 수행되었다.

고선량의 방사선은 염색체 변형을 야기한다. 낮은 선량에서 또한 발생하지만 대략 100 mGy_t(10 rad) 이하의 선량에서 변형을 발견하기는 기술적으로 매우 어렵다. 심지어 더욱 어려운 일은 방사선에 의한 염색체 변형과 잠재된 질병 또는 질환 사이의 관계를 규명하는 것이다.

인체가 피폭되었을 때, 모든 세포는 세포유전학적 장해를 가질 수 있다. 그런 장해는 방사선에 의한 초기 반응으로 나타나고 만약 세포가 생존한다면 장해는 방사선 조사 후에 다음 체세포 분열 동안 나타난다.

사람의 말초 림프구는 종종 세포유전학적 분석을 위해 이용되고 이러한 림프구는 적절한 기술에 의해 자극될 때까지 성숙되지 않는다.

줄기세포에 대한 세포유전학적 장해는 즉시 일어나지만, 그러한 줄기세포가 림프구로 성숙되기 위해 필요한 상당한 시간 동안 나타나지 않을 수 있다.

비록 염색체 이상이 방사선 조사 시에 일어나지만 장해가 측정되기까지는 몇 달, 심지어 몇 년이 걸릴 수도 있다. 이러한 이유로 림프구에서 염색체 변형은 20년 전의 사고에 의해 피폭된 작업자에서도 지속된다.

정상 염색체 구성

인간의 염색체는 단백질을 함유한 많은 긴 고리 형태의 DNA을 구성하고 있다.

염색체의 세포유전학적 분석을 위해 각각의 염색체는 염색체 지도로 쌍의 형태로 분류할 수 있는데 이것을 **핵형**(karyotype, 그림 24-9)이라 한다.

> 각 세포는 상염색체의 22쌍과 성염색체의 1쌍으로 구성된다. 여성의 성염색체는 X 염색체이고, 남성은 Y 염색체이다.

각각의 염색체에 대한 구조적인 방사선 장해는 관찰될 수 있다. 이러한 것들에는 단일 그리고 이중 히트 염색체 변형이 있다.

단일 히트 염색체 변형

방사선이 염색체와 상호작용하였을 때, 상호작용은 직접 또는 간접 영향을 통해 발생할 수 있다. 이 중 하나에서 이러한 상호작용은 **히트**(hit)의 결과로 나타난다. 그러나 히트는 이전에 DNA와 방사선의 상호작용에서 기술한 히트와는 다소 다르다.

DNA 히트는 DNA의 분자 구조의 관찰이 어려운 파괴의 결과로 나타난다. 반면 염색체는 관찰 가능한 재배열을 만든다. 염색체는 DNA를 포함하기 때문에 이것은 그와 같은 히트가 많은 분자 결합을 파괴하고 심각한 많은 DNA 사슬을 가진다는 것을 의미한다.

> 염색체 히트는 DNA에 심각한 손상을 나타낸다.

세포주기의 G_1 기간 동안 방사선에 의해 생기는 단일

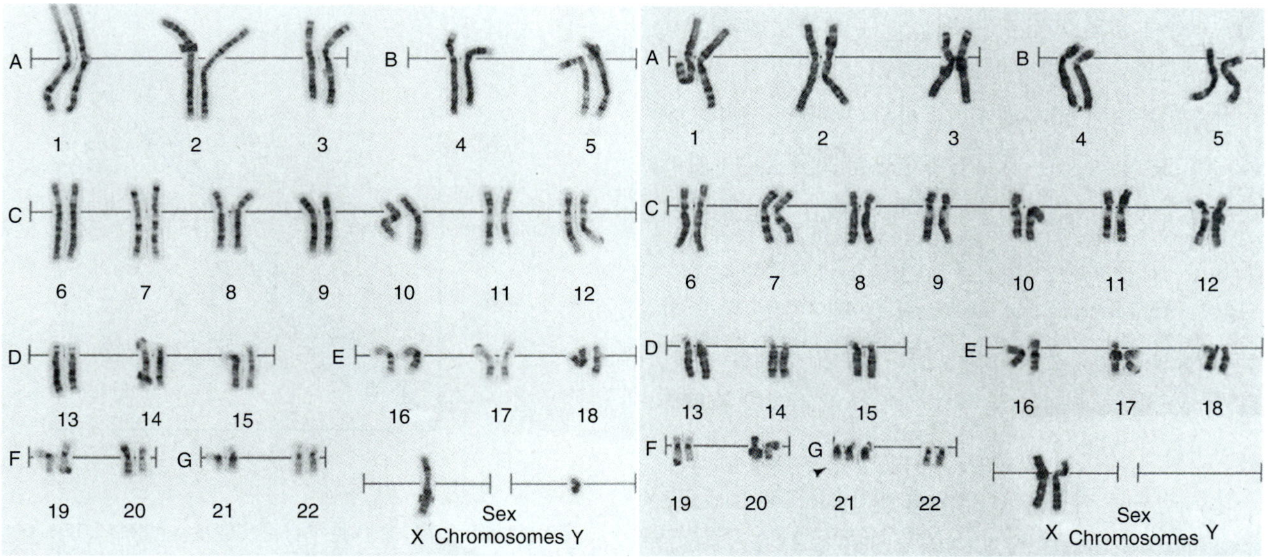

그림 24-9 인체 세포핵의 현미경 사진은 중기에서 분명 각각의 염색체를 보여준다. 핵형은 종이 인형과 유사한 각각의 염색체를 자르고 붙임으로써 만들어지고 정렬한다. 왼쪽 염색체가 남성이고, 오른쪽은 여성이다.

히트 영향은 그림 24-10에 보여주고 있다. 염색분체의 파괴를 **'염색분체 소실(chromatid deletion)'**이라 한다. S기 동안 남아 있는 염색체와 소실된 것이 분열된다.

간기에서 보여지는 염색체 변형은 두 개의 모체 염색분체의 끝이 없는 염색체와 두 개의 떨어진 조각으로 구성된다. 이러한 조각들을 **동위염색체(isochromatid)**라 한다.

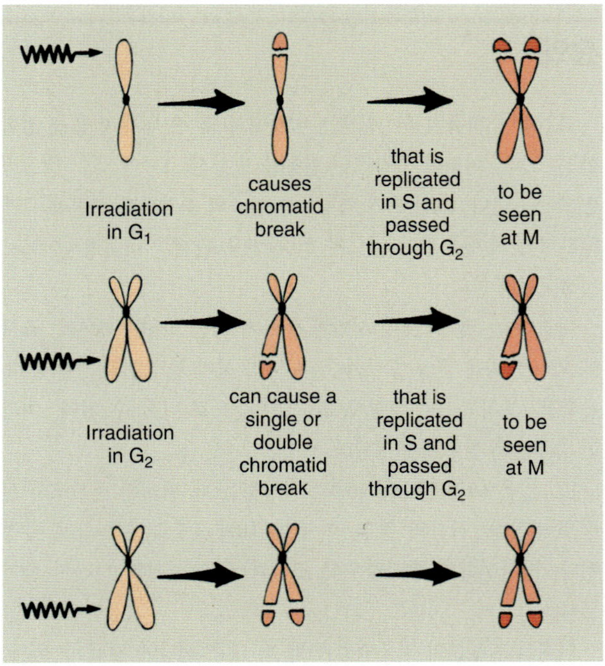

그림 24-10 G_1 및 G_2에서 조사 후 단일 히트 염색체 일탈. 일탈은 M 단계 동안 나타나고 기록된다.

염색체 변형은 또한 세포주기의 G_2 동안 단일 히트에 의해 만들어질 수 있다(그림 24-10). 전리방사선이 동위염색체를 만들기 위해 모체 염색분체를 지나갈 가능성은 낮다. 보통 방사선은 염색체의 한 쪽에 있는 염색분체 소실을 만든다. 이 결과는 분명히 유전적인 소실을 가진 염색체와 염색분체 조각의 결과로 나타난다.

다중 히트 염색체 변형

한 개의 염색체는 한 개의 히트 이상을 견딜 수 있다. 다중 히트 변형은 일반적이다(그림 24-11).

세포주기의 G_1기에서 원형 염색체는 만약 두 개의 히트가 같은 염색체에서 얻어났을 때 만들어질 수 있다.

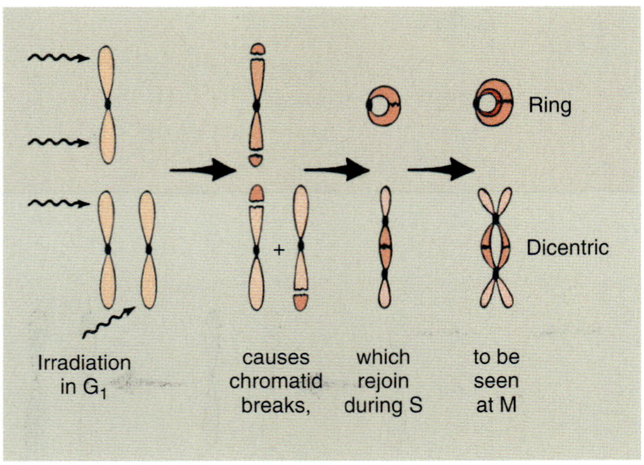

그림 24-11 G_1에서 조사 후 다중 히트 염색체 일탈 결과는 환(고리)과 이동원체 추가적으로 염색질 조각이다. 유사 일탈은 G_2 동안 조사로부터 발생 가능하지만 희소하다.

이동원체는 인접한 염색체들이 각각 히트되어 **결합**했을 때 발생한다.

비슷한 변형이 G_2기에서 만들어질 수 있다. 그러나 이와 같은 변형들은 (1) 같은 염색체가 두 개 또는 더 많이 히트되든지, (2) 인접한 염색체가 히트되고 서로 결합해야 한다. 그러나 이러한 변형들은 매우 드물다.

상호 전좌(reciprocal translocations). 앞에 기술된 다중 히트 염색체 변형들은 세포에 다소 심각한 장해를 준다. 즉 딸세포의 하나 또는 두 개가 상당한 유전적인 정보를 잃어버리게 된다.

상호 전좌는 다중 히트 염색체 변형(multi-hit chromosome aberrations)으로 검출을 위해 핵형 분석이 요구된다(그림 24-12). 방사선에 의한 상호 전좌는 유전정보의 손실의 결과로 나타나고 게놈의 재배열 효과가 나타난다.

염색체 변형의 기전

매우 낮은 방사선량에서는 오직 단일 히트 변형이 발생한다. 방사선이 대략 1 Gy_t(100 rad)를 초과하였을 때, 다중 히트 변형의 빈도는 상당히 증가한다. 단일과 다중 히트 변형에 대한 일반적인 선량-반응 관계는 그림 24-13에 보여준다.

단일 히트 변형은 선형, 비문턱 선량-반응 관계로 만들어지고, 다중 히트 변형은 비선형적이고 비문턱 관계를 따른다. 많은 조사자들은 실험적으로 이러한 관계들을 정립시켰다.

세포 유전학적 손상에 대한 방사선 선량 · 반응 관계

단일 충돌 : $Y = a + bD$
다중 충돌 : $Y = a + bD + cD^2$

*Y*는 단일 또는 다중 히트 염색체 일탈의 개수이고, *a*는 염색체 일탈의 자연적으로 발생하는 주기이며, *b*와 *c*는 방사선 선량이다. 그리고 (D)는 단일 및 다중 히트 일탈에 대한 손상의 각각 계수이다.

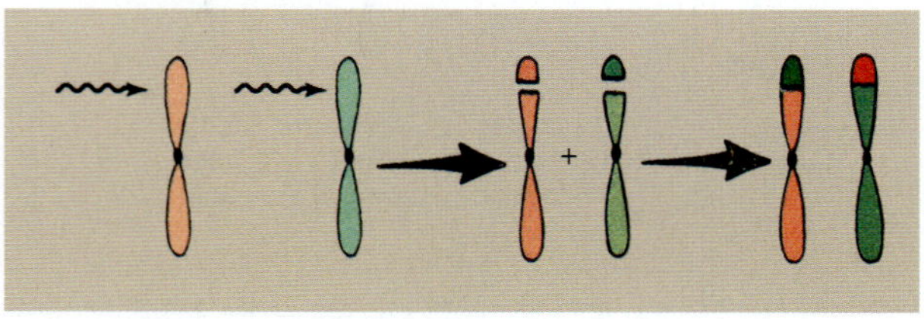

그림 24-12 방사선에 의한 상호 전좌는 검출에 대한 핵형 분석에 요구되는 다중 히트 염색체 일탈이다.

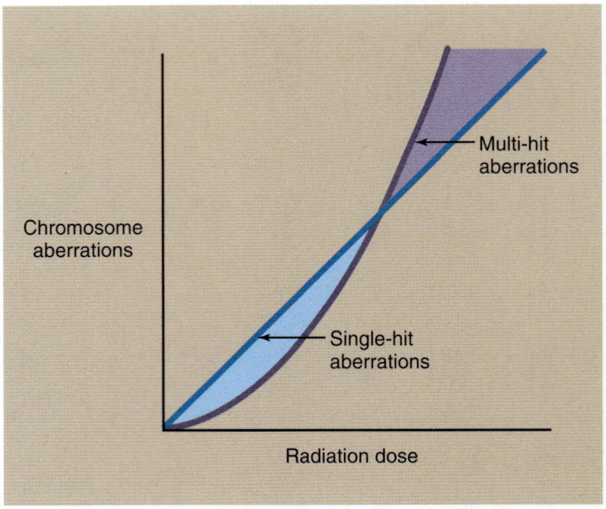

그림 24-13 단일 히트 일탈에 대한 선량-반응 관계는 선형적, 비문턱이지만 다중 히트 일탈에 대해서는 비선형, 비문턱이다.

일부 연구소는 생물학적 방사선 선량계를 세포유전학 분석에 이용한다.

다중 히트 변형은 잠재된 인체 장해에서 매우 중요하게 인식되고 있다. 만약 방사선량이 알려져 있지 않고 생명에 위협적이지 않는다면 대략적인 염색체 변형 빈도는 1,000개의 세포당 10 mGy_t당 2개의 단일 히트 변형과 1,000개의 세포당 10 0mGy_t당 한 개의 다중 히트 변형으로 나타난다.

요약

고선량에 피폭된 후, 인체는 며칠에서 몇 주 내에 반응을 경험할 수 있다. 이러한 즉각적인 반응을 *방사선 조사에 의한 결정적 영향*이라 한다. 그런 초기 영향들은 반응의 심각도가 선량에 관계하고 선량의 문턱값이 있으며 선량-반응 관계가 비선형적이므로 결정적이라 한다.

며칠 또는 몇 주 내에 사망에 이르게 하는 고선량 방사선 조사에 의한 영향을 *급성 방사선증후군*이라 하며 혈액증후군, 위장(GI) 증후군, 그리고 중추신경계(CNS) 증후군으로 나눌 수 있다. 이러한 증후군은 선량에 관계된다.

$LD_{50/60}$은 60일 이내에 50%가 사망하는 데 필요한 전신조사 선량을 말한다. 사람의 경우, 이 값은 대략 3.5 Gy_t(350 rad)로 추정된다. 방사선량이 증가할수록 조사와 사망 사이의 시간이 줄어든다.

인체의 일부분이 피폭되었을 때 더 많은 선량에 견딜 수 있다. 국소 조직 장해의 예로는 피부, 생식선, 골수에 대한 영향들을 포함한다. 피부에 대한 방사선 장해의 최초 발현은 바닥세포에 대한 장해이다. 세포 장해는 홍반, 박리, 탈모 등으로 나타난다.

조혈기관은 골수, 혈액, 그리고 림프 조직으로 구성된다. 이러한 기관에 대한 방사선의 영향은 혈액세포의 감소이다. 방사선 조사는 모든 모세포의 수를 감소시키고 이것은 성숙세포의 수를 감소시킨다. 림프구와 정조세포는 인체에서 가장 방사선 감수성이 높은 세포이다.

방사선 조사에 의한 염색체 장해의 연구는 세포유전학이라 한다. 염색체 장해는 다음의 다른 형태를 가진다. (1) 염색분체 소실, (2) 이동원 염색체 변형, 그리고 (3) 상호 전좌이다.

CHAPTER

25

방사선의 확률적 영향

Stochastic Effects of Radiation

학습목표

1. 방사선 피폭의 확률적 영향을 정의할 수 있다.
2. 확률적 영향을 나타내는 데 필요한 방사선량을 알 수 있다.
3. 방사선에 피폭된 집단의 역학적 연구 결과를 토론할 수 있다.
4. 다양한 조직의 저선량에 대한 국소 조직 영향들을 나열할 수 있다.
5. 방사선 위험도의 추정을 설명할 수 있다.
6. 방사선에 의한 백혈병과 암을 설명할 수 있다.
7. 태아와 임산부에 대한 낮은 방사선의 위험을 알 수 있다.

방사선 피폭의 결정적 영향들은 고선량에 의해 나타난다. 방사선 피폭의 확률적 영향들은 장기간에 의한 저선량 피폭의 결과로 나타난다.

진단 영상에서 개인에 의해 경험되는 방사선 피폭은 낮은 선량이고 낮은 선 에너지 전달(LET)이다. 더구나 진단 영상에서 환자의 방사선량은 장기간에 걸쳐 전달된다.

장기간, 저선량에 의한 방사선의 확률적 영향에는 방사선 종양과 유전적 효과로 구성된다. 수명 단축과 국소 조직의 영향 또한 확률적 영향으로 보고되어 왔지만 중요하게 여겨지지 않는다. 방사선 방호 가이드는 방사선에 의한 예측 가능하고 관찰 가능한 확률적 영향에 기초하고 있으며 선형, 비역치 선량-반응 관계에 기반을 두고 있다.

이 장에서는 이러한 확률적 영향들에 대해 알아보고 위험 추정에 대해 소개한다. 임산기간 동안 방사선 영향은 전리방사선 영상에서 상당히 중요하고 그런 영향들은 여기에서 중요하게 다룬다.

전리방사선학에서 경험하는 방사선 피폭은 낮으며, 낮은 LET 방사선이다. 또한 장기간에 걸쳐 피폭되기 때문에 확률적 영향들이 특히 중요하다.

확률적 영향들에는 방사선에 의한 종양과 유전적 영향들이 있다. 방사선 피폭의 확률적 영향들은 선량의 증가에 따라 심각도가 증가하지 않고 발생확률을 증가시킨다. 확률적 반응에 대한 문턱 선량이 없는 것으로 보고되어 왔다. 이러한 확률적 영향의 선량-반응 관계는 선형적이다.

> 우리 방사선 방호 가이드는 방사선의 확률적 영향과 선형, 비문턱 선량 반응 관계를 기반으로 한다.

유독물질에 노출된 수많은 사람들에 대한 연구는 상당한 통계적 분석이 요구된다. 이와 같은 연구를 **역학 조사**라 한다.

방사선에 노출된 사람들에 대한 역학 조사는 (1) 선량이 알려져 있지 않고 낮기 때문에, (2) 반응의 빈도가 매우 낮기 때문에 매우 어렵다. 결과적으로 방사선 역학 조사의 결과들은 확률적 방사선 영향들의 관찰과 관계하여 통계적인 정확도를 알리지 않는다.

표 25-1은 문제의 어려움을 표현하고 있다. 만약, 확실한 연결이 방사선량과 백혈병의 증가 사이에 정립되기 위해서는 방사선량의 함수에 대한 최소한의 인구수가 관찰되어야 한다는 것을 보여준다.

표 25-1 주어진 선량에서 백혈병 증가를 확인하기 위해 요구되는 최소의 인구집단의 수

선량	요구 샘플 크기(인구의 수)
(0.05 Gy_t) 5 rad	6,000,000
(0.1 Gy_t) 10 rad	1,600,000
(0.15 Gy_t) 15 rad	750,000
(0.2 Gy_t) 20 rad	500,000
(0.5 Gy_t) 50 rad	100,000

국소 조직 영향

피부

홍반과 박리와 같은 결정적 영향과 지발성 피부암뿐만 아니라, 피부의 만성적인 피폭은 상당한 비치명적 변화가 생길 수 있다. 보호장갑 없이 투시 검사를 하던 초기 방사선사들은 그들의 손과 팔의 피부에 굳은살, 변색, 그리고 건조해지는 변화를 관찰할 수 있었다. 더구나, 피부는 딱딱해지고, 때때로 심각하게 갈라지거나 벗겨질 수 있다.

이러한 확률적 영향은 오래 전에 방사선사들에게 관찰되어져 왔고, **방사선 피부염(radiodermatitis)**이라 한다. 이와 같은 영향을 일으키기 위해 필요한 선량은 매우 높으므로 현대의 방사선 분야에서 이와 같은 영향은 발생하지 않는다.

염색체

조혈기관의 방사선 피폭 효과로서 확률적 영향인 백혈병과 결정적 영향이 혈구세포의 감소 등이 있다. 순환 림프구의 염색체 손상은 결정적 영향과 확률적 영향 모두와 연관된다.

염색체 변형의 유형과 빈도 앞에서 설명하였다. 하지만 저선량은 염색체 변형을 만들 수 있고 피폭 후 몇 년까지 명확하게 나타나지 않는다. 예를 들어, 고선량의 방사선을 우연히 받은 사람은 20년 동안 주변 림프구의 비정상적인 염색체가 유지된다.

이러한 확률적 영향은 림프 줄기세포의 방사선 손상 때문에 일어나며 그러한 세포는 몇 년 동안 복제와 성숙이 이루어지지 않는다.

백내장

1932년, 캘리포니아 대학의 E.O Lawrence는 첫 번째 **사이클로트론(cyclotron)**을 발전시켰고, 이것은 전하된 입자를 매우 높은 에너지로 가속시킬 수 있는 12 cm 직경의 기기이다. 이 전하 입자는 'bullets'로서 핵 구조를 연구하는 데 있어 원자의 핵을 맞추는 데 쓰여진다. 1940년 유능한 모든 대학 물리학 부서는 자기들의 사이클로트론을 설치하고 고에너지 물리학을 연구하였다.

그림 25-1과 같은 현대의 사이클로트론은 주로 핵의학에서 방사성 핵종 생산에 이용되는데, 특히 양전자방출단층촬영(PET)용 F-18을 생산하는 데 이용되고 있다.

사이클로트론 물리학자들은 방사선을 직접적으로 봐야 하므로 수정체에 높은 방사선을 받았는데, 1949년 사이클로트론 물리학자 중 첫 번째 백내장이 발생한 보고가 있었다. 그 후 1960년에 몇백 건의 방사선 백내장 발생에 대한 보고가 있었다.

> 방사선에 의한 백내장은 수정체의 후극부에 발생한다.

사람의 나이가 증가하면서 방사선 효과도 커지고 잠복기간이 짧아진다. 인간은 5~30년 동안의 잠복기간이 있고 평균 잠복기간은 대략 15년이다. 핵과 양성자 방사선같은 높은 LET의 방사선은 백내장 보호를 위해 주의해야 하며, 방사선에 의한 백내장의 반응 관계는 선량의 문턱값이 존재한다.

> 방사선에 의해 유도되는 백내장에 대한 선량-반응 관계는 비선형, 문턱이다.

만약 수정체 선량이 10 Gy_t(1,000 rad)를 초과할 정도로 충분히 높다면 백내장은 거의 100% 일어난다. 문턱값의 정확한 값은 추정하기 어렵다.

대부분의 조사자를 통해 대략 2 Gy_t(200 rad)의 X선 노출 문턱값임을 제시하고 있다. 또한 분할 피폭인 경우는 거의 10 Gy_t(1,000 rad) 정도로 높다. 이 선량은 방사선 분야 종사자에게서는 거의 백내장을 유발시키기 어려운 선량이다.

투시 또는 전산단층촬영에 의한 머리와 목을 촬영하는 환자에 피폭되는 방사선은 상당히 높다. 전산단층촬영에서 수정체 선량은 50 mGy_t(5 rad) 정도가 된다. 두 검사 모두 일반적으로 보호안경이 요구되지는 않지만 전

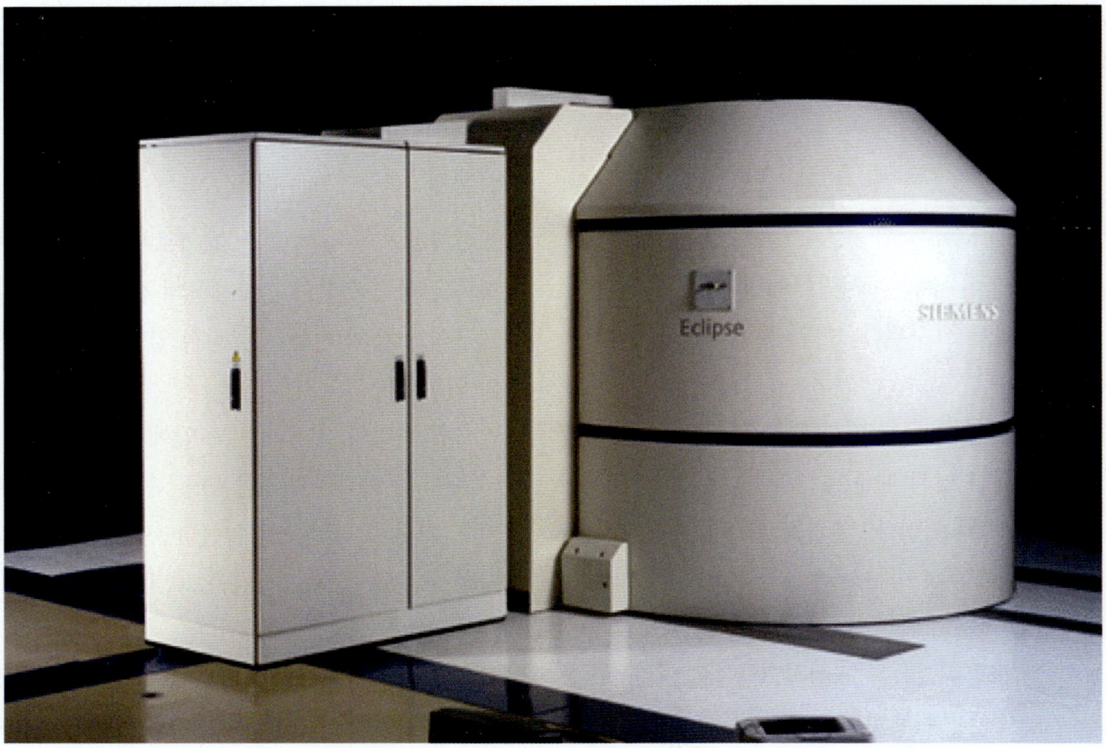

그림 25-1 사이클로트론은 핵의학에 대한 방사성 핵종을 생산하는 데 이용된다.

산단층촬영에서 눈에 대한 선량을 감소시키기 위해 검사의 수정하는 것이 일반적이다.

수명 단축

급성 및 만성적인 방사선 피폭이 수명을 단축시킨다는 사실은 많은 동물 실험을 통해 알려져 왔다. 그림 25-2는 선량과 수명단축 간의 관계가 선형적이며 무발단치라는 것을 명확히 보여주는 실험 결과이다. 모든 동물 실험 데이터를 통해 사람에 대한 의미있는 외삽을 시도하는 것은 매우 어렵다.

> 최악의 경우, 인간은 10 mGy_t당 대략 10일의 수명 단축을 기대할 수 있다.

표 25-2에 나타난 자료는 피츠버그 대학의 Cohen에 의해 보고된 것으로 다양한 통계적 자료로부터 외삽화 되었다. 일로서 수명의 예상되는 단축은 직업, 질병, 또는 다른 조건에 대한 함수로 주어진다.

여기에서와 같이, 대부분의 위험은 여성보다 남성이 높다. 직업의 사고에 의해 야기될 수 있는 평균 수명 단축은 74일인 반면, 방사선 작업자에 대해 수명은 단지 12일 단축된다.

> 방사선 종사자는 안전한 직업이다.

즉 방사선 조사에 의한 수명 단축은 특이하지 않고 방사선과 관련된 특징적인 질병이 없으며 만성 암의 영향이 없다. 한 조사자는 2차 세계대전 동안 X선 장비를 운영한 방사선 기술자들의 사망 기록을 공개하였다. 이러한 영상 시스템들은 안전설계가 되어 있지 않았고 부적절한 차폐로 인해 정상적인 피폭보다 훨씬 더 많은 피폭을 받았다. 7천 명의 방사선 기술자들이 조사되었고 방사선 영향은 관찰되지 않았다.

그림 25-3은 방사선사들에 대해 사망 시 나이가 일반 국민의 사망 시 나이와 비교한 결과이다. 1930년 초에

표 25-2 직업, 질병, 다양한 다른 조건의 결과에 따른 수명 단축의 위험성

위험한 상태	수명 손실의 기대 일수
여성보다는 남성	2,800
심장질환	2,100
미혼	2,000
담배(한 갑/하루)	1,600
석탄 광부	1,100
암환자	980
30파운드(13.6kg)의 과체중	900
행정	20
모든 사고	435
베트남에서 서비스	400
자동차 사고	200
평균 산업재해	74
55~65 mph 제한속도 증가	40
방사선 종사자	12
비행기 충돌	1

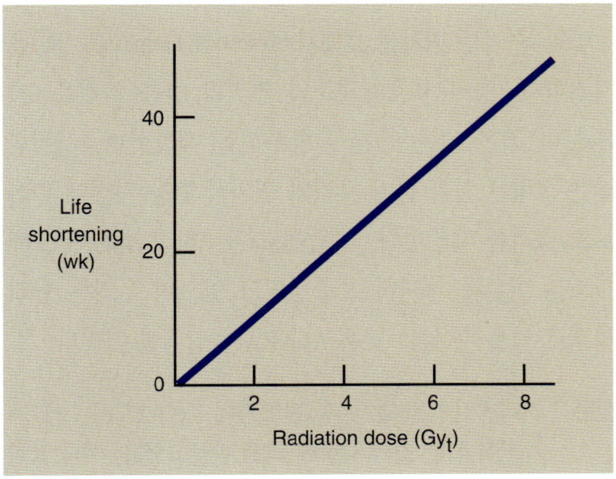

그림 25-2 만성적으로 조사된 동물에서 수명 단축 및 선량의 관계는 선형, 비문턱이 나타난다. 이 그래프는 쥐와 같은 여러 가지 실험의 대표적인 결과를 보여준다.

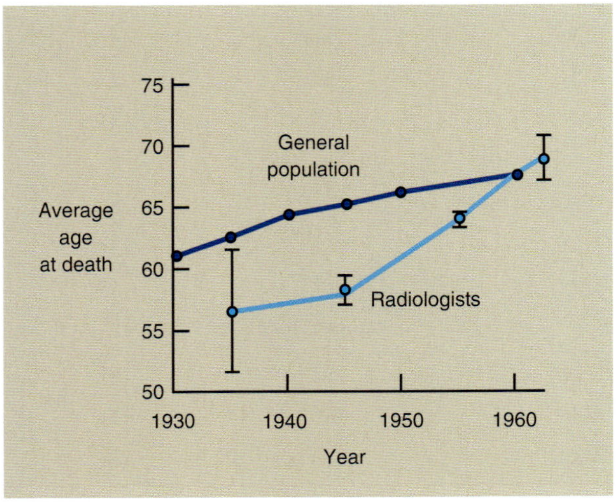

그림 25-3 방사선에 의한 수명 단축은 미국 방사선사에 대하여 보여주었다. 방사선사 사이에서 사망 연령은 일반 인구보다 낮지만 이 차이는 사라졌다.

사망한 방사선사들은 대략 평균 나이에 사망한 일반 국민들보다 약 5년 정도 짧다. 그러나 이 차이는 1965년까지 거의 0으로 감소하였다.

표 25-3은 일반인에 비해 두 다른 물리학자 그룹에 대한 조사의 결과를 요약하였다. 이 연구에서 관찰된 고위험군에 있는 물리학자들은 RSNA(radiological society of north america)의 구성원이고, 저위험군은 AAOO(american academy of ophthalmology and otolaryngology)의 구성원이었다. ACP(americal college of physicians)의 사람들은 중간 정도의 위험군이었다.

이러한 물리학자들에 대한 사망 시 평균 나이와 사망률의 비교는 방사선학의 초기 동안 사망 시 나이에서 상당한 차이를 보여주고 있다.

위험 추정

고선량 방사선 피폭에 의한 결정적 영향은 관찰이 용이하지만, 확률적 영향은 관찰은 쉬우나 이전의 방사선 노출과 특별히 효과를 관련시키는 것이 거의 불가능하다.

결론적으로, 정확한 선량-반응 관계를 체계화하기 어렵기 때문에 **위험 추정**(risk estimates)을 한다. 위험의 세 종류에는 상대적 위험(relative risk), 초과 위험(excess risk), 그리고 절대적 위험(absolute risk)이 있으며 모두 다른 의미를 가진다.

표 25-3 의사의 3가지 그룹에 대한 사망 통계

도중 사망	죽음의 평균 연령	연령 조정 사망/1,000
	1935 ~ 1944	
RSNA	71.4	18.4
ACP	73.4	15.4
AAOO	76.2	13.0
	1945 ~ 1954	
RSNA	72.0	16.4
ACP	74.8	13.7
AAOO	76.0	11.9
	1955 ~ 1958	
RSNA	73.5	13.6
ACP	76.0	11.4
AAOO	76.4	10.6

**ACP*: 의사의 미국 대학, *AOO*: 안과 및 이비인후과의 미국 학원, *RSNA*: 북미 방사선학회.

상대적 위험

만약, 방사선량에 대한 정확한 지식 없이 많은 인구의 확률적 영향을 관찰한다면 **상대적 위험**(relative risk)의 개념이 사용된다. 상대적 위험은 동일한 확률적 영향을 보이는 노출되지 않은 인구 수와 같은 영향을 보애는 방사선에 노출된 인구의 사람 수를 비교함으로써 추정한다.

상대적 위험

$$\text{상대적 위험} = \frac{\text{관찰된 사례}}{\text{예상된 사례}}$$

상대적 위험이 1이면 전혀 위험하지 않다는 것을 의미한다. 1.5의 상대적 위험은 피폭받지 않은 인구에 비해 피폭받은 인구에서 확률적 영향의 발생빈도가 50% 더 높다는 것을 말한다. 방사선에 의한 확률적 영향의 상대적 위험은 보통 1~2 사이이다.

어떤 조사에 따르면 1보다 낮은 상대적 위험이 나타나는 경우도 있다. 이것은 방사선에 피폭된 인구가 어떤 유익한 효과가 나타난다는 것으로 방사선 호메시스 이론과 일치한다. 그러나 그와 같은 연구는 일반적인 해석은 결과들이 관찰수가 작거나 조사군과 대조군이 적절하게 정의되지 않기 때문에 통계적으로 중요하지 않다.

방사선 호메시스의 이론은 매우 낮은 방사선 선량은 유익하다고 가정한다.

몇몇 증거는 **방사선 호메시스**(radiation hormesis) 이론을 지지한다. 방사선 호메시스와 면역학 반응 기전은 0.1 Gy보다 적은 낮은 단계의 방사선을 제안한다. 이러한 낮은 선량은 자극 분자 수리와 면역학 반응 기전에 의한 보호 효과를 제공한다. 그럼에도 불구하고 방사선 호메시스는 이론을 유지하고 증명되고 있으며 우리는 합리적으로 얻을 수 있는 낮은 ALARA를 실행할 것이다.

질문: 전리방사선을 받은 후 백혈병에 대한 연구는 227개 사건이 십만 명의 사람에 의해 관찰되었다. 미국 백혈병의 보통 상태는 십만 명당 150건이다. 이러한 자료를 기초로 백혈병의 상대적 위험은 어떠한가?

해답 : 상대적 위험 $=\frac{\text{관찰된 사례}}{\text{예상된 사례}}$

$$\frac{227}{100,000} \div \frac{150}{100,000} = 1.51$$

= 또는 227/150=1.51

초과 위험

종종 방사선 반응 조사는 어떤 확률적 영향을 나타내고 효과의 크기는 사건의 수를 초과하여 발생한다. 예를 들어, 백혈병은 방사선을 조사받지 않은 사람에게서 빈번하게 발생하는 것으로 알려졌다. 만약, 방사선을 받은 인구의 백혈병 건수가 예상보다 초과한다면 관찰 수와 기대되는 수의 차이는 위험을 초과할 것이다.

> 초과 위험
> **초과 위험 = 관찰된 사례 – 예상된 사례**

이 초과는 방사선에 의해 야기된 것으로 추정된다. 초과 수를 결정하기 위해 방사선을 받은 인구 수를 측정하고 기초 인구 단위로 예상되는 수를 비교할 수 있다.

질문 : 피부암의 경우는 천 명 중 23명의 방사선사에게서 관찰된다. 일반적인 인구는 0.5/100,000이다. 얼마나 많은 피부암 환자가 초과되었나?

해답 : 초과 사례 = 관찰된 사례 - 예상된 사례

$$\frac{23}{1,000} - \frac{0.5}{100,000} = \frac{23}{1,000} - \frac{0.005}{1,000} \cong 23$$

절대적 위험

만약 적어도 두 개의 다른 선량값을 알고 있다면 절대적 위험계수를 결정하는 것이 가능하다. 상대적 위험과는 달리, 절대적 위험은 무차원의 비이며 건수/인구수-선량의 단위로 구성된다.

전체 방사선에 의한 치명적 장해의 절대적 위험은 NAS-BEIR에 의해 결정되어 왔다. 8×10^{-2} Sv^{-1}의 값은 많은 연구결과들에 대해 상당히 단순화시킨 것이다. 치사암의 절대적 위험은 5×10^{-2} Sv^{-1}이다. 이것은 피폭집단에서 확률적 방사선 영향을 예측하기 위해 방사선 과학자들이 이용하는 위험계수이다.

절대적 위험을 결정하기 위해서는 선형적인 선량-반응 관계를 추정해야 한다. 만약, 선량-반응 관계가 비문턱으로 추정되면 하나의 선량값이 요구된다. 절대적 위험의 값은 그림 25-4와 같은 선량-반응 관계의 기울기와 같다. 각 데이터 점에서의 오차 비는 반응한 관찰의 정확도를 나타낸다.

질문 : 방사선에 의한 유방암의 절대 위험은 20년간에 대해 5×10^{-2} Sv^{-1}이다. 만약 100,000명의 여성이 유방촬영 동안 1 mSv를 피폭받았다면, 몇 명에게서 암이 발생할 것으로 예상되는가?

해답 :

$$5\times10^{-2}\,Sv^{-1} = \frac{5}{100 \times Sv} = \frac{5}{1,000\times1\ mSv} = 5\ fatal\ cancers$$

질문 : 대략 300,000명의 미국 방사선사들이 있고 연간 0.5 mSv의 유효선량을 피폭받았다고 하자. 이 직업상 피폭에 의해 연간 사망자의 예상 수는 얼마인가?

해답 :

$$0.5\ mSv = \frac{5}{100 \times mSv} = \frac{25}{10,000 \times 0.5\ mSv}$$

= 그러므로 300,000 RTs에서는

=7.5 *deaths from malignant disease*

제39장에서와 같이 인공 방사선 피폭에 가장 큰 부분이 전산단층촬영이다. 이 선량은 현재 상당한 논란이 되고 있다.

질문 : 대략 연간 9,000만 명이 환자들이 CT(5 mSv)로 검사받는다. 이 환자들 중 몇 명이 방사선 피폭에 의해 사망할 수 있는가?

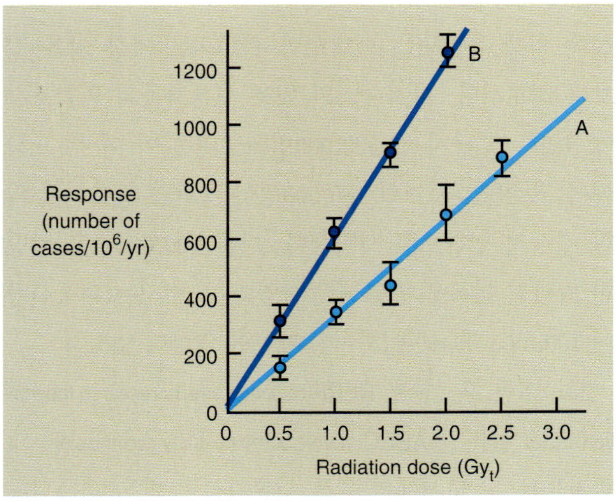

그림 25-4 선형, 비문턱 선량-반응 관계의 기울기는 절대 위험과 동등하다. A와 B는 3.4와 6.2 사례당 10^6(명/rad/y)의 각각 절대적 위험을 보여준다.

해답 : $\dfrac{5}{100\times Sv} = \dfrac{25}{100,000\times 5\ mSv}\times 90,000,000$
$= 2,250$

그러나 암으로 사망하는 자연발생 건수는 9,000만 명의 비피폭 집단에서 약 20% 또는 1,800만 명이다. 그리고 이러한 논란은 CT 검사에 의해 생존하는 수의 추정을 포함하고 있지 않다.

방사선 유발 종양

방사선 종양을 포함한 모든 확률적 효과는 실험 동물에서 관찰되었고, 선량-반응 관계는 이들 동물 실험에 기초하여 개발되었다. 인간에게 그러한 만성 효과가 관찰되나 자료는 선량-반응 관계의 확인들을 정확히 하는 데 불충분하다. 결론적으로, 인간에게서 일어나는 반응을 간주하는 몇몇 결론은 동물 자료에 기초하고 있다.

대부분의 만성 효과는 확률적 효과로 문턱 선량이 없어 작은 방사선량도 효과를 유발할 수 있다.

백혈병

실험 동물에서 방사선 유발 백혈병(leukemia)을 조사하였을 때, 발생건수는 선량에 비례하여 증가한다는 것은 확실하다. 선량-반응 관계의 형태는 선형적이며 무발단치를 가진다. 원폭 피폭 생존자, 미국 방사선사, 방사선 치료 환자, 그리고 자궁 내에서 피폭된 어린이들과 같은 많은 사람의 집단 그룹에서 방사선 피폭 후 증가된 백혈병 발생 수를 관찰하였다.

***원폭 피폭 생존자**(atomic bomb survivors)*. 사람에서 방사선에 의해 유발되는 백혈병과 관련되는 가장 많은 정보는 히로시마, 나가사키의 원폭 생존자들의 역학조사에 있다. 그 당시 약 300,000명의 사람들이 이 두 도시에 살고 있었다. 거의 100,000명이 폭파와 방사선에 의한 결정적 영향으로 사망했다. 다른 100,000명은 상당한 방사선 피폭을 받고 생존하였다. 나머지는 피폭선량이 100 mGy_t(10 rad) 이하이기 때문에 영향이 없었다.

2차 대전 후, 현재 RERF(radiation effects research foundation)으로 알려진 ABCC(atomic bomb casualty commission) 과학자들은 두 도시에의 원폭 생존자들이 받은 피폭선량을 조사하였다. 생존자들에 대한 피폭선량은 폭발지점으로부터의 거리뿐만 아니라, 지형, 폭탄의 형태, 생존자가 건물 내부에 있었을 경우 건물의 구조, 그 밖에 방사선 선량에 영향을 미치는 다른 요인들도 고려하여 추정하였다.

이러한 조사를 통해 얻어진 자료의 요약이 표 25-4에 요약되어 있고 자료의 분석결과가 그림 25-5에 그래프로 나타내었다. 폭탄에 의해 높은 선량을 피폭받은 집단의 백혈병 발생건수는 피폭받지 않은 집단에 비해 100배 이상 높았다. 심지어 각 선량 증가에 대한 큰 오차를 가지지만, 반응은 선형, 비문턱(nonthreshold)을 가지는 것으로 나타난다.

그러나 만약 저선량 영역으로 확장하였을 때, 500 mGy_t(50 rad) 근처에서 문턱값이 존재한다는 결론을 얻을 수 있다. 그럼에도 불구하고, 이 발단치가 있는 영향을 뒷받침할 수 있는 유용한 정보가 없다.

> 방사선에 유도된 백혈병은 선형, 비문턱 선량-반응 관계를 따른다.

그림 25-6은 원폭 후 40년 동안 생존자들 중 백혈병의 시간적 분포를 나타내고 있다. 자료는 100,000명당 건수와 피폭받지 않은 집단과 피폭받은 집단에서 백혈병 발생률의 비교를 포함하고 있다. 대략 5년 후에 백혈병

표 25-4 원자폭탄 생존자에 있는 백혈병의 발생 요약

	히로시마	나가사키	총
생존자의 총 수	74,356	25,037	99,393
관찰된 사례	102	42	백혈병의 144
예상된 사례	39	13	백혈병의 52

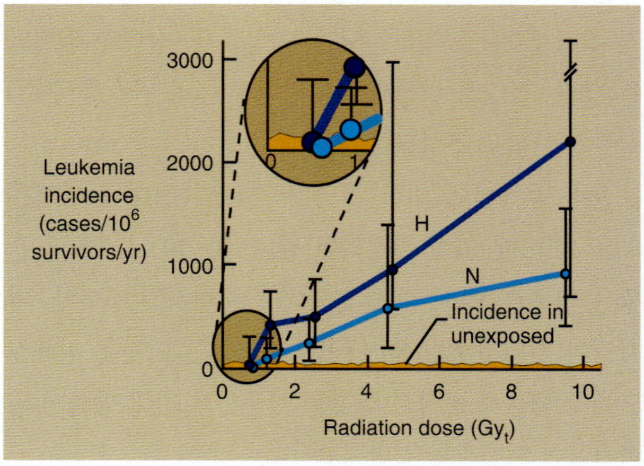

그림 25-5 히로시마(H)와 나가사키(N)의 원자폭탄 생존자로부터 자료는 선형, 비문턱 선량-반응 관계를 제시한다.

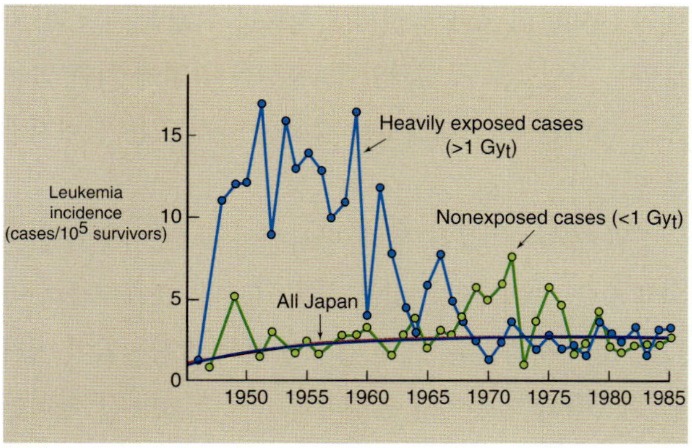

그림 25-6 원자 폭탄 생존자들 중 백혈병의 발병률은 약 1975년 자연 발생률 감소 후 처음 몇 년간 급증했다.

발생 수가 가파르게 증가하여 유지가 되었다. 그 후 피폭받지 않은 집단의 자연발생 수에 도달할 때까지 약 20년 동안 서서히 감소하는 경향을 보였다.

> 방사선에 의한 백혈병은 4~7년의 잠복기간을 거친 후 약 20년에 위험기간을 갖는 것으로 간주된다.

위험주기(at-risk period)는 피폭 후부터 방사선 영향이 발생할 때까지 예상되는 시간이다. 방사선 유발 암에 대한 위험주기는 수명이다.

원폭 생존자들로부터의 자료는 이러한 생존자들에 대한 방사선 피폭이 백혈병의 후기 발현을 야기한다는 것을 명확히 보여준다. 그러나 추가적인 관점에서 매우 흥미로운 정보들이 있다.

300,000명의 전체 거주자 중 335명이 6 Gy 이상의 생존 선량을 가지는 것으로 추정된다. 벽혈병 위험 추정은 전체 피폭 집단에서 144건에 대해서만 기초를 두고 있다. 급성 백혈병과 만성 골수성 백혈병이 원폭 생존자들 중 가장 많이 관찰되었다.

> 만성 림프구성 백혈병은 드물기 때문에 방사선에 의한 백혈병의 한 형태로 간주되지 않는다.

원폭 생존자들의 자료에 의하면 백혈병의 절대적 위험은 5×10^{-2} Sv^{-1}로 평가된다. 관찰된 백혈병 사망자의 전체 수(144)와 예측한 백혈병 사망자 수(52)에 기초로 하는 상대적 위험은 대략 3:1이다.

방사선사들(*radiologists*). 20여 년간의 방사선 이용에 의해 악성 빈혈과 백혈병에 대한 보고들이 나타나기 시작하였다. 1940년 초에 몇몇의 연구자들이 미국 방사선사들에 대한 백혈병 발생 수를 조사하여 상당히 높다는 것을 알았다. 이러한 초기 방사선사들은 현대의 방사선 방호 기구나 절차 없이 촬영하였으며, 방사선 종양학자와 전리방사선사의 두 역할을 모두 하였다.

이러한 초기 방사선사들 중 일부는 1 Gy_t/yr를 초과하여 피폭받은 것으로 추정하고 있다. 현재 미국 방사선사들은 다른 물리학자들과 비교하여 백혈병 발생 수의 증가를 보이지는 않는다.

1960년부터 1990년대까지 영국 방사선사들에 대한 조사에서 백혈병의 증가된 위험을 보이지 않았다. 이와 같이 미국과 영국 방사선사들 사이의 차이에 대한 원인은 알려져 있지 않다.

강직성 척추염 환자(*patients with ankylosing spondylitis*). 1940년대와 1950년 특히 영국에서는 강직성 척추염 환자를 방사선으로 치료하는 것은 일반적이었다. 강직성 척추염은 척추와 관련된 관절염이다.

환자들은 서서 걷고 움직이기가 매우 어렵다. 치료를 위해 척추에 상당히 높은 방사선량을 조사하였고, 치료는 성공적이었다. 이전에 치료받은 환자들은 일어서서 걸을 수도 있었다.

방사선 치료는 영구적인 치료가 가능하였고 방사선에 의해 치료받은 일부가 백혈병에 의해 사망하기까지 약 20년 동안 선택할 수 있는 치료가 되었다. 이러한 환자들에 대한 조사의 결과가 그림 25-7에 보여준다.

1935년부터 1955년까지 14,554명의 남성 환자가 영국의 81개의 다른 방사선 치료센터에서 치료를 받았다. 치료 기록은 1~40 Gy까지의 척추의 골수에 피폭한 것을 알 수 있었다.

52건의 백혈병이 이 집단에서 발생하였다. 일반적인 집단에 비해 상대적 위험은 10:1이다.

이 자료로부터 얻을 수 있는 절대적 위험은 그림 25-7의 점을 통해 그은 선의 기울기를 결정함으로써 얻을 수 있다. 분석 결과, 절대적 위험은 약 8×10^{-2} Sv^{-1} 정도가 된다. 이 자료에 대해 95%의 신뢰수준을 가진다면 약 3 Gy_t(300 rad)의 문턱 선량을 가질 수 있다.

다른 집단에서 백혈병(*leukemia in other populations*). 백혈병 발생과 환경 방사선과의 연관을 위해 몇 연구들이 진

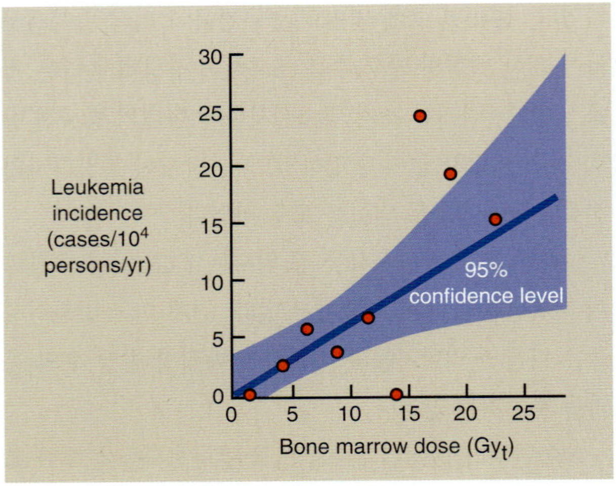

그림 25-7 X선 요법으로는 치료 강직성 척추염 환자에서 백혈병의 관찰 결과는 선형, 비선형 선량-반응 관계를 제시한다.

행되었다. 자연 방사선 값은 고도와 위도와 함께 일반적으로 증가한다. 그러나 관찰된 값의 범위는 백혈병과의 관련을 얻기에는 충분하지 않다.

방사선의 백혈병 유발에 관련된 다른 집단 그룹에는 라듐 시계-다이얼 페인터 작업자들, 특수한 X선 치료를 받은 어린이, 그리고 일부 추가적인 성인 방사선 치료 그룹들을 포함한다.

암

방사선에 의한 백혈병과 관련된 것뿐만 아니라 방사선 유발암에 대한 보고들도 계속해서 논의되어 왔다. 백혈병에서와 같이 암(cancer)과 관련한 사람에 대한 자료들도 거의 없다. 그럼에도 불구하고 전리방사선이 암을 유발한다는 것은 분명하다.

상대적 위험과 절대적 위험은 백혈병과 거의 유사한 것으로 알려져 있다. 많은 종류의 암은 방사선에 의해 유발된다.

암은 매우 일반적인 질병이기 때문에 방사선량의 양에 관계없이 암과 방사선 피폭을 연결하는 것은 거의 불가능하다. 모든 사망자의 약 20%가 암에 의해 발생하고, 그러므로 어떤 방사선 유발 암들은 매우 불명확하다. 반면 백혈병은 상대적으로 드문 질병으로 이것은 쉽게 방사선 유발 백혈병 분석을 가능하게 한다.

갑상선암(*thyroid cancer*). 갑상선암은 세 그룹의 환자들에 의해 관찰되었는데, 그들의 갑상선은 어릴 때 피폭되었다. 먼저 두 그룹인 Ann Arbor 와 Rochester은 1940년대와 1950년대 초에 흉선비대 치료를 위해 태어난 후 치료받는 사람들로 구성되었다. 흉선은 감염에 의한 반응으로 태어난 후 비대해지는 갑상선 아래 있는 분비기관을 말한다.

병원에서는 치료를 위해 방사선이 종종 이용되었다. 최대 5 Gy_t(500 rad)의 선량조사 후, 흉선은 쪼그라들며 비대한 것이 사라진다. 이후 갑상선 혹과 갑상선암이 이러한 환자들의 일부에서 발생하기 시작한 20년간 어떠한 문제들도 없었다.

또 다른 그룹은 1954년 Rongelap Atoll의 원주민들이었던 21명의 어린이를 포함한다. 이들은 수소폭탄 실험 동안 높은 수준의 방사성 낙진에 노출되었다. 실험 도중 바람들은 인근 섬에 낙진들을 옮겨 방사선 준위를 높였다. 이 어린이들은 외부 피폭과 내부 피폭에 의해 대략 12 Gy_t를 갑상선 피폭을 받았다.

이러한 세 그룹에서 **전암성**(**preneoplastic**)으로 알려진 갑상선 혹(nodularity) 발생 수와 추정되는 선량함수에 따른 발생 수를 그래프한 결과가 그림 25-8에 나타내었다. 명백히 선량 점에 대한 편차와 발생 값이 크다. 또한 선형, 비문턱의 선량-반응 관계를 가지는 것이 잘 나타나 있다.

1976년, Three Miles 섬에서의 핵 반응로 사고에 의해 피폭된 2백만 명에서는 어떠한 방사선 영향도 관찰되지 않았다. 1989년 체르노빌 사고에 의해 거의 100,000명이 방사선에 노출되었다. 하지만, 추가적인 백혈병 또는 암이 관찰되지 않고 있다. 갑상선 혹의 작은 증가는 보

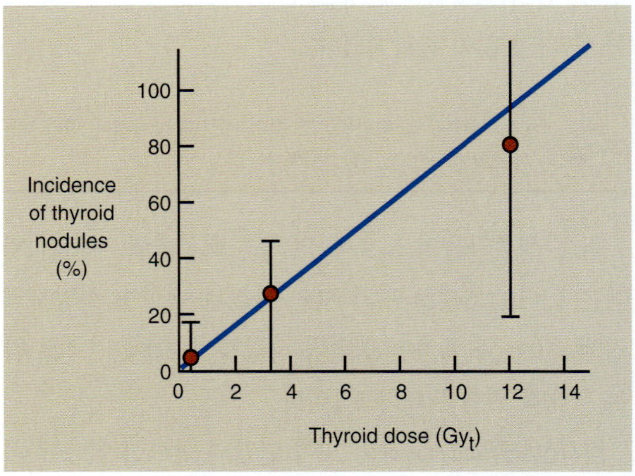

그림 25-8 갑상선에 세 그룹에서 방사선에 유도되는 종양 전의 갑상선 소결정 형성은 어린 시절에 조사 시 선형, 비문턱 선량-반응 관계를 따른다.

고되었다. 2011년 후쿠시마 사고에 의한 방사선 피폭 수는 심지어 적고 방사선 영향이 예상되지 않는다.

***골암**(bone cancer)*. 두 집단의 그룹이 방사선이 골암을 유발할 수 있다는 것을 보여주는 상당한 양의 자료를 제공하였다. 첫 번째 그룹은 라듐 시계-다이얼 페인트 작업자로 구성되었다.

1920년대와 1930년대에 대부분 여자로 구성된 많은 작은 실험실의 고용자들이 라듐 황산염이 섞인 페인트로 시계 다이얼을 칠하기 위해 작업대에서 일했다. 페인트-브러쉬에 섬세한 점을 만들기 위해 고용인들은 혀로 브러쉬의 팁을 접촉하였다. 이 과정에서 상당한 양의 라듐이 섭취되었다.

라듐염은 라듐에서 방출되는 알파와 베타 입자의 방사선이 계속하여 발광 물질을 자극하여 시계 다이얼이 어두운 곳에서 빛을 발하게 하기 위해 사용되었다. 현대의 기술은 해가 없는 낮은 수준의 삼중수소(^{3}H)와 프로메슘(^{147}Pm)을 사용한다.

섭취되었을 때, 라듐은 칼슘과 비슷하게 대사작용을 하여 뼈에 침착된다. 라듐의 긴 반감기(1620년)와 알파선 방출에 의해 이러한 고용자들은 최대 500 Gy_t의 뼈에 방사선 피폭을 받았다.

대략 800명의 사람들 중 72명에서 골암이 50년 동안 관찰되었다. 이러한 자료의 분석은 122:1의 상대적 위험을 나타내었다. 절대적 위험은 1×10^{-2} Sv^{-1}과 거의 같다.

초과 골암의 또다른 집단은 관절염에서부터 폐결핵까지 다양한 질병에 대해 라듐염으로 치료받은 환자들로 구성되었다. 이와 같은 치료들은 1950년까지 전세계 많은 곳에서 일반적으로 행해졌다.

***피부암**(skin cancer)*. 피부암은 보통 방사선 피부염의 발생부터 시작된다. 많은 자료들이 200~300 kVp 또는 50~150 kVp의 X선으로 치료받은 방사선 치료 환자들에서 발생된 피부암의 보고들로부터 얻어졌다.

> 방사선에 유도된 피부암은 문턱 선량-반응 관계를 따른다.

이러한 자료들로부터, 피부암은 대략 5~10년의 잠복기를 가지고 있지만 절대적 위험 수치를 예측하기에 자료가 충분하지 않다는 결론을 얻었다. 피부에 전달된 선량 5~20 Gy_t이었을 때, 발생되는 피부암의 상대적 위험은 4:1이었다. 만약, 선량이 40~60 Gy_t 또는 60~100 Gy_t라면, 상대적 위험은 각각 14:1과 27:1이 된다.

***유방암**(breast cancer)*. 제15장에서 유방촬영에 이용된 방사선 촬영 기술들이 언급되었다. 여기에서는 방사선에 의해 유발되는 유방암의 위험을 다룬다.

X선 유방촬영에 의한 유방암 진단과 함께 방사선에 의한 유방암의 위험과 관련한 논쟁이 계속되어 왔다. 이와 같은 위험에 대한 걱정은 1960년대 중반에 처음으로 표면화되었는데, 폐결핵 환자에서 발생한 유방암이 보고되었다.

폐결핵은 격리실에서 몇 년 동안 치료되었다. 많은 환자들은 많은 치료들과 수백 번의 투시 검사를 받았다.

정확한 선량은 모르지만 수 Gy 정도는 일반적이었다. 이러한 환자집단의 일부에서 방사선 유발 유방암의 상대적 위험은 10:1 이상인 것으로 확인되었다.

방사선 유발 유방암이 환자에서 발생한 또 다른 연구들은 급성 산후 유선염의 X선 치료 환자들에서 이루어졌다. 이러한 환자들에 피폭한 선량은 0.75~10 Gy_t의 범위이다. 이 집단에서 추정한 상대적 위험은 대략 3:1이다.

방사선 유발 유방암은 또한 원폭 생존자들 중에서도 관찰되었다. 100 mGy_t 및 그 이상의 유방 피폭을 받은 12,000명의 여성에 대한 조사 결과 상대적 위험은 4:1 정도였다.

이러한 연구들은 유방만 조사되었다. 방사선 유발 유방암과 관련된 자료들에서 절대적 위험은 6×10^{-2} Sv^{-1}로 평가되었다.

***폐암**(lung cancer)*. 20세기 초, 독일의 보헤미안 우라늄 광산의 근로자 중 약 50%가 폐암으로 사망하였다. 이에 비교하면 일반 집단에서 폐암 발생건수는 거의 무시할 수 있었다. 광산의 환경이 이러한 폐암의 원인이 되는 것으로 조사되었다. 즉 광산 내의 라돈(Rn)으로부터의 방사선 피폭이 폐암 발생의 주요 원인이 된다.

1950년대와 1960년대에 미국 콜로라도에서 활동한 우라늄 광부들에게도 폐암의 증가를 관찰할 수 있었다.

이러한 광산에서 방사선 피폭은 우라늄의 고 농도 때

문에 발생한다. 우라늄은 10^9년의 매우 긴 반감기를 가진 방사성 물질이며, 연쇄붕괴를 통해 감마선을 동시에 방출하는 알파와 베타 방출 핵종들로 계속 변화하면서 붕괴한다.

우라늄의 자핵종 중 하나가 **라돈**(^{222}Rn)이다. 이 핵종은 암석을 통해 방출하는 가스 형태로 연속적인 붕괴를 통해 최종적으로 안정한 납(Pb)으로 된다. 이러한 연속적인 붕괴를 통해 몇 개의 알파 입자들이 방출되어 높은 국소 피폭의 결과를 야기한다. 또한 알파 입자는 고 LET 방사선이며 높은 RBE를 가진다.

지금까지 4,000명 이상의 우라늄 광부들이 관찰되었는데, 30 Gy_t 이상의 폐조직에 피폭된 것으로 추정되었으며, 상대적 위험은 대략 8:1이었다. 흡연하는 우라늄 광부들의 상대적 위험은 대략 20:1로 높았다. 이러한 폐암의 주된 원인이 되는 핵종이 라돈이다.

***간암**(liver cancer)*. **소로트라스트**(thorotrast)로 알려진 콜로이드 현탁액인 토륨 이산화물(ThO_2)는 1925년에서 1945년까지 혈관촬영의 조영제로 널리 이용되었다. 소로트라스트는 약 25%의 ThO_2 질량비를 가지며 이 토륨 이산화물은 토륨과 그것의 자핵종인 몇 개의 방사성 동위원소를 포함하였다. 이로부터 방출된 방사선에 의한 선량의 비는 알파, 베타 및 감마선에 대해 각각 100:10:1 정도였다.

소로트라스트의 이용은 대략 15~20년의 잠복기 후 몇 가지 종류의 암을 유발한다는 것이 알려졌다. 혈관 외 주입 후, 주입 부위에서 발암성이 된다. 혈관 내 주입 후 ThO_2 입자는 대식세포들에 의해 침착되어 간과 비장에 집중된다. 그것의 반감기와 높은 알파선 피폭이 이러한 조직에서 많은 종류의 암을 유발할 수 있다.

암의 총 위험

저선량 피폭에 의한 인구집단 그룹에 대한 많은 역학 조사들을 통해 백혈병과 암에 대한 총 위험 추정이 이루어졌다. 암 유발의 절대 위험은 대략 8건/100 Sv이며, 피폭 후 20~25년의 위험주기를 가진다.

방사선 유발암으로부터 사망 위험은 5/100이다. 더 간단히 표현하면 10 mSv의 유효선량은 대략 1/10,000의 암 발생 위험을 가지고 이 중 반은 생존하지 못할 것이다.

핵 반응로 사고

이러한 수치를 더 의미있게 하기 위해, 1979년 *스리마일 섬 사고*를 생각해 볼 수 있다. 대략 2,000,000명의 사람이 펜실베니아의 스리마일 섬의 반경 80 km 내에 거주하였다.

통계조사에 의하면 이러한 사람들에서 약 330,000명의 암 사망자를 예상할 수 있다. 방사선 사고 전기간 동안 반경 160 km 이내에 거주하는 사람에 대한 평균 피폭선량은 15 μGy_t이고, 반경 80 km 이내의 사람들에서는 80 μGy_t였다.

> **스리마일 섬에서 예측된 방사선에 유도된 사망**
> 2×10^6명 × 5 사망/10^4명/10 mGy_t × 0.0015 mGy_t
> = 1.5 사망

스리마일 섬 핵 반응로 사고(nuclear reactor incidents) 7년 후인 1986년에 더 심각한 사고가 우크라이나의 체르노빌 핵 발전소에서 발생하였다. 체르노빌 사고는 운영자의 실수와 설계문제의 결과로 발생하였다. 31명의 작업자가 급성 방사선증후군으로 사망하였다.

이때 후기 확률적 영향에 대해 정확하게 알려져 있지 않았지만 약 5백만 명의 피폭 집단을 계속 추적 조사되었다. 암 발생의 추정치는 수천 명이었다. 쉽게 치료되는 갑상선암만이 방사선 영향으로 인식되어 왔다.

2011년 3월 후쿠시마 핵 재앙은 강도 9.0의 지진과 쓰나미에 의해 발생하였다. 스리마일 섬과 체르노빌과는 다르게, 후쿠시마는 6개의 반응로가 있었다. 모든 반응로가 파괴되었고 1, 2와 3호기는 높은 방사선 노출과 대규모 집단에 방사성 낙진을 제공하였다.

두 명의 반응로 작업자는 급성 방사선 장애로 사망하였고, 55명의 환자가 발생하였다. 방사선에 노출된 집단의 규모는 체르노빌과 비슷하고 수십 년간 노출은 계속될 것이다. 그러나 집단 선량은 매우 낮아 확률적 영향들은 거의 없는 것으로 평가되고 있다.

> 해외 유전 노동자로 일하는 것은 원자력 발전소 노동자로 일하는 것보다 훨씬 위험하다.

전리방사선의 생물학적 영향에 관한 위원회

NAS(national academy of sciences)의 기구인 BEIR(biologic effects of ionizingradiation) 위원회는 저선량, 저 LET 방사선에 대한 확률적 영향에 관한 자료를 조사해왔다. 이에 대한 보고서가 표 25-5에 요약되어 있다.

BEIR 위원회는 3가지 상황에 대해 조사하였다. 첫 번째, 100 mGy_t의 1회 사고 피폭 후 암의 초과 사망수를 추정하였다. 이와 같은 상황은 방사선 영상 분야에서 매우 드물다. 두 번째로, 10 mGy_t/yr의 선량에 대한 영향을 고려하였고, 진단방사선 분야에서 발생 가능하지만 드물다.

마지막으로, 1 mGy_t/yr의 계속된 피폭 후 초과 방사선 유발 암 사망을 고려하였다. 이것은 대부분의 방사선 기술자들이 피폭받는 것보다 훨씬 높지만, 직업상 방사선 위험의 최대 상한치로 제공할 수 있다.

선형, 비문턱의 선량-반응 관계로 추정되었을 때 이러한 분석들은 100,000명의 집단이 100 mGy_t의 선량 피폭 후 800건의 추가 암 사망수를 보였고 1 mGy_t/yr의 피폭에서 550명의 추가 사망이 보였다. 이러한 건수는 대략 100,000명당 20,000명의 자연 발생적인 암 사망에 추가된 것이다.

> BEIR 위원회는 분석의 불확실성 때문에 10 mGy_t 미만에서 유해하지 않을 수 있다고 추가로 밝혔다.

BEIR 위원회는 또한 피폭 시 나이, 영향 발현의 한계 시간, 그리고 영향이 **절대적**인지 아니면 **상대적**인지와 관계되는 사람에 대한 유용한 자료들을 분석하였다. 이것은 이러한 용어들에 대한 추가적인 정의를 요구한다.

만약 어린 나이에 피폭된다면, 방사선 유발 초과 암은 나이-반응 관계에서 그림 25-9와 같이 나타난다. 아동 백혈병이 좋은 예이다.

표 25-5 BEIR 위원회는 100,000명에서 악성 질환으로부터 예상 초과 사망

	남성	여성
일반적 기대 초과 경우	20,560	16,680
100 mGy_t 단일 조사	770	810
10 mGy_t/yr 연속된 조사	2,880	3,070
1 mGy_t/yr 연속된 조사	520	600

절대적인 나이-반응 관계는 그림 25-10과 같이 나타난다. 여기에서, 암의 증가된 건수는 최소한의 잠복기 후 일정한 건수로 나타난다. 대부분은 상대적인 나이-반응 관계의 영향을 받으며 암의 증가된 건수는 자연 발생 수와 비례한다(그림 25-11).

아마도 이러한 방사선 위험 자료를 표현하는 가장 좋은 방법은 다른 알려진 사망 원인과 비교하는 것이다.

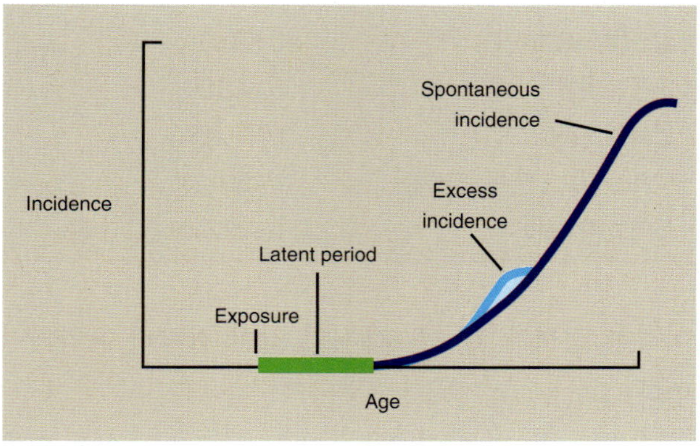

그림 25-9 어린 연령에 조사 시 잠복기 후 암의 과잉 팽창이 발생할 수 있다.

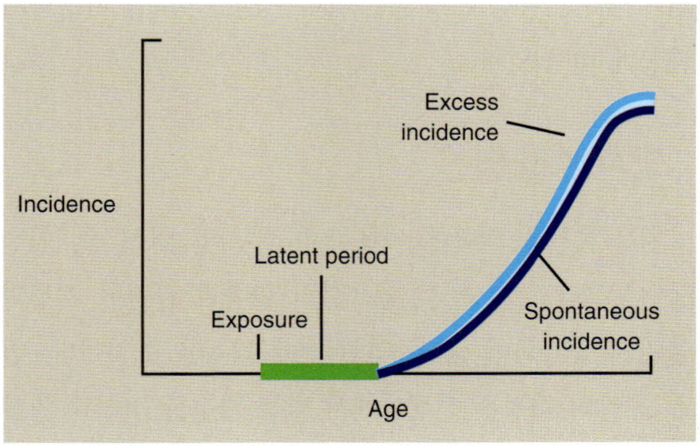

그림 25-10 절대 위험 모델은 초과된 방사선에 유도된 암 위험성이 삶에 대해 일정하다고 예측했다.

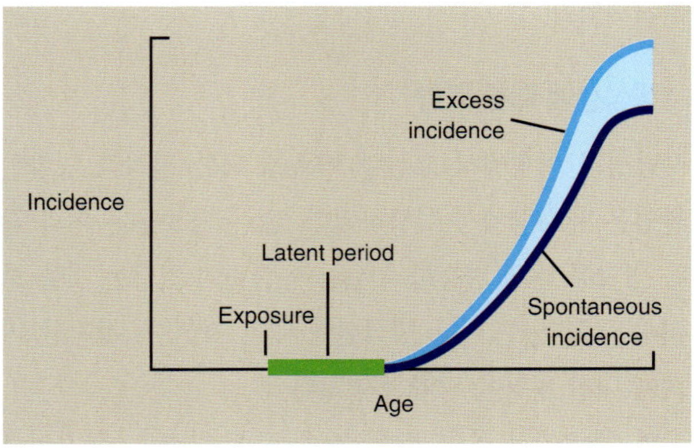

그림 25-11 상대 위험 모델은 과잉 방사선에 유도된 암 위험성이 자연적 발생에 비례하는 것으로 예측했다.

표 25-6 여러 가지 원인에서 사망의 연간 평균 위험

발생	연간 사망 가능성
모든 원인(모든 연령)	1/100
20 개피 담배 /일	1/280
심장질환	1/300
암	1/520
모든 원인(25세)	1/700
뇌졸중	1/1,200
자동차 사고	1/4,000
익사	1/30,000
알코올(가벼운 음주자)	1/50,000
비행기 여행	1/100,000
방사선, 1 mSv	1/100,000
텍사스 걸프 연안의 허리케인	1/4,500,000
로데오 카우보이	1/6,200,000

이러한 정보가 표 25-6에서와 같이 간략히 요약되어 있다.

이러한 일반적인 상황에서 방사선 피폭에 의한 위험은 매우 낮다. 실제 직업상 위험은 투시촬영 동안 보호 납치마를 이용하고 방사선 위험은 전신피폭을 가정하기 때문에 더욱 낮다.

방사선과 임신

처음 X선을 의학에 이용한 이후부터, 임신 전, 임신 동안, 그리고 출산 후 방사선의 영향과 관련한 걱정과 불안은 증가되어 왔다. 임신 전에 걱정은 불임이다. 임신 동안의 걱정은 신생아에서 발생 가능한 선천적 영향이다. 출산 후 걱정은 유전적 영향과 관계한다. 이러한 모든 영향들은 동물에서 확인되었고 일부는 사람에서도 관찰되었다.

생식선에 대한 영향

남성과 여성에서 고선량 피폭에 의한 결정적 영향인 불임은 제24장에서 설명하였다. 많은 자료들은 이와 같은 영향은 발생 가능하고 선량과 관련이 있다는 것을 보여주고 있다. 그러나 생식선에 대한 저선량, 장기간 피폭에 대한 영향은 명확하지 않다.

이 영역에서 동물 실험 자료는 부족하다. 심지어 1 Sv/yr이 선량률에서 생식선에 대한 뚜렷한 장해가 보이지 않는다.

> 저선량, 만성 조사는 생식기능을 손상시킬 우려가 없다.

앞에서 언급한 150,000명의 미국 방사선사들에 대한 건강검진 분석자료에서도 생식선에 대한 영향이 없다는 것이 밝혀졌다. 12년 동안 발생한 자식의 수도 예상 수와 동일하였다.

자궁에 대한 피폭

자궁에 대한 피폭은 방사선 작업자와 환자의 두 형태 피폭으로 고려할 수 있다. 권고하고 있는 촬영기술과 관리 절차는 제16장에서 설명하며, 여기서는 피폭에 의한 생물학적 영향에 대해 알아본다.

동물실험 자료는 다양한 임신기간 동안 상대적으로 높은 피폭에 대한 영향들이다. 태아는 빠르게 분열하는 세포 시스템이기 때문에 방사선에 특히 민감하다. 나이와 함께 태아는 방사선의 영향에 덜 민감하게 되고 이러한 형태는 어른까지 계속된다.

노년기에 도달한 후, 방사선 감수성은 나이와 함께 증가한다. 그림 25-12는 다양한 시기에 피폭된 쥐에서 이러한 나이와 관련된 방사선 감수성을 보여주는 $LD_{50/60}$을 요약한 것이다. 이와 같은 사실들은 진단 X선 노출이 임신이 알려지지 않을 때 종종 발생하므로 특히 관심을 가져야 한다.

> 모든 관찰 지점은 대부분의 방사선 감수성 기간인 임신 중으로 첫 번째 임신을 말한다.

자궁에 대한 방사선의 영향들은 시간과 관련이 있으며 선량에도 관계가 있다. 이러한 영향들에는 유산, 신생아 사망, 선천적 기형발생, 암유발, 성장발육 장해, 유전적 영향, 그리고 정신지체 장해 등이 있다. 그림 25-13은 쥐에서 자궁에 대해 다양한 단계에서 $2\ Gy_t$ 피폭에 의한 영향들을 관찰한 결과를 나타내었다. x축의 표시는 사람에서 비교 가능한 대략적인 시간을 나타낸다.

착상 2주 이내에 고 선량에 대한 대부분의 영향은 유산이다. 방사선 치료 환자에서 이러한 영향들이 확인되었지만, 매우 높은 선량일 때 가능하다.

동물 실험에서 이러한 영향은 매우 드물다. 먼저 2주

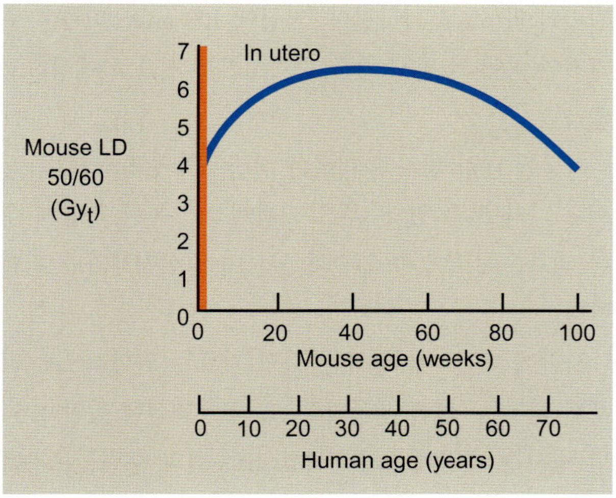

그림 25-12 조사 시점의 연령과 관련된 쥐의 $LD_{50/60}$

동안 100 mGy_t에서 약 0.1%의 유산이 발생할 것으로 예상되며, 정상적인 유산에 비해 발생 가능성이 25~50% 더 높다.

다행히도 이러한 영향은 전부 또는 전혀 없음(all-or-none)이다. 즉 방사선에 의한 유산이 발생하거나 발생하지 않으면 다른 영향이 전혀 없다는 것을 의미한다.

> 임신 첫 2주 동안 반응이 모두 또는 아무 것도 없기 때문에 문제가 될 수 있다.

착상 후 2주에서 12주 동안의 **주요 기관형성** 시기 동안 2가지 영향들이 발생할 것이다. 이 기간의 초기에는 골격과 조직의 기형이 유발될 수 있다. 주요 기관형성이 계속됨에 따라 중추신경계의 선천적 기형이 관찰될 수 있다.

만약, 방사선에 의한 선천적 기형이 심각하다면 신생아 사망으로 나타날 수 있다. 쥐에 2 Gy_t의 피폭 후 거의 100%의 태아가 심각한 기형으로 나타났다. 또한 이 중 80%는 신생아 사망을 일으키기에 충분하였다.

이와 같은 영향은 진단영역의 피폭에는 거의 나타나지 않고 100 mGy_t 이하의 방사선량 피폭 후에는 거의 관찰되지 않는다. 기관형성기 동안 100 mGy_t의 피폭은 자연발생 수보다 약 1%의 선천적 기형 발생건수가 증가하는 것으로 예상하고 있다. 유독물질에 의해 자연적으로 발생하는 선천적 기형의 약 5%가 추가적으로 유독물질에 노출되지 않는 집단보다 더 발생한다.

태아기에서 자궁에 대한 피폭은 많은 연구자들에 의해 소아암과 관련 있다는 것이 확인되었다. 아마도 이러한 영향에 관한 가장 유용한 연구는 Alice Stewart와 영국에서 소아암에 대한 연구인 oxford survey로 알려진 프로젝트 공동 연구자들에 의해 수행되었다.

1946년부터 이러한 나라에서 소아암의 매년 발생건수를 조사해왔다. 각 건수는 먼저 엄마와의 인터뷰, 병원 기록의 검토와 의사의 기록 검토 등으로 조사하였다.

소아암의 각 'case'는 나이, 성별, 출생장소, 사회경제

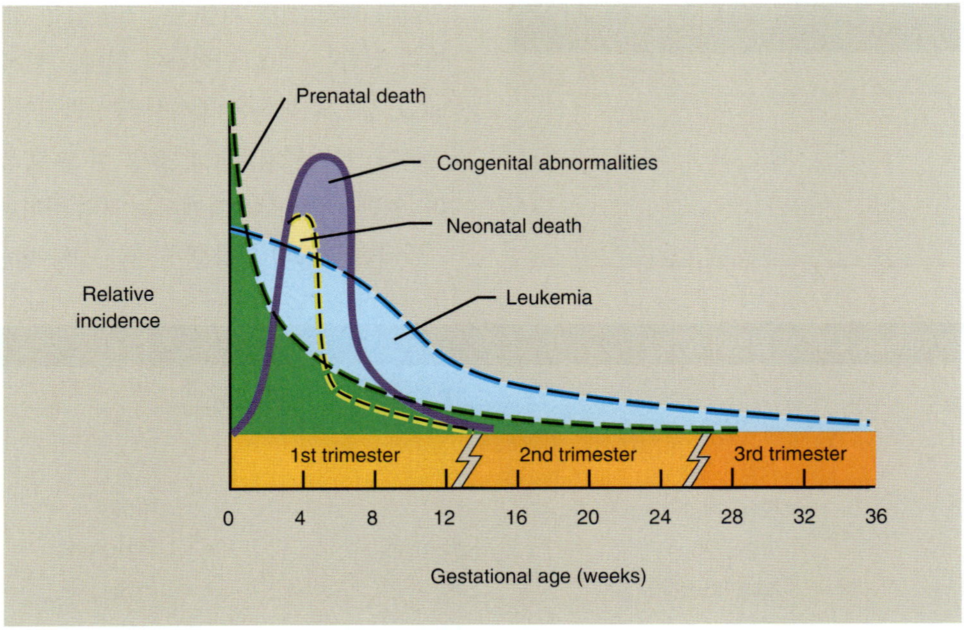

그림 25-13 자궁에 다양한 시점에 2 Gy_t를 전달 후 많은 효과가 관찰될 수 있다.

적 상태, 그리고 다른 인구통계학적 인자들의 'control'을 가지고 조사되었다.

비록 옥스퍼드 조사가 모든 암에 대해 조사했지만 방사선 유발 백혈병의 발생은 특히 중요하였다. 표 25-7은 상대적 위험에 관한 이러한 조사의 결과를 보여준다.

> 자궁에 조사 후 소아 백혈병의 상대적 위험은 1.5이다.

자궁 조사 후 소아 백혈병의 발생에 대한 상대적 위험은 1.5로 중요한 문제였다. 이것은 비조사군에 비해 50%의 증가를 나타낸다. 그러나 표본의 수가 작다.

집단에서 아동 백혈병의 발생 수는 대략 100,000명의 신생아당 9건수이다. 옥스퍼드 조사에 따르면 만약 100,000명 모두가 자궁에 피폭되었으면, 아마도 14건의 백혈병이 발생할 것으로 예측하였다.

자궁에 대한 피폭 후 다른 영향들은 동물 실험에서 충분히 연구되었고 일부 인구집단에서도 관찰되었다. 원폭 생존자들의 자식에서 예상하지 못한 발견은 정신지체이다. 방사선에 노출된 엄마로부터 태어난 어린이는 IQ 검사에서 낮게 나왔으며 노출되지 않은 일본 어린이에 비해 학업 능력이 떨어지는 것으로 나타났다.

이러한 차이는 오차가 크지만 중요한 사실이다. 검사 점수로 평가하였을 때, 확인 가능한 정신지체는 모든 어린이의 약 6%로 나타난다. 자궁에 100 mGy$_t$ 피폭은 추가적인 0.5%의 발생 수를 증가시키는 것으로 예상하고 있다.

표 25-7 임신에 의한 자궁 내 방사선 조사 후 백혈병 어린이의 상대적 위험

X선의 검사 시간	상대적 위험
첫 번째 임신	8.3
두 번째 임신	1.5
세 번째 임신	1.4
총	**1.5**

자궁에 대한 방사선 피폭은 신생아의 성장과 발육 장해를 나타낼 수 있다. 주요 기관형성기 동안 자궁에 대한 피폭은 소두성과 연관이 있으며 정신지체와도 관계한다.

사람에 대한 이러한 영향들의 자료는 의학적으로 피폭된 환자들, 원폭 생존자들, 그리고 핵실험 동안 1954년 방사성 낙진에 노출된 Marshall 섬의 주민들로부터 얻어졌다. 예를 들어, 히로시마에서 많이 피폭된 어린이는 피폭받지 않은 그룹에 비해 평균적으로 2.25 cm 정도의 낮은 키와 3 kg 정도 몸무게가 작았으며, 머리 둘레가 1.1 cm 정도 작았다.

정신지체와 같은 이러한 영향들은 자궁에 1 Gy$_t$ 이상의 선량에서 주로 관찰되었다. 세밀한 지능검사의 부족은 1 Gy$_t$ 이하의 선량에서의 영향을 도출하기가 어려웠다.

자궁에 대한 피폭의 영향에 대한 요약은 표 25-8에 나타났다. 방사선 영상학에 의한 4가지 주요 영향들은 자연유산, 선천적 기형, 정신지체, 그리고 소아암으로 확인되었다.

자연유산은 전부 또는 전무(all-or-none) 영향이기 때문에 4가지 영향 중 가장 중요하지 않다. 선천적 기형, 정신지체, 그리고 소아암은 중요하게 고려되나, 100 mGy$_t$ 이하의 태아 선량 피폭 후 그와 같은 영향의 가능성은 거의 없다는 것을 인식해야 한다. 게다가 태아에 100 mGy$_t$ 정도의 피폭은 방사선 영상학에서 거의 발생하지 않는다. 투시촬영과 CT 촬영 시 발생 가능할 수 있으며, 일반촬영과 핵의학에서는 거의 나타나지 않는다.

이러한 각각의 영향들에 대한 선량-반응 관계의 형태

표 25-8 자궁에서 100mGy$_t$ 피폭 후 영향의 요약

조사시간	반응의 유형	자연적 발생	방사선 반응
0~2주	자연유산	25%	0.1%
2~10주	선천적 장애	5%	1%
2~15주	정신지체	6%	0.5%
0~9개월	악성 질환	8/10,000	12/10,000
0~9개월	장애인의 성장과 발전	1%	없음
0~9개월	유전자 변이	10%	없음

는 알려져 있지 않다. 그러나 몇몇 영향은 $1Gy_t$보다 높은 선량을 기초로 할 때 선형, 비문턱 형태를 보인다. 많은 동물 실험군이 실제로 피폭되었을 때 이와 같은 영향이 통계적으로 중요하게 관찰될 수 있는 것으로 보고된 최소한의 선량은 대략 100 mGy_t 정도이다.

유전적 영향

불행하게도 방사선생물학에서 가장 알려지지 않은 영역이 방사선유전학 분야이다. 방사선이 유전적 영향을 일으킨다는 것을 확인할 수 있는 모든 자료는 파리 또는 쥐에 대한 많은 실험들로부터 얻어졌다.

> 우리는 방사선에 유도되는 유전학적 효과가 인간에게 발생한다는 것을 제시할 어떠한 자료도 가지고 있지 않다.

원폭 생존자들의 역학조사는 방사선에 의해 유발되는 유전적 영향들이 관찰되지 않았다. 생존자들의 자손은 현재 3세대이다. 따라서 정확한 사람에 대한 자료의 부재로 동물 실험 연구로부터 정보에 의존할 수밖에 없다.

1927년에 노벨상을 받은 미국 텍사스 대학의 유전학자인 뮬러는 *초파리*에 대한 방사선 조사 실험 결과를 발표하였다. 그는 부화 전에 성숙한 초파리에 방사선을 피폭하고 자손들 중 돌연변이 빈도를 측정하였다. 이용된 방사선량은 수백 Gy였지만, 그림 25-14의 데이터에서와 같이 방사선에 의해 유발되는 유전적 장해에 대한 선량-반응 관계는 선형, 비문턱임이 명확하였다.

뮬러(Muller)의 연구에 기초하여 또다른 결론들이 도출되었다. 방사선량은 돌연변이의 심각도를 바꾸지 않으나 돌연변이 발생빈도가 증가된다. 뮬러의 데이터는 선량률 또는 분할 피폭 영향이 나타나지 않았다. 그래서 그는 돌연변이는 단일 히트 현상이라는 결론을 얻었다.

뮬러의 연구를 기초로 하여 1932년 NCRP는 권고 선량한도를 낮추었고 공식적으로 비문턱 방사선 영향의 존재를 알렸다. 그 후 모든 방사선 방호 가이드는 선형, 비문턱 선량-반응 관계를 가정하였고, 방사선의 신체적 영향뿐만 아니라 유전적 영향에 기초를 두었다.

다른 중요한 연구가 루셀(Russell)의 연구이다. 1946년 초에 그는 0.01에서 900 mGy_t/min의 선량률로 최대 10 Gy_t의 총선량까지 많은 쥐의 집락군에 조사하였다. 이

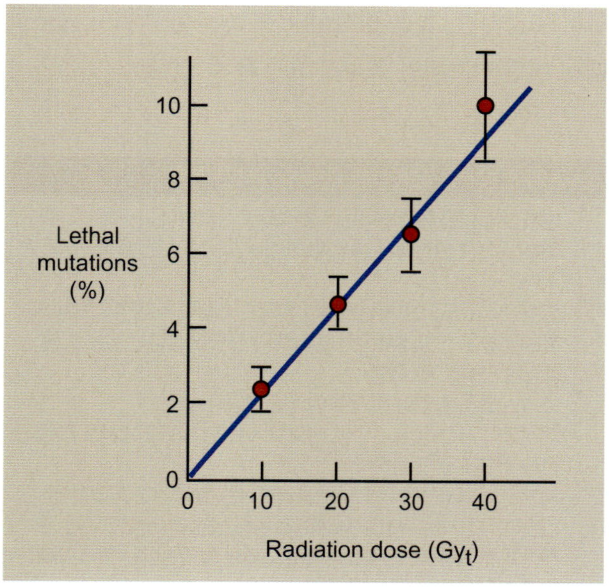

그림 25-14 H.J. Muller로부터 파리의 방사선 조사는 선형, 비문턱으로 유전학적 효과가 나타나는 것을 보여준다. 주의할 점은 선량이 대단히 높았다는 것이다.

러한 연구는 계속 진행되어 현재 80억 이상의 쥐에 대한 관찰이 보고되었다. 실험은 귀의 모양, 털 색깔, 그리고 눈의 색깔과 같은 쉽게 인식 가능한 특징들의 7가지 유전인자의 관찰이 요구된다.

루셀의 자료는 선량률 효과가 존재한다는 것을 보여주었는데, 쥐가 유전적 장해를 복구할 수 있는 능력을 가지고 있는 것을 확인하였다. 그는 선량-반응 관계가 선형, 비문턱 형태임을 확신하였고, 자연적으로 발생하지 않는 어떠한 형태의 돌연변이도 관찰되지 않았다.

쥐에서 단위선량당 평균 돌연변이율은 초파리에서 관찰된 것보다 대략 15배이다. 쥐에 비해 상대적으로 사람에서 존재하는 증가된 감수성이 존재하는지에 대한 사실은 알려지지 않았다.

> 배가선량은 방사선 없이 관찰된 것과 같은 유전자 돌연변이의 두 배 주기를 생성하는 방사선의 선량이다.

이러한 실험 결과로부터 배가 선량의 개념이 도입되었다. 사람에서 유전적 영향이 두배가 되는 방사선량은 0.5~2.5 Gy_t 영역에 있다고 추정하고 있다. 따라서 전리방사선에서 경험하는 선량 범위에서 방사선에 의한 유전적 영향의 발생은 거의 없다는 결론을 얻을 수 있다 (상자 25-1).

이와 같이 의료진단 피폭하에서는 어떠한 조치도 요

구되지 않지만, 높은 방사선량(예: 100 mGy_t 초과)이 요구될 때는 어떤 방호적인 조치가 요구될 수 있다.

상자 25-1 방사선 유전학에 관한 추가적인 결론

- 방사선에 의한 돌연변이는 일반적으로 유해하다.
- 일부 유전적 위험에서 생식세포 결과 방사선의 선량이지만 적다.
- 방사선에 유도되는 돌연변이의 빈도는 선량에 직접적으로 비례하는데 높은 선량에서 획득한 자료의 선형 외삽법은 낮은 선량 효과의 견적을 제공한다.
- 효과는 방사선 연장 및 분류에 의존적이다.
- 대부분의 사전 생식 수명에 대해 여자는 남자보다 방사선의 유전적 영향에 덜 민감하다.
- 대부분의 방사선에 유도되는 돌연변이는 열성이다. 이러한 돌연변이 유전자는 특성을 생성하기 위해 남성과 여성 모두에 존재해야 할 것을 요구된다. 따라서 이러한 돌연변이는 여러 세대에 표시되지 않을 수 있다.
- 방사선에 유도되는 유전자 돌연변이의 빈도는 매우 낮다. 그것은 약 10^{-5} 돌연변이/Gy_t/유전자이다.

요약

방사선 피폭의 확률적 영향들은 피폭 후 장시간 후에 발생한다. 확률적 영향들은 고선, 단기간 피폭으로 나타날 수 있지만, 전리방사선 영상에서의 관심은 장시간에 대한 저선량 피폭을 포함한다.

많은 연구는 긍정적인 결과들을 발표하였지만, 다음과 같은 문제점들이 있다. (1) 정확한 선량이 알려지지 않는다. (2) 관찰된 영향의 빈도수가 낮다. 확률적 영향에서 영향의 발생은 선량과 관련되어 있지만, 문턱(역치)이 있다는 증거는 없다.

국소 조직들은 저선량 피폭에 의해 영향을 받을 수 있다. 확률적 영향들은 피부에 비치사성 변화들이 나타난다. 피부는 건조해지고, 굳어지고 변색이 될 수 있다. 순환 혈구세포에서 염색체 장해는 방사선 피폭의 확률적 영향으로 관찰되었다.

방사선 피폭의 확률적 영향은 선량-반응 관계가 정확하지 않기 때문에 집단에서 방사선 영향을 추정하기 위해서 위험 추정이 이용된다. 상대적 위험은 집단의 방사선량이 알려져 있지 않을 때 계산된다. 상대적 위험은 같은 조건에서 피폭되지 않은 집단에서의 사람 수에 대한 피폭 집단에서의 사람 수를 비교하여 계산된다. 초과 위험은 실험군 수와 대조군 수 사이의 차이로서 확률적 영향의 크기를 결정한다.

자궁에 저선량, 장기간 피폭의 영향은 자연유산, 신생아 사망, 선천적 기형, 암, 발육장해, 유전적 장해, 그리고 정신지체 등을 포함하고 있다. 그러나 이러한 변형들은 1 Gy_t 이상의 선량에 기초를 두고 있다. 직업적으로 또는 의학적으로 현재 경험하는 방사선량의 수준에서 이와 같은 영향들은 거의 없다.

환자 피폭선량 관리

Patient Radiation Dose Management

CHAPTER 26

학습목표

1. 환자 조사선량이 보고될 수 있는 세 가지 방법을 설명할 수 있다.
2. 환자 방사선량 관리에 적용되는 ALARA 원리를 논의할 수 있다.
3., 방사선량에 영향을 미치는 인자를 논의할 수 있다.
4. 임신 단계의 방사선 감수성을 논의할 수 있다.
5. 임신부 환자와 임신부 종사자에 대한 권고된 관리 절차를 기술할 수 있다.
6. 유방 방사선 촬영과 CT 촬영의 방사선량 분포와 세기를 기술할 수 있다.
7. X선 검사 검진이 더 이상 반복적으로 수행되지 않음을 확인할 수 있다.
8. 언제 생식선 차폐가 사용되어야 하는지 설명할 수 있다.

모든 의료 보건물리 활동은 X선 검사 중 환자에 대한 선량과 방사선사에 대한 피폭을 최소화하는 몇 가지 방법을 포함한다. 방사선학자 및 방사선 종사자의 방사선 피폭은 직업상 방사선 감시로 측정된다. 환자의 선량은 보통 인체 모형과 테스트 물체로 모의 방사선 검사를 수행함으로써 추정한다.

방사선 관리 절차가 도입된다면, 직무 방사선 피폭과 환자 조사선량은 수용 가능한 수준으로 낮춰질 수 있다. 보건물리학자들은 ALARA(합리적으로 수용할 수 있을 만큼 낮은 수준으로 방사선 피폭을 유지할 것)에 동의하였다 방사선 종사자들 역시 이 지침을 따라야 한다.

환자 조사선량에 대한 기술

환자의 의료 X선 피폭은 두 가지 이유로 사회에서 큰 관심을 불러일으키고 있다.

첫째, X선 검사의 빈도는 모든 연령대의 그룹에서 증가하고 있는데, 미국의 경우 연간 약 18% 정도의 비율로 증가하고 있다. 이는 의사들이 환자를 치료하는 데 있어, 좀 더 새로운 영상 치료의 양상을 고려하더라도 X선 진단에 점점 더 의존하고 있음을 의미한다.

이는 이미 예견된 바이다. X선 진단은 과거에 비해 오늘날 훨씬 더 정확한 것으로 간주되고 있다. 방사선학자, 방사선 종사자에게 요구되는 좀 더 엄격한 교육 프로그램과 X선 영상 진단 시스템의 향상은 좀 더 어렵고 좀 더 중요한 X선 검사를 가능하도록 하고 있다. 효용과 진단 정확성은 매우 향상되었다.

둘째, 공공 보건 담당관과 방사선 과학자들 사이에서 의료상 X선 피폭과 관련된 위험에 대한 염려가 증가되고 있다. 혈관중재술(angiointerventional) 시술에서 증가되는 빈도에 따라 얕은(shallow) 조직에서 초기 효과가 보고되었다.

진단상 X선 피폭의 만발성 영향도 염려 대상이다. 그러므로 더 나은 방사선 관리를 위해 관심을 기울여야 한다. 저선량에서 진단이 이루어질 때 위험을 감소시킬 수 있기 때문에 그렇게 해야 한다. 이것이 ALARA를 유지하는 것이다.

환자 조사선량 예측

진단 X선에서의 환자 조사선량은 3가지 방법 중의 하나로 보고된다. 피부 입사로의 피폭 또는 **피부 입사선량**(entrance skin dose; ESD)은 가장 측정하기 쉽기 때문에 가장 많이 사용된다.

생식선 선량은 의료상 X선 피폭에 대한 유전적 반응이 가능하므로 중요하다. 생식선에 대한 선량을 측정하거나 예측하기는 어렵지 않다.

골수에 대한 선량은 방사선-유발 백혈병에 가장 큰 영향을 주는 표적기관(target organ)으로 알려졌기 때문에 중요하다. 골수 선량은 바로 측정될 수 없다. 이는 ESD로부터 추정한다.

> 환자 조사선량은 피부 입사선량, 생식선 선량, 골수 선량으로 표현된다.

표 26-1은 다양한 X선 검사에 대한 ESD와 생식선 선량의 대표 값들을 나타내고 있다. 각 시술에 대한 평균 골수 선량도 나타나 있다. 이는 단지 대략적인 값이며

표 26-1 다양한 진단 X선 시술로부터의 대표적인 선량값

검사	기술 [kVp/mAs]	피부 입사선량 (mGy_t)	평균 골수 선량 (mGy_t)	생식선 선량 (mGy_t)
두개골	76/50	2.0	0.10	<1
흉부	110/3	0.1	0.02	<1
경추(목뼈)	70/40	1.5	0.10	<1
요추(허리뼈)	72/40	3.0	0.60	2.25
복부	74/60	4.0	0.30	1.25
골반	70/50	1.5	0.20	1.50
사지	60/5	0.5	0.02	<1
CT(머리)	125/300	40.0	0.20	0.50
CT(골반)	125/400	20.0	0.50	20

어떠한 시설에서도 환자의 선량을 예측하기 위해 사용되어서는 안 된다.

어떤 X선 시설에서도, 전달된 실제 선량은 심각하게 다를 수 있다. X선 발생의 효율, 영상 수용체의 속도가 가장 중요한 변수들이다. 이러한 값들은 다양한 방사선 검사들 사이 상대적 선량 비교를 제공한다. 투시촬영 검사의 선량은 기술, 장치, 가동 시간에 크게 의존해 쉽게 예측할 수 없다. 보통 이러한 값은 반드시 측정되어야 한다.

피부 입사선량(ESD). ESD는 환자 조사선량에 관해 가장 많이 언급된다. ESD가 측정하기 쉽고 측정장치가 없을 때 합리적으로 정확한 예측이 가능하기 때문에 가장 많이 사용된다.

열형광 선량계(TLDs)가 가장 많이 사용된다. TLDs의 크기, 민감도 및 정확도는 환자 방사선 감시에 매우 만족할 만한 수준이다.

여러 개의 TLD 집합 또는 3~10개의 TLD를 X선장의 중심에 환자의 피부에 쉽게 부착할 수 있다. TLD의 반응이 피폭과 선량에 비례하기 때문에, TLD는 전리방사선학에서 나타나는 모든 단계를 측정하는 데 사용될 수 있다. 적절한 연구 기술과 함께 이러한 측정은 5% 내의 정확도를 가진다.

ESD를 예측하는 두 가지 다소 직접적인 방법은 환자 측정이 없을 때 가능하다. 첫 번째는 그림 26-1과 같은 계산 도표를 이용하는 것이다. 이 그림은 기술을 알거나 가정할 수 있을 때 방사선 촬영기기의 X선 세기를 예측할 수 있는 곡선들의 집합으로 구성되어 있다. X선 영상 시스템의 세기가 다양하기 때문에 이 계산 도표 방법은 단지 50% 정도만 유효하다.

이 계산 도표의 사용은 X선 빔의 전체 여과에 대한 정보를 필요로 한다. 이는 보통 의학 물리 보고서로부터 알 수 있으나, 만약 없다면 3 mmAl으로 예측함이 적절하다. 다음으로 예정된 검사의 kVp와 mAs가 확인되어야 한다.

전체 여과로부터의 수직선은 검사의 kVp와 만나는 선까지 이어져야 한다. 이 교차점으로부터 수평선을 왼쪽으로 그어 mR/mAs 축과 만나게 한다. 그 결과적인 mR/mAs 값이 방사선 촬영기기의 대략적인 세기이다.

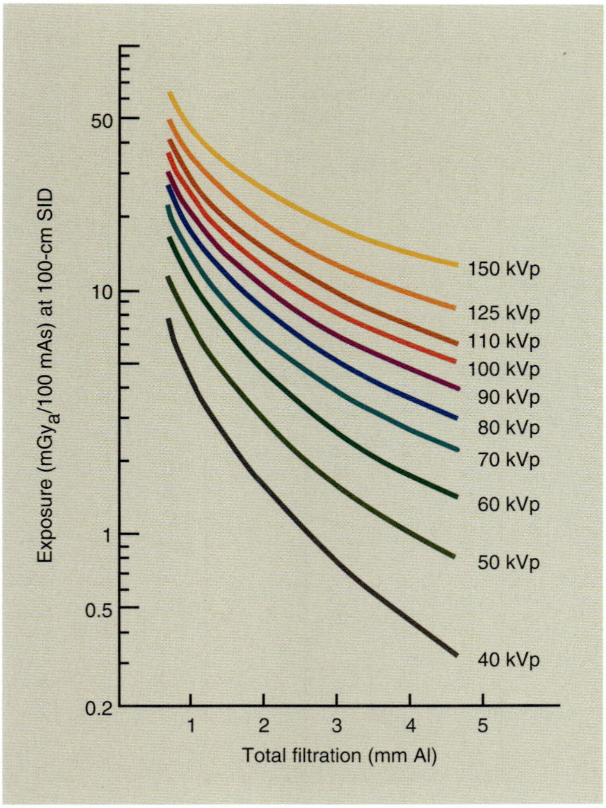

그림 26-1 곡선의 집합은 단일 방사선 촬영기기로부터의 X선 세기 예측에 대한 계산 도표이다.

이러한 값은 검사의 mAs와 곱해져서 대략적인 환자의 선량을 얻도록 해야 한다.

질문 : 그림 26-1의 내용을 참고하여 66 kVp, 150 mAs에서 2.5 mmAl의 여과를 가진 방사선 촬영기기로부터 측면 생식선 영상에 대한 ESD 값을 예측하시오.

해답 : 2.5 mmAl로부터 수직으로 올라가서 66 kVp선과 만나는 교차점을 찾아 수평선을 그어 y 축과 연결하면 38 μGy_t/mAs이다.

38 μGy_t/ mAs × 150 mAs = 5,700 μGy_t

= 5.7 mGy_t

또 다른 접근방법은 의학 물리학자들이 각 방사선 촬영기기로부터 만들어 높은 그림 26-2와 같은 계산 도표를 필요로 한다. 어떤 kVp와 mAs 사이의 이어지는 선은 교정된 mR 값의 ESD를 지나갈 것이다.

질문: 그림 26-2의 계산 도표를 이용하여 66 kVp, 150 mAs에서 생기는 방사선 피폭에서의 ESD를 확인하시오.

해답 : 2개의 점으로부터 선을 이으면 10 mGy_t 단위의 ESD를 지나간다.

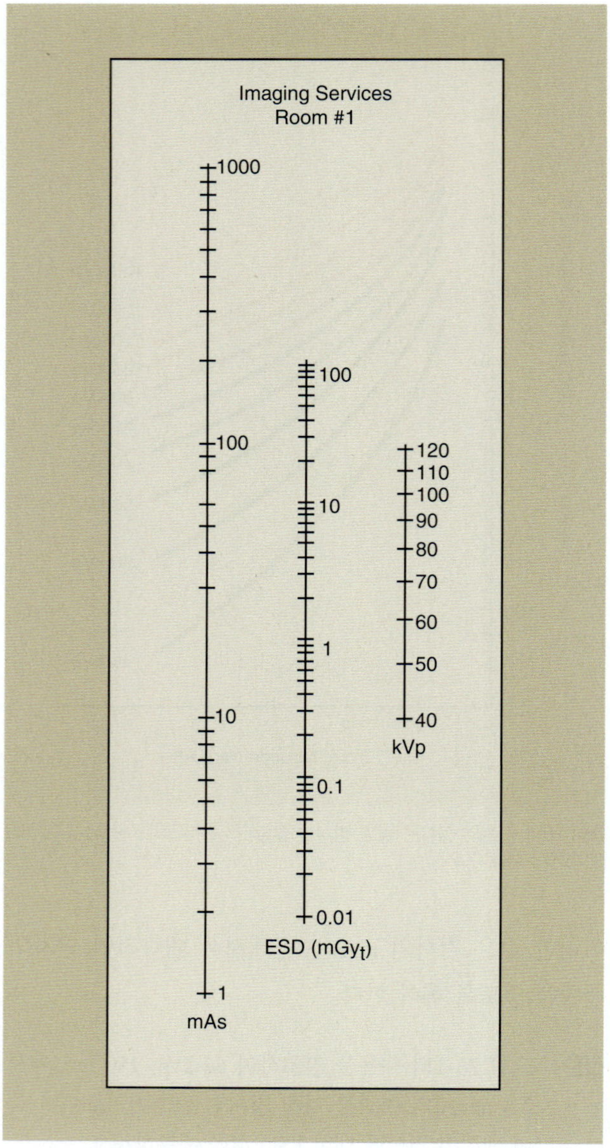

그림 26-2 이런 종류의 계산 도표는 매우 정확하다. 하지만 각 방사선 촬영기기에 대해 개별적으로 만들어져야 한다.

ESD를 예측하는 세 번째 방법은 적어도 하나의 가동 조건에 대한 세기를 알 때 가능하다. 매년의 또는 특정 방사선 제어 검사 및 X선 영상 시스템의 보정으로부터, 의학물리학자들은 보통 80 cm(대략적인 선원-피부 거리, SSD) 또는 100 cm(선원-영상 수용체 거리, SID)에서의 mR/mAs 단위로 세기를 측정한다. 70 kVp, 80 cm SSD에서 방사선 촬영 세기는 약 2~10 mR/mAs로 변화한다.

이러한 보정이 가능하다면, 역자승 법칙을 적용하여 다른 SSD에 대해 적용할 수 있다.

질문: 100 cm SID에서 방사선 촬영기기가 37 μGy_a/mAs (3.7 mR/mAs)로 보고되었다. 75 cm에서의 세기는 얼마인가?

해답: 75 cm SSD에서 세기는 $(100/75)^2=(1.32)^2=1.78$배만큼 커질 것이다.

$37\ \mu Gy_a/mAs \times 1.78 = 66\ \mu Gy_a/mAs$

ESD와 함께 kVp와 mAs의 시험으로도 구할 수 있다. 방사선 세기는 kVp에 대해 제곱의 비율로 변화한다. 이 관계는 제8장에서 언급되었다.

질문: 70 kVp 75 cm SSD에서 방사선 세기가 66 μGy_a/mAs(6.6 mR/mAs)이다. 76 kVp일 때 방사선 세기는 어떻게 되는가?

해답: 높은 kVp에서 방사선 세기는 kVp비의 제곱에 비례한다.

$(76/70)^2=(1.09)^2=1.18$

$66\ \mu Gy_a/mAs \times 1.18 = 78\ \mu Gy_a/mAs$

ESD 추정의 마지막 단계는 비례하는 값인 검사의 mAs값으로 mR/mAs를 곱해 주는 것이다.

질문: 만약 정맥신우조영 방사선 촬영기술이 80 mAs에서 가동된다면 방사선 세기가 78 μGy_a/mAs(7.8 mR/mAs) 일 때 ESD는 얼마인가?

해답: $78\ \mu Gy_a/mAs \times 80\ mAs = 6{,}240\ \mu Gy_a$

$=6.24\ mGy_a$

이러한 단계들은 다음 예제에서 설명된 바처럼 하나의 계산으로 행해질 수 있다.

질문: 방사선 촬영기기에 대한 방사선 세기가 70 kVp 80 cm에서 4.5 μGy_a/mAs(4.5 mR/mAs)이다. 측면 두뇌 필름이 66 kVp, 150 mAs에서 촬영된다면 80 cm SSD에서 ESD는 얼마인가? 90 cm SSD에서 피부 선량은 얼마인가?

해답: 80 cm SSD에서 선량

$$\text{Dose} = (45\ \mu Gy_a / mAs)\left(\frac{66\ kVp}{70\ kVp}\right)^2(150\ mAs)$$

$$= 6{,}000\ \mu Gy_a = 6\ mGy_a$$

90 cm SSD에서 선량

$$\text{Dose} = (6{,}000\ \mu Gy_a)\left(\frac{80}{90}\right)^2 = 4{,}740\ \mu Gy_a$$

$$= 4.74\ mGy_a$$

투시촬영 검사에서 ESD는 X선 영역이 움직이고 때때로 크기가 변화하기 때문에 예측하기 훨씬 어렵다. 만약 X선장이 하나의 크기이며 고정된다면, ESD는 피폭시간에 바로 관련될 것이다.

> 투시촬영 검사에 대하여 평균적으로 40 mGy_t/min의 ESD를 추정할 수 있다.

질문 : 투시촬영 검사 절차가 90 kVp, 2 mA에서 2.5분을 요구한다. 대략적인 ESD는?
해답 : ESD = (40 mGy_t/min)(2.5 min) = 100 mGy_t

평균 골수선량(GSD). 방사선 촬영에서 방사선의 혈액의 영향은 거의 나타나지 않았다. 그러나 진단 절차 동안 환자 조사선량의 하나의 방법으로 평균 골수선량을 이해하는 것이 적절하다.

GSD는 전체 활성 골수에 대한 평균 방사선량이다. 예를 들어, 특정 검사동안 50%의 활성 골수가 1차 빔 안에 있고 평균 250 μGy_t(25 mrad)의 선량을 받는다면 GSD는 125 μGy_t(12.5 mrad)일 것이다.

표 26-1은 다양한 방사선 촬영 검사에 대한 성인의 대략적인 GSD를 포함한다. 아동들에 있어서는 방사선 촬영기술로 선량을 적게 하기 때문에 이러한 수준은 일반적으로 낮아질 것이다. 표 26-2는 성인에 있어 활성 골수의 분포를 나타내고, 전리방사선 시술이 많은 양의 골수 피폭을 포함한다는 증거가 된다.

미국에서 전리방사선 검사로 인한 GSD는 전체 인구에 대하여 평균 약 1 mGy_t/yr(100 mrad/yr)이다.

이러한 선량은 혈액상의 변화를 일으키지 않는다. 그러나 이는 선량 개념이며 인구 기반으로 방사선의 만발성 효과(백혈병)을 예측하는 데 사용된다.

유전학적으로 중요한 선량. 생식선 선량에 대한 측정과 예측은 의심되는 방사선의 유전 영향 때문에 중요하다.

표 26-2 성인 활성 골수의 분포

해부학적 위치	골수 비율
머리	10
상부 사지	8
(복장뼈)	3
늑골(갈비뼈)	11
경추(목뼈, C-spine)	4
흉추(등뼈, T-spine)	13
요추(허리뼈, L-spine)	11
천추(엉치뼈, S-pine)	11
하부 사지	29
총 계	**100**

비록 전리방사선으로부터의 생식선 선량이 개별적으로 매우 낮지만, 인구 전체 영향에 관한 관점에서 몇 가지 중요도를 가질 수 있다.

> 유전학적으로 중요한 선량(genetically significant dose; GSD)은 생식선 선량이다. 만약, 인구의 전체가 받는다면 실제 받는 개별 선량의 합으로 인구에 대한 전체 유전적 영향이 나타난다.

인구 생식선 선량에서 GSD는 인구 유전 풀 전체에 대한 방사선량이기 때문에 중요하다. 그러므로 이것은 가중 평균된 생식선 선량이다. 결과의 평균과 함께 조사받은 사람과 조사받지 않은 사람들에 대해 고려되어야 한다. GSD는 역학 연구의 큰 단위를 통해서만 예측될 수 있다.

> **유전학적으로 중요한 선량**
>
> $$GSD = \frac{\Sigma DN_X P}{\Sigma N_T P}$$
>
> 여기서, Σ는 수학적 기호로서 합 또는 더한 값을 의미하며, *D*는 검사당 평균 생식선 선량, N_x는 방사선 검사를 받는 사람의 수, N_T는 전체 인구의 수, *P*(자손, progency)는 한 명당 예상되는 자식의 수이다.

그러므로 계산 목적으로 GSD는 나이, 성별, 방사선 검사 받는 사람의 예상 자식 수를 고려해야 한다. 또한 다양한 검사의 종류로 검사당 생식선 선량도 알아야 한다.

GSD의 예측은 여러 나라에서 수행되었다(표 26-3). 미국 보건기구 단체는 0.2 mGy_t/yr(20 mrad/yr)로 발표하였다. 그러므로 이것은 약 1 mGy_t/yr(100 mrad/yr)의 수준의 자연 방사선 위의 유전적 방사선 부담이다. 이러한 전체 1.2 mGy_t/yr(120 mrad/yr) 수준의 GSD는 감지할 만하지 않다.

표 26-3 전리방사선 검사로부터 예측된 유전학적으로 중요한 선량

인구	유전학적으로 중요한 선량(mGy_t)
덴마크	220
영국	120
일본	270
뉴질랜드	120
스웨덴	720
미국	200

특정 검사에서의 환자 조사선량

***유방검사에서의 선량*.** 여성 유방에 대한 검사의 다양한 X선 적용과 방사선 유발 유방암에 대한 염려로 인해 이러한 검사에서 수반되는 방사선량에 대한 이해를 하는 것은 필수적이다.

> 영상 필름과 디지털 유방 방사선 검사는 현재 유일한 수용할 만한 기술들이다.

약 8 mGy_a/view(800 mR/view) ESD가 정상이다. 26 kVp 이상에서 X선 관전압이 높아지면 영상의 품질을 수용할 수 없을 정도로 나빠진다. 그러므로 기술 조작에 의한 추가적인 선량 감소는 있을 것 같지 않다.

방사선 촬영 격자는 대부분의 영상 필름 유방 방사선 검사에서 사용된다. 4:1 그리고 5:1의 격자 비율이 가장 대표적이다. 이러한 격자로 인한 대조도의 향상은 중요하다. 그러나 선량 또한 증가한다. 환자 조사선량은 격자를 사용하지 않았을 때와 비교하여 사용했을 때 약 2배 정도 증가한다.

유방 방사선 검사에서 환자 조사선량으로 언급된 값은 오해할 가능성이 있다. 낮은 X선 에너지가 유방 방사선 검사에서 사용되기 때문에, X선 빔이 유방을 통과하면서 선량은 급격하게 감소한다. 만약, 두개골 뒷편(cranicaudad)에서 검사할 때 ESD가 8 mGy_a(800 mR)라면 유방의 중앙선에서의 선량은 단지 1.0 mGy_t(100 mR)일 수 있다.

다행히, 유방 X선 촬영으로부터의 생물학적 부작용에 대한 위험은 작은 것으로 알려져 있다. 분명히, 환자가 염려해야 할 것은 아무것도 없다. 그러나 어떠한 가능한 반응도 내분비선(glandular) 조직에 관한 평균 선량과 관련되고 피부 선량에 관련되지 않는다. **내분비선 선량(glandular dose; Dg)**은 X선 빔의 질과 양에 관한 변화와 함께 복잡한 방식으로 변화한다.

> 유선 선량은 ESD의 약 15%이다.

그림 26-3에 나타난 ESD에 관한 명세는 영상을 위해 2번의 검사를 고려할 때 오해를 불러일으킬 수 있다. 두개골 뒷편에서와 중앙 기울어진 측면의 검사로 구성된 검사를 고려하면, 각 시술의 8 mGy_a(800 mR)의 ESD를 야

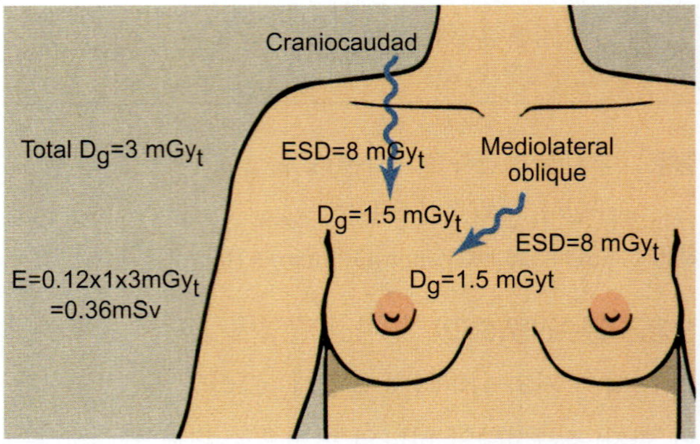

그림 26-3 2번의 유방 X선 피폭은 개개인 선량의 합인 전체 유선 선량으로 나타난다.

기한다.

전체 시술 절차가 16 mGy_a(1.6 R)의 ESD를 가져오는 것으로 기술하는 것은 부정확한 것이다. 다른 입사각에서의 피부 피폭은 더해져서는 안 된다. 우리는 각 촬영에 관한 피부 피폭을 명세하거나 전체 D_g를 예측하려고 시도해야 한다.

전체 D_g는 각 촬영으로부터의 기여도를 ESD의 15%라고 근사함으로써 예측할 수 있다. 결과적으로 전체 D_g는 두개골 측면과 중앙 기울어진 측면의 기여의 합으로 계산된다($0.15 \times 8 = 1.2$ mGy_t). 그러므로 전체 D_g는 2.4 mGy_t이다.

> 유선선량은 접촉 유방 방사선 촬영에서 촬영당 1 mGy_t/view를 넘으면 안 되고, 격자로부터 촬영당 3 mGy_t/view를 넘으면 안 된다.

이 논의로부터 유방 방사선 검사에서의 환자 조사선량은 촬영의 수를 제한한다면 크게 줄일 수 있는 것으로 볼 수 있다. 겨드랑이 쪽 촬영은 반복적으로 이루어져서는 안 된다. 영상 프로그램에 대해 가슴당 2번 이하의 촬영이 권고된다. 디지털 유방촬영 검사는 증감지-필름 유방 방사선 검사에서 얻어진 D_g보다 낮은 값을 보여준다.

***CT 검사에서의 선량*.** 어떤 X선 절차에서 CT 영상에서 중요하게 고려되어야 하는 점 중 하나는 피부 선량이 아닌 촬영 동안의 내부 기관과 조직에 대한 선량 분포이다. 피부 선량에 근거하여, CT는 다른 전리방사선 절차보다 높은 선량을 야기한다. 연속적인 CT 단면의 조합으로 인해 전달되는 피부 선량은 단일 방사선 촬영에

의해 전달되는 값보다 매우 크다. 그러나 전형적인 방사선 촬영 머리 및 신체 검사는 종종 여러 촬영을 포함한다.

다채널 나선형 CT의 사용 증가로 인해 CT는 고선량 시술로 고려되어야 한다. 미국 보건기구 자료는 방사선 검사의 전체 10%가 CT이지만 전체 환자 조사선량의 70%를 차지함을 보여주고 있다. CT 조직 선량은 대략적으로 평균 투시촬영 선량과 같다.

제19장에서 지적한 바와 같이, CT는 많은 중요한 방식에서 다른 방사선 검사와 다르다. 방사선 촬영은 X선이 직접 영상 수용체를 피폭할 때 환자가 '투광 조명기(floodlighted)'라는 점에서 빛으로 사진을 찍는 것과 비교될 수 있다.

반면 CT는 세세하게 조준된 X선 빔으로 촬영된다. 방사선 전달에 있어 이 차이는 CT의 **선량 분포**가 방사선 촬영 절차와 다름을 의미한다.

CT 선량은 머리 검사에 대해 촬영 대상에 대해 거의 균일하다. CT 선량은 신체 CT 선량에 대한 ESD의 약 50%이다. 방사선 촬영과 투시촬영 선량은 입사 표면에서 높고 출구 표면에서 매우 낮다.

CT의 선량 효율에 대한 부분은 X선 빔의 정확한 교정에 영향을 줄 수 있다. 산란 방사선은 환자 조사선량을 증가시키고 방사선 촬영 대조도를 감소시킨다. CT는 좁고 잘 조준된 X선 빔을 사용하기 때문에 산란 방사선이 크게 감소하고 대조도 분해능이 크게 좋아진다. 그러므로 X선 빔의 큰 비율이 영상에 유용하게 사용된다.

CT에서의 정확한 조준은 단지 각 영상에 대해 정확하게 정의된 조직이 조사되는 것을 의미한다. 근접한 영상 간의 겹쳐진 부분은 존재하지 않는다. 그러므로 이상적으로 인접한 CT 영상들의 집합은 환자에게 전달된 선량이 하나의 단면으로부터의 선량과 같도록 한다.

그림 26-4는 왜 이런 이상적인 상황이 실제 얻어질 수 없는지를 나타내고 있다. X선관의 초점 크기는 단면의 날카로운 경계를 얼룩지게 한다. 또한 X선 빔이 정확하게 평행하지 않고 빔이 영상 장을 넘어갈 때 몇몇 퍼짐이 나타난다.

만약, 근접 영상들의 집합이 자동적으로 환자 테이블에 표시된 바대로 수행된다면, 테이블의 움직임은 정확해야 한다. 테이블이 영상 간 너무 크게 움직이면 몇몇 조직은 촬영이 안 될 것이다. 움직임이 너무 작으면 영상에서 몇몇 조직은 2배로 피폭될 것이다.

> 적절한 보정을 위해 CT 조준기는 주기적으로 점검하는 것은 필수적이다.

다중 나선 CT는 주어진 조직에 대해서 선량 윤곽에 대해 적은 꼬리를 남기기 때문에 일반적 step&shoot CT보다 낮은 선량을 야기한다. 선량 윤곽의 꼬리는 *반암부(penumbra)*라 불린다.

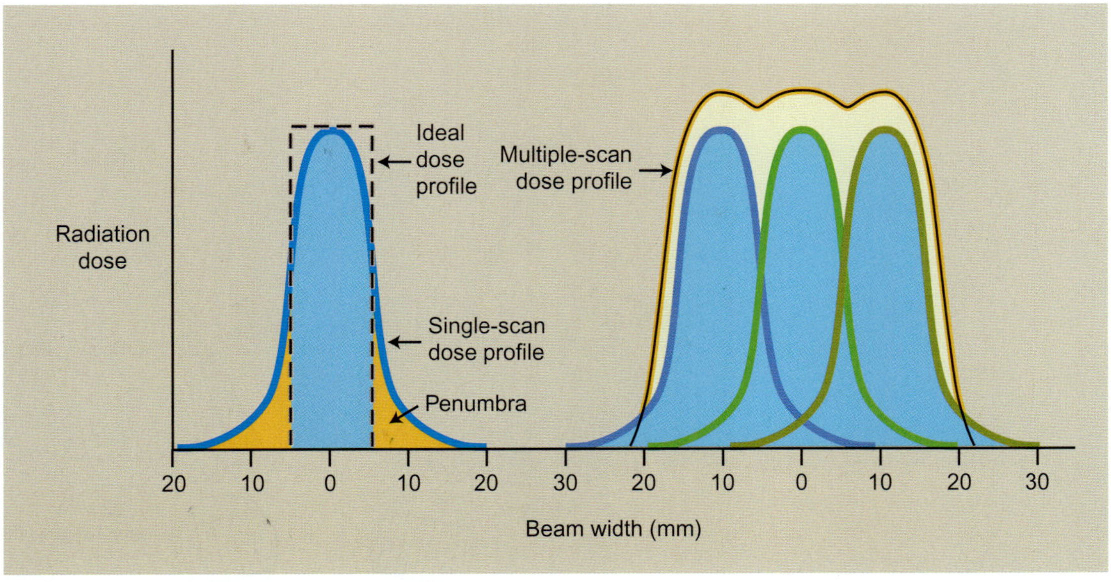

그림 26-4 Step&shoot 다채널 나선형 CT에서의 환자 조사선량 분포는 X선 빔의 윤곽을 정확하게 할 수 없기 때문에 어렵다.

전형적인 CT 선량은 머리 영상에 대해 30~50 mGy_t (3,000~5,000 mrad), 신체 영상에 대해 20~40 mGy_t(2,000~4,000 mrad)이다. 이러한 값들은 단지 근사한 값이고, CT 영상 시스템의 종류와 사용된 검사 기술에 따라 크게 달라진다. 각 검사의 유효선량은 대략 10 mSv(1,000 mrem)이다.

그림 26-5에서의 64장의 단면 CT 영상 시스템은 같은 부피의 조직에 대해 반암부로부터 더 작은 선량을 받기 때문에 더 적은 수의 단면보다 적은 환자 조사선량을 야기한다. 그림 26-6과 같은 부가적인 환자 조사선량 감소는 같은 빔 폭이 조합된 픽셀 줄에 촬영될 때 mA가 영상 잡음을 나쁘게 하지 않으면서 분해능을 분명하게 하기 때문에 얻어질 수 있다(그림 26-6).

다중 단면 값이 높을수록 환자 조사선량의 값은 낮아진다.

CT X선 빔이 잘 조준됐기 때문에 조사받는 면적은 정확하게 제어될 수 있다. 그러므로 수정체와 같이 방사선에 민감한 기관은 선택적으로 회피될 수 있다. CT에서의 1차 X선 빔에 대한 방호와 같은 차폐는 거의 사용되지 않는다. 차폐로 사용되는 금속은 영상에 얼룩을 생성시킬 뿐 아니라, X선 선원의 회전 작용의 효율성을 감소시킨다.

나선형의 CT 동안 환자 조사선량은 어떤 면에서 일반적인 step & shoot CT보다 평가하기 더 어렵다. 1.0:1의 피치(pitch)에서 환자 조사선량은 근사적으로 같다. 높은 피치에서 선량은 전형적인 CT에 비해 줄어든다. 낮은

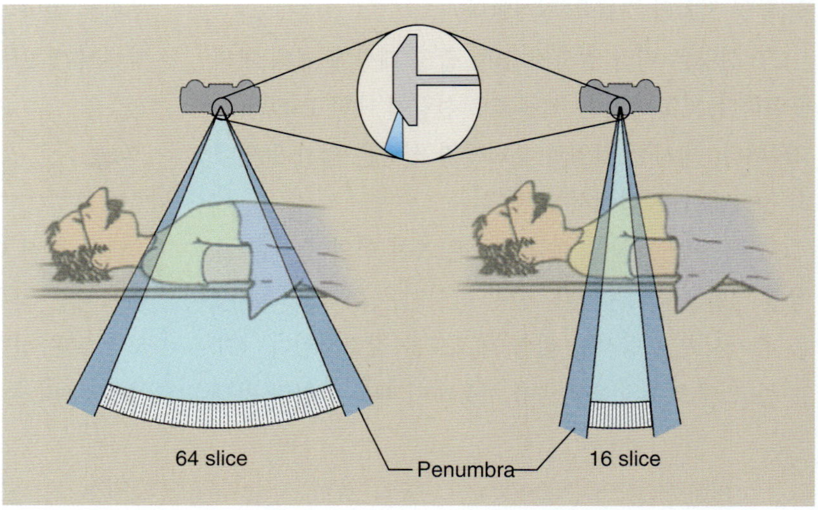

그림 26-5 주어진 촬영 해부기관에 대해 CT 다중 단면의 수가 많을수록 빔의 반음영이 줄어들어 환자 방사선량은 줄어든다.

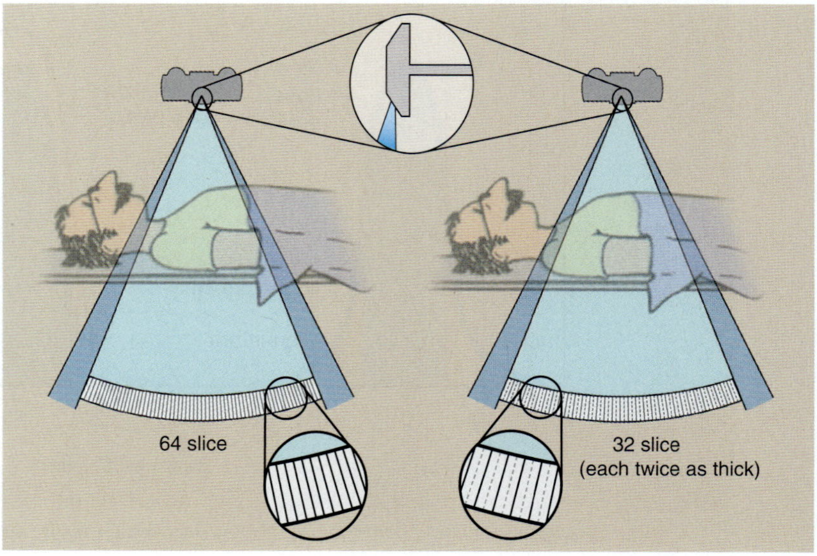

그림 26-6 2개의 검출기 열이 같은 빔 폭에 대해 조합될 때, 환자 조사선량을 줄어들 것이다.

피치에서 환자 조사선량은 증가한다.

어떤 방사선 촬영 절차인가에 따라 많은 인자들이 환자 조사선량에 영향을 준다. CT 영상의 경우, 일반화가 가능하다.

> CT 환자 조사선량
>
> *환자 조사선량* $= k\frac{IE}{\sigma^2 w^3 h}$
>
> 여기서 k는 변환 인자, I는 빔 세기[mAs], E는 평균 에너지[keV 약 1/2kVp], σ는 시스템 노이즈, w는 픽셀 크기, h는 빔 폭이다.

방사선 촬영과 함께 환자 조사선량은 빔 세기에 비례한다. 또한 환자 조사선량은 평균 빔 에너지에 직접적으로 비례한다. 다른 인자들은 CT 영상에만 관련된 변수들이다.

시그마(σ)는 노이즈이다. 이 값은 증감지-필름에 얼룩량과 등가이며, CT 수에서의 통계적 랜덤 변화를 대표한다. w는 픽셀 크기를 나타내며 공간 분해능의 결정 요소 중 하나이다. 마지막 인자 h는 빔 폭이다.

> 다른 인자는 변화하지 않으면서 노이즈 또는 빔 폭이 감소하면 환자 조사선량은 증가한다.

모든 다른 인자가 같고 낮은 노이즈와 높은 분해능의 CT 영상은 높은 환자 조사선량을 야기한다. CT의 문제점, 실제로 모든 방사선 영상의 문제점은 좋은 분해능을 전달하고 낮은 노이즈(왜냐하면, 이는 환자에 대한 매우 높은 선량이 야기되므로)를 갖는 것보다 X선 빔을 효율적으로 사용하고 환자에 대해 합리적인 선량에서 최상의 영상을 얻는 것이다.

불필요한 환자 조사선량의 감소

방사선 종사자들은 불필요한 환자 조사선량의 많은 원인들을 상당히 제어할 수 있다. 불필요한 환자 조사선량은 환자의 복지나 적절한 관리 및 간호에 필요하지 않은 방사선량으로 정의된다.

불필요한 검사

방사선 종사자들은 실제적으로 대부분의 경우 불필요한 선량의 가장 큰 부분, 즉 불필요한 방사선 검사에 대한 권한을 가지고 있지 않다. 이것은 거의 오로지 방사선학자 또는 의사들의 책임이다. 방사선 종사자들은 환자가 기존에 방사선 검사를 받았는지 물어봄으로써 도울 수 있다. 만약 그렇다면 어떤 단계가 수행되기 전에 검토하기 위한 영상을 구할 수 있다.

불행하게도, 이러한 불필요한 환자 조사선량의 원인은 방사선학자와 의사들에게 심각한 딜레마를 가져온다. 필요한 정보의 양이 극히 낮거나 존재하지 않는 것으로 알려졌을 때 많은 방사선 검사들이 수행된다. 이러한 검사가 수행되면, 방사선량에 대해 환자에게 보상을 해줄 정도의 이득은 없다.

그러나 이 검사가 수행되지 않으면, 의사와 방사선학자들은 환자의 상태 관리가 실패할지 모른다고 심각하게 비평할지 모른다. 심지어 검사가 환자의 효율적 관리에 작은 영향 또는 어떤 영향도 끼치지 못한다는 의문이 들 때에도, 방사선학자들은 곤란을 당할 수 있다. 이와 같은 상황에서 방사선학자들은 다음 속담과 같은 상황에 놓인다. 'rock and a hard place(이러지도 저러지도 못한다).'

반복적인 방사선 검사는 정확한 의학적 인지가 없다면 수행되어서는 안 된다. 검사가 비용 대비 효율적이지 않고 질병 탐색률이 매우 낮기 때문에 이러한 검사가 거의 이득이 없다는 분명한 증거가 있다. 이런 경우의 예들은 다음 절에서 논의할 것이다.

폐결핵에 대한 과다 촬영. 흉부 방사선 검사에 의한 일반적인 촬영은 효율적이지 않은 것으로 나타났다. 폐결핵 검사의 더 좋은 방법들이 현재 가능하다. 높은 위험 집단(예로, 의료적 및 준의료적 개인)에 대한 X선 촬영은 가능한 집단 위험을 불러일으킬 수 있는 직업에 있는 사람(예로, 식품 관련업자, 교사), 그리고 특별한 직업 종사자들(예로, 광부, 헬륨, 석면, 유리, 산화규소를 다루는 사람)에게 적절할 수 있다.

병원 허가. 흉부 방사선 검사는 흉부 질병에 대한 의학적 표시가 발견되지 않았다면 반복적인 병원 허가로 수행되어서는 안 된다. 이러한 검사의 대상이 될 수 있는 환자들은 폐질환에 대한 검사가 허가된 사람들이다.

고용 전 신체 검사. 기존의 부상이나 질병에 관한 지식을 이러한 접근을 통해 얻어낸 적이 없으므로 흉부와 등 아래 방사선 검사는 정당화되지 않는다.

주기적 건강 검진. 많은 물리학자 및 보건 관련 조직은 매년 또는 격년 건강검진을 장려한다. 분명히 어떤 증상이 없는 환자에 대해 검사를 수행할 때 방사선 검사, 특히 투시촬영(형광투시) 검사가 포함되어서는 안 된다.

응급실 CT. CT는 방사선 촬영에서 진단 영상에서의 첫 번째로 사용되어 왔다. 집단 유효선량이 빠르게 증가하고 있기 때문에 이러한 과도 사용은 제어되어야 한다.

몸 전체 다채널 나선 CT 검사. 몇몇 시설들은 이러한 절차를 스스로 원한다 하여 일반인에게 제공한다. 중요한 질병 감지 비율의 증거가 나타나지 않는 한 CT 검사는 하지 않아야 한다. 방사선량이 너무 높다.

반복된 검사

방사선 종사자가 영향을 미칠 수 있는 불필요한 방사선 피폭의 한 영역은 검사의 반복이다. 반복 검사의 주기는 모든 검사에 10%에까지 다양한 것으로 예측되어 왔다. 전형적으로 바쁜 병원 시설에서는 반복 검사의 비율이 일반적으로 5%를 넘어서는 안 된다. 높은 반복 비율을 가진 검사는 요추(허리척추), 흉추(가슴척추), 복부를 포함한다.

> 디지털 방사선 촬영에서의 반복 검사는 절대 필요하지 않다.

몇몇 반복 검사는 기계 오작동으로 인해 발생한다. 그러나 대부분은 방사선사의 실수로 일어난다. 반복 검사의 주된 원인은 적절하지 못한 위치와 영상을 너무 밝거나 어둡게 만드는 낙후된 방사선 촬영 기술로 인해 발생한다.

움직임과 부적절한 조준에 의해서도 반복 검사가 발생하기도 한다. 그 밖의 이유로는 지저분한 화면, 적절하지 않은 카세트, 빛 누설, 화학적 포그(chemical fog), 지저분한 기계에 의한 인공물, 잘못된 투사, 부적절한 환자 준비, 격자 에러, 다중 촬영 등을 들수 있다.

방사선 촬영 기술

일반적으로 고관전압 기술은 감소된 환자 조사선량을 가져온다. 관전압의 증가는 항상 수용할 만한 방사선 촬영 광학밀도를 얻기 위해 관전류의 감소와 연결된다. 이는 차례로 환자의 선량을 감소시킨다.

이 선량 감소는 환자 조사선량이 mAs에 선형적으로 연결되면서 kVp에는 근사적으로 제곱으로 관련되기 때문에 나타난다. 고관전압 기술에 대한 방사선 촬영의 영역은 흉부 검사에서 널리 사용되고 있다.

질문 : 두개골 측면 방사선 촬영이 64 kVp, 80 mAs에서 4 mGy_a(400 mR)의 ESD를 야기한다. 만약 관전압이 74 kVp(15% 증가)로 증가하고 mAs가 반으로 감소하여 40 mAs가 되면 광학밀도는 유지될 것이다. ESD는 어떻게 될 것인가?

해답 :
$$\text{선량} = (4\ mGy_a)\left(\frac{40\ mAs}{80\ mAs}\right)\left(\frac{74\ kVp}{64\ kVp}\right)^2$$
$$= (4\ mGy_a)(0.5)(1.34)$$
$$= 2.68\ mGy_a$$

물론 방사선학자들은 방사선 촬영 품질에 대한 마지막 판단을 해야 한다. kVp를 심하게 크게 늘리는 것은 방사선학자에 의해 적절한 판단을 내리기에는 너무 낮은 대조도를 가진 영상을 가져올 수 있다.

> 디지털 방사선 촬영은 높은 kVp에서 수행될 수 있으며 이는 낮은 환자 방사선량을 가져온다.

적절한 조준은 좋은 방사선 촬영 기술에 필수적이다. 조준의 사용은 환자의 유효 선량 감소뿐만 아니라 산란 방사선이 줄어들기 때문에 향상된 대조도 분해능과 함께 영상 품질의 향상을 가져온다.

영상 수용체

영상 수용체는 첫째, 수행될 검사의 종류에 의해 선택되어야 하고, 둘째, 좋은 품질의 영상을 생산하기 위한 방사선량을 위해 선택된다. 필름 감도보다는 화면 감도가 환자의 선량을 우선적으로 제어한다는 것을 기억해야 한다.

> 검사의 특성에 모순되지 않는 가장 빠른 감도의 증감지-필름 조합이 사용되어야 한다.

희토류와 다른 빠른 화면은 가능할 때 사용되어야 한다. 정형, 흉부, 방사선 촬영 확대에서의 그러한 화면에 대한 반복적 사용이 적절하다. 이러한 빠른 시스템의 사용은 몇몇 응용에서 성가신 얼룩을 야기한다. 그러나 이는 방사선학자에 의해 다시 결정되어야 한다. 보통, 400 감도 시스템이 현재 일반적 방사선 촬영에 사용된다.

디지털 방사선 촬영(digitalradiographic; DR)을 위한 영상 수용체는 고유적으로 증감지-필름보다 빠르다. DR을 사용한 환자 조사선량은 빠른 감도와 mAs의 감소가 수반된 kVp로 인해 낮아져야 한다.

환자 위치

상지(위팔) 또는 흉부가 검사될 때에는 환자가 앉은 장소에서 특별히 생식선이 피폭되지 않도록 관심을 기울여야 한다. 따라서 환자를 사용 빔 측면에 위치시키고 방호 납치마를 이용해 차폐시켜야 한다.

특정 지역 차폐

대부분의 방사선 방호 지침과 방사선 반응 정보가 전체 피폭에 대해 기반된다 하더라도 방사선 검사는 부분적인 신체 피폭을 야기한다. 방사선 검사의 신체 부분 특성은 적절한 빔 조준과 특정 영역 차폐의 사용을 통해 제어된다.

특정 지역 차폐의 사용은 특히 민감한 조직 또는 기관이 사용 빔 근처에 있을 때 요구된다. 수정체, 흉부, 생식선은 1차 방사선 빔으로부터 자주 차폐된다. **접촉 차폐(contact shield)**와 **그림자 차폐(shadow shield)**, 두 가지 종류의 특정 영역 차폐장치가 사용된다.

수정체 차폐는 항상 접촉 타입이다. 접촉 차폐장치는 환자에게 직접 위치한다. 생식선 차폐는 다르게 접촉 또는 그림자 타입이 될 수 있다.

가슴 차폐는 척추측만(scoliosis) 검사 동안 접촉 차폐가 권고된다. 이러한 검사는 종종 전방-후방(anterior-posterior; AP) 투사로 구성되며 발육기의 가슴에 대해 1차 빔 X선 조사를 시킨다. 그러나 후방-전방(PA) 투사는 확대가 중요하지 않기 때문에 똑같이 만족스럽다. PA 투사는 대체로 AP 투사의 약 1% 정도의 흉부 선량을 야기한다.

그림 26-7은 몇 가지 접촉 생식선 차폐의 예를 보여준다. 이러한 접촉 차폐가 상업적으로 구매가 안 될 때, 방호물질들을 적절하게 자른 조각을 활용하면 좋다. 하트형, 다이아몬드형, 삼각형, 사각형과 같은 모양들이 효과적으로 사용되었으며, 특히 어린 아이들에게 유용하다.

그림자 차폐의 예는 그림 26-8에 나타나 있다. 이러한 그림자 차폐는 접촉 차폐만큼 효과적이며 성인 환자의 경우 더 수용할 만하다. 그러나 이러한 장치의 사용은 방사선사들에게 있어 주의 깊은 관심을 요구한다.

차폐는 촬영기기를 가리지 않고 생식선에 그림자를 만들어야 한다. 그림자 차폐의 부적절한 위치는 반복 검사와 증가된 환자 조사선량을 야기한다. 그림자 차폐는 특히 불임 시술 환자의 수술 동안 특히 유용하다.

상자 26-1은 생식선 차폐의 주요 특징을 나열하고 있다.

임신한 환자

두 가지 상황이 전리방사선학에서 특별히 관리와 행동을 필요로 한다. 둘 다 임신과 관련된다. 이것의 중요성은 물리적 및 감정적 측면 모두에서 분명하다.

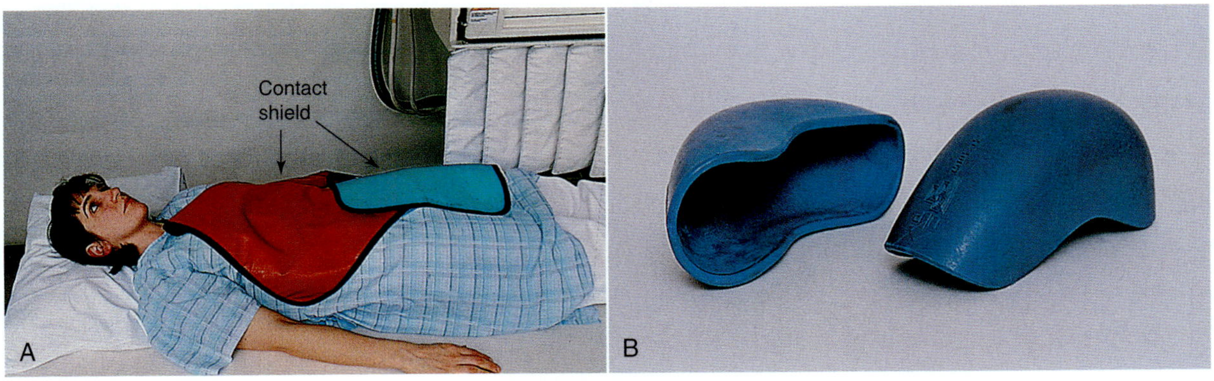

그림 26-7 유용한 생식선 차폐의 예. 이는 비닐 납(A) 형태이거나 적절한 모양을 갖춘(B) 형태일 수 있다.

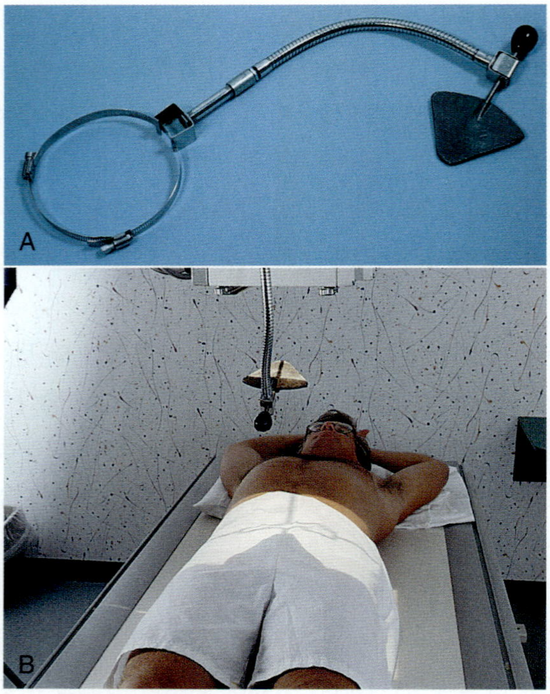

그림 26-8 (A) 그림자 차폐. (B) 빔-고정 시스템 위의 그림자 차폐가 생신선 위에 그림자를 만들고 있다.

상자 26-1 생식선 차폐

- 생식선 차폐는 모든 환자들에게 고려되어야 하며, 특히 아이들과 임신 가능성이 있는 사람에게 고려되어야 한다. 관리상의 절차로, 40세 이하의 젊은 사람을 포함하고 그 보다 더 나이 든 사람도 포함한다.
- 생식선 차폐는 생식선이 사용 빔 안에 있거나 근처에 있을 때 사용해야 한다.
- 적절한 환자 위치와 빔 조정은 생식선 차폐가 있다고 해서 부주의해서는 안 된다.
- 생식선 차폐는 필요한 진단 정보를 얻 는데 방해가 되지 않을 때만 사용해야 한다.

방사선생물학적 고려

생식선에 대한 방사선 피폭으로 가능한 반응의 심각성은 시간과 선량 둘 모두 관계된다. 의심할 바 없이 방사선 피폭에 대해 가장 민감한 시기는 태어나기 이전이다. 게다가 임신 초기의 태아가 임신 후기에 비해 더 민감하다. 일반적인 법칙에 따라 더 높은 방사선량을 받을수록 방사선 반응은 더 심각해질 것이다.

시간 의존도. 심각한 오해는 임신부가 자신이 임신한 상태를 모르기 쉬운 때인 첫 2주 동안의 방사선 조사가 가장 결정적인 시간이라는 것이다. 그러나 실제 이 임신 기간 동안의 방사선 조사는 가장 덜 위험하다. 이 시기의 낙태는 방사선 피폭이 아닌 다른 이유로 일어난다.

첫 2주 동안 방사선 조사로 인해 가장 일어나기 쉬운 생물학적 반응은 배아의 흡수(resorption of the embryo), 그러므로 임신이 불가능해진다는 것이다.

임신 후 첫 2주 동안 선천적인 결함의 유발 가능성에 대한 염려는 발표된 적이 없다. 이러한 반응은 어떤 방사선량 피폭에도 동물 실험이나 인간에서 나타난 적이 없다.

약 2~10주간의 시간을 **주요 기관형성**(organo-genesis) 시기라고 부른다. 이 기간 동안 태아의 주요 조직이 형성되기 때문에 이 시기에 과다한 방사선량은 선천적인 결함이 나타날 수 있다. 기관형성 초기에 가장 일어날 가능성이 높은 선천적 결함은 골격의 기형과 관련된다. 이 시기 이후에는 정신적 결함이 더 일어나기 쉽다.

6~9개월 사이에는 기존에 언급됐던 반응들이 일어나지 않는다. 많은 연구들은 6개월 이후 진단상의 방사선 조사 이후 반응이 일어난다면, 주된 반응은 어린 시절에 나타나는 악성 질병이라고 강하게 제시하고 있다.

임신 기간의 방사선 조사에 대한 이러한 반응들은 발현의 위험성 이전에 매우 높은 방사선량을 필요로 한다. 이러한 반응들은 250 mGy(25 rad) 미만에서 나타나지 않는다.

이러한 수준의 선량은 있을 가능성이 적다. 그러나 복부나 골반에 다중의 방사선 검사를 받을 환자들에게는 가능성이 있다. 방사선 종사자들의 직무 피폭은 낮기 때문에 그들에게는 필연적으로 불가능하다. 이 외에 생식선에 대한 방사선 조사 후 나타난 중요한 반응은 보고된 바 없다.

선량 의존도. 생식선에 대한 방사선 조사에 대하여 인간에 대해 선량-반응 관계를 수립할 만한 실질적인 정보가 없다고 느낄 수도 있다. 그러나 동물에 대한 방사선 조사의 많은 데이터들이, 특히 쥐와 생쥐들에서 추정될 수 있는 관계의 근거 역할을 한다. 앞으로 논의되는 이야기는 비록 인간의 피폭에 관한 것이지만 동물 연구로부터의 외삽에 근거한 추정치를 나타낸 것이다.

2 Gy(200 rad)의 생식선에 대한 방사선 조사 후, 이전에 논의된 영향들이 일어날 것은 거의 확실하다. 가능성은 적지만 전리방사선학에서 이러한 크기의 피폭이 일어날 수도 있다.

임신 첫 2주 동안의 자연유산은 250 mGy(25 rad) 이하의 피폭으로 인해 일어날 가능성은 적다. 선량-반응 관계에 대한 정확한 특성은 알려져 있지 않지만, 위험에 대한 합리적인 추정은 100 mGy(10 rad)의 선량 후에 0.1%의 모든 수태(conception)가 재흡수되는 것을 나타낸다.

저선량에서의 반응은 비례해서 낮다. 그러나 방사선 피폭이 없는 상태에서의 자연유산 발생률이 25~50%임을 인지해야 한다. 생식선에 피폭이 없는 상태에서 대략 신생아들의 5%가 분명한 선천적 결함을 가지고 태어난다.

100 mGy(10 rad)의 태아 피폭 후 1%의 선천적 결함이 나타나는 것으로 나타났고 저선량에서는 비율이 더 줄어들었다.

자궁에 대한 방사선 조사 후 소아 악성 질병의 유발은 평가하기 어렵다. 위험 추정치는 자연유산이나 선천적 결함에서 보고된 바보다 더 낮다. 소아 악성 질병에 대한 위험도를 평가하는 최선의 방법은 상대적 위험 추정치를 사용하는 것이다.

첫 3개월 동안, 상대적인 방사선 유발 소아 악성 질병의 위험도는 5~10이다. 이는 6~9개월 사이에는 1.4로 낮아진다. 전체 상대적 위험도는 1.5(자연적으로 일어나는 것보다 50% 증가)로 받아들여진다.

환자 정보

임신 초기에 대해 사고적 피폭에 대한 보호는 복잡한 행정상 문제를 가져온다. 이러한 상황은 특히 그러한 상태를 인지하지 못하고 태아가 특히 방사선에 민감한 임신의 초기 2개월 동안 중요하다. 2개월 뒤에 인지하지 못한 임신에 대한 방사선 조사의 위험은 환자가 대체적으로 임신 여부를 알기 때문에 적다.

임신 상태가 알려진다면, 어떤 상황 속에서도 방사선 검사는 수행되어서는 안 된다. X선 검사를 해도 된다는 문서화된 결정이 없는 상태에서 누구도 임신을 알면서 임신부에 X선 검사를 하면 안 된다. 이러한 검사가 수행된다면, 환자 조사선량을 최소화하기 위한 기존에 논의된 모든 촬영기술들이 함께 수행되어야 한다.

임신 환자가 꼭 검사를 받아야 한다면, 검사는 정확하게 조준된 빔을 사용하여 차폐물을 주의 깊게 위치시켜 수행해야 한다. 이러한 상황에서는 고관전압 기술을 사용하는 것이 가장 적절하다. 임신 환자를 방사선 조사하지 않는다는 것을 보장하기 위해 사용될 수 있는 행정적인 절차에는 복잡한(선택적 예약) 것에서 간소한(게시) 것까지 다양하다.

선택적 예약. 알려지지 않은 임신에 대한 방사선 조사를 막기 위해 가장 직접적인 방법은 **선택적 예약**(elective booking)을 구성하는 것이다. 이는 의료인, 방사선학자, 또는 방사선 종사자가 환자의 기존 월경주기의 시간을 결정할 것을 요구한다. 태아에 영향이 없거나 근접하지 않은 X선 검사는 허가될 수 있으나, 그래도 복부 차폐는 수반되어야 한다.

이상적으로 담당 의사는 월경주기의 결정과 검사 필요성에 대한 어떠한 의문이 있을 때 검사 요구의 보류에 대한 책임을 진다. 이는 정기적으로 계획된 의료인 회의에서 쉽게 수행될 수 있는 방사선 안전관리 지원 교육 프로그램을 필요로 할 수도 있다.

환자 설문. 대안 절차로 환자 스스로 임신주기를 인지하는 방법이 있다. 많은 진단 영상과에서 환자는 검사를 수행하기 전에 환자 정보 서식을 완성해야 한다.

이러한 서식은 종종 '당신은 임신부입니까 또는 임신 가능성이 있습니까?'라는 질문과 '당신의 마지막 월경주기는 언제인가요'와 같은 질문을 포함한다. 그림 26-9는 이러한 간단한 예시이고, 아직까지 임신 환자의 방사선 조사에 대비한 방호를 위해 유효한 질문이다.

게시. 만약 선택적 예약과 진단 영상 서비스에 적절한 것으로 보이는 서식을 요구하는 것이 모두 불가능하다면, 비슷하게 성공적인 방법은 대기실에 경고 문구를 게시하는 것이다. 이러한 표시는 '당신은 임신부입니까 또는 임신 가능성이 있습니까? 만약 그렇다면 방사선사에게 알려주세요.' 또는 '경고-만약 당신이 임신했다면 특별한 주의가 필요합니다.' 또는 '주의-만약 당신이 임신했을 가능성이 조금이라도 있다면, X선 검사를 받기 전에 방사선사에게 알려주는 것이 가장 중요합니다.'라고 읽힐 수 있어야 한다.

> 우리는 대기실에서 표지판을 게시함으로써 임신 환자에게 우리의 책임을 수행한다.

X-Ray Consent for Women of Childbearing Age

X-ray examinations of abdomen and pelvis exposing the uterus to radiation are:

Abdomen (KUB)	Colon (barium enema)	Pyelograms (IVP and retrograde)
Stomach (UGI)	Gallbladder	Cystograms
Small Intestine (SI)	Hips, sacrum, coccyx	Lumbar spine and pelvis
All nuclear medicine studies		

The 10 days after onset of menstural period are generally considered safe for x-ray examinations.

Onset of last menstural period	Date ______________		Date today ______________
I am pregnant	Yes ______	No ______	Don't know ______
I have had a hysterectomy	Yes ______	No ______	Don't know ______
I use an IUD	Yes ______	No ______	Don't know ______

I recognize that if I am pregnant and have radiation to the abdomen, there is a possibility of injury to the fetus. However, I understand that the likelihood of such injury is slight and that my physician feels that the information to be gained from this examination is important to my health. I therefore wish to have this x-ray examination performed now.

____
Name of examination

____
Signature of patient

____
Witness

그림 26-9 임신 연령대의 여성에 관한 방사선 동의서

그림 26-10은 NCDRH(National Center For Devices And Radiological Health)로부터 이용 가능한 유용한 포스터이다. 이러한 포스터는 환자와 보건관리 시설에 대한 우리의 책임을 만족시킨다.

방사선 검사를 받는 여성 중 1% 미만이 임신 가능성을 가진 것으로 추정된다. 만약, 임신부가 발견되지 못하고 방사선 조사를 받았다면 환자에 대한 방사선 서비스가 가지는 책임은 무엇이며, 무엇을 해야 하는가?

첫 번째 단계는 태아 피폭을 예측하는 것이다. 의학물리학자들에게 즉각적으로 도움을 요청하고 예상 태아 선량을 요구해야 한다. 만약, 사용된 검사 기술에 대한 예비 검토(즉 검사의 종류, kVp, mAs)에서 선량이 10 mGy_t(1 rad)를 넘었을 가능성이 있다면 좀 더 완벽한 선량 평가가 수행되어야 한다.

표 26-4는 많은 검사들에 대한 대표적인 태아 피폭을 나타낸다. 수행된 검사의 종류, 기술 및 도구에 대한 지식과 함께, 의학 물리학자들은 태아 선량을 정확하게 결

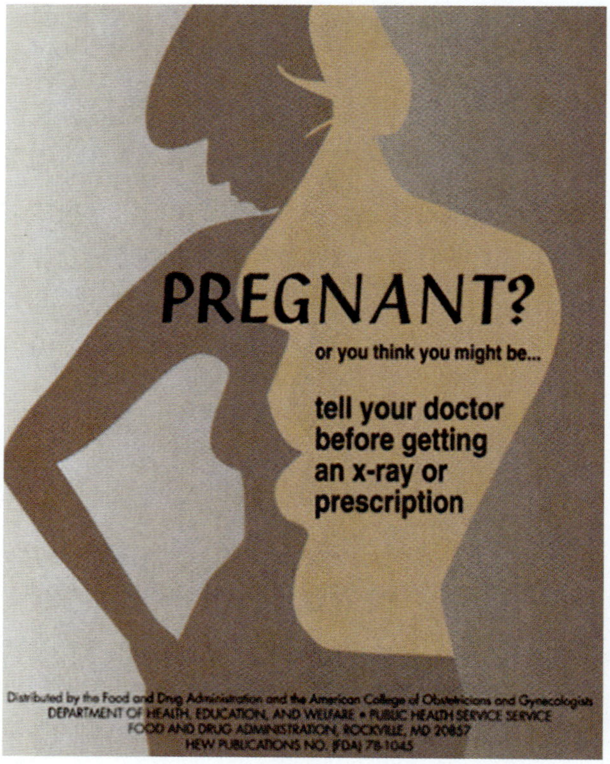
PREGNANT?
or you think you might be...
tell your doctor before getting an x-ray or prescription
Distributed by the Food and Drug Administration and the American College of Obstetricians and Gynecologists
DEPARTMENT OF HEALTH, EDUCATION, AND WELFARE • PUBLIC HEALTH SERVICE SERVICE
FOOD AND DRUG ADMINISTRATION, ROCKVILLE, MD 20857
HEW PUBLICATIONS NO. (FDA) 78-1045

그림 26-10 장치와 방사선학적 보건을 위한 국가 센터에서 사용 가능한 방사선과 임신에 대하여 경고하는 포스터

표 26-4 400 감도 영상 수용체와 함께 자주 수행되는 방사선 촬영 검사들에 대한 대표적인 입사 피폭과 태아 선량

검사	피부 입사선량(mR)	태아 피폭(mrad)
두개골(측방향)	70	0
경추(목뼈; 전후방향)	110	0
어깨	90	0
흉부(후전방향)	10	0
흉추(등뼈; 전후방향)	180	1
쓸개(후전방향)	150	1
요천추부(허리엉치뼈; 전후방향)*	250	80
복부 또는 KUB(전후방향)*	220	70
정맥신우조영술(IVP)*	210	60
엉덩이*	220	50
허리 또는 발	5	0

KUB(kidneys, ureter, bladder): 신장, 요관, 방광

*: 가능하다면 생식선 차폐가 사용되어야 한다.

정할 수 있다. 실험 물체 및 선량 물질이 이러한 결정이 신뢰성 있는 값임을 보장하는 데 사용될 수 있다.

태아에 대한 선량을 알게 되면, 담당의사 및 방사선학자는 X선의 피폭이 일어난 시기의 임신 단계를 파악해야 한다. 이러한 정보와 함께 2가지 대안, 즉 임신을 유지시키거나 낙태를 결정하게 될 것이다.

진단 X선 피폭 후 낙태에 대한 권고는 거의 이루어지지 않는다. 왜냐하면 자연적인 선천적 결함이 대략 5%이기 때문에, 결과적인 진단 X선량이 합리적으로 거의 고려되지 않는다. 비록 몇몇은 낮은 선량이 정신 발달 지체를 증가시킨다고 주장하지만, 250 mGy_t(25 rad) 이하의 태아 선량에서 아기에게 명백한 손상은 거의 나타나지 않는다.

유용한 견해에 따르면, 합리적인 접근은 10~25 법칙을 적용하는 것이다. 100 mGy_t(10 rad) 이하에서는 부가

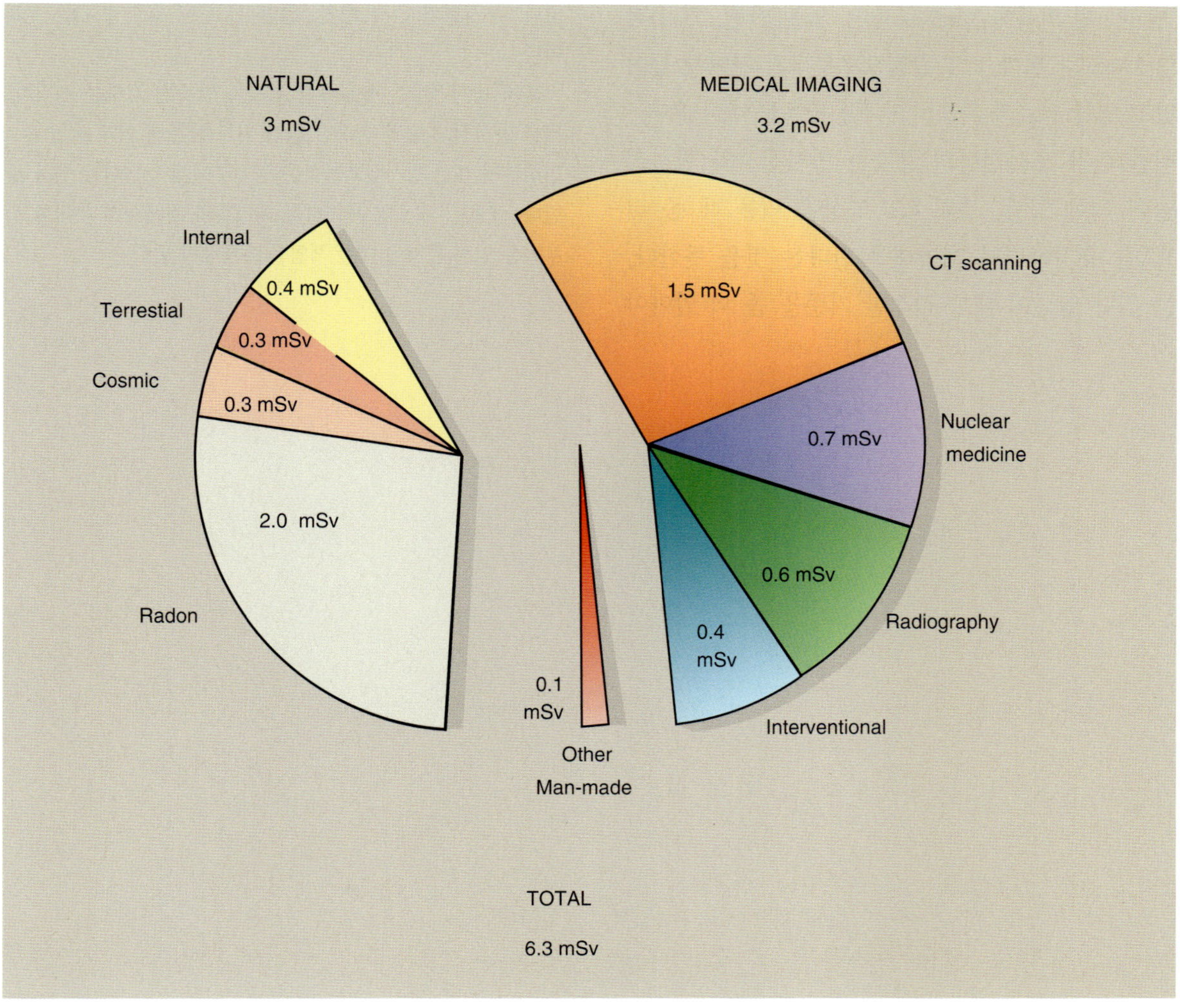

그림 26-11 인체 방사선 피폭의 현재 추측되는 수준

적인 위험인자가 없다면 낙태수술은 고려되지 않을 것이다. 250 mGy_t(25 rad) 이상에서는 잠재적 손상에 대한 위험이 낙태수술을 정당화시킬 수도 있다.

10 rad와 25 rad 사이에서는 방사선 피폭시간, 환자의 감정 상태, 출산이 가족에게 미칠 영향, 기타 사회적 경제적 인자들은 주의 깊게 고려되어야 한다.

다행히, 이러한 상황에 대한 경험은 태아 선량이 일관되게 낮음을 보여주고 있다. 태아 선량은 심각한 방사선 검사 후에도 50 mGy_t(5 rad)를 넘는 경우가 거의 없다.

환자 조사선량 경향

NCRP(방사선 방호 및 측정 위원회)는 환자 조사선량을 포함하는 방사선 관리에 대한 다양한 측면에 대한 특정 보고서를 발간한다.

그림 26-11은 곧 출간될 예정인 NCRP 보고서로부터 현재의 예측 인간 방사선 피폭 현황을 나타내고 있다. 자연 방사선원 피폭이 3 mSv로 남아 있는 반면, 의료 피폭은 3.2 mSv나 된다. CT 촬영으로부터의 기여가 높이 치솟았고 영상 의료가 과도하게 적용됐음을 나타낸다.

이러한 환자 조사선량의 증가는 방사선사와 방사선학자들이 의학 영상, 특히 CT 영상을 찍을 때 좀 더 ALARA를 유지하면서 제어해야 한다는 것을 뜻한다. 우리는 진단 영상에 대한 적절한 기준을 좀 더 알아야 하며, 불필요한 방사선 영상에 대해 좀 더 제어를 해야 한다.

디지털 영상의 도입과 함께 우리는 각 방사선 검사에 대한 환자의 유효 선량을 자동적으로 예측하고 지속적인 환자 관리를 기록하는 시기에 와 있다. 우리는 직무상 방사선 피폭을 평생 관리한다. 우리는 의료 방사선 피폭에 대해서도 그러할 수 있도록 지침을 구성할 것이다.

요약

전리방사선으로부터의 환자 조사선량은 다음 3가지 방법 중의 하나로 기록된다. (1) ESE(피부 입사피폭), (2) 평균 골수선량(GSD) 또는 (3) 생식선 선량. TLDs는 환자 조사선량을 감시하는 선택이 될 수 있다. 적어도 X선 기술과 선원-피부 거리(SSD) 또는 선원-수용체 거리(SID)에서의 mR/mAs 단위로 세기를 측정하는 것으로, 의학물리학자는 환자 검사에 대한 피부 입사선량(ESD)을 예측할 수 있다. 투시촬영 검사 동안, 일반적으로 유효한 ESD는 4 R/min이다.

환자 방사선량은 불필요한 검사와 반복된 검사를 제거하고 적절한 방사선 기술과 적절한 환자 위치를 통해 쉽게 줄일 수 있다. 임신부에 대한 방사선생물학은 임신부에게 특별한 관심을 필요로 한다. 교육적 내용의 포스터를 대기실과 검사실에 부착함으로써, 우리는 임신 환자에 대한 책임을 수행해야 한다.

CHAPTER 27

종사자 피폭선량 관리

Occupational Radiation Dose Management

학습목표

1. 직업상 방사선 피폭의 단위 및 개념을 논의할 수 있다.
2. 직업상 방사선 피폭을 감소시키는 방법을 논의할 수 있다.
3. 직업상 방사선 모니터에 대해 설명하고 측정 위치를 알 수 있다.
4. 개인 방사선 모니터링 보고서를 논의할 수 있다.
5. 방호용 납치마의 가용 두께를 열거할 수 있다.

방사선 흡수선량은 Gy(rad) 단위로 측정되며 방사선 조사선량은 R(c/kg) 단위로 측정된다. 방사선 관련 종사자에 대한 피폭인 경우 적절한 단위는 Sv(rem)이다.

Sv는 방사선 방호 목적으로 사용되는 유효선량의 단위이다. 비록 피폭, 선량, 유효선량은 명확하고 상이한 의미를 갖지만, 방사선 의학에서는 전신피폭에 이어 거의 동일한 수치를 갖기 때문에 종종 호환된다. 적절히 사용되는 경우 피폭(R, c/kg)은 공기 중 방사선 강도와 관련된다.

선량(Gy$_t$,rad)은 방사선 피폭의 결과 흡수되는 방사선에너지를 측정하며, 환자의 방사선 조사(irradiation)를 확인하기 위해 사용된다. 유효선량(Sv, rem)은 흡수된 방사선 에너지의 생물학적 효과를 규명한다. 이 단위는 직업상 피폭자 및 집단 피폭에 적용되며, 모든 규제치가 Sv(sievert) 단위로 표시되어 있기 때문에 SI 단위인 Sv가 선호된다.

직업상 방사선 피폭

비록 방사선 종사자에 대한 선량 제한 권고치가 0.5 Sv/yr(5,000 mrem/yr)이지만, 경험을 통해 일상적으로 피폭되는 양은 이에 비해 상당히 낮다고 밝혀졌다. 일반적인 X선 활동에 관여하는 방사선 종사자의 직업상 방사선 피폭은 보통 1 mSv/yr(100 mrem/yr)를 초과하지 않는다.

방사선사는 대개 방사선 관련 종사자에 비해 약간 높은 피폭을 받는다. 이는 방사선사가 투시촬영술 동안 피폭의 대부분을 받으며, 대개 그러한 절차 동안 방사선원, 즉 환자에 좀 더 가까운 위치에 있기 때문이다. 표 27-1은 방사선 종사자의 연간 직업상 방사선 피폭에 대한 분석 결과를 정리한 것이다. 명백히, 방사선 피폭은 낮다.

투시촬영

진단 X선 종사자의 최대 직업상 피폭은 분명히 투시촬영술 및 이동식 방사선 촬영 동안 나타난다. 방사선촬영이 있는 동안 방사선과 의사는 좀처럼 그 자리에 있지 않으며, 방사선사는 콘솔 보호벽 뒤에 위치한다.

표 27-1 방사선 종사자의 직업상 방사선 피폭

피폭 범주	수치
평균 전신선량	0.7 mSv/yr
최소 계측가능 선량에 비해 낮은 값을 받는 사람	53%
1 mSv/yr 이하를 받는 사람	88%
50 mSv/yr 이상을 받는 사람	0.05%

이동식 촬영 중에는 고정된 보호벽을 사용하기 어려우므로 이동식 촬영기기는 긴 촬영 스위치를 가지고 검사 영역에서 떨어져 있어야 한다. 물론, 방사선사는 검사 중 X선 방어 앞치마를 항시 착용해야 한다.

투시촬영술 동안 방사선과 의사와 방사선사 모두 상대적으로 높은 준위의 방사선에 피폭된다. 그러나 개인 피폭은 X선 빔 노출시간(beam-on time)과 직접적으로 연관된다. 주의를 기울이면, 개인 선량을 합리적으로 달성 가능한 범위 내에서 최대한 낮게(ALARA) 유지할 수 있다.

질문: 바륨 관장 투과 검사에는 2.5분의 형광 X선 빔 시간이 필요하다. 방사선사가 2.5 Gy$_a$/hr에 피폭되는 경우, 직업 방사선 피폭은 얼마인가?

해답: 피폭=피폭률 × 시간
=2.5 Gy$_a$/hr × 2.5분
=2.5 Gy$_a$/hr × 0.0417시간
=0.1 mGy$_a$

원격 투시촬영술을 이용하면 종사자가 X선 투과 검사실에 환자와 함께 있지 않기 때문에 직업상 피폭을 낮출 수 있다. 일부 투시촬영술의 경우 X선관은 탁자 위에, 영상 수용체(receptor)는 탁자 아래에 위치한다. 이러한 기하학적 구조는 영상 품질 측면에서 약간의 장점이 있지만, 2차 방사선(산란 및 누설) 준위가 높아지므로 개인 피폭이 증가한다.

이동용이나 C-arm 투시촬영술 동안 이러한 조건을 명심해야 한다. 그림 27-1과 같이 이동용 및 C-arm 투시촬영술 동안 X선관을 환자 아래에 배치하는 것이 최선이다.

인터벤션 방사선 촬영

인터벤션 방사선 의학 절차에 관여하는 종사자는 보다 긴 형광 X선 빔 노출시간으로 인해 종종 일반적인 방사선 활동을 하는 사람에 비해 높은 피폭을 받는다. 환자가 눕는 테이블에 보호 커튼을 부착하지 않고, 영화방사선촬영술(cine radiography)을 사용하는 것 또한 더욱 높은 개인 피폭에 기여한다.

인터벤션 방사선 의학 절차 동안 말단 피폭이 중요할 수 있다. 주의를 기울이지 않으면 보호장갑을 착용할 때

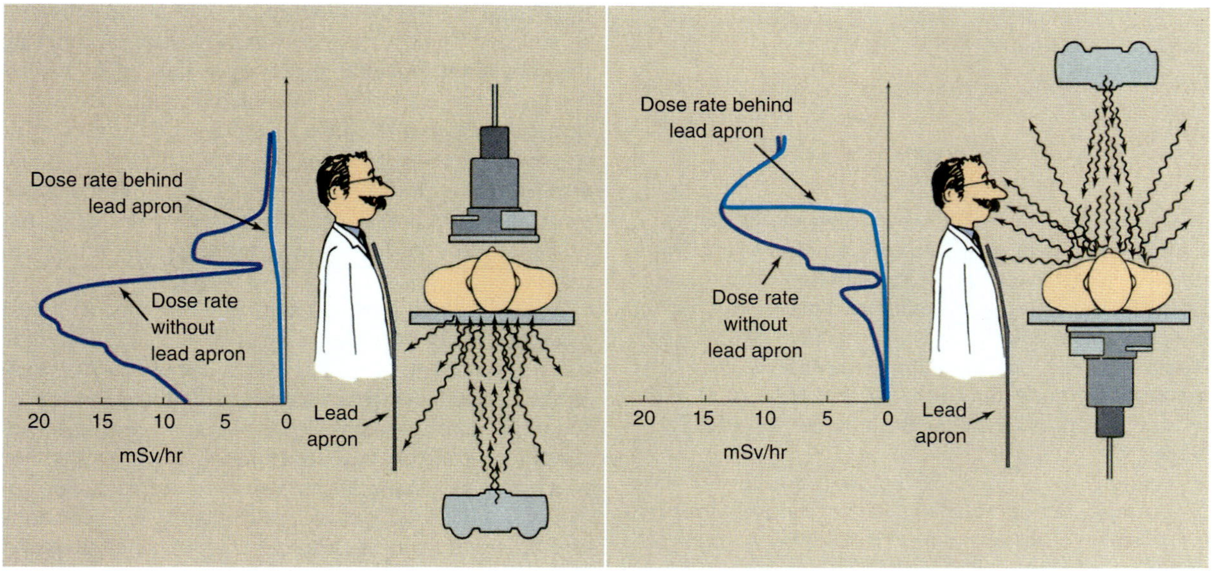

그림 27-1 이동식 투시촬영술 동안 산란 방사선은 X선관이 환자 위에 있는 경우 더 강렬하다.

조차 피부에 대한 피폭은 선량 제한 권고치인 500 mSv/yr(50 rem/yr)에 근접할 수 있다. 보호장갑을 착용하지 않으면 과도한 피부 피폭이 일어날 수 있다.

인터벤션(중재적) 방사선사를 위해 말단 감시기가 제공된다.

유방 방사선 촬영

유방 방사선 촬영(mammography)과 관련된 직업상 피폭은 낮은 수준의 kVp로 인해 산란 방사선이 적게 발생되므로 피폭이 낮다. 대개 긴 촬영 스위치 및 재래식 벽 또는 창문 벽으로 적절한 방호를 제공하기에 충분하다.

완전히 유방 방사선 촬영법만을 위해 사용되는 장소에는 거의 보호 납 차폐체가 필요하지 않다. 특정 목적을 위한 X선 장치는 일체형 부품으로 납 유리, 납 아크릴, 평평한 유리판으로 만들어진 종사자 방호벽을 가진다. 대개, 그러한 방벽은 전적으로 충분하다.

전산단층촬영

전산단층촬영(computed tomography; CT) 시설에서의 직업상 피폭은 낮다. CT X선 빔이 미세하게 조준되고, 투과검사실 내부에 단지 2차 방사선만 존재하기 때문에, 방사선 준위는 투시촬영술을 사용하는 경우에 비해 낮다. 그림 27-2는 다채널 나선형 CT 영상 시스템의 수평/수직 평면에 대한 등피폭선량(isoexposure) 단면도를 나타낸다. 이러한 자료는 mR/360° 회전으로 주어지며, 종사자가 화상진찰 동안 방에 남는 것이 허가될 수 있는가를 보여준다. 그러나 그러한 상황에서 항상 보호장구를 착용해야 한다.

질문: 방사선사는 20회전 투과 검사 동안 탁자 중간 위치에 남아 있을 필요가 있다. X선 방어 앞치마를 착용하지 않는 경우 직업상 피폭은 얼마인가?

해답: 그림 27-2로부터 1 μGy_a/scan의 피폭을 가정할 수 있다.

직업상 피폭 = 1 μGy_a/scan × 2 = 2 μGy_a

물론 X선 방어 앞치마를 착용하면 몸통은 본질적으로 피폭을 받지 않을 것이다.

외과적 처치

간호사, 조작실 및 집중치료병동(intensive care unit) 내부 근무자는 때때로 이동형 X선 영상 시스템 및 C-arm 투시기(형광경, fluoroscope)에서 발생하는 방사선에 피폭된다. 비록 이러한 종사자는 종종 그러한 피폭을 걱정하지만, 많은 연구를 통해 그들의 직업상 피폭은 거의 0이며, 확실히 걱정할 이유가 없다는 것을 알 수 있다. 대개 그러한 종사자에게 직업상 방사선 선량계를 제공할 필요는 없다.

이동용 방사선 촬영

직업상 개인 피폭선량계는 환자를 고정 또는 지지할 필요가 있는 방사선사 및 방사선 관련 종사자와 같이 사

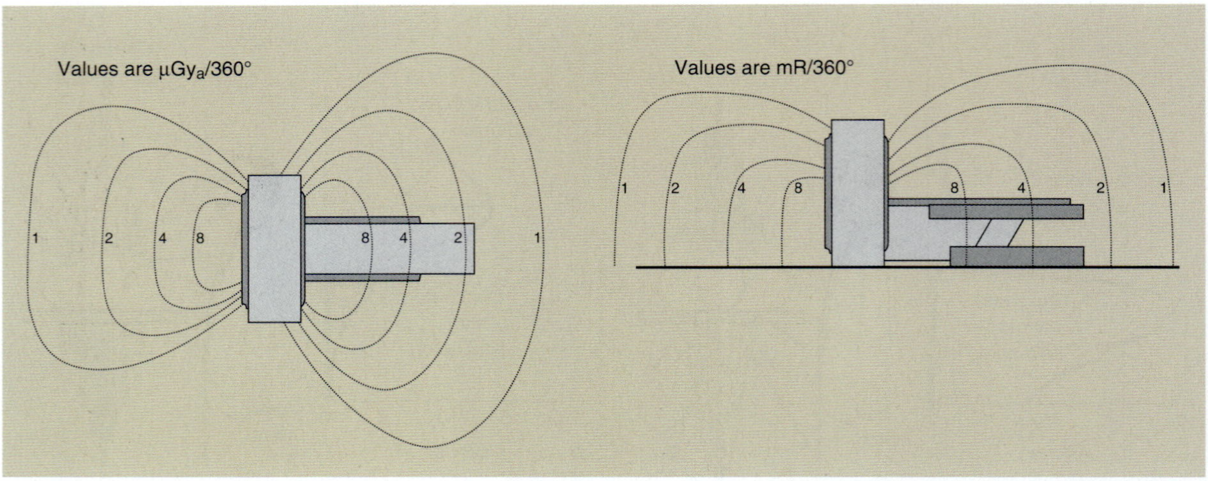

그림 27-2 다채널 나선형 CT의 수평/수직 평면에 대한 동피폭 단면도

용되는 경우를 제외하면 이동용 방사선 의학처치 동안 필요하지 않다. C-arm 투시기를 정기적으로 가동하거나 중간 부근에 있는 종사자는 보호용구와 더불어 개인 피폭선량계(TLD)를 착용해야 한다.

C-arm 투시 동안 X선 빔은 비교적 오랜 시간 동안 위에 있을 수도 있으며(may be on), 빔은 사실상 임의의 방향을 가리킬 수 있다.

방사선 종사자가 결코 50 mSv/yr(5,000 mrem/yr)를 초과할 필요는 없다. 소규모 병원, 응급센터, 개인병원에서 직업상 피폭은 거의 5 mSv/yr를 초과하지 않는다. 표 27-1에 기록된 바와 같이, 대부분 시설에서의 평균 피폭은 1 mSv/yr(100 mrem/yr)보다 적다.

방사선량 제한치

작업 선량 제한치의 기술과 규명을 위해 보건물리학자들은 계속적으로 노력해 왔다. 다년간 **최대 허용선량(maximum permissible dose; MPD)**이 명기되었다. MPD는 중대한 방사선 영향을 야기하지 않을 것으로 예상되는 방사선량이다.

MPD에 비해 낮은 방사선량에서는 어떠한 반응도 일어나지 않는다. MPD 준위에서 위험도는 0이 아니지만, 다른 직업과 관련된 위험도에 비해 낮은 값이며, 파생되는 이익의 관점에서 적당하다. MPD 개념은 이제 사용되지 않으며, 선량 제한치(DL)로 대체되었다.

전신선량 제한치

전신선량 제한치 선량한도(DL)를 확립하기 위해, 미국 국립방사선방호학회(NCRP)는 미국 과학한림원(national academy of sciences, 전리방사선 영향 위원회)과 미국 국립안전위원회(national safety council)의 보고서 자료를 기반으로 표 27-2와 같이 위험도를 평가하였다. 미국 주 및 연방 정부기관은 일상적으로 이러한 선량 제한 권고치를 법률로 채택한다. 현재의 DL은 전신 및 다양한 근로조건에 대해서뿐만 아니라 다양한 장기에 대해서도 규정되었다. 특정 개인이 1년간 DL을 받게 되는 경우 수명(lifetime) 위험도는 $10^{-4}/yr^{-1}$를 초과하지 않을 것이다.

DL은 이 값을 연간 받게 될 경우 사망 위험이 1/10,000보다 작을 것이라는 것을 함축한다.

표 27-2 다양한 산업에서의 치명적 사고율

산업	비율($10^{-4}/yr^{-1}$)
무역	0.4
제조	0.4
서비스	0.4
정부	0.9
방사선 작업자	0.9
모든 집단	0.9
운송	2.2
공공시설	2.2
건설	3.1
광업	4.3
농업	4.4

10^{-4} yr^{-1}이라는 값은 안전한 산업에 종사하는 인원에 대한 대략적인 사망 위험을 나타낸다. NCRP에 의해 권고되는 DL은 방사선 작업자가 안전한 산업에 종사하는 사람과 동일한 위험도를 갖는다는 것을 확실하게 한다.

질문 : 모든 300,000 방사선사가 올해 DL(50 mSv)을 받는다고 가정하자. 조기 죽음에 이를 것으로 예상되는 인원은 몇 명인가?

해답 : $(300,000)(10^{-4})=30$
그러나, 물론 그들은 실제로 0.5 mSv/yr를 받는다. 따라서 예상 사망률은 다음과 같다.
30(0.5)/(50)=0.3; 1보다 작다.

어떠한 **방사선 작업자**도 선량한도(DL)을 초과하는 방사선량을 받지 않는다는 것을 보증하기 위해 특별한 주의를 기울여야 한다. DL은 단지 직업상 피폭에 대해서만 기술된다. 환자로서 받게 되는 의학적 X선 피폭과 혼동해서는 안 된다. 비록 환자 선량이 낮게 유지되어야 하지만, 환자 DL은 존재하지 않는다.

첫 번째 DL, 즉 500 mSv/wk(50,000 mrem/wk)는 1902년에 권고되었다. 현재 DL은 1 mSv/wk(100 mrem/wk)이다. 해가 지나면서 DL의 하향 개정이 일어났다. 이러한 계속적인 권고의 변천사는 표 27-3에 제시하였으며, 그림 27-3에 도식화하였다.

방사선 의학 초기에 DL은 전신피폭에 대해 안전한 근로 수준으로 고려되는 단일 수치로 구성되었다. 그것은 주로 잘 알려진 급성 반응에 기반하고 있으며, 문턱 선량이 존재한다고 추정되었다.

오늘날 표 27-4에서 제시한 선량 제한치(DL)는 전신 피폭에 대해서뿐만 아니라 신체 일부 피폭, 장기 피폭, 일반 대중의 피폭에 대해서도 명기되며, 환자의 입장에서 받게 되는 피폭 및 자연 방사선원으로부터의 피폭은 제외된다. 표 27-4에 포함된 DL은 NCRP에 의해 1987년에 최초 발행되어, 1993년에 개량되었다. 이 값은

표 27-3 직업상 피폭에 대한 선량 제한치의 역사적 검토

연도	권고	대략적 일간 선량 제한치(μSv)	출처
1921	7분 접촉 피폭 이후 건판의 흐린 인화에 의해 제한되는 선량	10^5	Rollins
1915	튜브의 필요한 납 차폐 (어떠한 British roentgen society 피폭 수준에 대한 수치도 제시되지 않음)		
1921	피폭 감소를 위한 일반적 방법		British X-ray and radium protection committee
1925	"조작자가 매 30일간 홍반 선량의 1/100을 초과하는 선량을 받지 않은 경우에는 전적으로 안전하다."	2,000	Mutscheller
1925	연간 SED의 10%	2,000	Sievert
1926	90,000 근로시간당 1 SED	400	Dutch board of health
1928	일간 SED의 0.000028	1,750	Barclay and Cox
1928	월간 SED의 0.001, 손에 대해 허용되는 일간 5 R	1,500	Kaye
1931	일간 0.2 R까지 피폭 제한	2,000	Advisory committee on X-ray andradium protection of the United States
1932	월간 SED의 0.001	300	Failla
1934	손에 대해 허용되는 일간 5 R	50,000	Advisory domm-ittee on X-ray andradium protection of the United States
1936	일간 0.1 R	1,000	Advisory domm-ittee on X-ray andradium protection of the United States
1941	일간 0.02 R	200	Taylor
1943	허용되는 일간 200 mR	2,000	Patterson
1959	연간 5 rem, 집적 선량 5(N-18) rem	200	NCRP
1987	연간 50 mSv, 집적 선량 10×N mSv	200	NCRP
1991	연간 20 mSv	80	ICRP

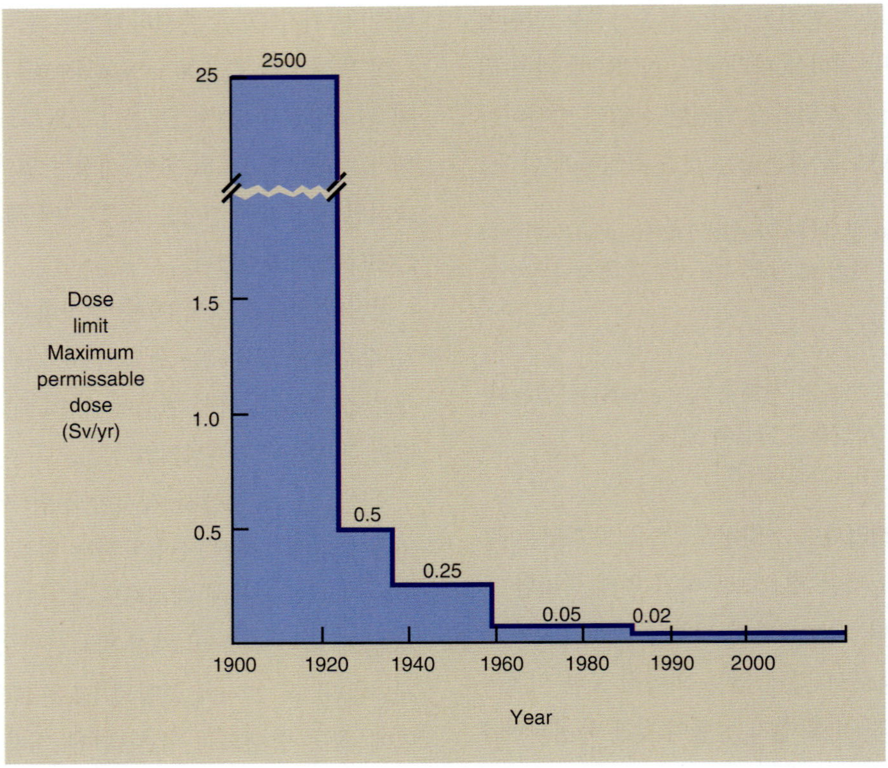

그림 27-3 지난 세기에 걸친 선량 제한치

1959년 이래로 유효한 이전의 MPD를 대체하였다. 이러한 DL은 주/연방 규제기관에 의해 채택되었으며, 지금은 미국의 법률이다. SI 단위가 선호된다는 것을 명심하라.

표 27-4 NCRP에서 권고하는 선량 제한치

- **A. 직업상 피폭**
  - 1. 유효선량
    - a. 연간: 50 mSv(5,000 mrem)
    - b. 집적: 10 mSv × 나이(1,000 mrem × 나이)
  - 2. 조직 및 장기에 대한 연간 등가선량
    - a. 눈의 수정체: 150 mSv(15 rem)
    - b. 갑상선, 피부, 손, 발: 500 mSv(50 rem)
- **B. 공중 피폭(연간)**
  - 1. 유효선량, 빈번한 피폭: 1 mSv(100 mrem)
  - 2. 조직 및 장기에 대한 연간 등가선량
    - a. 눈의 수정체: 15 mSv(1,500 mrem)
    - b. 피부, 손, 발: 50 mSv(5,000 mrem)
- **C. 교육 및 훈련 피폭(연간)**
  - 1. 유효선량: 1 mSv(100 mrem)
  - 2. 조직 및 장기에 대한 연간 등가선량
    - a. 눈의 수정체: 15 mSv(1,500 mrem)
    - b. 피부, 손, 발: 50 mSv(5,000 mrem)
- **D. 태아 피폭**
  - 1. 총 선량당량: 5 mSv(500 mrem)
  - 2. 1개월간 선량당량: 0.5 mSv(50 mrem)
- **E. 무시 가능한 개인 선량(연간):** 0.01 mSv(10 mrem)

기본적인 연간 DL은 50 mSv/yr(5,000 mrem/yr)이다. 눈의 수정체에 대한 DL은 150 mSv/yr(15 rem/yr)이며, 다른 장기에 대해서는 500 mSv/yr(50 rem/yr)이다.

전신 집적 DL은 10 mSv × 나이(년)이다. 임신기간 중 DL은 5 mSv(500 mrem)이지만, 일단 임신이 선언되면 월간 피폭이 0.5 mSv(50 mrem)을 초과해서는 안 된다.

> 현재의 DL은 선형, 비문턱 *선량-반응 관계*에 기반하며, 직업상 방사선 피폭의 허용 수준을 의미하는 것으로 고려된다.

실제로 적어도 전리방사선 의학에서는 적절한 DL의 1/10조차 초과할 필요가 거의 없다. 그러나 DL에 대한 근거가 선형, 비문턱 선량-반응 관계를 가정하므로, **모든 불필요한** 방사선 피폭을 회피해야 한다.

직업상 피폭은 mSv(mrem) 단위의 *선량당량*(*dose equivalent*)으로써 기술된다. DL은 *유효선량*(*E*)으로 지정된다. 방사선 방호 활동에서 강화된 정확도를 산출할 수 있도록 이러한 체계가 채택되었다.

유효선량(E) 개념은 상대적인 생물학적 영향이 변화하기 때문에 상이한 형태의 방사능을 설명한다. 또한 유효선량은 다양한 조직 및 장기의 상대적 방사선 민감도를 고려한다.

이것은 특히 X선 방어 앞치마를 착용하는 경우 중요한 고려사항이다. X선 방어 앞치마를 착용하는 것은 많은 조직 및 장기에 대한 방사선량을 거의 0까지 감소시킨다. 따라서, 유효선량은 상의 주머니에 위치한 개인 피폭선량계에 의해 기록되는 수치에 비해 훨씬 작다.

> **유효선량**
> 유효선량(E) = 방사선 가중치(W_r) × 조직 가중치(W_t) × 흡수선량

이러한 체계의 채택은 진행 중이다. 우리의 목적을 위해 유효선량(E)은 중요한 양이다. mSv(mrem) 단위로 표현되며, DL에 대한 근거를 형성한다.

표 27-5에서 확인할 수 있는 바와 같이, 방사선 가중치(Wr)는 의학에서 사용되는 방사선 형태에 대해 1이다. 다른 형태의 방사선에 대한 Wr 값은 해당 방사선의 선에너지 전달(LET)에 좌우된다.

조직 가중치(Wt)는 다양한 조직 및 장기의 상대적 방사선 민감도를 설명한다. 즉 Wt 값이 높은 조직은 방사선에 보다 민감하다. 이러한 사항은 표 27-6에 제시하였다.

이러한 DL 및 가중치의 실행은 이전 접근법을 변화시키지 않는다. DL은 전리방사선 의학에서 매우 드물게 초과할 정도로 충분히 큰 값이다.

상의 주머니에 위치한 개인 피폭선량계를 이용하여 유효선량(E)을 평가하기 위해 절차(procedure)상 변화가 필요하다. 본질적으로 모든 방사선 피폭이 투시촬영술 동안 나타나고, 몸통이 X선 방어 앞치마에 의해 차폐되기 때문에 개인 피폭선량계의 응답은 유효선량(E)을 과대평가한다.

유효선량(E)을 평가하기 위해 상의 주머니의 개인 피폭선량계에 기록된 수치에 0.3의 환산인자를 적용해야 한다. X선 방어 앞치마를 착용하지 않는 경우(투시촬영술을 하지 않는 방사선사에 의해) 개인 피폭선량계 수치는 유효선량으로 고려할 수도 있다.

조직 및 장기 선량 제한치

50 mSv/yr(5,000 mrem/yr)의 전신 DL은 유효선량이며, 이는 다양한 조직 및 장기에 대한 가중평균을 고려한 것이다. 게다가, NCRP는 특정 선량제한 권고치를 갖는 여러 개의 특정 조직 및 장기를 규명하였다.

피부. 몸통의 일부 장기는 전신 DL에 비해 높은 DL을 갖는다. 피부에 대한 DL은 500 mSv/yr(50 rem/yr)이다.

이러한 제한치는 α · β 방사선 및 매우 약한 X선과 같은 비침투성(nonpenetrating) 방사선에 적용되기 때문에 보통 전리방사선 의학에서 중요하지 않다. 오로지 유방 방사선촬영술 또는 핵의학에 종사하는 방사선 종사자는 피부에 대한 방사선 피폭이 거의 10 mSv/hr(1,000 mrem/yr)를 초과하지 않는다.

말단. 방사선 종사자의 손은 종종 1차 투시촬영 방

표 27-5 다양한 형태의 방사선에 대한 가중치

에너지 범위 형태	방사선 가중치(W_r)
X선, 감마선, 전자	1
중성자 < 10 keV	5
10 keV~100 keV	10
> 100 keV~2 MeV	20
> 2 MeV~20 MeV	10
> 20 MeV	5
양성자	2
알파 입자	20

표 27-6 다양한 조직에 대한 가중치

조직	조직 가중치(W_t)
생식선	0.20
활성 골수	0.12
결장	0.12
폐	0.12
위	0.12
방광	0.05
유방	0.05
식도	0.05
간	0.05
갑상선	0.05
뼈 표면	0.01
피부	0.01

사선 빔 주변에 있게 된다. 따라서, 말단 피폭이 중요할 수 있다. 말단에 대한 DL은 피부에 대한 값, 즉 500 mSv/yr(50 rem/yr)와 동일하다.

이러한 방사선 준위는 매우 높으며, 보통의 환경 하에서 가까이 접근할 수조차 없다. 인터벤션 방사선 종사자 및 핵의학 관련 종사자와 같은 특정 직업 그룹에 대해 개인 피폭선량계가 제공되어야 한다. 그러한 장치는 손목 또는 손가락에 착용한다.

수정체. 방사선은 백내장(cataract)을 생성하는 것으로 알려져 있기 때문에 DL은 눈의 수정체에 대해 지정된다. 이러한 DL은 150 mSv/yr(15 rem/yr)이며, X선 영상에서 결코 이러한 값에 접근하지 않는다. 상의 주머니에 위치한 개인 피폭선량계 수치는 수정체 선량으로 사용될 수 있다.

공중 피폭

일반 대중 속의 개인 DL은 1 mSv/yr(100 mrem/yr)로 제한된다. 방사선 의학 종사자는 아니지만 규칙적으로 X선실을 방문하는 간병인에 대한 DL은 1 mSv/yr(100 mrem/yr)이다.

> 비직업적으로 피폭받는 사람들에 대해 수립된 DL은 방사선 작업자에 대한 값의 1/10이다.

1 mSv/yr는 의학 물리학자가 보호 방벽의 두께를 계산하는 경우에 사용하는 DL이다. 일반 대중이 사용하고 있는 지역과 X선 검사실을 방벽이 분리하는 경우 인접 지역의 한 개인이 받는 연간 피폭이 1 mSv/yr(100 mrem/yr)를 초과하지 않도록 차폐를 설계한다.

인접 영역을 방사선 작업자가 사용하는 경우, 차폐는 연간 피폭 수준을 10 mSv/yr(1,000 mrem/yr)에 비해 낮게 유지하기에 충분해야만 한다. 차폐에 대한 이러한 접근법은 10 mSv × N 집적 DL에서 파생된다.

일반 대중 또는 이러한 대중 속의 개인이 받는 방사선 피폭은 이 과정이 필요하지 않기 때문에 거의 측정되지 않는다. 대부분의 방사선 의학 종사자는 이러한 수준의 피폭조차 받지 않는다.

교육상 고려사항

여러 특별한 상태가 전신 작업 DL과 관련된다. 18세 미만의 학생은 교육활동 중에 1 mSv/yr(100 mrem/yr) 이상을 받을 수 없다. 이것은 비직업적인 피폭으로서 매년 허용되는 1 mSv(100 mrem)에 별도로 추가되는 것이 아니라 포함되는 것이다.

결과적으로 18세 미만의 학생 방사선 종사자는 X선 영상화에 관여할 수 있지만, 피폭을 감시하여 1 mSv/yr(100 mrem/yr) 미만으로 유지해야 한다. 이러한 이유로 18세 생일이 아직 다가오지 않은 미성년의 방사선 기술학교 입학을 허용하지 않는 것이 일반적인 관례이다.

ALARA를 유지하면서 DL에서 훨씬 많은 변화가 진행 중이다. 국제방사선방호위원회(ICRP)는 20 mSv(2,000 mrem)의 연간 전신 DL을 포함한 여러 권고안을 발행하였다. 그러한 감소는 현재 미국에서 고려 중이다.

직업상 방사선 피폭의 감소

방사선 종사자는 직업상 방사선 피폭을 감소시키기 위해 많은 것을 할 수 있다. 대부분의 피폭 제어 절차는 정교한 기기 또는 특별히 엄격한 훈련이 필요하지는 않지만, 단순히 할당된 임무의 수행에 관해 성실한 태도를 가져야 한다. 환자 선량을 감소시키기 위해 고안된 대부분의 기기 특성, 기술 변화, 행정 절차 또한 직업상 피폭을 감소시킨다.

전리방사선 의학에서 방사선 종사자의 직업상 방사선 피폭의 최소 95%는 투시촬영술 및 이동형 X선 촬영으로 인한 것이다. 방사선 방호의 기본 원칙(시간, 거리, 차폐)에 대한 주의 및 ALARA는 직업상 방사선 제어에서 가장 중요한 양상이다.

투시촬영술 동안 방사선사는 X선 빔 노출시간을 최소화해야 한다. 이것은 신중한 기술을 통해 이루어질 수 있는데, 이는 X선 빔을 한 번에 장시간 발생하는 것보다 투시촬영술 조사의 간헐적인 활성화를 포함한다. 5분 재설정 타이머를 이용하여 X선 노출시간을 기록함으로써 투시촬영술 시간 기록을 유지하는 것은 일반적인 방사선 방호 실행이다.

투시촬영술 동안 방사선 종사자는 즉각적인 참석 및

보조가 필요하지 않은 경우 테이블에서 물러나야 한다. 또한, **방사선사** 및 관련 종사자는 앞치마, 커튼, Bucky 슬롯 덮개 등을 포함한 모든 보호 차폐체로부터의 이득을 최대화해야 한다.

> 각 이동형 X선 장치는 그것에 할당된 X선 방어 앞치마를 가져야 한다.

방사선 종사자는 모든 이동식 투과 검사 중 X선 방어 앞치마를 착용해야 하며, 선원으로부터 최대 거리를 유지해야 한다. 1차 빔이 방사선 종사자 또는 다른 근처의 종사자를 향하게 해서는 안 된다.

> 이동식 X선 장치에 대한 피폭 코드의 길이는 최소 2 m이어야 한다.

X선 촬영 동안 방사선 종사자는 제어 부스 방벽 뒤에 위치해야 한다. 그러한 방벽은 대개 누설 및 산란 방사선만 차단하기 때문에 2차 방벽으로 고려된다. 결과적으로, 이러한 방벽에 대해 납 유리 또는 납 석고보드는 종종 불필요하다.

> 유용한 빔은 가동 콘솔을 향해서는 안 된다.

일정 작성(scheduling), 암실 임무, 서류 정리 등과 같은 진단 영상화에서의 다른 할당 업무는 본질적으로 직업상 방사선 피폭을 야기하지 않는다.

직업상 방사선 모니터링

방사선사 및 종사자에 대한 직업상 피폭의 수준은 관여하고 있는 활동의 형태 및 빈도에 좌우된다. 그들이 받는 방사선의 양을 결정하기 위해서는 직업상 개인 피폭선량계가 필요하다. 직업상 개인 피폭선량계는 방사선 환경에서 작업하는 개인이 받게 되는 방사선의 양을 평가하기 위해 취해지는 절차와 관련된다.

> 개인이 선량제한 권고치의 1/10 이상을 받게 될 가능성이 존재하는 경우 직업상 방사선 감시가 필요하다.

대부분의 임상 진단 영상화 종사자는 감시되어야 한다. 그러나 대개 전리방사선 의학의 secretary 및 file clerk을 감시할 필요는 없다. 게다가, 대개 해당 인원이 방광경검사(cystoscopy) 및 C-arm 투시촬영술에 일상적으로 포함되는 경우를 제외하면, 작동실 종사자를 감시할 필요는 없다.

> 직업상 방사선 선량계는 방사선 피폭에 대해 어떠한 방호도 제공하지 않는다.

직업상 개인 피폭선량계는 단순히 감시기의 방사선 피폭량을 측정한다. 따라서 단순히 착용자의 피폭에 대한 척도에 불과하다. 기본적으로, 전리방사선 의학에서는 필름 배지, 열형광 선량계(TLD), 광자극 발광 선량계(OSL) 등 3가지 형태의 종사자 감시기가 사용된다.

사용되는 선량계의 형태와 무관하게 공인된 연구실로부터 입수하는 것이 필수적이다. 방사선 측정선량계의 조직내(in-house) 처리는 시도될 수 없다. 그림 27-4에는 2가지 전형적인 직업상 방사선 선량계를 제시하였다.

필름 배지. 필름 배지는 1940년대에 일반적으로 사용되기 시작하였으며, 그 이후로 전리방사선 의학에서 널리 사용되고 있다. 필름 배지는 치과용 X선 촬영 필름

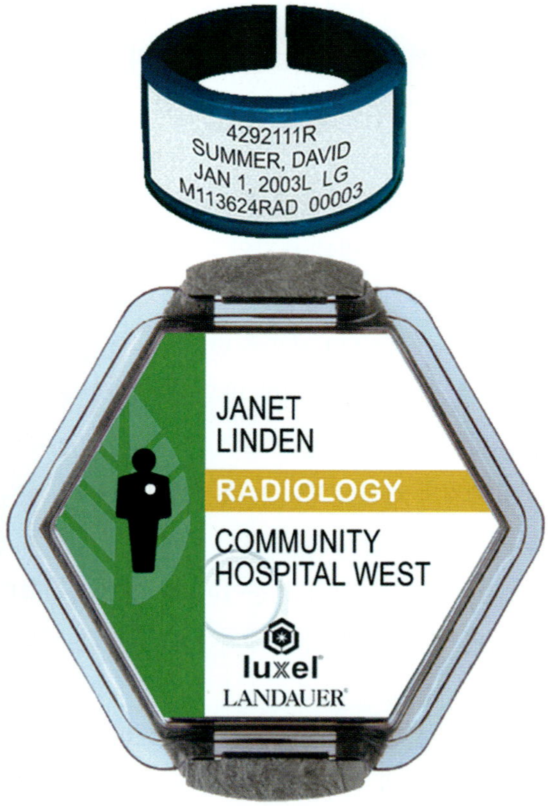

그림 27-4 일부 대표적인 방사선 선량계. 많은 경우 방사선의 형태 및 에너지를 규명하는 것을 지원하기 위해 금속 필터가 결합되었다.

과 유사한 필름이 플라스틱 받침(holder) 내부 금속 필터 사이에 끼워져 있다.

필름 배지 내부에 사용된 필름은 X선에 특별히 민감한 특별 방사선 선량계 필름이다. 피폭/처리된 필름에 대한 광학밀도(optical density)는 필름 배지가 받은 피폭에 관련된다.

> 필름 배지는 전면에 대해 적절한 측면에 착용해야 한다.

필름 배지에서 직업상 방사선 피폭을 정확하게 측정하기 위해 주의 깊게 제어된 보정, 처리, 상황 분석이 필요하다. 대개, 10 mR 미만의 피폭(100 μGy_a)은 필름 배지 감시기로 측정할 수 없고, 필름 배지 공급자는 단지 최소 피폭(M)을 받게 된 것만을 기록할 것이다. 더욱 높은 피폭을 받는 경우 정확하게 기록될 수 있다.

플라스틱 필름 받침 내부 윈도우와 함께 금속 필터는 X선 에너지 평가를 가능하게 한다. 보통의 필터는 알루미늄 및 구리로 제조된다.

방사선 피폭이 관통하는 X선의 결과인 경우 처리된 필름에 대한 필터의 이미지는 희미하고, 플라스틱 받침의 모든 윈도우에서 영상이 존재하지 않을 수 있다. 배지가 약한 X선에 피폭되는 경우 필터의 영상이 잘 나타나고 필터 아래 광학밀도는 X선 에너지 평가가 가능하다.

대개 필름 배지 정면에 대한 필터는 후면에 대한 필터와 모양이 다르다. 필름 배지의 후면을 통해 입사한 방사선은 보통 배지를 착용한 사람이 표시되는 피폭에 비해 상당히 높은 수준의 피폭을 받는다는 것을 나타내는데, 이는 X선이 필름 배지와 반응하기 전에 몸통을 통해 침투할 것이기 때문이다.

필름 배지의 직업상 방사선 측정기의 여러 장점은 그것을 계속 대중적으로 만들었다. 이러한 장점은 가격이 비싸지 않고, 취급/처리가 용이하며, 상당히 정확하다는 것인데, 이 때문에 필름 배지는 수십 년간 사용되어 왔다.

필름 배지 선량계는 재활용할 수 없으며, 선량측정으로 사용된 필름의 온도/습도에 따라 야기되는 흐림 현상(fogging) 때문에 1개월 이상 착용할 수 없다는 단점도 가지고 있다.

필름 배지 선량계는 밀폐된 차량 또는 과도한 온도가 나타나는 기타 지역에 방치해서는 안 된다. 높아진 온도/습도에 의해 생성되는 흐림 현상은 방사선 피폭의 잘못된 높은 평가치를 산출한다.

열형광 선량계. 그림 27-5와 같은 TLD 선량계의 민감한 물질은 분말 또는 가로/세로 약 3 mm, 두께 약 1 mm인 소형 칩 가운데 어느 한쪽인 결정체 형태의 LiF이다. X선에 피폭되는 경우 TLD는 에너지를 흡수하고, 그것을 결정격자 내부 여기(excited) 전자의 형태로 보관한다.

가열되는 경우 이러한 여기 전자는 가시광선을 방출하면서 보통의 상태로 돌아간다. 가시광선의 강도는 광전자 증배관(photomultiplier tube) 또는 광다이오드로 측정되며, 이는 결정에 의해 받게 되는 방사선량에 비례한다. 이러한 일련의 절차는 제24장에 기술하였다.

TLD 선량계는 필름에 비해 여러 장점을 제공한다. 필름 배지 선량계에 비해 민감하고 정확하다. 적절히 보정된 TLD 선량계는 50 μGy_a(5 mR)만큼 낮은 피폭을 측정할 수 있다. TLD 선량계는 과도한 열 및 습도에 도출된 이후 정보의 손실로 고생하지 않는다.

> TLD는 1년까지의 간격으로 착용할 수 있다.

TLD 선량계의 단점은 가격이 비싸다는 점이다. 전형적인 TLD 선량계 사용 시 가격은 필름 배지 선량계의 2배이다. 그러나 측정주기가 분기인 경우 가격은 거의 동일하다.

광자극 발광 선량계. 그림 27-6의 OSL 선량계는 필름 배지 및 TLD와 똑같이 착용/취급되고, 크기는 거의 동일하다. OSL 선량계는 TLD에 비해 하나의 장점을 갖는다. 그것은 좀 더 민감하다는 것이며, 1 mR(10 μGy_a)만큼 낮은 값도 측정할 수 있다.

방사선 종사자의 직업상 선량계 착용 위치에 대한 정확한 권고를 제공하기 위해 보건물리에서 많은 논의 및 연구가 진행되었다. NCRP의 공식적 출판물은 대부분의 나라에서 규제사항으로 채택된 제안사항을 제공한다.

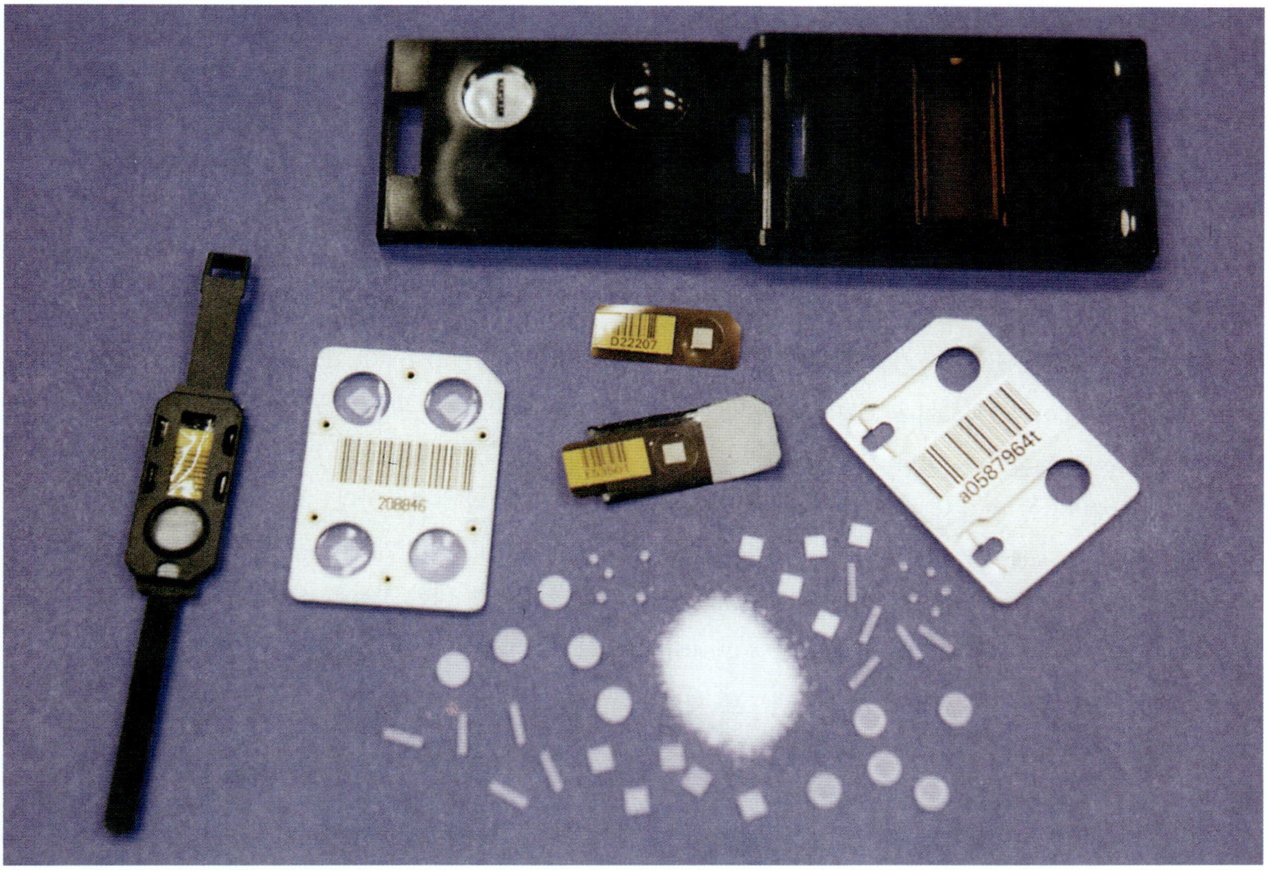

그림 27-5 열형광 선량계는 칩, 원반, 봉, 분말로 이용 가능하다. 이러한 것은 지역 및 환경 방사선 감시, 특히 직업상 방사선 피폭 감시에 사용된다.

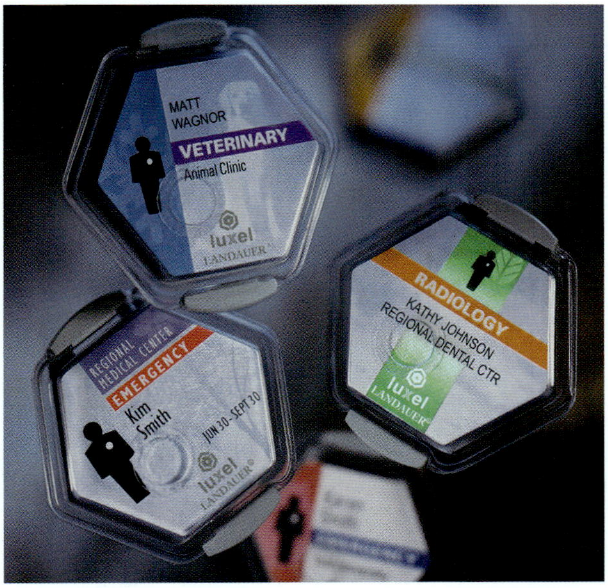

그림 27-6 광자극 발광 선량계

허리띠 또는 셔츠 주머니의 위에 배지를 클립으로 고정시키는 것이 편리하기 때문에, 많은 방사선 종사자들은 개인 피폭선량계를 허리 또는 가슴 높이 앞부분에 장착한다. 개인 피폭선량계가 투시촬영술 절차에 참가하지 않는 경우 이러한 위치는 만족스럽다.

> 방사선 종사자가 투시촬영술에 참여하는 경우 방사선 선량계는 X선 방어 앞치마 위의 옷깃에 위치해야 한다.

50 mSv/yr(5,000 mrem/yr)의 선량제한 권고치는 유효선량(E)과 관련된다. 투시촬영 시 X선 방어 앞치마를 착용한 경우 옷깃 부분에 대한 피폭은 X선 방어 앞치마 바로 밑의 몸통이 받는 피폭에 비해 거의 20배 정도인 것으로 밝혀져 왔다. 따라서, 직업상 개인 피폭선량계를 X선 방어 앞치마 바로 밑에 착용하는 경우 낮은 피폭으로 잘못 기록하게 될 것이며, 무방비의 신체에 대해 과도한 피폭을 야기할 수 있다는 것을 나타내지 못한다.

예를 들어, 일부 임상에서 임신 중 및 말단 감시에 대해 1개 이상의 방사선 선량계를 착용하는 것이 타당하다. 임신 기간 중에는 복부가 감시되어야 한다. 방사선 종사자의 손이 유용한 빔에 매우 근접한 인터벤션 절차 중에는 말단이 감시되어야 한다. 핵의학 기술자가 mCi 분량의 방사성 물질을 취급하는 경우에는 손부위에도 선량계를 착용해야만 한다.

직업상 방사선 모니터링 보고서

미국의 주 및 연방 규정은 직업상 방사선 안전관리 프로그램의 결과를 정확한 양식에 기록하고 검토를 위해 유지할 것을 요구한다. 연간, 분기, 매월, 매주의 감시 주기가 허용될 수 있다.

직업상 방사선 안전관리 보고서는 그림 27-7과 같이 다수의 특정 정보 항목을 포함해야만 한다. 이러한 다양한 항목은 열의 표제정보(header)에서 확인된다.

양식에 포함되어야만 하는 피폭 자료는 현재 피폭 및 연간 집적 피폭을 포함한다. 말단 감시기 또는 태아 감시기와 같은 개별적인 방사선 감시기는 전신 감시기와 별도로 식별된다.

때때로 직업상 피폭이 저에너지 방사선을 포함하는 경우 피부에 대한 선량은 침투하는 방사선의 선량에 비해 클 수 있다. 그러한 경우 피폭선량은 별도로 확인된다. 보고서의 일부는 원자로 및 입자 가속기 종사자를 수용하기 위해 중성자 방사선 피폭에 대해서 제공된다.

방사선 종사자가 직업을 바꾸는 경우 전체 방사선 피폭 이력은 새로운 종사자의 기록으로 전달되어야만 한다. 결과적으로, 한 사람이 직업을 그만두면, 한 사람은 그 시설에서 전체 방사선 피폭 이력의 보고서를 자동적으로 받게 된다. 그러한 보고서는 자동적으로 주어져야만 한다. 그렇지 않은 경우 요청되어야 한다.

직업상 방사선 안전관리 프로그램이 수립되는 경우 안전관리 책임자에게 관련되는 방사선 시설의 형태가 공지되어야 한다. 이러한 정보는 방사선 안전관리의 보정 방법 및 제어(control) 선량계에 영향을 미친다.

제어 감시기는 방사선 구역 내부 또는 인접한 곳에 보관되어서는 안 된다. 멀리 떨어져 있는 공간 또는 사무실에 보관되어야만 한다. 처리 이후, 제어 선량계의 응답은 각 개인 선량계에서 공제된다. 이 방법에서 각 개인 선량계에 대한 기록은 직업상 방사선 피폭만을 나타낸다.

> 제어 선량계는 운송, 취급, 저장 동안 자연 피폭만을 나타낸다.

모든 선량계는 적절한 시기에 공급자에게 함께 반환되어야 하며, 따라서 선량계는 함께 처리될 수 있다. 분

SAMPLE ORGANIZATION
RADIATION SAFETY OFFICER
2 SCIENCE ROAD
GLENWOOD, IL 60425

LANDAUER®

Landauer, Inc. 2 Science Road Glenwood, Illinois 60425-1586
Telephone: (708) 755-7000 Facsimile: (708) 755-7016
www.landauerinc.com

luxel®

RADIATION DOSIMETRY REPORT

ACCOUNT NO.	SERIES CODE	ANALYTICAL WORK ORDER	REPORT DATE	DOSIMETER RECEIVED	REPORT TIME IN WORK DAYS	PAGE NO.
103702	RAD	992150087	07/16/00	07/12/00	4	1

PARTICIPANT NUMBER	NAME / ID NUMBER	BIRTH DATE	SEX	DOSIMETER	USE	RADIATION QUALITY	DOSE EQUIVALENT (MREM) FOR PERIODS SHOWN BELOW: DEEP DDE	EYE LDE	SHALLOW SDE	YEAR TO DATE DOSE EQUIVALENT (MREM): DEEP DDE	EYE LDE	SHALLOW SDE	LIFETIME DOSE EQUIVALENT (MREM): DEEP DDE	EYE LDE	SHALLOW SDE	RECORDS FOR YEAR	INCEPTION DATE (MM/YY)
FOR MONITORING PERIOD:							05/01/00 - 06/30/00			2000							
0000H	CONTROL CONTROL CONTROL			J P U	CNTRL CNTRL CNTRL		M M	M M	M M M							5	07/97 07/97 07/97
00191	ADAMS, JANE		F	P	WHBODY		M	M	M	9	10	12	9	10	12	5	07/98
00191	ADDISON, JOHN		M	J	WHBODY	PN P NF	90 60 30	90 60 30	90 60 30	100 70 30	100 70 30	100 70 30	200 170 30	200 170 30	200 170 30	5	07/97
00197	EDWARDS, CHRIS		M	P	WHBODY		M	M	M	M	M	M	M	M	M	5	01/98
00202	HARRIS, KATHY		F	P U	WHBODY RFINGR		M	M	M M	M	M	M 30	M	M	M 30	4	02/99 02/99
00192	JORGENSON, MIKE		M	P U	WHBODY RFINGR		M	M	M M	M	M	M 70	M	M	M 100	5	07/97 07/97
00200	MEYER, STEVE		M	P P U	COLLAR WAIST ASSIGN NOTE RFINGR	PL	105 M 4 ASSIGNED DOSE BASED ON EDE 1 CALCULATION	105 M 105	105 M 105 140	316 M 11	327 M 327	334 M 334 690	1206 M 51	1247 M 1247	1284 M 1284 2180	5	08/98 08/98 08/98
00193	THOMAS, LEE		M	P U	WHBODY RFINGR		ABSENT ABSENT			M	M	M M	M	M	M M	5	07/97 07/97
00196	WALKER, JANE		F	P	WHBODY		3	3	3	12	11	11	22	21	21	5	11/97
00198	ZERR, ROBERT		M	P	WHBODY NOTE		40 CALCULATED	40	40	200	200	200	240	240	240	5	07/98

M: MINIMAL REPORTING SERVICE OF 1 MREM
ELECTRONIC MEDIA TO FOLLOW THIS REPORT

QUALITY CONTROL RELEASE: LMR　　1 - PR 6774 - RPT131 - N1　　- 21587

Accredited by the National Institute of Standards and Technology through NVLAP®*

그림 27-7 직업상 방사선 감시 보고서는 여기에 제시되는 정보 항목을 포함해야 한다.

실 또는 부주의하게 피폭된 선량계는 평가되어야만 하며, 실제 피폭의 평가치는 의학 물리학자에 의해 만들어진다.

보호장구

작동 콘솔은 대개 진단 X선 촬영절차 동안 고정 보호방벽 뒤에 위치한다. 투시촬영술 또는 이동형 X선 촬영 동안 방사선 종사자는 투과 검사실 또는 X선 선원에 있게 된다.

> 보호장구는 투시촬영 및 이동형 방사선 촬영 동안 입어야만 한다.

많은 크기/모양의 보호장갑 및 앞치마가 사용 가능하다. 이러한 것은 대개 납이 스며 든 비닐로 제조된다.

일부 보호의복은 주석 또는 다른 금속으로 스며들게 되는데, 이는 다른 금속이 전리방사선 에너지 범위에 대한 차폐 물질로서 납에 비해 일부 장점을 갖기 때문이다.

보호의류의 두께는 보통 납 0.23, 0.5, 1 mm에 상응하는 값이다. 의복 자체는 이러한 치수에 비해 훨씬 두껍지만, 표 27-7과 같이 이러한 두께의 납에 상응하는 차폐를 제공한다. 최소 0.25 mm 납의 방호가 필요하다. 0.5 mm 납이 보통이다.

최대 피폭 감소는 납 1 mm에 상응하는 의복을 사용하는 경우에 얻어지지만, 이러한 물질의 앞치마는 12 kg(25 lb)만큼의 무게를 갖는다. 착용한 사람은 단지 X선 방어 앞치마를 입고 있는 것만으로도 투시촬영 일정 종료 시점에 체력이 고갈될 수도 있다. 75 kVp에서 납 0.25 mm와 1 mm에 상응하는 두께에 대한 X선 감쇠는 각각 66%와 99%이다.

> 납 0.5 mm에 상응하는 X선 방어 앞치마는 불필요한 무게와 훌륭한 방호 사이의 절충안을 나타낸다고 알려져 있다.

인터벤션 방사선 의학에 대한 X선 방어 앞치마는 몸에 두르는(wrap-around) 형태여야 한다. 이러한 절차 동안 많은 종사자 활동이 일어날 수 있고, 마취전문 의사와 같은 일부 종사자는 등을 방사선원에 피폭될 수도 있다.

표 27-7 보호 납 앞치마의 일부 물리적 특성

등가 두께 (mmPb)	무게 (lb)	X선 감쇠 백분율		
		50 kVp	75 kVp	100 kVp
0.25	1~5	97	66	51
0.50	3~7	99.9	88	75
1.00	5~12	99.9	99	94

사용되지 않는 경우 보호장구는 적절히 설계된 선반에 보관되어야만 한다. 계속적으로 모퉁이에서 접히거나 쌓이는 경우 틈이 나타날 수 있다. 적어도 1년에 1번 앞치마와 장갑은 그러한 crack이나 hole이 나타나지 않았다는 것을 보증하기 위해 투시촬영술으로 검사해야만 한다. 투시촬영술이 가용하지 않은 경우 높은 kVp X선 촬영(예를 들어, 120kVp/10mAs)이 사용될 수도 있다.

위치

투시촬영술 동안 모든 종사자는 항상 앞치마의 앞쪽을 방사선원을 향하면서 환자로부터 가능한 한 멀리 떨어져야만 한다. Spot 필름을 장착한 이후에 방사선 종사자는 검사나 촬영에 필요하지 않은 경우 탁자로부터 1~2걸음 뒤쪽에 있어야 한다. 방사선 종사자는 dead man foot switch를 절약하여 사용해야 한다. X선 빔 노출시간이 높은 경우, 환자 및 방사선 종사자에 대한 방사선 피폭은 당연히 비례하여 높아진다.

환자 지지

유아, 중장년층, 무능력자(incapacitated)를 포함한 X선 투시촬영을 위해 위탁된 많은 환자는 물리적으로 그들 자신을 지탱할 수가 없다. 그러한 환자들을 위해 기계적인 고정장치를 사용할 수 있다. 만약 그렇지 않으면, 환자와 동행한 보호자 또는 간병인에게 도움을 요청해야 한다. 마지막 의지수단으로서, **때때로** 환자를 지지하기 위해 간호사 및 간호근무자(orderlies)와 같은 기타 병원의 고용인을 이용할 수도 있다.

> 방사선 의학 직원은 환자를 지지해서는 안 된다.

환자 촬영을 도와줄 다른 사람이 필요한 경우 보호자에게 보호용구를 제공해야 한다. 앞치마 및 장갑이 필요하고, 촬영 보호자가 방사선에 피폭되지 않도록 신중하게 위치를 정하고 교육해야 한다. 종종 촬영 보호자는 아동 환자의 어머니이므로 임신 여부를 반드시 질문해야 한다.

임신한 방사선 종사자/방사선사

방사선 종사자가 임신한 경우 그녀는 부서 책임자 또는 안전관리 책임자에게 그 사실을 통보해야 한다. 임신이 **선언**된 다음 DL은 0.5 mSv/month(50 mrem/month)가 된다. 그 다음에 책임자는 그녀의 이전 방사선 피폭 이력을 검토해야 하는데, 이는 이것이 어떤 보호조치가 필요한가와 관련하여 결정을 용이하게 하기 때문이다.

(임신 9주 후의) 태아에 대한 임신 기간 중 DL은 대부분의 방사선사가 임신 여부에 상관없이 도달하지 못하게 되는 선량 준위인 5 mSv(500 mrem)이다. 비록 일부는 5 mSv/yr(500 mrem/yr)를 초과하는 선량을 받을 수도 있지만, 대부분은 1 mSv/yr(100 mrem/yr)보다 낮은 선량을 받는다.

이것은 대개 X선 방어 앞치마 위의 옷깃에 위치한 개인 피폭선량계에 표시된다. X선 방어 앞치마 아래의 허리에서의 피폭은 보통 이러한 값의 1/10을 초과하지 않는다. 따라서 정상 조건에서 특정 보호조치는 필요하지 않다.

대부분의 납 방어 앞치마는 납 0.5 mm에 상응한다. 이것은 거의 75 kVp에서 90% 감쇠를 제공하며, 이는 충분하다. 납 1 mm에 상응하는 X선 방어 앞치마가 가용하지만, 그러한 두께는 특히 앞치마의 추가적인 중량을 고려할 때 필요하지 않다. 임신 기간 중 등(back) 문제는 방사선 피폭에 비해 큰 위험을 야기한다.

앞치마의 길이를 무릎 아래로 늘릴 필요는 없지만, 임신기간 중 몸에 두르는(wrap-around) 앞치마가 선호된다. 필요 시 무게 때문에 적절한 크기의 앞치마를 제공하기 위한 특별한 노력이 이루어져야 한다.

> 임신 중인 방사선 종사자에게는 부가적인 개인 감시장치를 제공해야 한다.

추가적인 개인 피폭선량계는 허리 높이에서 X선 방어 앞치마 아래에 위치해야 한다. 이러한 추가 선량계에 기록된 피폭은 별도 기록으로 유지되어야 하고, 태아에 대한 피폭을 확인해야 한다.

선량계를 교환하거나 기록을 혼동하도록 해서는 안 된다. 색으로 구분하는 것을 시도하라. 옷깃 배지에 대해서는 적색(빨간 목), 허리 배지에 대해서는 황색(황색 복부). 보통 추가적인 또는 더욱 두꺼운 납 앞치마는 필요하지 않다(그림 27-8).

추가적인 선량계 사용에 대한 경험을 통해 태아에 대한 피폭이 0이라는 것을 일관적으로 확인하였다. 예를 들어, 옷깃 높이에 단일 개인 피폭선량계를 착용하고 있는 임신한 방사선 종사자가 9개월 동안 1 mSv(100 mrem)을 받는다고 가정하자. X선 방어 앞치마 밑의 허리 높이에서의 선량은 옷깃 선량의 10% 또는 0.1 mSv(10 mrem) 미만일 것이다. 이것은 방사선 종사자에 대한 선량이며, 태아에 대한 선량은 거의 0이다.

태아를 덮고 있는 어머니의 조직에 의한 감쇠는 태아에 대한 선량을 복부 피부 선량의 거의 30% 또는 30 μSv(3 mrem)까지 감소시킨다. 결과적으로, 보통의 보호조치가 취해지는 경우 방사선 종사자가 5 mSv(500 mrem)의 태아 DL에 도달하는 것조차 거의 불가능하다.

관리 원칙

진단 영상화에서 특정 직업상 방사선 피폭 이후 유해한 영향이 발생할 확률이 거의 없다는 사실이 명확해야 한다. 생물학적 응답은 거의 예상되지 않으며, 과거 50년 정도 방사선 관계 종사자에게 발견된 적이 없다.

그럼에도 불구하고, 방사선 안전관리 책임자는 새로운 종사자 훈련, 주기적인 가동 중 훈련, 임신 중 상담의 3단계의 방사선 방호 프로그램을 사용하는 것이 필수적이다.

새로운 종사자 훈련. 임신 중인 방사선 종사자를 포함한 임의의 규약(protocol)에서의 최초 단계는 적응 지도(orientation) 및 훈련을 포함한다. 이러한 적응 지도 논의 동안 모든 여성 종사자는 임신 및 방사선과 관련된 책임에 관해 교육받아야만 한다.

각 방사선 종사자는 시설 방사선 방호 안내서 및 기타 적절한 자료의 복사본을 제공받아야 한다. 이러한 자료는 표 27-8에서와 같이 선량, 응답, 적절한 방사선 제어 작업 습관에 대한 1페이지 요약문을 포함할 수도 있다.

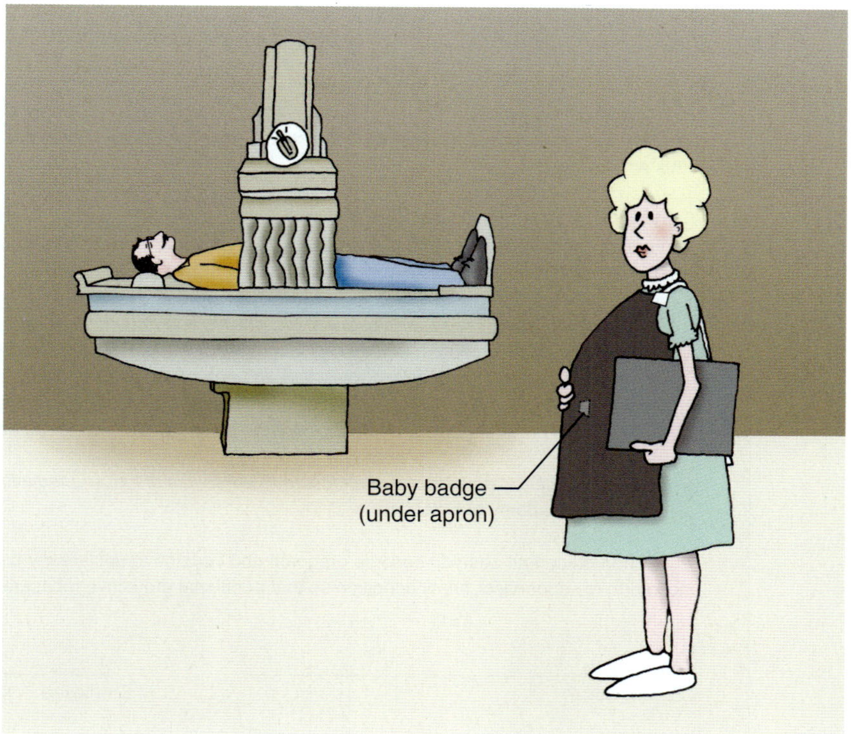

그림 27-8 투시촬영술을 행하는 사람이 임신 중인 경우 추가적인 '아기 선량계'가 X선 방어 앞치마 밑에 위치해야 한다.

그 다음 새로운 종사자는 그림 27-9와 같은 이러한 방사선 방호 분야를 교육받았다는 것을 나타내는 양식을 읽고 서명해야 한다. 이러한 문서에 서명함으로써 얻어지는 중요한 점은 종사자가 임신하였거나 임신이 의심되는 경우 책임자에게 자발적으로 통지하겠다는 것이다.

가동 중 훈련. 잘 작동하는 모든 방사선 의학 서비스는 정기적인 가동 중 훈련 일정을 유지한다. 보통, 이러한 훈련은 1달 간격으로 수행되지만 때때로 좀 더 자주 이루어진다. 적어도 매년 2번, 이러한 훈련은 방사선 방호에 바쳐져야 하고, 이러한 기간의 일부는 잠재적으로 임신한 종사자에게 향해져야 한다.

그러한 기간에 다루어지는 자료는 표 27-8에 개략적으로 기술하였다. 비록 선량 및 응답을 검토하는 것이 좋지만, 대개 방사선 제어 절차를 강조하는 것이 더욱 적절하다. 물론, 이러한 점은 단지 임신한 방사선 종사자만이 아니라 모든 방사선 관계 종사자의 방사선 안전에 영향을 미친다.

개인 선량 기록의 검토는 특히 중요하다. 유용한 절차는 가장 최근의 방사선 선량 보고서는 모두가 볼 수 있도록 게시하는 것이다. 연말 보고서는 각 방사선 종사자에 의해 머리글자로 서명되어야 하고, 방사선 안전관리 책임자는 종사자가 연간 피폭의 특성 및 크기를 이해하고 있다는 것을 확실하게 해야 한다.

표 27-8 전리방사선 의학에서 임신

저준위 피폭에 대한 인간의 응답	
수명기간 단축	10 days/mGy_t
일련의 반응(cataracts)	2 Gy_t 미만은 없음
백혈병	1 cases/10^6/mGy_t/yr
암	2 cases/10^4/mGy_t
유전적 영향	배가선량=0.5 Gy_t
모든 원인으로 인한 사망	0.2 deaths/10^4/mGy_t
자궁 내 방사선 조사의 영향	
0~14일	자연유산: 25% 자연적 사건: 0.1% 증가/100 mGy_t
2~10주	선천성 기형: 5% 자연적 발생: 1% 증가/100 mGy_t
6~9개월	세포 감소: < 0.5 Gy_t에 영향 없음 잠재적 악성종양: 4:10,000 자연 발생: 6:10,000/mGy_t
0~9개월	유전적 영향: 10% 자연 발생: 5×10^{-8} mutation/mGy_t
임신 중인 방사선 종사자에 대한 보호조치	
2개의 직업상 방사선 선량계 선량 제한치: 5 mSv/9 month, 0.5 mSv/month	

New Employee Notification

This is to certify that ______________________________, a new employee of this radiologic facility, has received instructions regarding mutual responsibilities should she become pregnant during this employment.

In addition to personal counseling by ________________________, she has been given to read several documents dealing with pregnancy in diagnostic radiology. Furthermore, the additional reading material that follows is available in the departmental office:

1. *Review of NCRP radiation dose limit for embryo and fetus in occupationally-exposed women,* NCRP Report No 53, Washington, DC, 1977, National Council on Radiation Protection and Measures.
2. *Medical radiation exposure of pregnant and potentially pregnant women,* NCRP Report No 54, Washington, DC, 1977, National Council on Radiation Protection and Measures.
3. Wagner, LK et al: *Exposure of the pregnant patient to diagnostic radiation,* Philadelphia, 1985, JB Lippincott.
4. *The effects on populations of exposure to low levels of ionizing radiation,* Washington, DC, 1990, National Academy of Sciences.

I understand that should I become pregnant and I decide to declare my pregnancy, it is my responsibility to inform my supervisor of my condition so that additional protective measures can be taken.

______________________ Supervisor

______________________ Employee

__________ Date

그림 27-9 새로운 종사자 통지서 양식

그러한 훈련을 통해 방사선 안전관리 책임자는 그들의 직업상 피폭이 최소, 즉 대개 DL의 10% 미만이라는 점을 깨닫게 될 것이다.

> **강조**
> 유효 DL은 50 mSy/yr(5,000 mrem/yr)이다. 환경적 기초는 거의 1 mSv/yr(100 mrem/yr)이다. 직업상 피폭은 전자에 비해 후자에 보다 가깝다.

임신 중 상담. 방사선 안전관리 책임자는 방사선 종사자가 임신을 선언한 경우 다음 조치를 취해야 한다. 첫째, 관리자는 그녀의 방사선 피폭 이력을 검토하고, 그녀의 일정을 향후 적절하게 변경할 것을 고려한 이후 종사자와 상의해야 한다.

> 임신의 결과 어떠한 일이 있더라도 결코 해고하거나 비자발적인 휴가가 있어서는 안 된다.

종사자의 과거 방사선 피폭 이력 검토는 아마 낮은 피폭 수준을 나타낼 것이다. 권고한 대로 옷깃에 위치한 개인 피폭선량계를 착용한 사람 및 투시촬영술에 많이 관여하고 있는 사람은 5 mSv/yr(50 mrem/yr) 이상의 피폭을 받게 될 수도 있다. 그러나 그러한 종사자는 몸통에 대한 피폭이 보통 500 μSv(50 mrem/yr)를 초과하지 않도록 X선 방어 앞치마로 보호된다.

이러한 직업상 방사선 피폭 검토 동안 임신 중 DL이 5 mSv(500 mrem) 및 0.5 mSv/month(50 mrem/month)라는 점을 강조하는 것이 적절하다. 게다가, 이러한 DL은 방사선 종사자가 아닌 태아에 관련된다는 점이 제시되었다. 임신 중 태아에 대한 5 mSv(500 mrem)의 준위는 절대적으로 안전한 방사선 피폭 수준으로 고려된다.

이러한 논의를 고려하여, 방사선 안전관리 책임자는 방사선 종사자에게 그녀의 작업일정 변경이 보통 필요하지 않다는 것을 지적해야 한다.

방사선 의학, 핵의학, 또는 초음파 검사에 종사하는 방사선 종사자의 경우 유사한 상담 및 앞서 논의된 변경 수준이 적절하다. 방사선 종양학에서 임신한 종사자는 그녀의 보통 작업량을 계속할 수 있지만 근접 방사선치료(brachytherapy)에 참여하지 않도록 권한다.

Acknowledgment of Radiation Risk During Pregnancy

I, ______________________________, do acknowledge that I have received counseling from ______________________________ regarding my employment responsibilities during my pregnancy.

It is clear to me that there is a vanishingly small probability that my employment will in any way adversely affect my pregnancy. The reading material listed below has been made available to me to demonstrate that the additional risk during my pregnancy is much less than that for most occupational groups. I further understand that, although I may be assigned to low-exposure duties and provided with a second radiation monitor, these are simply added precautions and do not in any way convey that any assignment in this department is especially hazardous during pregnancy.

1. *Review of NCRP radiation dose limit for embryo and fetus in occupational-exposed women,* NCRP Report No 53, Washington, DC, 1977, National Council on Radiation Protection and Measures.
2. *Medical radiation exposure of pregnant and potentially pregnant women,* NCRP Report No 54, Washington, DC, 1977, National Council on Radiation Protection and Measures.
3. Wagner, LK et al: *Exposure of the pregnant patient to diagnostic radiation,* Philadelphia, 1985, JB Lippincott.
4. *The effects of populations of exposure to low levels of ionizing radiation,* Washington, DC, 1990, National Academy of Sciences.

______________________________ ______________________________

Supervisor Employee

____

Date

그림 27-10 임신 중 방사선 위험의 확인을 위한 양식

핵의학에서 임신한 종사자는 단지 소량의 방사성 물질만을 취급해야 한다. 그녀는 방사성 동위원소 생성기를 녹여서 분리하거나 mCi 양의 방사성 물질을 주입해서는 안 된다.

초음파 진료 종사자는 보통 방사선 작업자로 분류되지 않는다. 그러나 상당수의 초음파 진료 환자는 핵의학 환자이므로, 초음파 검사자에 대한 잠재적인 피폭원이 된다. 이러한 상황은 사용되는 방사능량이 매우 낮기 때문에 희박한 위험을 나타낸다. 초음파 검사자에게 임신 중 개인 피폭선량계를 제공할 것을 권장한다.

마지막으로, 임신한 종사자는 그녀가 당면 과제에 대해 적절한 주의를 기울이고 있으며, 그녀의 직업과 관련된 위험의 수준이 거의 모든 직업 그룹에서 경험하는 것에 비해 훨씬 낫다는 것을 이해하고 있다는 사실을 증명하는 양식(그림 27-10)을 읽고 서명할 필요가 있다.

다중 타켁(Multi-Target), 단일-충돌 모델(Single-Hit Model)

$S=N/N_0=1-(1-e)^{D/D_0P}$

S는 생존율이고, N는 선량(D)에서 생존한 세포의 수이며, N_0는 세포의 초기 숫자이다.

D_0는 그래프의 직선 부분에서 37% 생존 감소까지 필요한 선량이고, n는 외삽법 수이다

요약

DLs은 매년 직업상 피폭의 수명 위험도가 10^{-4}/yr를 초과하지 않도록 다양한 장기, 전신, 다양한 작업조건에 대해 NCRP에서 규정된다.

NCRP는 10 mSv×나이(세)의 집적 전신 DL을 권고한다. 임신 중 DL은 5 mSv이다. 그러나 진단 영상화에서 적절한 DL의 1/10을 초과할 경우는 별로 없다.

직업상 방사선 피폭은 mSv(mrem)로 측정되고, 그러한 피폭의 서술은 유효선량(E)이다. 유효선량은 방사선 형태 및 조직/장기의 상대적 방사선 민감도를 설명한다.

비록 방사선 종사자에 대한 선량 제한치는 50 mSv/yr이지만,

대부분의 방사선 종사자는 0.5 mSv/yr 미만을 받는다. 방사선 종사자가 힘겨운 투시촬영술 검사에 참여하는 경우 더욱 높은 선량을 받을 수도 있다.

직업상 피폭의 95%는 투시촬영술 및 이동식 방사선 촬영으로 인한 것이므로, 방사선 종사자는 직업상 피폭을 감소시키기 위해 이러한 지침을 준수해야 한다.

- 이동식 방사선 촬영 동안 X선 방어 앞치마를 착용하고, 선원으로부터 최대 거리를 유지하며, 1차 선원을 자기 자신 또는 타인에게 향해서는 안 된다.
- 투시촬영술 동안 불필요한 경우 검사 표에서 물러서고, 커튼, Bucky 슬롯 덮개, 방사선사를 포함한 차폐물을 사용하라.
- X선 촬영 동안 통제실 뒤에 서 있고, 1차 빔을 통제실 방벽 방향으로 향하지 않게 하라.

각 개인이 선량제한치의 1/10 이상을 받게 될 가능성이 존재하는 경우 개인 피폭선량계가 필요하다. 각종 사용 가능한 개인 피폭선량계는 (1) 필름 배지, (2) TLD, (3) OSL 선량계를 포함한다. OSL은 매우 민감하고 정확하며 1년까지 착용할 수도 있다. 일반적인 목적에서 방사선 종사자는 허리 또는 가슴 높이에 개인 선량계를 착용해야 하지만, 투시촬영술 동안 선량계는 방어 앞치마 바깥쪽에 착용한다.

방사선사 및 관계 종사자는 피폭 동안 환자를 보조 촬영하는 데 이용되어서는 안 된다.

방사선생물학은 임신한 방사선 종사자 및 임신한 환자에게 특별한 주의를 기울일 것을 요구한다. 임신한 방사선 종사자에게는 허리 높이에서 X선 방어 앞치마 밑에 착용하는 부가적인 선량계를 제공해야 한다.

찾아보기(Index)

한글

ㄱ

ㅇ

영어

A

B

C

S

T

U

V

W

X

Z

기타

저자와의
협의로
인지생략

의료방사선과학

Medical Radiologic Science for Technologists

발 행 일 2019년 2월 1일 초판 1쇄 인쇄
2019년 2월 10일 초판 1쇄 발행

저 자 강병삼 김연래 김연민 김정수 김형태 박영준 박지군
신정섭 안성민 여진동 윤한식 이행기 정진범

발 행 인 김재민

발 행 처 JMK(제이엠케이)
서울특별시 마포구 백범로 104, 봉화빌딩 4층

출판등록 2011년 1월 19일 제 313-2011-35호

전 화 02)713-0421~3

팩 스 02)704-6265

전자우편 jmk@jmkp.co.kr

홈페이지 www.jmkp.co.kr

정 가 **42,000원**

ISBN 979-11-6260-047-4 93510

도서출판 JMK는 정문각 출판사의 자회사입니다.